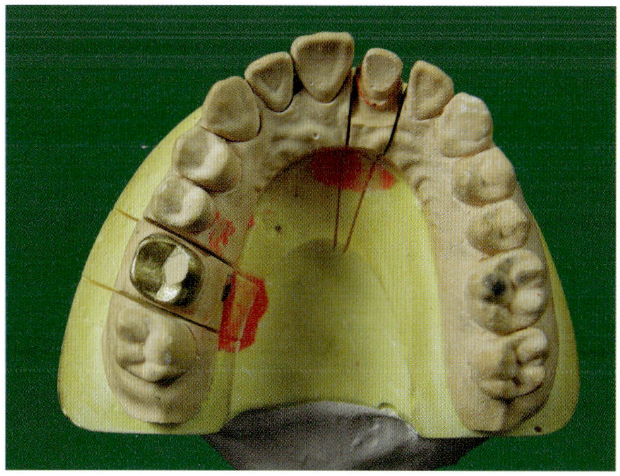

상악 제1대구치 치관보철물을
제작하기 위한 상악 작업모형

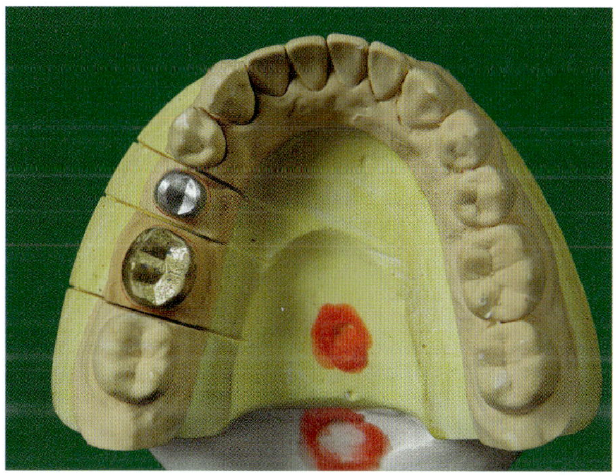

하악 제2소구치와
제1대구치를 제작하기 위한
하악 작업모형

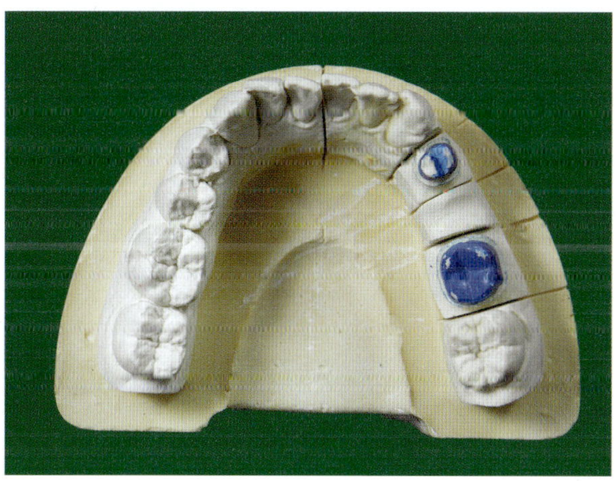

하악 우측
제2소구치가 결손되어
고정성 교의치 제작이 필요한
하악 작업모형

2022

관교의치기공학 및 실습

(冠橋義齒技工學 및 實習)

Crown & Bridge Laboratory technology, Practice

간　　수 : 윤 창 근

공 동 저 자 : 관교의치기공학교육연구회

이 병 기　대전보건대학교
정 인 성　부산가톨릭대학교
김 태 석　마산대학교
황 성 식　경동대학교
황 경 숙　신한대학교
권 은 자　혜전대학교
이 정 환　광주보건대학교
최 재 우　충북보건과학대학교
박 남 규　제주관광대학교
조 미 향　원광보건대학교
김 기 백　대전보건대학교
정 인 호　김천대학교
심 정 석　신구대학교
이 완 선　부천대학교
박 원 욱　진주보건대학교
김 병 식　수성대학교
오 선 미　동남보건대학교
김 민 정　대구보건대학교
김 성 환　지매치밀링센터

도서출판 대학서림

2016

관교의치기공학 및 실습

(冠橋義齒技工學 및 實習)

Crown & Bridge Laboratory technology, Practice

감 수 : 윤 창 근

공 동 저 자 : 관교의치기공학교육연구회

이 인 규 (전) 원광보건대학교 교수
성 환 경 동남보건대학교 교수
이 병 기 대전보건대학교 교수
정 인 성 부산가톨릭대학교 교수
박 효 병 USA, San Diego, ACE Dental Studio Owner
박 종 희 김천대학교 교수
황 성 식 경동대학교 교수
황 경 숙 신한대학교 교수
최 용 석 (전) 목포과학대학교 교수
김 정 숙 대구보건대학교 교수
임 시 덕 수성대학교 교수
김 태 석 마산대학교 교수
권 은 자 혜전대학교 교수
김 장 주 광양보건대학교 교수
이 정 환 광주보건대학교 교수
최 재 우 중룩보건과학대학교 교수
박 남 규 제주관광대학교 교수
김 성 환 지매치밀링센터 대표
정 지 선 목포과학대학교 교수
조 미 향 원광보건대학교 교수
김 기 백 스카이지과기공소 종합보철팀장

도서출판 대학서림

개정6판 머리말

관교의치기공학은 1971년 고려대학교 내의 의학기술초급대학으로 치과기공과가 개설되고 1972년부터 금관계속가공의치학 강좌로 시작하여 50여 성상이 지났다.

관교의치기공학 교재는 1972년 고려대학교 윤창근 교수님께서 금관계속가공의치학 강좌에 필요한 강의록을 프린트 형태로 정리하신 것을 모태로 하여 Laboratory Manual of Crown & Bridge, 그리고 1987년 고정성 보철기공학으로 이어져 발전하여 왔다.

첨단과학기술과 치과의학기술의 연구·개발에 따른 끊임없는 발전에 따라 치과기공 기술분야도 놀라운 발전을 거듭하고 있으며 또한 새롭고 급격한 변화를 요구하고 있다. 1960년대 이후 새로운 치과기공 제작기술의 개발과 신개발 장비·재료의 생산으로 치과기공산업 분야는 많은 변화를 가져오고 있고 또한 이를 각고의 노력으로 수용하여 발전시키고 있다.

치과영역에 처음 CAD/CAM system을 도입한 시기는 1980년대 초로 일반 치과보철물의 제작과정에서 발생되는 오차를 줄이고 입력, 설계 및 가공과정을 획일화 및 자동화하여 치과보철물의 제작을 정밀하게 가공처리 되는 획기적인 변화를 일으켰다. 그리고 더 나아가 현재는 치과의료산업 분야에서도 3D 프린팅 기술이 급속히 전파되고 있으며 앞으로 대중화된 기법으로 자리매김하게 될 것이 확실하다.

관교의치기공학 및 실습 교재의 내용은 치과기공산업 분야의 많은 변화에 발맞추어 1993년 초판 발행에 이어 4차 개정을 통해 치과보철의 개요, 치관보철 제작과정, 고정성 교의치, 특수보철, 그리고 캐드캠과 3D 프린팅 등 총 22장으로 구성되어 있다. 이번 출판에서의 큰 변화는 관교의치 수복물 제작에 관해 치과기공을 공부하고자 하는 누구나 쉽게 이해할 수 있도록 차례를 치관보철 제작과정, 임시수복물, 부분치관보철 & 치근유지관, 고정성 교의치, 특수보철 순으로 변경하였고, 각 장마다 제각기 달리 용어와 내용면에서의 전체적인 통일이 미흡했던 점을 좀 더 일관성 있게 수정하였고. 그림이나 설명의 오류부분을 체계적으로 보완하였다.

항상 부족하지만 이 책을 필요로 하는 치과기공을 전공하는 학생들에게 도움이 되기를 바라며 앞으로도 계속 보완하여 여러분들에게 꼭 필요한 교재로 자리매김할 것을 다짐합니다.

대학서림 윤진영 회장님과 출판 관계자 여러분들께 감사의 말씀을 올립니다.

2022년 2월

관교의치기공학교육연구회 저자 일동

개정5판 머리말

미국 대안미래연구소(Institute for Alternative Futures)의 조나단 펙 소장이 "바이오 코리아 2013" 개막식에서 한국의 보건산업 분야가 나가야 할 혁신적인 방향(양자생물학, 시스템생물학, 개인 맞춤형 의료, 지식혁명, 의료보건 분야의 첨단기술 개발, 미래에는 동서양의학이 융합하는 시대가 온다 등)을 조언한 바 있다.

첨단과학기술과 치과의학기술의 연구·개발에 따른 끊임없는 발전에 따라 치과기공 기술분야도 놀라운 발전을 거듭하고 있으며 또한 새롭고 급격한 변화를 요구하고 있다. 1960년대 이후 새로운 치과기공 제작기술의 개발과 신개발 장비·재료의 생산으로 치과기공산업 분야는 많은 변화를 가져오고 있고 또한 이를 각고의 노력으로 수용하여 발전시키고 있다.

이미 30여 년 전에 개발되어 일부 산업계에서 활용되고 있었던 3D 프린팅 기술은 관련 특허가 만료됨에 따라 급속히 부각되고 있으며 기존 산업의 패러다임을 변화시켜 산업 전 분야에 걸쳐 고부가가치화 뿐만 아니라 새로운 창조적 산업 육성 및 관련 비즈니스 활성화에 기여하는 기술로 각광을 받고 있는 실정이다. 최근 들어 3D 프린팅 기술의 발전과 흐름을 보면 자동차, 의료, 우주공학, 쥬얼리, 패션, 교육분야 등 그 활용도가 더욱 광범위해지고 사용할 수 있는 소재나 색상 또한 다양화되고 있는 상황이다.

치과영역에 처음 CAD/CAM system을 도입한 시기는 1980년대 초로 일반 치과보철물의 제작과정에서 발생되는 오차를 줄이고 입력, 설계 및 가공과정을 획일화 및 자동화하여 치과보철물의 제작을 정밀하게 가공처리 되는 획기적인 변화를 일으켰다. 그리고 더 나아가 현재는 치과의료산업 분야에서도 3D 프린팅 기술이 급속히 전파되고 있으며 앞으로 대중화된 기법으로 자리매김하게 될 것이 확실하다 예측된다.

이번 출판에서의 큰 변화는 첫째, 현재 치과기공기술의 발달된 실정에 부합되도록 책명을 개명하였고 둘째, 제22장에는 새로운 분야의 치과용 3D 프린팅 기술을 보다 쉽게 이해할 수 있도록 첨단적인 내용과 사진을 처음으로 수록하였다. 셋째, 제13장에는 창조적인 기법으로 제작되는 휴먼 브릿지 제작법을 추가하였으며 넷째, 제6장에는 우리나라에서 개발된 동우교합기의 사용법을 자세히 수록하였다. 다섯째, 새로운 제작법으로 제5장에 Smartbase를 이용한 작업모형 제작법을 처음으로 수록하였으며 여섯째, 제16장을 임상적인 제작법으로 개편하였고 이해도를 높이기 위하여 전체적인 내용에서도 부분적으로 추가 수록하였다.

항상 부족하지만 이 책을 필요로 하는 여러 치과기공을 전공하는 학생들에게 도움이 되기를 바라며 앞으로도 계속 보완하여 펴낼 것을 다짐합니다.

대학서림 윤진영 회장님과 출판 관계자 여러분들께 감사의 말씀을 올립니다.

2016년 2월

관교의치기공학교육연구회 저자 일동

개정4판 머리말

인간의 문명은 현대과학의 발달로 미래를 예측하기가 어려울 정도의 가속도로 발전하고 있고 사람의 삶의 방향도 많은 변화를 초래하여 어떤 것이 정도인지를 구별하기 어려울 정도의 시대에 삶을 살아가고 있다. 디지털문명은 새로운 인간의 패러다임을 요구하고 있고 이의 물결에 합류되지 못하면 살아남기 어려운 세상으로 모습을 바꿔가고 있다.

치과기공기술에서도 전문적인 이론과 이에 합당하는 재료 및 기자재의 발달로 치과보철물의 제작 기법도 많은 변화와 발전을 하고 있다. 한국의 치과기공 교육제도에 있어 치기공(학)과도 20개 대학에 개설되어 4년제 학부 교육인 치기공학과와 치과기공 학사학위전공심화과정이 새로이 개설되어 전문화된 직업교육의 완성을 이루어, 질 향상된 최고의 전문 치과기공사를 양성하고 있다. 또한 치과의료제도에 있어서도 본인부담금이 적은 치과보철의료보험이 2012년 7월부터 75세 이상 노인이 총의치 틀니보철이 치과의료보험에 포함되어 시행되며 점차적으로 치과보철의 범위가 확대되어 국민구강보건 향상에 일익을 담당하게 되었고 치과보철물 제작의 수요가 급증되리라 예측된다. 자원적인 측면에서 치과보철물 제작 재료로 많이 사용되어진 금이 전 세계적인 금값의 폭등으로 환자의 부담이 커짐에 따라 새로운 돌파구가 필요하게 되었고 이에 CAD/CAM system 기법에 관심을 가지게 되었으며, 연구·개발이 증폭되어 치과기공의 새로운 영역으로 수요를 창출하는 수단이 되고 있다.

치과영역에 처음 CAD/CAM system을 도입한 시기는 1980년대 초로 제작시간과 비용을 절감하기 위해 개발되었다. 일반 치과보철물의 제작과정에서 발생되는 오차를 줄이고 입력, 설계 및 가공과정을 획일화 및 자동화하여 치과보철물의 제작을 정밀하게 가공처리되고 인력을 줄일 수 있는 획기적인 변화를 일으키고 있다.

이번 개정작업에서의 큰 변화는 제1장 치과보철개요를 보다 쉽게 이해할 수 있도록 새로운 사진을 수록하였고 제13장 고정성 교의치는 고정성 교의치 일반적 제작법을 임상과정에 합당하도록 수록하였으며 제15장의 지근유지관의 제작법을 자세히 수록하였다. 또한 앞으로의 미래를 위하여 새로운 영역으로 제21장에 CAD/CAM system을 처음으로 수록하였다.

부족하지만 이 책을 필요로 하는 여러 학생들에게 도움이 되기를 바라며 앞으로 계속 보완하여 펴낼 것을 다짐합니다.

대학서림 윤진영 사장님과 출판관계자 여러분들께 감사의 말씀을 올립니다.

2012년 8월

저자 일동

개정3판 머리말

2008년, 또 다시 새로운 마디를 맺고 성큼 자란 나무가 되었습니다.

2002년 전국대학의 치과기공과에서 관교의치기공학을 담당하고 있는 여러 교수들이 힘을 모아 펴냈던 관교의치기공학에 이어 6년간의 이론적, 기술적인 변화에 관한 많은 보완을 거쳐 2008년 다시금 관교의치기공학 개정판을 내게 되었습니다.

다른 기술분야와 마찬가지로 치과기공도 하루가 다르게 새로운 기술이 도입되고 우리 기공인들은 숨가쁘게 배우고 익히기에 여념이 없습니다.

그러나 아무리 뛰어난 기술도 확실하고 바른 이론을 바탕으로 해야 만 가치가 있고 보람이 있는 것입니다.

이론의 토대가 없는 기술은 단지 흉내에 그치고 말 것입니다.

이번에 펴내게 된 관교의치기공학은 관교의치기공의 근간을 이루는 기본적인 이론, 그 배경을 뼈대로 하여 새로이 도입된 신 기술에 과한 이론과 제작과정을 중점적으로 보완하는 순서로 구성하였습니다.

또한 각 장마다 저자가 달라 전체적인 통일이 미흡했던 점을 좀 더 일관성 있게 수정하였고 그림이나 설명을 체계적으로 보완하여 치과기공을 공부하고자 하는 누구나 쉽게 이해할 수 있도록 노력하였습니다. 무슨 일이든 끝나고 나면 언제나 미진함이 남듯이 이번 개정과정에서도 여러 가지 부족하고 미흡한 점이 많았습니다. 그러나 몇 년 후 다시 한 번 굵은 마디가 되어 더 큰 나무로 여러 후학들을 만나게 되기를 기대하며 많은 격려와 채찍 부탁드립니다.

2008년 8월

저자 일동

개정2판 머리말

참으로 오랫동안의 산고 끝에 이루어진 출산이었습니다.

관교의치기공학 교재는 1972년 고려대학교 치기공과 윤 창근 교수님께서 금관계속가공의치학 강좌에 필요한 강의록을 프린트 형태로 정리하신 것을 모태로 하여 Laboratory Manual of Crown & Bridge, 그리고 1987년 고정성 치과보철기공학으로 이어져 발전하여 왔습니다.

그러나 시간이 흐르면서 모든 학문이 그렇듯이 치기공학 분야도 이론적으로나 기술적으로 많은 변화와 발전이 이루어졌고, 책의 내용이 이를 미처 수용하지 못하는 바가 있었습니다. 또한, 치기공과에 재학 중인 학생의 숫자도 많이 늘어나, 전국 18개 대학 치기공과 재학생인 그들에게 유용한 새롭고 깊이 있는 내용을 다룬 교재가 꼭 필요하다고 생각되었습니다. 이에 전국 치기공과에 재직하고 계신 여러 교수님들이 힘을 모아 다시 책을 펴내게 되었습니다.

책의 내용은 총 19장으로 구성되어 있는데, 관교의치 제작에 관한 기본적인 이론과 제작 방법을 근간으로 하고 새로운 기술에 대한 상세한 이론과 그에 따른 제작 방법 등을 많은 양의 그림과 사진으로 함께 구성하였습니다. 또한 여러 교수님들이 수시로 만나 내용을 교정하고 보완하여 최선을 다하였습니다만 치과기공계의 여러 전문가들께서 보시기에는 모자라고 부족한 점이 많으리라 생각되며, 부족하지만 이 책을 필요로 하는 여러 학생들에게 도움이 되기를 바라며 앞으로 계속 보완하여 펴낼 것을 다짐합니다.

오랜 시간동안 원고를 기다려 주신 대학서림 윤 진영 사장님과 출판관계자 여러분들께 감사의 말씀을 전합니다.

2002년 3월 1일

저자일동

초판 머리말

치과기공과가 1971년 전 우석대학(현 고려대학) 내의 의학기술초급대학에 국내에서 처음으로 개설된 이래 1972년부터 금관계속가공의치학 강좌를 시작한 것이 벌써 20여 성상이 지나갔다. 처음에는 강의록을 프린트하여 시작하였고, 이것을 정리하여 인쇄한 것이 Laboratory Manual of Crown and Bridge, 그리고 고정성 치과보철기공학으로 교과서가 개정 및 개칭되어 왔다.

그러나 이후 모든 학문분야가 그러했듯이 치과기공학 분야에서도 학문적으로 그리고 기술적으로 많은 발전이 있었고, 이 공정성 보철기공학에서도 신재료의 개발, 그 기공방법 및 학술적 이론의 축적 등으로 새롭고 체계적인 안내서가 치과기공과 학생이나 치과기공사에게 필요하게 되었다.

이러한 점에서 1987년에 초판 인쇄 후 크게 새로워진 것 없이 개정안을 내서 사용하다보니 자책감이 크던 차에 고대 보건전문대학 치기공과 오세윤 교수와 후학들인 전문대학 치기공과에 재직 중인 교수들과 뜻과 노력을 함께 하여 그 동안 학생들을 그르치면서 미진하다고 느꼈던 부분과 앞으로 꼭 필요하다고 생각되는 부분을 "고정성 보철기공학"을 기초로 수정 보완하여 "관교의치기공학"을 펴내게 되었다.

이 책은 총 21장으로 구성되어 있는데 이는 관교의치 수복물 제작에 관한 전반적인 이해를 돕기 위한 내용과 이론적 배경 그리고 올바른 기공과정을 숙지시키기 위하여 구성하였고 각 장마다 책임분담 저자를 정하여 저술하였다.

책을 엮으면서 여러 가지 부족한 점을 절감하였으나 점차 보완하여 다시 펴낼 것을 다짐하면서 많은 분들의 아낌없는 조언을 바란다.

또한 부족한 책이나마 펴낼 수 있도록 힘을 합쳐주신 모든 공동 저자들에게 진심으로 감사드리며, 인내심을 가지고 원고를 기다려 주신 대학서림 윤진영 회장님께도 감사드린다.

1993년 7월 15일

저자대표 **윤 창 근**

추천의 글

"책은 인생의 험준한 바다를 항해하는데 도움이 되게끔 남들이 마련해 준 나침반이요, 망원경이다."라고 영국의 작가 J. L. 베네트가 말하였습니다.

본 저서는 한국의 보건대학 치기공과에서 관교의치기공학을 담당하는 교육자들의 모임인 관교의치기공학 교육연구회에서 대학서림의 도움으로 개정판을 출판하였습니다. 개정 증보판이 나오게 되어 매우 뜻 깊은 일이라 생각되며 치과보철기공학의 귀중한 자료를 갖추게 되어 대단히 반갑게 생각됩니다. 또한 본인으로서는 새로운 감회가 교차됩니다.

일본은 일찍이 서양의 치과기공기술을 받아들여 1949년 아이찌 치과기공사 양성소를 개설하여 치과기공사 교육을 시작하였으며, 1955년 일본 최초의 치과기공소법이 시행되었고 1956년 후생성 국가시험에 의한 치과기공사가 탄생되었습니다. 한국과 비교해 볼 때 법적으로 10년 앞서 있고 교육제도로는 22년 앞서 발전하기 시작되었습니다. 현재 일본 치과기공계는 외국에서 수입하는 치과기공에서 탈피하여 수출하는 치과기공으로 한 단계 더 발전해 나가고 있고, 전 세계 선진 치과기공계를 주도해 나가고 있는 실정입니다. 우리도 더욱 노력하여 수출하는 한국의 치과기공계로 제 2의 도약을 해야 할 시기에 도래되었다고 생각됩니다. 한국의 현 상황은 치과기공교육이 1994년부터 2년제에서 3년제로 개편되고 2000년에는 4년제 학부과정도 개설되어 양질의 치과기공교육이 시작되어 일본보다 앞서가게 되었고, 전문화된 치과기공학회가 새로이 발족되어 연구활동이 활발하게 이루어지고 있으며, 치과기공기자재 분야에서도 치과기공 장비와 재료의 개발이 활발하게 이루어지고 있습니다. 이러한 측면으로 볼 때 한국 치과기공계의 미래는 밝다고 사료됩니다.

본 저서는 저술 내용이 대단히 평이하게 되어 있어서 쉽게 이해되어, 바로 산지식으로 응용될 수 있고, 실습과정이 자세하고 간결하게 저술되어 쉽게 이해할 수 있으며, 많은 천연색 영상을 수록하여 더욱 학습과 실습에 효율적이라 사료됩니다. 아쉬운 점이 있다면 전체적인 통일이 미흡하며 부분적으로 미진한 부분이 있어 다음 개정에서는 이러한 부분이 보완되어 최고의 관교의치기공학 지침서로 거듭 태어나길 바랍니다.

이 저서를 집필하는데 학구적이며 열정적으로 수고한 후학들의 업적을 높이 평가하는 바이다. 또한 이 책이 많은 분들에게 활용되어 그 뜻이 성취되기를 바랍니다.

2002년 3월 1일

의학박사 **윤 창 근**

틀니소리

이윤석(교수, 개그맨)

뽀그작 빠그작 뽀그작 빠그작
아버지는 틀니를 씹었다
헐값이라 헐거워진 틀니다

뽀그작 빠그작 뽀그작 빠그작
뽀그작 빠그작 뽀그작 빠그작

소리가 커지면 내 방문 앞이다
은퇴한 아버지는 말이 고프고
퇴근한 아들은 말이 고달프다

윤이 자나?
뽀그작 빠그작 뽀그작 빠그작
뽀그작 빠그작 뽀그작 빠그작

아들은 고양이처럼 시치미 떼고
아버지는 장승처럼 우두커니다
하염없던 아버지 돌아가신다

아들이 깰까봐 발소리 죽이고
뽀그작 빠그작 뽀그작 빠그작
뽀그작 빠그작 뽀그작 빠그작

아버지는 가셨다
그렇게… 먼 곳으로 가셨다.
주인 잃은 안방 문갑 위에
틀니가 덩그러니 웃고 있었다.

[출처] 개그맨 이윤석의 思父曲「틀니소리」

차 례 C o n t e n t s

01 치과 보철 개요

02 관교의치 제작개요

03 인상

04 치형과 모형

05 교합

06 납형

07 주입선 부착

08 매몰

09 소환

10 주조

11 연마 및 마무리

12 임시 수복물

15 납착

16 경질(복합)수지 치관보철

17 접착성 교의치

18 이중치관보철

19 임플란트 보철

20 치과 도재

21 치과 캐드캠

22 치과용 3D 프린팅 기술

01 치과 보철 개요

치과 보철을 이해하기 위해서는 보건과 보건학의 정의를 이해하여야 한다. 보건이란 사람의 건강과 생명을 보호하고 증진하는 일이라고 정의되며, 보건학의 정의는 사람의 건강을 증진, 향상시킬 목적으로 연구하는 학문이라 정의한다.

또한 W.H.O(세계보건기구)에서는 건강이란 "단순한 질병이나 허약의 부재 상태만을 의미하는 것이 아니고 육체적, 정신적, 사회적 및 영적 안녕의 완전 상태"라고 정의하고 있다.

1-1 치과 보철의 개요와 정의

보철(prosthesis)이란 인체 조직, 기관의 일부 또는 전부가 상실되었을 때 인공적으로 회복시켜주는 것을 의미하며 인공적 수복물로는 의안, 의수족, 의치 등이 있다.

인공적 수복물인 의치는 '치과 보철물'로 분류하며, 치과보철(dental prosthesis)은 인공적 장치물을 이용하여 발치된 치아나 그 주위조직 결손부의 저작, 발음, 심미성 및 편안감 등을 원래의 상태로 회복시키고자 하는 예술이자 과학이다(art & science).

치과보철을 다루는 학문인 치과보철학(dental prosthodontics)은 인공 대체물을 이용하여 자연치의 결손부를 수복하거나 이에 관계되는 구강 및 악안면의 조직을 회복하여 줌으로써 환자의 저작, 발음 기능, 심미성 또는 얼굴 외관의 조화 등을 회복, 유지시켜주는 치과의학의 한 분야이다.

1. 치과의학의 분류

의학이 질병으로 인한 인간의 고통을 제거하고 생명을 연장시키려는 의도에서 치료의학으로부터 발전된 바와 같이 치과의학은 구강병으로 인한 인간의 고통을 해결할 필요성에 따라 치료치과의학으로부터 발전되기 시작하였다. 치과의학은 의미에 따라 여러 가지로의 분류가 있으나 다음과 같이 분류한다.

1) 치료치학

① 보존치과학(operative dentistry)
② 치주병과학(periodontology)
③ 소아치과(pedodontics)
④ 구강외과학(oral surgery)
⑤ 치과교정학(orthodontics)
⑥ 치과보철학(prosthodontics)
⑦ 치과방사선학(dental roentgenology)
⑧ 구강진단학(oral diagnosis)
⑨ 근관치료학(endodontia)

2) 구강보건학

① 예방치과학(preventive d.)
② 치과역학(dental epidemiology)
③ 구강보건통계학(D. health statistics)
④ 공중구강보건학(public health dentistry)
⑤ 지역사회치과학(community d.)
⑥ 구강보건교육학(D. health education)
⑦ 구강보건행정학(D. health administration)
⑧ 구강보건경제학(D. health economics)
⑨ 학교구강보건학(school dental health)
⑩ 산업구강보건학(industrial dental health)

3) 기초치학

① 구강해부학(dental anatomy)
② 구강생리학(D. physiology)
③ 구강생화학(D. biochemistry)
④ 구강약리학(D. pharmacology)
⑤ 구강병리학(D. pathology)

⑥ 구강미생물학(D. microbiology)

⑦ 치과재료학(D. materials)

4) 치과사회과학

① 법치학(D. jurisprudence)

② 치과의사학(D. history)

③ 치과의료관리학(D. practice administration)

1-2 치과 보철의 역사

치과 보철의 역사는 기원 전 지금의 아메리카 인디언들이 아시아로부터 베링 해협을 건너 정착한 후 찬란한 문화를 꽃피웠던 북·남미 대륙의 문명과 함께 시작된다. 이들의 중심 문명은 지금의 중앙 멕시코 지역에 거주했던 호전적인 민족 아즈텍(aztecs)문명과 현재의 과테말라와 온두라스, 유카탄 반도에 정착했던 마야(mayas)문명 그리고 오늘날 페루 안데스 산맥의 잉카(incas)문명이다. 이들은 뛰어난 산술적 개념과 건축술을 지녔으며, 돌과 금속의 가공에도 탁월했지만 그런 기술을 구강 건강의 유지나 개선을 위해 사용하지는 않았고 다만 종교적 의식과 심미 기능의 목적으로만 발달시켰을 뿐이었다. 특히 마야인들은 치아를 검게 하고, 아름답게 새겨진 돌을 상·하악 전치부 표면에 새겨 넣는 것에 능숙했으며 이들 수복물(inlay)은 경옥, 터키옥, 수정, 사문석 등으로 만들어졌는데 공간 확보를 위하여 빨대와 비슷한 모양의 둥글고 단단한 rope drill을 이용해 치아에 구멍을 뚫고 stone inlay를 삽입했다(그림 1-1, 2).

또한 마야인과 더불어 지중해의 해상권을 장악했던 페니키아인(phoenicians)들도 금속 세공에 매우 능했는데 1862년 고대 Sidon시(현재의 레바논) 근처에서 대략 기원 300~400년 전의 것으로 추정되는 보철 장치(prosthetic appliance)가 발견되었다(그림 1-3). 그 장치는 고정된 4개의 하악 치아로 구성되어 있었으며 소실된 절치(incisor teeth) 대신 2개의 조각된 상아 치아(ivory teeth)로 대치되어 있었고 인공 치아

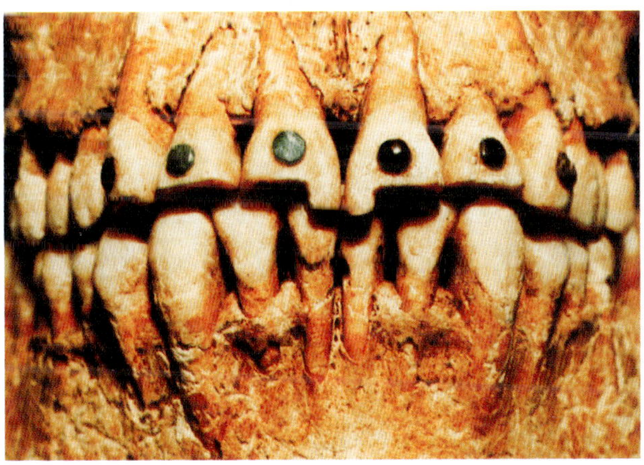

그림 1-1 경옥, 터키옥, 사문석 등의 다양한 광석으로 장식된 고대 마야인의 전치부 인레이(inlay)

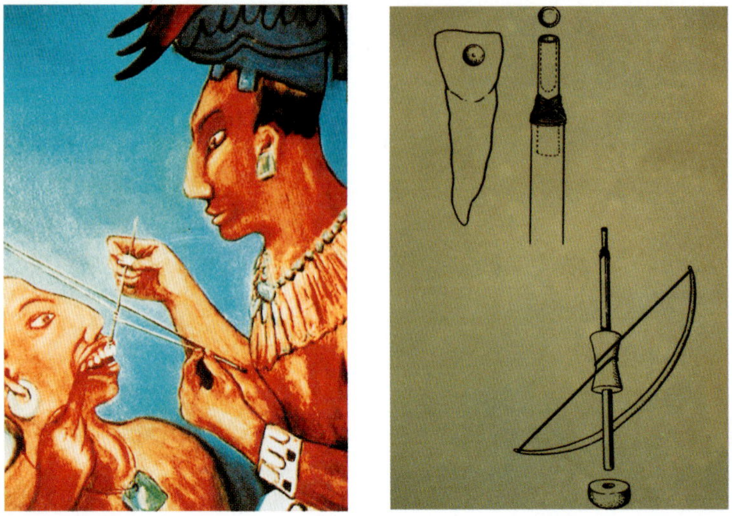

A B

그림 1-2 A : Pedro Beltranena 박사는 고대 마야인들이 inlay cavity 형성을 위하여 rope drill(bow drill)을 이용해 위와 같은 시술을 했을 것으로 추측하였다.

B : Samuel Fastlich 박사는 고대 마야인들이 inlay cavity 형성을 위하여 rope drill(bow drill) 형태의 도구를 이용했을 것으로 추측하였다.

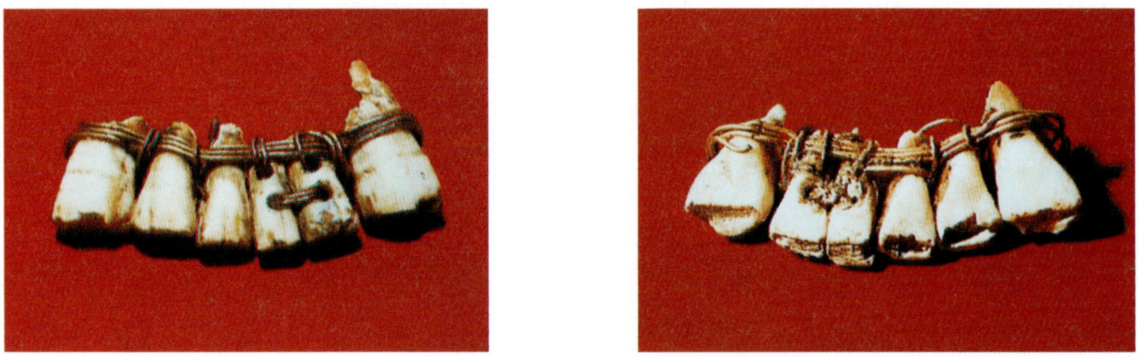

A B

그림 1-3 A, B : 1862년 고대 Sidon시(현재 레바논) 근처 묘자리를 발굴하던 Charles Gaillardot에 의해 발견된 기원 300~400여 년 전의 것으로 추정되는 페니키아인의 보철 장치물. 현재 프랑스 루브르 박물관에 소장되어 있다.

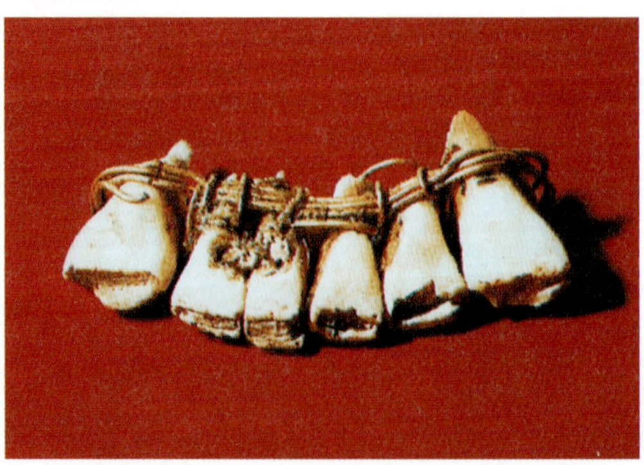

그림 1-4 1901년 고대 Sidon시(현재 레바논) 근처에서 발굴된 기원전 500년 전의 것으로 추정되는 하악골. 현재 미국 베이루트 대학의 고고학 박물관에 소장되어 있음.

(artificial teeth)는 금 철사(gold wire)를 이용해 인접 치아와 결합되어 있었다. 또 1901년 고대 Sidon시에서 기원 500여 년 전의 것으로 추정되는 하악골이 발견되었는데 당시의 상태는 치주 질환에 의해 심하게 느슨해진 전방 치아를 금 철사(gold wire)를 이용해서 동일한 방법으로 복잡하게 얽어 논 고정성 교의치 형태였다(그림 1–4).

그러나 이런 보철물 등은 치아의 주 기능이라 할 수 있는 저작 기능을 담당하지 못하고 단순히 치아의

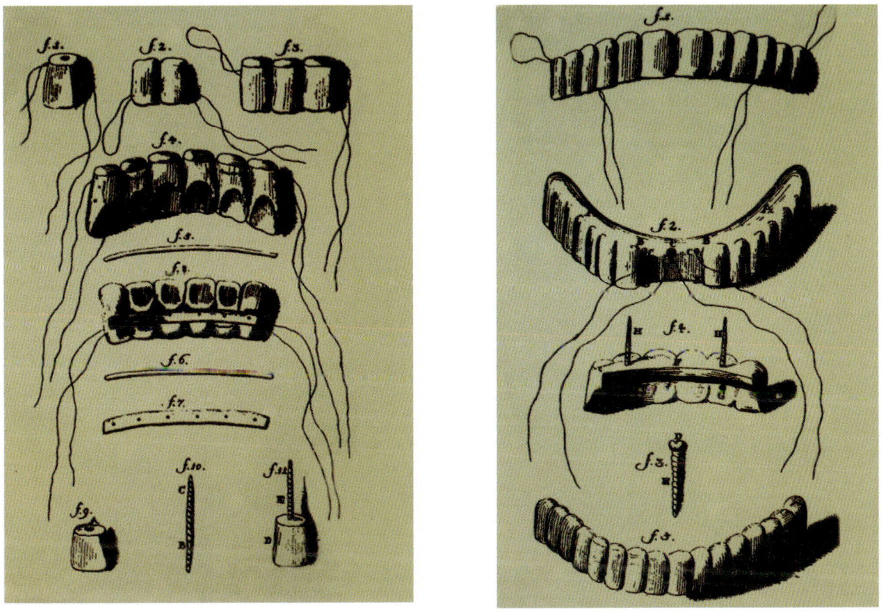

A B

그림 1-5 A, B : 18C 당시 Pierre Fauchard에 의해 고안된 개인 교의치.

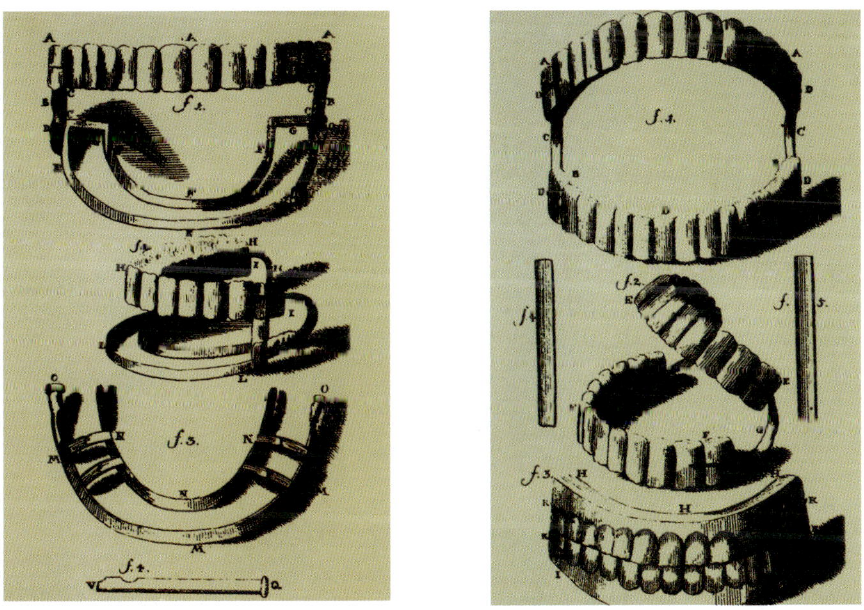

A B

그림 1-6 A, B : 18C 당시 Pierre Fauchard에 의해 고안된 부분 또는 전체 의치.

빠진 자리를 메워주거나 가려주는 원시적 심미 기능에 그칠 뿐이었다.

그 후 치과 보철물에 관여된 여러 가지 장치물의 제작 방법은 꾸준히 발전되었으며 18C, 근대 치과학의 아버지인 Pierre Fauchard에 의해 비로소 구체화되었는데 그는 개인 교의치(individual bridge)와 부분 또는 전체 의치(partial & complete denture)를 죽은 사람의 치아나 상아를 깎은 치아로 대치하거나 얇은 금속이나 나선형 스프링끈을 결합시켜 만든 상·하악 의치를 유지시키는 방법도 고안하였다(그림 1-5, 6).

이를 통해 근대 치과학이 발전되고 19C에 이르러서 재료 공학이나 하악골 운동의 기계 공학적 연구와 교합기(articulator)의 발달, 과학 기술의 발달이 교차됨에 따라 치과 보철물의 발전이 급진적으로 이루어지게 되었다.

특히 치관보철(crown)과 교의치(bridge)의 발달은 상의치(denture)보다 뒤늦게 이루어졌으며 관교의치 제작법은 1805년에 이르러서야 비로소 G. B. Gariot에 의해 본격적으로 개발되었다. 그 뒤 1871년 Morrison이 금관(gold crown)을 고안하였으며, 이것은 1907년 W. H. Targgard에 의해 개발된 주조법(casting method)으로 이어져 금관 제작에 많은 영향을 미치게 되었다.

1905년 미국에서는 전치에 시술되는 개면 금관(open crown)의 제작법이 발표되었고, 1909년 R. H. Reith Mühler는 도재 자켓관(porcelain jacket crown)의 제작법을 실용화하였다.

또한 1808년에는 Richmond가 치근을 지대장치(abutment)로 사용하는 방법을 고안하였으며, 1902년에 들어서는 McCollum과 Stallard 등이 악관절 운동을 측정하여 교합 진단과 치료에 이용하는 gnathology 이론을 발표하기에 이르렀다.

Gnathology 이론의 가장 중요한 역할은 저작 기관의 생리와 기능 장애 및 치료법을 연구하는 것으로 이후 Stuart, Stallard, Grarger, Luica, De pietro, Thomas kornefeld, Guichet, Swenson, Whip 등이 더욱 발전시켜 '구강회복(oral rehabilitation)'이라고 하는 새로운 보철학의 영역을 이루게 되어 이를 임상적으로 실용화할 수 있는 단계로 발전되었다.

1-3 치과 보철물의 분류

1. 고정성 치과 보철(fixed dental prosthesis)

1) 인공 치관 또는 치관보철(artificial crown & crown)
2) 교의치(fixed partial prosthesis : bridge)
3) 치료부목(treatment splint) : 치아가 동요되는 것을 방지하기 위해 제작된 치과고정 장치물

2. 가철성 치과 보철(removable dental prosthesis)

1) 국소의치(removable partial denture)
2) 총의치(complete denture)

3. 임플란트 지지 고정 보철(implant-supported fixed prosthesis)

4. 악안면 보철(maxillo-facial prosthesis)

악안면 부위에 선천성 기형 또는 종양이나 외상 등으로 인한 후천성 결손 부위를 기능, 형태적으로 수복할 목적으로 다양한 재료를 활용하여 제작된 보철물

1-4 치과 보철 용어 정의

1. 고정성 치과 보철(fixed dental prosthesis)

환자 임의대로 착탈이 불가능한 인공 대체물로써 치아를 수복하거나 결손 치아를 회복시키는데 중점을 둔 보철의 한 분야이다. 관교의치 보철물이 속한다(그림 1-7~9).

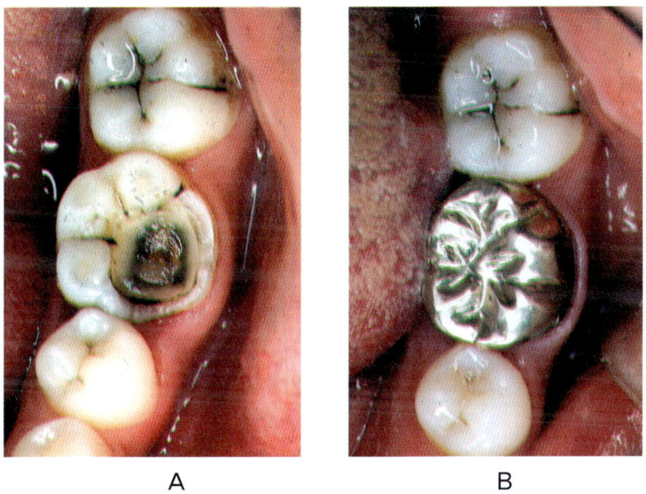

그림 1-7 A: 우식증에 의하여 형태학적 치관이 결손된 구강 내의 하악 제1대구치
B : 정상상태로 기능을 회복시키기 위하여 전부주조관을 제작하여 합착시킨 고정성 치관보철물

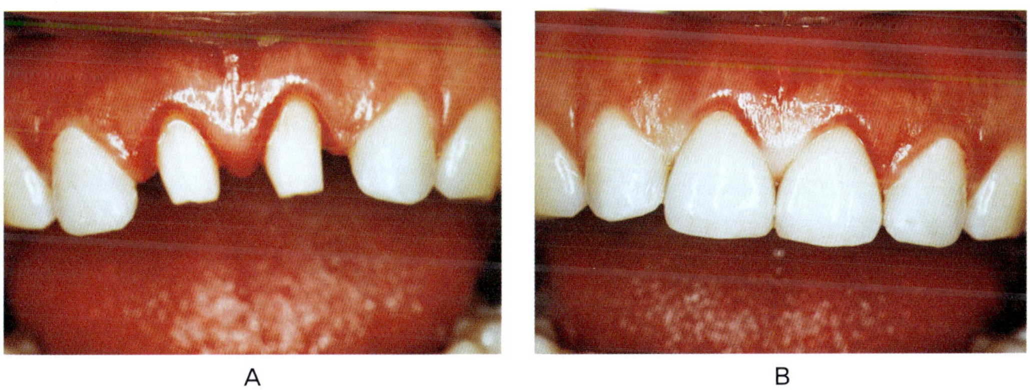

그림 1-8 A → B : 전치부의 심미성을 고려해 전부도재관 형태로 합착된 고정성 치관보철물

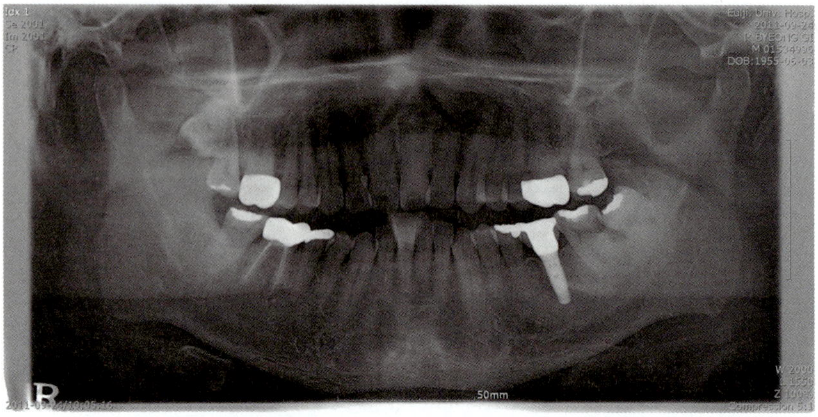

그림 1-9 치과보철물들이 합착된 환자 구강의 파노라마 디지털 영상

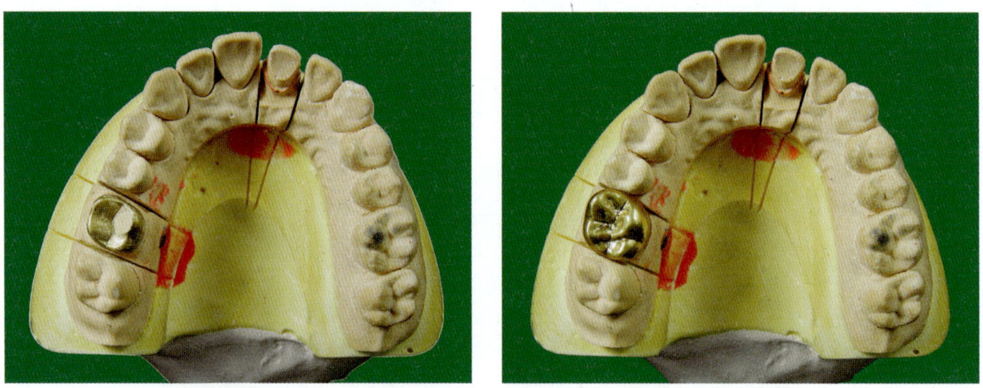

A B

그림 1-10 A: 상악 우측 제1대구치를 회복시키기 위하여 환자 구강 내의 지대치를 삭제하고 인상 채득하여 제작된 작업모형
B: 상악 우측 제1대구치의 기능회복을 위하여 제작된 고정성 치관보철물인 전부주조관

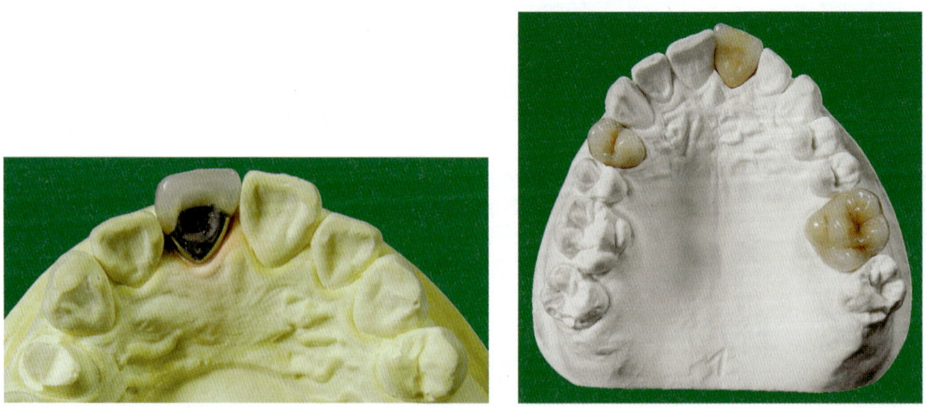

A B

그림 1-11 A: 상악 우측 중절치를 심미성을 고려하여 제작한 고정성 치관보철물인 금속도재관
B: 심미성이 가장 우수하게 제작된 고정성 치관보철물인 전부도재관

1) 치관보철 또는 인공치관(artificial crown)

치아 경조직부의 우식, 침식, 교모, 발육 부전, 변색, 기형 등의 이유로 형태학적, 기능적, 심미적 결함이 발생될 때 일부 또는 전부를 금속, 도재, 도재와 금속, 수지와 금속을 조합한 인공물로 보완하여 정상의 상태로 회복시켜주는 보철물을 말한다(그림 1-10, 11).

2) 교의치 보철(fixed partial denture prosthesis – bridge prosthesis)

한 개 또는 그 이상의 치아가 결손(missing)되었을 때 이를 금속, 도재, 수지와 금속, 도재와 금속 등의 인공적 재료를 사용하여 형태학적 및 기능적으로 회복시켜 주는 보철을 말하며, 제작된 후 자연 치관이나 치근에 합착(cementation)하여 환자 구강 내에 고정시켜주는 보철물을 말한다(그림 1-12, 13).

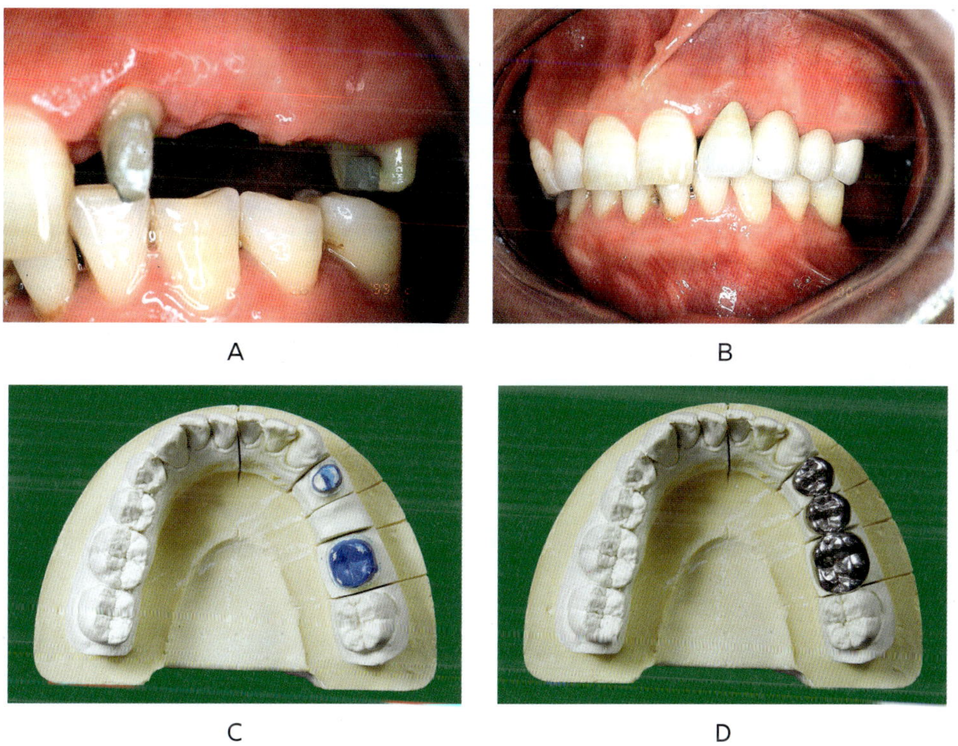

그림 1-12 A: 상악 좌측 견치와 제1소구치가 결손된 환자 구강상태
B: 기능회복을 위하여 고정성 4본 교의치를 제작하여 합착시킨 환자 구강상태
C: 하악 우측 제2소구치가 결손되어 지대치 형성 후 인상채득하여 제작된 작업모형
D: 하악 우측 제2소구치의 기능회복을 위하여 제작된 고정성 3본 교의치

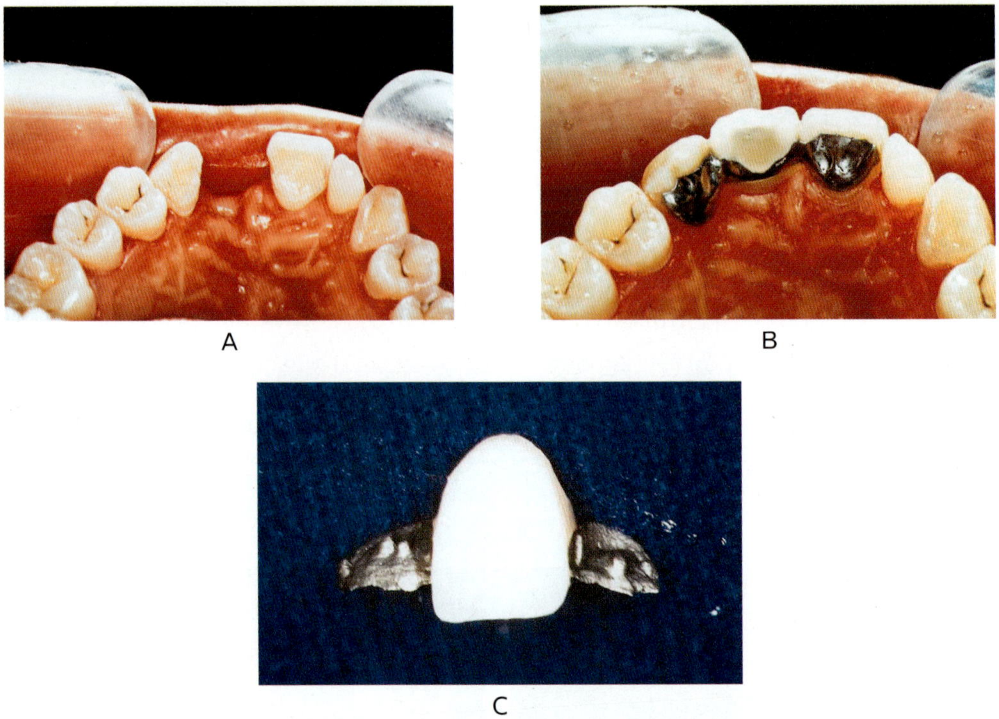

그림 1-13 A → B : 상악 중절치의 결손으로 인하여 치아 삭제를 최소화하고 심미적인 면을 고려한 관교의치 보철의 일부분인 메릴랜드 브리지(maryland bridge)가 장착된 상태
C : 메릴랜드 브리지의 형태(각각의 설측 자연 치면에 합착되어 구강 내에서 유지를 도모한다).

2. 가철성 치과 보철(removable dental prosthesis)

환자 임의대로 장착과 철거가 가능한 인공 대체물로써 전악 또는 부분 무치악 환자의 치아와 그 인접 조직을 회복하는 보철의 한 분야이다(그림 1-14, 15).

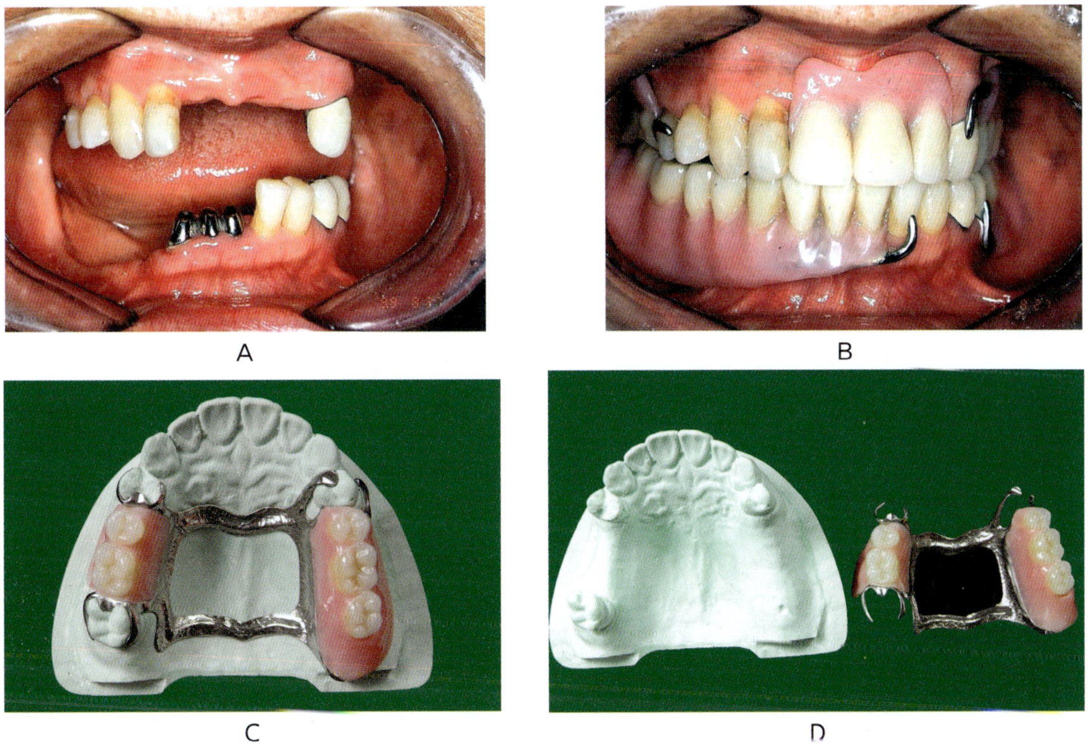

그림 1-14 A: 상 · 하악의 치아결손으로 가철성 치과보철물이 필요한 환자 구강상태
B: 기능회복을 위하여 가철성 치과보철물인 국소의치를 제작하여 장착된 환자 구강상태
C: 상악 우측 제2소구치와 제1대구치 그리고 좌측 제2소구치, 제1대구치, 제2대구치가 결손되어 기능회복을 위하여 제작된 가철성 치과보철물인 국소의치
D: 작업모형과 제작된 가철성 국소의치

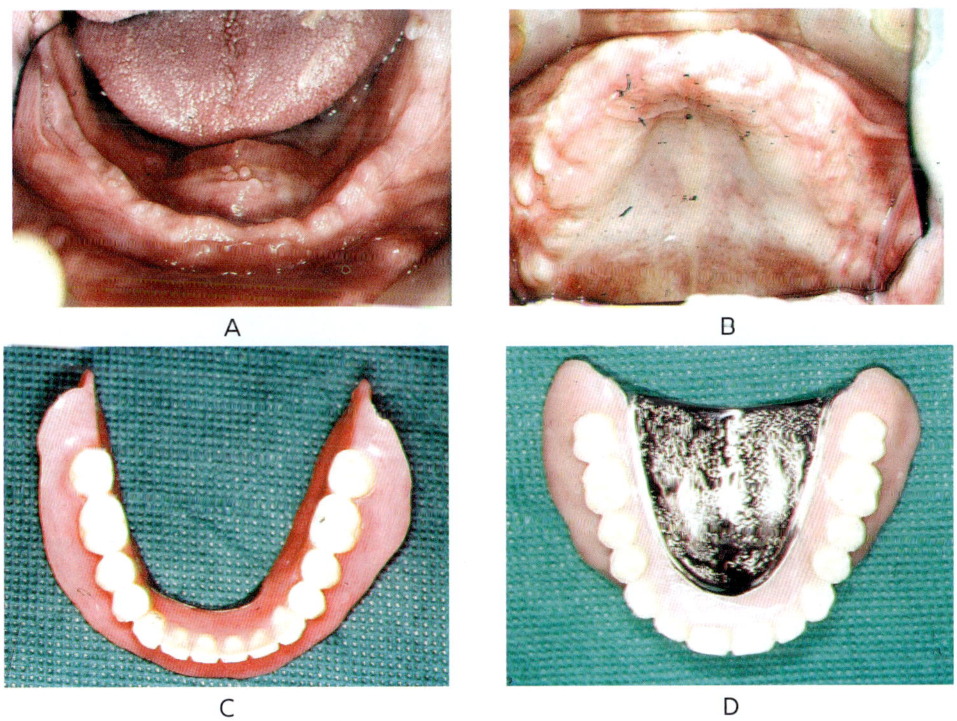

그림 1-15 A: 하악의 전체 치아가 결손된 환자 구강상태, B: 상악의 전체 치아가 결손된 환자 구강상태
C: 가철성 치과보철물인 하악 총의치 D: 가철성 치과보철물인 상악 총의치

1) 국소의치(removable partial denture, partial denture)

부분적으로 치아가 상실된 환자의 치아 및 주위 조직을 수복해주는 보철물이며, 자가 구강 청소, 보철물 청소 및 수면 등을 취할 때는 철거가 가능하다(그림 1-16, 17).

2) 총의치(complete or full denture)

상·하 전악의 치아가 모두 결손되었을 때 치열 및 주위 조직의 기능을 회복시켜주는 치과 보철물을 말하며 환자 임의대로 착탈이 가능하다. 전체 치아가 결손된 후 오랜 시간이 경과하면 치조골의 퇴축이 일어나고 이에 따라 의치상의 유지력도 약해지므로 의치상의 안쪽에 어태치먼트(attachment)를 부착하여 유지를 도모하는 방법도 이용된다(그림 1-18~22).

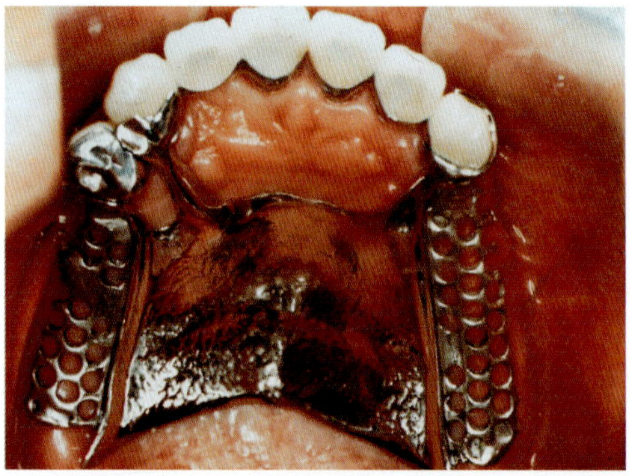
A

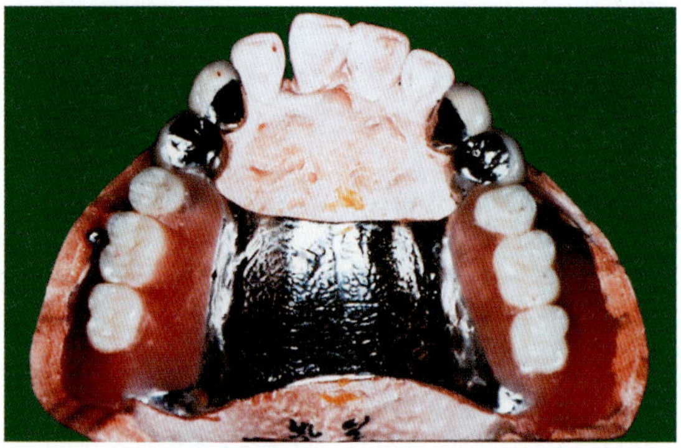
B

그림 1-16 A : 국소의치 제작 시 양측 유리단(bilateral free end) 부위에 납의치(wax denture)를 심기 전 구강 내에 장착된 상태(일반적 형태).
B : 후방 구치부가 모두 상실된 환자의 치아 및 주위조직을 수복해 준 가철성 국소의치(일반적 형태).

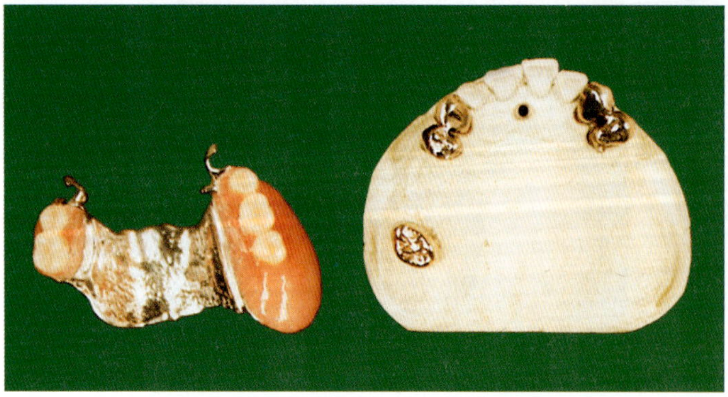
A

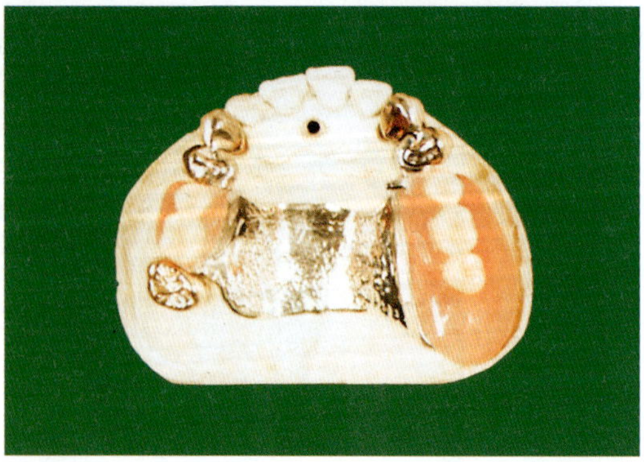
B

그림 1-17 A, B : 클래스프(clasp)와 치관 내 어태치먼트(attachment)를 이용한 상악의 가철성 국소의치

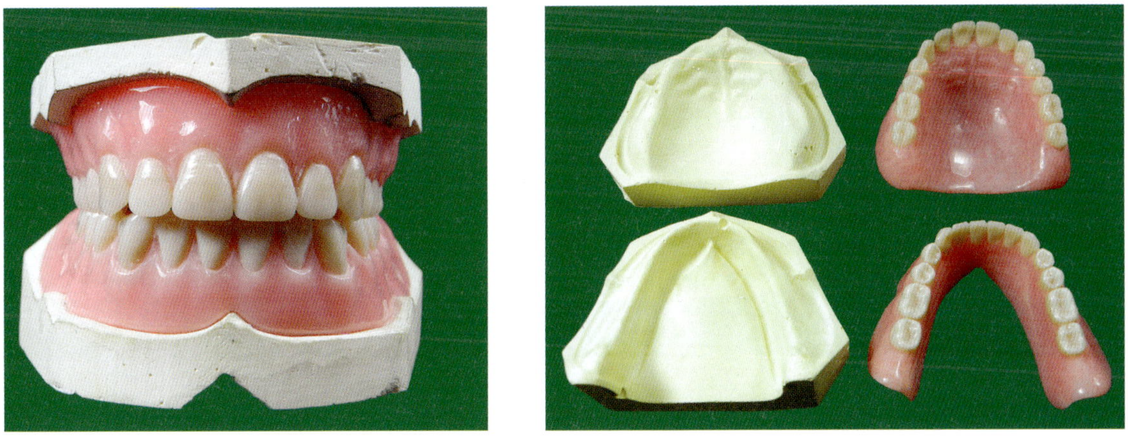

A B

그림 1-18 A: 치과용 합성수지로만 제작된 가철성 치과보철물인 총의치
B: 상 · 하악 작업모형과 제작된 가철성 치과보철물인 총의치

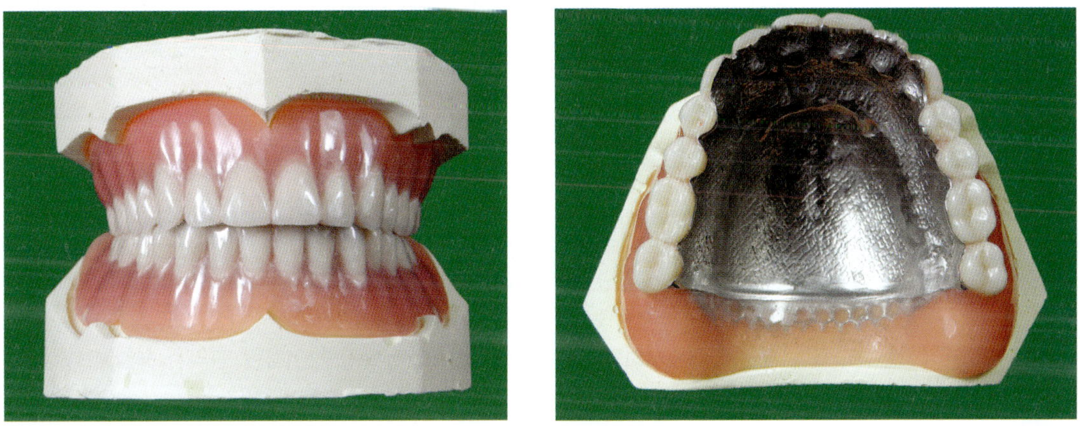

A B

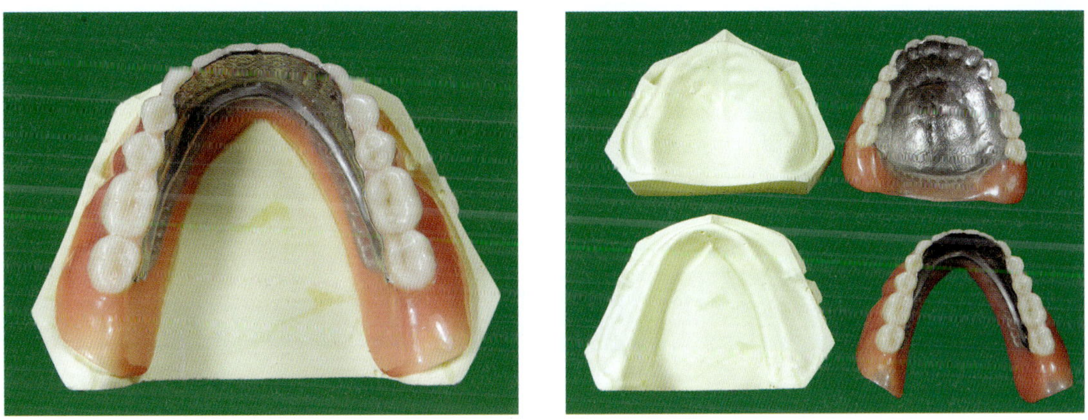

C D

그림 1-19 A: 치과용 합성수지와 금속을 병용하여 제작된 가철성 치과보철물인 총의치
B: 치과용 합성수지와 금속을 병용하여 제작된 상악 총의치
C: 치과용 합성수지와 금속을 병용하여 제작된 하악 총의치
D: 상 · 하악 작업모형과 가철성 치과보철물인 상 · 하악 총의치

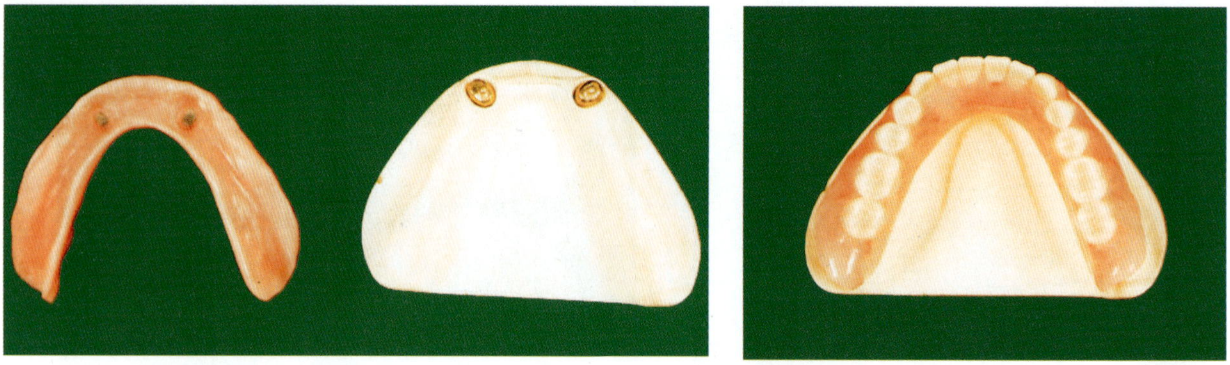

A B

그림 1-20 A, B : 치근형 어태치먼트(stud type attachment)를 이용한 총의치 보철물

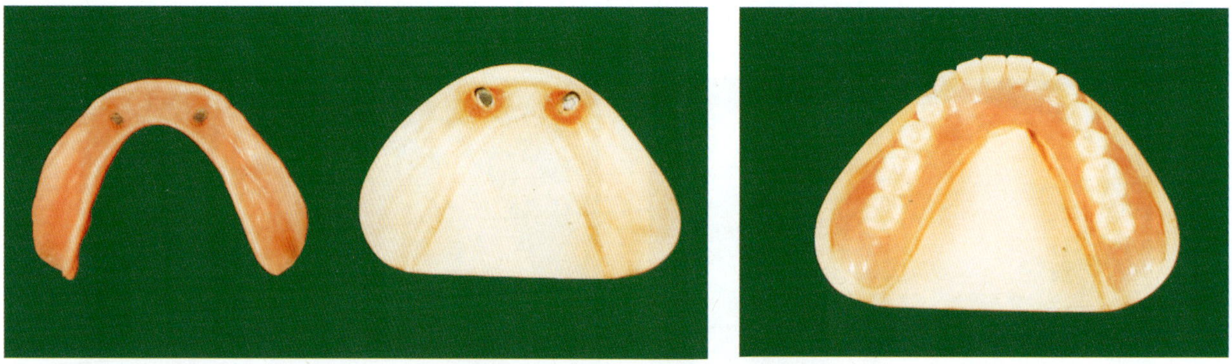

A B

그림 1-21 A, B : 자석형 어태치먼트(magnetic attachment)를 이용한 총의치 보철물

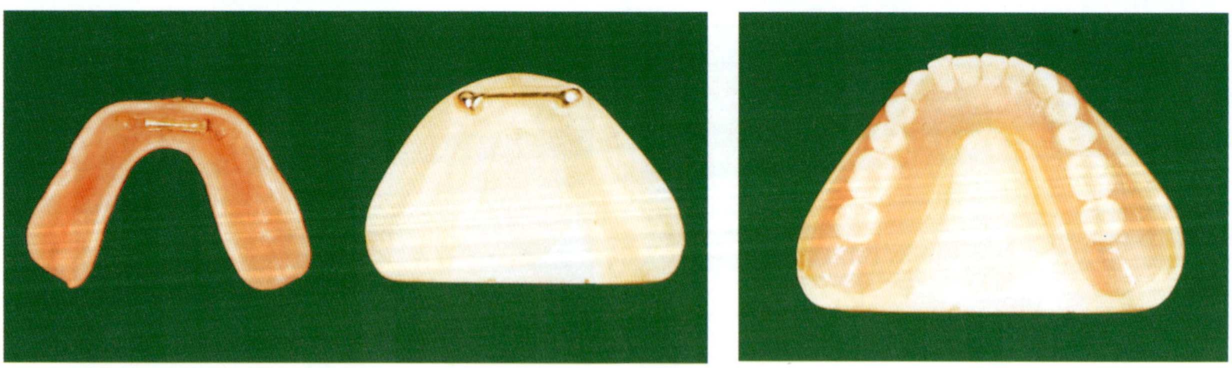

A B

그림 1-22 A, B : 바 어태치먼트(bar-attachment)를 이용한 총의치 보철물

3. 임플란트 지지 고정 보철(implant-supported fixed prosthesis)

고정성 치과 보철물의 일종으로 점막하에 의치의 토대를 심고 post를 첨가시켜 유지를 얻는 매식 치과 보철물이다. 임플란트의 종류는 크게 3가지로 분류하는데 전체 무치악 환자의 의치 지지 목적을 위한 ① 골막하(subperiosteal), ② 골관통(transosteal, transmandibular)과 부분 무치악 환자를 위해 1개 또는 그 이상의 치조골이나 기저골내에 위치시키는 ③ 골내(endosteal) 임플란트로 분류되며 골내 임플란트는 형태에 따라서 판상형(blade)과 치근형(root)으로 다시 분류된다(그림 1-23~25).

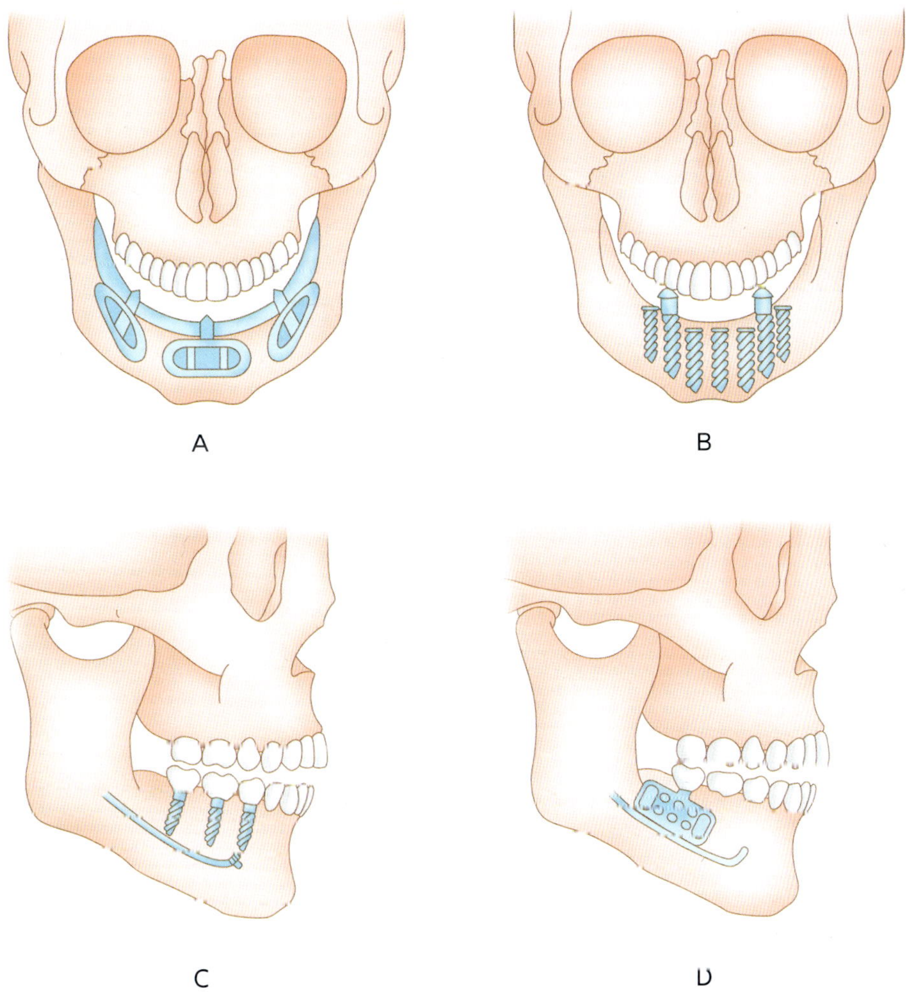

그림 1-23 A : 골막하, B : 골관통, C : 치근형, D : 판상형 : 골내 임플란트(현재 널리 사용)

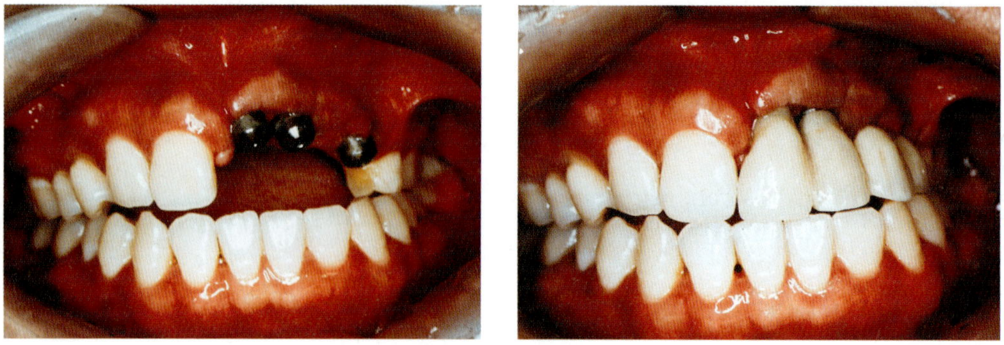

A B

그림 1-24 A → B : 3개의 임플란트에 의하여 지지되는 고정성 보철물

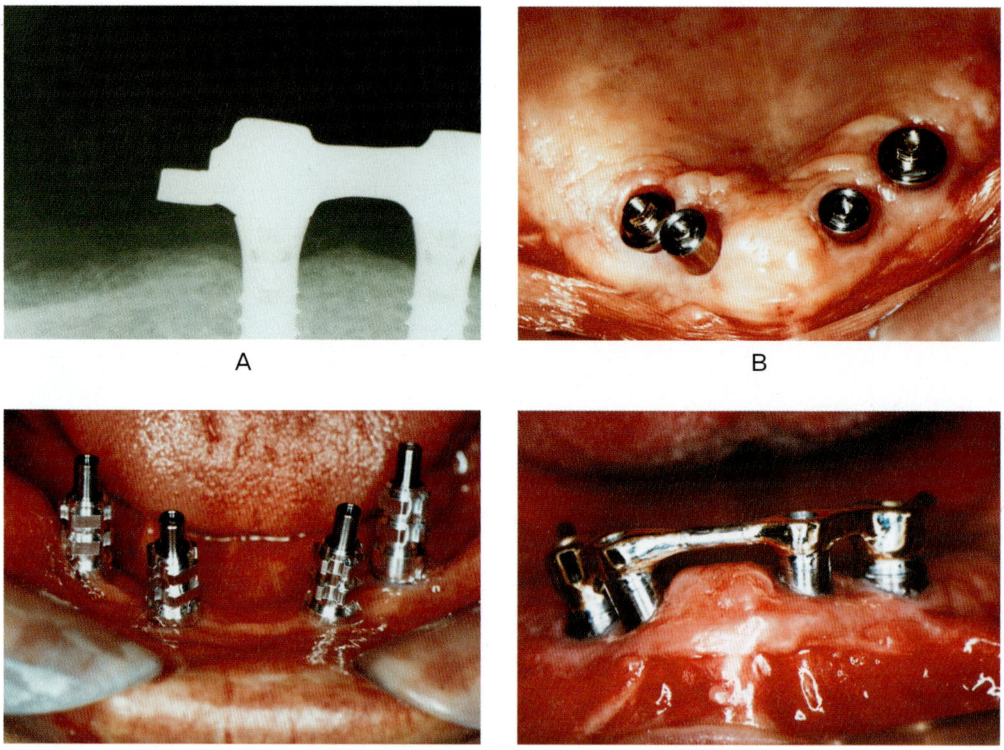

A B C D

그림 1-25 임플란트 보철 디자인 형태

A : 임플란트 bar 보철물의 방사선 촬영

B : 임플란트 디자인 중 Octa 시스템의 형태. 특수한 인상용 캡이 임플란트 상에 고정되며 나사는 트레이를 통해, 캡은 인상재에 잔류된다.

C : 임플란트 디자인 중 ITI-Dental 임플란트 시스템의 일부. 회전 방지 기능을 하는 2차 부분의 8각 구조

D : 임플란트 유지형인 bar 보철물의 형태

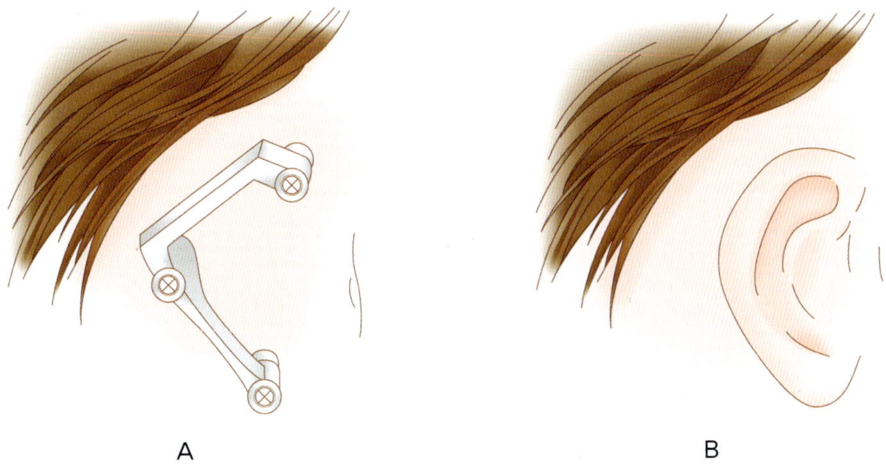

그림 1-26 악안면 보철 : 아크릴 plate가 포함된 실리콘 재질의 완성된 귀 보철물

4. 악안면 보철(maxillofacial prosthesis)

암(cancer)이나 낭종(cyst), 기타 질병에 의해 턱과 얼굴 부위 등이 결손되었을 때 그 부위를 인공물로 대치하여 기능과 외관을 회복시켜주는 치과보철의 한 분야이다(그림 1-26).

1-5 관교의치 보철물의 분류

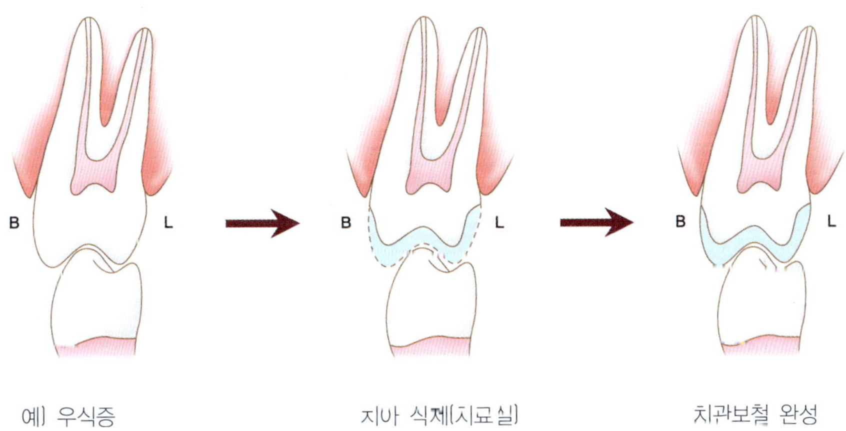

1. 분류

1) 재료에 의한 분류

(1) 금속관(metal crown)

귀금속(precious), 준귀금속(semi-precious), 비귀금속 합금(non-precious metal alloy)

(2) 수지관(resin crown)

수지자켓관(resin jacket crown) ; all resin

(3) 도재관(porcelain crown)

도재자켓관(PJC, porcelain jacket crown) ; all porcelain

(4) 연합관(combination crown)

① 수지 전장주조관 – resin facing + 금속 주조물

② 도재 전장주조관 – porcelain facing + 금속 주조물

③ 도재용착(소부)금속관(PFM, porcelain fused to metal crown) – 금속 주조물 + Porcelain fused

2) 치관의 피개복 정도에 따른 분류

(1) 전부 치관보철(full veneer or complete veneer crown)

① 전부 치관보철(full veneer crown without dowel)

ⓐ 전부 금속관(full crown with gold alloy or other metal alloy)

(가) 전부주조관(full cast crown)

(나) 모리슨관(morrisons crown)

(다) 교합면주조관(cast cusp crown)

(라) 무봉관(seamless crown)

(마) S.P관(sun plate crown)

(바) 이중 치관보철(telescope crown)

ⓑ 자켓관(jacket crown)

(가) 도재자켓관(porcelain jacket crown)

(나) 수지자켓관(acrylic resin jacket crown)

ⓒ 조합관(combination crown)

(가) 도재 전장주조관(porcelain veneered metal crown)

(나) 수지 전장주조관(resin veneered metal crown)

(다) 도재용착(소부)금속관(porcelain fused to gold(metal) alloy crown)

② 합정 치관보철[full veneer crown with dowel(post)]

ⓐ 도재 전장 합정치관(porcelain faced post crown)

ⓑ 수지 전장 합정치관(resin faced post crown)

ⓒ 도재관 합정치관(all porcelain crown with dowel)

ⓓ 수지관 합정치관(all resin crown with dowel)

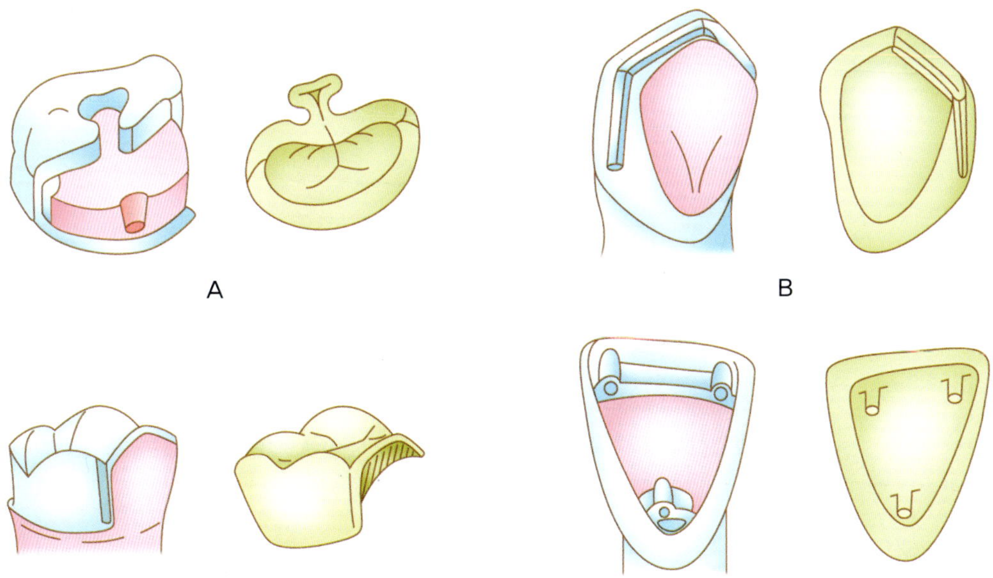

그림 1-27 A : 1/2치관보철 B : 3/4치관보철 C : 7/8치관보철 D : Pinledge치관보철

(2) 부분 치관보철(partial veneer crown)

① 1/2 치관보철(onlay)

② 3/4 치관보철(three-quarter crown)

③ 7/8 치관보철

④ Pinledge 치관보철

⑤ Macboyle 치관보철

2. 교의치(bridge or fixed partial denture)의 개념 및 구조

1) 개념

하나 또는 그 이상의 결손된 치아 부위에(전악의 치아 결손은 아님) 고정성 회복물(fixed replacement)을 만들어 기능을 회복해주는 것으로서 결손된 부위는 가공치(pontic)로 회복하고 가공치의 전, 후방에 지대장치(retainer)를 제작, 연결하여 유지를 도모한다. 제작 방법은 지대장치와 가공치를 완성한 후 납착하는 방법과 지대장치와 가공치 납형을 왁스로 연결하여 한 번에 주조하여 완성하는 방법이 있다. 지대장치의 안쪽에는 잔존 자연치가 있는데 잔존 자연치의 위치와 개수에 따라 유시력이 달리지므로 설계와 회복시켜 줄 결손치의 수에는 한계가 있다.

2) 구조

교의치를 구성하는 기본 구조는 지대치(abutment), 지대장치(retainer), 가공치(pontic, dummy), 연결장치(connector or joint)의 네 부분으로 구성되어 있다(그림 1-28).

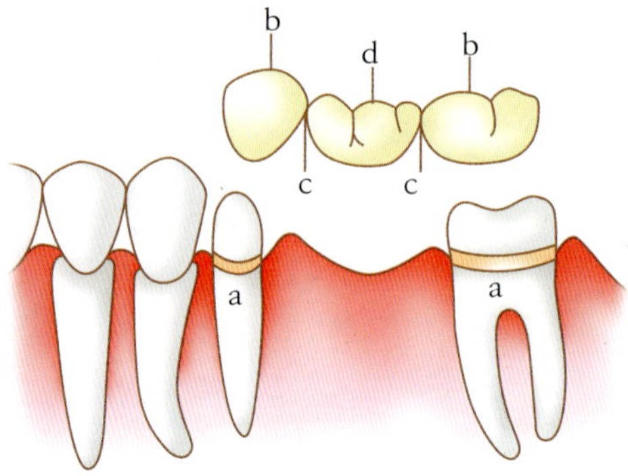

그림 1-28 교의치의 구성

a. 지대치(abutment) b. 지대장치(retainer)
c. 연결장치(connector, joint) d. 가공치(pontic, dummy)

(1) 지대치(abutment)

가공치의 전·후방 또는 중간에 있는 치아 또는 치근을 말하며 특수한 경우를 제외하고는 지대치는 가공치의 전방과 후방에 최소한 한 개씩 있어야 한다.

(2) 지대장치(retainer)

지대치 위에 결합된 금관장치를 말하며 가공치를 유지, 고정시킴으로써 지대치의 형태, 기능, 심미를 회복하고 지대치와 그 지지조직에 가해지는 하중을 완압시키는 역할을 한다.

(3) 가공치(pontic, dummy)

가공치는 인공치로써 결손치의 공간을 보완하여 악궁(dental arch)의 연속성을 회복시키고 자연치의 저작, 발음 및 심미 기능을 회복시키며 고정성, 반고정성의 연결부에 의해 양 지대장치와 연결되어 있다.

(4) 연결장치(connector, joint)

지대장치와 가공치를 연결하는 고정성 국소의치의 한 부분으로 두 부분을 견고히 고정시키거나 어느 정도 동요할 수 있도록 고안되어 완압장치의 역할을 하면서 연결시킨다.

연결장치는 고정성 연결장치(fixed connector)와 반고정성 연결장치(semi-fixed connector)로 분류하며 고정성 연결장치에는 solder joint, cast joint, wire joint 등이 있고 반고정성 연결장치에는 dovetail occlusal rest, lingual rest, subocclusal rest, key & keyway(non-rigid connector) 등이 있다.

1-6 치관보철의 적응증과 금기증

1. 적응증(indication)

1) 치아 경조직 질환[우식증(dental caries), 교모증(attrition), 마모증(abrasion), 부식증(corrosion), 침식증(erosion)]으로 형태학적 변형이나 기능이 상실되었을 때(morphologic transformation or

functional loss)

2) 치아의 외상성 파절(tooth fracture)

3) 치아의 형태 또는 위치의 이상(malformation or malposition)

4) 치아의 심한 착색 또는 변색(coloration or discoloration)

5) 교의치의 지대 장치로 사용하는 경우(retainer)

6) 부목(splinting)

   (1) 치아가 흔들리는 경우(movable tooth)

   (2) 치조골의 흡수가 심한 경우(severe alveolar bone loss)

   (3) 저작압의 분산이 필요한 경우(distribution of occlusal force)

   (4) 유지 및 저항의 보강(retention & resistance)

   (5) 다수의 지대치(multiple abutment)

7) 교합의 이상

2. 금기증(contra-indication)

1) 치아의 보존이 필요 없는 경우 : 과잉치, 교환 시기의 유치, 치주 질환이 있는 치아

2) 완전히 치유되기 곤란한 치아

3) 지지 조직이 건강하지 못한 치아

4) 치수치료가 불완전한 치아

5) 치수를 개방해야 하는 치아

1-7 치과보철의 로드맵

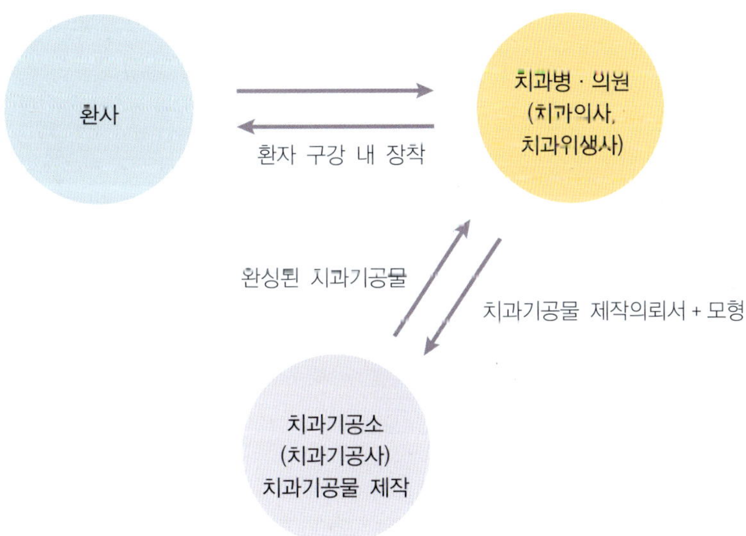

1-8 치과기공물 제작의뢰서 (견양)

▪ 의료기사 등에 관한 법률 시행규칙 [별지 제6호서식] 〈개정 2018. 12. 20.〉

발행번호 제　　호

치과기공물제작의뢰서

(치과명:　　　　　　　　　　　　　　　　)

제작 의뢰 치과기공소	명　　칭			
	소 재 지			
환　　자	성　　명		성　　별	□ 남　　□ 여
	생 년 월 일		납품 요구일	

부위

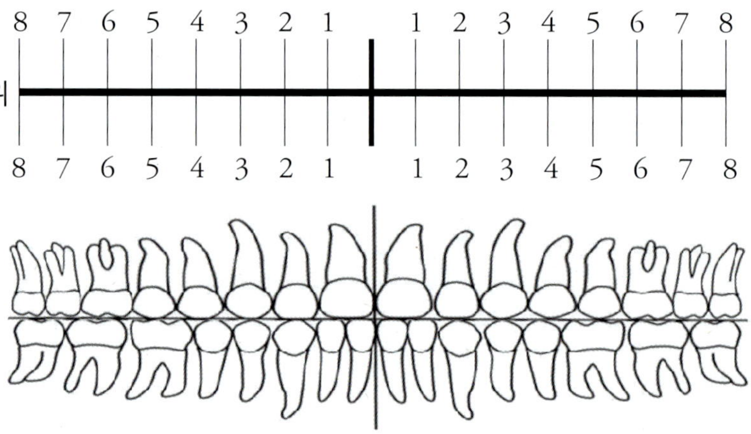

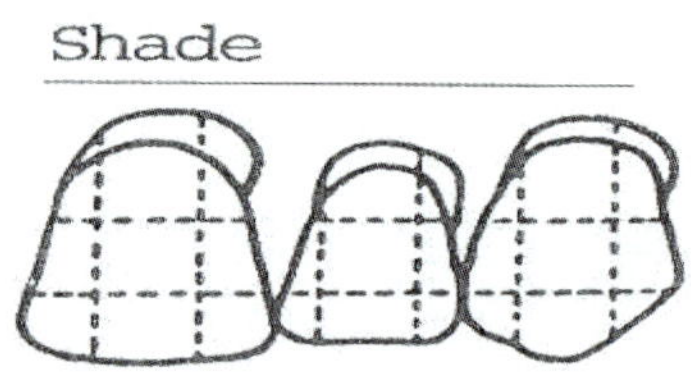

기록사항

「의료기사 등에 관한 법률」 제11조의3 및 같은 법 시행규칙 제12조의5제1항에 따라 위와 같이 제작을 의뢰합니다.

년　　월　　일

의뢰인　　　　(서명 또는 인)

치과기공소　귀하

※ 2부를 작성하여 의뢰인과 제작자가 각자 1부씩 보관합니다.

130 mm×190 mm[인쇄용지(2급) 60 g/m²]

02 관교의치 제작개요

2-1 관교의치의 제작개요

관교의치(crown and bridge)의 제작순서

1. 개형인상(snap impression) 채득
2. 연구모형(study cast) 제작
   ① 치료실(clinic): 지대치 형성(tooth preparation)
   ② 기공실(laboratory): 개인 트레이(individual tray) 및 임시치관보철(temporary crown) 제작
3. 최종인상(final impression) 및 교합(check bite) 채득
4. 작업모형(working cast) 및 대합치열모형(opposing cast) 제작
5. 교합기에 모형 부착(model mounting, articulating)
6. 납형(wax pattern) 제작
7. 주입선 설치(spruing)
8. 매몰(investing)
9. 소환(burn out)
10. 주조(casting)
11. 매몰재 제거
12. 산욕(pickling) 및 세척(cleaning)
13. 치형상에 주조체 시적

14. 연마 및 마무리(polishing and finishing)
15. 구강 내 시적 및 장착

1. 2-①, 3. 15 : 치료실 과정

치과보철 회복이 필요한 환자가 병·의원에 내원하였다.

1. 진단(diagnosis)
2. 개형 인상(예비 인상) 채득(그림 2-1)
3. 연구(진단)모형 제작, 개인 트레이 제작, 지대치 형성(그림 2-2)
4. 최종(기능)인상 채득 후 모형재 주입(그림 2-3), 대합치열 인상 채득 후 모형재 주입(그림 2-4), 교합 채득(그림 2-5)

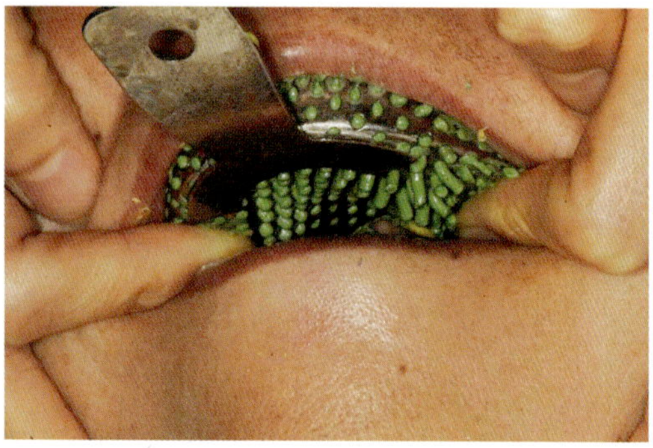

그림 2-1 구강 내에서 alginate 인상재를 이용하여 개형인상을 채득한다.

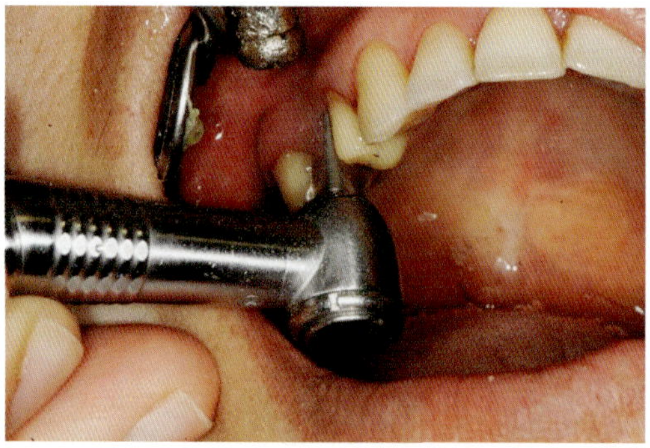

그림 2-2 지대치 형성 : 버(bur)를 이용한 지대치 형성의 예

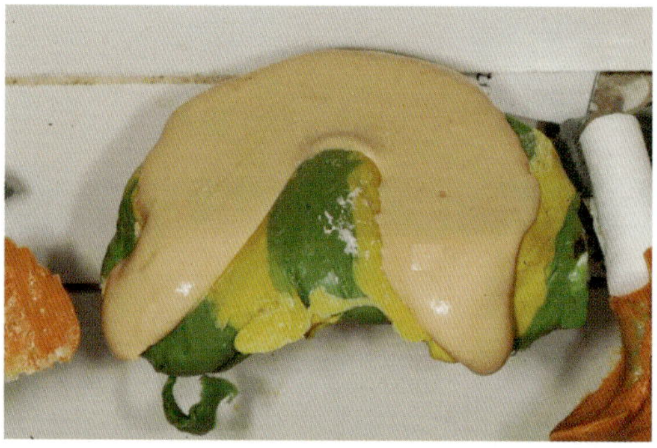

그림 2-3 개인 트레이를 이용 인상채득 후 경석고를 주입하여 작업모형을 완성한다.

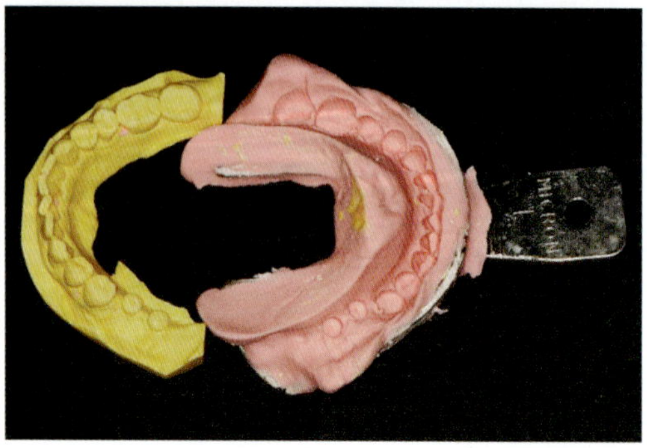

그림 2-4 대합치열 인상채득 후 경석고를 주입하여 모형을 완성한다.

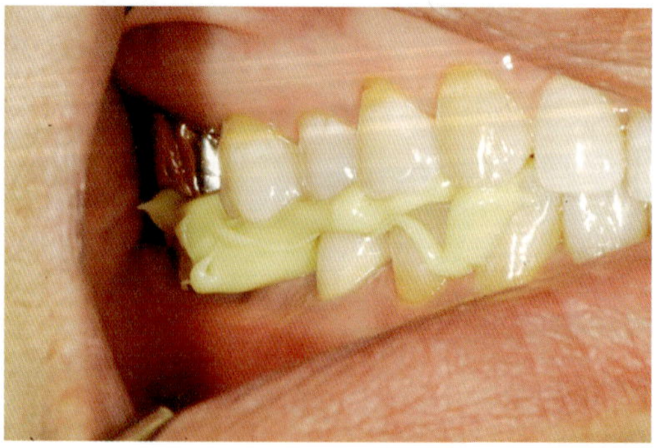

그림 2-5 구강 내에서 바이트 왁스(bite wax)를 이용하여 교합을 채득한다.

5. 치형가철식 작업모형 제작(그림 2-6), 교합기에 모형 부착(그림 2-7)

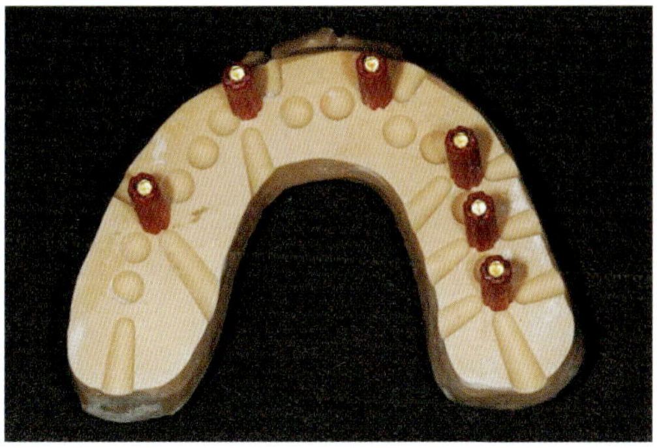

A

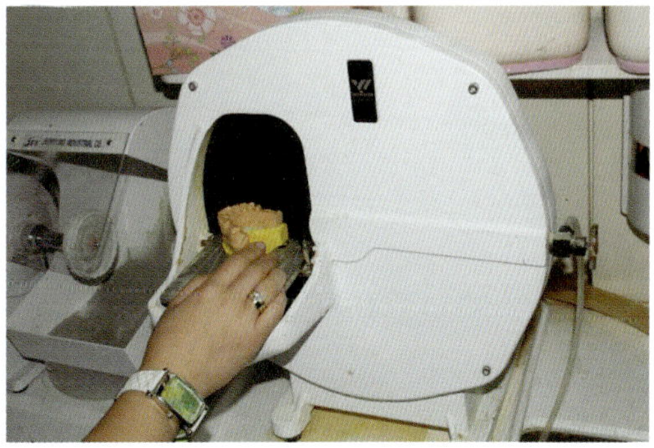

B

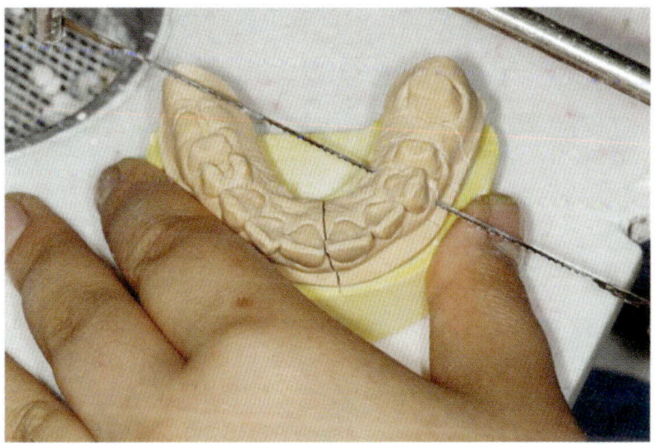

C

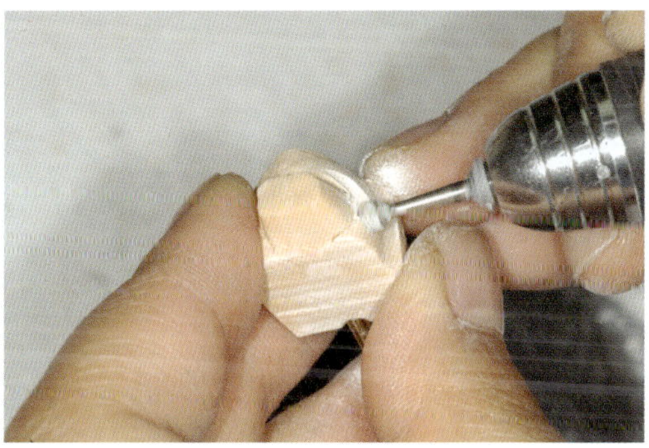

D-1

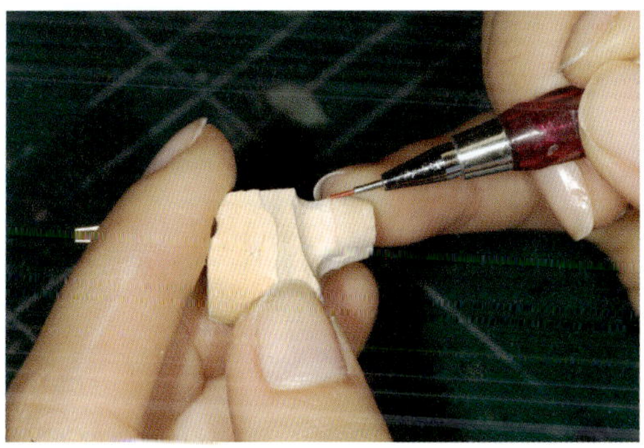

D-2

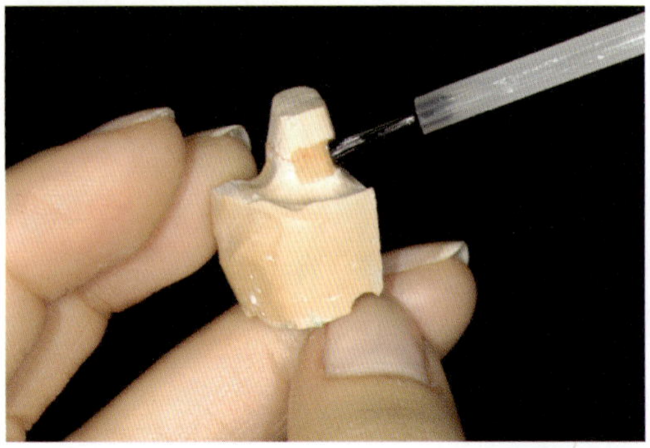

D-3

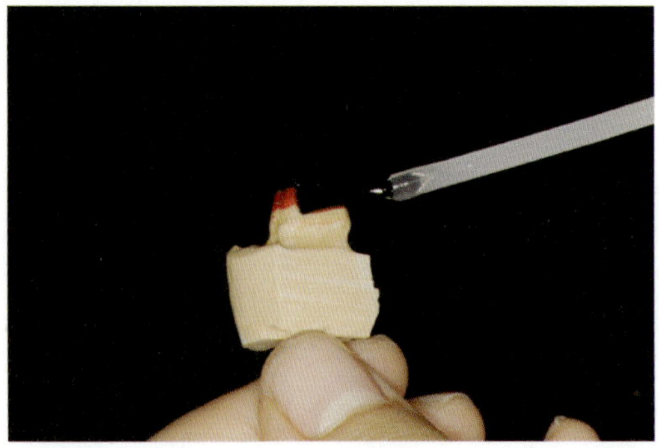

D-4

그림 2-6 작업용모형의 제작(현재 가장 널리 활용되고 있는 pindex system을 이용한 모형 제작
A : 1차 석고 주입 후 dowel pin을 식립하고 2차 석고 주입 후 모형간 분리를 위해 분리제를 도포한다.
B : 완성된 모형을 조정(trimming)
C : 치형 분할(die sawing)
D : 치형 다듬기(die trimming)
[D-1 : 치은조직부위 삭제, D-2 : 변연(finishing line)의 표시.
D-3 : 치형경화제(die hardner) 도포. D-4 : 치형 스페이서(die spacer) 도포]

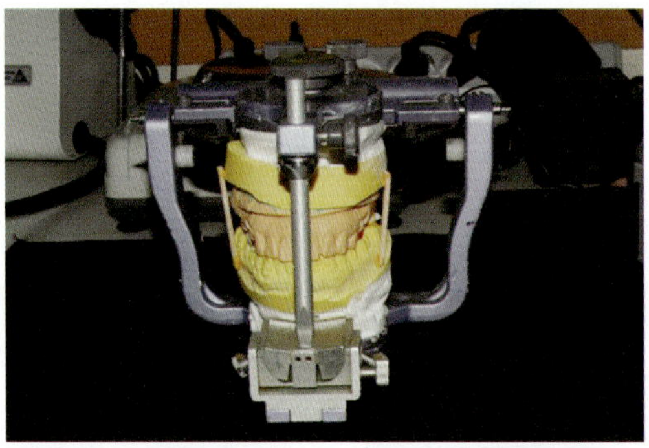

그림 2-7 작업모형을 교합기에 부착

6. 납형 제작(그림 2-8), 주입선 부착 및 매몰(그림 2-9)

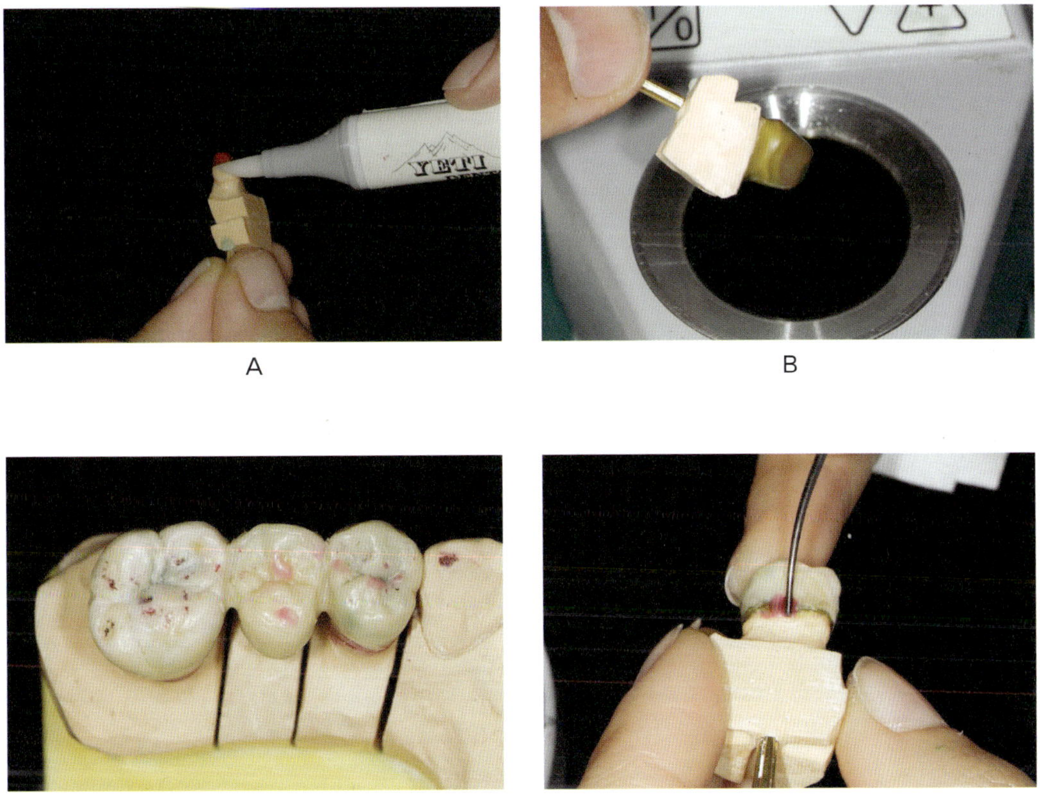

A B

C

그림 2-8 납형 채득

A : 납형분리제의 도포.

B : 용융된 왁스에 침적법을 이용하여 얇은 왁스 코핑(wax coping) 형성.

C : 개형 부여, 교합의 검사, 치경부 변연 및 접촉점을 수정하여 납형완성.

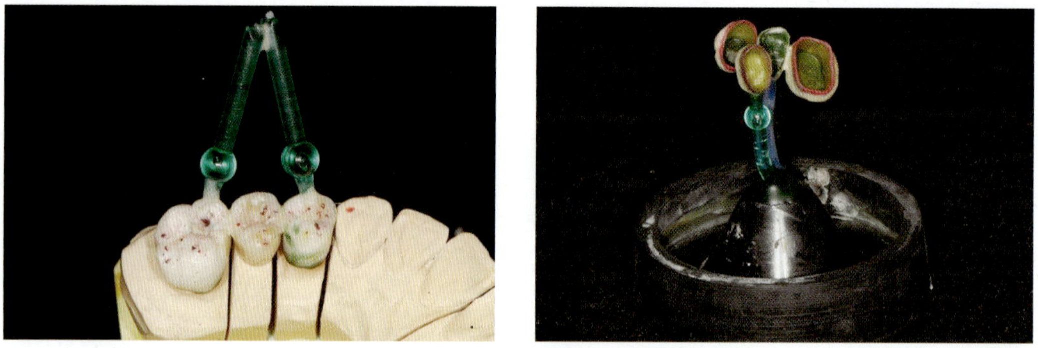

A−1

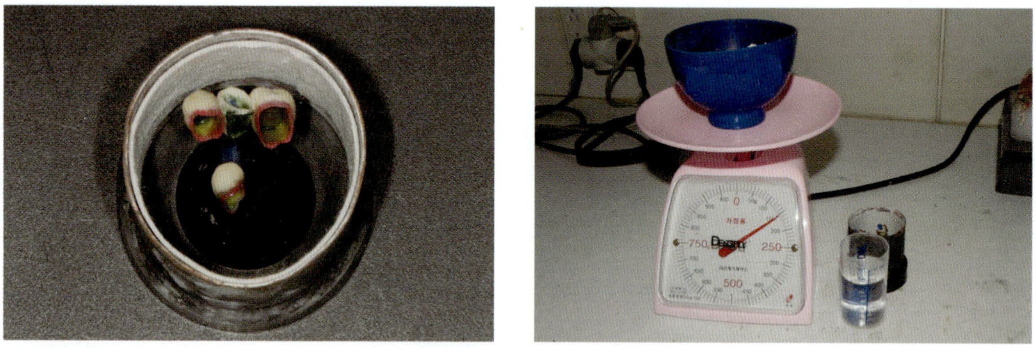

A−2

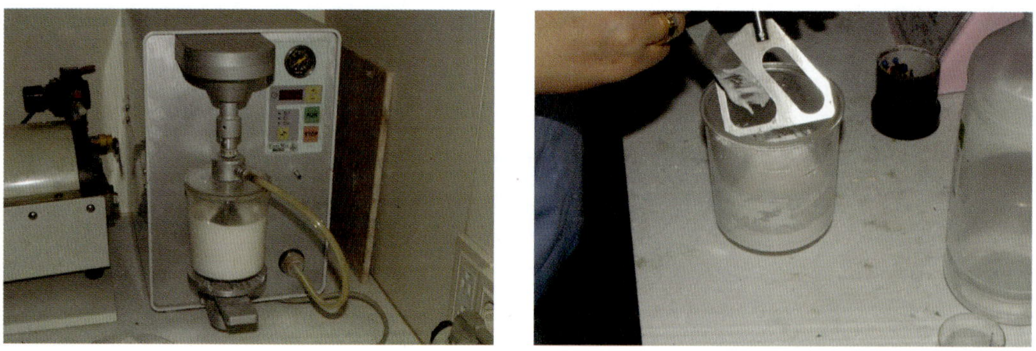

A−3

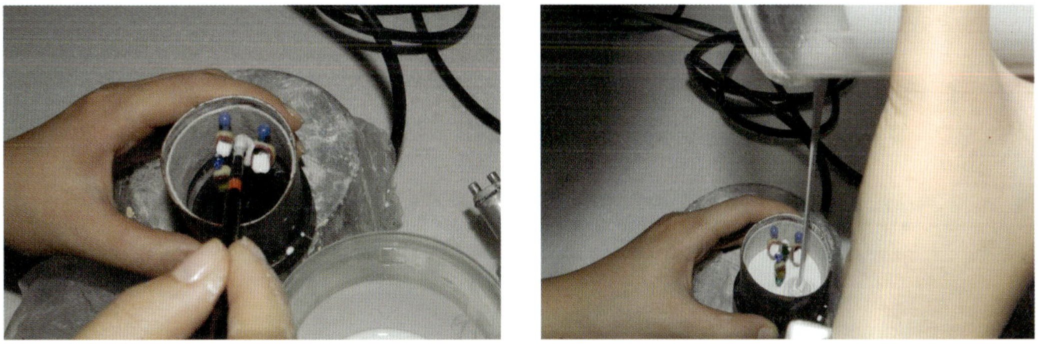

A-4

A-5

그림 2-9 주입선 부착 및 매몰과정

A-1 : 주입선(sprue) 부착 후 원추대(sprue base)에 부착
A-2 : 주조링(ring) 준비 및 매몰재 준비
A-3 : 진공 혼합기(vacuum mixer)를 이용하여 매몰재 혼합
A-4 : 납형에만 매몰재를 1차적으로 도포 후 여분의 매몰재를 주조링(ring) 안에 주입
A-5 : 매몰이 완료된 주조링(ring)

7. 소환(그림 2-10), 주조(그림 2-11-A1~5), 냉각(그림 2-11B).

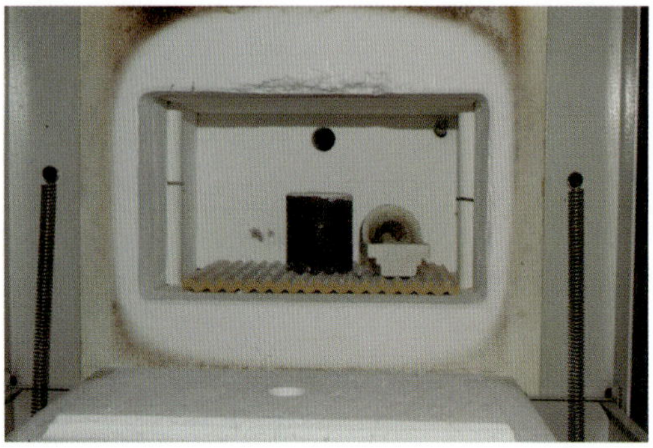

그림 2-10 소환

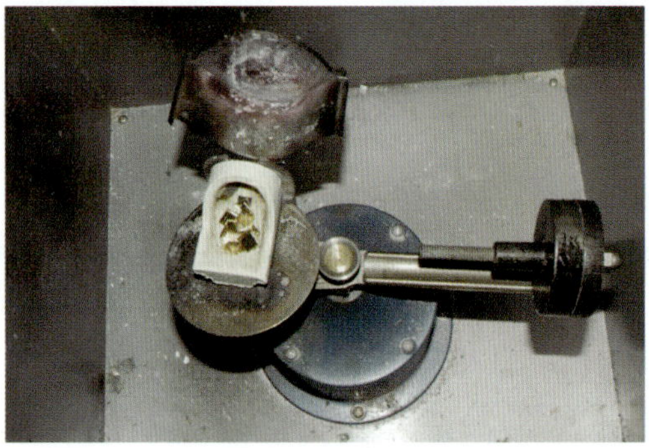

A-1 주조 준비

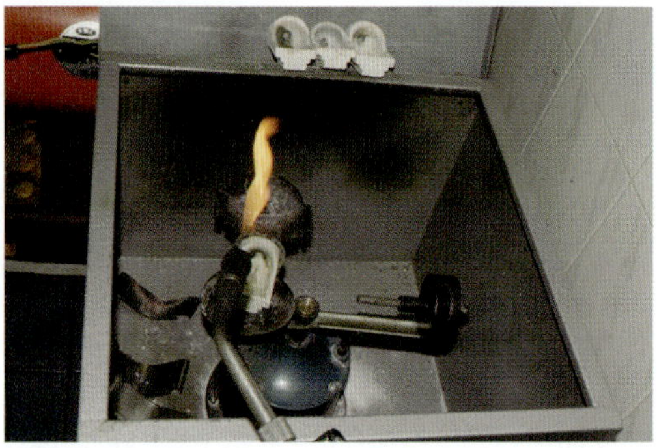

A-2 점화

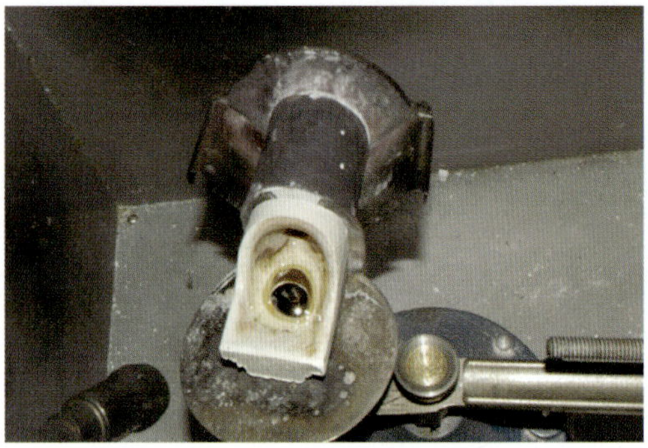

A-3 금속의 용해

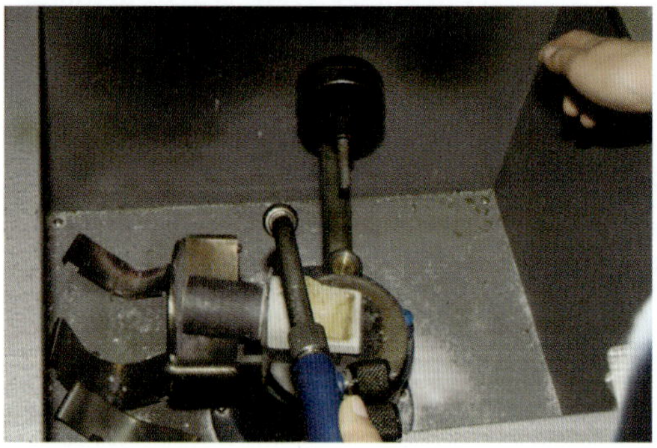

A-4 주조

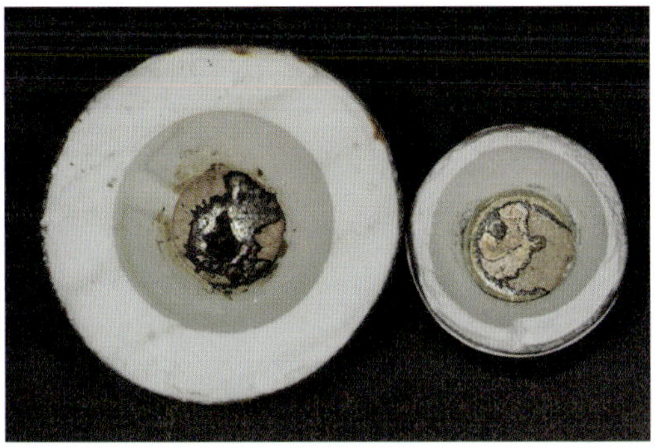

A-5 주조 직후의 상태

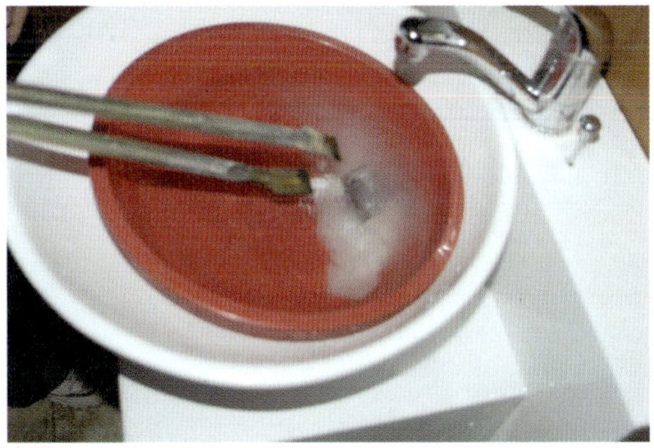

B 찬물에 식힘

그림 2-11 주조 및 냉각
A-1~5 : 원심 주조기를 이용한 주조과정(가장 널리 활용)
B : 냉각

8. 산욕(pickling), 연마(그림 2-12)

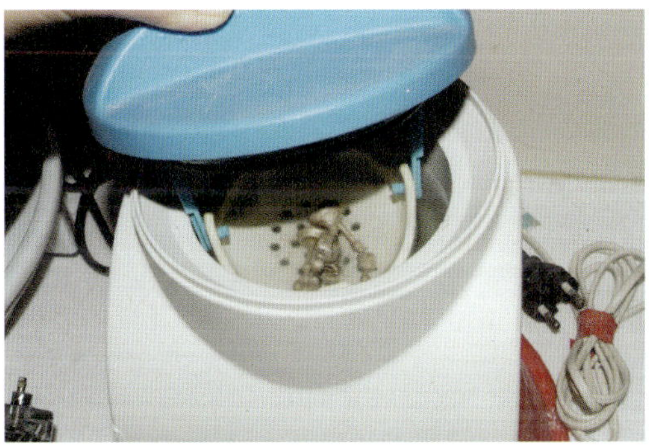

A

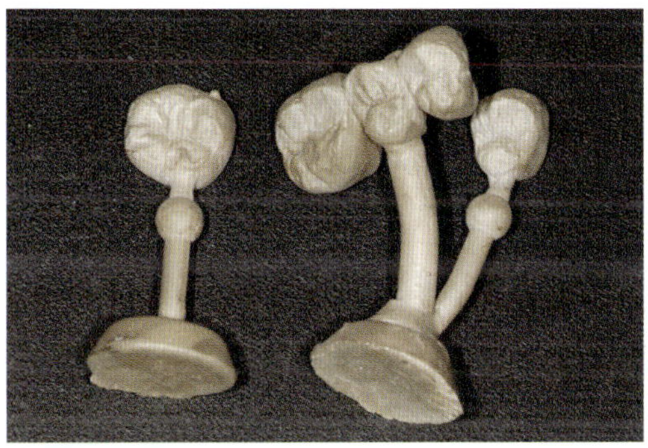

B

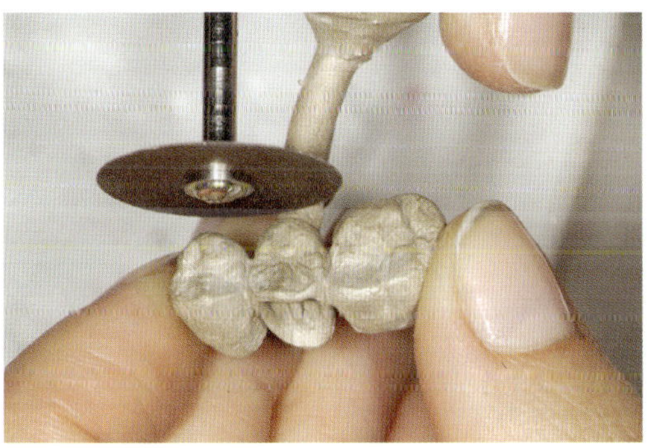

C

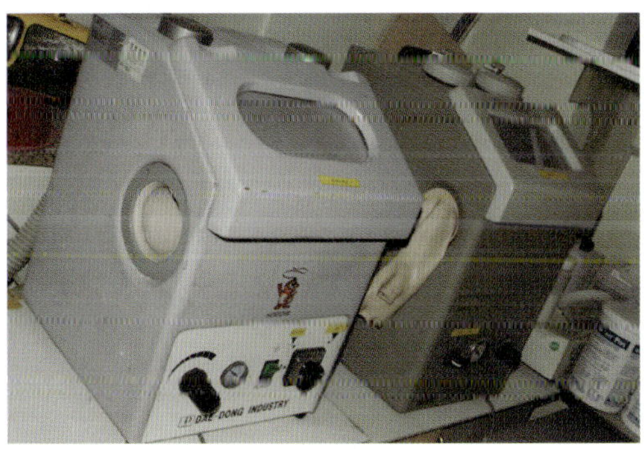

D

그림 2-12 A, B : 산욕
C, D : 연마[주입선 제거 후 모래분사기(sandblaster)로 처리]

9. 치형 상에 주조체 시적, 마무리 연마(final polishing, 그림 2-13)

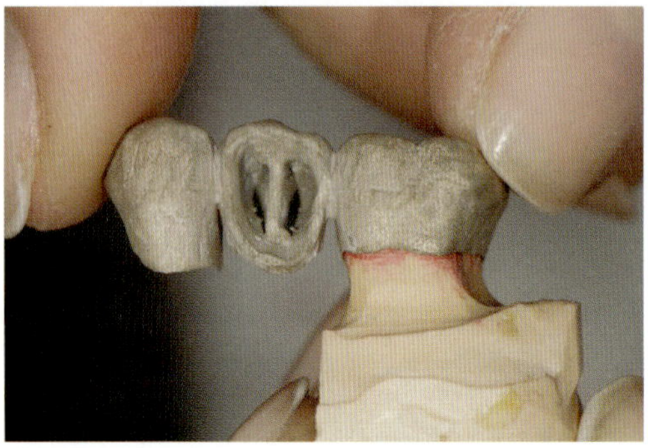

A

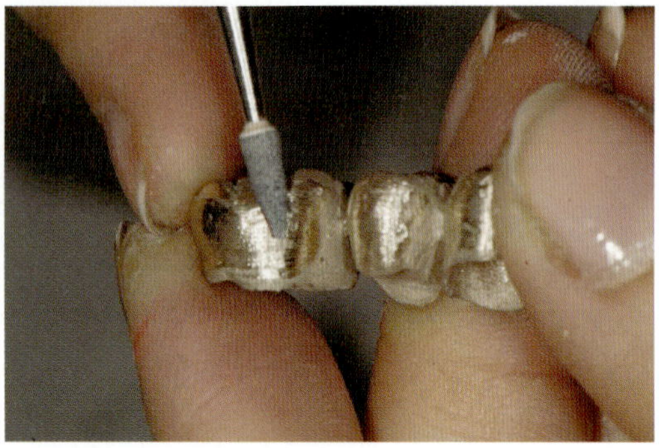

B

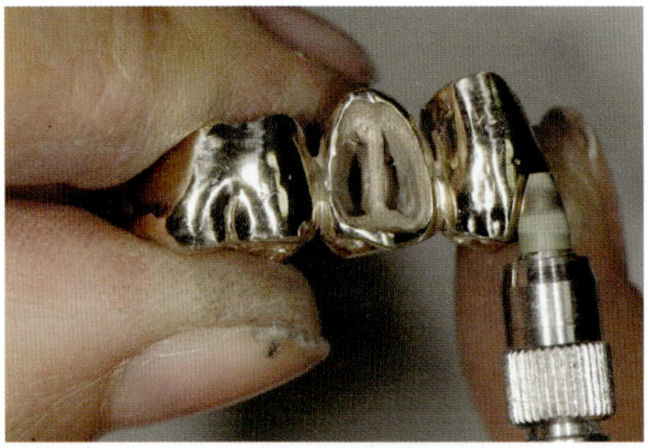

C

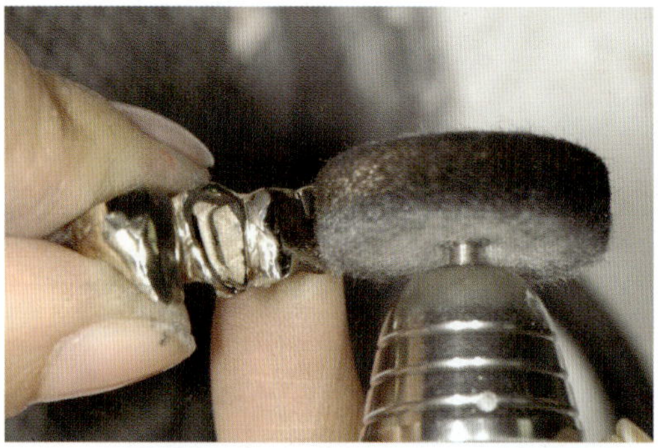

D

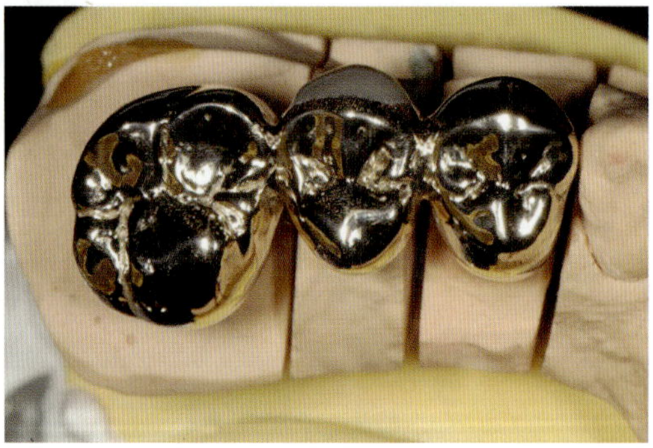

E

그림 2-13 마무리 연마

A : 치형 상에 주조체 시적
B : 스톤 포인트(stone point) 연마
C : 러버 포인트(rubber point) 연마
D : 커튼 휠(cotton wheel) 연마
E : 연마 완성

10. 구강 내 시적(final adaptation), 합착(cementation)(그림 2-14)

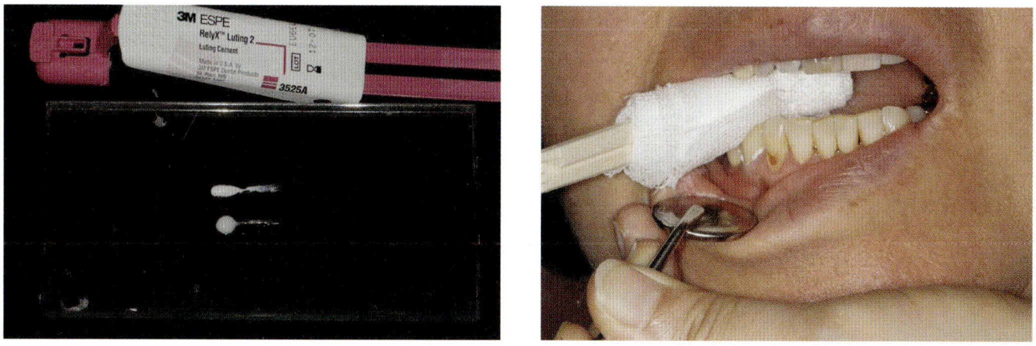

A B

그림 2-14 구강 내 합착

A : 치과용 합착제(dental cement)를 혼합한다.

B : 합착(cementation)이 되는 동안 환자는 구강 내에서 bite stick(wood stick)을 물고 있다.

모든 보철물의 제작은 양형과 음형의 반복되는 과정을 통하여 이루어지는데 이 과정 중에 사용되는 치과재료의 물리, 화학적 성질을 정확히 파악해야만 각 재료에서 발생될 수 있는 수축, 팽창으로 인한 크기의 변화를 최소한으로 줄일 수 있다. 다시 말하면 보철물의 변연과 지대치의 치면이 이행되는 변연(margin) 사이에 50 micron의 간격이 생긴다 하여도 그 경계에는 이미 cement line이 보이게 된다. 이러한 cement line은 부정확한 접합을 의미하며 이곳으로 타액이 침투하고 이에 의해 점차적으로 보철물 밑의 접착제가 용해되어 음식물 잔사와 세균이 침입, 지대치의 이차적 우식증을 유발하는 결과를 낳게 된다.

또한 이들 보철물의 성공여부와 이들을 지지하여 주는 지대치의 장기 보존 여부는 다음과 같은 보철물의 요구조건을 얼마나 충족시켜 주었는가에 달려 있다고 할 수 있다.

2-2 관교의치의 요구조건

1. 기능 회복(functional restoration)
   1) 저작 기능(mastication)
   2) 담화 기능(speech : pronunciation)
   3) 심미 기능(esthetics)
   4) 안모 형태 유지(maintenance of facial form)
2. 자정 작용(self-cleansing) 가능.
3. 주위 조직의 건강 유지

4. 정상적인 접촉 관계(contact point)의 유지
5. 정확한 대합치와의 위치관계
6. 지대치의 우식증 조절 가능
7. 지대치의 치수 보호
8. 정상적인 해부학적, 기능적 형태 회복
9. 충분한 강인성(강도 : strength)과 적합성(연성 : ductility)
10. 생물학적 수용성(biologic acceptance)
11. 기계 공학적 원칙에 입각한 제작(engineering principle)
12. 구강 내 장착 시 편안감(comfort)
13. 제작 재료의 화학적, 물리적 안정성(stability)

2-3 치과기공사의 요건

치과기공사는 위와 같은 요구조건을 충족시킬 수 있는 보철물을 제작하기 위해서

1. 치아 형태와 그 기능 및 교합 개념에 대한 지식
2. 측두 하악 관절(temporo mandibular joint)과 하악 운동에 대한 지식
3. 치과기공소(기공실)에서 사용되는 치과 재료의 화학, 물리적 성질 및 사용법에 대한 숙지
4. 정확하고 숙련된 기공술
5. 치아의 천연 색조와 조화시킬 수 있는 예술적인 능력 등을 키워야 한다.

2-4 관교의치의 제작재료

1. 금속(metal) – 1) 귀금속 합금(precious metal alloy or noble metal)
   2) 비귀금속 합금(non–precious metal alloy or base metal)
   3) 반귀금속 합금(semi–precious metal alloy)
2. 도재(porcelain or ceramic) – 전부도재(all porcelain)
3. 합성수지(resin) – 전부수지(all acrylic resin)
4. 위 재료의 연합 – 1) 금속 + 수지 전장
   2) 금속 + 도재 전장
   3) 금속과 도재의 용착

03 인상 (Impression)

인상(impression)이란 구강 내의 상태를 모형으로 복제하기 위한 음형의 기록을 말하며, 인기가 된 상태를 인상체(impression body)라고 한다.

인상은 구강 내에 반 유동체의 물질을 넣고 이것이 경화되도록 함으로써 얻어지는 것으로 관교의치용 인상재는 일반적으로 탄성 인상재가 널리 사용된다.

인상에는 연구 모형이나 개인 tray 제작을 위한 1차 인상(first impression, primary impression, snap impression)과 작업 모형을 제작하여 직접 보철물을 제작하기 위한 2차 인상(secondary impression, final impression, functional impression)으로 나눌 수 있으며, 인상은 간접법으로 치과 보철물을 제작하는데 있어서 매우 중요한 과정이다.

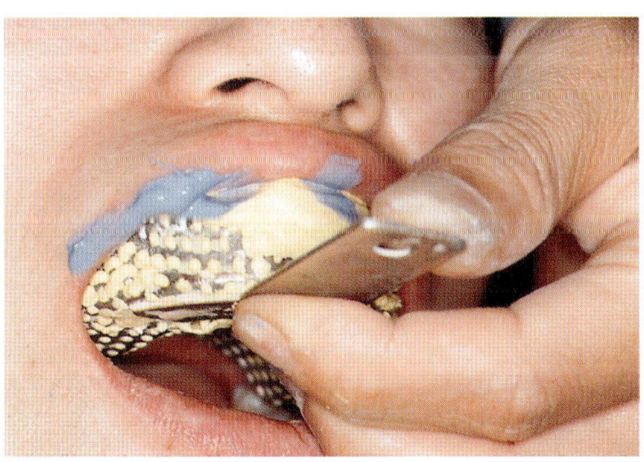

그림 3-1 환자로부터 인상 채득

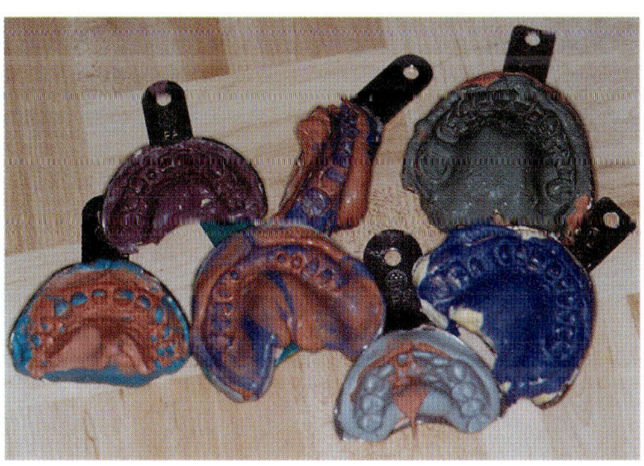

그림 3-2 고무 인상재로 채득된 인상체

3-1 인상재(impression materials)

1. 인상재의 요구조건

1) 치아나 조직을 정밀하게 복제할 수 있어야 한다.
2) 불쾌한 맛, 냄새, 독성, 자극성, allergy 반응이 없어야 한다.
3) 적당한 흐름성과 탄성이 있어야 한다.
4) 크기변화(dimensional change)가 안정되어 있어야 한다.
5) 구강 내에서 제거할 때 찢어지거나 영구변형에 저항할 수 있는 충분한 기계적 강도를 가져야 한다.
6) 소독 후 변형이 없어야 한다.
7) 모형재와 친화성이 좋아야 한다.
8) 작업시간이 적당하여야 한다.
9) 보관이 용이하고 변질되지 않아야 한다.

2. 인상재의 분류

1) 경화 기전에 의한 분류

(1) 화학적 반응(chemical reaction)에 의해 경화되는 인상재

① Impression plaster

② Zinc oxide eugenol impression paste

③ Rubber base impression material

ⓐ Polysulfide rubber base

ⓑ Silicone rubber base

ⓒ Polyether rubber base

④ Alginate

(2) 물리적 반응(Physical reaction)에 의해 경화되는 인상재

① Reversible hydrocolloid

② Impression compound

③ Impression wax

2) 성질에 의한 분류

(1) 탄성 인상재(elastic impression materials)

① 수교성 인상재(hydrocolloids impression)

ⓐ 가역성 수교성(reversible hydrocolloid) : agar-agar

ⓑ 비가역성 수교성(irreversible hydrocolloid) : alginate

② 고무 인상재(rubber base impression materials)

ⓐ Polysulfide

ⓑ Silicone

ⓒ Polyether

(2) 비탄성 인상재(nonelastic impression materials)

① Impression plaster

② Zinc oxide eugenol paste

③ Modelling compound

④ Impression wax

3) 압박(pressure)의 유무에 따른 분류

(1) 가압 인상재(pressure impression materials)

① Rubber base

② Alginate

③ Modelling compound

(2) 비가압 인상재(nonpressure impression materials)

① Agar agar

② Impression plaster

③ Z.O.E paste

3. 인상재의 특징

인상재는 구강 내의 치아나 조직의 형태 및 관계를 정확하게 인기하여 모형으로 복제하기 위해 사용된다. 인상재의 종류는 여러 가지가 있지만 유치악의 보철물 제작에는 주로 탄성 인상재를 널리 사용한다.

탄성 인상재는 온도의 변화나 작은 입력에도 쉽게 변형이 일어나므로 취급할 때에는 주의하여야 한다. 특히, 수교성 인상재인 아가(agar), 알지네이트(alginate)는 수분의 흡수나 손실에 민감하므로 인상 채득 후 변형이 일어나지 않도록 하여야 하는데 이를 위해서는 다음과 같은 방법이 있다.

① 습도가 100% 유지되는 정습기(humidor)에 보관한다.

② 2% K_2SO_4 용액에 5~10분간 고정 후, 물로 씻고 경석고를 붓는다.

③ 젖은 수건으로 인상체를 감싸준다.

인상체를 2% 황산칼륨(K_2SO_4) 용액에 고정시키는 이유

① 인상재 표면을 매끈하게 하여 활택한 모형을 얻을 수 있다.

② 수교성(hydrocolloid)에 의해 경석고가 약해지는 것을 줄여주어 경석고 치형에 최대 경도와 정확성을 부여한다.

③ 황산칼륨(K_2SO_4) 이온이 붕사(borax)에 의한 경화지연을 억제시켜 경화를 촉진시킨다.

하이드로 콜로이드(hydro-colloid)

콜로이드(colloid)는 분자들의 분산입자와 그 입자들을 포함한 분산 액으로 되어 있는데 하이드로 콜로이드란 분산액이 물인 경우이므로 하이드로 콜로이드 인상재는 물이 기본이 되는 인상재를 말한다.
콜로이드가 액상인 경우 졸(sol)이라 하고, 졸(sol) 상태에서 경화된 것을 겔(gel)이라고 하며, 이러한 현상을 겔(gel)화(gelation)라고 한다.
온도변화에 따라 졸(sol)에서 겔(gel), 겔(gel)에서 졸(sol)로 변화할 수 있는 재료를 가역성 하이드로 콜로이드라 하고 한천(agar) 인상재가 이에 속하며, 화학반응에 의해 졸(sol)에서 겔(gel)로 변화하지만 겔(gel)에서 졸(sol)로 되지 않는 재료를 비가역성 하이드로 콜로이드라 하고 알지네이트(alginate) 인상재가 이에 속한다.
하이드로 콜로이드 겔(hydro-colloid gel)은 치과용 인상재로 사용할 만한 충분한 강도와 탄성변형을 갖지만 체적의 대부분이 수분이기 때문에 겔(gel)의 수분함량이 인상재의 크기 안정성에 상당한 영향을 미치는데 수분이 소실되면 수축하고, 수분이 공급되면 팽창하는 특성이 있다. 따라서 하이드로 콜로이드(hydro-colloid) 인상재로 인상 채득 후 공기 중에 노출시키면 시간이 경과함에 따라 물이 증발하여 소실되는데 이를 이액현상(syneresis)이라고 한다.
반대로 물속에 넣어두면 물을 흡수하여 팽윤현상(imbibition)이 생긴다. 그러므로 수교성 인상재는 이러한 두 가지 반응 때문에 인상에 변형을 가져오므로 인상채득 즉시 모형재를 붓거나 그렇지 못할 경우 100% 습도 상태에 보관 후 1시간 이내에 모형재를 부어야 한다.

1) 비 가역성 수교성 인상재(alginate)

19세기 말엽 갈색의 해초가 독특한 점액성 물질을 내는 것을 발견한 후 치과용 인상재로 개발되었는데 알지네이트(alginate)는 주로 진단 모형이나 대합치 모형의 제작을 위한 인상재로 널리 사용된다. 알지네이트(alginate)는 탄성 인상재로 분말 형태로 공급되며 물과 혼합한 후 인상용 tray에 담아 구강 내에 위치시

표 3-1 Alginate의 조성과 기능

성 분	함량 (무게)	기 능
Potassium alginate(alginate 칼륨)	12~18%	반응체
Calcium sulfate dihydrate(이수황산칼슘)	8~16%	반응체
Sodium phosphate(인산나트륨)	2%	지연제
Diatomaceous earth(규조토) 또는 silicate powder	60%	강화충전재
Potassium sulfate or potassium zinc fluoride [황산칼륨 또는 불화 아연 칼륨]	3%	석고경화촉진제
Glycol	소량	무분진형으로 만듦
Wintergreen, peppermint, anise	소량	향기로운 맛을 부여
색소	미량	색소 색상 부여
소독제	미량	감염방지 역할

켜 인상을 채득한다.

(1) 조성

알지네이트(alginate) 인상재 분말의 조성은 제조회사에 따라 차이가 있지만 〈표 3-1〉과 같다.

(2) 장점

① 탄성이 풍부하며 비교적 우수한 정밀도를 갖고 있다.

② 사용이 간편하다.

③ 가격이 저렴하다.

④ 물의 온도에 따라 경화시간을 조절할 수 있다.

⑤ 청결이 용이하고 옷, 피부 등에 착색되지 않는다.

(3) 단점

① 인상채득 직후부터 점진적으로 비가역적 수축이 일어난다.

② 아가(agar) 인상재에 비해 미세부 재현성이 낫다.

③ 다공성이 높으며, 석고 모형과 친화성이 낮다.

④ 금속 모형재(은 또는 동 도금 포함)를 사용할 수 없다.

(4) 인상 채득 방법

① 계량한 물을 rubber bowl에 넣고 분말을 서서히 떨어뜨려 spatular로 저어준 후 spatula를 palm grasp로 잡고 힘껏 누르면서 8자 모양으로 혼합하는데 혼합 시간은 일반적으로 1분 정도면 충분하다. 물에 분말을 넣어야 물에 분말이 스며들어 기포를 줄일 수 있다.

② 혼합이 끝나면 선택한 트레이(tray)에 빈곳이 없도록 알지네이트(alginate)를 채워 넣는다.

③ 가볍게 물을 적신 손가락으로 인상재의 표면을 문질러 주어 인상면이 활택해지도록 한다.

④ 알지네이트(alginate)를 손가락 끝에 묻혀 인상을 채득할 부위에 도포한 후 트레이(tray)를 구강 내에 삽입한다.

⑤ 경화하면 인상체를 제거하고 인상체에 묻은 혈액이나 타액 등을 물로 씻는다.

(5) 모형 제작을 위한 준비

① 구강에서 꺼낸 인상체는 흐르는 물에 씻어 타액이나 혈액 등을 제거한다.
수도물을 세게 틀고 씻으면 수도물의 압력에 의해 변형될 수 있으므로 주의한다.

② 과잉의 물은 가볍게 털거나 공기(air)를 가볍게 불어 제거한다.
압축공기로 너무 건조시키면 이액현상이 발생하여 크기의 정확성이

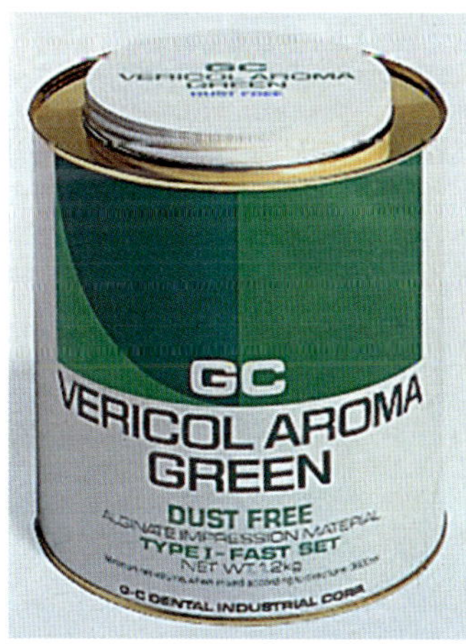

그림 3-3 Alginate 인상재

떨어지므로 주의한다.

③ 감염방지를 위한 소독제를 뿌리고 밀폐용기에 10분 정도 넣어둔다.

④ 모형재의 혼수비는 제조회사의 지시를 따른다.

⑤ 혼합한 석고를 한쪽 끝의 미세한 부위부터 소량씩 진동을 주어 공기가 유입되지 않도록 주의한다. 과도한 진동은 오히려 더 많은 기포를 발생시킬 수 있다.

⑥ 석고가 주입된 인상은 100%의 습도상태에서 경화시켜야 인상의 건조를 막으므로 경화하는 동안 모형의 변형을 막을 수 있다.

⑦ 모형은 인상체로부터 1시간 후에 제거한다. 완전히 경화되지 않은 상태에서 제거하면 모형이 파절되거나 표면이 거칠어진다.

(6) 인상체 결함 원인

① 잘못된 혼수비 및 불충분한 혼합

② 인상재의 불충분한 두께

③ 인상재가 경화되기 전 구강내로부터 제거

④ 인상체에 모형제 주입 지연

⑤ 경화되는 도중 트레이(tray)의 동요

⑥ 구강에서 인상체를 제거하는 방법이 부적절한 경우

2) 가역성 수교성 인상재(agar)

해초로부터 뽑아낸 한천을 치과용 인상재로 사용하는 것으로써 졸(sol) 상태의 가역성 수교성 인상재를 수냉식 트레이(tray)에 담아 인상을 채득한다. 아가(agar)는 치과 분야에서 사용된 최초의 탄성인상재이며 가열하면 액화되어 졸(sol) 상태가 되고, 냉각시키면 겔(gel) 상태가 되는 가역성 하이드로 콜로이드 인상재로 인상을 채득하기 위해서는 인상재의 액화 보관용기와 주사기(syringe), 수냉식 트레이(Water cooled tray)가 필요하다.

아가(agar)는 비교적 가격이 저렴하고 표면 재현성이 우수하며 인상 채득 후 즉시 모형재를 부으면 매우 정밀하다. 그러나 구성 성분의 85%가 물로 구성되어 있어 수분의 균형이 인상재의 정확도에 중요하게 작용한다. 그러므로 이액이나 팽윤 현상에 의해 인상체가 변형되지 않도록 인상 채득 후 즉시 모형재를 부어야

표 3-2 아가(agar)의 조성과 기능

성 분	함량(무게)	기 능
Agar(한천)	8~15%	기본성분, gel화 성분
Borax(붕사)	0.2%	gel의 강도 증가, 석고의 경화지연
Potassium sulfate(황산칼륨)	2%	석고경화 촉진
Alkyl benzoate	0.1%	방부제
Water(물)	80~85%	주성분
Color and flavors(색소와 향료)	극소량	외양과 맛 증진

한다. 즉시 모형재를 주입할 수 없는 경우에는 정습기나 젖은 수건, 2% 황산칼륨(K_2SO_4) 용액에 보관하는 방법 등이 있으나 인상체의 변형을 완전하게 방지할 수는 없다.

(1) 조성

아가(agar)의 원료는 우뭇가사리에서 추출한 천연 고분자 화합물인 한천(agar)이 기본성분이다. 겔(gel) 상태로 공급되는 아가(agar) 인상재의 조성은 제조회사에 따라 다소 차이가 있지만 일반적으로 〈표 3-2〉와 같다.

아가(agar)의 기본 성분은 8~15%를 차지하는 아가(agar)이고, 수성분은 물로써 80~85%를 차지한다. 그 외 붕사(borax), sulfate 및 색제(coloring agent)들이 있는데 소량의 붕사(borax)는 겔(gel)의 강도를 증가시켜 주지만 석고 제품의 경화 시간을 지연시키고 모형의 표면을 거칠게 하므로 석고 제품의 경화 촉진제나 경화제 역할을 하는 황산칼륨(potassium sulfate)을 소량 첨가한다.

(2) 아가(agar) 인상재의 종류

① 트레이(tray)용 아가(agar) : 치약과 같이 plastic tube에 공급된다.

② 지대치 주입용 아가(agar) :

ⓐ Glass 또는 plastic cartridge형 아가(agar)

ⓑ Stick형 아가(agar)

ⓒ Disposable plastic syringe형 아가(agar)

(3) 아가(agar) 인상재의 준비

아가(agar) 인상재를 액화시키고 사용하기 위해서는 별도의 장비가 필요한데 아가(agar)의 온도를 조절하는 agar conditioner와 지대치 주입용 주사기(syringe), 인상재를 냉각시킬 수 있는 냉각용 tray(cooling tray)가 필요하다.

① Agar conditioner

Agar conditioner의 종류는 여러 가지가 있는데 물을 끓여서 중탕에 의해 액화시키는 boiling conditioner와 전기적 열에 의해 액화시키는 dry conditioner가 있다.

이들의 구조는 액화 칸(liquefying compartment), 보관 칸(storage compartment), 조절 칸(tempering compartment)으로 구분되어 있는 것과 액화 칸과 보관 칸만 있는 것, 또는 하나로 되어 있어 액화 후 자동으로 보존 상태를 유지하는 것이 있다.

Conditioner의 정확한 온도를 유지하기 위해 각각의 온도를 주기적으로 점검해야 한다.

ⓐ 액화 칸(liquefying compartment) : 겔(gel) 상태의 아가(agar)를 졸(sol) 상태로 만들기 위해 물을 끓일 경우 100℃에서 10분 이상 끓인다. dry conditioner는 10~20분 동안 액화시킨다.

ⓑ 보관 칸(storage compartment) : 액화된 재료는 너무 뜨거우므로 지대치나 트레이(tray)에 사용하기 적당한 온도의 졸(sol) 상태로 보관이 필요하다. 보관 온도는 63~69℃가 적당하다.

ⓒ 조절 칸(tempering compartment) : 보관 칸에 있는 인상재는 온도가 높아 흐름성이 좋으므로 트

레이(tray)에서 흘러내리거나 치아나 주위 연조직에 화상을 입힐 위험성이 있다. 그러므로 보관 칸에 있는 인상재를 트레이(tray)에 담아 구강에 넣기 전에 46℃ 정도의 조절 칸에서 최소한 2분 이상, 보통 10분 정도 두어 인상을 채득하기 좋은 상태로 만든 후 구강 내에 넣어 인상을 채득한다.

② 지대치 주입용 주사기

지대치 주입용 주사기는 cartridge형 아가(agar)를 사용할 수 있는 것과 stick형의 아가(agar)를 사용할 수 있는 것 그리고 일회용으로 사용할 수 있는 plastic syringe가 있다.

③ 수냉식 트레이(water cooled tray)

아가(agar) 인상채득에 사용하는 트레이(tray)는 일반 트레이(tray)와는 달리 겔(gel)화의 촉진을 위해 냉각수가 순환하도록 되어 있다. 겔(gel)화는 트레이(tray)에 물이 순환됨으로써 이루어지는데 partial tray의 경우는 16~21℃의 물이 최소 2~3분, full mouth tray의 경우 최소 5분 정도 순환되어야 변형이나 파절없이 인상을 채득할 수 있다.

(4) 인상채득 방법

가. 아가 단일 인상

① 보관 칸의 트레이용 아가 인상재를 트레이에 담아 조절 칸에 넣어 준비한다.

② 보관 칸의 syringe용 아가 인상재를 지대치에 주입한다.

③ 조절 칸에서 꺼낸 트레이용 아가 인상재의 표면층을 제거하고(이것은 지대치에 주입한 아가 인상재와 강한 결합력을 얻을 수 있도록 한다), 트레이에 냉각수 관을 연결하여 syringe용 아가 인상재를 주입 즉시 삽입한다.

④ 트레이가 움직이지 않도록 하고 냉각수를 순환시킨다.

⑤ 겔(gel)화된 후 트레이를 제거하는데 치아장축에 평행하게 빠른 동작으로 한다.

⑥ 냉각수의 순환을 정지시키고 연결된 관을 제거한다.

⑦ 인상 채득 후 공기 중에 방치하면 수분 증발로 수축이 일어나므로 즉시 석고 모형재를 주입하고 그렇지 못할 경우 100%의 습도상태나 젖은 수건으로 덮어둔다.

나. 아가-알지네이트 연합인상

미세부 재현이 우수한 아가와 사용하기 간편한 알지네이트의 장점을 이용하여 지대치 부위에는 아가를 주입하고, 트레이에는 알지네이트를 담아 연합하여 인상을 채득하는 방법이다.

아가와 알지네이트 모두 하이드로콜로이드 인상재이므로 서로 화학적으로 결합하도록 되어 있다. 아가와 차가운 알지네이트가 접촉하여 겔(gel)화되므로 수냉식 트레이가 필요 없으며, 알지네이트의 저렴함과 간편함 그리고 아가의 우수한 미세부 재현성을 이용하는 방법이다.

① 아가와 알지네이트는 제품에 따라 결합강도가 다르므로 서로 강한 결합력을 갖는 아가와 알지네이트를 선택한다.

② 아가를 액화시킨 후 보관 칸에 저장해 둔다.

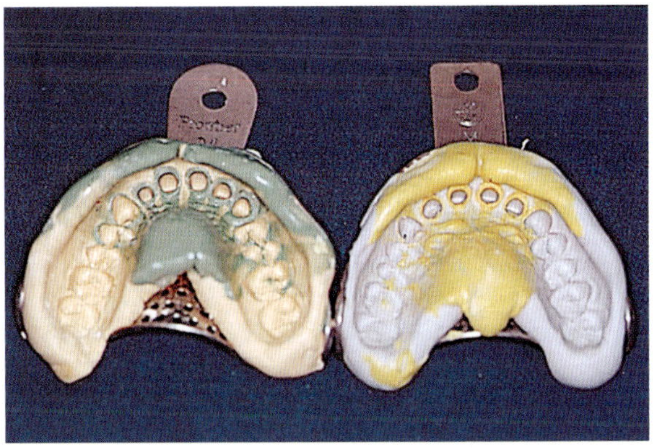

그림 3-4 아가-알지네이트 연합인상

③ 알지네이트는 정상보다 10% 정도 물을 더 사용하여 묽게 혼합, 아가나 알지네이트가 경화되기 전에 서로 이질감 없이 접착될 수 있도록 한다.

④ 혼합한 알지네이트를 트레이에 담고, 준비된 아가를 주사기에 넣어 지대치에 주입한다.

⑤ 아가가 주입된 지대치에 알지네이트를 담은 트레이를 구강 내에 넣는다.

⑥ 경화 후 치아장축에 평행하게 트레이를 제거한다.

(5) 아가 인상재의 장점

① 정밀도가 우수하고 친수성이며 탄성이 풍부하다.

② 인상재의 재사용이 가능하다.

③ 아가-알지네이트 연합인상이 가능하다.

(6) 아가 인상재의 단점

① 비교적 값비싼 특수 장비가 필요하고 준비가 번거롭다.

② 이액현상과 팽윤현상이 있으므로 크기 안정성이 낮다.

③ 과열시 치수나 구강연조직에 손상 위험이 있다.

④ 금속 모형재를 사용할 수 없다.

(7) 인상체 결함 원인

① 불충분하게 끓이거나 너무 긴 시간 동안 조절 칸에 둔 경우

② 인상제가 경화되기 전에 구강 내에서 제거했을 때

③ 겔(gel)와 트레이(tray)의 동요가 발생한 경우

④ 인상체를 부적절하게 세척한 경우

⑤ 인상 채득 후 즉시 모형재를 주입하지 않은 경우

3) 고무 인상재

치과용 고무 인상재는 탄력성과 크기의 변화에 근거하여 polysulfide를 type Ⅰ, silicone를 type Ⅱ, polyether를 type Ⅲ로 분류하기도 하고, 점조도에 따라 점성이 상당히 높은 putty와 같은 점조도를 갖는 물질을 class Ⅰ, 점성이 비교적 높아 tray material 또는 heavy body로 불리는 물질을 class Ⅱ, 점성이 중간 정도이어서 regular body로 불리는 물질을 class Ⅲ, 점성이 가장 낮아 syringe material 또는 light body로 불리는 class Ⅳ로 분류하기도 한다.

이러한 고무 인상재를 선택 사용하는 것은 술자의 취향이나 이용 술식에 달라질 수 있다.

고무 인상재의 경화 시간 좌우 요소는 기초제(base material)와 촉매제(accelerator)의 혼합비율, 혼합시 온도(mixing temperature), 습도(humidity) 등으로 일반적인 고무 인상재(rubber base impression material)는 다른 인상재와 비교하여 정밀하고 조작이 용이하며 안정도가 우수하다. 그러므로 경우에 따라서는 인상 채득 직후 모형재를 주입하지 않아도 되고 변연을 보호하기 위해 치은 압박이 불필요하며 강도가 강해 구강 내에서 제거 시 파손이 되지 않고 주입된 석고 표면이 매끈한 장점이 있다.

(1) 화학적 성분에 따른 분류

① Polysulfide

② Silicone

ⓐ Condensation silicone

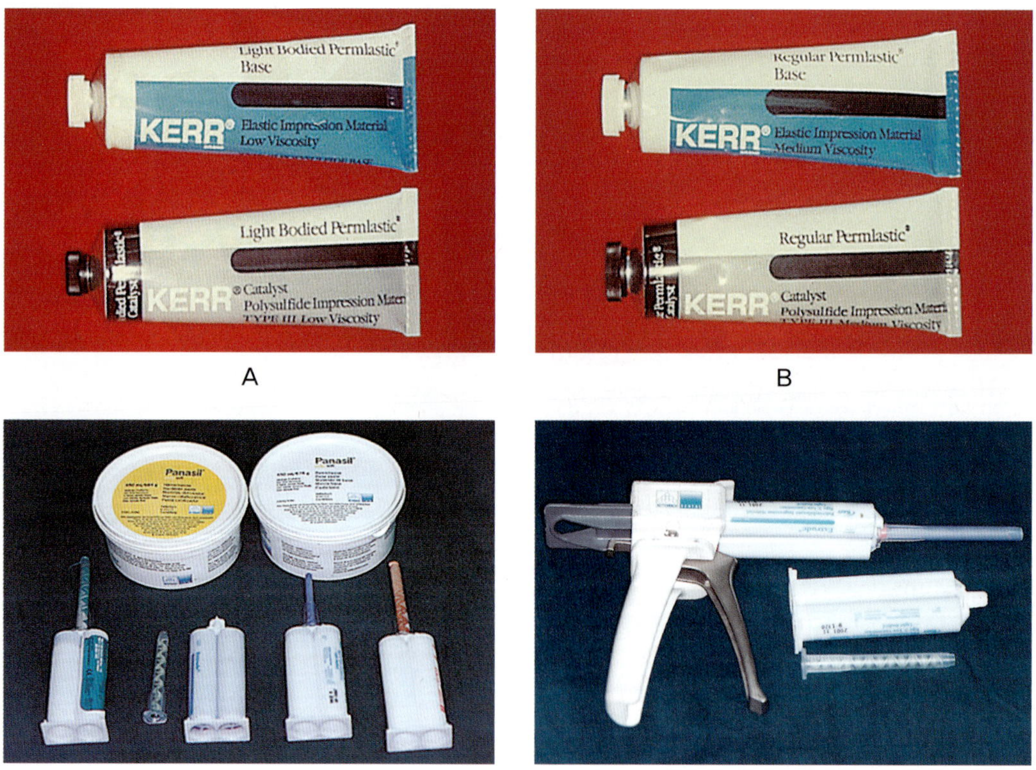

A B

C D

그림 3-5 고무 인상재

A : Polisulfide light body B : Polysulfide regular

C : Silicone putty, auto gun tip(light body)

D : Auto mixing gun

ⓑ Addition silicone

- Traditional
- Hydrophilic

③ Polyether

(2) 점주도에 따른 분류

① Low viscosity(light body) : 지대치 주입용

유동성이 좋아 미세 부위 재현성이 우수하며 syringe type 또는 injection type이라고도 한다.

② Medium viscosity(regular body) : 지대치 주입용 또는 tray 용

중간 정도의 유동성을 갖고 있으며 syringe나 tray 용으로 모두 사용 가능하다.

③ High viscosity(heavy body) : tray 용

밀도와 점성이 커서 이것만으로는 정밀 인상 채득을 할 수 없다.

④ Putty : tray 용

밀도가 가장 큰 반죽형의 재료이다.

대부분의 고무 인상재는 다양한 점주도로 공급되며 최종 인상은 두 가지 점주도의 인상재를 연합하여 얻는데 점주도가 낮은 것은 syringe에 넣어 지대치 부위의 인상을 채득하고, 점주도가 큰 것은 tray에 담아 syringe 재료 위에 덮어 두 가지 재료가 중첩시켜 인상을 채득한다. 그러나 때에 따라서는 한 가지 점주도인 single viscosity(mono-phase)로 공급되어 syringe와 tray에 모두 사용하는 경우도 있다.

(3) 공급형태에 따른 분류

기저재(base material)와 촉매제(catalyst) 또는 촉진제(accelerator)로 되어 있다.

① Two-paste system : 2개의 연고(paste)를 혼합

② Two-putty system : 2개의 반죽을 손으로 혼합

③ Paste-liquid system : 연고와 액을 혼합

④ Putty-liquid system : 반죽과 액을 혼합

⑤ Two-liquid system : 2개의 액을 혼합

(4) 인상채득 방법에 의한 분류

① One step impression : 한 번에 인상을 채득하는 방법

ⓐ Single mix technique: single viscosity(mono-phase) 한 가지만 혼합하여 반은 주사기에, 나머지 반은 tray에 넣어 한 번에 인상을 채득하는 방법(그림 3-6)

ⓑ Double mix technique: light body는 주사기에 넣어 지대치에 주입하고, medium이나 heavy body는 tray에 담아 한 번에 인상을 채득하는 방법(그림 3-7)

② Two step impression : 반죽 형태로 1차 인상을 채득한 후, light body로 2차 인상(wash

impression)을 채득하는 방법(그림 3-8)

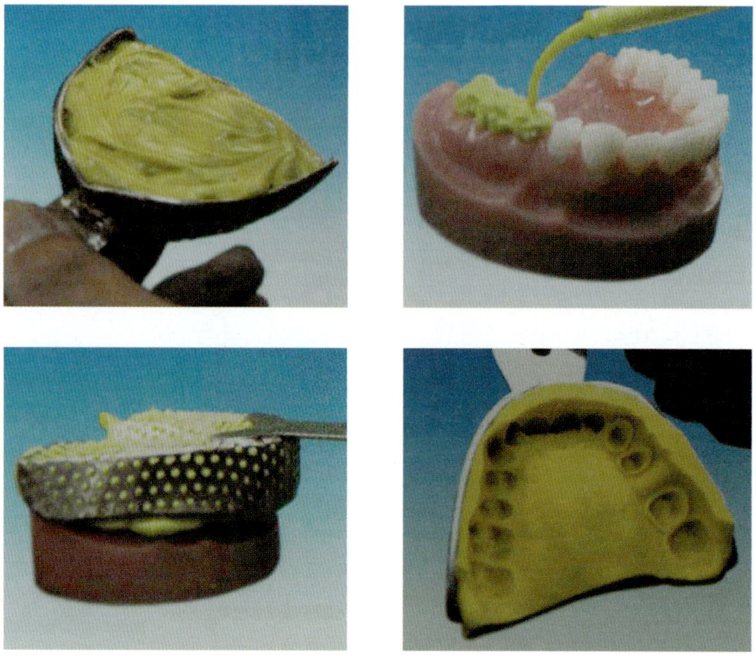

그림 3-6 Single mix technique.(1 step – 1 material)

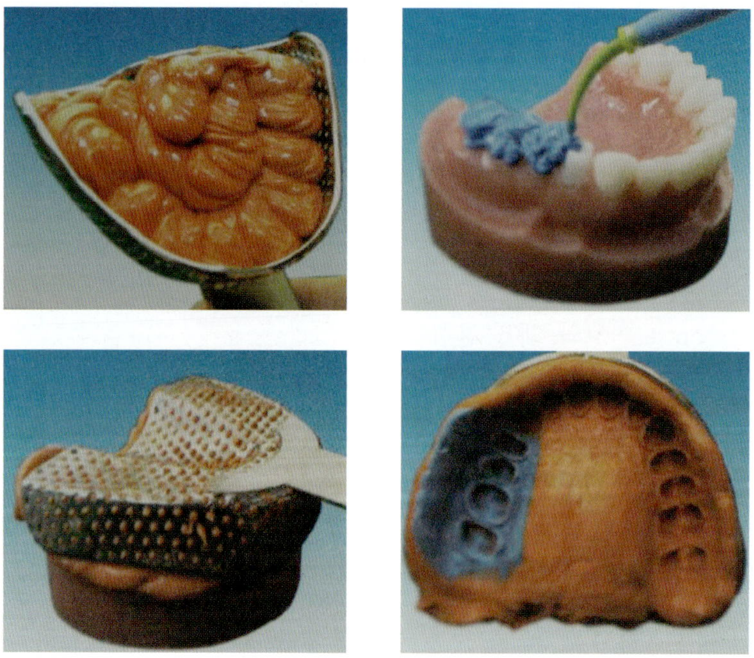

그림 3-7 Double mix technique(1 step – 2 material)

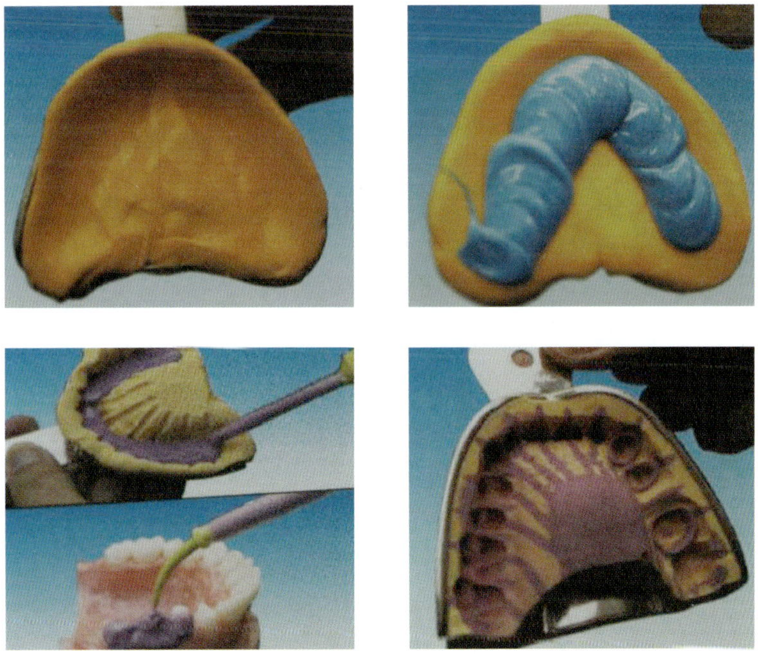

그림 3-8 Two step impression(2 step - 2 material)

3-2 인상용 트레이(Impression tray)

인상을 채득하기 위해 인상재를 담는 용기를 인상용 트레이(impression tray)라고 한다. 따라서 트레이는 인상을 변형시키지 않고 인상재를 유지시키기 위한 적절한 구조와 강도 및 크기가 필요하다.

트레이에는 기성 트레이와 개인 트레이가 있다.

1. 기성 트레이(ready made tray)

평균적인 유치악이나 무치악의 형태에 맞추어 제작되어진 트레이를 말한다.

트레이는 재질, 인상재의 종류, 인상채득 영역 및 치아의 잔존 상태 등에 따라 다양한 종류의 트레이가 있다(그림 3-9).

1) 기성 트레이의 분류

(1) 형태에 의한 분류

① 악궁별

상악용과 하악용으로 나눌 수 있다.

② 영역별

전악용과 부분악용으로 나눌 수 있다.

③ 치아의 잔존, 결손 상태별

유치악용과 무치악용으로 나눌 수 있다.

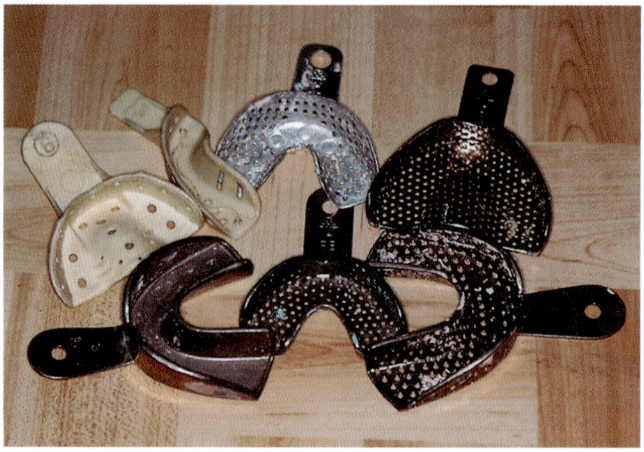

그림 3-9 다양한 기성 tray

(2) 사용 재료에 의한 분류

Aluminium, 주석과 antimon을 함유한 britannia, 동과 아연을 함유한 놋쇠, plastic tray 등이 있다.

(3) 인상재를 유지하는 기구에 의한 분류

유지공에 의한 mesh나 유공(perforate) 트레이, 테두리 안쪽에 뚝 모양의 융기부가 있는 rim lock tray가 있다.

2. 개인 트레이(individual tray)

개인 트레이는 환자 개개인의 구강에 적합한 정확한 arch, size 등 구강 내 조건에 맞도록 제작한 트레이를 말한다.

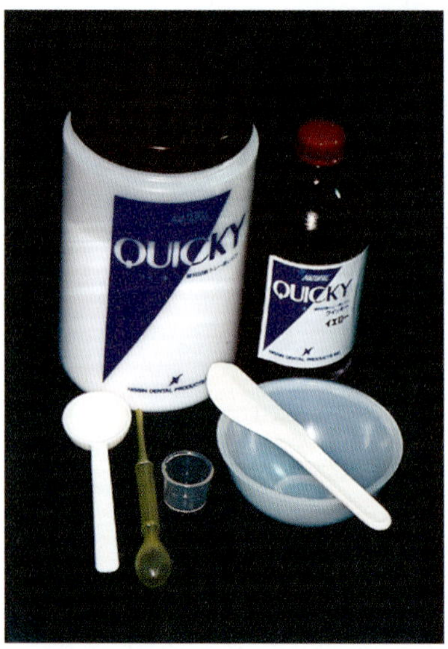

그림 3-10 tray resin 재료

1) 종류

① 치열 인상용 트레이

② 지대치 인상용 트레이

2) 치열 인상용 tray 제작 재료

① Shellac base plate

② Modelling compound

③ Acrylic resin(그림 3-10)

④ Rubber base(putty)

3) 개인 트레이의 요구조건

① 트레이는 견고하여야 한다.

② 인상재와 트레이가 분리되는 것을 방지하기 위해 유지가 있어야

한다.

③ 트레이와 지대치 사이에는 인상재가 들어갈 적당한 간격이 있어야 한다.

개인 트레이는 대개 2차 인상을 채득하기 위해 사용되어진다. 일반적으로 개인 트레이는 아크릴 수지(acrylic resin)로 제작되어지는데 수지 트레이(resin tray)는 적어도 인상 채득 24시간 전에 만들어 인상을 채득하여야 한다. 이유는 수지(resin)는 중합 반응을 거치면서 수축하기 때문이다. 따라서 인상 채득 바로 전에 트레이가 만들어지면 인상을 채득하는 동안 인상체의 변형을 초래하므로 부득이 급히 인상을 채득하게 될 경우에는 트레이를 뜨거운 물에 넣어 중합이 빨리 일어나도록 한 후 사용하여야 한다. 특히 인상 재료와 트레이의 접착은 매우 중요한데 인상 재료가 구강 안에서 트레이로부터 떨어져 나가면 변형이 일어나므로 트레이에 구멍을 뚫어 유지공을 만들어 주거나 인상 채득 7~8분 전에 접착제를 도포하여야 하고, 트레이와 인상재의 결합력을 증진시키기 위해서 트레이의 내면을 연마 기구로 약간 거칠게 해 주는 방법도 있다.

4) 치열 인상용 트레이의 제작법

(1) 진단 모형에서 트레이의 외형형태를 표시한다(그림 3-11).

(2) 트레이는 치은 변연에서 5 mm, 최 후방 치아의 3 mm까지 연장한다.

(3) 인상재가 들어갈 공간을 부여하기 위해 연화시킨 베이스 플레이트 왁스(baseplate wax)를 적합시키는데 통상적으로 두 장의 두께로 사용된다(2~3 mm)(그림 3-12).

(4) 연필 선까지 spacer를 다듬는다.

(5) Tray stopper를 형성하기 위해 왁스를 제거하는데 지대치로 사용하지 않는 치아에 정지부(stopper)를 만들어 준다(그림 3-12).

(6) 수지(resin)의 중합시 반응열이 발생하고 이 때 발생되는 열에 의해 왁스(wax)가 녹을 수 있으므로 주석박(tin foil)이나 은박지를 한 겹 깔아준다(그림 3-13).

(7) 자가 중합 수지(self curing acrylic resin)가 병상 단계(dough stage)에 이르면 모형상에 적합시키는데 수지의 두께는 1/8 inch 정도로 일정한 두께가 되도록 한다(그림 3-14, 그림 3-15).

(8) 여분의 수지(resin)로 손잡이를 만들어 준다. 손잡이는 인상 채득 시 입술의 움직임을 방해하지 않도록 부착시키는데 상악은 45° 하악은 90°로 부착하여 주는 것이 일반적이다(그림 3-16).

(9) 중합이 완료되면 트리밍 버(trimming bur)로 트레이의 가장자리를 부드럽게 다듬어 준다(그림 3-17).

인상 채득 후 구강내로부터 제거할 때 인상제와 트레이의 분리를 방지하기 위해 #8 둥근 버(round bur)로 구멍을 뚫어 준다(그림 3-18).

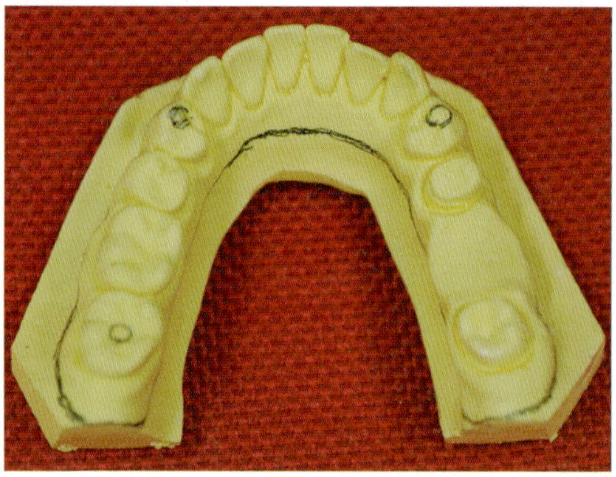

그림 3-11

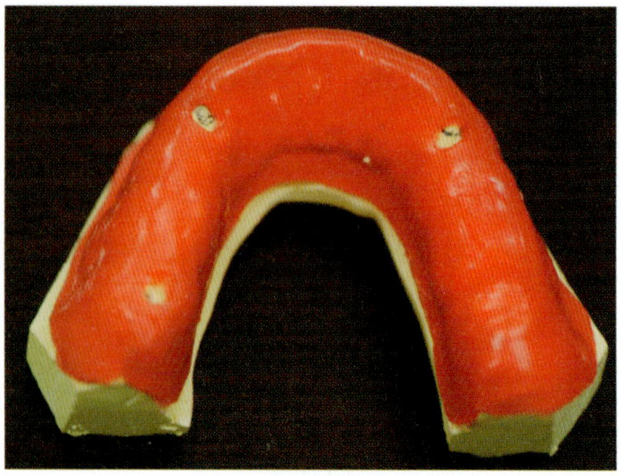

그림 3-12

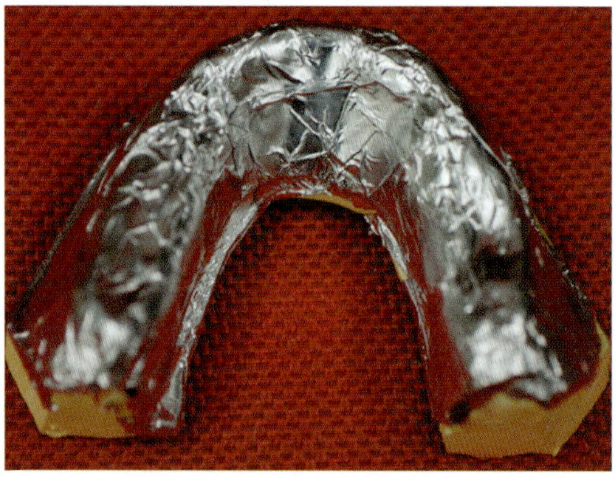

그림 3-13

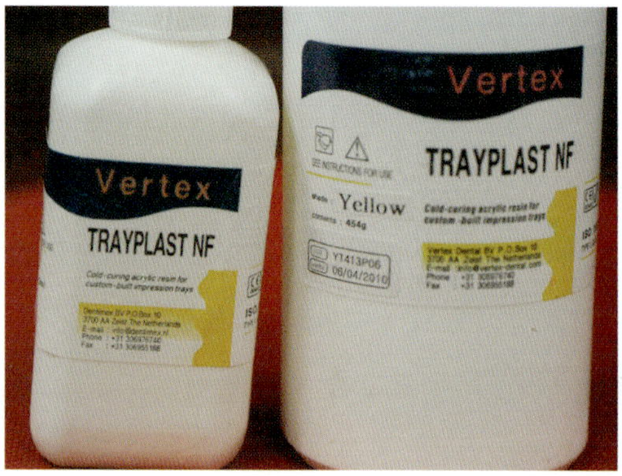

그림 3-14

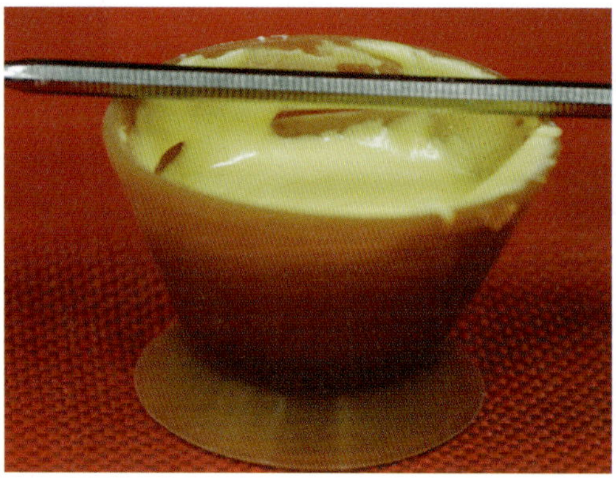

그림 3-15

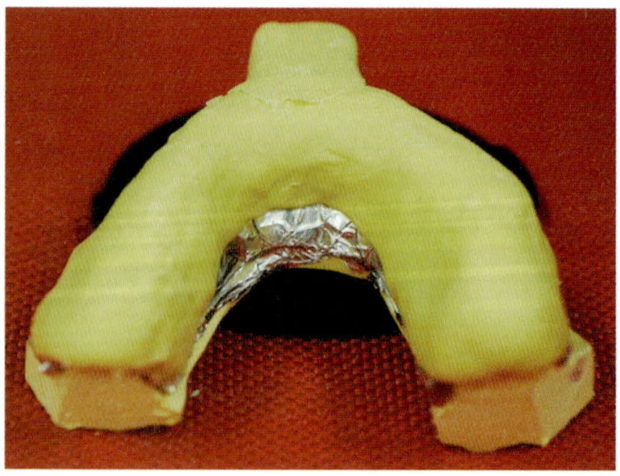

그림 3-16

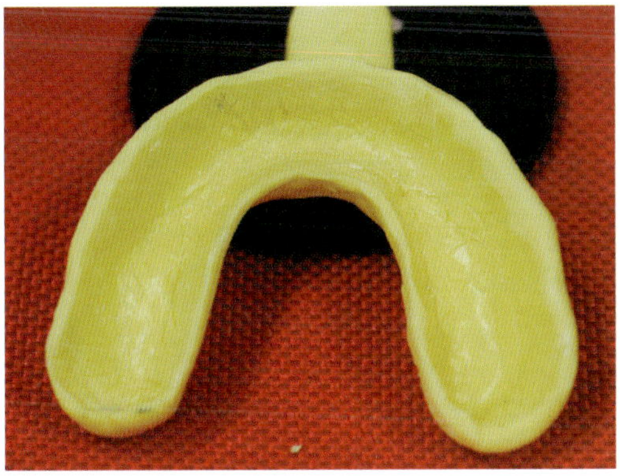

그림 3-17

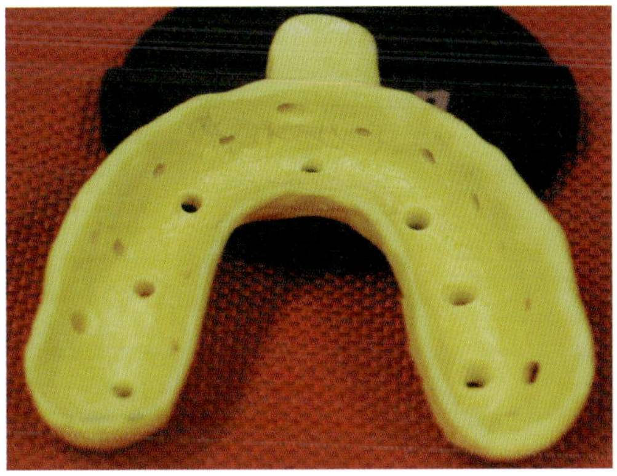

그림 3-18 완성된 개인 tray

3. 개치 인상용 트레이(지대치 인상용 트레이)

Copper band, polycarbonate crown, direct resin 등으로 제작하여 개개 치아의 인상을 채득하기 위하여 만들어진 트레이를 말하는 것으로써 과거에는 사용하였으나 현재는 다양하고 정밀도가 높은 인상재의 발달로 많이 사용하지 않는다.

1) 개치 인상

개개 인상용 트레이는 인상을 정확히 채득하기 위해 환자의 구강내나 연구 모형상에서 제작하여 인상을 채득하기 위한 것으로써 대부분 자가중합수지(self curing acrylic resin)로 제작하여 사용하는 것이 일반적이다.

(1) 수지를 이용한 개치 인상 트레이의 제작법

① 지대치의 변연 부위를 정확히 재현시키기 위하여 변연 부위의 치은 조직을 날카로운 칼로 삭제하여 변연 부위를 노출시킨다.

② 인접치 부위에는 언더커트 왁스(undercut wax)를 사용하여 블록아웃(blockout)하고, 정지부(stopper)와 인상재가 들어갈 공간을 부여하기 위하여 spacer의 경계 부위를 연필로 표시한다.

③ 지대치 전면에 인상재가 들어갈 공간을 부여하기 위해 시트 왁스(sheet wax)를 한 겹 도포한다.

④ 지대치에 도포된 시트 왁스(sheet wax) 위에 정지부(stopper) 구멍을 뚫어준다.

⑤ 인접치와 지대치에 분리제를 도포하고 수지를 필요한 양만큼 축성한다.

⑥ 손잡이를 만들고 경화하면 모형상에서 제거하여 왁스를 제거하고 과잉부는 버(bur)로 다듬어 준다.

⑦ 치열 인상 채득 시 인상재와 결합되도록 피셔 버(fissure bur)를 이용하여 협, 설 부위에 유지부를 형성한다.

⑧ 구강내 지대치 부위에 시적하여 치경부의 적합도를 검사한다.

⑨ 둥근 버(Round bur)를 이용하여 정지부(stopper)를 제외한 부위에 유지공(retention holes)을 만드는데 고무 인상재를 사용할 경우에는 유지공을 만들지 않고 접착제를 도포한 후 사용한다.

2) 개치 인상과 치열 인상의 혼합 인상 채득법

종래에는 copper band, polycarbonate crown 및 자가 중합형 수지 등을 이용하여 개별 치아 트레이를 제작 한 후 인상을 채득하였으나 이것은 제작 시간이 오래 걸리고 재료 조작의 어려움, 인상체와 상이한 재료, 다수치아 인상시 삽입로가 다르면 잘 빠지지 않는 등의 단점으로 인해 현재는 거의 사용하는 않는다. 근래에는 부가 중합형 silicone 성분의 교합 인기재로 개별 치아 트레이를 제작하여 동일 성분의 light body로 지대치 인상과 동시에 기성 금속 트레이에 Putty 혹은 regular body를 사용하여 pick-up 인상을 채득하는 방법이 사용되는데 이 방법은 술식이 간편하고 정확한 변연의 인상채득이 가능하며 체적 안정성이 우수하고 다수치 인상에 유리한 장점이 있다.

(1) 방법

① 개별 치아 트레이를 제작하기 위한 wax mold를 제작하는데 지대치 및 전·후 각 1개 이상 인접 자연치를 덮을 정도의 크기로 베이스 플레이트 왁스(base plate wax)를 잘라 덮는다.

② Wax mold 내부에 부가 중합형 실리콘을 주입해 구강내 인상을 채득한 후, 개별 치아 트레이를 제작한다. 트레이의 두께는 2~3 mm, 변연 길이는 치은 정까지 하고 변연 부위는 날카롭지 않도록 다듬는다(그림 3-20).

③ 덴쳐 버(denture bur) 또는 스톤 포인트(stone point)로 개별 치아 트레이의 내면을 0.3~0.5 mm 정도 균일하게 제거한다. 이것은 light body를 위한 인상재의 공간이다.

④ 개별 치아 상부에 light body 인상재를 위한 배출구를 형성한다. 배출구는 트레이 내부 절단면 혹은 vertical stop을 제외한 부위에 형성한다.

⑤ Light body 인상재를 지대치 부위에 syringe를 이용하여 주입한 후 개별 치아 트레이에 담아 인상을 채득한다(그림 3-21).

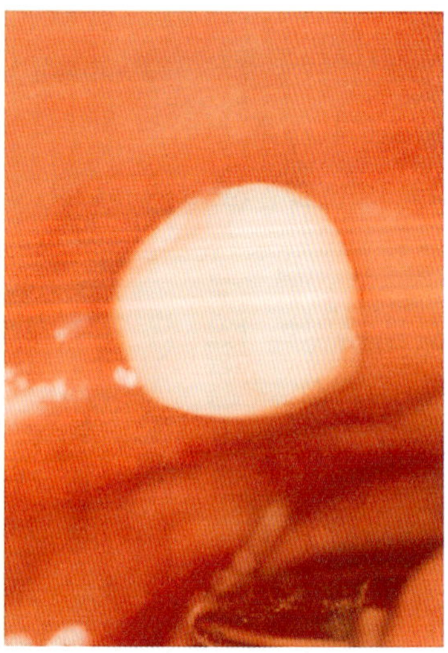

그림 3-20 자가 중합형 resin을 이용하여 제작한 개치 tray

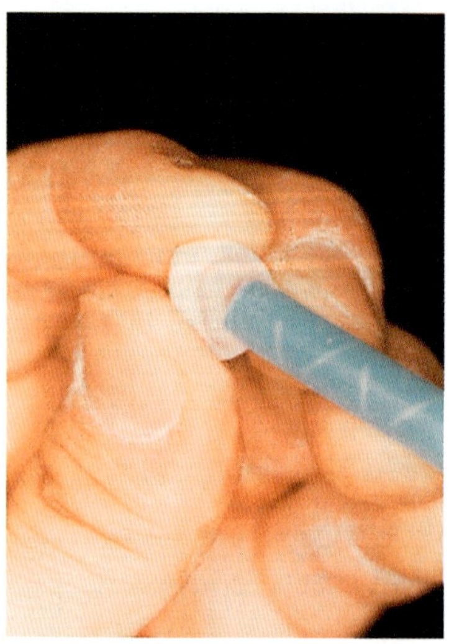

그림 3-21 부가 중합형 light body를 주입한 후 인상을 채득한다.

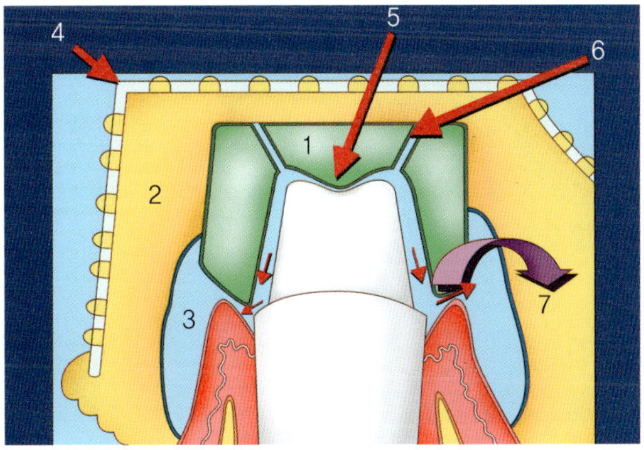

그림 3-22 치열인상과 개치인상의 혼합인상
1. 개치 트레이
2. 부가중합형 putty type인상재
3. 부가중합형 light type인상재
4. 기성 트레이
5. Vertical stop 역할 부위
6. 인상재가 빠져나가는 배출구
7. 개치 트레이 변연부(치은정 높이까지)

⑥ Light body 인상재가 경화되기 전에 기성 트레이에 regular, heavy, 또는 putty type 인상재를 담아 pick-up 인상을 채득한다(그림 3-22).

3) 치형 제작을 위한 인상 채득법의 종류

① Tube impression with modelling compound or rubber base

② Resin cap impression with rubber base

③ Individual tray impression with rubber base

④ Ready made tray impression with alginate & agar individual tooth tray technique

4) Intra-oral scanning

간접법을 통한 보철물 제작방법은 구강 내에서 인상을 채득하여 작업모형을 제작하고 모형 상에서 납형을 채득, 소환 및 주조과정을 거치는 analog 방식이다.

간접법에 의한 보철물 제작은 크기 정확도가 우수한 인상재를 사용한다 하여도 인상채득과정에서 변형 및 오차가 발생하고 그 인상체를 통해 얻어진 양형의 모형은 정확도를 확보하기가 어려워 양실의 보철물을 얻는데 어려움이 많았다.

최근에는 디지털 기술의 발달로 intra-oral scanner가 개발되었는데 이것은 치과 의사가 환자 구강 내에 소형 스캐너를 사용하여 환자 치아를 3차원 이미지로 스캔, 모형을 따로 제작하지 않고 3차원적인 모형을 생성하여 보철물을 제작하는 것이 가능해졌다(그림 3-23).

이것은 환자에게 인상재로 인한 불편감이나 이물감 없이 정확한 인상이 가능하고 모형을 제작하는 시간

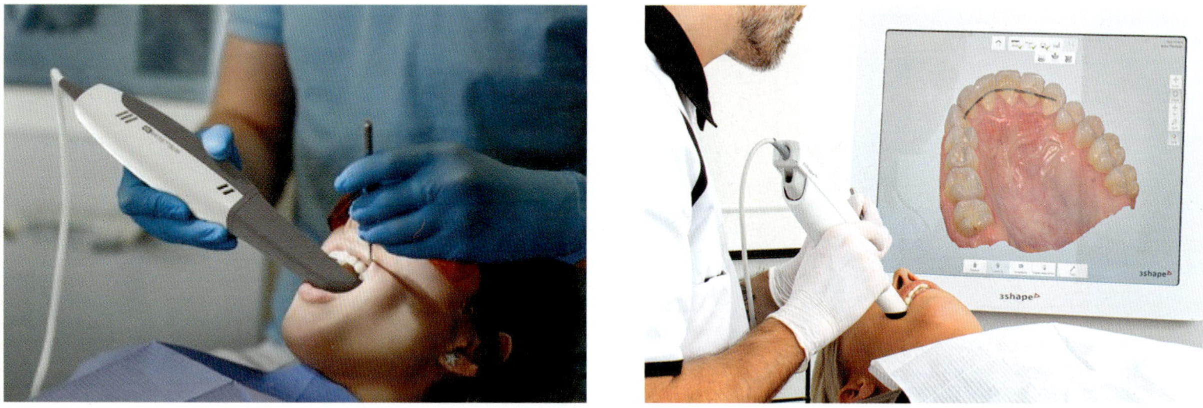

그림 3-23 Intra-oral scanning

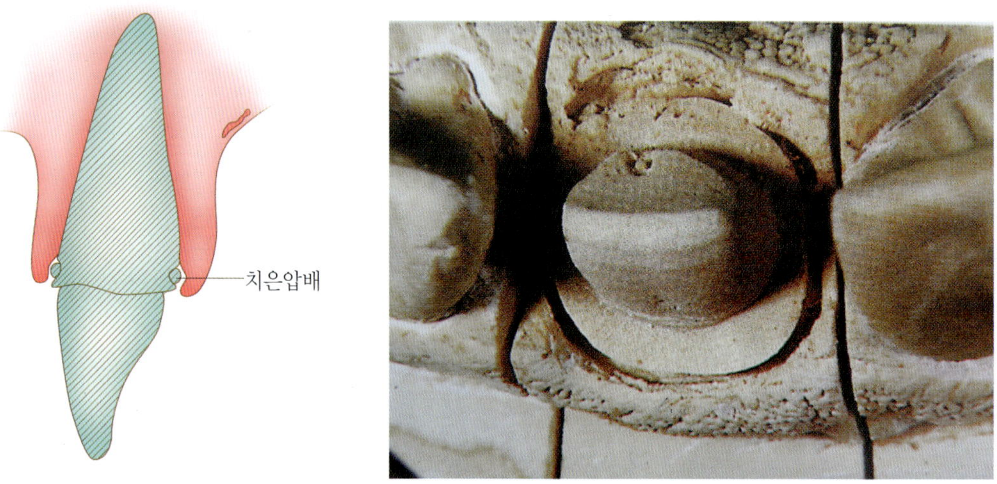

그림 3-24 치은압배

과 비용을 절감할 수 있으며, 정확도가 높은 모델을 통해 적합도가 높은 보철물을 제작할 수 있는 장점이 있다.

4. 인상 채득을 위한 구강 내 처치

1) 치은압배(tissue retraction)

치은 연하까지 치아 삭제가 되어 있는 경우에는 치아 형성 경계선의 위치와 형태를 확실히 할 수 있도록 잇몸 코드를 넣어 치은압배(gingival retraction)를 하여야 한다(그림 3-24).

5. 소독

구강으로부터 인상체를 제거했을 때 모든 인상재는 체액과 접촉되어 있다고 가정해야만 한다. 따라서 구강으로부터 제거 즉시 인상체를 흐르는 물에 헹구고 air syringe로 적절한 화학 제제를 사용하여 소독하여

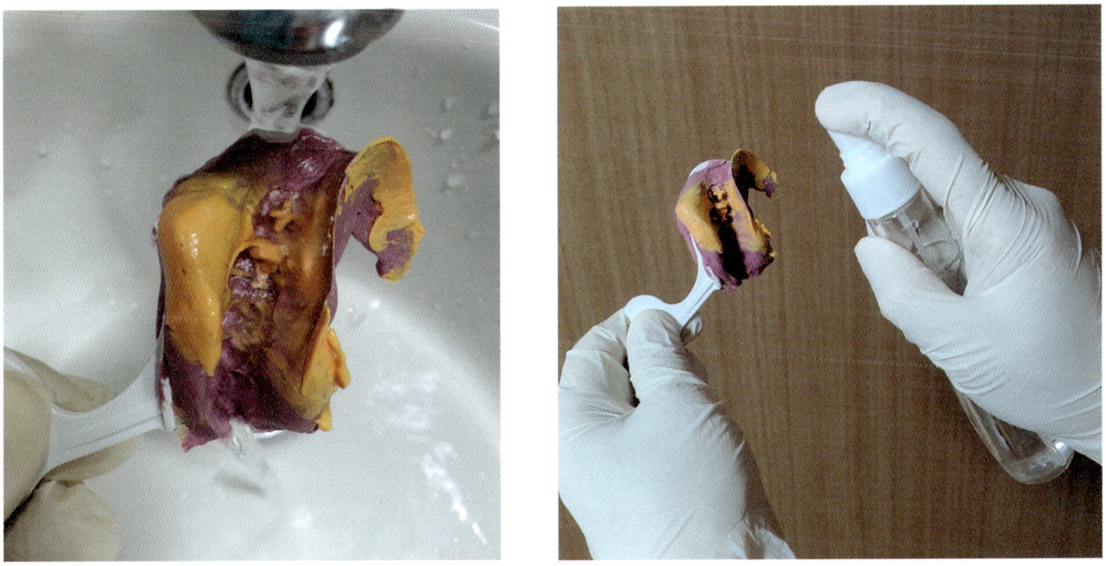

그림 3-25 **치과용 인상체의 감염 관리**

야 한다(그림 3-25).

6. 인상체 검사

완성된 인상체는 작업 모형을 붓기 전에 조심스럽게 검사하는데 다음 사항을 검사한다.

① 인상체에 주름이 생기지 않았는지 여부

② 인상재를 적절하게 혼합하였는지 여부

③ 개인 tray가 비쳐 보이는 부위가 있는지 여부(적절한 인상재의 두께가 확보되었는지)

④ 인상체를 구강내로부터 빼낼 때 찢어지지는 않았는지 여부

⑤ 삭제된 변연을 넘어서까지 연속적인 연장이 있는지 여부

⑥ 인상재가 tray로부터 분리되었는지 여부

⑦ 변연(finish line: margin) 부위가 혈액이나 타액으로 인해 밀리지 않았는지 여부

04

치형과 모형 (Die and Cast)

4-1 간접법(indirect method)이란?

구강 안에서 직접 납형을 제작하여 보철물을 만든다는 것은 대단히 어렵기 때문에 환자 구강과 동일한 모형을 제작하고, 그 모형상에서 납형을 제작하여 치과 보철물을 만들게 되는데 이러한 방법을 간접법이라 한다.

1. 간접법의 장 · 단점

1) 장점 : (1) 구강 내 시술 시간을 단축할 수 있다.
(2) 조작을 하는데 있어서 시계성과 접근성이 좋다.
(3) 실패할 경우 다시 만들 수 있다.
(4) 치형에 장착하여 연마할 수 있어 편리하다.
(5) 완성 후 검사하기가 쉽다.

2) 단점 : (1) 작업모형을 제작하는데 시간과 경비가 든다.
(2) 조작 과정을 거치는 동안 팽창, 수축으로 인하여 변형이 온다.
(3) 조작이 복잡하다.

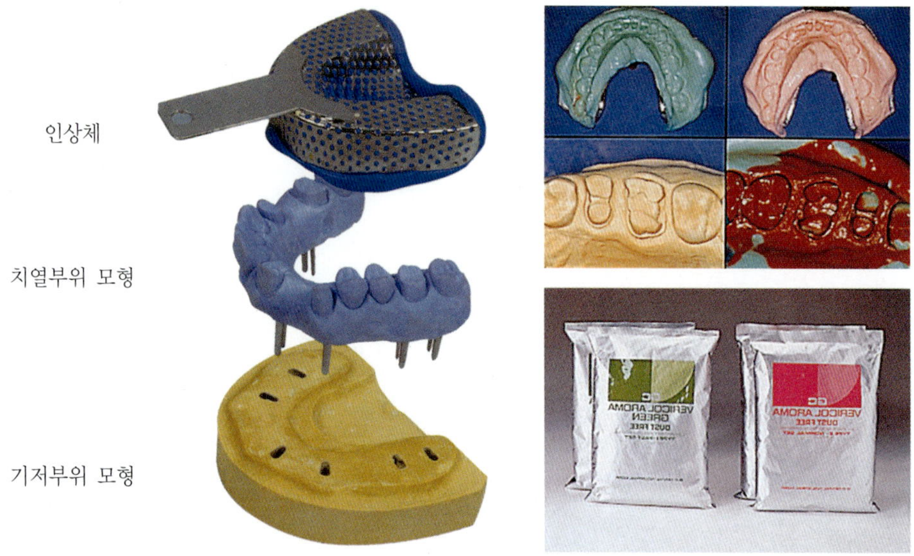

그림 4-1 **인상체와 모형**

4-2 모형(cast, model)

구강 내 상태를 재현한 것으로 모형은 악궁, 자연치와 지대치, 그리고 인접 조직을 재생한 양형이다.

1. 모형의 종류

1) 연구 모형 또는 진단 모형(study cast or diagnostic cast)

보철 치료전 치료 계획을 환자에게 설명하는데 편리하게 하고, 사례 분석(case analysis)과 진단(지대치의 지지력 관계, 결손부와 대합치와의 관계, clinical crown의 크기, 길이) 그리고 개인 트레이를 제작하기 위한 모형을 말한다.

2) 작업모형(working cast)

모든 보철물을 만들기 위한 모형으로 지대치와 인접치의 관계, 치열, 치아의 크기 및 형태를 알기 위해 지대치를 포함하는 전악 또는 부분악의 모형을 말하며 관교의치(crown & bridge) 용으로는 납형 채득을 편리하게 하기 위하여 분할(가철식) 모형으로 제작하며 정확하게 제작되어야 한다.

3) 대합치열 모형(opposing cast)

작업모형과 대합되는 모형을 말하는 것으로 대합치간의 상호교합관계를 정확하게 재현시켜주기 위한 모형을 말한다.

2. 모형의 요구조건

1) 기포가 없어야 한다.

2) 변형되지 않아야 한다.

3) 납형을 제작하기가 용이하여야 한다.

4) 적절한 교합기에 부착되어 대합치와의 교합 관계가 정확히 이루어져야 한다.

5) 모형의 표면 강도가 충분하여야 한다.

6) 치형은 모형 내에서 정확한 유지 관계를 유지하여야 한다.

3. 모형의 제작 재료

1) 석고의 종류 및 성질

일반적으로 치형과 모형을 제작하는 것은 치과 시술을 간접법으로 행하는 것을 의미한다.

모형을 채득하는 것은 정확한 보철물 제작에 필수적인 조건이므로 모형 제작 재료인 석고의 물리, 화학적인 성질을 면밀하게 파악하여 오차 발생을 줄이는 것이 매우 중요하다.

미국 치과 의사 협회 규격에서 석고 제품을 Type Ⅰ, Ⅱ, Ⅲ, Ⅳ로 나누는데 다음과 같이 분류한다.

Type Ⅰ : Impression plaster

Type Ⅱ : Model plaster

Type Ⅲ : Dental stone : Class I stone(cast stone)

Type Ⅳ : Dental stone : Class Ⅱ stone(die stone)

최근에 정밀하고 다양한 인상재의 발달로 인하여 비탄성의 인상재인 인상용 석고(impression plaster)는 관교의치(crown & bridge)용으로 거의 사용하지 않고 있다. 치과에서 사용되는 석고는 여러 가지가 있으나 관교의치에서 사용되는 석고는 대개 두 가지로 나눌 수 있는데 하나는 연구 모형이나 단순 코어(core)용으로 사용되는 보통 석고(dental plaster)이고, 또 하나는 그보다 표면 경도와 강도가 높게 처리되어 치형(die)이나 작업용 모형(working cast)으로 사용되는 경석고(stone)이다. 이것은 석고를 처리하는 과정에서 α 또는 β형의 반수화물인 황산칼슘으로 결정된다.

개방된 용기 안에서 생석화하면 β형이 만들어지는데 이것은 불규칙한 모양과 다공성으로 이러한 석고는 물을 많이 함유하며 불규칙한 입자 모양으로 인하여 입자들이 밀집한 결합이 불가능하고 그 경도와 강도가 상당히 약하므로 경화 시간, 강도, 경화 팽창 등이 정밀하게 요구되지 않는 연구 모형의 제작에 주로 쓰인다.

현재 사용되고 있는 치과용 경석고(stone)는 입자 모양과 치밀도에 따라 Type Ⅲ와 Type Ⅳ로 분류되고 Type Ⅳ의 입자는 Type Ⅲ보다 치밀하고 부드러워서 낮은 표면적을 나타내므로 혼합할 때 Type Ⅲ보다 물이 덜 들어가고 건조 강도가 높다.

석고를 고압 용기 안에서 증기압을 가하면서 태우면 α형의 반수화물(hemibydrate)이 만들어지는데 그 결정 입자는 매우 규칙적이고 조밀하며 비 다공성을 이루고 이것은 석고에 비해 2~3배 정도 강하며 보통 100 g당 30 ml 정도의 혼수비를 갖게 되는데 주로 작업모형의 제작에 쓰인다.

현재 사용하고 있는 경석고는 α형 반수화물로 조절제와 착색제가 함유되어 있고 치과용 경석고(dental

stone)는 원래 흰색이지만 치과용 보통 석고(dental plaster)와 구별하기 위하여 일반적으로 노란색, 갈색 등으로 착색시킨다.

석고를 30% 염화칼슘(calcium chloride) 용액 안에서 끓이면서 처리하면 또 다른 α형 반수화물이 만들어진다. 이렇게 제조된 경석고는 치밀하고 일률적이며 부피가 작고 경화 후 강도가 높아 치과용 초경석고(extra hard stone)라고 하는데 이것은 강도나 경도가 높으므로 주로 작업모형의 치형(die) 제작에 사용된다. 이 초경석고는 Class Ⅰ의 경우보다 그 결정 입자가 조밀하며 100 g당 약 18~24 ml의 혼수비를 가지므로 그 표면 강도와 건조 강도는 매우 높다.

석고 제품의 중요한 성질은 강도와 경화 시간이다. 이러한 것을 좌우하는 요소는 혼수비, 온도 및 습도, 기포, 저장 조건, 연화 시간 및 횟수, 연화 용기의 청결, 경화 촉진제나 지연제의 사용 유무 등이다.

반수석고를 혼합할 때의 물의 양은 경화된 이수 석고의 강도와 경도에 영향을 미친다. 물의 양이 많아질수록 강도와 경도가 감소되고 제한된 범위 안에서의 물의 양이 적어질수록 단위 부피당 석고 결정의 수가 늘어나 뒤엉킴이 심해지므로 이수 석고의 강도 및 경도는 높아지고 경화 시간은 단축된다.

그러므로 좋은 결과를 얻기 위해서는 물과 분말의 혼수 비율을 잘 맞춰 주어야 하며 물과 이수 석고의 양을 측정할 때에는 부피로 측정하는 것보다 무게로 평가하는 것이 좋다.

혼수비는 석고 제품의 종류에 따라 다르나 대체적으로 인상용 석고 0.6~0.7, 치과용 석고 0.45~0.55, 치과용 경석고 0.30~0.35, 치과용 초경석고 0.20~0.25 정도이다.

2) 취급 시 주의사항

(1) 석고 제품을 혼합할 때 공기가 혼입되지 않도록 하여야 한다.

공기가 혼입된다면 완성된 모형의 내부에 기포가 생기고 이렇게 되면 모형의 강도가 낮아지고 표면이 부정확해진다. 그러므로 석고 제품의 분말과 물을 혼합할 때에는 적당량의 물을 혼합 용기에 부어 넣고 분말을 약 30초에 걸쳐 체질을 하듯이 물속에 떨어뜨려야 분말이 덩어리지지 않고 가라앉아 기포가 훨씬 덜 생긴다.

(2) 석고 제품의 분말은 주위의 습도 변화에 민감하다.

그러므로 건조한 곳에 보관하여야 하며 가장 좋은 석고 제품의 보관 방법은 방습 금속 용기에 넣어 밀폐시키는 것이다.

(3) 대체적으로 석고 제품의 강도는 건성 강도가 습성 강도의 두 배 정도 된다.

경화된 치과용 석고의 압축 강도에 미치는 건조의 효과는 24시간 이후에 거의 두 배나 증가한다. 물과 석고 제품의 혼수비와 혼합 시간 역시 강도에 영향을 미치는데 혼수비가 증가하면 기공(porosity)이 많아지므로 강도가 감소한다.

(4) 온도가 실온보다 낮으면 경화 시간은 길어지고 실온보다 높으면 짧아지지만 물의 온도가 50℃를 넘게 되면 경화 시간은 점차적으로 길어지며 100℃에 도달하면 경화 반응이 전혀 일어나지 않는다.

3) 연구 모형의 제작법

구강 내에서 인상체를 제거한 후에는 모형재와 관계없이 타액, 혈액, 음식물 잔사 등을 세척, 모형재를 주입하여야 한다.

(1) 인상체 내의 혈액, 타액, 음식물 잔사를 흐르는 물에 세척한다.
(2) 인상체 내부의 모든 물기를 제거하되 건조시키지 않는다.
(3) 석고의 혼합은 반드시 석고 제조회사의 설명서에 따라 시행하여야 한다.
(4) 연화한 석고를 조금씩 진동시키면서 한쪽에서부터 인상체내에 부어 넣는다.
(5) 1차 석고가 초기경화된 후에 2차의 새로운 석고를 연화하여 기름종이나 유리판 위에 적당히 깔고, 1차 석고가 경화된 인상체를 거꾸로 2차 석고 위에 놓고 기저면의 외형을 형성해 주거나 또는 인상체를 박싱(boxing)한 후 석고를 붓는 방법도 있다.
(6) 석고가 초기 경화하면 100%의 습도기(humidor) 내에 저장한다.
(7) 최소한 45뷴~1시간 후에 인상체로부터 모형을 제거한다.
(8) 모형의 외형 형성(model trimming)
  ① 모형의 기저면이 교합평면과 평행이 되도록 적당한 두께(10 mm 정도)로 깎는다.
  ② 모형의 후단은 상악에서는 양측 pterygoid notch를 잇는 선에 일치하게, 하악에서는 양측 retromolar pad를 잇는 선과 일치하고 모형 저면과 직각이 되게 깎아준다.
  ③ 모형의 양측면과 상·하악 모두 제 2 대구치의 근심협측교두부터 견치의 원심면까지의 협면을 잇는 면에 평행하게 vestibular fornix 외측까지 깎아준다.
  ④ 상악 전면의 경우 견치의 근심면부터 중절치까지의 순면을 잇는 면과 평행하게 양측을 깎아주고, 하악의 경우는 양측 견치와 견치 사이의 전치 순면과 평행이 되도록 둥글게 깎아준다.
  ⑤ 후면과 측면 사이에 남아 있는 부분을 적당한 각으로 깎아준다.
  ⑥ 석고용 칼(plaster knife)로 과잉부분을 제거한다.

4) 진공 혼합기의 사용법

(1) 진공 호스가 막혀 있지 않고 펌프가 잘 작동하는지 확인한다. 진공 gauge는 0에서 700 mmHg(27 inch)까지 움직여야 한다(그림 4-2).
(2) 복합용기(mixing bowl) 속에 물을 넣고 경석고를 첨가한 후 연화용 주걱(spatula)을 이용하여 혼합하다(그림 4-3).
(3) 혼합용기를 진공 혼합기에 연결하기 전에 혼합용기 상단에 이물질이 붙어 있으면 제거한다. 혼합시간은 30~45초 정도 설정하고 혼합이 시작되면 진공이 700 mmHg에 도달하는지 확인한다(그림 4-4).
(4) 혼합용기와 진공 혼합기 연결부위에 이물질은 혼합용기의 진공을 방해하여 경석고 내부에 기포를 발생하는 요인이 된다.

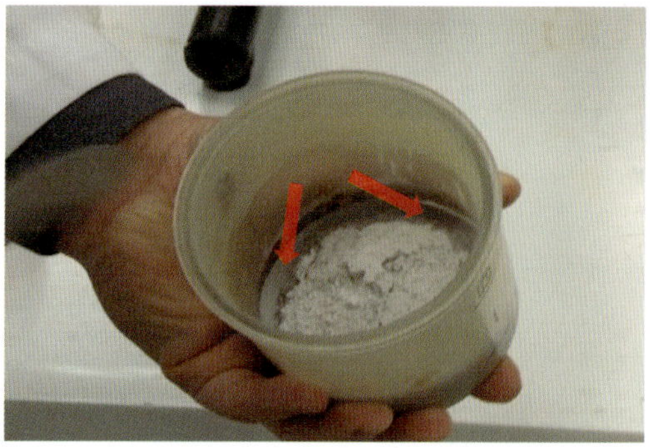

그림 4-2 연화용 주걱(spatular)을 이용하여 혼합용기의 가장자리부터 혼합한다.

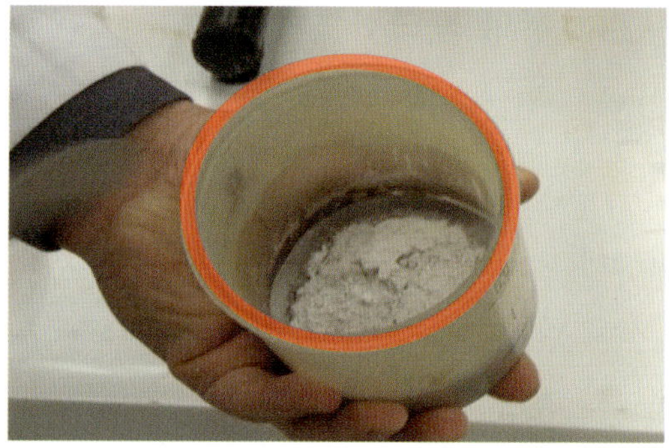

그림 4-3 혼합용기 상부에 묻어 있는 석고를 깨끗하게 제거한다.

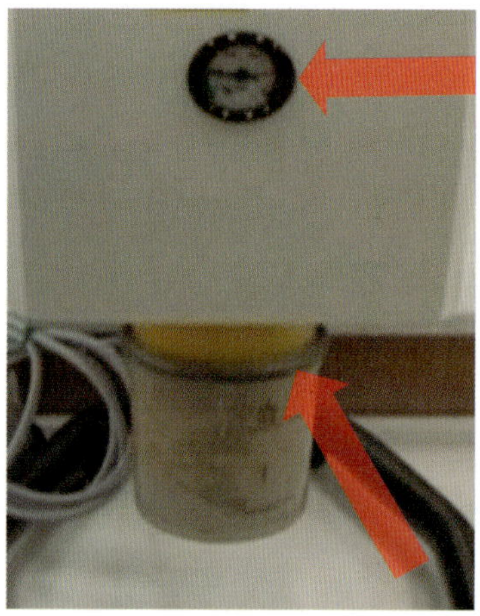

그림 4-4 혼합용기가 진공혼합기에 잘 밀착되어 진공이 유지되는지 확인한다.

4. 작업모형의 종류

1) 작업모형의 종류

(1) 치형가철식 모형(complete cast with removable dies)

치열 모형으로부터 치형을 분리, 착탈할 수 있도록 만들어 작업을 용이하게 하기 위한 방법을 말한다.

① Transfer coping technique

② Stripping technique

③ Pindex system technique

④ Double pour saw-out technique

(2) 부치형식 모형(complete cast with extra individual dies)

하나의 고무 인상체로부터 2~3개의 모형을 획득하여 치열 모형(complete cast)과 지대치로 사용될 개개 치형(individual die)을 만들어 납형(wax pattern)을 개개 치형과 치열 모형 모두를 이용하여 보철물을 만들 수 있는 방법이다.

(3) 분할복위식 모형(split cast with fixed dies)

Di-lok tray, accu-trac tray, channel tray 등을 이용하여 내면의 요철을 이용하여 작업모형을 쉽게 착탈할 수 있는 방법이다.

① Split cast technique

인상체로부터 작업 모형을 만들 때 split cast를 이용하여 인상체에 석고를 주입하고 작업모형을 제작한다. 작업모형은 완전 경화 후 인상체와 split cast에서 제거하여 전용 톱(saw)이나 디스크를 사용하여 개개 치형과 치열 모형을 분리한다. split cast에 볼록한 돌기를 이용하여 개개 치형이나 치열 모형을 분리하였을 때 같은 위치에 되돌릴 수 있도록 하는 방법이다(그림 4-5).

② Di-lok tray technique

Di-lok tray를 이용해 모형을 제작하는 방법으로 전악용과 편측용이 있다. Di-lok tray의 기저부에 있는 돌기를 이용하여 모형과 치형을 재위치 시킬 수 있다(그림 4-6).

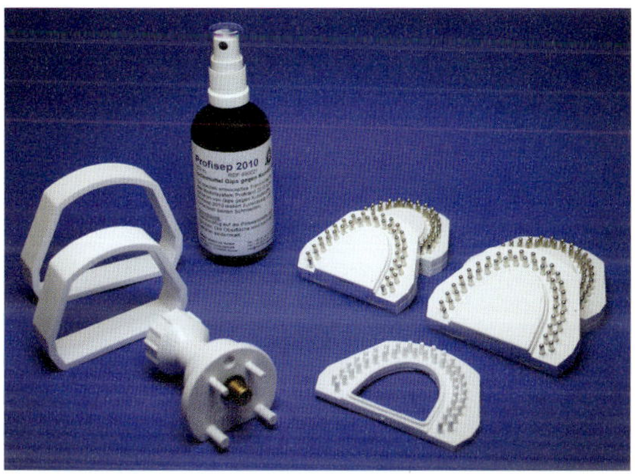

그림 4-5 Split cast

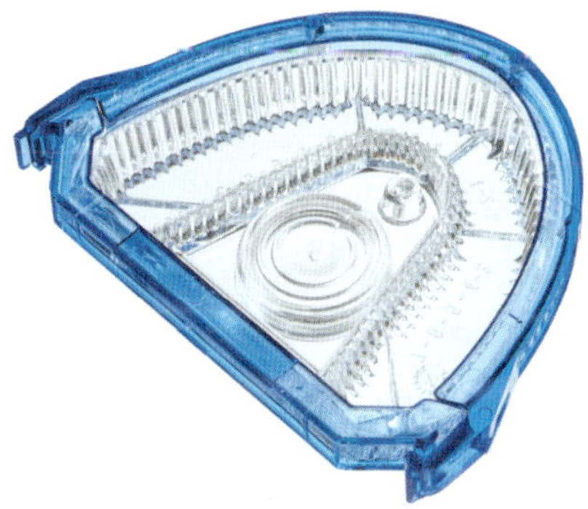

그림 4-6 Di-lok tray

2) 작업모형의 제작법

(1) Transfer coping technique

Transfer coping은 얇은 shell like cap을 말하는 것으로써 tube impression으로 개개 치형(individual die)을 만들고 그 위에 패턴 수지(pattern resin) 또는 연실 금합금(soft gold alloy) 등으로 코핑(coping)을 만드는 방법이다. 이것을 제작하는 목적은 치형과 삭제된 지아 그리고 인접지와의 관계를 정확히 모형에 재현시켜 주기 위함이다.

① 침적법으로 치형의 치경선에서 1 mm 정도 모자라게 납형을 제작한다.

② 납형의 labio-incisal 또는 facio-occlusal surface에 창(window)을 만들어 주어 주조체를 구강 내에 시적할 때 완전히 맞는가를 볼 수 있도록 한다.

③ 협설쪽에 주입선을 세워 나중에 인상(impression) 내에 이 코핑(coping)이 제 위치에 남아 있도록 한다.

④ 매몰은 두 겹의 석면을 내장해 주고 high heat temperature method로 소환시켜 최대의 팽창이 이루어지도록 한 후 주조한다.

⑤ 이 코핑(coping)을 환자의 구강 내에 맞춘 다음 다시 인상을 채득하고 여기에 코핑(coping)과 치형을 제 위치에 고정시킨 후 모형재를 부어 작업 모형을 완성한다.

(2) Stripping technique

① 인상을 채득하여 인상체를 세척한 후 건조시킨다.

② Stainless steel matrix band를 적당한 크기로 잘라 지대치의 근심과 원심의 인상체 안에 고정시키되 band 하단이 인상 저면까지 닿지 않도록 하고 양측의 band는 V-shape 또는 평행이 되도록 한다.

③ 초경석고를 연화하여 주입하고 초기 경화가 되면 지대치 부위에는 dowel pin을 삽입하고, 그 외의 부분에는 유지 핀(retention pin)을 삽입한다.

④ 초기 경화가 끝나면 dowel pin이 식립된 치형 부위에 분리제를 바른다.

⑤ 2차 경석고를 연화하여 모형의 기저면을 형성하는데 dowel pin의 끝이 약 1/8 inch 정도 노출되도록 한다.

⑥ 경화하면 strip을 제거하고 dowel pin의 노출된 끝을 가볍게 때려 치형을 분리시켜 완성한다.

(3) Pindex system에 의한 제작법

모형이 경화한 후 최종 인상체로부터 분리하고, 경화된 모형상에서 dowel pin을 식립하는 방법이다. 핀(pin)을 식립하기 위한 핀 홀은 pindex를 이용하고, 작업모형 기저부에 레이저 포인트를 이용하여 정확하게 핀 홀(pin hole)을 뚫는다. dowel pin은 접착제를 사용하여 핀 홀에 수직방향으로 부착 식립하는 방법으로 모형을 관찰하며 식립 위치를 결정할 수 있는 장점이 있어 일반적으로 모형 제작 시 가장 많이 사용되어지고 있는 방법이다.

① 1차 초경석고를 주입한 후 경화하면 인상체에서 모형을 분리한다.

② 모형의 기저면은 교합 평면과 평행이 되도록 모델 트리머(model trimmer)로 적정 두께인 12~15 mm 정도로 교합평면과 평행하게 다듬는다(그림 4-7). 핀이 식립되는 작업모형의 기저부는 위치에 따라 15~20 mm 정도가 되게 삭제한다(그림 4-8).

② 치형의 분리를 위해 작업 모형에 치형(die) 분리 기준선을 표시한다(그림 4-9).

④ 지대치의 근·원심 부위를 연필로 분할선을 표시하고 dowel pin의 식립 위치를 정한다(그림 4-10).

⑤ 천공할 부위와 pindex의 불빛을 일치시켜 작업 모형의 기저부에 핀 홀을 뚫고(그림 4-11), 핀 홀이 정확하게 천공되었는지 확인한다(그림 4-12).

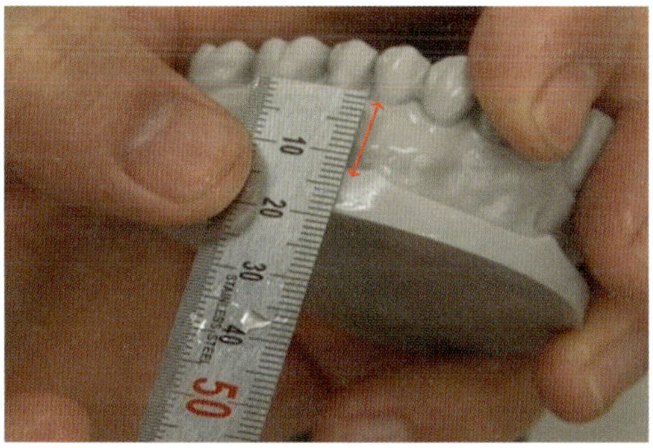

그림 4-7 인상체에 분리된 모형

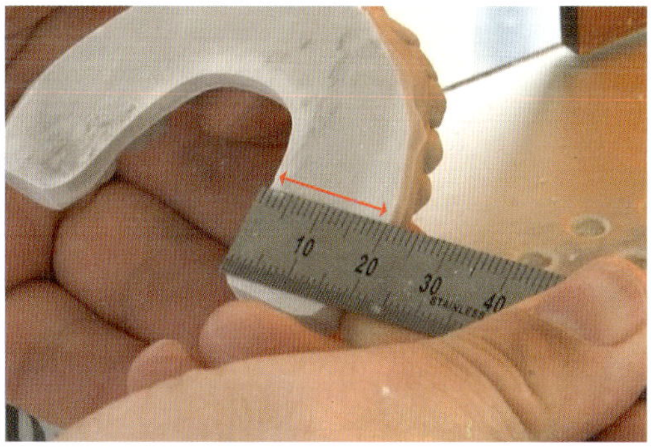

그림 4-8 모형의 기저면을 교합 평면과 평행이 되도록 다듬는다.

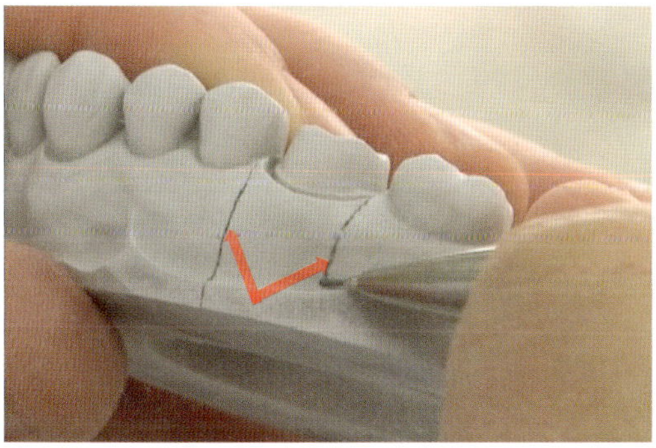

그림 4-9 치형 분리 기준선을 표시한다.

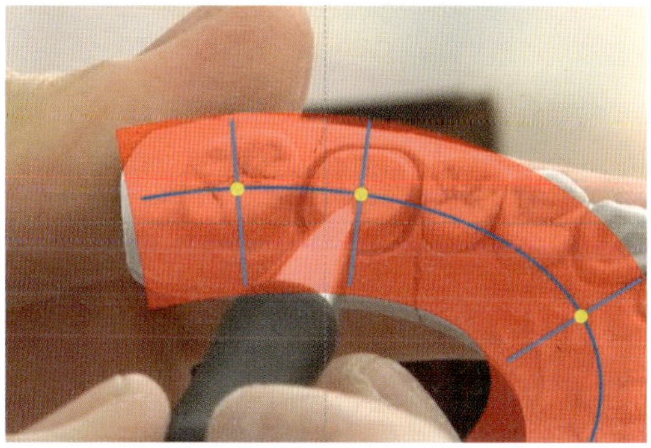

그림 4-10 작업모형 기저부 중앙에 핀 홀을 뚫고 핀을 식립할 기준점을 표시한다.

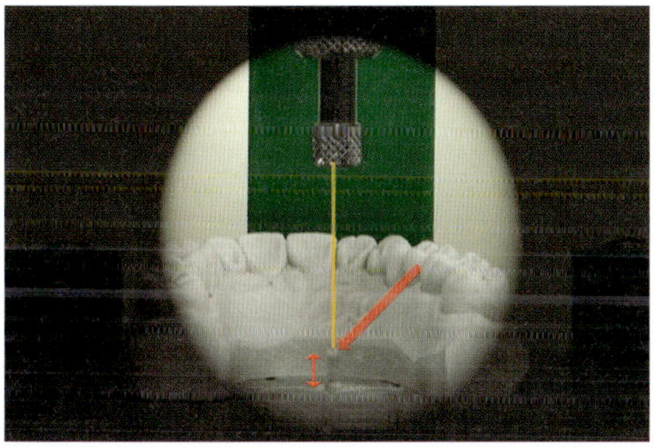

그림 4-11 라이트 빔으로 드릴 위치를 정확히 맞추고 천공(drilling)한다.

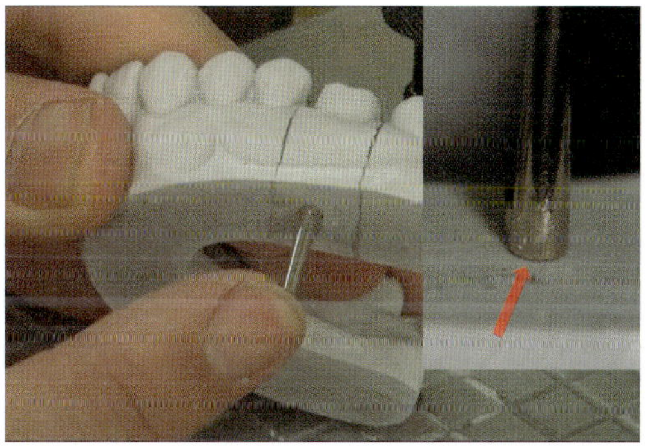

그림 4-12 접착제를 바르고 핀을 장착시킨다.

⑥ 모형을 건조시킨 후 dowel pin의 유지 부분과 핀 홀에 접착제를 도포한 다음 dowel pin을 식립한다(그림 4-13).

⑦ 석고 분리제를 도포한 후 dowel pin의 반복적인 착탈로 인해 모형이 손상되는 것을 방지하기 위해 pin sleeve를 장착하고 작업모형의 기저부에 회전 방지 구(groove)를 half round form으로 dimple을 형성한다(그림 4-14).

⑧ Dowel pin 주위와 회전 방지구 주변에 기포가 생기지 않도록 붓이나 조각도를 사용하여 베이스 석고를 주의하여 도포한 다음 작업 모형 기저부의 가상의 기준선에 맞추어 베이스 석고를 주입한다(그림 4-15).

⑨ 작업모형의 기저부가 경화되면 작업 모형 기저부와 모형 베이스의 경계면이 구분이 되게 다듬고(그림 4-16), 치형 분리 기준선을 따라 지대치와 인접치가 손상되지 않도록 석고 톱으로 모형을 절단한다(그림 4-17).

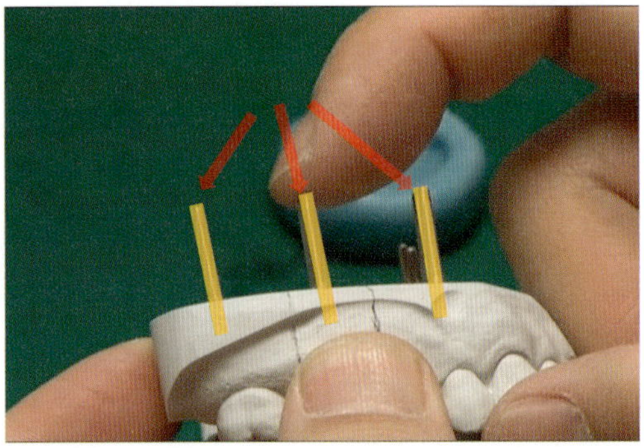

그림 4-13 dowel pin이 단단히 접착되었는지 확인하고 sleeve를 끼운다.

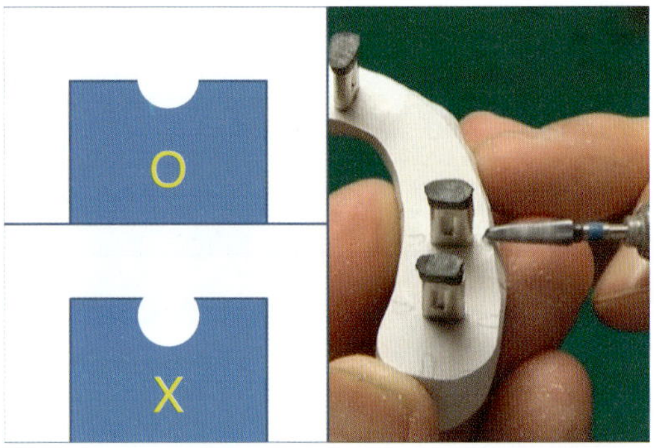

그림 4-14 치형의 회전 방지구를 형성하고 석고분리제를 도포한다.

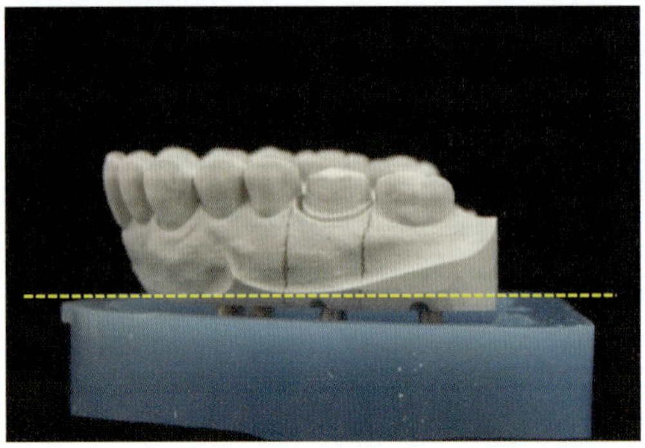

그림 4-15 작업모형의 기저부의 높이에 맞추어 모형 베이스 석고를 주입한다.

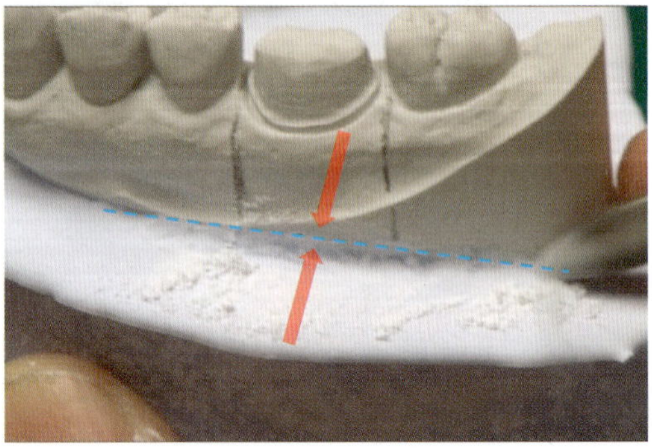

그림 4-16 모형 베이스 석고와 작업모형 기저부의 경계가 구분이 되게 다듬는다.

⑩ 치형 분리시에 발생되는 석고 찌꺼기 등을 깨끗하게 제거한 다음 치형과 베이스 모형이 정확하게 일치하는지 확인한다(그림 4-18).

⑪ 지대치 치형 인접면에 남아있는 석고 찌꺼기는 제거하고(그림 4-19) 지대치의 변연(finish line)과 테크니컬 키(technical key)가 손상되지 않도록 주의하면서 변연조정(margin trimming)을 한다(그림 4-20).

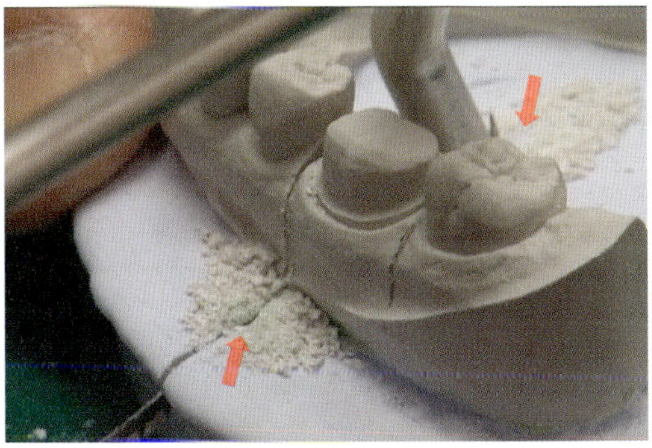

그림 4-17 치형의 분리를 위하여 지대치의 근, 원심 부위를 톱으로 자른다.

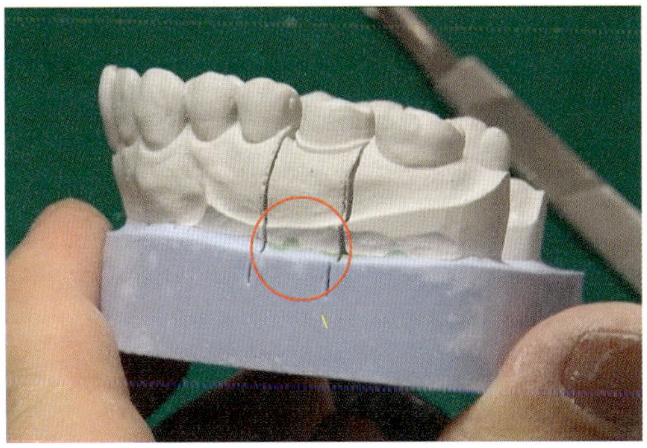

그림 4-18 치형과 베이스 모형이 정확히 일치하는지 확인한다.

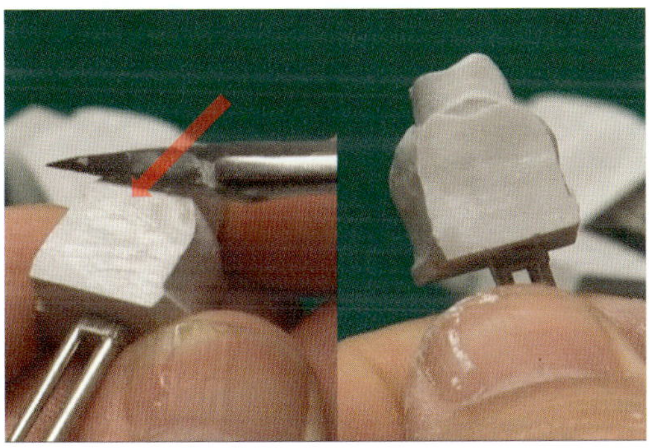

그림 4-19 지대치 치형에 남아 있는 석고 찌꺼기를 제거한다.

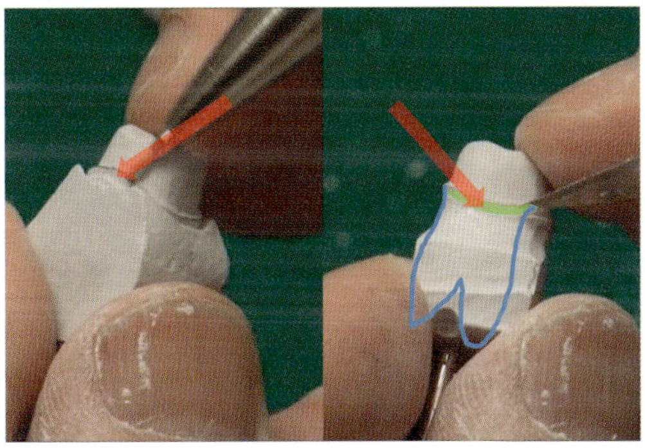

그림 4-20 지대치의 변연(finish line)과 technical key가 손상되지 않도록 주의한다.

(4) Double pour saw-out technique

① 인상체의 지대치 부위에 협, 설 방향으로 dowel pin의 식립 위치를 지워지지 않는 펜으로 표시를 한다(그림 4-21).

② 1차 경석고를 혼합하여 기포가 생기지 않도록 인상체 내에 주입하는데 유리치은 변연에서 5 mm 상방까지 주입시킨다(그림 4-22).

③ 경석고가 초기 경화되면 지대치 부위에 dowel pin을 식립하는데 펜으로 표시한 중앙 부위에

dowel pin의 유지부가 묻히도록 식립시키고 지대치 이외의 부위에는 적당히 유지핀(retention Pin)을 식립한다.

④ 경석고가 경화한 후 dowel pin이 회전되는 것을 방지하기 위해 dowel pin 주위에 홈(dimple)을 형성하고 치형의 분리를 위해 dowel pin 주위의 경석고 면에 석고 분리제를 도포한다(그림 4-23).

⑤ Dowel pin 끝에 유틸리티 왁스 볼(utility wax ball)을 부착시키고 2차 경석고를 혼합하여 주입한다(그림 4-24). 그리고 모형의 기저부를 형성한다.

⑥ 경석고가 완전히 경화하면 인상체로부터 분리하고 모형에 기포와 잘못된 부분은 없는지를 세심하게 관찰한다. 치형을 모형으로부터 분리하기 위해 절단할 부위를 연필로 표시한 후 톱으로 조심스럽게 절단한 후 나무망치로 dowel pin의 끝을 가볍게 때려 분리시킨다.

⑦ 변연(finishing line)을 연필로 표시하고 치형 스페이서(die spacer)와 치형 경화제(die hardener) 처리를 하여 완성한다(그림 4-25).

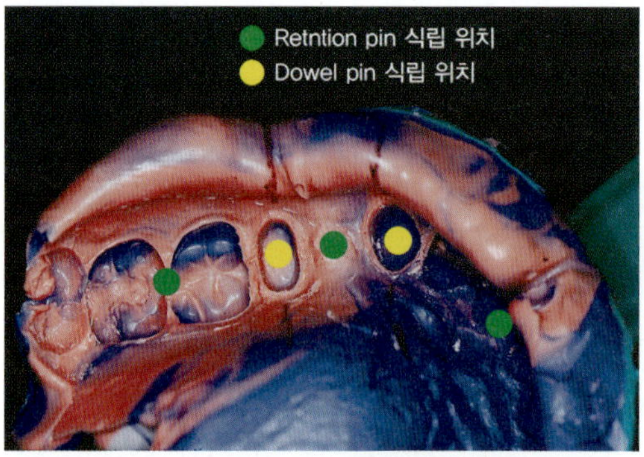

그림 4-21 Dowel pin의 식립 위치를 표시한다.

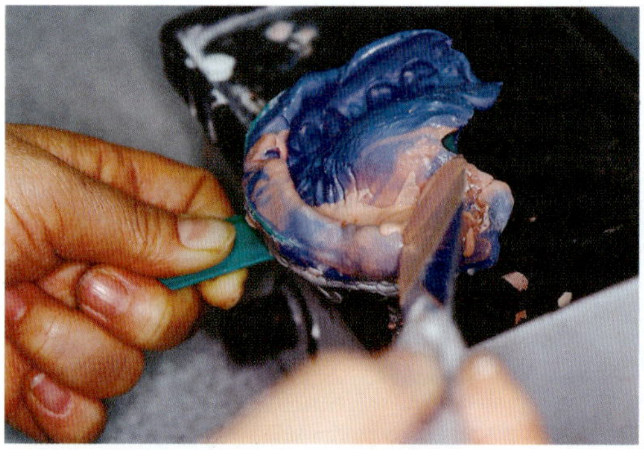

그림 4-22 1차 경석고 주입

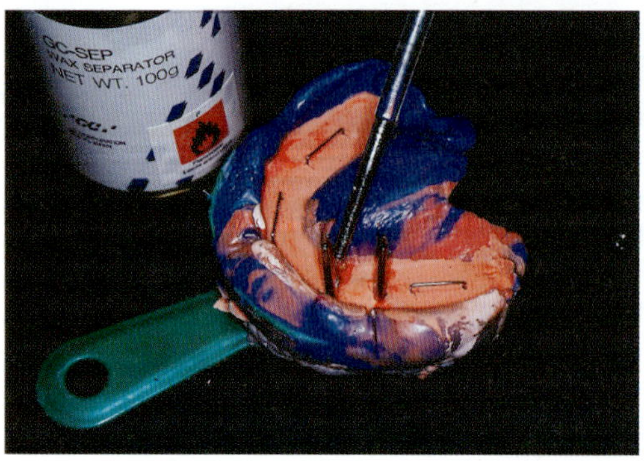

그림 4-23 Dowel pin과 유지핀(retention pin)을 식립한 후 dowel pin 주위에 석고 분리제를 도포한다.

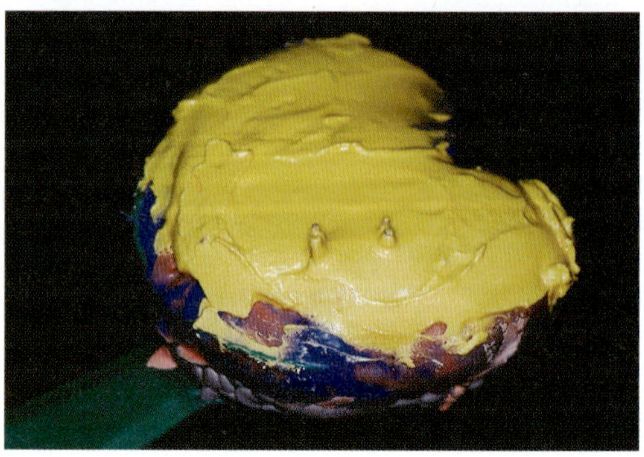

그림 4-24 2차 경석고를 주입한다.

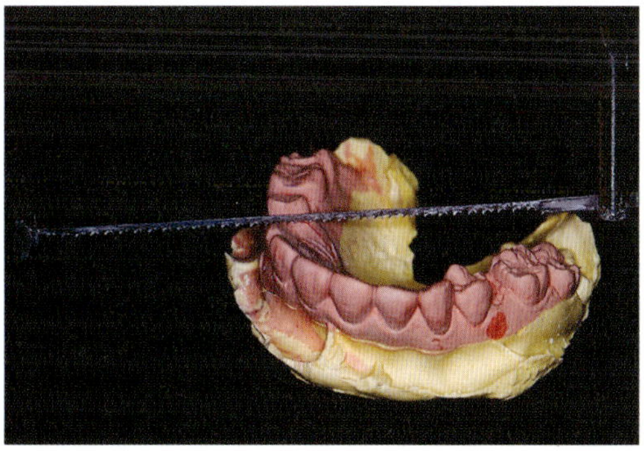

그림 4-25 톱질은 dowel pin을 향해 약간 경사지도록 한다. 그렇지 않으면 undercut으로 인해 쉽게 분리되지 않는다.

(5) 부치형식 모형(complete cast with extra individual dies)

① 이 방법에서는 한 번 채득한 인상체를 두 번 사용하거나 인상을 두 번 떠서 지대치 모형과 전악모형을 따로 제작한다.

② 인상체의 지대치 부분에 martrix metal band로 박싱(boxing)하여 취급하기 적당한 길이까지 경석고를 붓는다.

③ 100% humidor 내에서 경화시킨다.

④ 경화된 경석고와 metal band를 잘 분리시켜 놓고 다시 경석고를 부은 후 역시 100% humidor 내에서 경화시킨다.

⑤ 전악모형에서는 대합치와의 교합관계 및 인접치 간의 접촉관계를 재현시키고 치형상에서 치은변연을 형성하여 준다.

(6) Di-lok tray techniques

① Di-lok tray에 경석고를 채운다. 그 후 트레이의 경석고가 굳지 않은 상태에서 모형을 넣는다.

② 경석고가 완전히 경화된 후 트레이의 잠금 장치와 curved arm을 제거한다. 그 다음 트레이 기저부의 전방부를 두드려 모형을 빼낸다.

③ 모형의 3/4 정도를 톱으로 자른다.

④ 남은 경석고 모형의 기저부를 부러뜨려 치형을 분리하여 완성한다.

(7) Smartbase를 이용한 작업모형 제작법

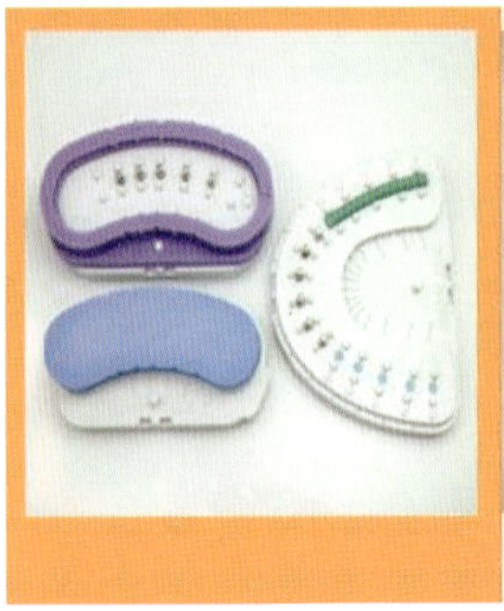
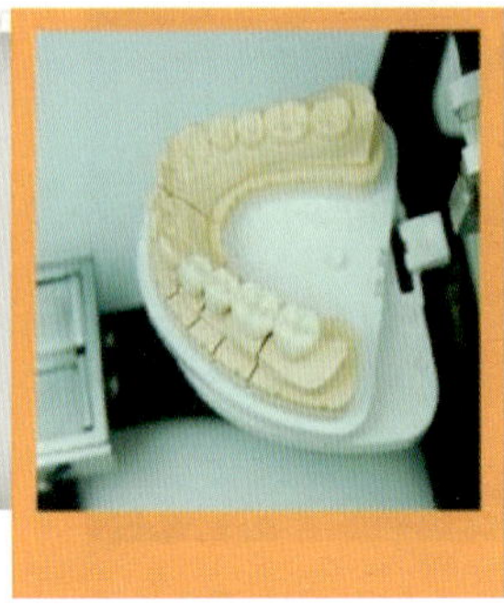
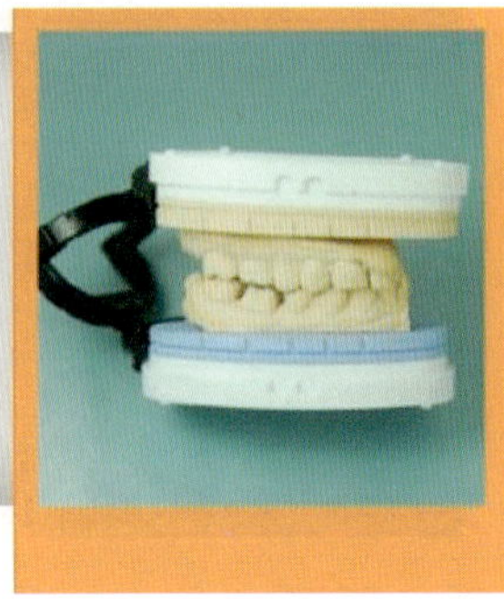
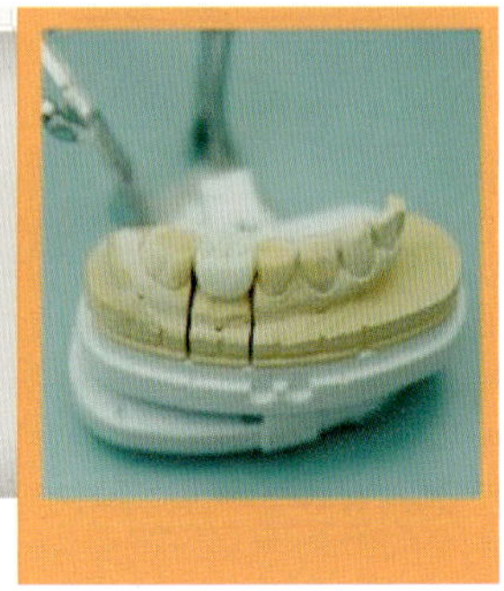

현재 임상에서 많이 적용되고 있는 Smartbase를 이용한 작업모형 제작법은 우리나라에서 개발된 작업모형 제작법으로 많은 장점을 가진 작업모형 제작법이다.

① Smartbase의 종류

01 partial 기성품(좌,우)

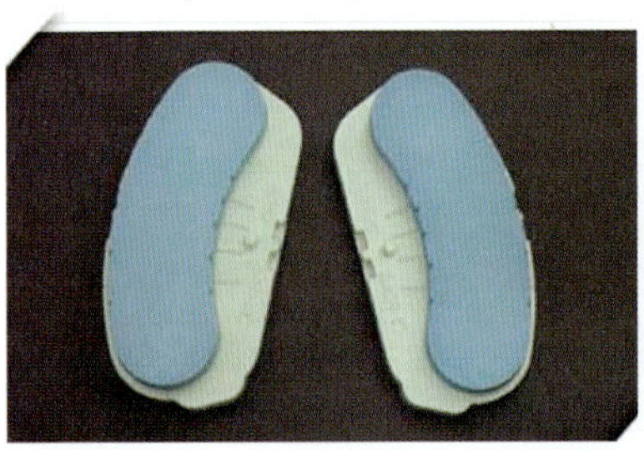

02 Full 기성품(상, 하)

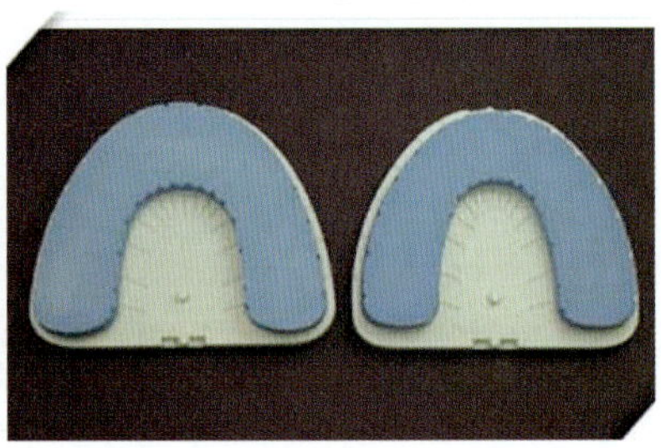

03 Partial Base(좌, 우)

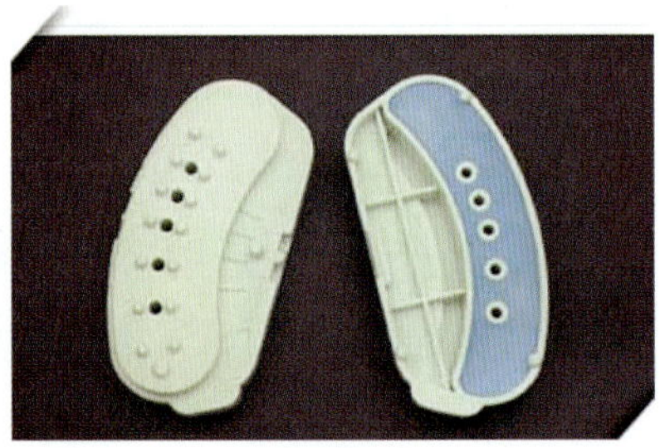

04 Full Base(상, 하)

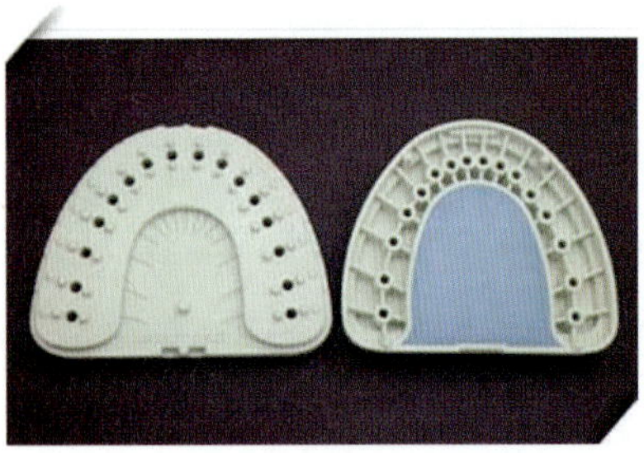

05 Partial Mold(좌, 우)

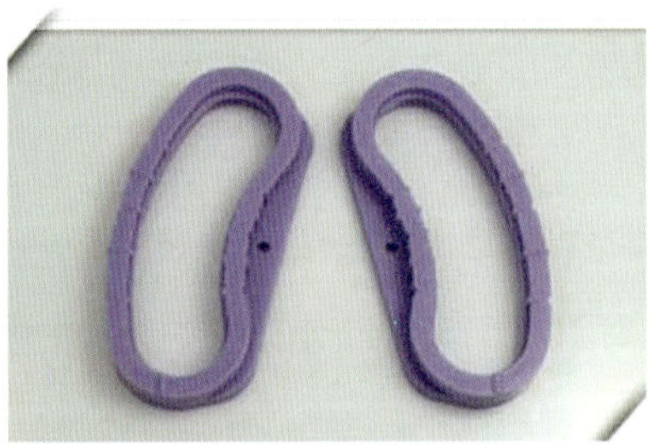

06 Full Mold(상, 하)

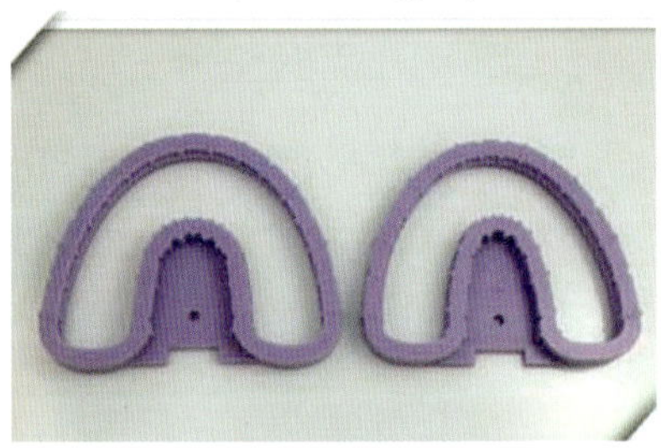

07 Pin

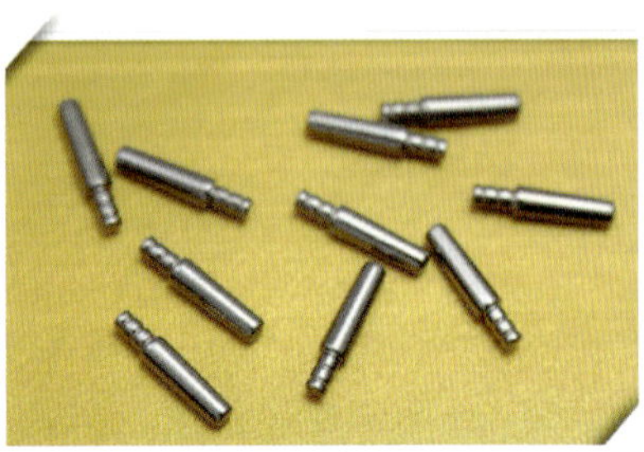

08 Jig

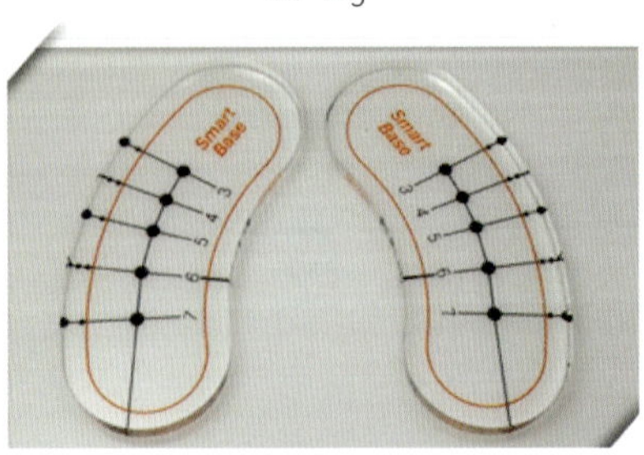

09 Half wax

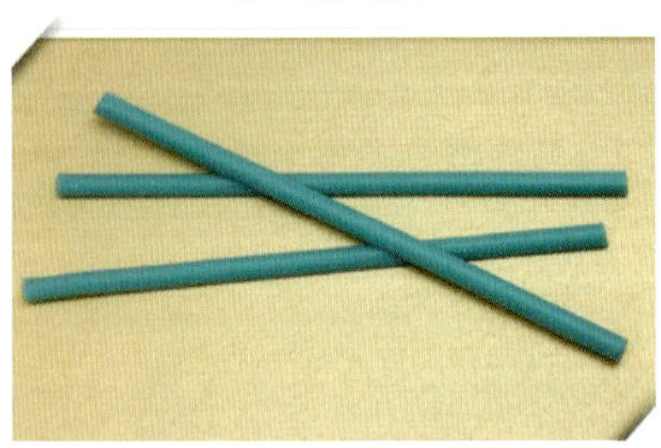

10 Stopper

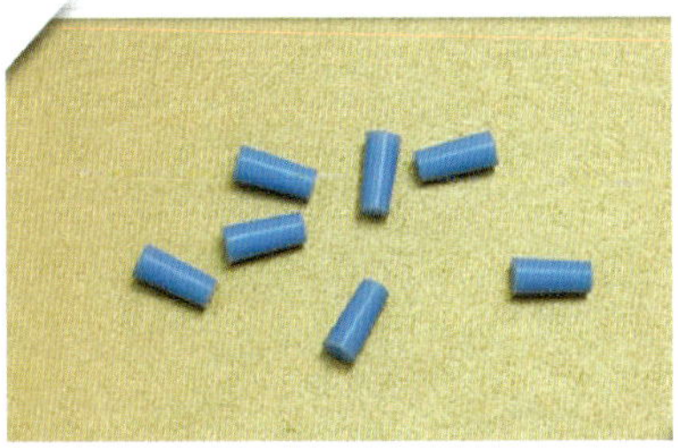

11 401순간접착제

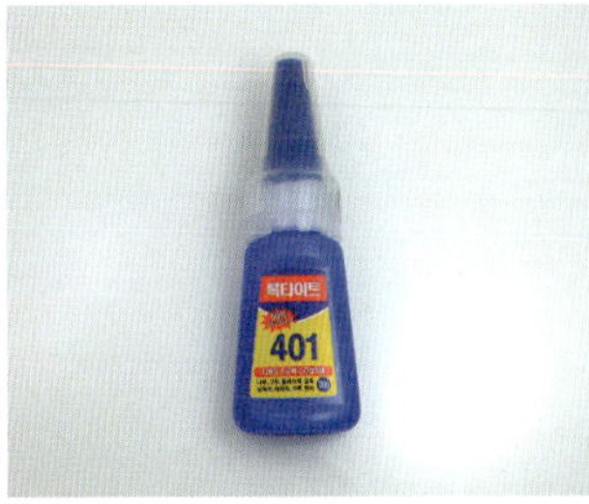

12 석고바

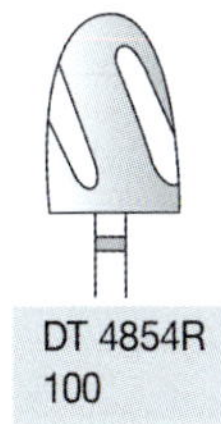

CAD/CAM용 제품

01 Partial 기성품(좌, 우)

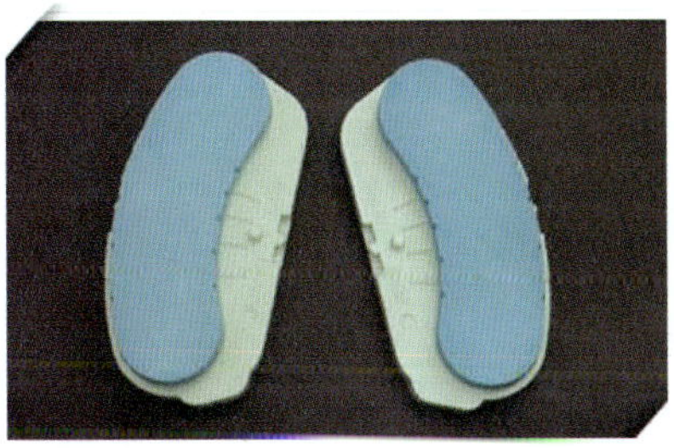

02 Full 기성품(상, 하)

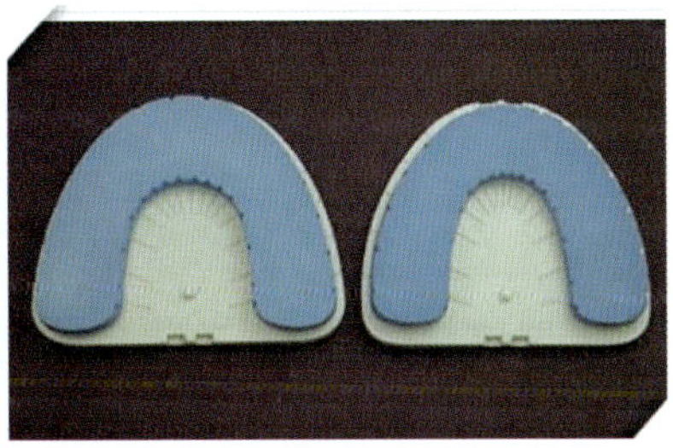

21 Partial Base

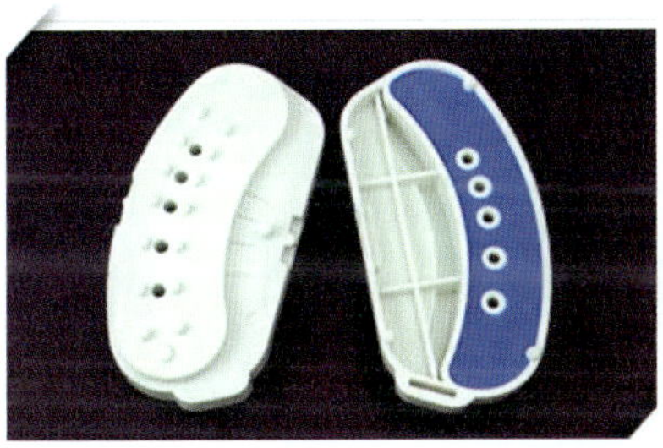

22 Full Base

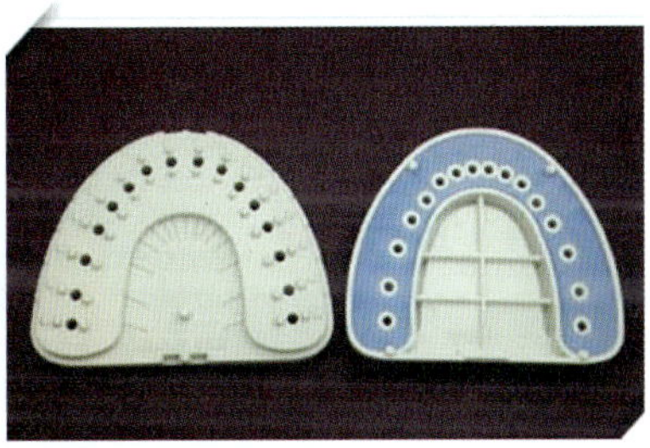

23 Partial 대합치

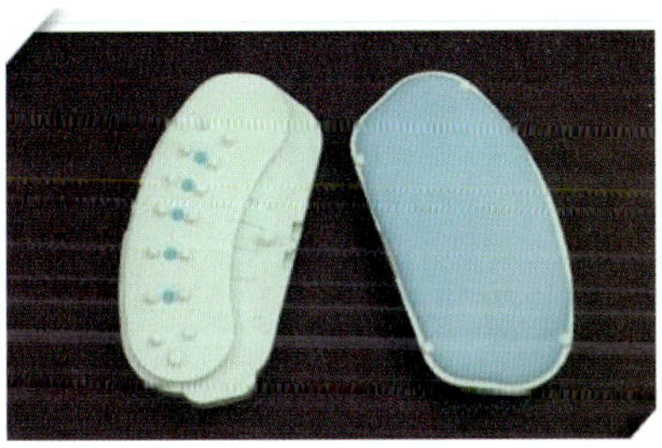

24 Full 대합치(상, 하)

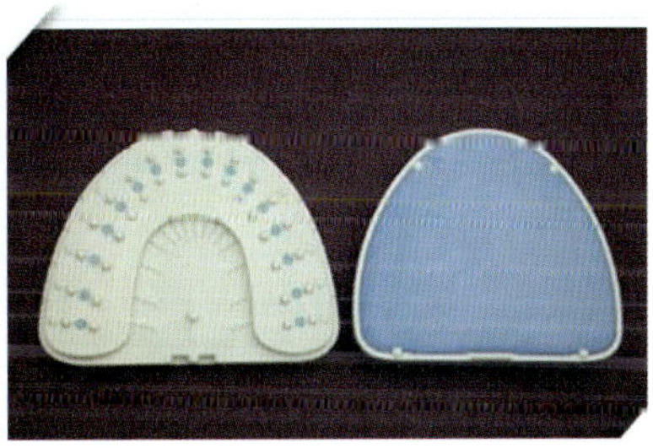

25 Mounting Plate(Partial, Full)

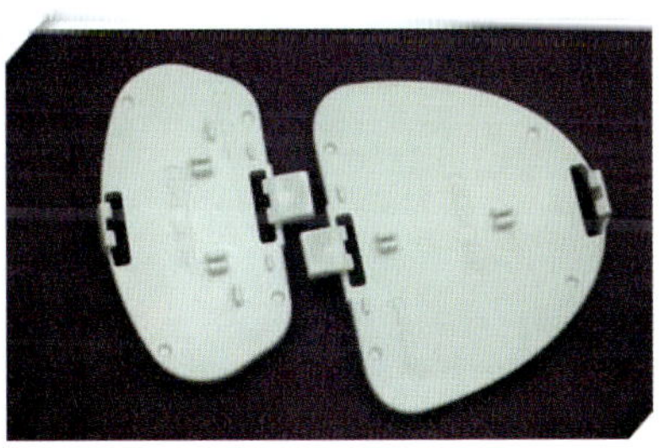

② Smartbase의 장점

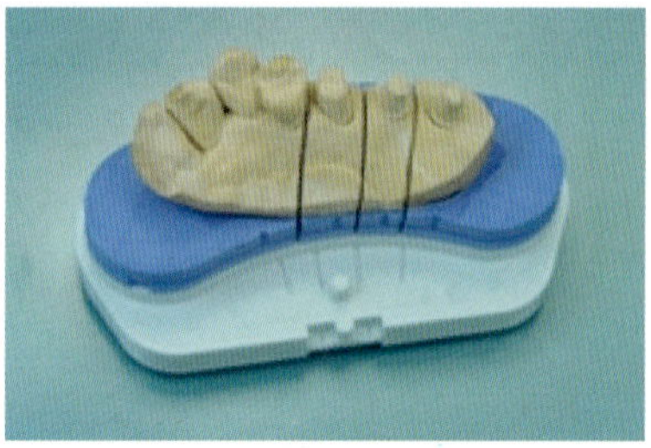

1. 기성품 사용 시 30개 이상의 핀 작업이 30분에 완료됨(순수작업시간 15분 소요)

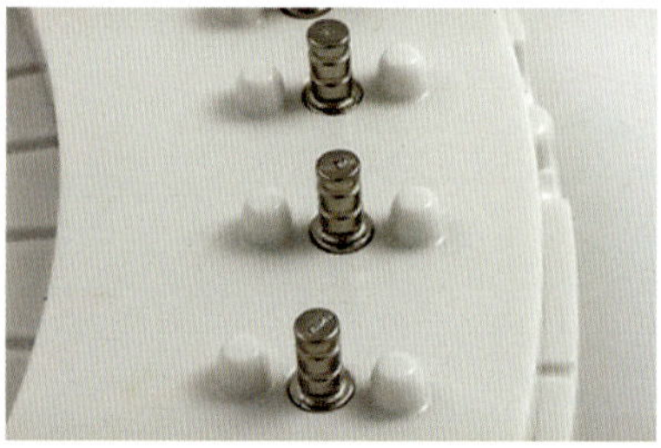

2. 메탈핀 옆으로 2개의 보조핀 있어 회전 방지됨

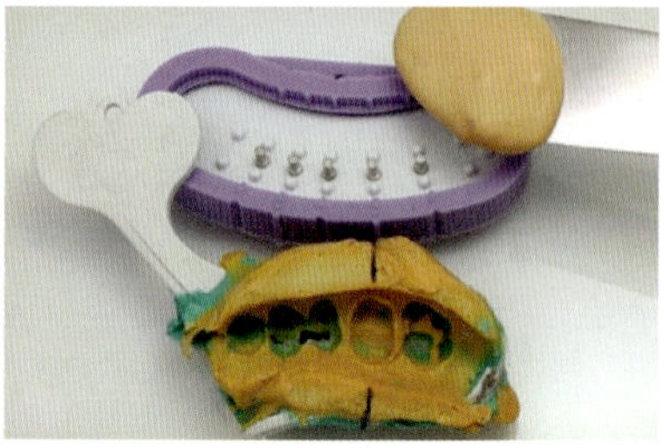

3. 인상체에 경석고의 주입과 동시에 핀 작업이 완료됨

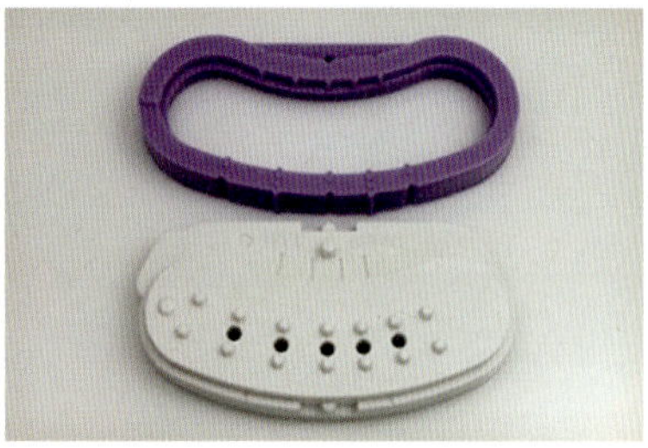

4. 핀 외에 모든 제품이 재활용 가능함

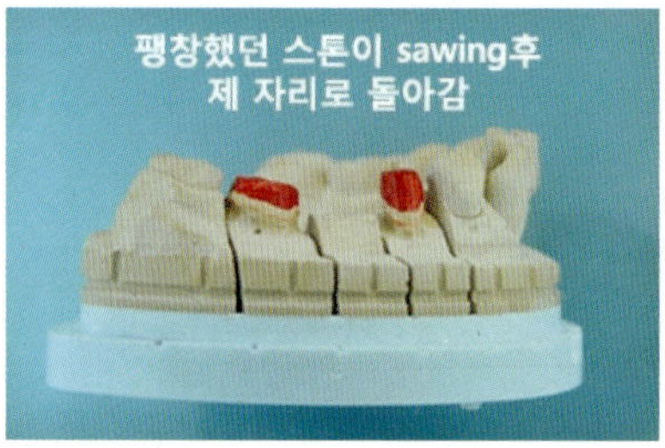

5. 팽창한 경석고가 절단 후 제자리로 돌아감 팽창률 0%

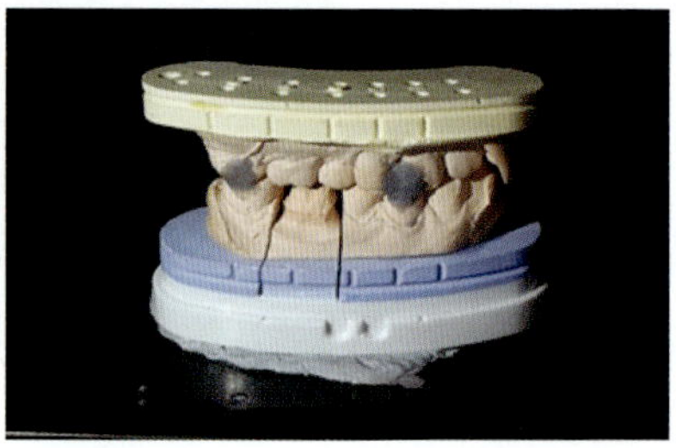

6. 교합기에서 분리 후 스캔하기 쉽고, 정확히 리마운팅이 가능함

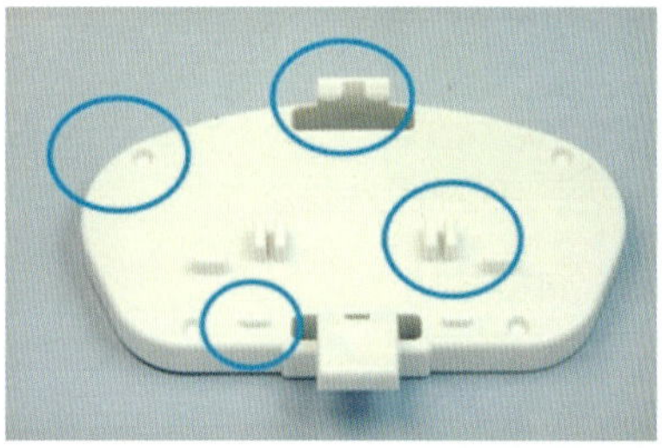

7. Mounting plate 사용 시 정확한 측방 체크 가능하며 마운팅 시간과 석고 절감됨

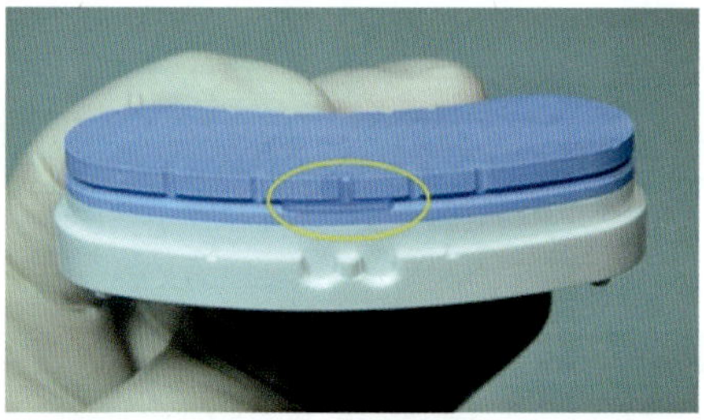

8. 기성품 상부가 석고라 휘지 않아 모형이 분리되지 않음

③ Smartbase를 이용한 제작법

기성품 사용방법

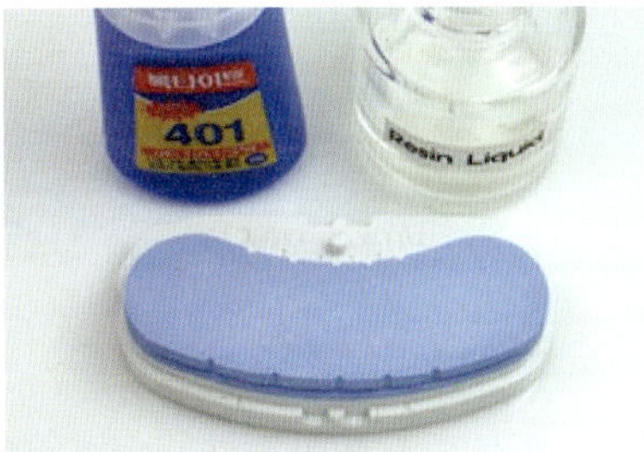

1. 기성품, 401 순간접착제, 레진액 준비

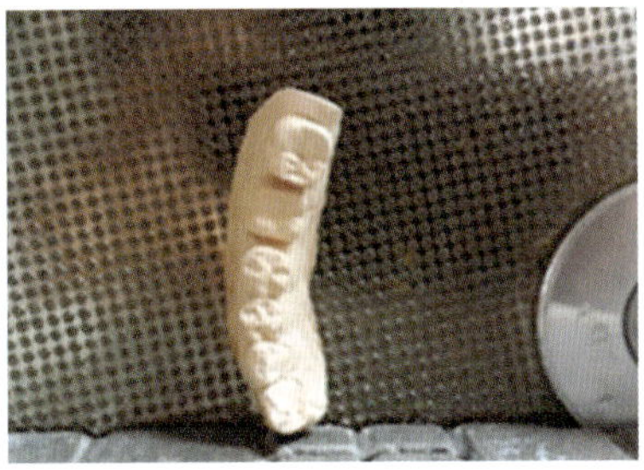

2. 모델 베이스 트리밍

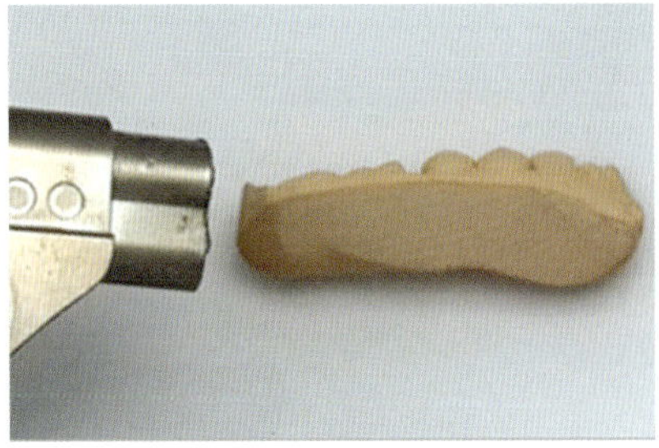

3. 가스토치로 베이스 건조(건조시간 단축)

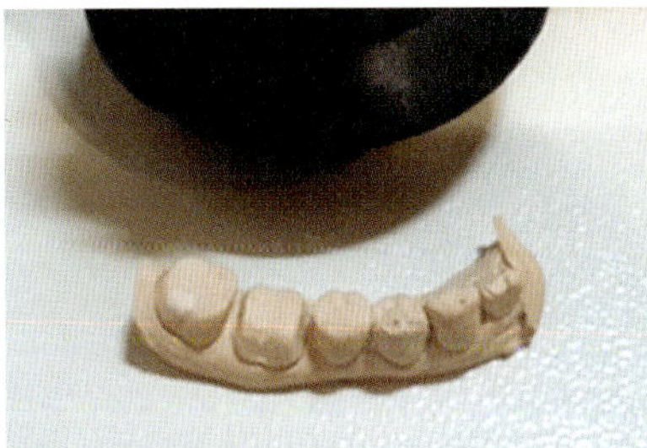

4. 스팀크리너에서 10분 이상 건조

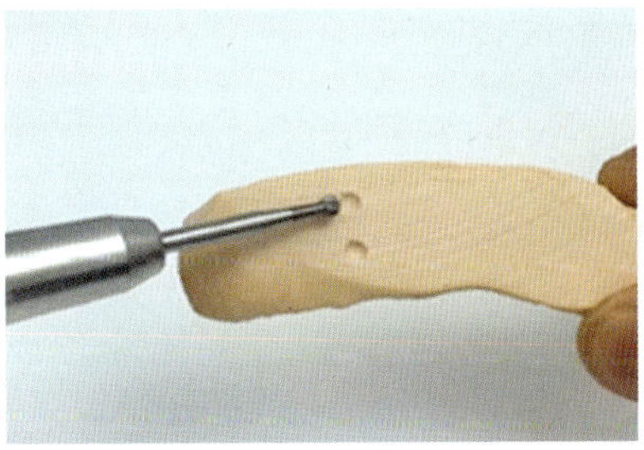

5. #8 버(bur)로 홈 형성(결합력 증가와 분리된 경우 reposition 기능)

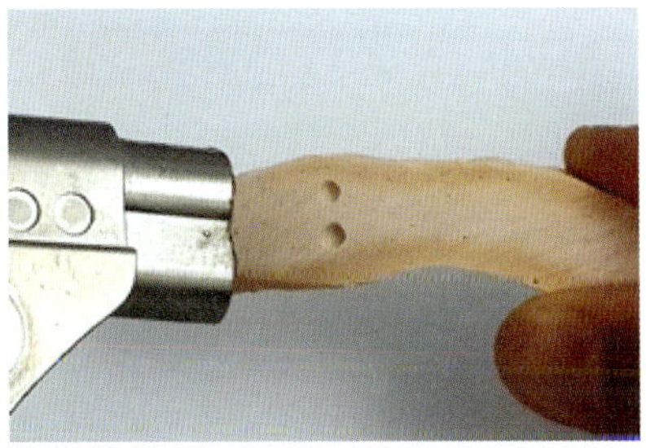

6. 다시 한 번 가스토치로 베이스 건조(건조시간 단축)

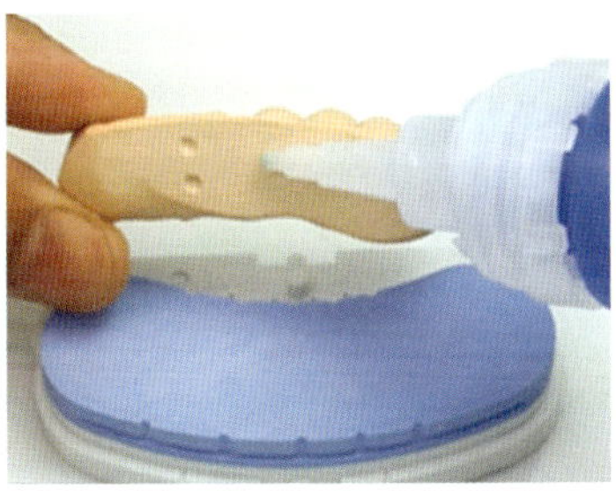

7. 치아 위치 표시에 맞춰 붙임(반드시 401접착제 사용)

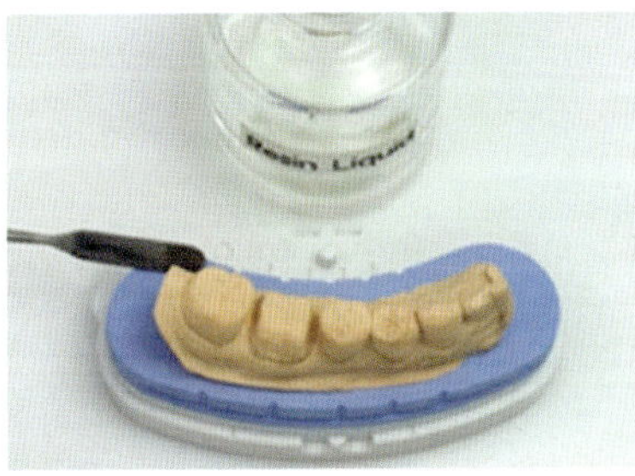

8. 레진액 도포 시 바로 경화됨

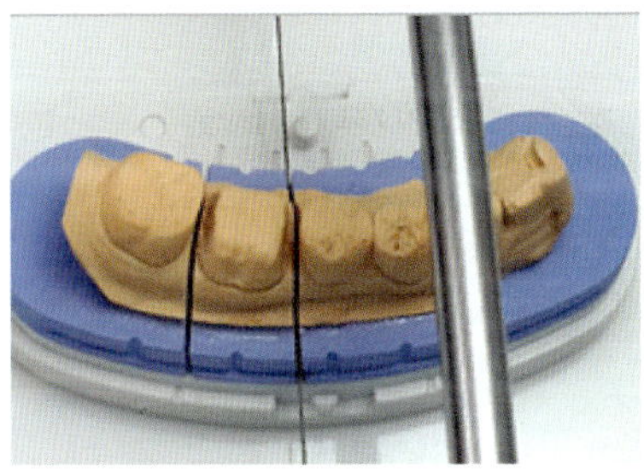

9. 절단선 표시를 참고하면서 톱질함

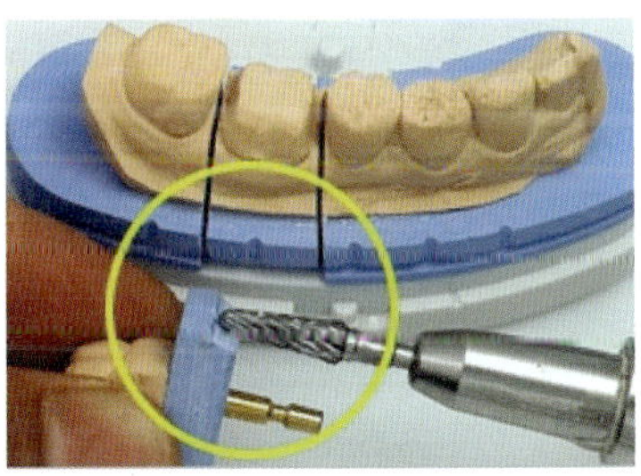

10. 치형 조정(die trimming)하면서 밑부분도 같이 트리밍하면 분리도 쉽고, 위치 확인도 쉬움

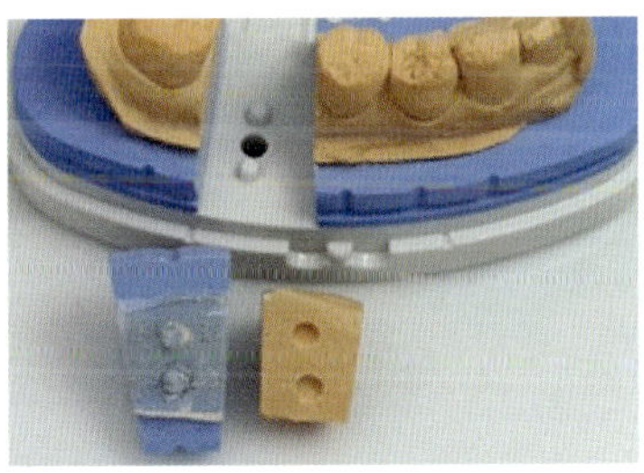

■ 분리된 경우

1. 형성된 홈을 이용하여 정확히 결합 후

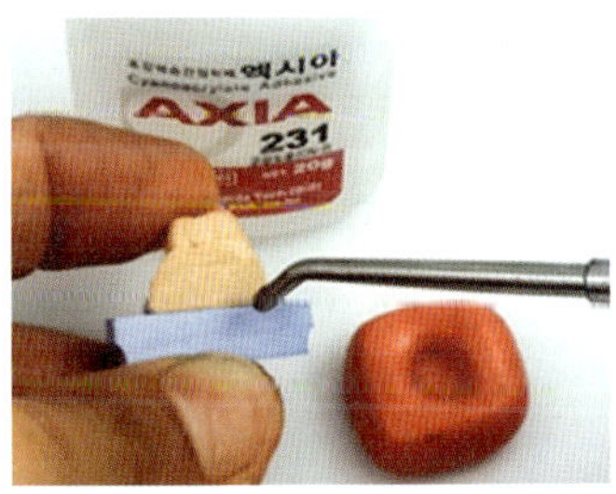

2. 경화되지 않은 순간접착제를 조각도 이용하여 붙이면 안으로 스며들어가 정확하고 강하게 붙음

재활용 기성품 만들어 쓰기

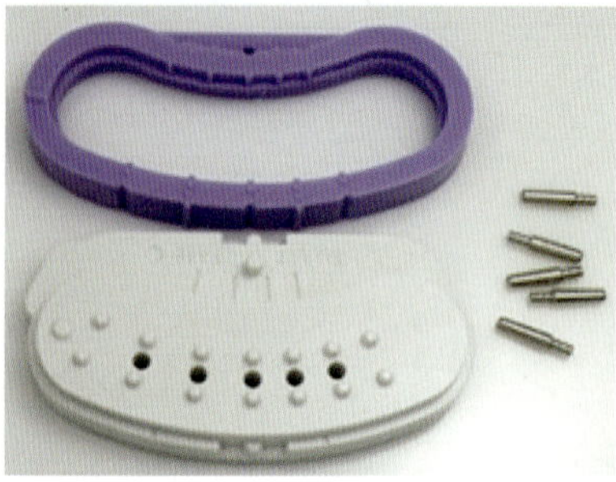

1. 사용했던 base, mold, pin 준비

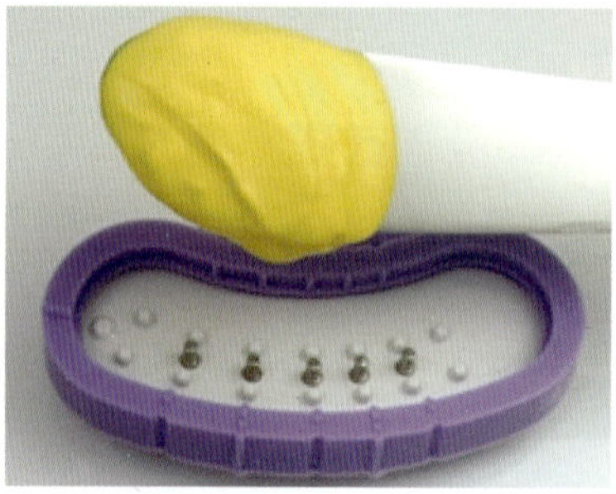

2. Base에 mold, pin 결합 후 경석고를 주입

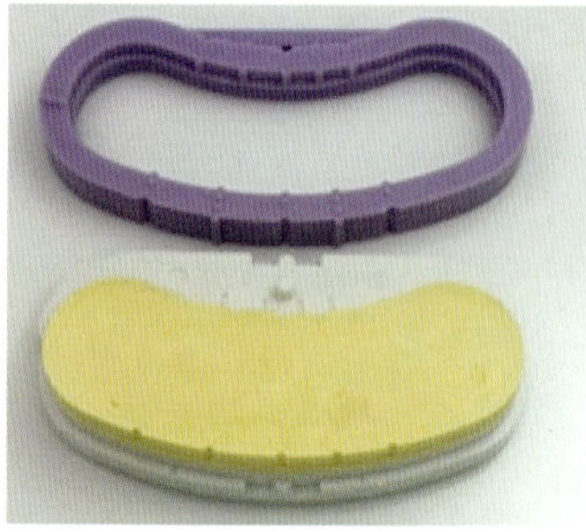

3. 상온에서 경화 후 mold 분리

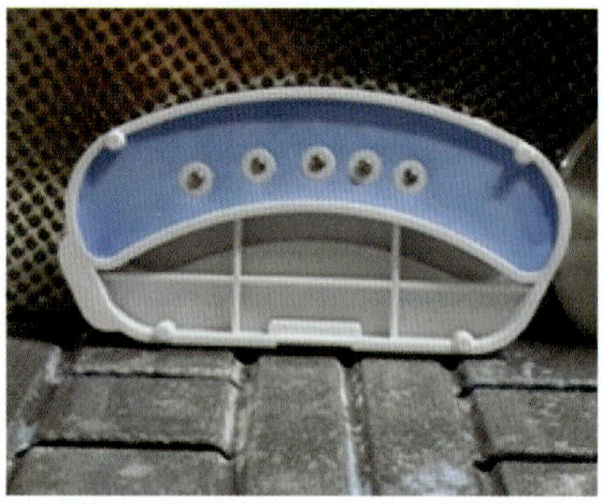

4. 트리밍

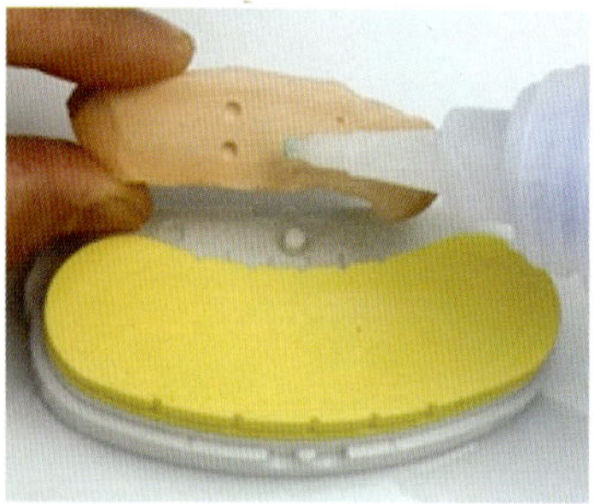

5. 12시간 이상 완전 건조 후 기성품으로 재사용

매몰법(사용방법)

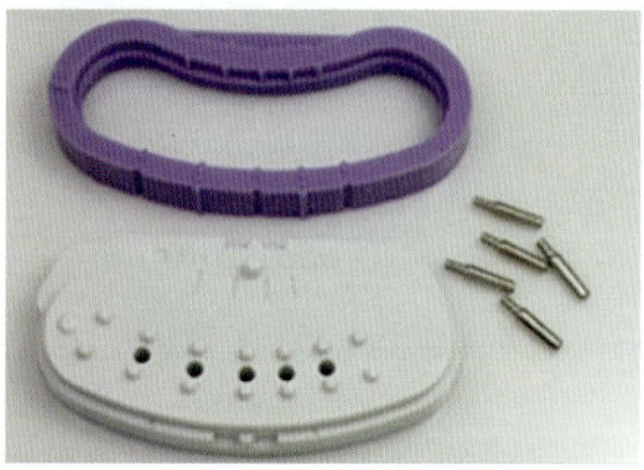

1. Base, mold, pin 준비

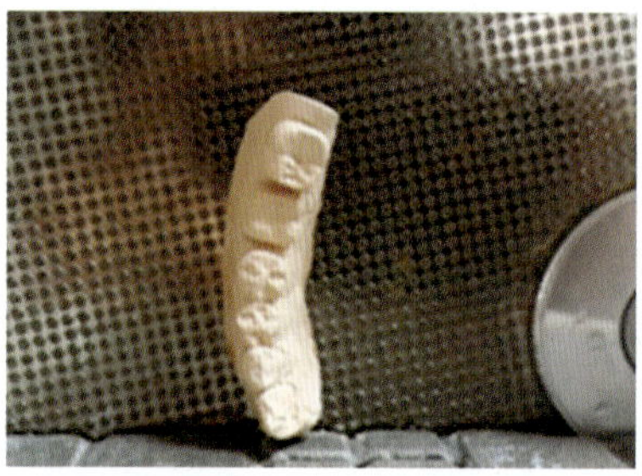

2. Model trimming

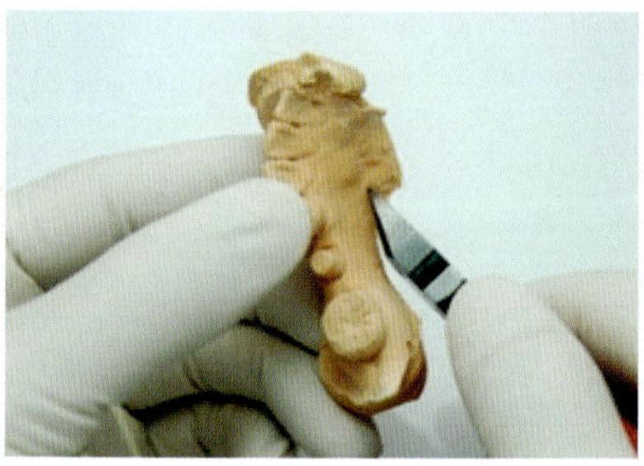

3. 안쪽 부분 니퍼로 커팅

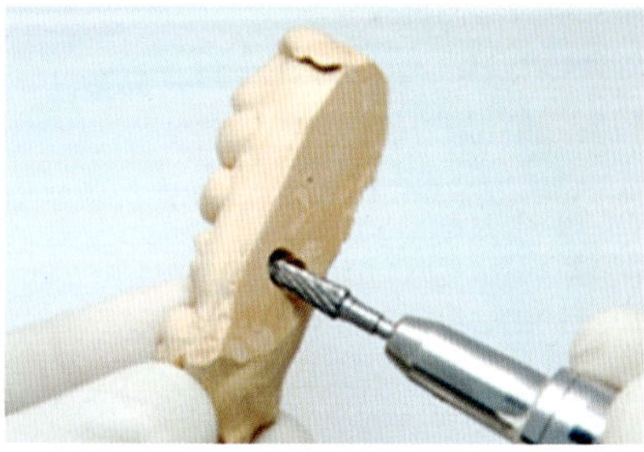

4. 확실한 결합을 원할 경우 지대치 밑에 언더컷 형성

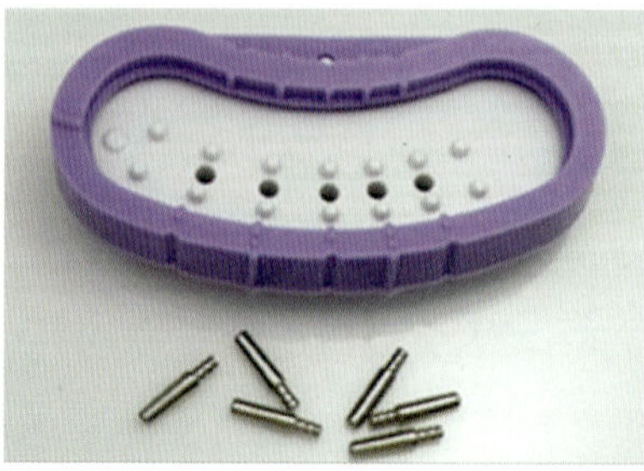

5. Base에 mold와 pin 식립(살짝 누름)

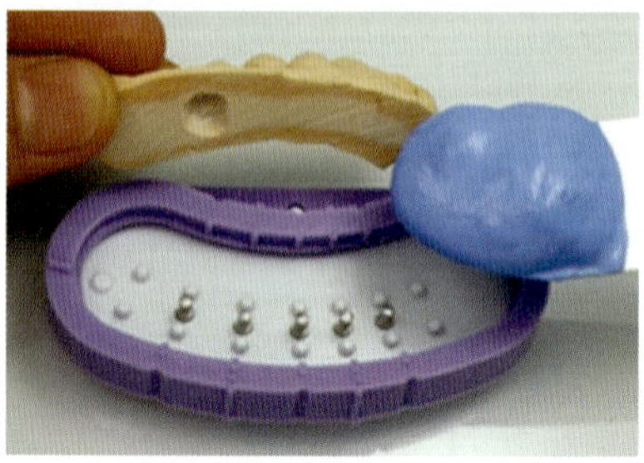

6. 경석을 주입하고 치아 표시에 맞춰 모형을 올려놓음

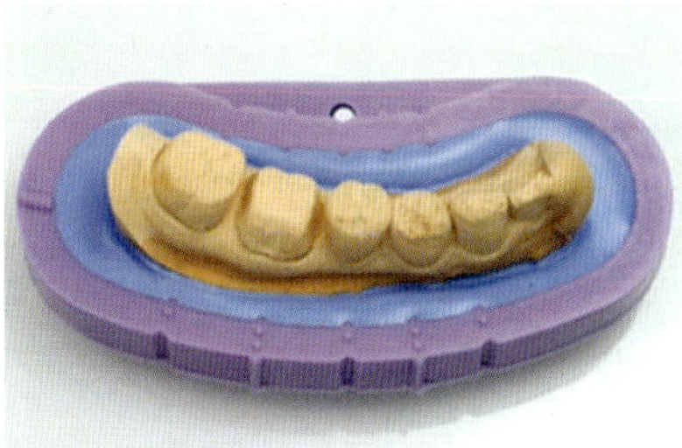

7. 상온에서 경화(뜨거운 스팀크리너에서 경화 시 변형됨)

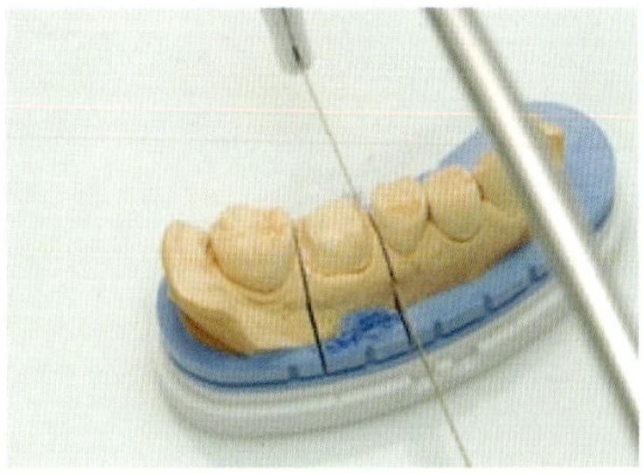

8. 절단선, 핀 위치 표시를 참고 하면서 절단

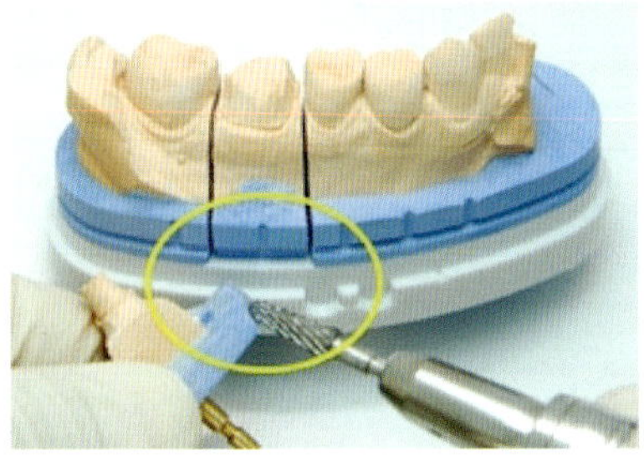

9. 치형 조정(die trimming)하면서 밑부분도 같이 트리밍하면 턱이 생겨 분리도 쉽고, 위치확인도 쉬움

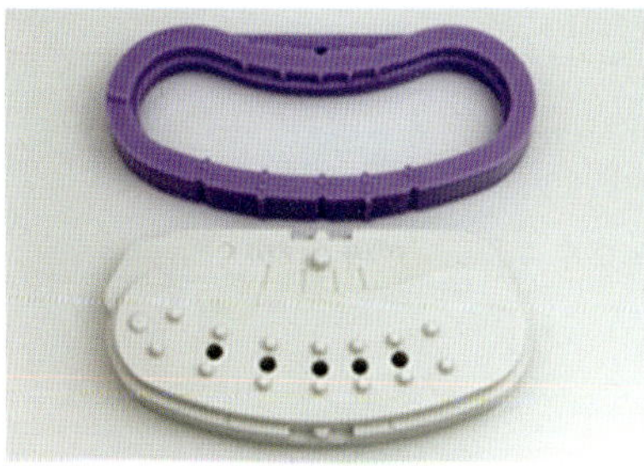

■ 재활용 ■

Base, mold 반복하여 재활용 가능

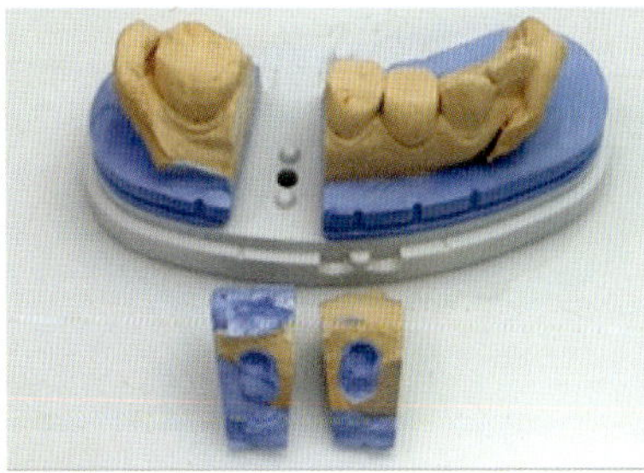

■ 분리된 경우 ■

1. 모형을 정확히 결합 후

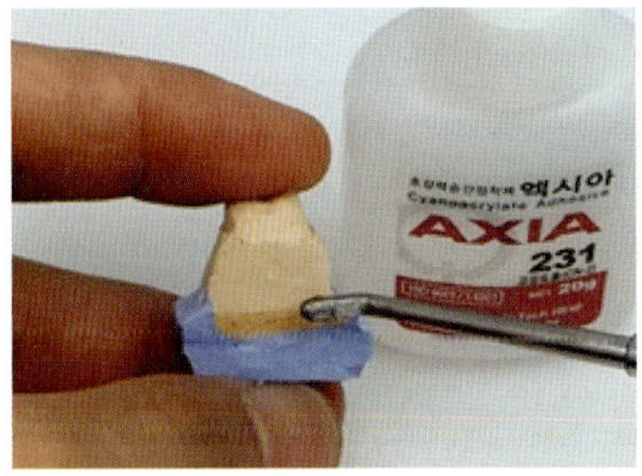

2. 경화되지 않은 순간접착제를 조각도 이용하여 붙이면 안으로 스며들어가 정확하고 강하게 붙음

CAD/CAM(기성품사용의 예)

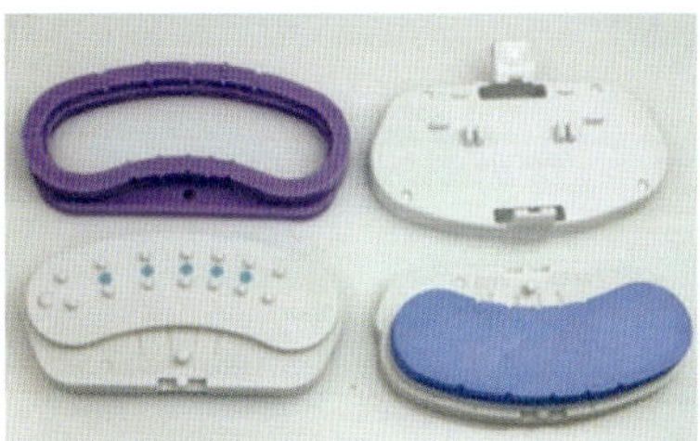

1. 기성품, 대합치 base, mold, mounting plate 준비

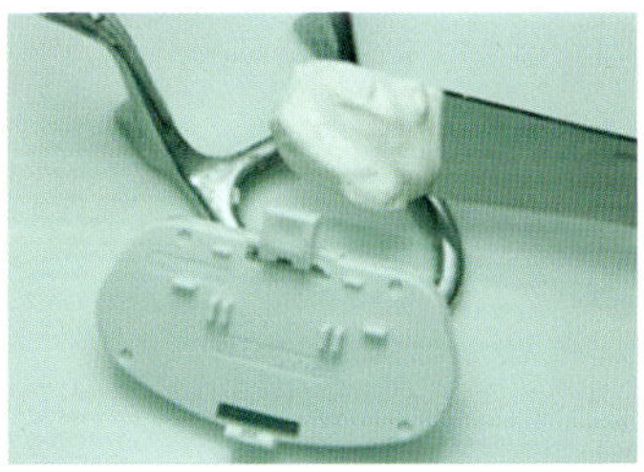

2. 교합기에 mounting plate 결합

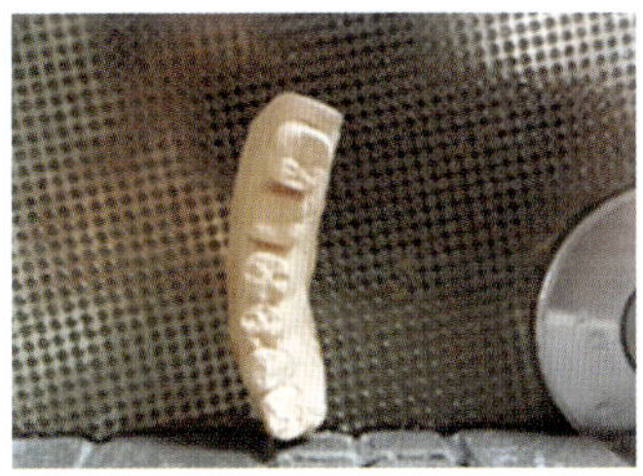

3. Model trimming

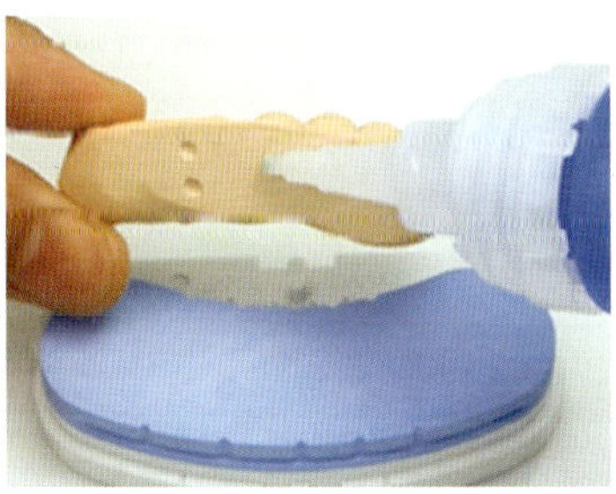

4. 모형을 401순간접착제로 기성품에 붙임

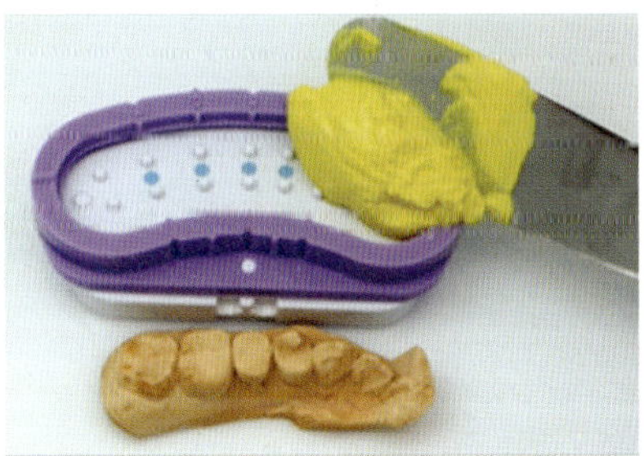

5. 대합치 base에 mold를 끼우고 석고를 주입

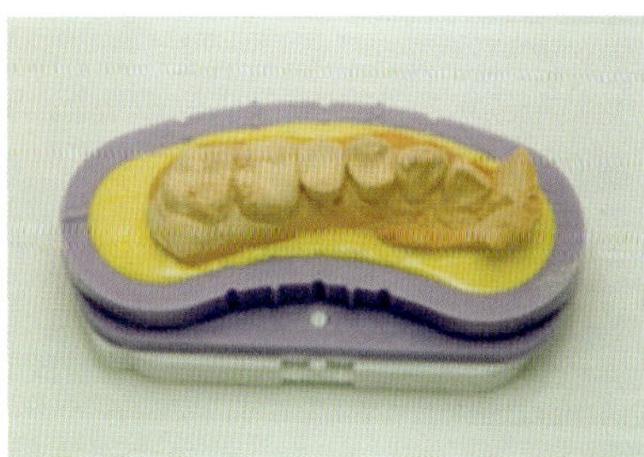

6. 대합치를 올려놓음

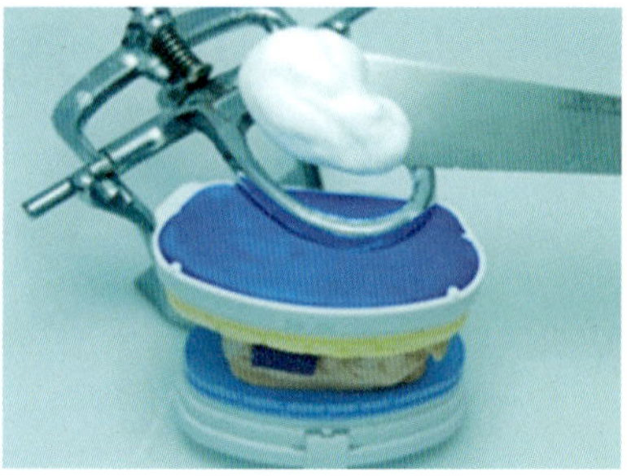

7. Mounting plate에 base 체결 후 마운팅

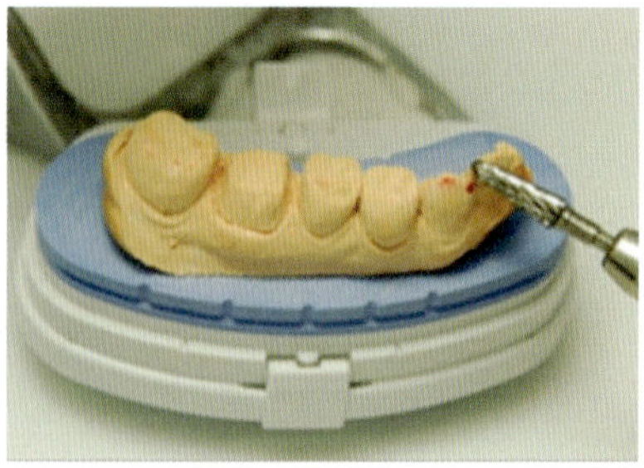

8. 정확한 교합점을 찾아줌

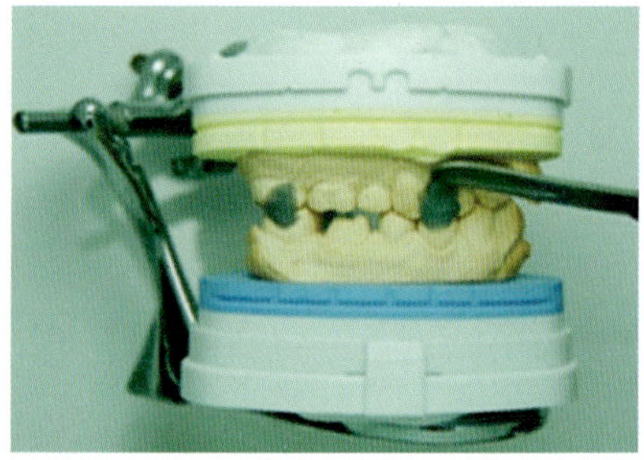

9. Sticky wax로 고정

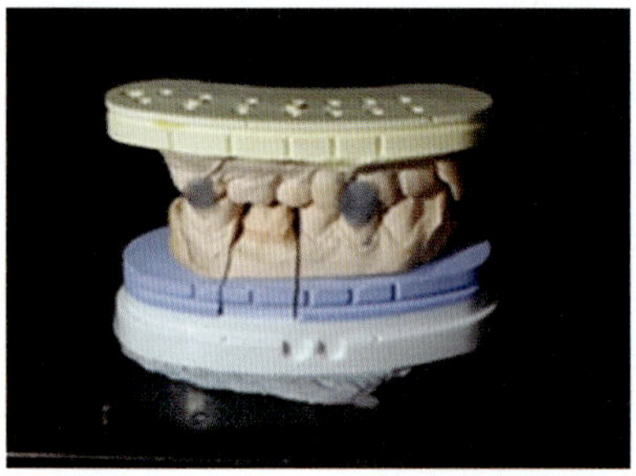

10. 교합기에서 모델 분리 후 스캔

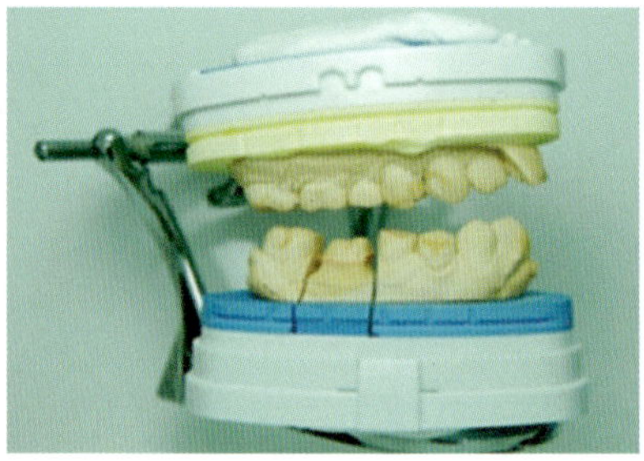

11. 정확하고, 간편하게 리마운팅 후 마무리

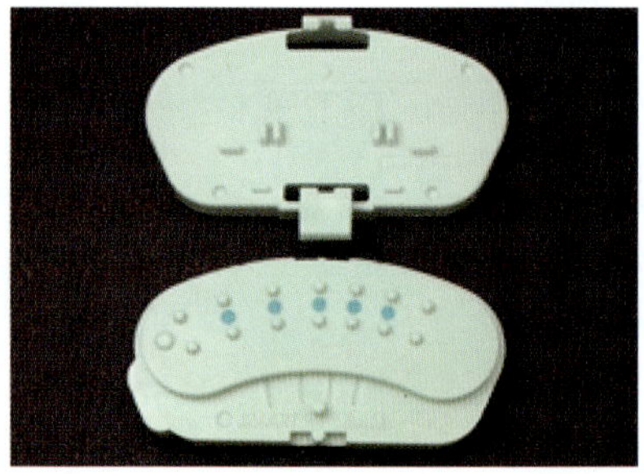

재활용 : 대합치 base, mounting plate 반복 재활용이 가능

원스텝(사용방법)

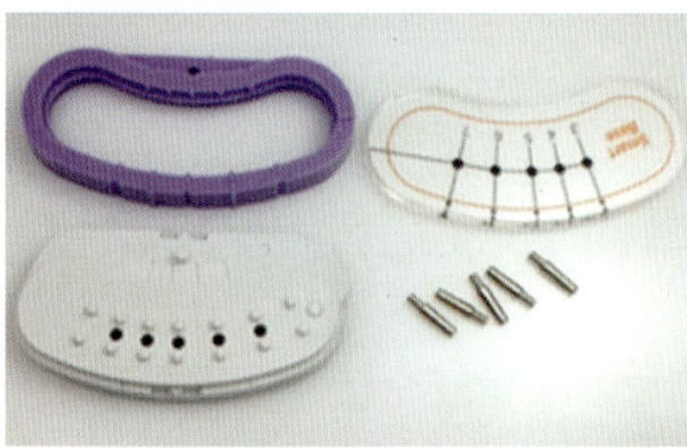

1. Base, mold, jig, pin 준비

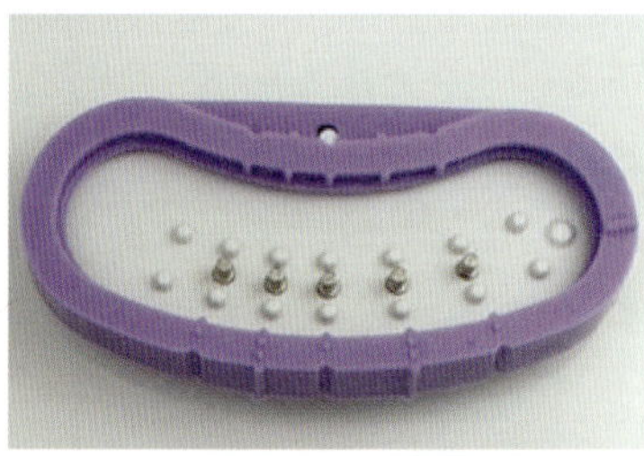

2. Base에 mold, pin식립(살짝 누름)

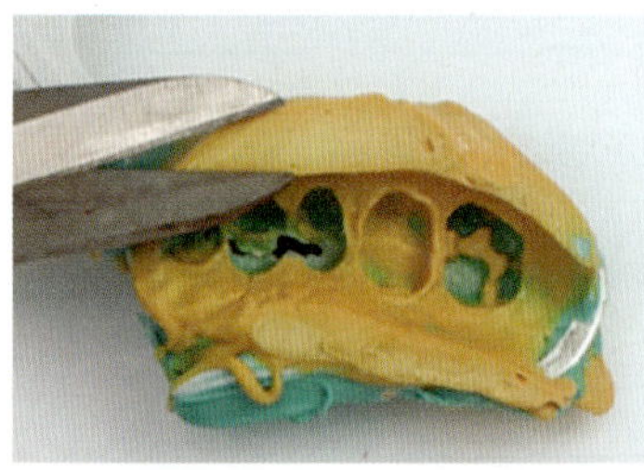

3. 치경선에서 5 mm 정도 위를 가위로 제거

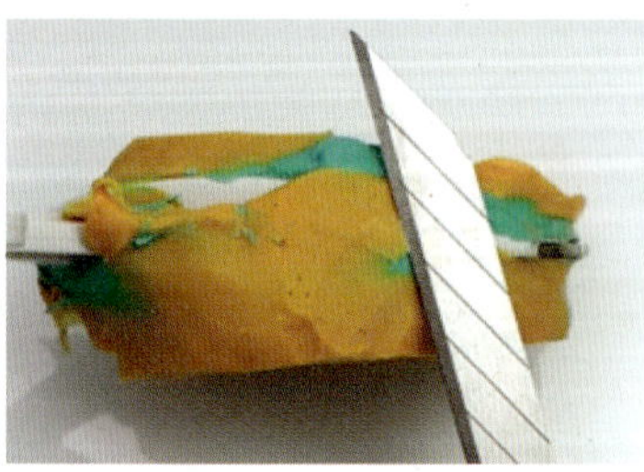

4. 협측을 칼로 제거

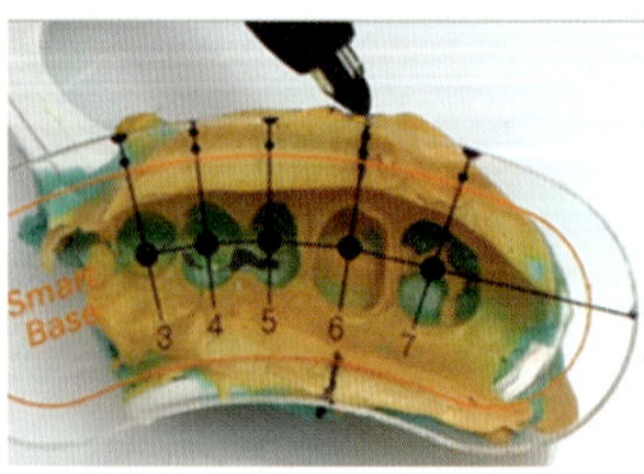

5. Jig점이 지대치 중앙에 오도록 하고 항상 6번 협-설쪽에 선을 표시

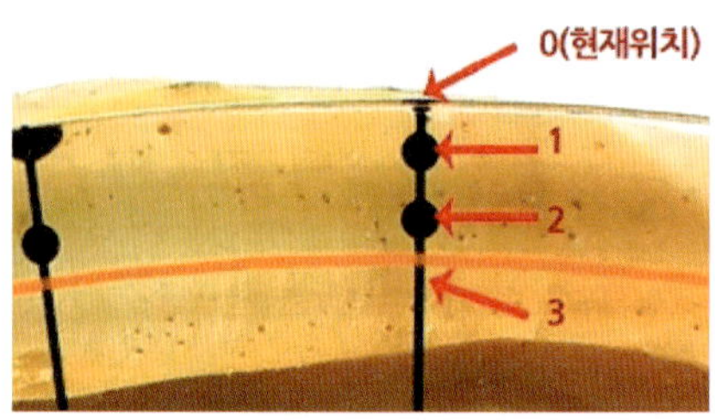

6. 인상체가 jig의 6번 끝에 위치하므로 협측에 숫자 0기록

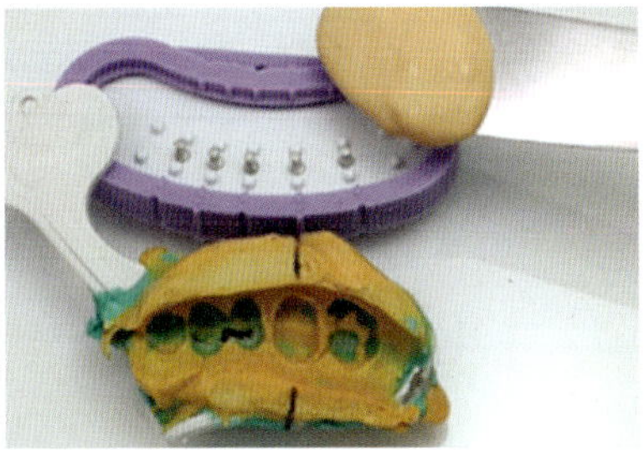

7. 인상체와 mold에 석고를 주입

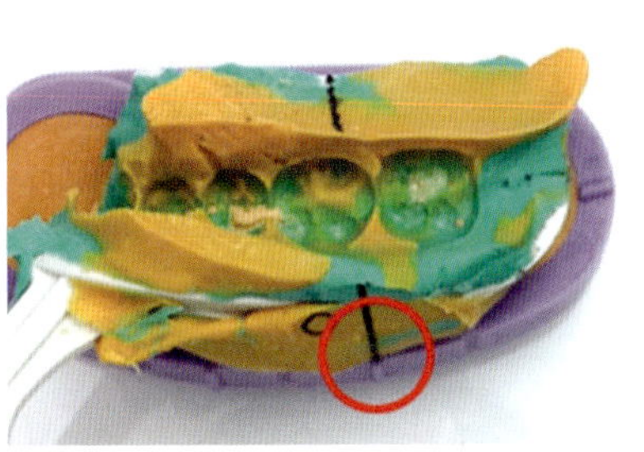

8. 숫자가 0이므로 인상체 협측 선을 mold 6번 끝에 일치시킴

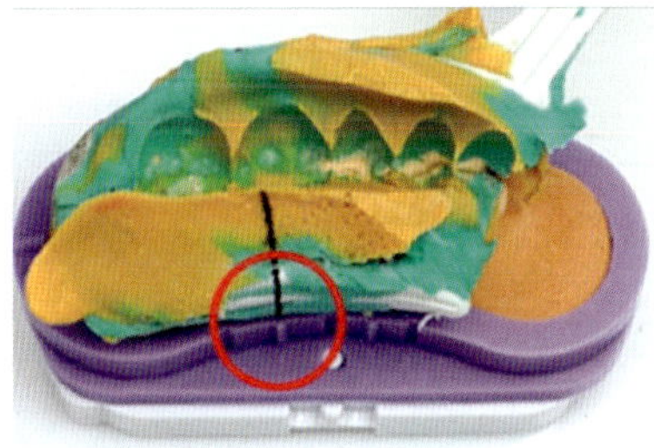

9. 설측 표시선을 mold에 표시된 6번에 위치시킴

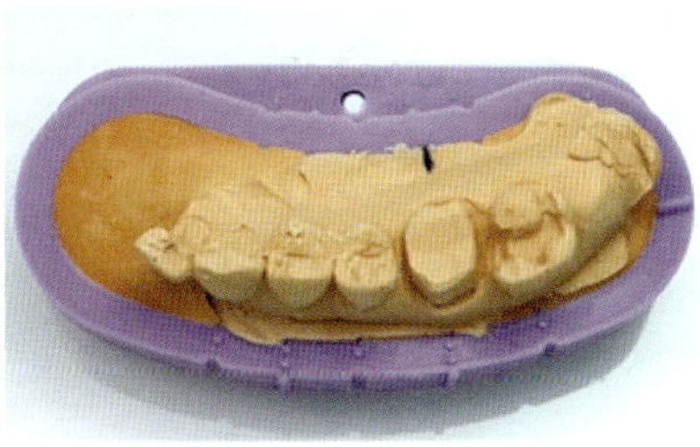

10. 경석고 경화 후 인상체 분리하고 mold 분리

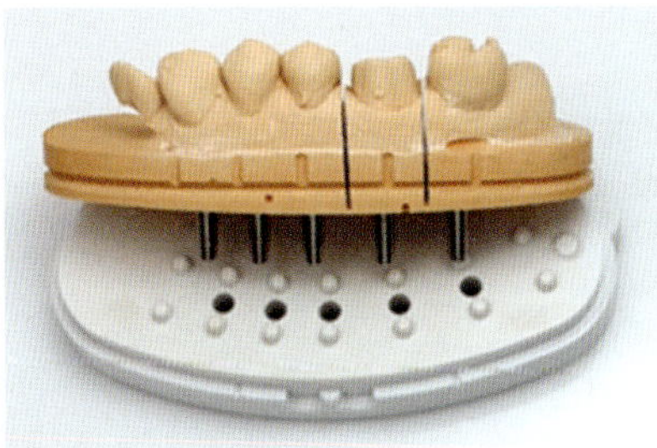

11. Base 재활용 시 수평홈 부분까지만 절단

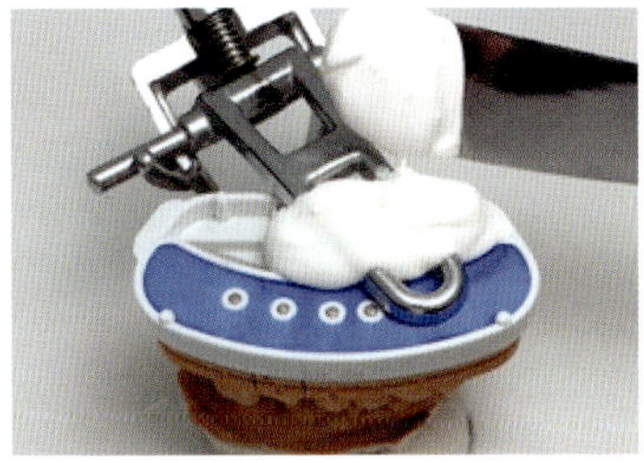

12. Model mounting

④ Jig 사용방법

사례 1. 지대치가 제2소구치인 경우

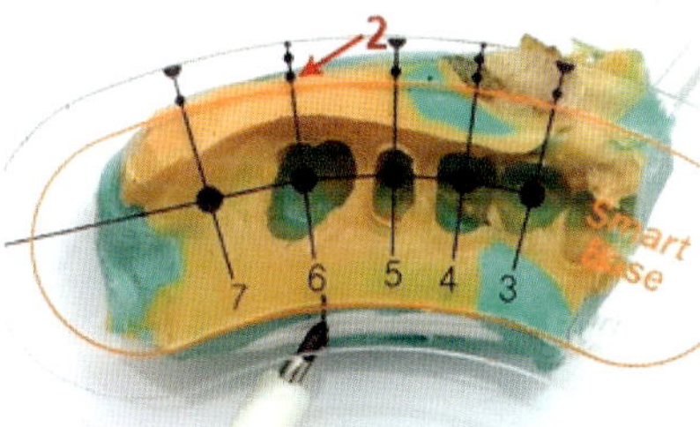

1. Jig점이 지대치 5번 중앙에 오도록 하고 항상 6번 협설쪽에 선을 표시하고, 인상체 끝이 두번째 점에 오므로 숫자2 기록

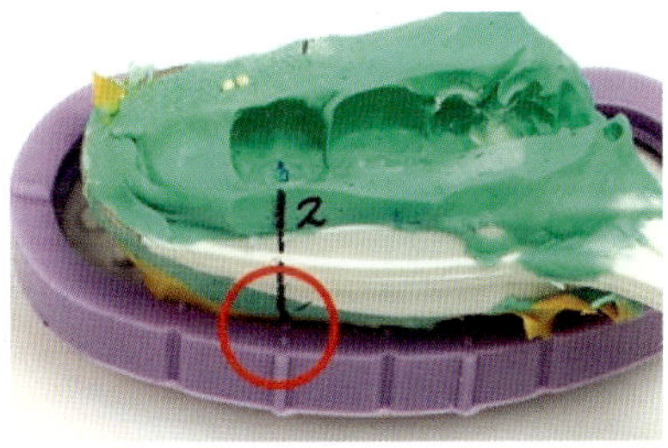

2. 인상체 끝을 mold의 6번 두번째 점에 위치시킴

사례 2. 지대치가 제2대구치인 경우

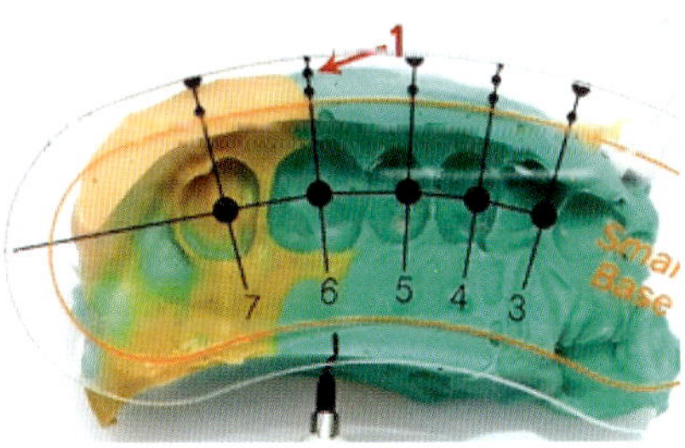

1. Jig점이 지대치 7번 중앙에 오도록 하고 항상 6번 협설쪽에 선을 표시하고, 인상체 끝이 첫번째 점에 오므로 숫자1 기록

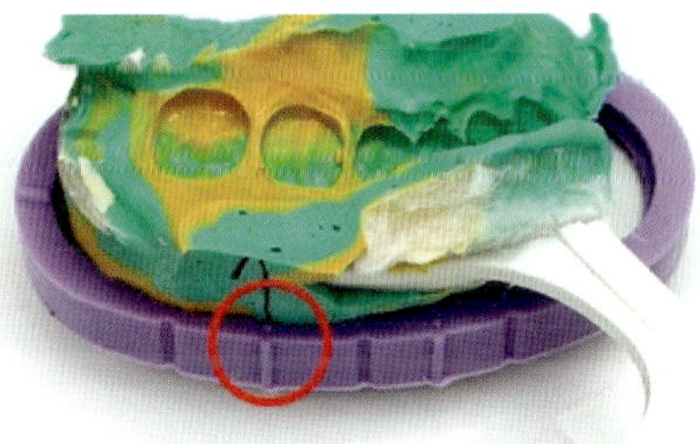

2. 인상체 끝을 mold의 6번 첫번째 점에 위치시킴

⑤ Smartbase를 이용 시 주의사항

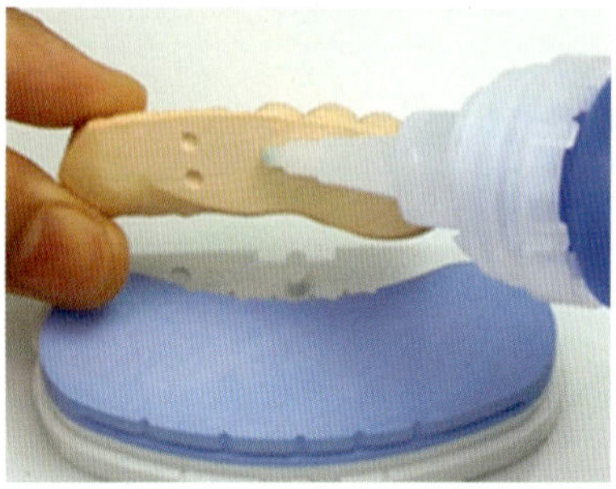

2. 모델을 기성품에 붙일 때 401접착제 사용(홈형성을 위해)

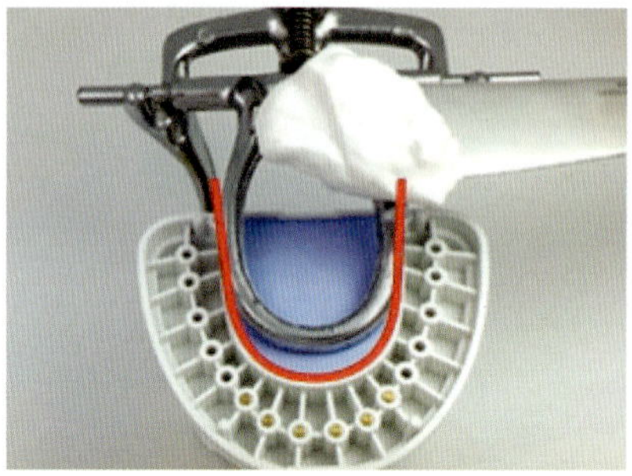

3. 마운팅할 때 가능한 석고가 빨간선을 넘어가지 않게 주의

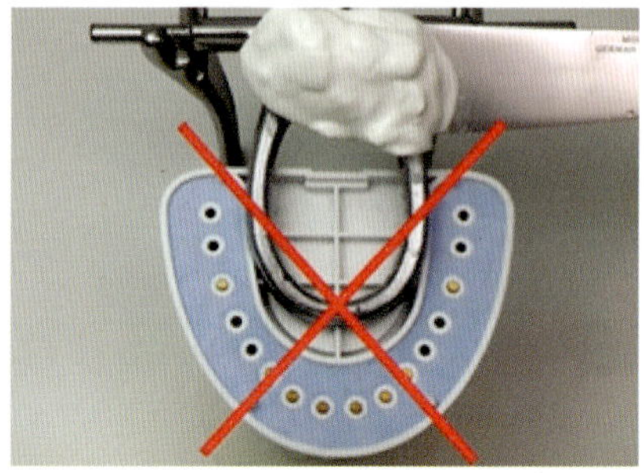

4. CAD/CAM용 전악 base를 교합기에 직접연결 시 변형 (반드시 mounting plate 사용)

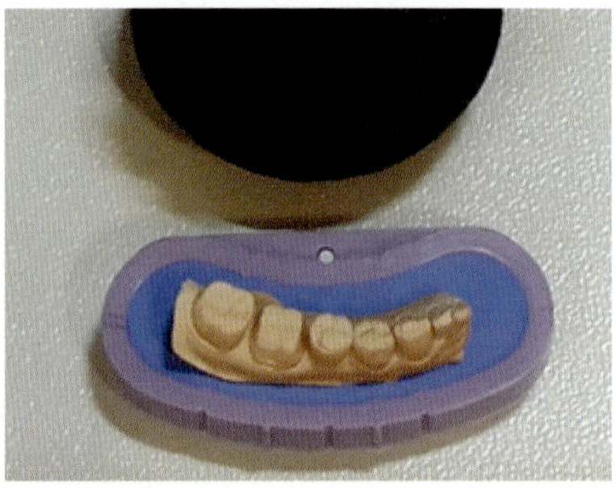

5. 경석고 경화 시 뜨거운 스팀크리너에 올려 놓으면 변형

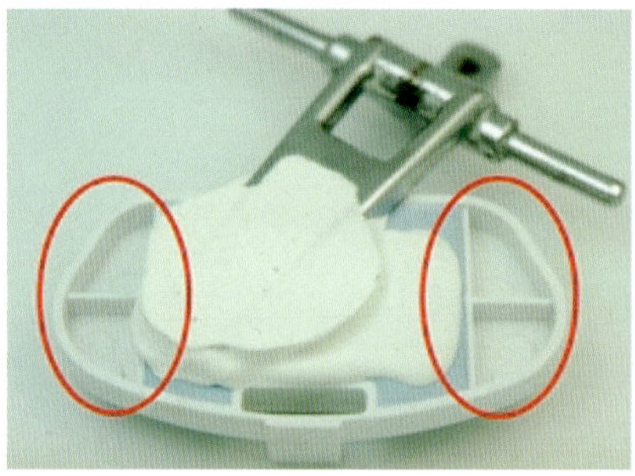

6. 마운팅할 때 양옆에 석고가 들어가면 오차가 발생

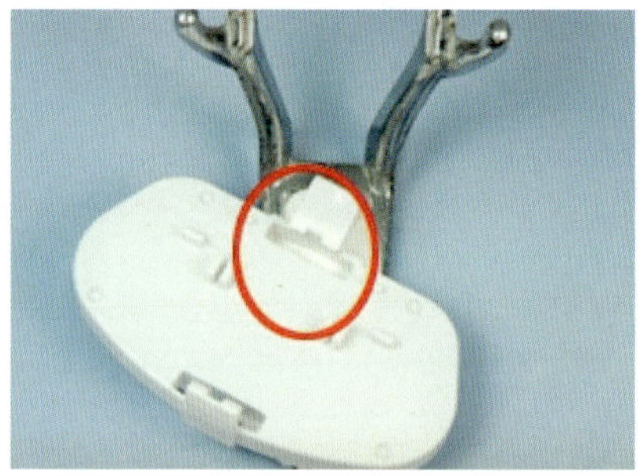

7. 마운팅할 때 석고가 위로 올라오지 않도록 주의

사용 TIP

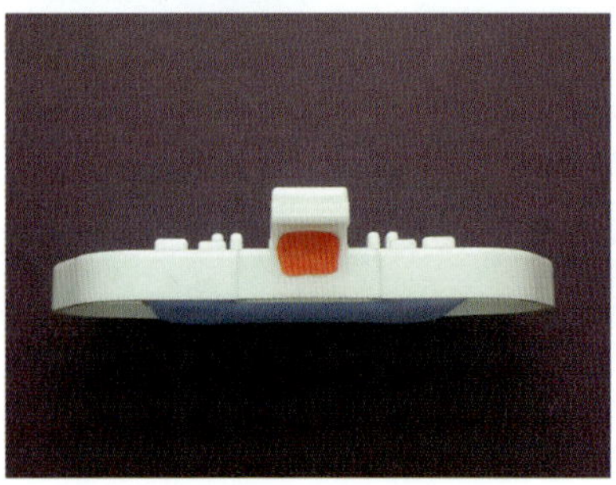

1. 손잡이 경계 부위를 패턴레진으로 보강 시 더 오랫동안 사용가능

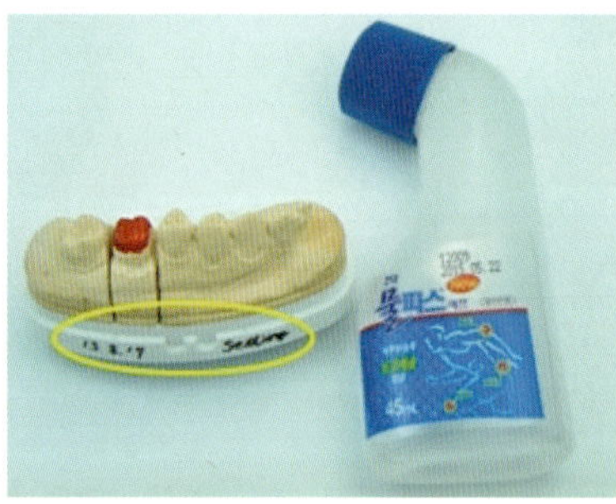

2. Base 재활용 시 유성펜은 물파스로 깨끗하게 지워짐

스마트베이스 개발자 : ㈜ 예스바이오골드, 서울.

4-3 변연(finishing line, margin)

변연이란 치아의 삭제되지 않은 면(uncut surface)과 보철물이 이행되는 부위 또는 지대치의 삭제되지 않은 면(uncut surface)과 삭제된 면(cut surface)이 이행되는 부위를 말한다.

보철물의 종류에 따라 지대치 형성이 다르게 결정되는데, 제작하고자 하는 보철물의 종류와 재료의 특성에 따라 적절한 변연의 종류를 선택하여야 한다. 변연 형성에 있어서 중요한 점들은 보철물을 어디까지 연장할 것인가 하는 문제와 그 보철물이 어디에서 유지되는가가 결정을 한다.

부정확한 변연의 적합은 치주 질환의 원인이 되므로 정확한 변연을 제작하는 능력은 치과기공사가 지녀야 할 중요한 요건이다.

1. 변연의 분류

1) 형태에 따른 변연의 종류

(1) Feather or knife edge

이 형태는 지대치 형성 끝 부위의 치아 표면 외형에 의한 cavosurface angle로 인해 빈약한 변연을 만드는 것으로 지대치 형성이 쉽고 치질의 삭제량이 최소이므로 치아 구조의 보존에는 좋은 형태이나 치관보철의 변연이 매우 얇아지므로 하악 대구치와 같이 심하게 설측으로 경사졌을 경우의 전부 주조관 제작에 많이 사용된다.

(2) Shoulder

이 변연은 지대치의 치은 부분에 선반이나 일정한 폭을 갖는 계단 형태로 형성되는 형태로 치질의 삭제량이 많기 때문에 치질의 보존에 문제가 있지만 보철물 변연의 두꺼운 두께 때문에 정확하다. 이 변연은 도재관이나 레진관의 제작에 사용된다.

(3) Beveled shoulder

이 변연은 cavosurface angle을 따라서 비스듬히 잘라 낸 shoulder의 변연이다. 이 변연은 금속소부도재관의 순측 변연의 형태로 이용된다. 치질 삭제량이 가장 큰 변연의 형태로써 triangular zone이 생겨 금

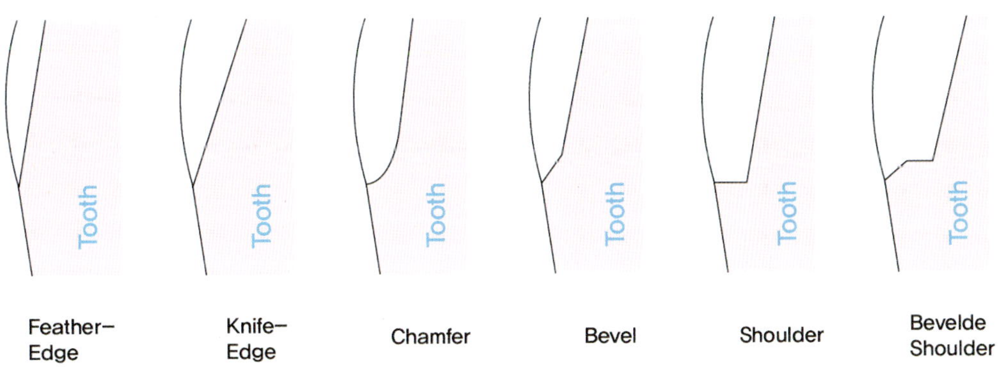

그림 4-26 형태에 따른 변연의 종류

속의 변형이 적고, porcelain을 위한 room space가 증가되고 변연(margin)의 적합이 좋으며, porcelain이나 resin veneered crown의 변연(finishing line, margin)으로 사용된다.

(4) Chamfer

곡선의 경사를 갖는 변연의 형태로 알맞은 chamfer는 다른 변연의 형태보다 양호하고 독특한 응력의 분배를 가져오고 납형의 제작을 용이하게 해준다.

이 변연은 금속주조관이나 금속 소부 도재관의 설측 변연 형태로 이용된다.

(5) Bevel

지대치와 주조체의 적합 상태를 양호하게 하는 목적으로 주조체를 변형시키는 힘에 대한 저항성이 증가되므로 주로 인레이(inlay)나 온레이(onlay)에 사용한다.

금합금 치관보철(gold crown)의 변연은 chamfer가 이상적이고 knife edge도 양호하다.

지대치가 경사졌을 경우에는 직선으로 형성한다.

2) 위치에 따른 gingival margin의 종류

변연의 형성은 생물학적인 관점에서 치주 조직의 건강 상태에 많은 영향을 미친다.

변연은 가급적이면 치은 연상에 위치하는 것이 좋으나 모든 경우에 있어서 치은 연상에 변연을 설정하는 것이 가능하지 않다.

(1) 치은 연하 변연(subgingival finishing margin)

치경부에 우식이나 마모가 있는 경우, 치경부 과민성을 조절할 필요가 있는 경우, 치아의 길이가 충분하지 않을 경우, 도재용착주조관 or 도재소부금속관(PFM) 제작시 심미적인 요구 등에 의하여 치은 연하 0.2~0.5 mm에 설정하는 것으로써, 특히 심미적인 이유로 치은 연하 변연을 형성할 경우 충분한 삭제 및 정확한 인상을 통해 과풍융되지 않도록 하여야 하며 치경부 외형(emergence profile)이 자연치의 모양과 일치하도록 제작하여야 한다.

(2) 치은 연상 변연(supragingival finishing margin)

치은 연상부에서 1.0~1.5 mm에 위치하는 형태로써 변형이나 찢어짐 없이 쉽게 인상을 채득할 수 있고, 변연의 위치가 치은(gingival) 상방에 있으므로 청소하기가 쉬워 치경우식증(cervical caries)을 예방하기 쉽고 변연적합이 쉬워 위생적이나 변연이 노출되기 쉽고 유지력이 약하다.

(3) Equigingival margin(gingival crest margin)

변연을 치은정(gingival crest)과 동일선상에 위치시킨다.

4-4 치형(die)

형성된 개개 지대치의 정확한 인상을 채득하여 여기에 강도가 높은 치형(die) 제작용 재료로 만든 지대치의 양형을 말한다. 치형은 납형을 형성하고 주조체의 적합도를 보고 연마하기에 충분한 강도를 가진 재료로 만들어야 한다.

치형은 개개 치아의 개인 트레이를 사용하여 인상을 채득한 후 제작할 수도 있고, 치열 인상용 개인 트레이를 이용하여 인상을 채득한 후 만들 수도 있다.

1. 치형의 종류

1) Stone die(complete stone die, stone with dowel pin extension)

체적의 안정성이 좋고 제작이 간편하며 비용이 저렴하고 사용하기가 편리하지만, 낮은 마모 저항으로 조심스럽게 다루지 않으면 손상될 수 있다.

2) Amalgam die

제작 과정이 복잡하다. 간편하고 다양한 치형 제작용 재료가 많이 개발되어 현재는 거의 사용되지 않는다.

3) Electroplating die(copper plated, silver plated)

인상체에 은이나 구리를 도포하는 것으로써 전기 전도체를 만들기 위해 도금할 부위에 미세한 가루의 은이나 흑연을 도포하고 인상체를 전기 도금 수조에 위치시켜 8시간 정도 지나 금속의 응집 피막이 형성되도록 제작된 치형을 말하고, 석고의 낮은 마모 저항을 극복하기 위해 사용되는 것으로써 강도가 높고 우수한 마모 저항을 갖으나 제작시간이 많이 걸리고 특수한 장비가 필요하다.

4) Low fusing metal die

현재에는 거의 사용하지 않는다. (예) mellot's metal

5) Epoxy die

강도가 높아 우수한 마모 저항을 가지나 중합 과정에서 약간의 수축이 일어난다. 동상적으로 수교성 인상재와는 사용하지 않고 고무 인상재에 사용한다.

6) Stone investment die

치형 재료와 매몰재를 적정 비율로 혼합하여 치형을 제작하는 방법으로 치형(die)과 납형(wax pattern)을 함께 매몰하여 사용하므로 납형 제작 시나 매몰재 경화시간 중에 변형 가능성이 거의 없다.

2. 치형(die)의 요구조건

1) 정밀하게 원형을 재현할 수 있어야 한다.
2) 충분히 견고하여야 한다.
3) 면이 매끄러워야 한다.
4) 왁스(wax) 색과 대조적인 것이 좋다.
5) 제작이 간편하여야 한다.
6) 마모에 대한 저항성이 있어야 한다.
7) 인상재에 안정적이어야 한다.
8) 경제적이어야 한다.
9) 가철식 치형(Removable die)의 요구조건
   ① 작업모형상에서 치형은 정확하게 제 위치가 유지되어야 한다.
   ② 치형은 정확한 제 위치에서 안정되어야 한다.
   ③ 치형이 제 위치에 있는 상태에서 모형을 교합기에 쉽게 장착시킬 수 있어야 한다.
   ④ 가철성 치형은 인접치의 방해없이 용이하게 모형으로부터 분리되어야 한다.

3. 경석고 치형 제작법

경석고 치형은 별다른 과정없이 주의깊에 인상체에 주입하면 되므로 그 제작과정이 매우 간편하며 가격이 저렴하고 정확하다. 그러나 조각도나 대합치 모형과의 마찰로 손상이 입기 쉬운 단점도 있다. 그러므로 모형재 혼합시나 주입시에 혼수비를 잘 지켜서 기포가 없도록 잘 혼합한 후 인상체 한 쪽에서 내면을 향하여 서서히 주입하여야 한다.

1) 인상체 내면의 음식물 잔사, 타액, 혈액 등을 green soap나 H_2O_2 용액으로 세척한다.
2) 흐르는 물에 세척한 후 건조시킨다.
3) 정확한 혼수비에 맞추어 물과 경석고를 혼합하는데 혼합시 진공 하에서 기계적인 혼합을 할 경우에는 20초, 진공을 사용하지 않을 경우에는 30초 정도한다.
4) 혼합된 경석고를 인상체의 한 쪽에서 시작하여 일정한 방향으로 흘려 유입시킨다.
5) 치형의 분리는 경석고의 주입 후 최소한 45분이 지나서 실시하고 인상용 컴파운드(modelling compound)로 인상을 떴을 때는 인상체가 탄력성이 없으므로 37.7~48.8℃의 더운물에 약 2~3분 동안 충분히 연화시킨 후 분리하는 것이 좋다.

4. Dowel pin의 종류

1) Single dowel pin
2) Twin dowel pin(그림 4-27)

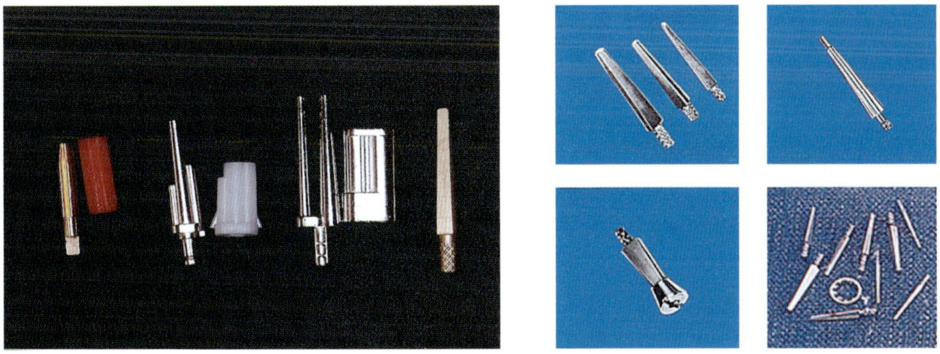

그림 4-27 각종 dowel pin

5. 치형 조정(die ditching/die trimming)

치형의 변연(finishing line)을 노출시키기 위하여 조작하는 과정으로 치은 변연(gingival margin)을 정확히 재현하고 납형을 채득할 때 over margin이나 under margin을 방지하기 위해 하는 과정을 말한다(그림 4-28).

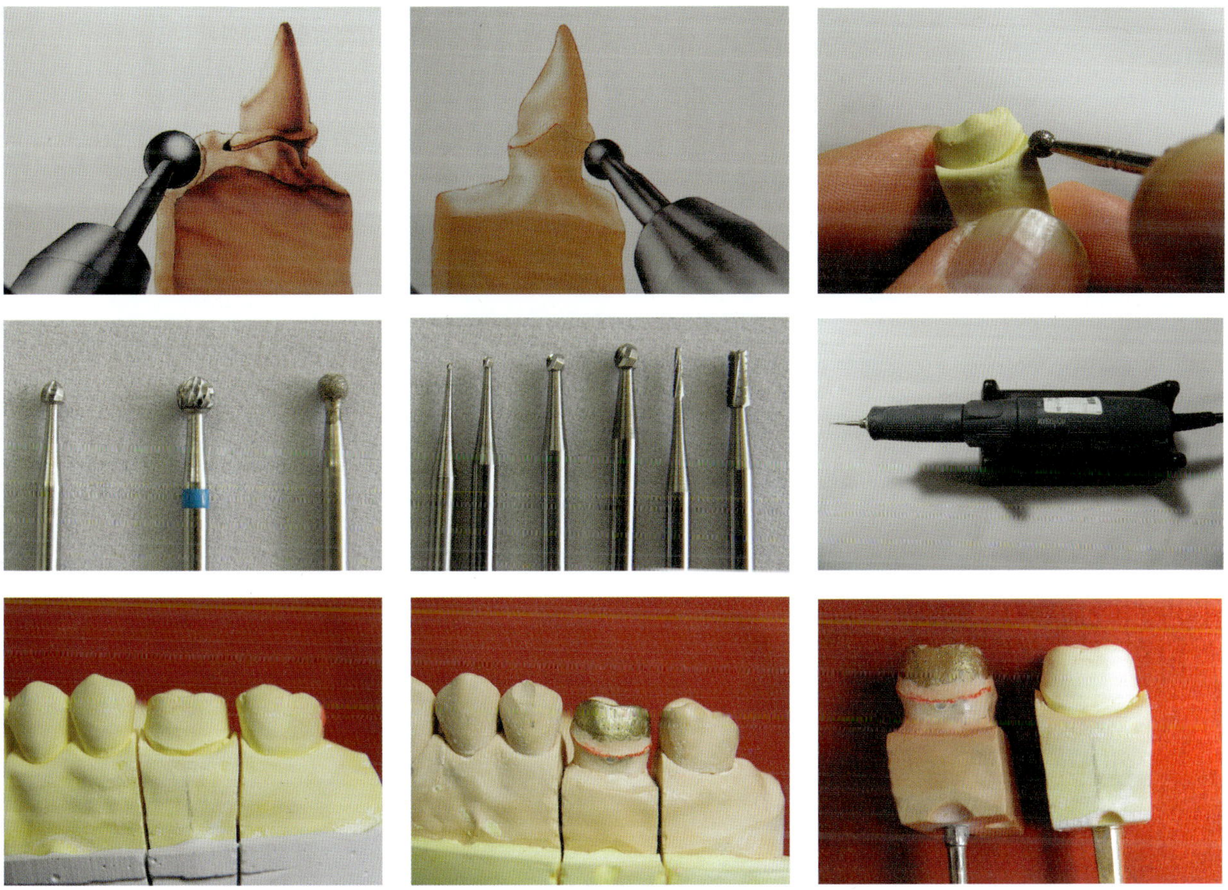

그림 4-28 치형 조정(die trimming) 과정

1) 방법

(1) 둥근 버(Round bur)나 덴쳐 버(denture bur)를 이용하여 변연(finishing line) 하방 0.5 mm 하방에 형성한다.

(2) 외과용 칼(knife)로 변연(finishing line) 부분의 잔여 경석고를 제거한다.

(3) 붉은 연필로 변연(finishing line)를 표시한다. 흑연(graphite)를 함유하고 있는 연필은 표시한 부분이 잘 보이지 않고 흑연이 납형(wax pattern)에 들어가 주조체를 오염시킬 수도 있다. 변연(finishing line)을 표시할 때 과도하게 힘을 가하면 변연이 깎여 나가거나 둥글게 되므로 살짝 접촉시켜 그려준다.

6. 치형 스페이서(die spacer)

치형 스페이서는 지대치 치형에 도포한다. 일반적으로 치형 스페이서는 주조체 완성 후 구강내 접착시 치과용 접착제의 공간의 확보를 목적으로 한다. 또한, 치형 스페이서가 도포된 석고 치형 표면이 부드럽게 처리 되어 납형 제작시 내면 적합도에 도움이 되며, 납형 매몰 후 주조 시 주조금속의 수축을 보상해 주는 역할도 한다. 치형 스페이서는 치경부 상방 0.5~1.0 mm까지 도포하며 통상 25~40 μmm 정도 도포하는데 도포하는 횟수나 두께는 주조 금속에 따라 도포하는 두께가 다르다(그림 4-29, 30).

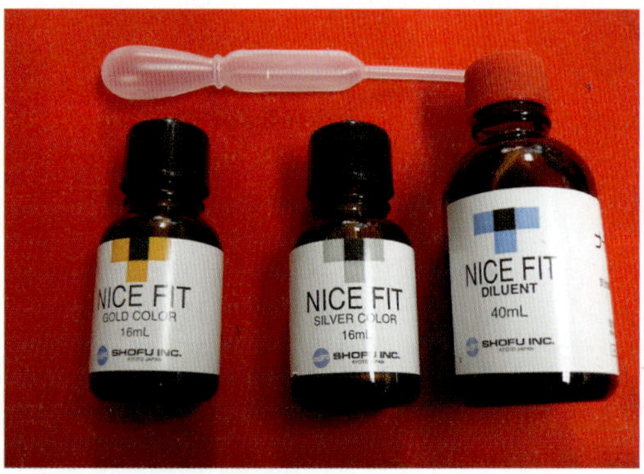

그림 4-29 치형 스페이서

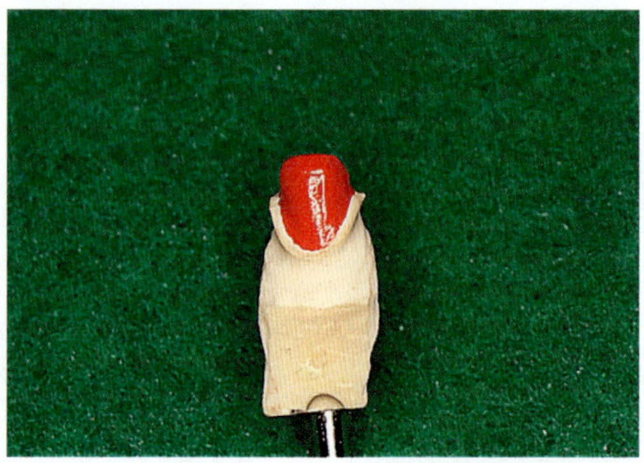

그림 4-30 치형 스페이서 도포

7. 치형 경화제(die hardener)

치형의 정확도는 보철물 제작 시 매우 중요한데 경석고 치형은 마모에 취약하므로 납형을 제작하는 과정이나 기타 과정에서 금속으로 된 조각도나 도구에 의해 치형의 표면이 손상되는 것을 방지할 목적으로 사용한다. 치형 경화제는 다공성 표면을 가진 석고의 내부에 스며들어 석고 표면이 단단히 경화되는 원리로 spray로 뿌리는 방법과 brush로 도포하는 방법이 있다(그림 4-31, 32).

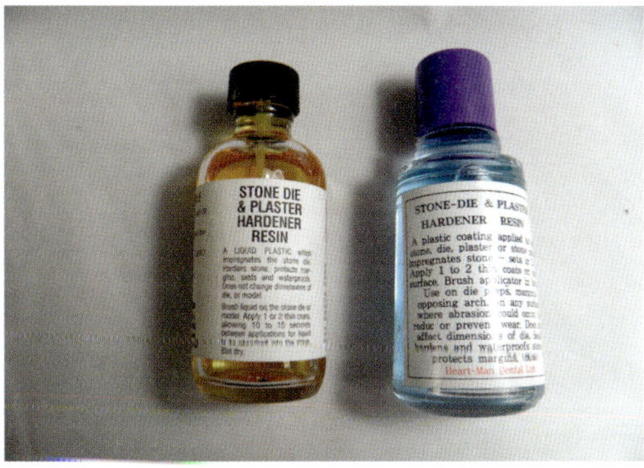

그림 4-31 치형 경화제

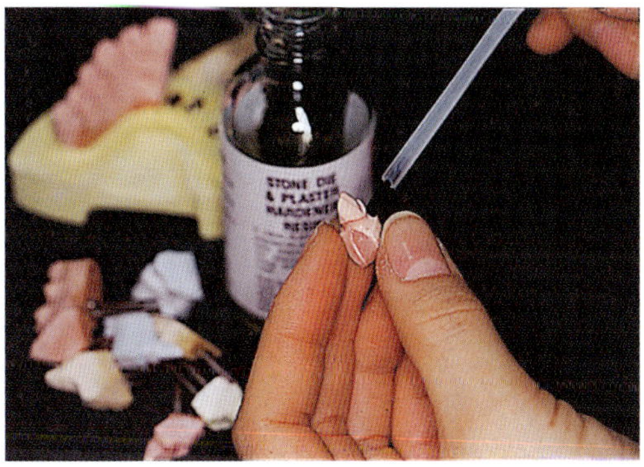

그림 4-32 치형 경화제 도포

05 교합 (Dental Occlusion)

5-1 교합의 정의

교합의 개념은 시대의 변천에 따라 변화되었는데, Websters collegiate dictionary에서는 교합을 상·하악 치아의 교합면이 서로 접촉되도록 하는 것이라 하였고, 치과의학에서는 하악 운동 시 상·하악이 기능적 접촉상태에 있는 경우를 교합이라고 정의하였다. 즉 교합이란 상·하악 치아가 접촉되어 있는 상태에서 상·하악골이 폐쇄되어 정지되어 있거나, 하악골이 운동하는 과정에서의 접촉관계를 모두 포함하는 것으로 정의하였다.

교합은 기능적 교합(functional occlusion)과 기능장애적 교합(parafunctional or dysfunctional occlusion)으로 나뉘며, 또는 생리적 교합(physiologic occlusion), 외상성 교합(traumatic occlusion), 불안정 교합(unstable occlusion)과 치료적 교합(therapeutic occlusion)으로도 나눌 수 있다.

교합의 개념은 기능적 교합(functional occlusion) 혹은 생리적 교합(physiologic occlusion)의 최종 목표인 "하악골의 원활한 활주운동과 폐구운동을 방해하는 교합간섭이 없는 상태에서의 치아 접촉관계", 즉 구강악계의 건강과 기능에 생리적으로 위해하지 않는 악간 치아접촉관계를 재현해 주는데 있다.

교합간섭이 있으면 기능장애가 발생한다. 따라서 교합간섭이 없는 보철물을 제작할 수 있고, 자연 치열에서도 교합간섭을 제거하여 기능장애를 치료할 수 있는 능력을 키우기 위해서는 기능적 교합을 이해해야 한다. 기능적 교합을 이해하기 위해서는 하악골의 위치와 운동, 하악골 운동과 교합과의 관계, 치아 간 접촉관계 등을 이해하여야 한다.

교합의 개념을 이해하고 정상적인 기능 교합을 유지하게 하는 이론적 근거와 그 방법들을 숙지함으로써 치과의사는 단순한 교합 부조화를 진단하고 치료할 수 있는 능력을 갖게 되며, 치과기공사는 교합 장애가 없는 회복물을 제작할 수 있는 능력을 갖출 수 있다.

5-2 하악의 기본위

구강악계의 건강과 기능에 조화를 이루는 악간관계나 교합을 이해하기 위해서는 먼저 하악의 기본위(basic position of mandible)인 중심교합위(centric occlusion position), 중심위(centric relation), 중심위 교합(centric relation occlusion), 안정위(rest position)에 대하여 숙지하여야 한다.

1. 중심교합위(中心咬合位 : CO, centric occlusion position : 중심교합)

중심교합위란 치열에 대한 기본위로 과두와 관절원판의 위치나 배열과는 상관없이 치아가 최대 교합접촉을 이룰 때의 상·하악 관계로 정의할 수 있다. 즉 상·하악 치아 교합면이 최대로 상호 접촉되어 있는 위치로 정상적으로는 하악골의 편위없이 최대 접촉이 되어야 하며, 환자에게 구치부를 힘껏 깨물라고 하였을 때 상·하악 구치의 교두가 대합치의 교합면 와나 변연융선에 최대의 면적으로 접촉되는 치아와 치아 사이의 관계(teeth to teeth relationship)를 말한다. 그러므로 유치악의 경우에만 존재하고 무치악 환자에서는 존재하지 않으며, 치아를 회복하여 주면 다시 얻을 수 있다(그림 5-1, 2).

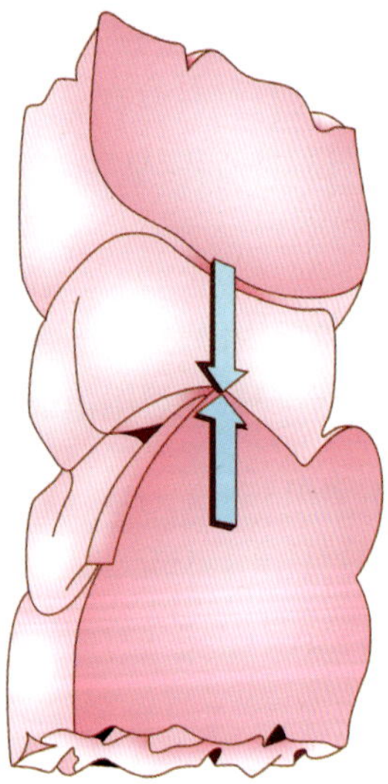

그림 5-1 중심교합위에서 상·하악 우측 제1대구치간의 치아 접촉관계

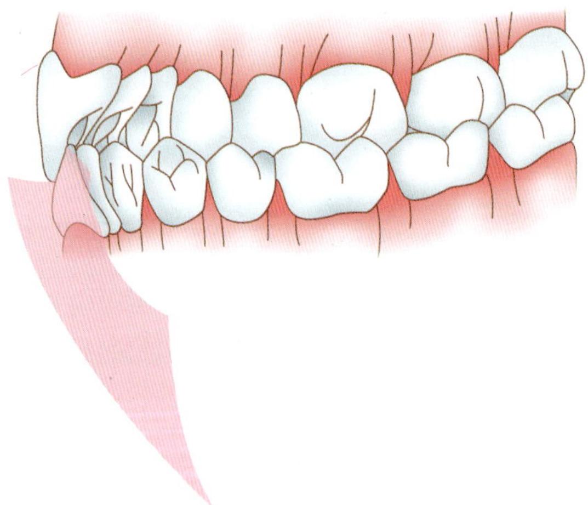

그림 5-2 중심교합위의 설측모양(색부위는 posselt's sagittal diagram)

측두 하악 관절(temporomandibular joint)에서 과두와 하악와의 상태를 관찰하면 중심교합은 중심위(centric relation, CR)보다 과두가 약간 전방에 위치하게 되는 것을 알 수 있다. 이러한 상태를 습관성 중

심교합(habitual centric occlusion)이라고 하며, 교두가 대합치에 최대한의 면적으로 접촉되므로 최대 교두감합위(maximum intercuspal occlusion) 또는 교두감합위(intercuspal occlusion position, IOP)라고도 한다.

중심교합위는 치아맹출 이후에 처음 성립되어 후천적으로 습득되므로 후천성 중심교합(acquired centric occlusion) 또는 후천성 습관위(acquired position)라고도 한다.

중심교합위는 치아의 유무, 위치, 형태에 따라 영향을 받는 치열의 기본위로 무치악이나 구강재건술과 같이 새롭게 교합을 재형성하는 경우를 제외한 유치악의 보철 임상에 중요한 하악골의 위치이다.

2. 중심위(中心位 : CR, centric relation : 중심위)

중심교합이 치열에 대한 기본위인 반면 중심위는 악관절에서 하악의 위치에 대한 관계이다.

중심위는 치아의 위치와 수직고경에 관계없이 적절히 배열된 과두와 관절원판 복합체가 관절결절에 대하여 최상방의 위치에 있을 때의 상악에 대한 하악의 위치 관계라고 정의할 수 있다. 이러한 개념은 상악은 고정되어 있고, 하악은 가동성이므로 가동성 하악이 상악의 어느 위치에 있는 것이 위치적으로 중앙이며 생리적으로 적절한 위치인가가 결정되어야 한다. 과거에는 최후방위치(most retruded position)와 일치한다고 하였으나(그림 5-3), 후에 과두가 하악와의 최후방(rearmost), 최상방(uppermost), 정중앙(midmost)에 위치한 RUM position이라 하였으나(그림 5-4), 근래에는 측두 하악 관절(TMJ)에서 과두가 관절원판의 가장 얇은 부위를 개재하고 하악와의 최전상방(most anterior & superior)에 위치한(anterior & superior position) 과두와 하악와의 관계(condyle to fossa relationship)라 정의한다(그림 5-5).

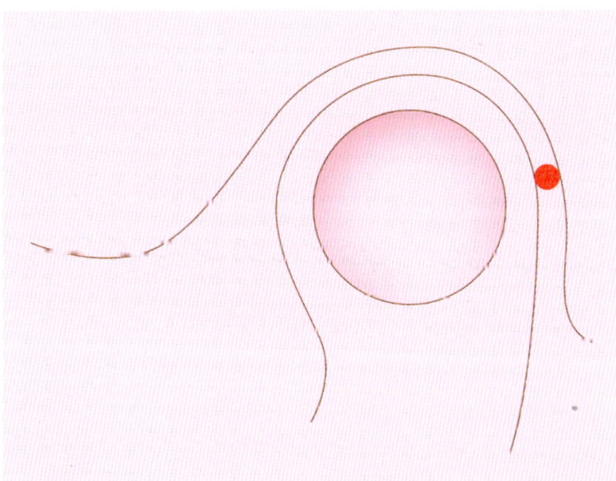

그림 5-3 McCollum이 제안한 CR에서 과두의 위치

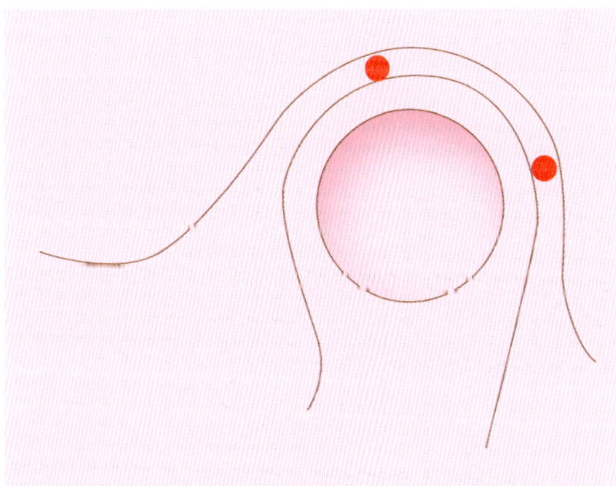

그림 5-4 Stuart 제안한 하악와 내 과두의 RUM(rear most, upper most, mid most) 위치

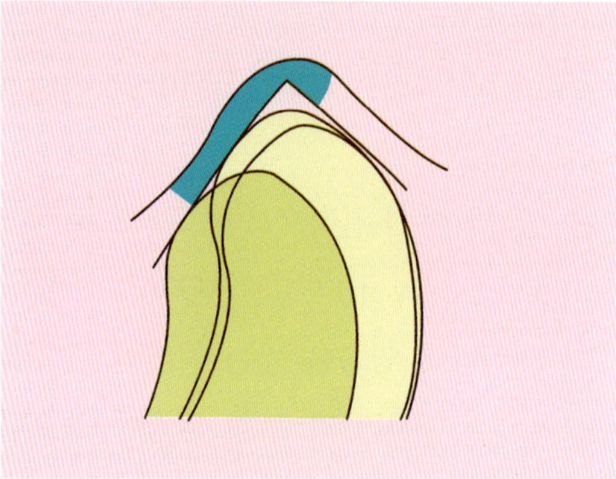

그림 5-5 Clelenza와 Nasedkin이 제안한 과두의 위치

중심위(centric relation)가 가장 생리적이어야 하는 조건을 들어 보면 다음과 같다.

첫째, 관절원판과 과두 복합체의 배열이 정상으로 관절와 내에서 최상방에 위치해야 한다.

둘째, 이때 저작근의 긴장이 최소이어야 한다.

셋째, 이 위치에서 실질적 개폐축(ture hinge axis)이 존재해야 한다(그림 5-6).

넷째, 모든 하악골 운동은 이 위치에서 긴장없이 시작되어야 한다.

다섯째, 임상적으로 반복 재현성이 있어야 한다.

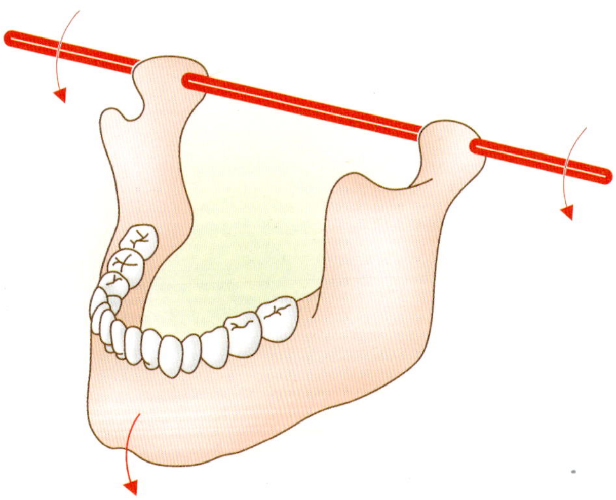

그림 5-6 Hinge axis

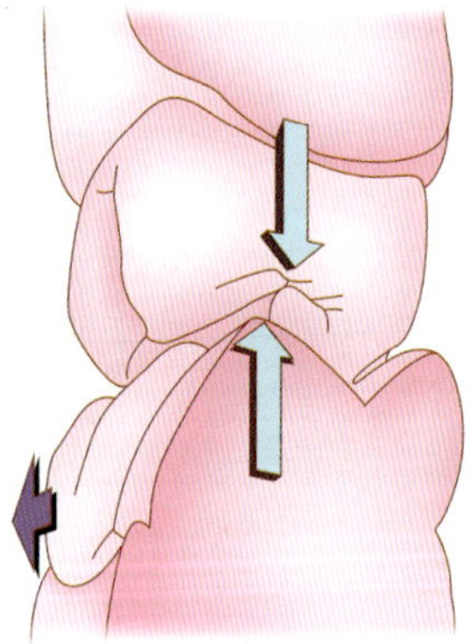

그림 5-7 상·하악 우측 제 1대구치간의 중심위상태

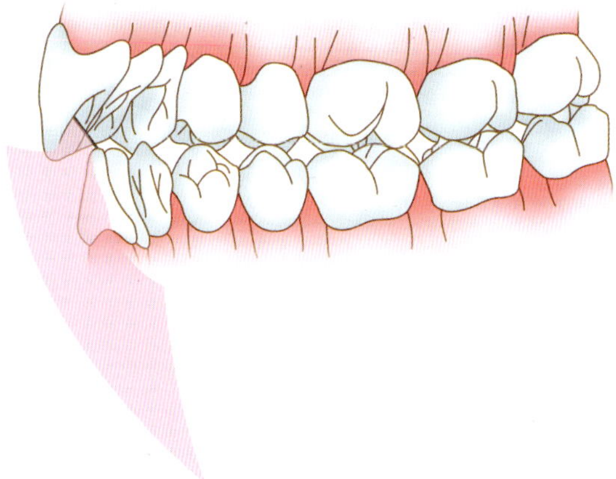

그림 5-8 중심위의 설측모양(색부위는 Posselt's sagittal diagram)

중심위가 과두와 하악와의 관계이지만 이 때 상악과 하악의 치아를 관찰해 보면 인대나 근육의 허용 범위 내에서 하악이 상악의 최후방에 위치하게 되므로 중심위를 일명 하악 후퇴위(retruded contract position)라고도 부른다. 이 상태에서 하악치아의 위치를 중심교합과 비교해 보면 중심위일 때 하악 치아가 중심교합보다 약 1~1.25 mm 정도 후방에 위치한다(그림 5-7, 8).

과두가 중심위에 있을 때 좌우 과두를 연결한 가상 개폐축을 종말개폐축(terminal hinge axis)이라 하고 중심위 관계를 종말접번위(terminal hinge position, THP)라 부르기도 하는데 중심위는 치아에 대한 기준이 아니라 악관절의 위치에 대한 관계이므로 재현성이 높고 안정된 위치이다. 그러므로 무치악 보철 임상에 대단히 중요한 기본위일 뿐만 아니라 악교합학(gnathology)에서 교합 재구성을 위한 이개교합(disclusion)을 부여해 줄 경우에도 아주 중요하다.

3. 중심위교합(中心位咬合 : CRO, centric relation occlusion)

상·하악 치아는 중심교합상태이고 측두하악관절은 중심위 관계를 이루는 교합상태를 말한다(그림 5-9). 즉 중심교합과 중심위 상태가 일치하는 경우로 Posselt에 의하면 성인 유치의 10%만이 이러한 교합상태가 되고 대부분은 중심교합 시 과두가 중심위 관계보다 전방에 위치하게 된다. 그러나 총의치를 제작하는 경우에는 환자가 무치악 상태이므로 구강에서 중심교합을 채득하지 못하고 중심위 기록으로 모형을 교합기에 부착하여 인공치를 중심교합 상태로 배열하므로 결국 치아는 중심교합이 되고 악관절은 중심위관계인 중심위교합이 된다. 그러므로 이 중심위교합을 THIOP(terminal hinge intercuspal occlusal position)이라고도 한다.

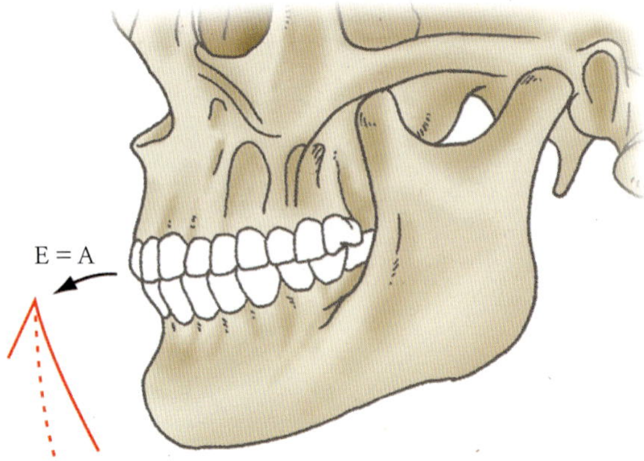

그림 5-9 중심위교합

4. 안정위(安靜位 : Rest position)

환자가 직립하여 있고 과두가 관절와 내에서 긴장없이 위치한 상태에서 편안하게 있을 때 하악의 거상근이 중력을 견디며 하악의 위치를 유지할 정도의 최소 수축을 하고 있는 습관성 체위성 위치(postural position)를 말한다. 이때 상·하 치아 간에 정상적으로 간격이 생기는데 이를 교합간안정간격(interocclusal rest space) 또는 자유로 간격(free way space)이라고 한다(자유로 간격은 상·하악 중절치 사이에는 2~3 mm, 구치부는 0.4~0.5 mm). 자유로 간격을 포함한 안면 하방 1/3의 고경을 안정상태의 수직고경(rest vertical dimension)이라 하고 치아가 중심교합으로 교합했을 때의 고경을 중심교합시 수직고경(contact vertical dimension)이라고 한다. 이 둘을 총칭하여 수직고경(vertical dimension)이라 한다(그림 5-10, 11).

중심교합이 상실된 무치악의 경우에도 안정위가 존재하므로 총의치를 제작할 때는 일반적으로 안정위가 사용된다.

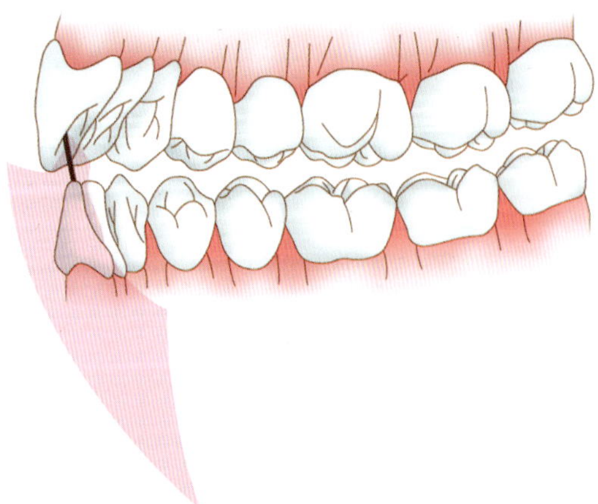

그림 5-10 Posselt's sagittal diagram의 한계내의 안정위

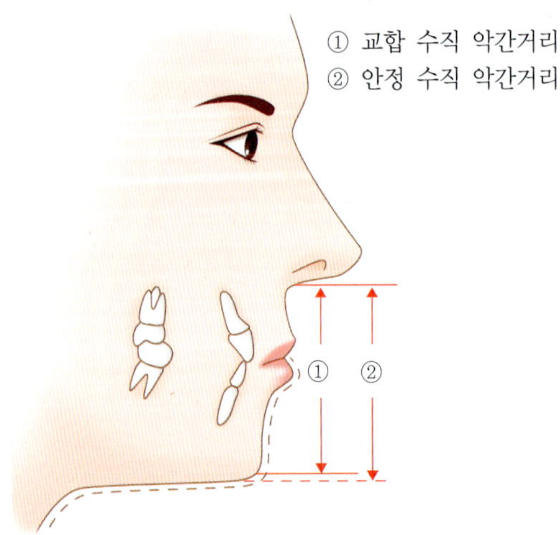

그림 5-11 수직 악간 거리

5-3 하악골 운동

1. 하악골의 기능적 운동과 비 기능적 운동

1) 기능적 운동(functional movement)

하악의 기능적 운동의 대부분은 치아 TMJ, 그리고 저작근과 인대에 의하여 형성된 생리적 한계 안에서 일어난다.

(1) 저작(mastication)
(2) 발음(phonation)
(3) 연하(swallowing)

2) 비 기능적 운동(nonfunctional or parafunctional of perverted movement)

하악의 비 기능적 운동은 저작, 연하, 그리고 발음 등의 정상기능을 초과해서 발생하는 지속적 활성으로 묘사된다. 이갈이, 이 악물기, 손톱 물기, 연필 씹기 등 여러 형태의 비 기능적 운동이 있다. 전형적으로 비기능은 장기간의 근수축과 과활성으로 표현되며, 과도한 교합압과 지속적인 치아접촉이 발생하는데 이는 정상 저작주기와 일치하지 않는다. 이 현상은 장기간에 걸쳐서 과도하거나 퇴행성의 마모, 치주인대의 확대, 그리고 치아의 동요, 이동 또는 파절을 야기한다. 근경련, 근염, 근육통 그리고 trigger point 민감으로부터의 두통과 같은 근육의 비 기능적인 것도 보인다.

(1) 이갈이증(bruxism)
(2) 클렌칭 습관(clenching)
(3) 비정상적 저작 습관(파이프 담배 흡연, 연필 물기, 머리핀 개구)

2. 하악골 운동의 기준면

1) 기하학적 기준면(geomatric reference plane)

하악골의 기본운동은 서로 수직적인 시상평면, 수평면, 전두평면에서 관찰할 수 있다(그림 5-12).

(1) 시상평면(sagittal plane) : 두개골의 시상봉합과 평행하거나 정중면과 평행한 면이며, 인체를 좌·우로 나누는 면이다. 수평면과 전두면에 수직이고 전후방과 상·하로 연장된 수직면이다.
(2) 수평면(horizontal plane) : 수평선에 평행한 면으로 치아나 인체의 장축과 직각을 이루는 평면이다. 인체를 상·하로 나누는 면으로 시상면과 전두면에 수직이며, 전후방과 내측방으로 연장된 면이다.
(3) 전두평면(관상면, frontal plane, coronal plane) : 두개골의 관상봉합과 평행하며 인체를 전후로 나누는 면이다. 수평면과 시상면에 수직인 면이며, 내측방과 상하로 연장된 수직면이다.

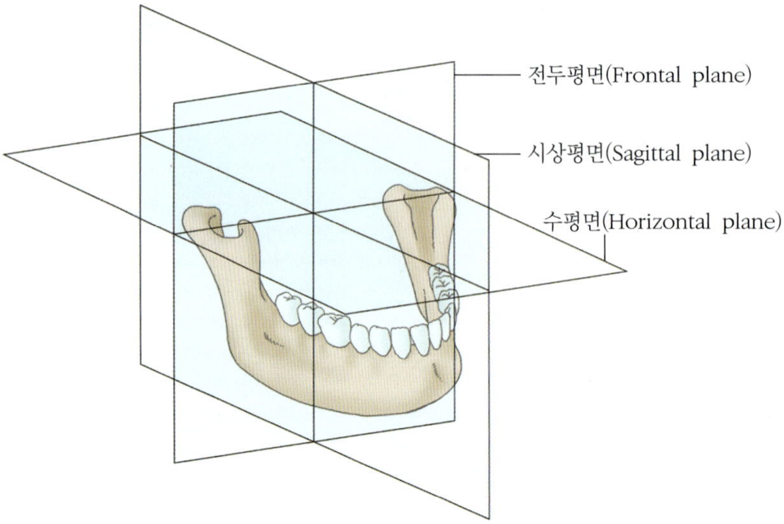

그림 5-12 하악 운동이 일어나는 평면(수평면, 시상평면, 전두평면)

2) 인류계측학적 기준면(anthropomatric reference plane)

(1) FH plane(Frankfort horizontal plane) : 안와의 좌하점과 외이도의 상연을 연결한 평면을 말하며, 안이평면(eye-ear plane)이라고도 부른다. 이 평면은 직립 시 두개골의 수평면과 가장 일치하는 평면으로 하악의 위치나 운동 측정 시 기준이 되는 면이다. 이 평면은 안정적인 자세를 취했을 때 지평면에 평행된다고 말하며, 재현성이 높고, 연령증가에 따른 변화가 적으며, 안정되어 있다는 점에서 보철학적으로 널리 응용되고 있다. 이 평면은 악운동의 계측과 분석을 할 때의 기준면으로 뿐만 아니라 안궁(facebow)을 사용하여 상악모형을 교합기에 장착할 때 기준면으로 사용된다(그림 5-13).

(2) AO plane(Axis orbital plane) : 횡주접번축(transverse hinge axis)과 안와점을 지나는 수평선을 말한다. 평면은 신체가 직립하였을 때 상면과 거의 평행을 이루어 FH plane과 거의 같은 평면이나 일치하지는 않는다. 임상에서는 거의 같은 뜻으로 사용되고 있다(그림 5-14).

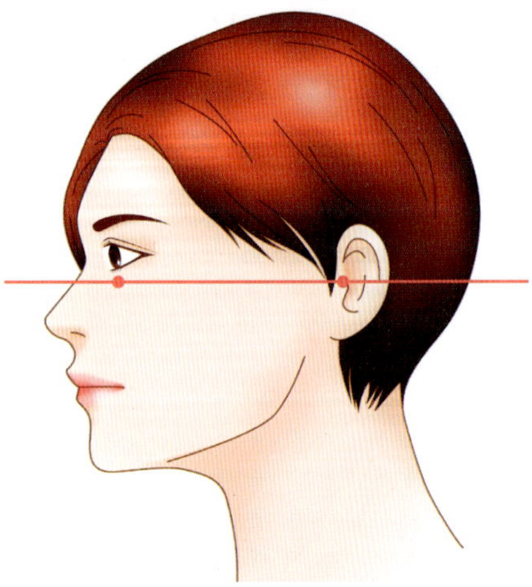

그림 5-13 Frankfort horizontal plane

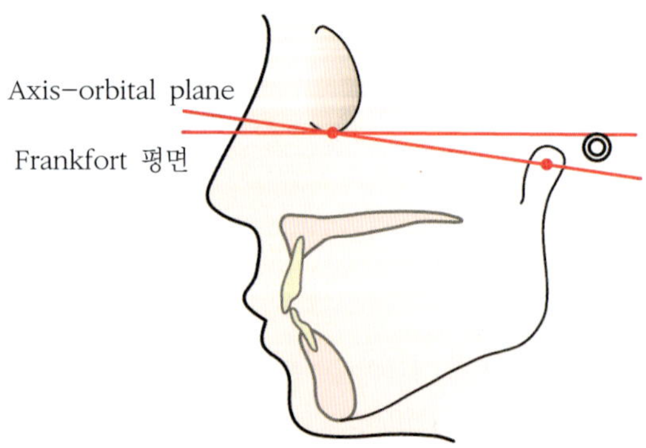

그림 5-14 Axis orbital plane

(3) CE plane(Camper's plane) : 비익(ala nasi)의 하단과 이주(tragus)의 상연을 연결한 평면을 말하며, 해부학적 평면과 거의 평행하기 때문에 보철학적 교합평면이라고도 한다. 이 평면은 총의치 제작 시 수평기준면으로도 사용된다(그림 5-15).

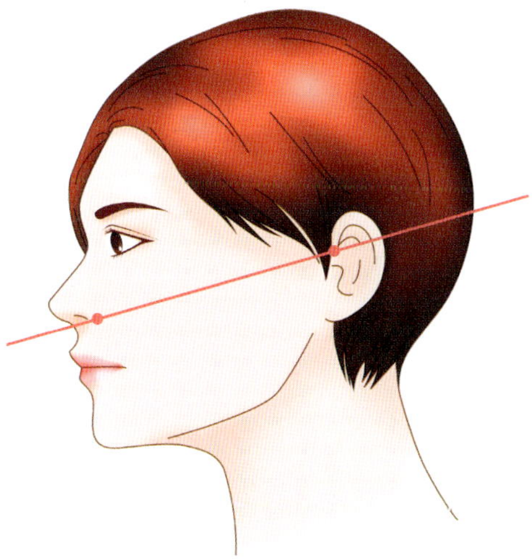

그림 5-15 Camper's plane

3. 하악골 운동의 회전축

하악골 운동은 하나 또는 그 이상의 축 주위에서 일어나는데 하악의 회전축에는 수평축, 수직축, 시상축 등이 있다.

1) 수평축(horizontal axis, transverse hinge axis, 접번축, 개폐축)

개폐 운동 시 사용되는 가상축으로 시상면에서 관찰할 수 있으며, 하악두가 하악와 내에서 순수한 회전운동을 할 때 좌·우측 과두를 수평으로 연결한 하악의 개폐축으로 좌우 모두 1개이다.

2) 수직축(vertical axis, frontal axis, 전두축)

좌·우 과두를 수직으로 통과하는 가상축으로 수평면에서 관찰할 수 있으며, 좌우 각각 1개씩 있다. 측방운동 시 작업측 과두가 이 축을 중심으로 움직인다.

3) 시상축(sagittal axis)

이 축은 전두면에서 관찰할 수 있으며, 좌우 각각 1개씩 있다. 균형측 과두가 측방운동 시 정중방향으로 움직이다가 관절결절과 부딪히면서 동시에 하방으로 움직일 때 이 축을 중심으로 움직인다.

4. 하악골의 기본운동(basic mandibular movement)

과두가 하악 운동 시 하악와 내에서 움직이는 형태를 보면 회전운동과 활주운동으로 볼 수 있으나 하악의 개폐, 측방, 전방운동은 모두 서로 관련된 3차원적인 활주와 회전운동의 복잡한 연속과정으로 일어나는 합성운동으로 하악이 하나 혹은 그 이상의 축을 중심으로 회전운동을 하는 동안 또 다른 축은 공간에서 그 위치를 바꾸는 활주운동을 하게 된다.

1) 회전 혹은 접번운동(rotation or hinge movement)

고정된 점이나 축을 중심으로 한 회전운동으로 상·하 치아는 이개(離開)교합이 반복되며 과두는 그 위치의 변동이 없다. 이 운동은 관절원판과 과두 사이의 하관절강에서 일어난다. 이 운동에 있어서는 이론적으로 다음 세 개의 평면상에서 세 개의 축을 중심으로 한 운동이 일어난다.

(1) 수평축으로부터의 회전운동(rotational movement around horizontal axis)
(2) 수직축으로부터의 회전운동(rotational movement around vertical axis)
(3) 시상축으로부터의 회전운동(rotational movement around sagittal axis)

2) 병진운동 혹은 활주운동(translation or sliding movement)

두 개의 운동물체가 접촉된 상태에서 같은 방향과 같은 속도로 동시에 이동하는 운동을 말하며, 관절 원판과 관절면 사이의 상관절강에서 일어난다. 하악골에서는 전돌(protrusion), 측방전위(laterotrusion) 등이며 이때 치아와 과두, 하악골체 등은 같은 방향과 같은 속도로 움직인다.

5. 하악골의 기능운동(funtional mandibular movement)

1) 개폐운동(opening & closing movement)

중심교합위에서 최대개구위로 향해 하악을 내리고 다시 그 위치로 폐구하는 운동을 개폐운동이라 한다. 이 운동 시 과두가 초기에 전하방으로 이동하기 전에 하는 회전운동과 후기에 후상방으로 이동한 후에 하는 회전운동은 접번축을 중심으로 하는 과두의 순수한 회전운동이며 하악골의 작은 개폐운동으로 하악 절치점이 20~30 mm 정도 이동한다. 이어 하악골이 하악와를 따라 후상방으로 이동했다가 전상방으로 이동하는 활주운동 시 최대개폐운동이 일어나며 이대 절치점이 50~60 mm 이동하게 된다.

Posselt는 개폐운동을 전방한계 개폐운동, 후방한계 개폐운동, 습관성 개폐운동으로 분류한다.

2) 전방운동(protrusive movement)

하악치아가 중심위에서 중심교합상태로 움직인 후 계속하여 전하방으로 움직여 하악전치절단이 상악전치부 설측을 따라 활주하여 절단교합 상태가 된 후 계속 전상방으로의 움직임이다. 전방운동은 상악 전치부의 내면을 따라서 하악 전치의 절단이 전하방으로 활주하는데, 이때 절치가 활주하는 길이 교합평면과 같은 수평기준면에 대해 이루는 각을 시상절치로 경사각(sagittal incisal guidance angle)이라고 하며, 교합기의 전방결정요소로서 사용된다. 또한, 과두는 관절원판과 함께 관절와를 따라 전하방으로 활주하는데, 이때의 각도를 시상전방과로각(sagittal protrusive condylar guidance angle)이라고 하고, 교합기 사용시 정상적인 유치악에서는 거의 30~40도 정도되며, 교합기 사용시 후방 결정요소로서 사용된다(그림 5-16, 17).

3) 측방운동(lateral movement)

하악골이 좌측 또는 우측으로 움직이는 운동으로 측두하악관절에서는 작업측과 비작업측 과두가 비대칭적인 운동을 한다.

(1) 작업측 과두

하악골이 측방운동을 할 때 하악골이 움직인 방향에 있는 과두를 작업측 과두 또는 기능과두라 하고 작업측 과두는 회전하므로 회전과두라고도 한다.

회전과두는 외측으로 작은 회전운동을 하는데 이 회전운동은 전개각 60°, 높이 3 mm의 원추형 범주에서 움직인다. 이 움직임을 베네트 운동(bennett movement)이라 한다.

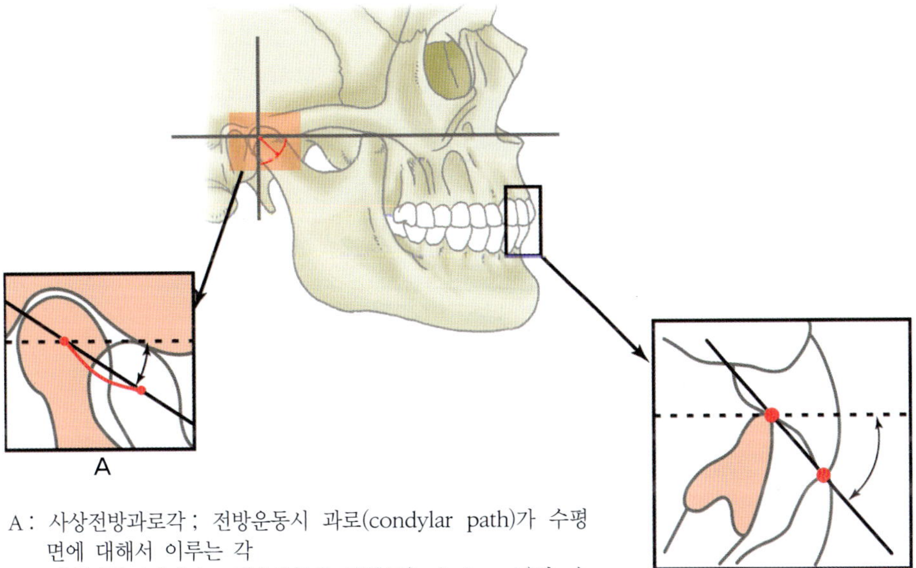

A : 사상전방과로각 ; 전방운동시 과로(condylar path)가 수평면에 대해서 이루는 각
B : 시상절치로경사각 ; 전방운동시 절치로(incisal path)가 수평면에 대해서 이루는 각

그림 5-16

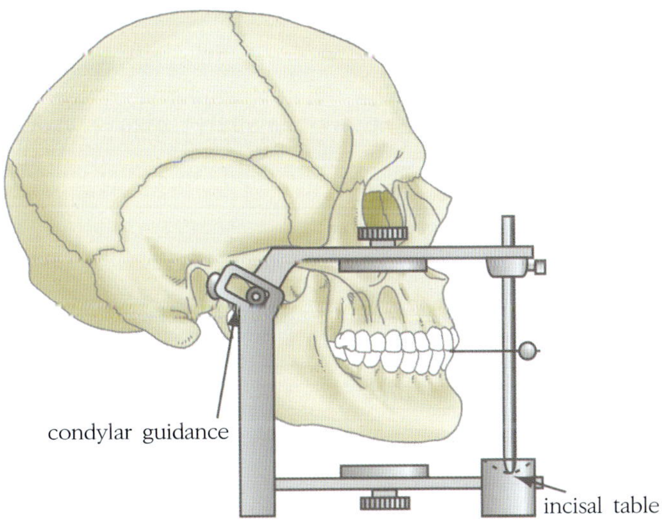

그림 5-17

(2) 비 작업측 과두

하악골이 측방운동을 할 때 하악이 움직인 쪽의 반대편에 있는 과두를 비 작업측 과두 또는 균형과두라고 부르며 회전과두의 주위를 궤도운동하기 때문에 궤도과두라고도 부른다. 베네트 각(bennett angle)은 비작업측 과두가 관절와 내에서 전내하방으로 움직인다. 이 과두의 움직임은 처음에는 정중방향으로 약간 움직인 후 관절와의 내측벽을 타고 따라 내려오게 된다. 이때 처음의 이동을 ISS(immediate side shift)라고 하고, 그 후 내측벽을 따라 내려오는 것을 PSS(progressive side shift)라고 한다. ISS의 양은 사람에 따라 다르지만 0~3 mm 내에서 개인차가 있으며, PSS와 시상면과 이루는 각도는 7.5° 정도이며 과두가 관절와의 내측벽을 따라 내려오는 것과 시상면과 이루는 각도가 베네트 각(bennett angle)이다. 베네트 각(bennett angle)은 개인에 따라 다르며 평균치는 15°이다(그림 5-18).

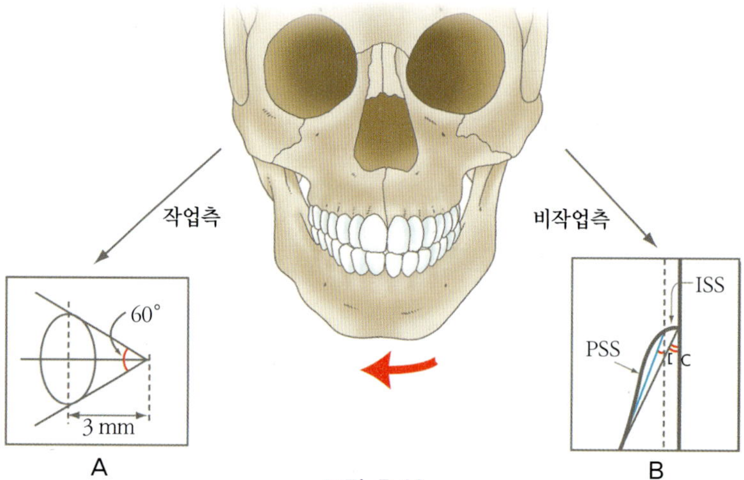

그림 5-18

A : 작업측 과두의 움직임(bennett movement)
B : 비작업측 과두의 움직임(ISS와 PSS)
C : 비작업측 과두의 움직임과 시상면과 이루는 각도(bennett angle)
D : PSS와 시상면과 이루는 각도(PSS 각도)

4) 후방운동(retractive movement)

전방운동로를 그대로 따라 되돌아오는 것으로서 중심교합위보다 하악의 치열을 활주시켜 1 mm 정도 후방으로 후퇴할 수 있는데, 이것을 후방운동이라고 하며 따라서 최후방위는 중심위에 있다.

6. 하악골의 한계운동

하악은 무한한 범위의 운동이 아니라 치아의 형태나 배열상태, 악관절과 악관절의 근육, 인대 그리고 입술 등에 의해 운동이 제한을 받는다. 이렇게 제한을 받는 범위 내에서 하악이 움직일 수 있는 최대의 운동영역을 한계운동이라 한다. 하악의 기능운동은 이 한계운동 내에서 이루어진다.

이 한계운동은 3차원적인 복잡한 운동인데 1952년 스웨덴의 Posselt씨가 묘기법, X-선 사진법 등의 방법을 사용하여 절치부에서 악운동의 시상면 기록과 수평적인 운동기록을 조합하여 3차원적 하악운동 범위를 재현하였다.

1) 시상 평면상에서의 한계운동

이 면에서 관찰되는 절치점의 움직임은 바나나 모양과 유사하다 하여 Posselt banana라 부른다(그림 5-19). 이 곡선에서 전후방 운동과 개폐운동을 관찰할 수 있다.

(1) 전후방 운동

하악이 전방운동 시 중심위 상태에서 중심교합으로 약간 전 상방으로 1.25±1 mm 정도 움직이고 다시 하악 절치 절단이 하악 전치 설면을 따라 전 하방으로 움직인다. 다시 그 상태에서 전방으로 움직이는데 이것은 상·하악 절치 절단이 서로 교차하는 상태이다.

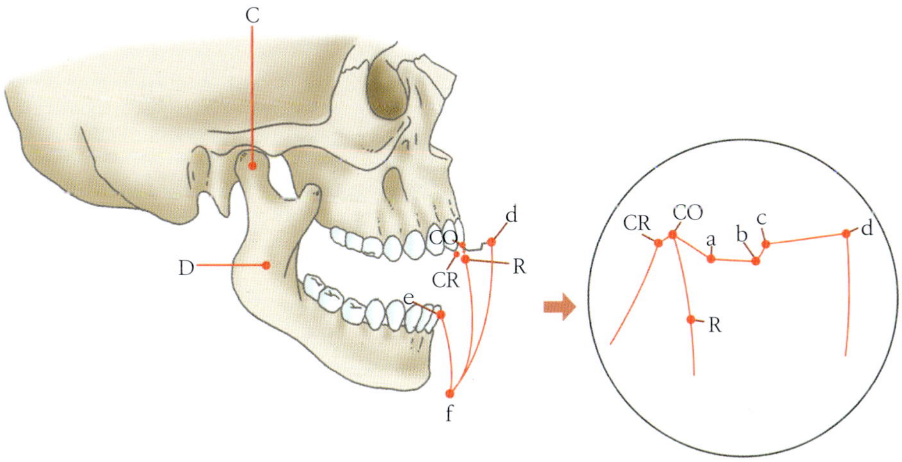

그림 5-19 시상평면상에서의 한계운동 (전후방운동과 개폐운동)
CR-e(종말접번운동로), CO-f(습관성개폐운동로), CR-f(후방한계운동로), d-f(전방한계운동로), CO(중심교합위), CR(중심위), R(안정위), d(최대전방위), f(최대개구위)

절단의 교차가 끝나면서 하악 전치는 전 상방으로 움직이며 구치부는 접촉하게 된다. 최대 전방 상태가 되면 이것은 구치나 인대에 의해 제한을 받게 되며 중심위에서 최대 전방까지는 평균 8~11 mm가 된다.

(2) 개폐운동

하악이 개폐운동 시 중심위 상태에서 순수 최대 개구까지의 운동을 종말 접번운동 또는 순수 개폐운동이라 하며, 이때 순수 회전운동의 범위는 상하악 절치의 절단간의 거리를 측정하면 20~30 mm 정도이다.

중심위 상태에서 순수 최대 개구를 지나 최대 개구까지의 운동을 후방개구 한계운동이라 하며, 회전과 활주의 합성운동이다. 범위는 상하 절치 절단 사이에서 측정하면 50~60 mm이다.

중심교합에서 안정위를 지나 최대 개구까지의 운동을 습관성 개폐운동이라 하며, 최대 전방위에서 최대 개구까지의 운동을 전방개구 한계운동(anterior opening border movement)이라 부른다.

(3) 기능운동
(4) 안정위
(5) 발음자세
(6) 접번축
(7) 교합평면
(8) Spee's curve
(9) 전치경사로
(10) 앵글씨 분류
(11) 과두경사로

2) 수평면 상의 한계운동

수평면의 한계운동은 고딕아치 묘기도(gothic arch tracer, intra or extra-oral tracer)로 기록할 수 있는데 마름모꼴 형태를 보이며 네 개의 뚜렷한 한계운동이 존재한다(그림 5-20).

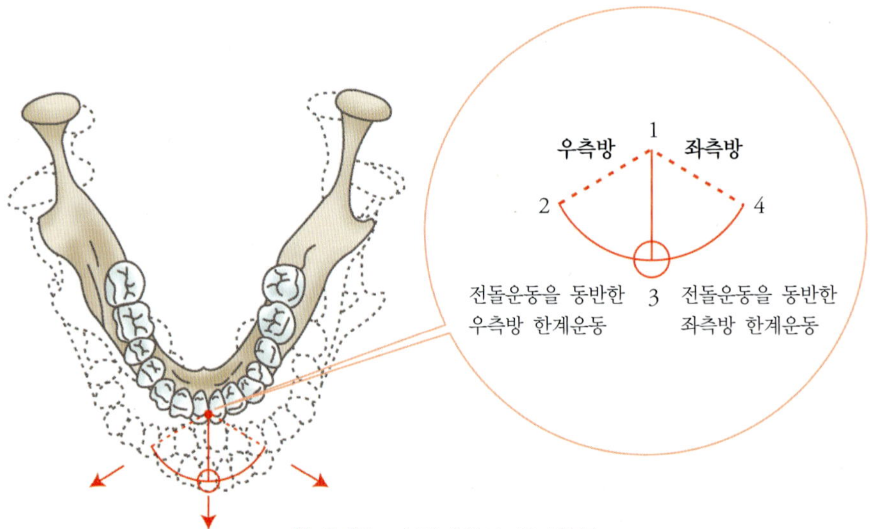

그림 5-20 수평면상의 한계운동

마름모꼴 형태의 측방각도는 예각이고, 전후방각도는 둔각이 된다. 이 한계운동은 하악의 개구 정도에 따라 달라지며 최대 개구 시는 측방운동이 일어나지 않는다.

(1) 좌측방 한계운동(left lateral border movement)

좌측측방운동을 할 때 좌측과두는 중심위에서 회전운동을 하고 우측과두는 전내하방으로 움직이게 된다. 이때 절치점의 움직임이 좌측방 한계운동이 된다. 이 좌측방 한계운동은 실제로 순수 회전운동을 못하고 회전과 활주운동이 동시에 일어나는데 이 활주부분을 베네트 운동(bennett shift)이라고 한다. 이 베네트 운동은 보철물 제작에 있어서 중요한 운동으로 특히 그 방향 이동거리(운동량), 발현시기 등은 교합면 형태에 지대한 영향을 준다.

(2) 전돌운동과 동시에 일어나는 좌측방 한계운동(continued left lateral border movement)

하악 좌측방 한계에서 좌측과두가 전방과 우측으로 움직이면, 우측과두는 좌측방 한계운동에서 이미 최전방에 있으므로 절치점은 정중선 부위에 오게 된다.

(3) 우측방 한계운동(right lateral border movement)

우측방운동을 할 때 우측과두는 중심위에서 회전운동을 하고 좌측과두는 전내하방으로 움직인다. 이때 절치점의 움직임이 우측방 한계운동이 된다.

(4) 전돌운동과 동시에 일어나는 우측방 한계운동(continued right lateral border movement)

하악이 우측방 한계에서 우측과두가 전방과 좌측으로 움직이면, 좌측과두는 우측방 한계운동에서 이미 최전방에 있으므로 절치점은 정중선 부위에 오게 된다.

(5) 기능운동

(6) 베네트 운동(bennett movement)

(7) 윤선과 구의 방향

(8) 과두간의 거리

3) 전두(수직) 평면상 한계운동

전두면에서 절치점의 움직임은 4가지 종류의 운동을 가진 방패모양의 형태를 나타낸다(그림 5-21).

(1) 좌측방 상위 한계운동(left lateral superior border movement)

하악이 중심교합상태에서 좌측으로 측방운동을 하면 절치점에 의해 하방으로 오목한 경로가 나타난다.

① 상하 치아형태 및 악간거리

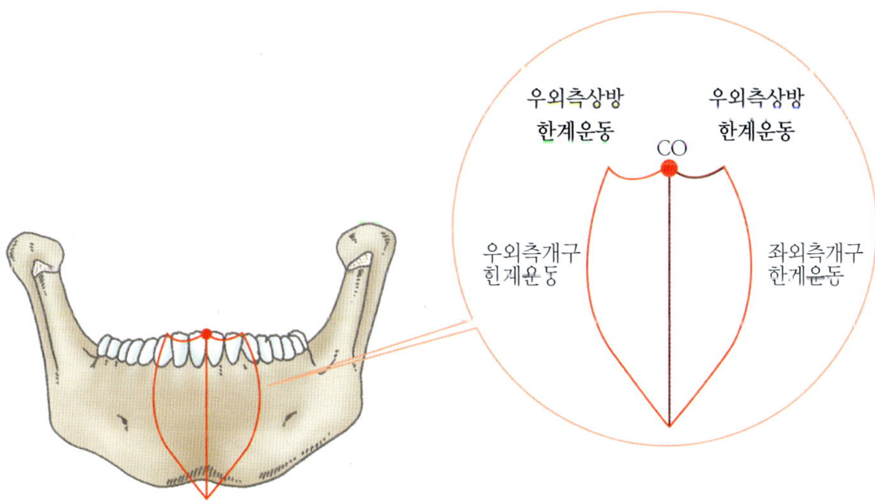

그림 5-21 전두(수직)평면상 한계운동

② 회전과두와 관절와의 형태

③ 관절인대

(2) 좌측방 개구 한계운동(left lateral opening border movement)

하악이 최대 좌측 상방위치에서 개구운동을 하면 외측으로 볼록한 경로가 나타나며 내측으로 운동을 하다 정중선과 일치한다.

(3) 우측방 상위 한계운동(right lateral superior border movement)

하악이 중심교합상태에서 우측방운동을 하면 하방으로 오목한 경로가 나타난다.

(4) 우측방 개구 한계운동(right lateral opening border movement)

하악이 최대 우측 상방위치에서 개구운동을 하면 좌측과 유사한 경로가 생겨서 정중선에서 끝나게 된다.

(5) 기능성 운동 : 'tear drops'

(6) 교두 높이와 와 깊이

(7) 협설치아관계(bucco-lingual tooth relation)

(8) 악간교대 크기(cross arch dimension)

(9) 윌슨씨 곡선

(10) 과두간 거리

7. 하악운동의 결정요인

두 개의 측두하악과두와 접촉하고 있는 치아들은 두개골에 매달려 거꾸로 뒤집어 놓은 삼각의 세 다리와 유사하다.

하악운동에 관여하는 결정요소로는 뒤쪽으로는 좌, 우의 TMJ와 전방으로는 상·하악궁의 치아, 그리고 전반적으로는 신경근육조직이 있다(그림 5-22).

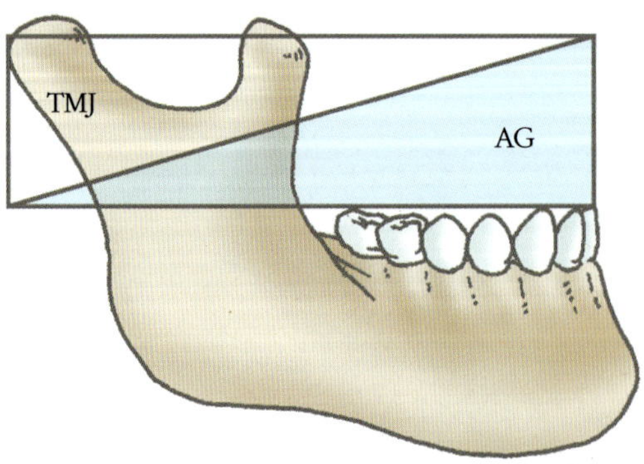

그림 5-22 하악운동의 결정요인

(1) 후방요인

후방요인으로는 측두하악관절(TMJ)이 속하는데 이 요인은 조절하거나 변경시킬 수 없다. 그러나 이 요인은 하악의 운동에 영향을 미치며, 치아의 운동에도 영향을 끼치는데 이는 저작근에 의해 하악이 움직일 때 과두가 지나야만 하는 경로에 의해서 영향을 받게 되는 것이다. 이런 과두의 운동의 측정과 재현이 교합기를 사용하는 기초가 된다.

(2) 전방요인

전방요인으로는 상하악 치아가 있다. 치아는 후방요인과는 달리 자연적인 마모나 보철물, 선택삭제, 교정, 발치, 치아우식, 습관 등에 의해 변화할 수 있다. 전치는 전방이나 측방운동 시 하악을 유도하고, 구치는 하악이 폐구 시 수직정지(vertical stop)를 제공할 뿐만 아니라, 하악을 최대중심교합 위치로 유도한다.

전치부에 가까이 위치한 치아는 절치유도각(anterior guidance)에 의해 더 많은 영향을 받으며, 아주 적은 양만 측두하악관절(TMJ)에 의해 영향을 받게 된다. 후방의 치아는 측두하악관절(TMJ)에 의해 일부는 절치유도각(anterior guidance)에 의해 영향을 받게 된다.

(3) 신경근육조직

신경근육조직은 치근막과 근육과 관절에 있는 고유수용신경말단을 통하여 하악의 위치와 운동경로를 받아들인다. 이런 반사작용을 통해서 근신경계는 주어진 현재 상태 하에서 가장 생리적인 운동로를 가능하게 만들어 준다.

수복치과의 목적의 하나는 측두하악관절(TMJ)과 조화를 이루게 치아를 위치시키는데 있다. 이렇게 하는 것이 치아와 관절에 가장 적은 스트레스를 주게 되며, 신경근육조직이 하악을 움직이는데 최소의 노력만을 필요로 하게 된다.

8. 교합장애

장애란 최대교두감합위로 폐구 시 하악을 변위시키거나 교두감합위로 들어가거나 나올 때 매끄러운 통행을 방해하는 바람직하지 못한 교합접촉을 말한다. 중심위 교합장애, 작업측 교합장애, 비작업측 교합장애, 전방 교합장애 등 4가지 형태가 있다.

(1) 중심위 교합장애(centric interference)

하악을 폐구 시 과두가 관절와(glenoid fossa)의 최적위치에 있을 때 발생하는 조기접촉을 말하며, 흔히 하악 폐구 시 상악교두의 근심사면과 하악교두의 원심사면 사이에서 발생한다(그림 5-23). 이것은 하악을 후방, 전방 또는 측방과 그 복합방향으로 빗나가게 하는 원인이 된다.

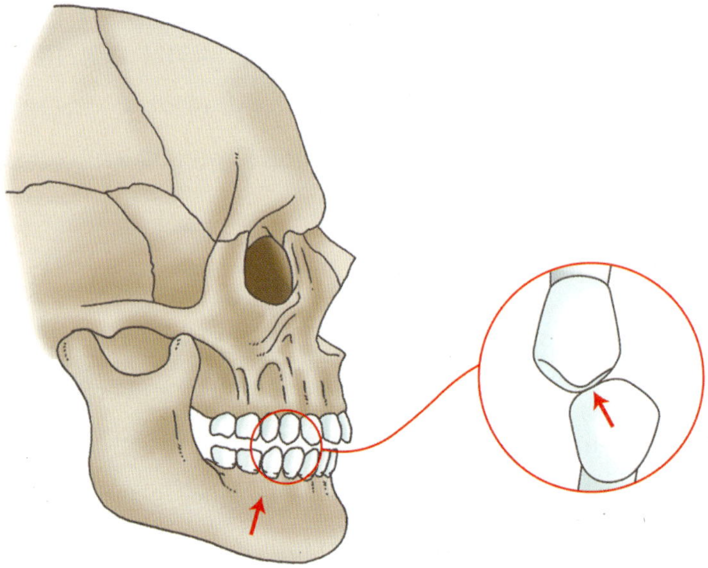

그림 5-23 **중심위 교합장애**

(2) 작업측 교합장애(working interference)

측방운동 시 하악이 움직여가는 방향과 같은 쪽의 상·하악 구치부 사이에서 교합이 될 때 발생할 수 있는 것으로 작업측의 상악교두의 설측사면과 하악교두의 협측사면 사이에서 발생한다(그림 5-24).

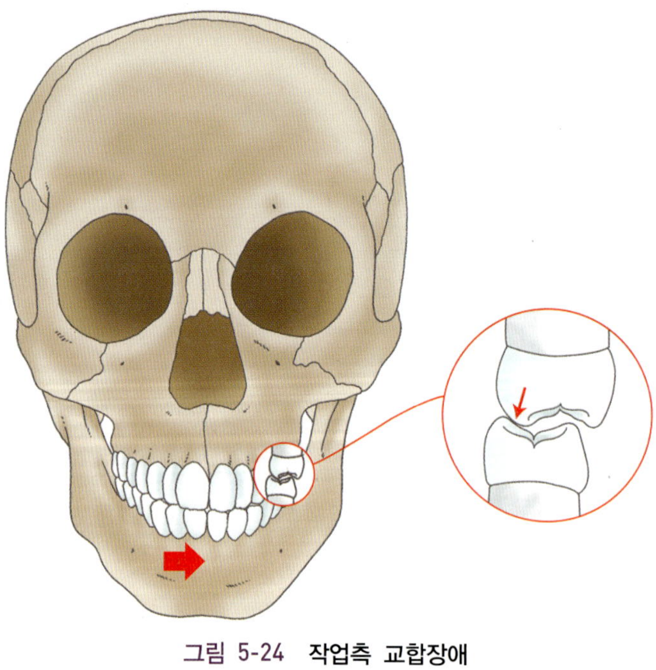

그림 5-24 **작업측 교합장애**

(3) 비작업측 교합장애(non-working interference)

하악이 측방운동을 하였을 때 그 운동방향과 반대편의 상·하악 구치부 사이의 교합접촉을 말하며, 비작업측에 있는 상악교두의 협측사면과 하악교두의 설측사면 사이에 접촉이 있을 때 일어난다(그림 5-25).

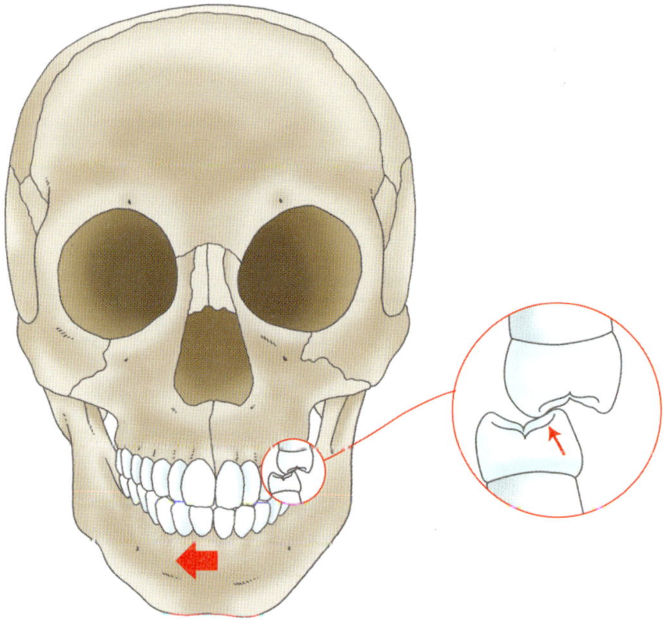

그림 5-25 **비작업측 교합장애**

(4) 전방교합장애(protrusive interference)

하악구치의 근심사면과 상악구치의 원심사면 사이에 있는 조기접촉을 말하며, 전방운동 시 상악교두의 원심사면이 하악교두의 근심사면과 접촉 시 발생한다(그림 5-26).

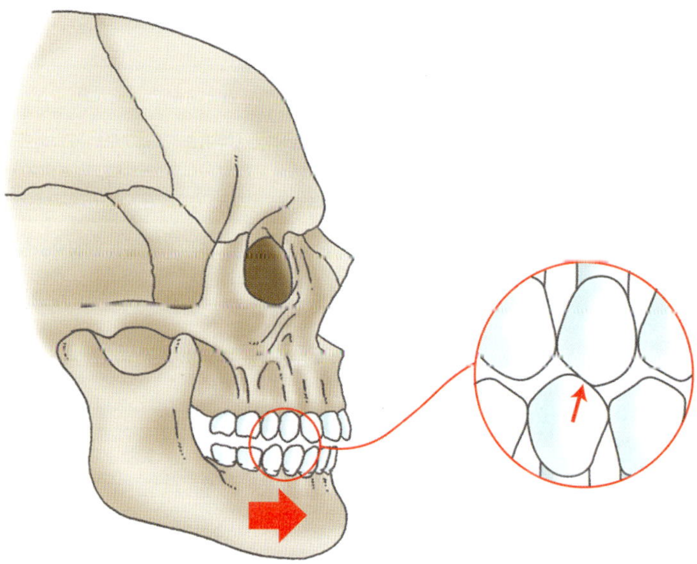

그림 5-26 **전방 교합장애**

9. 하악골 운동의 기록방법

(1) 교합 채득법(check bite method)

Christensen 현상을 응용한 두 악위의 계측으로 반조절성 교합기에서 사용되는 하악운동의 계측법 중 하나이다. 3차원적인 운동로를 그 운동의 출발점과 연결하는 방법으로 측정하는 방법으로 조작은 간단하지만 운동경로가 직선으로 재현할 수밖에 없기 때문에 사람의 생체에서 일어나는 미묘한 만곡을 표현할 수 없는 것이 단점이다.

(2) 발생도법(chew-in or generated path method)

하악운동 기록법 중 하나로 한계운동과 운동을 동시에 구내법에 의해 기록할 수 있다. 이 기법은 ① 한계운동과 한계 내의 운동을 동시에 기록한다. ② central bearing screw에 의해 치아가 닿지 않게 한 운동궤적이다. ③ 개폐축을 구해 하악운동의 출발점에 중심위를 재현시키며 그것은 교합기의 과두가구가 역합성된 관절와 내의 곡면 상을 운동하는데 따라 얻어진다는 특징을 갖고 있다.

(3) 전사기록법(pantograph method)

1927년 McCollum에 의해서 개발된 하악운동 측정법으로 하악의 전방, 측방운동을 구강 외에서 수평면과 시상면에 묘기하여 기록하는 방법이다. 완전조절성 교합기를 사용할 때에 전준비 또는 교합진단에 사용된다.

상·하악에 'Clutch'라는 것을 고정하고 그곳에 상하악용 pantograph를 장착한다. 하악운동을 입체적으로 묘기하기 위해 좌우측 전방 수평묘기판, 좌우측 후방 수평묘기판 등 수평면에 4면, 그리고 좌우측 후방 수직묘기판의 사상면에서 2면, 등 6면의 묘기판을 설치하여 하악운동을 구강 외에서 기록할 수 있다.

5-4 교합면 형태와 교합면 형태 결정 요인

1. 교합면 형태

구치부의 치관의 교합면을 관찰하면 협면과 설면이 만나서 이루는 능각이 선명하다. 이런 협측교합면 능각과 설측교합면 능각은 구치의 교두를 내사면과 외사면으로 나눈다. 협설측교두의 내사면은 치아의 교합면을 형성하며 교합압을 받는 부위로 보통 협설경의 50~60%를 차지한다. 정상적인 배열에서 기능교두인 하악의 협측교두와 상악의 설측교두는 대합치의 교합면 중앙에 위치하며 대구치의 경우 기능교두는 협설폭경의 약 60%를 차지한다.

1) 기능교두와 비기능교두(centric cusp/non centric cusp)

하악의 협측교두와 상악의 설측교두들을 대합치의 중심함몰부에 교합하여 저작 중 절구공이와 같이 음식물을 부수는 역할을 하므로 기능교두(functional cusp), 작업교두(working cusp), stamp cusp라고 하며, 중심교합 시에 교합고경을 유지하기 때문에 지지교두(supporting cusp, centric holding cusp)라 일컫는다.

상악의 협측교두와 하악의 설측교두들은 저작기능이 없으므로 비기능교두(nonfuntional cusp), 비작업교두(nonworking cusp), 비중심교두(noncentric cusp)라 하며, 하악 활주운동의 안내역할을 하므로 유도교두(guiding cusp), 음식물이 흘러 떨어지지 않게 또한 혀나 협점막이 씹히지 않도록 보호해줌으로 shearing cusp라 부른다.

(1) 기능교두의 특성

① 기능교두는 대합치의 교합면 내에 위치해 있기 때문에 중요한 기능적 역할을 하고 중심교합위에서 교합고경을 유지한다.

② 기능교두는 비기능교두보다 넓은 외사면을 갖고 있다.

③ 기능교두의 외사면은 대합치와 교합접촉을 한다.

④ 기능교두는 비기능교두보다 대체적으로 둥근편이다.

(2) 비기능교두의 특징

① 비기능교두들은 하악이 측방운동을 할 때만 접촉을 하고 대합치 교합면의 외사면과 교합한다.

② 비기능교두는 기능교두보다 좁은 외사면을 갖고 있다.

③ 비기능교두와 외사면은 대합치와 교합접촉을 갖고 있지 않다.

④ 비기능교두와 기능교두보다 대체적으로 뾰족한 편이다.

2) 점접촉 교합(point contact occlusion : centric stop - corresponding point)

중심교합 시 대합치간의 접촉은 면과의 접촉보다는 점상태로 접촉하는 것이 이상적이다. 점상태로 접촉되기 때문에 접촉면적이 감소되어 치아가 교합압을 적게 받게 되고, 치주조직의 부담도 감소되며, 편심교합 시에도 접촉하는 면이 적기 때문에 쉽게 이개할 수 있어 치아의 무리한 마모가 일어나지 않는다. 그러나 면접촉보다는 접촉면적이 적어 안정성이 부족하다. 그래서 고안된 것이 세 점접촉이다. 세 점접촉에는 구치의 기능교두가 대합치의 와에 교합하여 생기는 세 점접촉인 tripodism과 교합하는 치아를 협설적으로 볼 때 생기는 세 점접촉 ABC contact가 있다.

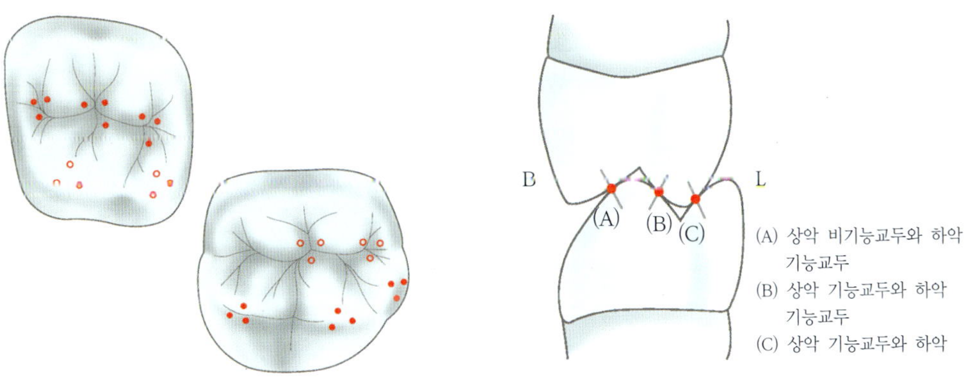

그림 5-27 Tripodism & ABC contact

Tripodism은 교두 대 와 교합에서 상하악의 교합관계를 안정시키고 저작효과를 증가시키기 위한 것이며, ABC contact은 상하악 구치가 교합된 것으로 협설적으로 보았을 때 세 부분의 접촉관계로 이를 협측에서부터 ABC라고 부른다. ABC contact에서는 B contact는 꼭 이루어져야만 교합압을 치아의 장축방향으로 전달할 수 있어 좋은 안정성을 얻을 수 있다(그림 5-27).

2. 기능적 교합면 형성 (그림 5-28)

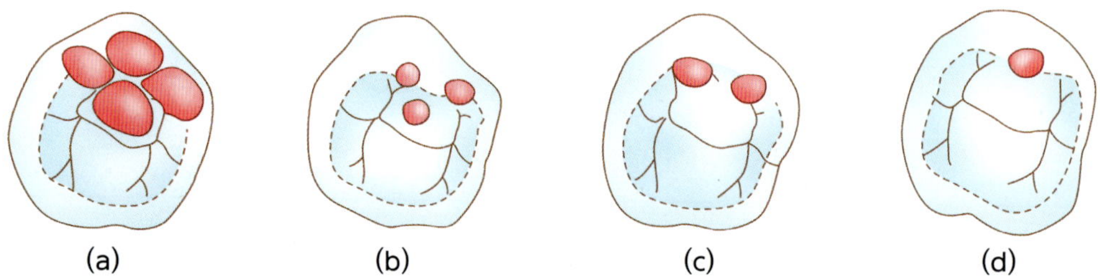

그림 5-28 (a) 4개의 교두융선(the four cusp ridges)
(b) 교두와 와 주위의 3점과 접촉(cusp contact areas in tripod fossa arrangement)
(c) 교두와 변연융선과 접촉(cusp contact areas in marginal ridge arrangement)
(d) 교두정과 와의 접촉(cusp contact areas in open fossa arrangement)

중심 교합위에서 각 교두는 대합치아 교합면에 접촉되는 부분에 따라 크게 나누어

(1) 교두 대 와 접촉(cusp-tripod fossa contact)(그림 5-29, 30)

(2) 교두 대 변연융선 접촉(cusp-marginal ridge contact)

(3) 교두정 대 와 접촉(cusp tip-open fossa contact)이 있다(그림 5-31, 32).

Mandibular buccal cusps	Contacts on opposing maxillary occlusal surfaces
1. First premolar	Mesial fossa of the first premolar
2. Second premolar 3. First molar, mesiobuccal cusp 4. First molar, distobuccal cusp 5. First molar, distal cusp	Mesial fossa of the second premolar Mesial fossa of the first molar Central fossa of the first molar Distal fossa of the first molar
6. Second molar mesiobuccal cusp 7. Second molar, distobuccal cusp second molar, Distal cusp	Mesial fossa of the second molar Central fossa of the second molar Usually nonfunctional

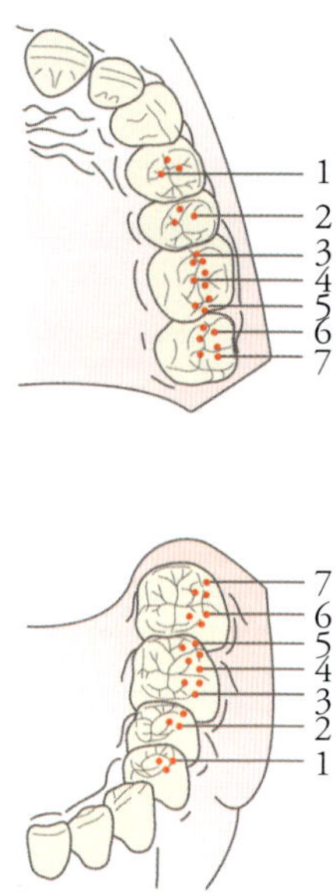

그림 5-29 교두와 교합형성시 하악교두와 상악치아의 접촉관계(Mandibular cusp placement for cusp-fossa occlusion)

Maxillary lingual cusps	Contacts on opposing mandibular occlusal surfaces
1. First premolar	Distal fossa of the first premolar
2. Second premolar	Distal fossa of the second premolar
3. First molar, mesiolingual cusp 4. First first molar, distolingual cusp	Central fossa of the first molar Distal fossa of the first molar
5. Second molar, mesiolingual cusp 6. Second molar, distolingual cusp	Central fossa of the second molar Distal fossa of the second molar

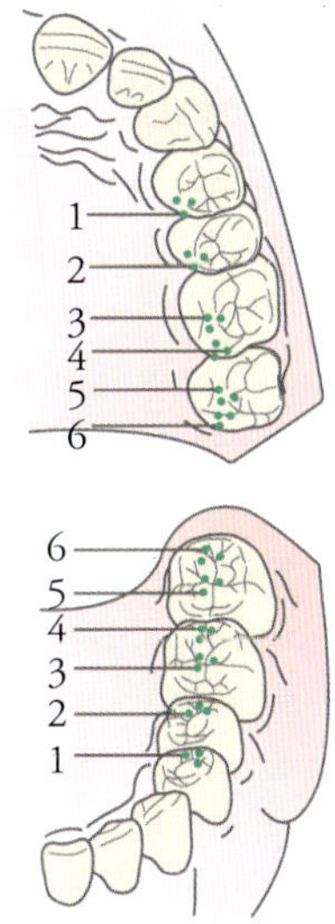

그림 5-30 교두와 교합형성시 상악교두와 하악치아의 접촉관계(Maxillary cusp placement for cusp–fossa occlusion)

Mandibular buccal cusps	Contacts on opposing maxillary occlussal surfaces
1. First premolar	Mesial marginal ridge of the frist premolar
2. Second premolar	Distal marginal ridge of the first premolar and the mesial marginal ridge of the second premolar
3. First molar, mesiobuccal Cusp 4. First molar, distobuccal cusp First molar, distal cusp	Distal marginal ridge of the Second premolar and the mesial marginal ridge of the first molar Central fossa of the first molar Usually nonfunctional
5. Second molar, mesiobuccal cusp 6. Second molar, distobuccal cusp	Distal marginal ridge of the first molar and the mesial marginal ridge of the second molar Central fossa of the second molar

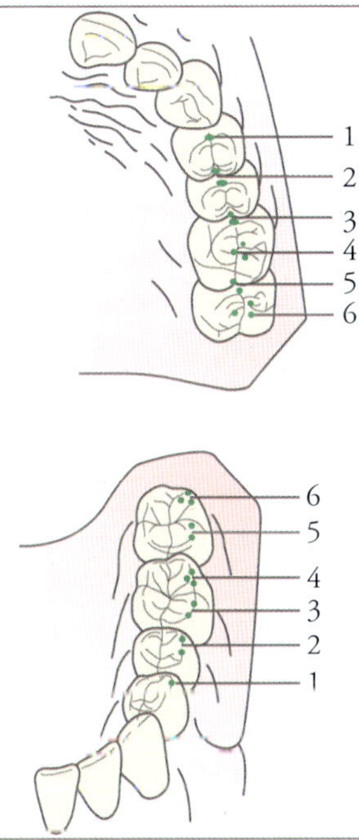

그림 5-31 교두·변연 교합형성시 하악교두와 상악치아의 접촉관계(Mandibular cusp placement for cusp–marginal ridge occlusion)

Maxillary lingual cusps	Contacts on opposing mandibular occlusal surfaces
1. First premolar	Distal fossa of the fist premolar
2. Second premolar	Distal fossa of the second Premolar
3. First molar, mesiolingual cusp	Central fossa of the first molar
4. First molar, distolingual cusp	Distal marginal ridge of the first molar and the mesial marginal ridge of the second molar
5. Second molar, mesiolingual cusp 6. Second molar, distolingual cusp	Central fossa of the second molar Distal marginal ridge of the second molar

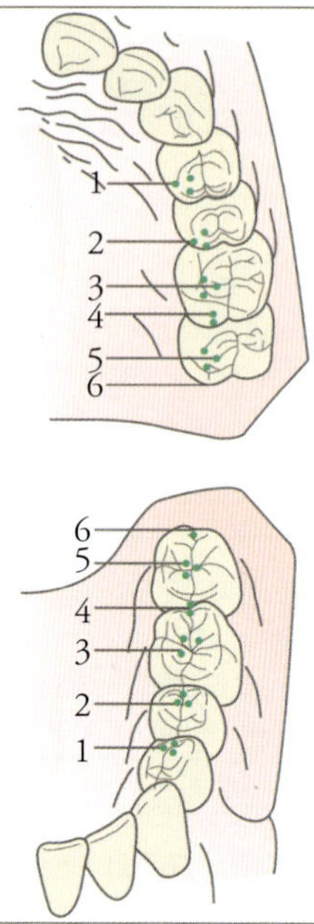

그림 5-32 교두·변연 교합형성시 상악교두와 하악치아의 접촉관계(Maxillary cusp placement for cusp-marginal ridge occlusion)

비중심위에서는 대합치간 교두 접촉관계에 따라

(1) 양측성 균형교합(bilateral balanced occlusion)

(2) 편측성 균형교합(unilateral balanced occlusion)

(3) 견치 이개교합(canine guided disclusion)으로 크게 나눌 수 있다.

3. 교합면 형태 결정요인

보철물을 제작할 때 특히 교합면 형성 시 교두의 위치나 높이, 융선과 구의 방향과 위치, 상악견치 설면와의 깊이 등은 하악의 기능 운동과 조화를 이루도록 하여야 한다. 교합면 형태에 관여하는 요인은 수직적 결정요인, 수평적 결정요인과 상악전치 설면와의 관계 등이 있다.

1) 수직적 결정요인

교합면에서 교두의 높이나 교합면 와의 깊이에 영향을 미치는 요인을 수직적 결정요인이라 한다.

(1) 수평피개

전치의 수평피개가 감소하면 운동할 때 하악이 하방으로 이동하기가 용이하므로 구치가 이개되기 쉽다. 그러므로 구치교두의 길이는 높아지고 절치유도각은 커진다. 반대로 수평피개가 증가하면 편심운동 시 하악이 수평으로 이동하므로 구치는 이개하기가 쉽지 않다. 그러므로 구치의 교두는 낮아지고 절치유도각은 작아진다(그림 5-33).

(2) 수직피개

전치의 수직피개가 감소하면 구치의 교두는 낮아지고 절치유도각도 작아진다. 반면에 수직피개가 증가하면 구치의 교두는 높아지고 절치유도각도 커진다(그림 5-34).

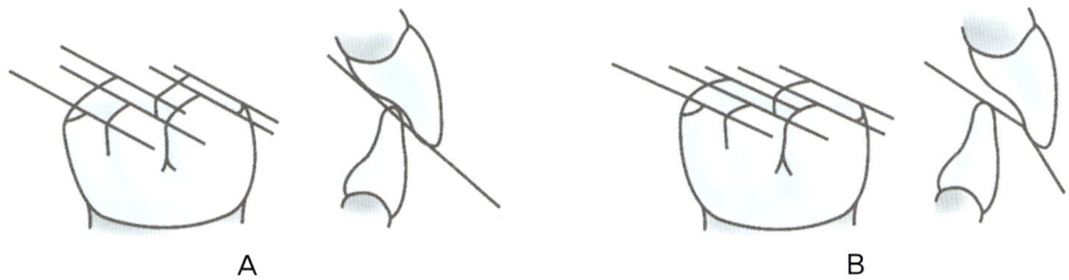

A : 수평피개가 작을 때 : 교두는 높아지고 절치유도각은 커진다.
B : 수평피개가 클 때 : 교두는 낮아지고 절치유도각은 작아진다.

그림 5-33 수평피개와 교두와의 관계

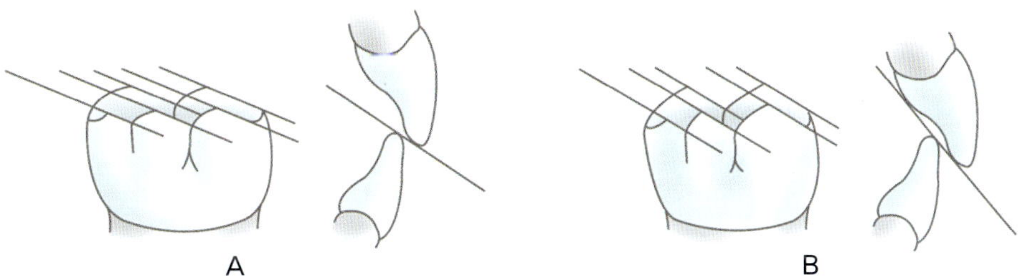

A : 수직피개가 작을 때 : 교두는 낮아지고 절치유도각은 작아진다.
B : 수직피개가 클 때 : 교두는 높아지고 절치유도각은 커진다.

그림 5-34 수직피개와 교두와의 관계

(3) 베네트 운동(Bennett movement)의 운동량(회전과두의 측방전이량)

하악의 측방전이가 작으면 구치 교두의 길이가 높아지고, 측방전이가 크면 구치 교두의 길이가 낮아진다.

(4) 베네트 운동(Bennett movement)(회전과두의 운동방향)

① 측상방

회전과두가 측상방으로 움직이면 작업측 비기능교두의 내사면에 간섭이 일어나므로 구치 교두는 낮아진다(그림 5-35).

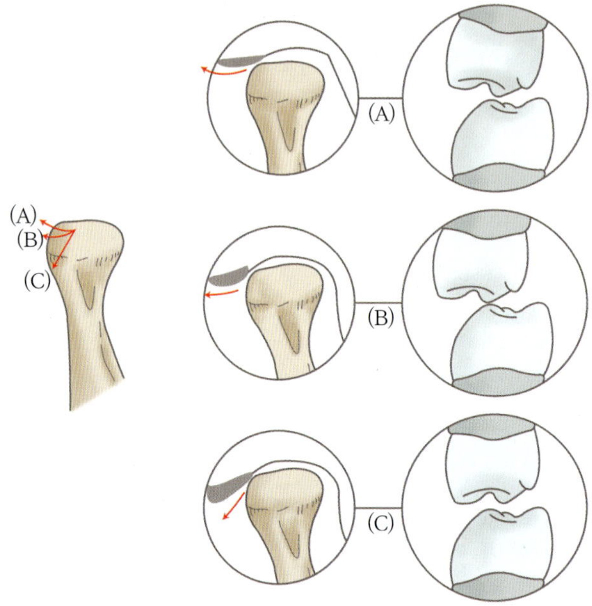

(A) 외측상방으로의 운동 시 – 완만한 교두경사
(B) 외측으로의 운동 시 – 보통인 교두경사
(C) 외측하방으로의 운동 시 – 급한 교두경사

그림 5-35 작업측과두의 Bennett movement와 비기능교두경사의 상관관계 (수직면)

② 측하방

회전과두가 측하방으로 움직이면 비기능교두 내사면의 경사가급하게 되어 구치 교두는 높아진다.

(5) 관절결절의 각도

하악이 전방운동 시 과두는 하악와는 면을 따라 관절결절 부위까지 전하방으로 움직이게 된다. 이 관절결절의 각도가 작으면 상악 설측교두의 협측사면과 하악 협측교두의 설측사면의 경사도가 완만해져서 구치교두가 낮아지고, 교합면와도 얕아지며, 절치유도각도 작아진다. 반면에 관절결절의 각도가 크면 구치교두는 높아지고, 교합면 와도 깊어지며, 절치유도각도 커진다(그림 5-36).

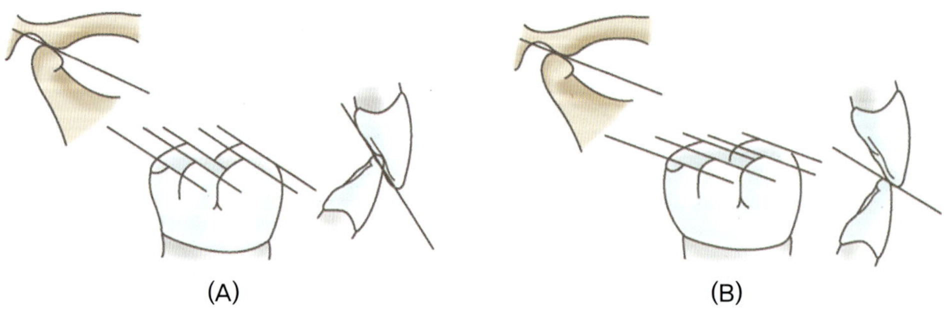

A : 관절결절의 각도가 작을 때 : 교두는 낮아지고 절치유도각도 작아진다.
B : 관절결절의 각도가 클 때 : 교두는 높아지고 절치유도각도 커진다.

그림 5-36 관절결절이 각도와 구치 교두 경사, 절치유도각의 관계

(6) Spee 만곡

시상면에서 하악 견치의 첨두와 소, 대구치의 협측교두정을 연결한 spee 만곡의 반경이 작으면 교합평면이 오목하여 상악에 대한 하악의 운동이 작으므로 전방운동 시 구치가 이개되기 어렵고 그 결과 구치 교두가 낮아진다. 반면에 spee 만곡의 반경이 크면 교합평면이 편평하여 하악의 운동이 커져 전방운동 시 구치가 이개되기 쉬우므로 교두는 높아진다.

(7) 교합평면과 시상전방과로

시상면에서 관찰하였을 때 교합평면과 시상전방과로가 평행에 가까우면 전방운동 시 구치가 이개되기 어려우므로 구치교두는 낮아진다. 또 교합평면과 시상전방과로가 평행해서 어긋날수록 구치는 이개되기 쉬우므로 구치교두는 높아진다.

(8) ISS(Immediate Side Shift)

하악이 측방운동을 할 때 균형측 과두가 처음에 정중방향으로 움직이는 양에 따라 교두의 높이가 달라진다.

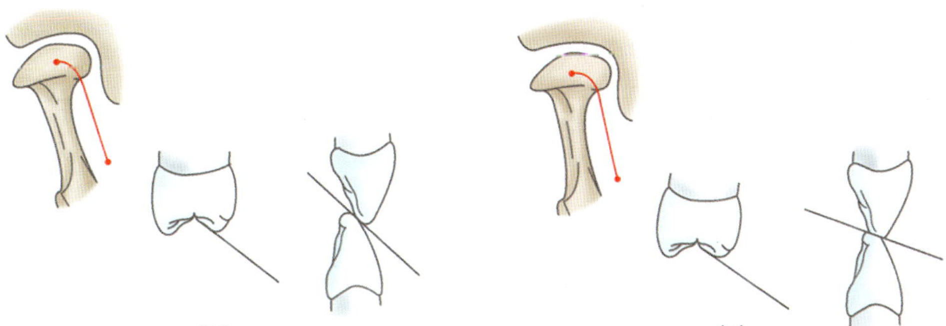

(A) (B)

A : ISS가 작을 때 교두는 높아지고 절치유도각은 커진다.
B : ISS가 클 때 교두는 낮아지고 절치유도각은 작아진다.

그림 5-37 ISS와 교두길이, 절치유도각의 관계

ISS가 작으면 교두가 중심교합에서 균형측으로 움직이면서 벌리는 위치, 즉 상악 설측교두의 내사면과 하악 협측교두의 내사면에 큰 영향이 없으므로 구치의 교두는 높아지고 중심구의 폭은 좁아지고, 절치유도각은 커진다. 그러나 ISS가 크면 균형측 치아가 서로 접촉하는 위치가 용이하게 이동하기 위해서 구치교두는 낮아지고 중심구의 폭은 넓어지고 절치유도각은 작아진다(그림 5-37).

2) 수평적 결정요인

교합면에서 융선과 구의 방향에 영향을 미치는 요인을 수평적 결정요인이라 한다. 하악이 편심운동을 할 때 기능교두는 대합치의 구를 따라 지나가는데 이때 과두가 작업측 방향으로 움직이면 교두는 대합치의 교합면상의 구를 따라 이동하는데 이 길을 작업측 운동로, 작업측 구 또는 내측방 구라 한다. 반면 반대로 교두가 비작업측 방향으로 이동될 때 통로가 되는 길이 비작업측 운동로, 비작업측 구 또는 외측방 구라 부른다. 이 작업측 구와 비작업측 구가 서로 교차하여 이루는 각은 gothic arch의 전개각과 유사한 형태를 이루는데 이것을 arrow point angle이라 한다. 이 arrow point angle이 작다는 것은 상악 교합면에서 작업측 구와 비 작업측 구가 좀더 근심에 위치한다는 것이고 하악 교합면에서는 좀더 원심에 위치한다는 것이다. 반면에 이 각이 크다는 것은 상악 교합면에서는 좀더 원심에 하악 교합면에서는 좀더 근심에 위치한다는 것이다.

(1) 회전과두로부터의 거리

회전과두, 즉 작업측 과두로부터 치아의 거리가 가까울수록 arrow point angle이 작아지고, 거리가 멀수록 arrow point angle은 커진다. 회전과두에 가까운 대구치는 각이 작고 먼 소구치는 각이 커진다(그림 5-38).

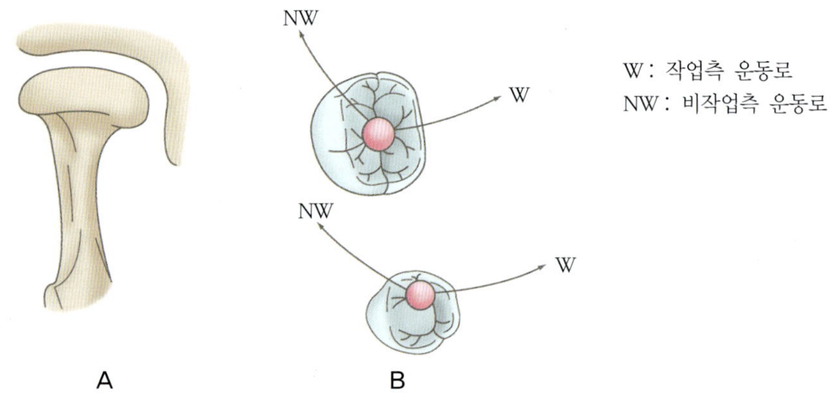

A : 거리가 가까우면 arrow point angle이 작다.
B : 거리가 멀면 arrow point angle이 크다.

그림 5-38 회전 과두로부터의 거리와 arrow point angle과의 관계

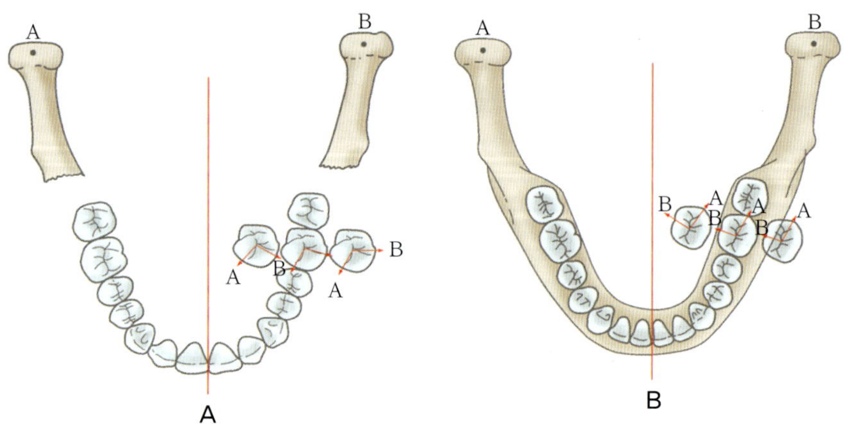

A : 상악 (거리가 가까우면 arrow point angle이 작고, 멀리 있으면 arrow point angle이 크다)
B : 하악 (거리가 가까우면 arrow point angle이 작고, 멀리 있으면 arrow point angle이 크다)

그림 5-39 정중 시상면에서의 치아의 위치와 Arrow point angle과의 관계

(2) 정중시상면에서의 치아위치

치아가 정중시상면에 가까이 있으면 arrow point angle이 작고 멀리 있으면 arrow point angle이 커진다. 즉 치열궁이 좁은 사람은 넓은 사람보다 arrow point angle이 작아진다(그림 5-39).

(3) 과두간 거리

좌우측 과두간의 거리가 차이가 난다는 것은 회전중심의 위치에 변화를 주므로 교합면의 운동경로에 영향을 미친다. 과두간의 거리가 가까우면 arrow point angle이 커지고, 거리가 멀면 arrow point angle이 작아진다(그림 5-40).

(4) 베네트 운동(Bennett movement)의 운동량

하악이 측방운동할 때 작업측 과두의 측방전이가 작으면 arrow point angle이 작아지고, 반대로 측방전이가 크면 arrow point angle은 커진다(그림 5-41).

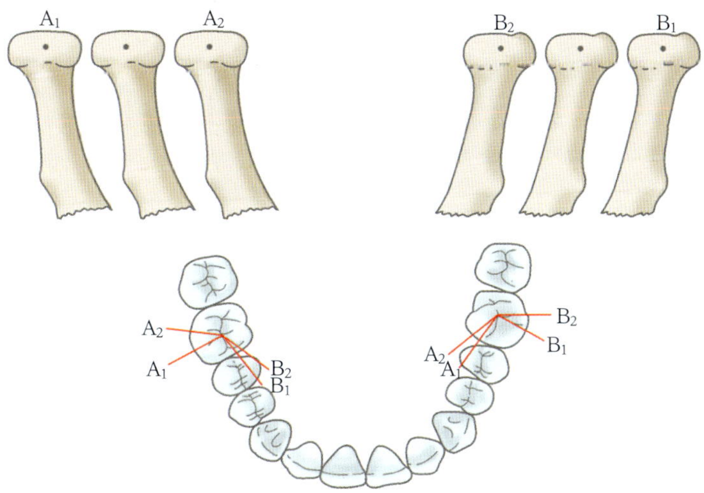

그림 5-40 양측 과두간의 거리와 arrow point angle
거리가 멀면 arrow point angle이 작아지고, (A_1–B_1)
거리가 가까우면 arrow point angle이 커진다. (A_2–B_2)

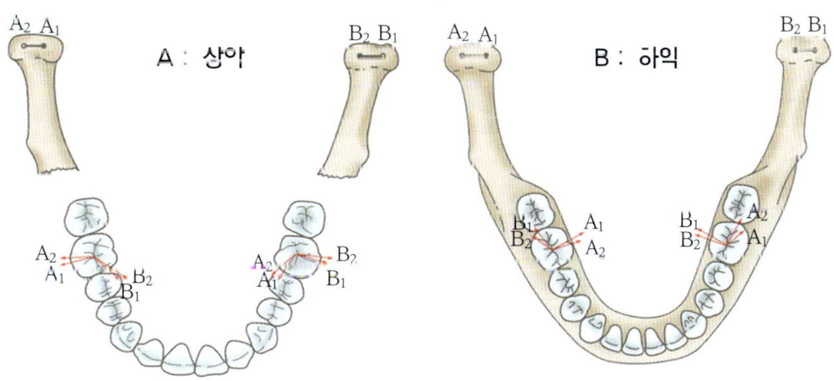

그림 5-41 베네트 운동(Bennett movement)의 양과 arrow point angle의 관계
측방전이가 크면 arrow point angle이 커지고,
측방전이가 작으면 arrow point angle이 작아진다.

(5) Bennett movement의 방향

하악이 측방운동할 때 작업측 과두가 측전방으로 움직이면 arrow point angle이 작아지고 측후방으로 움직이면 arrow point angle이 커진다(그림 5-42).

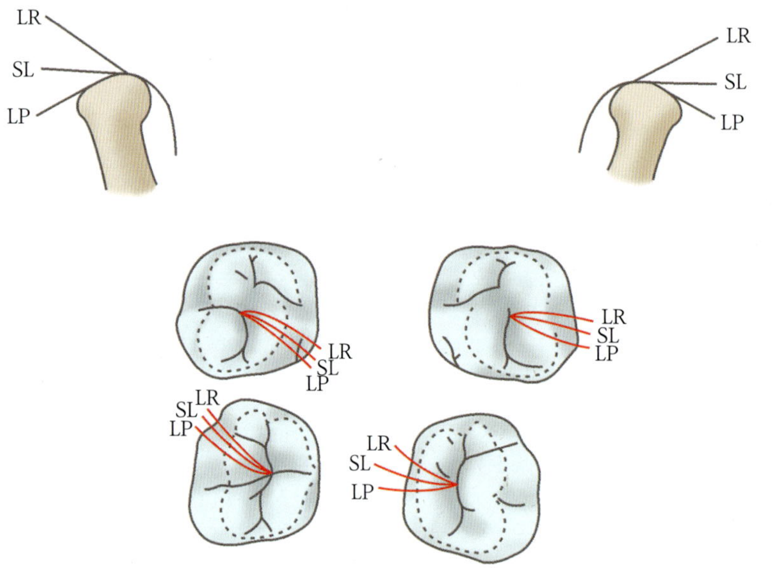

그림 5-42 수평면에서 회전과두의 방향과 arrow point angle의 관계

회전과두가 측전방으로 움직이면(LP) arrow point angle이 작아지고, 측후방으로 움직이면(LR) arrow point angle이 커진다.

(6) 측방과로각

측두하악관절에서 과두가 측방운동을 할 때 생긴 측방과로각이 커지면 arrow point angle도 커진다.

3) 상악 전치 설면와의 깊이

상악 전치 설면와는 악관절의 형태와 운동에 영향을 받는다.

(1) 베네트 운동(Bennett movement)의 운동량

하악의 측방전이가 작으면 상악 전치 설면와는 얕아지고, 측방전이가 크면 설면와는 깊어진다.

(2) 베네트 운동(Bennett movement)의 방향

① 회전과두가 측전방으로 움직이면 상악 전치 설면와는 깊어진다.

② 회전과두가 측후방으로 움직이면 설면와는 얕아진다.

③ 회전과두가 측상방으로 움직이면 상악 전치 설면와는 깊어진다.

④ 회전과두가 측하방으로 움직이면 상악 전치 설면와는 얕아진다.

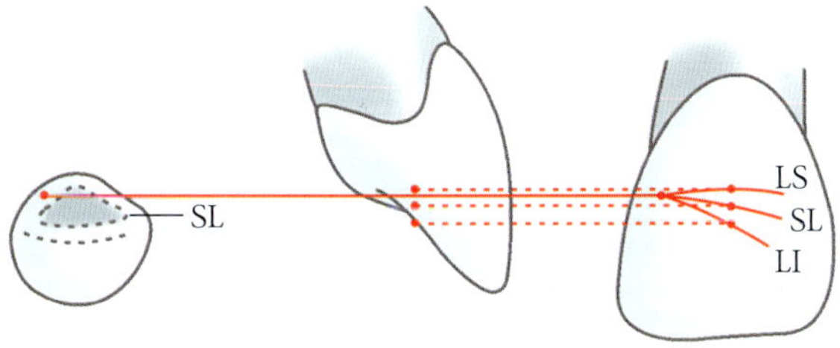

그림 5-43 시상면에서 회전과두의 방향과 설면와의 관계

회전과두가 측상방(LS)으로 움직이면 상악 전치 설면와는 깊어지고, 회전과두가 측하방(LI)으로 움직이면 상악 전치 설면와는 얕아진다.

(3) 과두간 거리

양 과두간의 거리가 가까우면 상악 전치 설면와는 얕아지고, 거리가 멀면 설면와는 깊어진다.

(4) 관절결절의 각도

관절결절의 각도가 작으면 상악 전치 설면와는 얕아지고, 각도가 크면 설면와는 깊어진다.

5-5 치과보철학적인 이상교합

역사적으로 교합연구는 개념의 변화를 겪어 왔다. 하악운동 시 대합치와의 교합 상태는 1. 양측성 균형교합, 2. 편측성 균형교합, 3. 상호적인 보호교합이 있다.

1. 양측성 균형교합(Bilateral balanced occlusion)

편심운동 시에 상·하악의 전치아가 접촉하는 교합양식으로 최대교두간 접촉상태에서 작업측 방향으로 치아를 접촉 활주시킬 때에 작업측에서도 균형측에서도 치아의 접촉활주가 일어나기 때문에 양측성 균형교합이라고 부른다. 측방운동 시 교두의 대합관계는 작업측에서는 상·하악 치아의 같은 측 교두가 균형측에서는 다른 측 교두(상악 설측교두와 하악 협측교두)끼리 접촉하는 상태이다(그림 5-44).

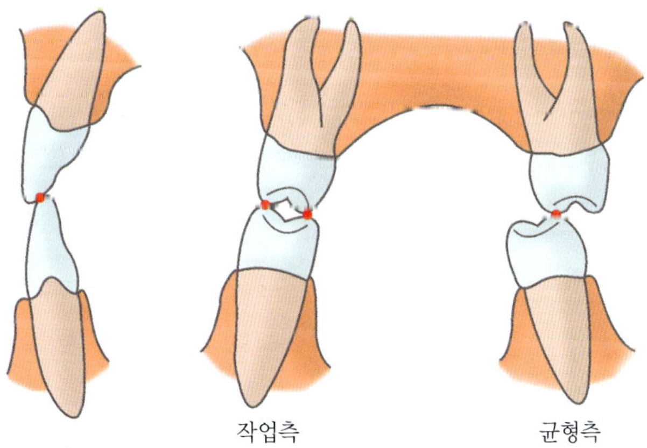

그림 5-44 양측성 균형교합

가철성 국소의치의 초기교합연구는 양측성 균형교합의 개념에 중점되었다. 이 개념은 최대교두감합위 뿐만 아니라 모든 편심위에서도 많은 수의 치아가 접촉한다. 총의치를 제작하는 경우 이런 치아배열은 비작업측에서의 접촉이 의치탈락을 방지하기 때문에 의치의 안정에 도움을 준다. 그러나 양측성 균형의 원리를 자연치열과 고정성 보철에 도입하려면 정교한 교합기를 사용하고 세심한 주의를 기울여도 적용하기가 어렵다. 게다가 실패율도 높다. 교합마모의 증가, 치주조직의 붕괴 증가, 그리고 근신경계 장애가 빈번히 관찰되었다. 이런 증상들은 비작업측의 구치부 접촉을 제거했을 때 점차 사라졌다. 그리하여 편측성 균형교합 군기능의 개념이 제안되었다.

2. 편측성 균형교합(Unilateral balanced occlusion), 집단기능교합(group functioned occlusion)

Schuyler에 의해 제창되고 있는 보철학적 이상교합이며, Lauritzen, Ramfjord, Schweitzer, Shore, Choen, Pankey와 Mann들에 의해 지지되고 있는 교합으로 측방운동 시 작업측에서는 구치부에 치아접촉이 있지만 균형측에서는 접촉이 전혀 없다고 하는 교합양식이다(그림 5-45).

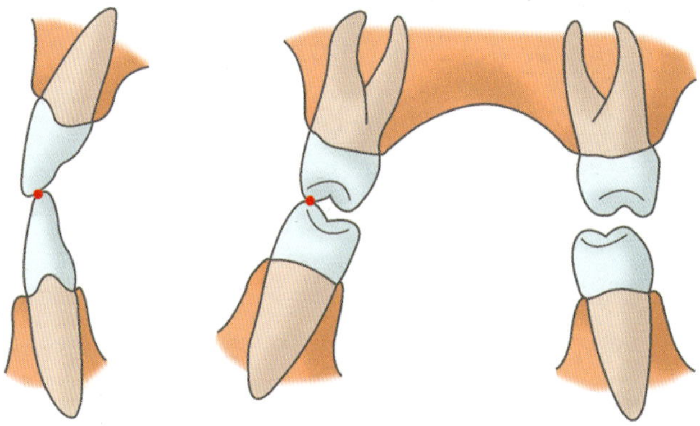

그림 5-45 **편측성 균형교합**

편측성 균형교합의 이론적 특징으로는,

(1) long centric 이론의 도입

(2) 측방운동 시에 있어서 작업측 전치아에 의한 측방압의 부담

(3) 측방운동 시에 있어서 평형측 치아의 접촉방지

등이 있다.

편측성 균형교합은 모든 편심 접촉은 작업측의 구치에서만 나타난다. 비작업측에서는 하악이 중심위에 이를 때까지 접촉이 없다. 이 교합양식에서 작업측의 모든 구치부의 치주에서 모든 부하를 감당한다. 특히 견치의 치주상태가 안 좋으면 이 교합양식은 유리하다. 편심운동을 하는 동안에 교합부하는 작업측에서 고

루 분산되며 비작업측에서는 접촉이 일어나지 않는다. 전방운동 시에는 모든 구치가 이개된다.

Long centric(slide centric, wide centric, freedom in centric, area of centric) : 편측성 균형교합의 개념이 퍼지면서 전후방으로 어느 정도의 자유를 허용하는 것이 유리하다는 개념으로 Schuyler가 최초로 주창하였으며, 하악이 중심위에서 전방접촉까지 이동할 때 구치가 조화를 이루면서 미끄러져 접촉하는 것이 중요하다고 생각했다. 주어진 교합고경에서 long centric의 범위는 0.5~1.5 mm라고 주장한다. 편측성 균형교합의 이론은 과두가 하방으로 움직이기 전에 균형잡힌 궤도 위로 관절와 내에서 수평의 활주를 전체 조건으로 한다. 그것은 구치이개에 앞서 수평적 움직임을 허용하도록 상악 전치부 설면함몰이 더 클 것을 요구한다.

3. 상호적인 보호교합(Mutually protected occlusion, organic occlusion)
(그림 5-46)

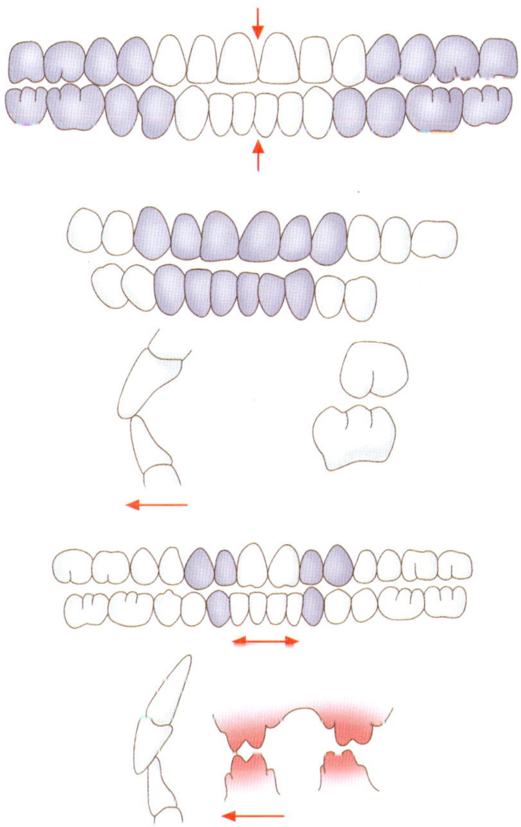

그림 5-46 상호보호교합 시의 접촉상태

Stallard와 Stuart는 예전에 양측성 균형교합의 지지자였지만, 양측성 균형교합을 재현한 증례가 최종적으로는 마모에 의해 실패한다는 것을 발견하고부터는 D'amico에 의해 연구되고 있는 새로운 교합이론을 지지하게끔 되었다.

Shaw D'amico가 연구한 보철학적 이상교합은 상호적 보호교합이라 이름 붙여졌으며, 이 교합은 중심교합을 할 때는 구치가 접촉하고 전치는 이개되어 보호되며, 전방운동 시는 전치만 접촉되어 구치가 보호된다. 또한 측방운동 시에는 견치만 접촉되어 절치와 구치가 견치에 의해 유도되므로 견치유도교합(canine guided occlusion) 또는 견치보호교합(canine protected occlusion)이라 부르기도 한다. 또한 보호되는 부분이 교합되지 않고 이개되므로 이개교합(disclusion)이라고도 하며, 일명 organic occlusion이라고도 한다. 이 교합은 치아의 접촉이 적으므로 치아가 최소한으로 마모되고 치주조직에 부담이 적어 건강한 치주조직을 갖게 하는 자연치의 이상적인 교합형태이다.

이 교합을 다시 정리하면 다음 세 가지 사항으로 요약할 수 있다.

(1) 중심위 교합에서는 구치부가 전치부를 보호한다.

(2) 전방에서는 절치가 견치와 구치를 보호한다.

(3) 측방운동에서는 견치가 구치와 절치를 보호한다. 이와 같은 교합상태는 균형교합에서는 얻을 수가 없다.

Lucia는 상호적인 보호교합의 장점은 다음과 같다.

① 균형교합처럼 교두가 치간공극에 쐐여 있기 때문에 이개작용이나 장축작용이 일어날 수 없다.

② 중심위에 있어서 치열이 일정한 감합위(勘合位)를 이루고 그 때에 발생하는 교합압은 치아의 장축방향에 향에 진다.

③ 전치가 구치와 완전하게 균형을 이루고 있기 때문에 보다 좋은 절단이 가능하다.

④ 이 교합에서는 이갈기를 하는 경향이 적다.

⑤ 치아의 접촉이 최소이기 때문에 절단효과가 높다.

⑥ 교두정이 대합치와 접촉하지 않기 때문에 마모가 적다.

⑦ 견치가 갖는 중요성이 바르게 표현되고 있다.

⑧ 저작효과를 높이기 위해서 변연융선, 횡주융선과 사주융선이 가위로 자르는 듯한 작용을 하도록 배려되어 있기 때문에 저작운동 시에 요하는 교합압이 적게 된다.

⑨ 이 교합을 사용할 경우는 한 쪽의 보철물을 제작한 뒤 다른 쪽의 보철을 완성할 수 있다. 균형교합에서는 이와 같은 조작은 불가능하다.

이외에 상호적인 보호교합의 쪽이 균형교합 보다도 심미적이란 점도 있다.

상호적인 보호교합의 단점은 다음과 같다.

① 견치가 결손되거나 그 치주조직이 파괴되거나 위치의 이상이 오거나 하는 경우에는 상호적인 보호교합을 줄 수 없다.

② 견치가 인접치와 결합되어 있는 경우도 자기자극의 반사가 저하하기 때문에 그 가치가 감소한다.

③ 견치가 결손하여 인공치(pontic)에 의해 회복되어 있는 경우도 같은 상태가 발생한다.

Luica는 위와 같은 경우에 만약 전치가 견고하면 상호적인 보호교합을 사용할 수 있으나, 전치가 결손되어 구치가 견고한 경우에는 양측성 균형교합을 사용하도록 지시하고 있다. 이외에도 양측성 균형교합은 치료기간 중에 이용하고 최종보철의 단계에서는 상호적인 보호교합을 사용하는 것도 권장하고 있다.

5-6 교합기의 역사

최초의 교합기는 접번, 개폐 운동만을 재현할 수 있는 상·하악 모형을 부착하기 위한 두 개의 금속구조부와 이 두 부분을 연결하는 접번 관절로 된 간단한 평선 섭번교합기인 gariot 교합기(1805)이다. 수평적 과두운동을 재현할 수 있는 교합기로 evans교합기(1840년)가 개발되었다. 해부학적 계측결과(과두간거리 10 cm, 수평과두운동재현)로 Bonwill의 삼각형 개념을 도입한 해부학적 교합기인 bonwill 교합기(1859년)가 고안되었다. 하악의 크기에 기본적인 수치를 측정한 Balkwill(1866년)은 balkwill각(26°)을 측정해 오늘날에도 모형을 교합기에 부착 할 때 기준으로 이용되고 있다. 1890년경부터 어떤 측정장치를 상·하악에 붙여 하악운동의 경로를 얻어내어 교합기상에 재현시킬 수 있는 조절장치도 연구개발하게 되었다. 이와 같은 과정은 역사적, 내용적으로 볼 때 제 1 기 : 하악운동의 측정기(1889~1919년), 제 2 기 : 하악운동양식의 발표시기(1920~1929년), 제 3기 : Gnathology이론 이후(1930년 이후)로 나눌 수 있다.

1. 제 1 기 : 하악운동의 측정기 (1889~1919년)

하악운동의 연구가 해부학적 연구로부터 기능적 연구로 발전하여 하악운동의 기본 개념이 이 시기에 해명되었다. Walker(미국)의 anatomical 교합기, Snow(미국)의 안궁(face bow), new century 교합기, Christensen(덴마크)의 rational 교합기, Gysi(독일)의 adaptable 교합기(1908), wippunkt 교합기, simplex 교합기가 있다.

2. 제 2 기 : 하악운동양식의 발표시기 (1920~1929년)

계측된 하악운동 상으로부터 비교적 단순한 운동양식이 교합이론을 얻어 내 교합기에 재현시키는 경향과 하악운동의 실측치로부터 우신 운동양식을 재현시킬 수 있는 교합기를 만들고 그 후 실제운동과 차이선을 개선하려고 하는 경향이 있다.

Monson의 몬슨 교합기(1920년대), Hall의 automatic anatomical 교합기(1920년대), Eichentopf의 tripod 교합기(1921), Wustrow의 교합기(1921년대), Fehr의 stansbery 교합기(1932년), Hanau Model H 교합기(1926년), Hanau Kinoscope 교합기(1926년)가 있다.

3. 제 3 기 : Gnathology이론 이후

McColum의 Gnathology학파로부터 연구되었다. 또한 1926년 Califonia Gnathogical Society에 의해 pantograph의 원형이나 할 수 있는 gnatholograph를 제작하여 정밀한 하악운동을 기록할 수 있게 되었다.

McCollum의 gnathoscope 교합기(1984년), Granger가 Gnatholator(1955년), Stuart의 gnathological computer(1955년)가 있고 Denar의 D4A 교합기(1968년), Swanson의 TMJ 교합기(1967년), Granger의 simulator 교합기(1969년) 등이 개발되었다.

의학이나 치과의학의 궁극적 목적이 인간의 rehabilitation에 있다고 볼 때 하악운동의 여러 가지 요소를 생체공학적 입장에서 해명하고 이를 다시 하악운동과 교합기의 관계로 연결시켜 연구해 보는 과정이 필요하다고 생각된다.

5-7 교합기의 분류

1. 조절성에 의한 분류

1) 비 조절성 교합기(non-adjustable articulator)

(1) 접번 교합기(hinge type articulator)

이것은 hinge axis를 중심으로 pure hinge opening & closing movement만이 가능한 교합기로써 측두하악관절(TMJ)의 구조가 없는 가장 단순한 교합기이다. 다른 명칭으로 plain line articulater 또는 일차원 교합기라고 부르기도 하는데 아주 간단한 보철물 제작 시 사용된다(그림 5-47 a, b).

Simple hinge articulator, straight line articulator, fixed articulator 등이 있다.

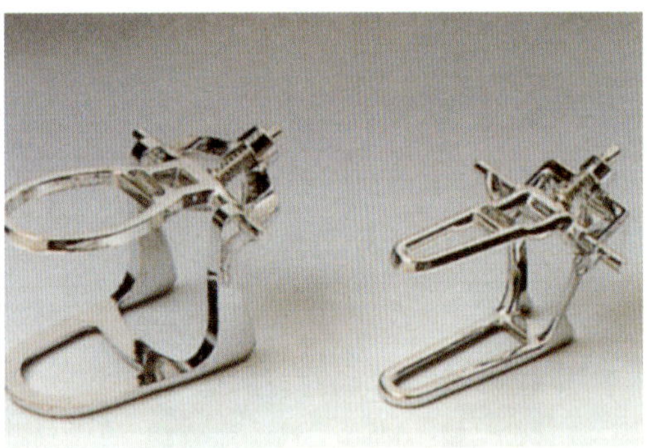

그림 5-47a Simple articulator

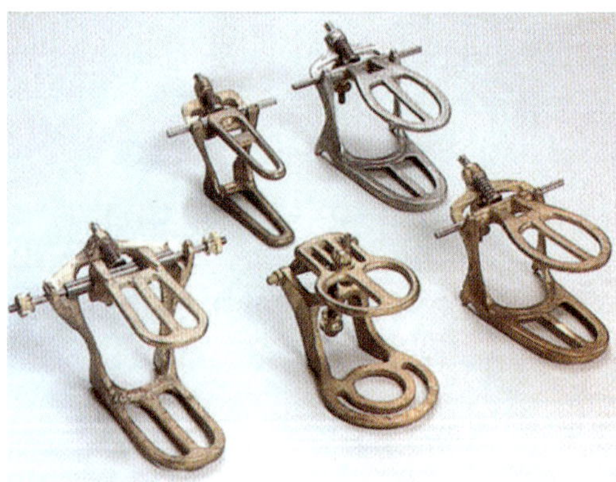

그림 5-47b Simple articulator

(2) 평균 교합기(average movement articulator)

이미 결정되어 고정된 평균 과로경사각(condylar inclination 30°)에 따라 straight linear movement를 시키면서 교합관계를 회복시켜 주는 교합기이다. 그러나 개인차가 있는 과로경사각과 평균 과로경사각이 일치하기는 매우 어려우므로 측방운동이 필요없는 단순한 보철물 제작시 필요하다.

주로 전치의 full crown, short span anterior fixed partial denture, posterior onlay 제작시 사용되며 arbitray articulator, stephan articulator, gysi simplex articulator, mean value articulator, average movement articulator, handy articulator, osung versatile standard articulator, dental hoby articulator, artex type AM articulator 등이 있다(그림 5-48a, b~50).

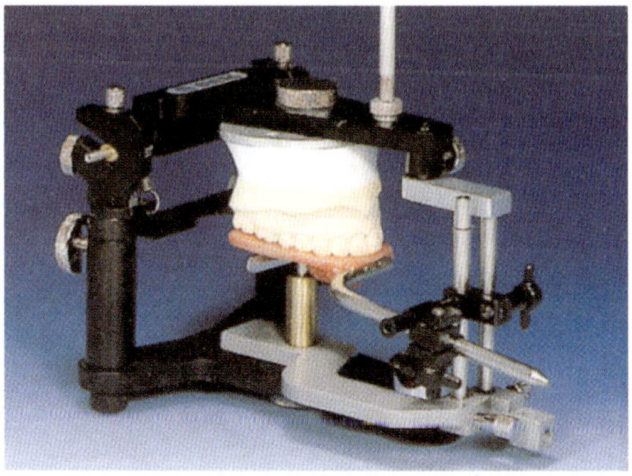

그림 5-48a Osung versatile standard articulator

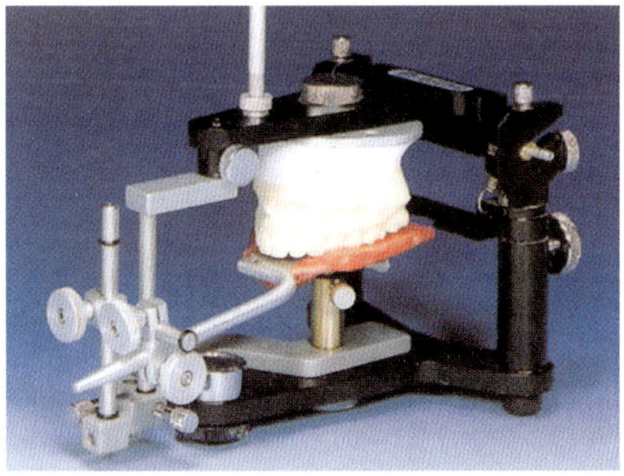

그림 5-48b Osung versatile standard articulator

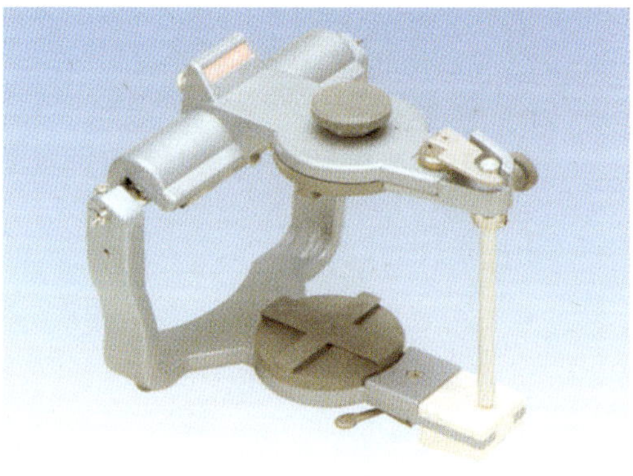

그림 5-49 Dental hoby articulator

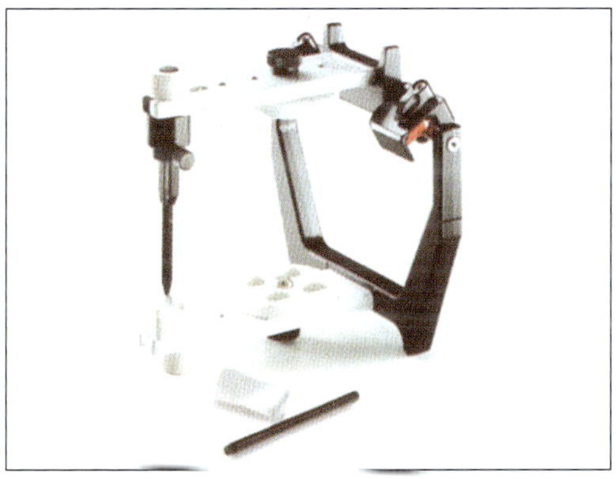

그림 5-50 Artex Type AM

2) 반조절성 교합기(semi-adjustable articulator)

측두하악관절(TMJ)의 구조가 전혀 없는 일차원(비조절성)교합기에 비해 약간의 하악운동이 허용되므로 2차원 교합기라고 부른다. 그러나 반조절성 교합기에서는 측방과 전방운동이 과로경사각도만을 조절할 수 있으며, 그것 역시 직선운동만이 가능하므로 생체 내에서 측두하악관절(TMJ)의 만곡을 정확히 재현할 수는 없다. 반조절성 교합기는 완전조절성 교합기가 소개된 지금 이미 과거의 것이라는 느낌이 들지만 모든 환자에게 완전조절성 교합기를 사용하는 것은 불가능하므로 특별한 경우가 아니고는 반조절성 교합기를 이용하여 보철물을 제작하고 보철물에 나타나는 오차를 구강 내에서 다시 점검해보는 방법도 효과적이다. 또한 비

조절성 교합기를 사용했을 때보다 환자의 구강상태를 보다 더 정확히 재현할 수 있고 비교적 값이 저렴하고 견고하므로 사용하기에 편리하다.

Hanau H, H_2, dentatus, whip-mix, snow Acme, gysi adaptable, hanau 130-28, denar arkⅡ, panahoby, KAVO protar 7, stratos 200, LL-85, hanau modular protrusive 등이 있다(그림 5-51~54).

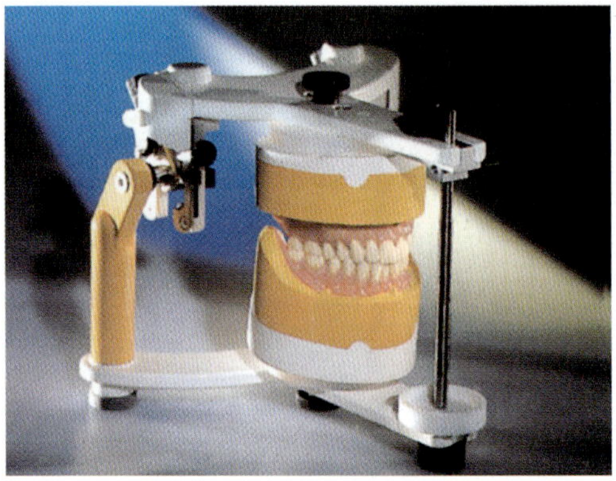

그림 5-51 Stratos 200 articulator

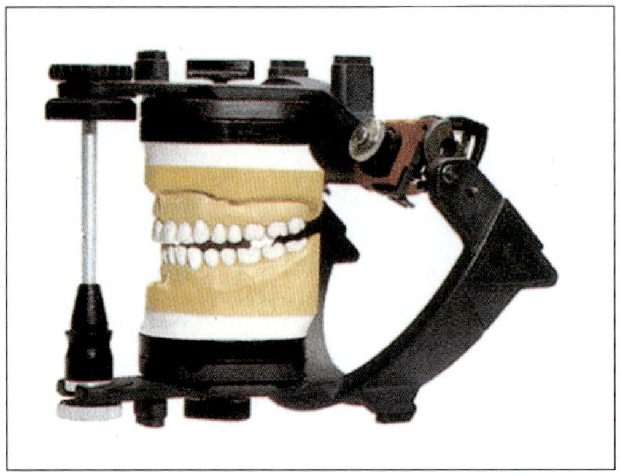

그림 5-52 KAVO protar 7 articulator

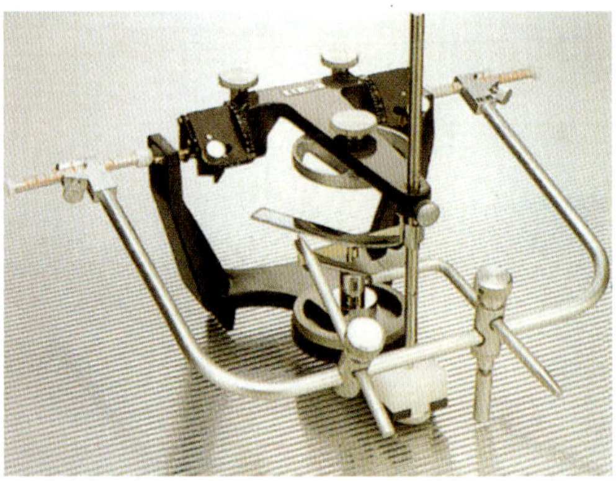

그림 5-53 LL-85 articulator

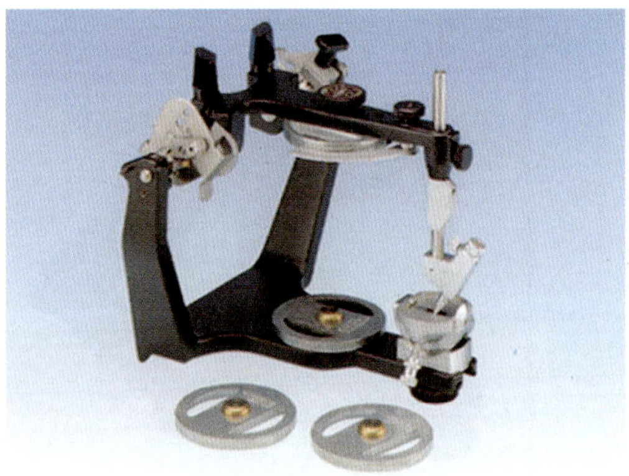

그림 5-54 Hanau modular protrusive articulator

3) 완전조절성 교합기(full adjustable articulator)

측두하악관절(TMJ) 관절융기의 만곡에 따른 악골의 운동이 교합기에 모두 재현되는 삼차원적 교합기이다. 반면에 구조가 복잡하고 사용방법이 까다로우므로 사용 시에는 반드시 악골의 하악운동과 교합에 관한 충분한 사전지식이 필요하다.

이 교합기는 주로 full mouth reconstruction 시에 사용되며 기록 방법은 check-bite method와 pantograph method가 있다.

Check-bite : Hanau model 130-21, ney articulator TMJ articulator, artex Type TR articulator (그림 5-55a, b, 56a, b).

Pantograph : Gnatholator, stuart articulator, denar articulator

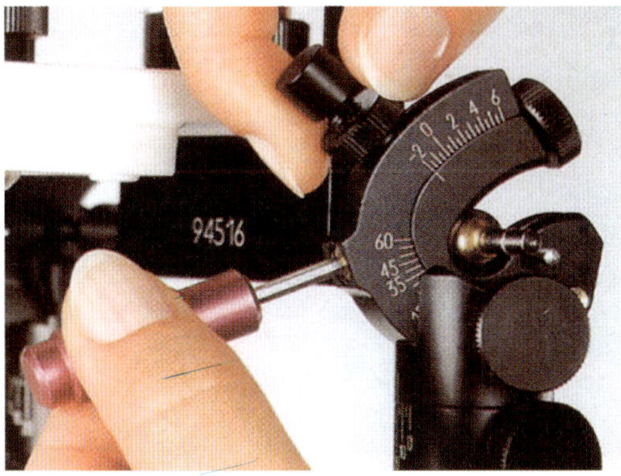

그림 5-55a Artex Type TR articulator

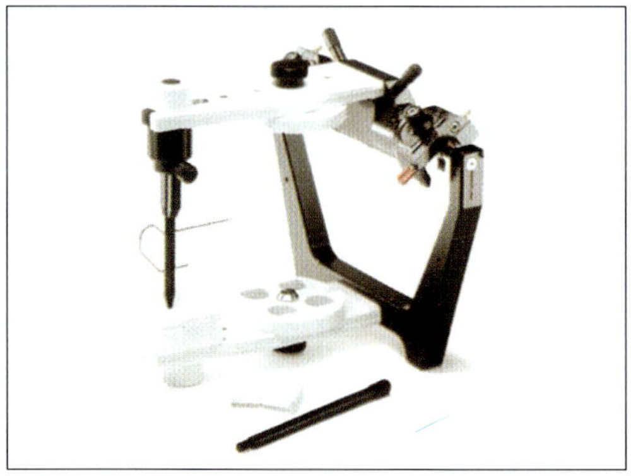

그림 5-55b Artex Type TR articulator

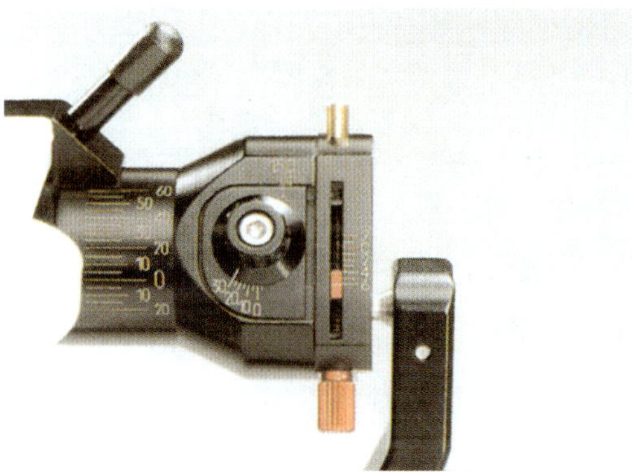

그림 5-56a Artex Type AR articulator

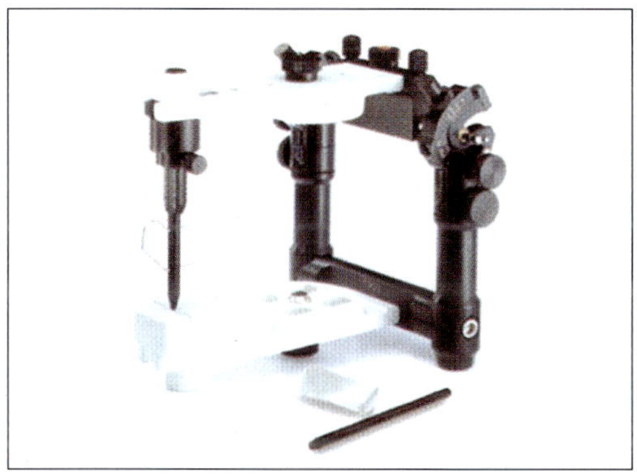

그림 5-56b Artex Type AR articulator

2. Condylar element의 부착 위치에 따른 분류

1) Arcon type articulator

Arcon이란 articulator와 condyle의 합성어로써 skull과 마찬가지로 교합기의 하부구조(lower part)에 condylar element가 위치하고 상부구조(upper part)에 glenoid fossa의 위치와 유사하게 mechanical fossa가 위치하는 교합기이다. 이 교합기는 개구시나 폐구시에 occlusal plane과 condylar inclination이 일정각을 이루며 주로 정확한 고정성의 cast restoration시에 많이 사용한다.

Hanau 130-28, hanau modular bennet, whip-mix, denar, TMJ articulator 등이 있다(그림 5-57).

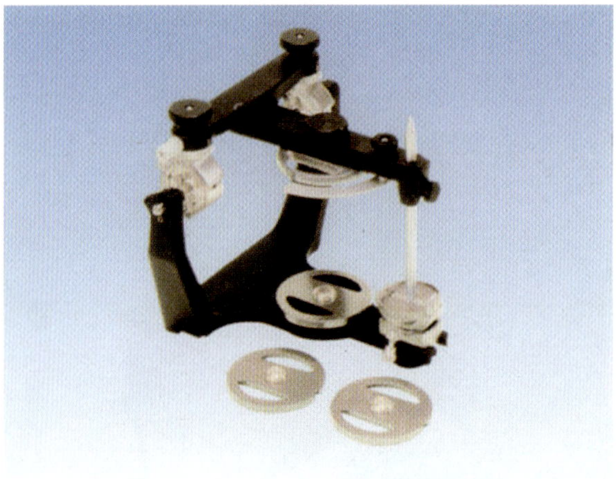

그림 5-57 Hanau modular bennet

2) Non-arcon type articulator

보통의 교합기와 마찬가지로 교합기의 상부구조에 condylar element가 있고 하부구조에 mechanical fossa가 위치한다.

이 교합기는 개구 시와 폐구 시에 교합 평면(occlusal plane)과 과로경사 사이의 각이 다르며 주로 가철식 국소의 치와 총의치 제작 시에 많이 사용된다.

Hanau H, H2, hanau modular protrusive, dentatus, condylator, dentatus articulator type ARH, dentatus adjustable condyle track articulator ARD(그림 5-58~60)

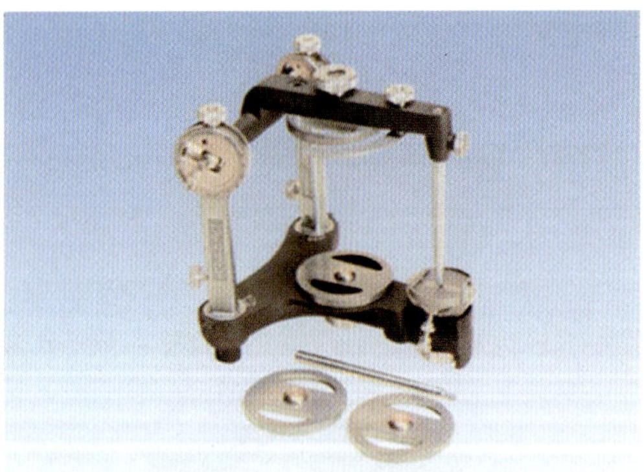

그림 5-58 Hanau modular protrusive

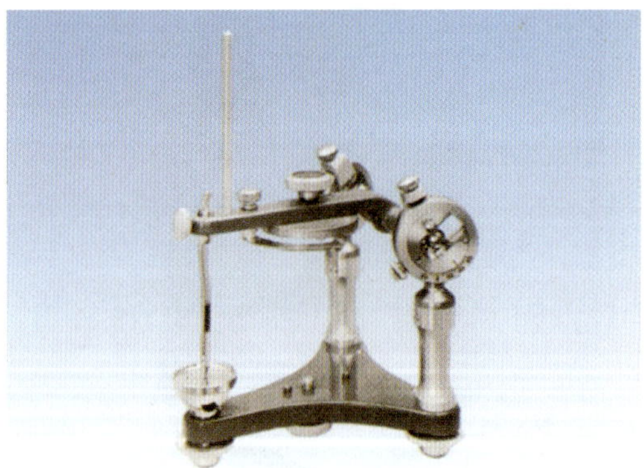

그림 5-59 Dentatus articulator type ARH

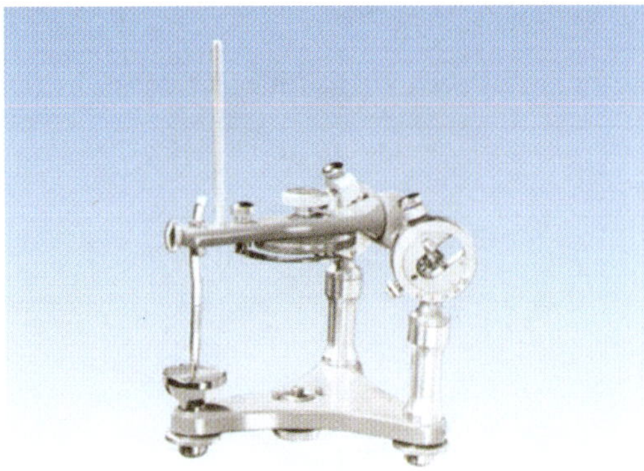

그림 5-60 Dentatus adjustable condyle track articulator ARD

3. 동우교합기의 구조와 사용법

동우교합기는 접번운동과 약간의 측방운동을 재현하는 평균치식 교합기를 측방운동 범위를 확대시키고 전방운동까지 재현 가능한 교합기로 발전시킨 교합기로서 해부학적인 평균치로 과로가 고정되도록 설계되었다. 그리고 하악운동의 전진운동과 측두하악관절(TMJ)의 상대적 위치관계 등 하악의 운동을 기계적으로 모방 재현함에 있어 평균치식 교합기가 재현할 수 없는 측·후방운동 등을 재현할 수 있고, 종래에 비해 오차범위가 줄어들어 관교의치, 총의치 등의 치과보철물 제작 및 진단 등에 유용하게 사용될 수 있다. 또한 모형을 이 교합기에 부착할 때에도 구강해부학적 기준을 이용하여 제작된 Mounting Jig(특허 제 10-1529231호)(그림 5-61)를 이용하여 상악법으로 쉽게 부착할 수 있어 모형의 수평적 위치관계와 좌우대칭 관계의 오차를 줄일 수 있는 교합기이다(그림 5-62).

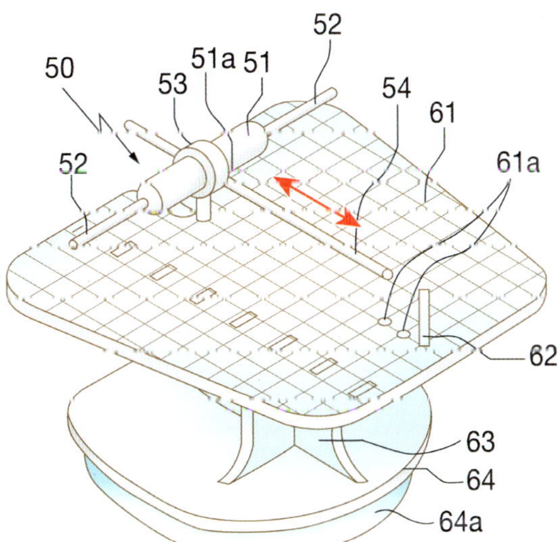

그림 5-61 Mounting Jig(마운팅 지그)

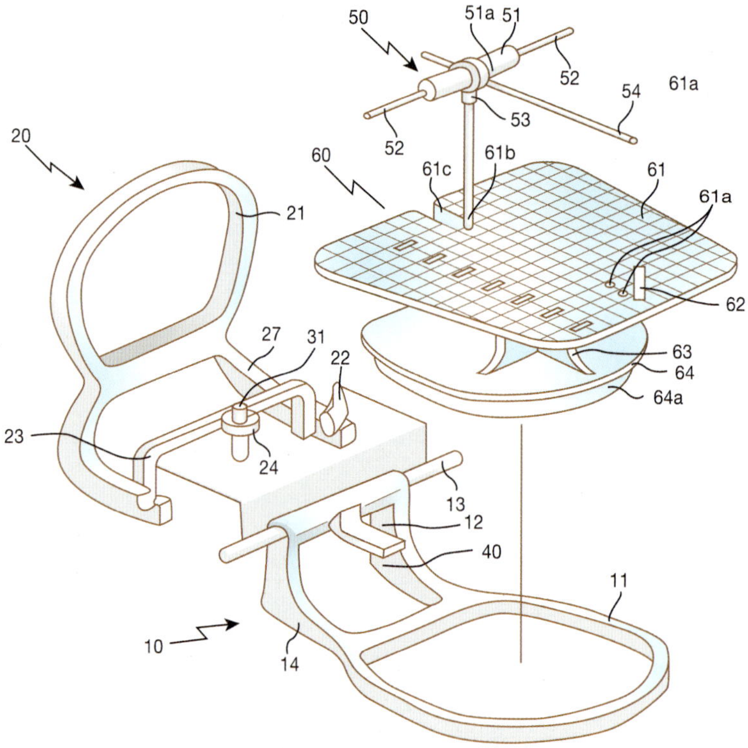

그림 5-62 동우교합기와 마운팅 지그

1) 구조 및 구성

동우교합기의 구조는 하악 모형이 부착되는 하악고정부(11), 과두 역활을 하는 회동축(13), 상악 모형이 부착되는 상악고정부(21), 회동축을 감싸는 걸림턱(22), 회동축이 분리 전 위치로 복귀시키는 가이드부(23)로 설계되어 있다. 악관절 형태인 회전축이 교합기 안쪽에 위치하여, 하악고정대(10)가 전방으로의 이동이 가능하여 하악운동을 재현함에 있어 접번운동과 함께 측방운동을 가능하게 설계된 교합기이다.

Mounting Jig(그림 5-61)은 하악 모형이 부착되는 하악고정부(11)와 상악 모형이 부착되는 상악고정부(21) 사이의 평행한 가상선상에 위치되게 장착된다. 기준평면부(50)의 상부면은 회동축(13)의 회전중심과 동일 수평선상에 위치되며 회전중심으로부터의 거리가 표시되어 있다(30 mm~100 mm). 또한 전방부에는 상악 모형 설치용 기준핀(62)이 장착될 기준홀(61a)이 형성되어 있고(3개), 기준평면부의 후방에는 기준평면부(50)에 plate(60)가 장착될 수 있는 삽입홀(61b)이 형성되어 있다. 또한 HIP 평면 Jig(그림 5-64)도 장착할 수 있는 삽입홀(61b)이 설계되어 있다. plate(60)는 상부면과 일정간격(7 mm) 이격되도록 설계되어있다. 무치악 상악 모형의 양쪽 익돌상악절흔(hamular notch)과 절치유두의 중앙점을 안착시키도록 구성된 HIP 평면 Jig으로 구성되어 있다.

이 교합기는 상악고정대(20)와 하악고정대(10)로 이루어져 하악고정대(10)의 회동축(13)에 의하여 상·하로 절첩되는 것으로, 하악고정대(10)의 수평도를 조절함으로써 교합평면을 설정하고, 그 설정되어진 교합평면에 하악 모형과 상악 모형을 부착하여 치아의 배열관계를 확인할 수 있도록 설계된 구조이다.

2) 모형부착 방법

모형부착 방법은 기본적으로 Hip평면을 기준으로 부착되나 유치악 모형과 무치악 모형의 부착방법에는 차이가 있다.

□ 유치악 모형부착법 ;

(1) Mounting Jig를 교합기의 하악고정부에 장착(그림 5-63)

(2) 기준평면부에 표시되어 있는 숫자(90~100 mm)에 상악 절치점을 맞추고 고무 찰흙 등으로 고정

(3) 상악 모형을 상악고정부에 모형부착을 한다(그림 5-64).

□ 무치악 모형부착법 ;

(1) HIP 평면 Jig를 이용하여 기준평면부에서 7 mm 높이에 맞추어 교합기의 상악 고정부에 상악 모형을 부착한다(그림 5-65).

(2) Mounting Jig를 분리한 후 하악 모형을 상악 모형에 고정

(3) 하악고정부에 하악 모형을 부착한다(그림 5-66).

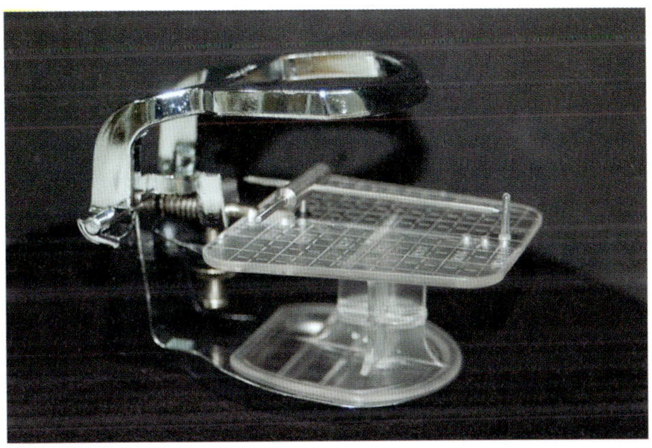

그림 5-63 Mounting Jig을 장착한 교합기

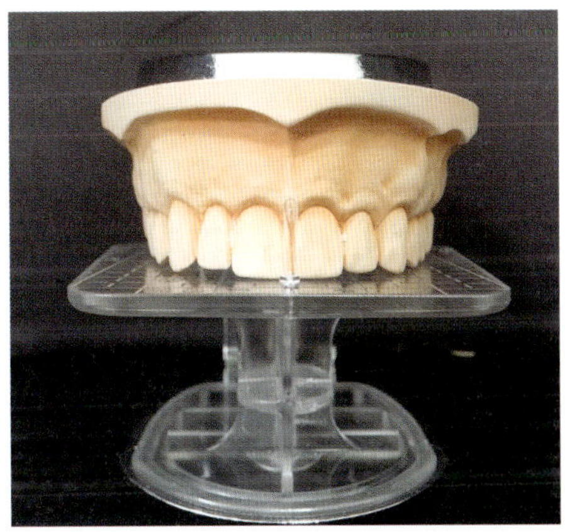

그림 5-64 유치악 모형 장착 증례

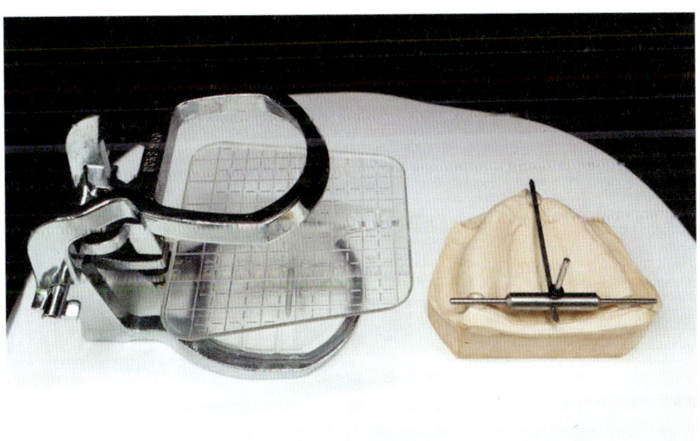

그림 5-65 무치악 모형 장착용 HIP 평면 Jig

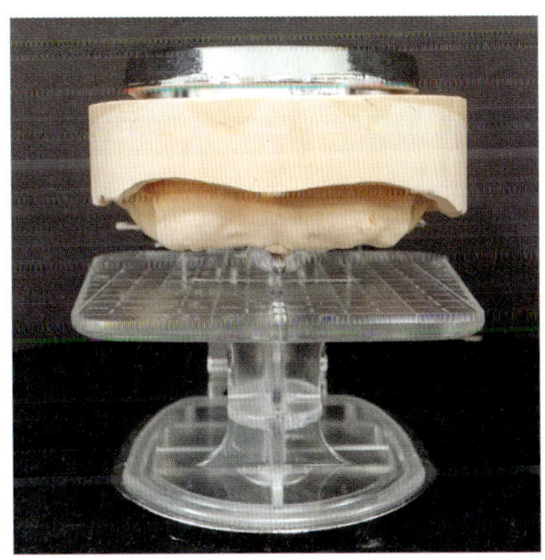

그림 5-66 무치악 모형 장착 증례

ㅁ동우교합기(특허 제 10-1472808호) 개발자 : 이동우 대표, U&I치과기공소, 충청북도
임중재 대표, 이하나치과기공소, 경기도

5-8 교합기에 모형 부착

상·하부구조와 측두하악관절(TMJ)의 구조를 가지고 있는 교합기에 모형을 부착시킴으로써 비로소 환자와 기공실이 연결된다. 교합기는 상악치열에 대한 하악치열의 연속적인 위치관계(centric, eccentric jaw relation)를 재현시켜 주므로 교합의 진단 및 치료 그리고 보철물 제작 시 해부학적 기능적 교합관계를 가능하게 한다. 그러므로 작업모형의 교합기 부착은 단순한 편악 모형을 hinge type의 접번 교합기에 부착하는 것으로부터 전악모형을 완전 조절성 교합기에 부착하는 것까지를 범위에 넣을 수 있다. 다시 말하면 단순한 개폐운동으로부터 전범위에 걸친 하악운동까지 재현해 볼 수 있다는 것이다. 그러므로 교합기를 선택할 때는 그 기능이나 조절성이 상이한 여러 교합기 중에서 사용하려는 목적이나 증례에 따라 선택하여 사용하여야 한다.

1. 교합기의 선택 요건

1) 임상 증례의 복잡성 및 그 유형
2) 적용하려고 하는 교합의 개념
3) 술자의 지식과 경험 및 숙련도

2. 모형 부착

모형을 교합기에 부착하는 데에는 안궁(face bow)을 이용한 모형 부착법과 임의적인 방법에 의한 모형 부착법(arbitrary mounting method)이 있다.

1) 환자의 기록(patient's records)

(1) 환자의 상악궁과 접번축과의 위치관계를 기록하는 face bow registration.

(2) 상하악 치궁간의 centric position을 기록하는 centric bite registration인데 간단한 치관보철물을 제작할 때는 full intercuspation position에서 기록하며, 교두대 와의 교합관계(full mouth reconstruction)를 할 경우에는 gnathology 이론에서 추구하는 centric relation 위치에 있을 때를 기록한다.

중심교합은 상하악 치아 교합면이 최대로 상호 접촉되어 있는 위치로 정상적으로는 하악골의 편위없이 최대 접촉이 되어야 하며 환자에게 구치부를 힘 있게 깨물라고 하였을 때 바로 이 중심교합위로 교합한다. 그러므로 유치악의 경우에만 존재하고 무치악 환자에서는 존재하지 않으며 치아를 회복하여 주면 다시 얻을 수 있다.

중심위관계는 기본적으로 상악에 대한 하악의 위치관계를 말하며 이러한 개념은 상악은 고정된 것이고 하악은 가동성이므로 가동성 하악이 상악의 어느 위치에 있는 것이 위치적으로 중앙이며 생리적으

로 적절한 위치인가가 결정되어야 하기 때문이다. 이러한 의미에서 이 중심위는 "최후방위치(most superior and anterior position)"가 합리적이라고 주장하는 학자들이 많아졌다.

(3) 하악골의 전후방 운동을 인도하는 수평과두경사각(horizontal condylar guidance)을 결정하기 위하여 전방위기록(protrusive bite check)을 채득한다.

Hanau articulator의 경우 이 protrusive bite check로 수평과두경사각을 결정하고 측방과두경사각(lateral condylar guidance)은 다음 공식에 의해서 조절한다.

$$H / 8 + 12 = L$$

(4) 완전조절성 교합기에서는 pantograph로 환자 하악골의 운동로를 측정하여 결정하는데 true hinge axis 측정, 과두간 거리(intercondylar distance), 환자 고유의 articular fossa의 형태 및 절치향도경사도(incisal guidance) 등을 조절할 수 있다.

(5) Full mouth reconstrcution 시에는 수직고경(vertical dimension)도 필요하다. 환자가 직립하여 있고 과두가 관절와 내에서 긴장없이 위치한 상태에서 편안하게 있을 때 하악의 거상근이 중력을 견디며 하악의 위치를 유지할 정도의 최소 긴장성 수축(tonic contraction)을 하고 있는 상태의 습관성 체위성 위치(postural position)를 말한다. 이때 상하 치아간에는 정상적으로 간격이 생기는데 이를 interocclusal 또는 free way space를 포함한 안면 하방 1/3(chin point to a point just beneath the nose)의 고경을 rest vertical dimension이라 하고 치아가 centric occlusion으로 교합했을 때의 고경을 contact vertical dimension이라고 한다. 이 둘을 총칭하여 vertical dimension이라 한다.

2) 안궁(face bow)을 이용한 모형 부착법(panahoby 교합기)

Panahoby 교합기(그림 5-67)는 arcon type의 반조절성 교합기로 보급형의 비조절성 교합기 dental hoby와 같은 규격으로 제작되고 있다. 그 때문에 mounting ring, incisal table 등은 공통부품으로 사용된다. 또, incisal table은 플라스틱으로 평면은 평형하여 유치악에 쓰이고, 다른 한 쪽면에서는 경사가 되어 있어 무치악용에도 적합하다.

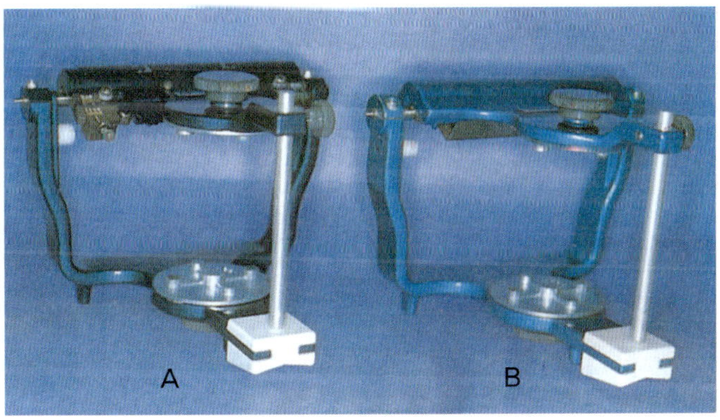

그림 5-67 Hoby type 교합기
A : Panahoby(반조절성 교합기)
B : Dental hoby(비조절성 교합기)

Panahoby 교합기 운동량의 재현에는 check bite법이 사용된다. 전방, 좌, 우측의 check bite record를 채득하여 전방위 check bite record에 의해 inclination의 sagittal condylar path를 조절하고 측방의 check bite record로 비작업측의 immediate side shift와 progressive side shift(bennet angle)를 조절할 수 있다.

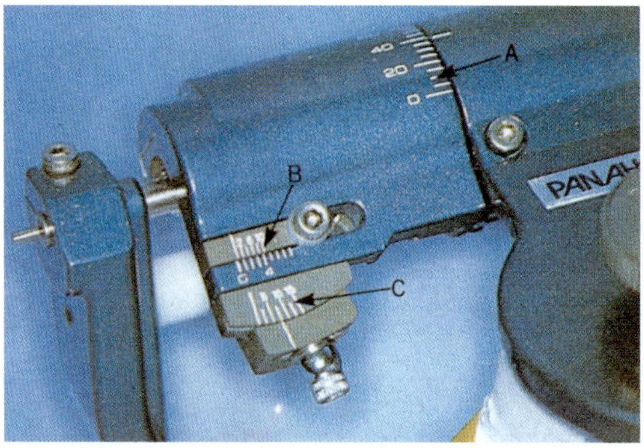

그림 5-68 Panahoby 교합기는 inclination of sagittal condyle path(A), Immediate side shift(B) progressive side shift(Bennet 각)(C)의 조절기구가 있고, fossa box 내면의 centric latch arm으로 condyle을 눌러, 튼튼한 centric의 유지가 가능하다.

표 5-1 Panahoby 교합기의 제원

시상과로경사각도		0~60°	
Immediate side shift		0~4 mm	
Progressive side shift(bennet angle)		0~15°	
절치로각도	유치악용	0°	
	무치악용	측방	10°
		전방	10°
과두간거리		105 mm	

한 장의 check bite로 immedite side shift와 progressive side shift의 조절을 동시에 할 수 없으므로 어느 한 가지 방법으로 한다.

대개 check bite법으로는 교두간섭의 원인이 된다. 그 때문에 progressive side shift를 7.5°로 고정시키고, immedate side shift로 수평 과로각을 조절하면 교합기의 운동로가 실제의 측방과로의 안쪽을 통과하게 되어 교두 간섭이 회피된다. 또 조절시에 check bite senser를 사용함으로써, 조절정도의 향상과 시간적 절약이 기대된다. panahoby 교합기의 제원을 〈표 5-1〉에서 보여준다.

(1) 상악삼각의 계측

Face bow exactor face bow mark II가 쓰인다(그림 5-69, 70). 이 face bow는 ear piece를 외이도에 삽입함으로써 ear bow로서 또 과두점 지시침을 과두점에 일치시킴으로써 face bow로서 간단히 사용할 수가 있다. 그리고 이 face bow는 상 삼각의 계측 후 bite fork만 빼내서 치과기공소로 보내 치과기공소의 같은 face bow를 끼우는 것을 특징으로 한다.

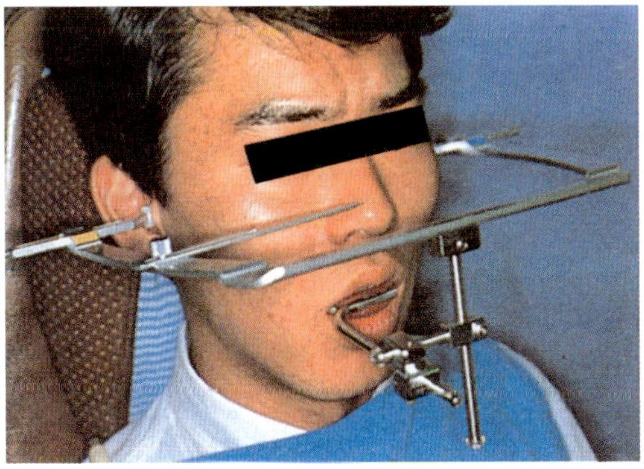

그림 5-69 Exactor face bow mark II에 의한 상악 삼각 후방의 기준점은 외이도를 쓰고, 전방기준점은 우측 중절치 절단의 원심에서 상방 50 mm의 위치를 쓴다.

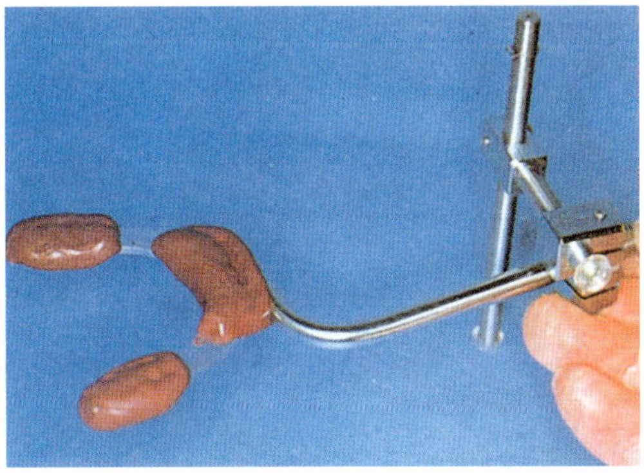

그림 5-70 좌우의 stylus를 바깥쪽으로 이동시켜, face bow의 전상방에 붙어 있는 transfer pin 고정나사를 풀러, bite fork를 빼낸다.

(2) Check bite의 채득

Check bite에 의한 하악 운동의 계측은 생체내 과로의 출발점과 그 과로의 임의의 일점을 연결한 직선이 각 기준면과 이루는 경사각도를 계측하게 되는데 그 임의의 점이란 전방운동에서는 상하악 중절치의 절단교합위이고 측방운동에서는 상하악 견치의 절단 교합위이다(그림 5-71~73). 그래서 check bite 채득에 쓰이는 bite record는 그림 5-74에서 보는 바와 같이 절단교합위를 용이하게 확인하기 쉬운 check bite wax가 편리하다.

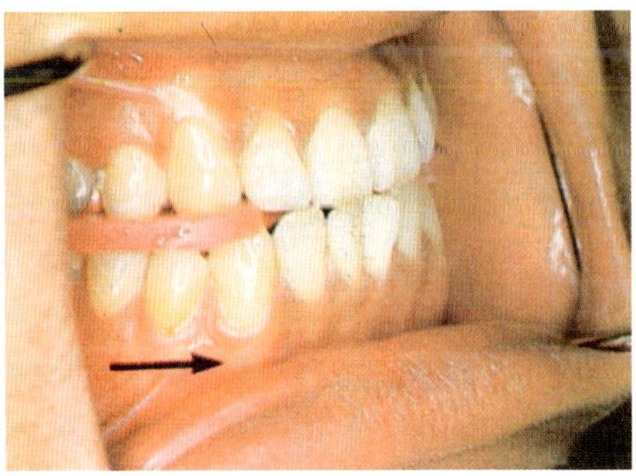

그림 5-71 전방위의 check bite

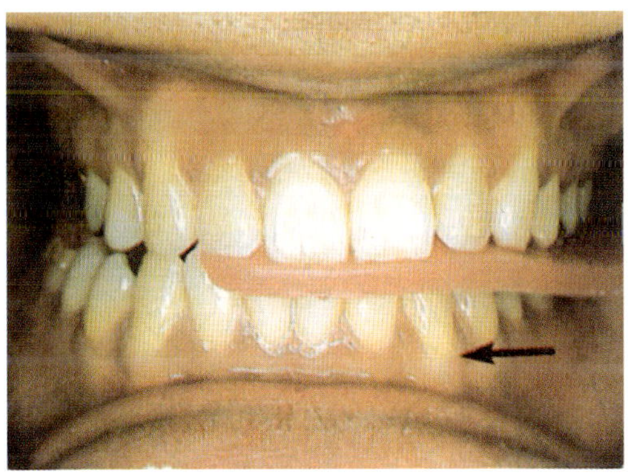

그림 5-72 우측방위의 check bite

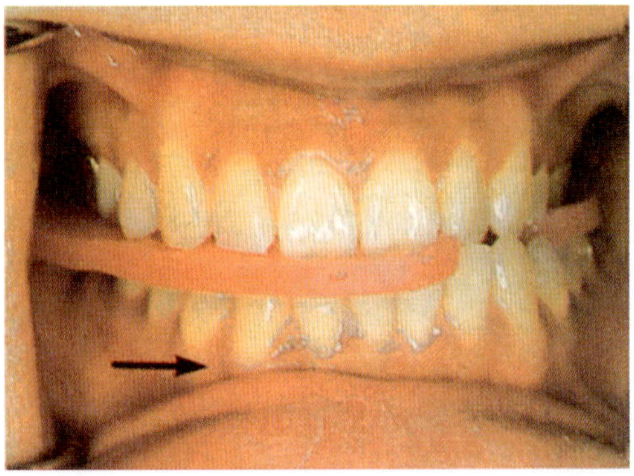

그림 5-73 좌측방위의 check bite 채득

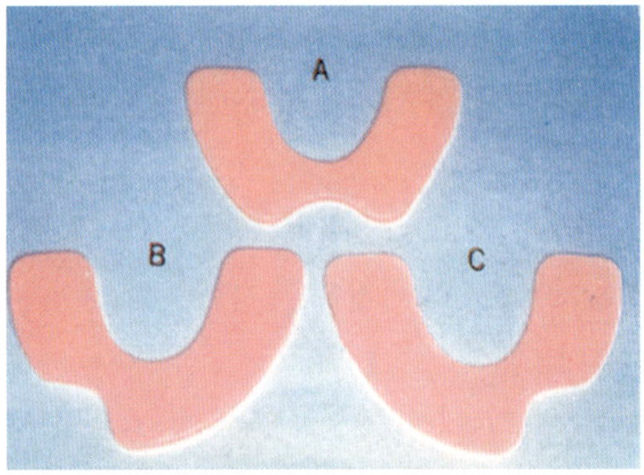

그림 5-74 Check bite wax
A : 전방용, B : 우측방용
C : 좌측방용으로 되어 있어, 각각의 절단 교합위를 용이하게 확인할 수 있도록 그 부분이 cut되어 있다.

이 check bite wax의 두께는 약 3.0 mm로 비작업측의 상하악 치열간의 간격에서도 상하악 교두의 압흔이 남도록 되어 있는데 만약 압흔이 남지 않아도 소량의 왁스를 추가하면 된다.

그리고 크기가 치열궁에 맞지 않을 경우에는 전체를 따뜻한 물에 연화시켜 개개의 치열 중에 맞도록 크게 넓히거나 작게 줄이는 것이 간단히 된다. 약 50℃의 물에 연화시키면 check bite 채득이 쉽게 되고 채득 후 찬물로 식히면 변형되지 않고 경도를 유지할 수 있다(그림 5-75).

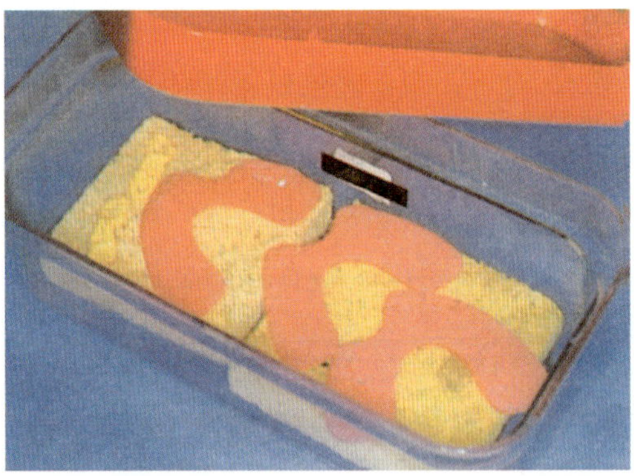

그림 5-75 Check bite와 mach bite는 다음 조각까지 변형되지 않도록 보존한다. 여기 보여주는 바와 같이 수분을 적신 sponge를 넣은 plastic 상자를 쓰는 것도 한 방법이다.

(3) 상하악모형의 장착

① 치과의사에서 넘겨받은 bite fork를 치과기공소에 있는 face bow에 연결한다. 이때 transfer pin의 상하를 틀리지 않도록 bite fork의 손잡이가 우측에 있도록 주의한다(그림 5-76).

② Bite fork에는 상악 삼각의 계측 data가 모두 기록되어 있으므로 치과기공소의 face bow에도 같은 위치관계가 재현된다. 그리하여 stylus의 ear piece가 외측에서 악두점지시침이 내측이 되도록 집어 넣는다(그림 5-77).

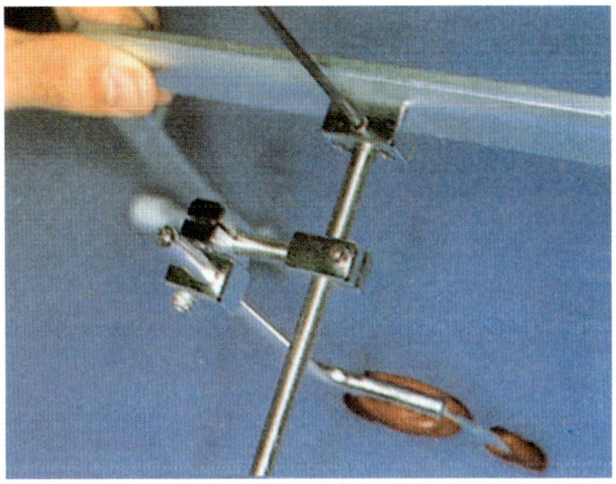

그림 5-76 치과의사에게서 넘겨받은 bite fork를 치과기공소(기공실)에 있는 face bow에 연결

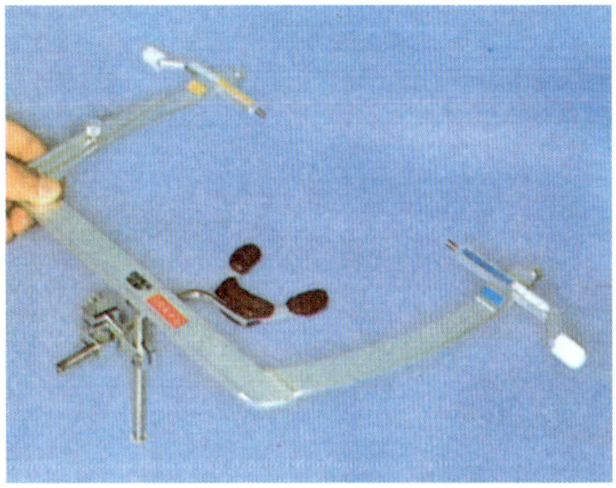

그림 5-77 Stylus의 ear piece가 외측에서 악두접지시침이 내측이 되도록 집어넣는다.

③ Face bow를 교합기에 옮길 때 교합기는 시상과로경사 각도(inclination of sagittal condylar guidance)를 30°, immediate side shift와 progressive side shift를 0°로 고정시키고 incisal pole은 0 눈금에 맞춘다. 이것을 "0" setting이라고 한다(그림 5-78).

④ 한 쪽의 stylus의 눈금을 0에 고정하고 다른 쪽의 stylus를 free로 한다. 0눈금에 고정시킨 stylus 쪽을 교합기의 hinge axis pin에 맞춰서 free로 한 stylus를 교합기의 hinge axis pin에 맞춰서 고정나사를 조인다(그림 5-79).

⑤ 교합기의 incisal pole이 0 눈금에 있는 것을 확인하고 face bow transfer pin의 하단을 교합기와 동일평면상에 놓는다. 이 조작으로 face bow의 transfer가 완료되고 교합기에 수평 기준면이 재현된다(그림 5-80).

⑥ 관교의치용의 작업용 모형은 치은협이행 부위에서 기저면을 향해서 끝이 가늘게 조정하고 사용하는 교합기의 높이를 고려해서 모형의 높이를 조절한다(그림 5-81).

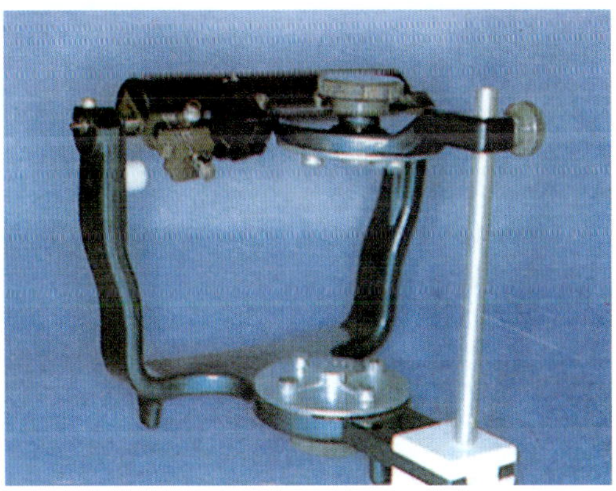

그림 5-78 "O" setting

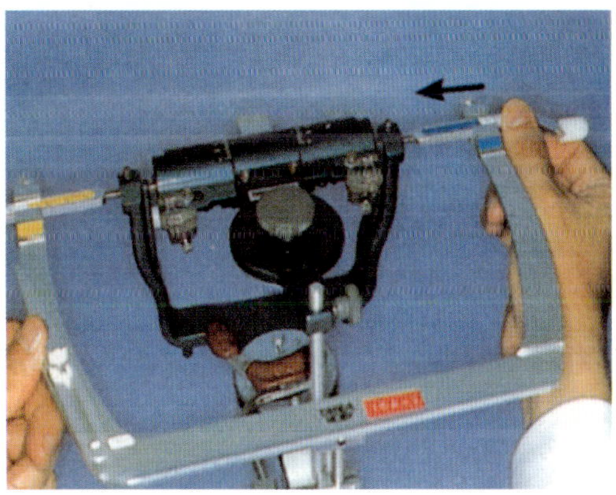

그림 5-79 고정나사를 조인다.

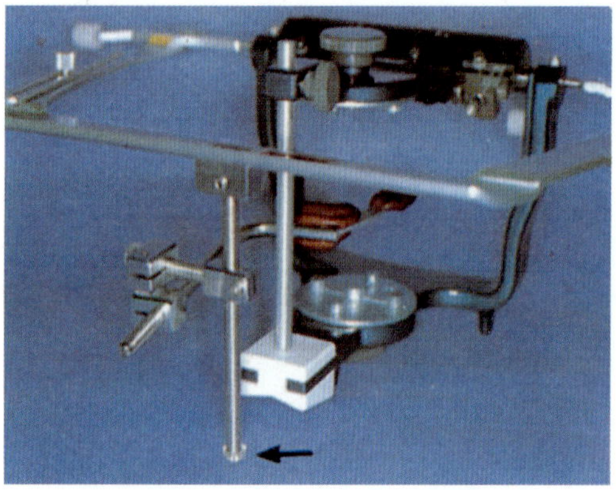

그림 5-80 수평기준면을 재현한다.

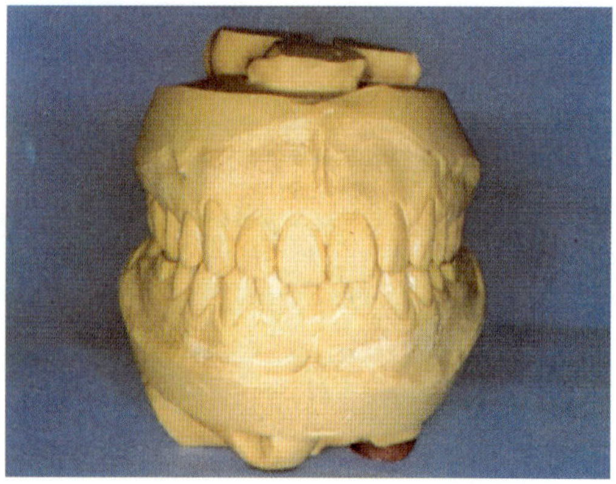

그림 5-81 모형의 높이를 조절한다.

⑦ 교합기의 상악 frame을 열어 bite fork의 압흔에 상악모형을 맞춰서 모형 장착시의 석고를 최소량으로 하기 위해 mounting ring과 모형 기저면과의 간격을 최소한으로 한다(그림 5-82).

⑧ 석고는 plastone L과 같은 경화팽창이 적은 것을 선택하여 mounting plate 또는 모형의 undercut에 채운다. 이때 석고의 양은 미리 그림 5-61에서처럼 확인해 놓는다(그림 5-83).

⑨ 상악모형은 생체와 근접한 위치로 교합기에 장착한다(그림 5-84).

⑩ 하악모형을 장착할 때에는 fossa box는 "0" setting한 채로 centric lodge를 걸어 교합기를 거꾸로 해서 mash bite를 상악치열 교합면에 적합시킨다. 이때 mash bite의 교합면 fossa에 접하는 부분은 삭제해 놓는다(그림 5-85).

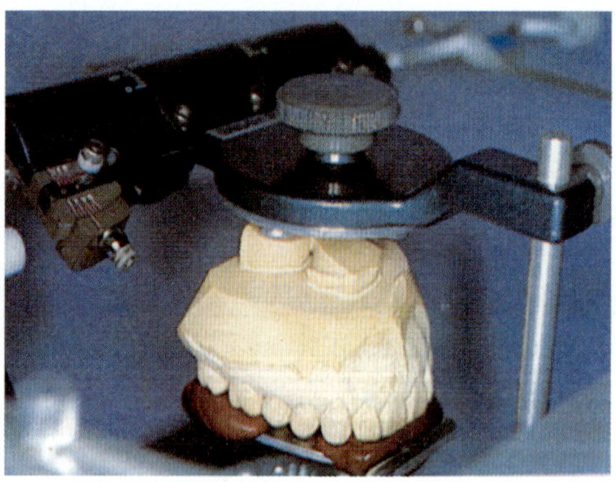

그림 5-82 Mounting ring과 모형 기저면과의 간격을 최소화

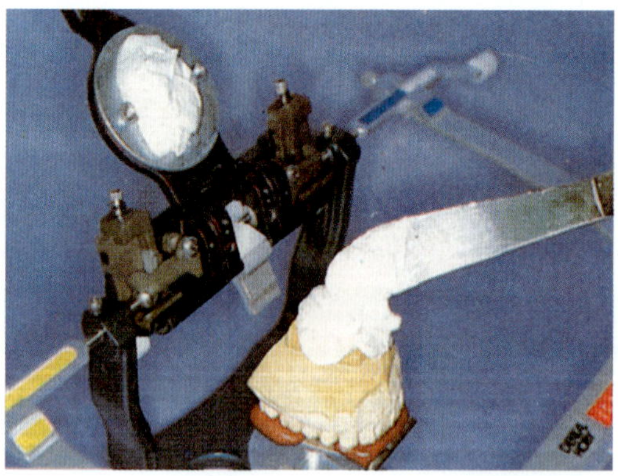

그림 5-83 Plastone L과 같은 경화팽창이 적은 것 선택

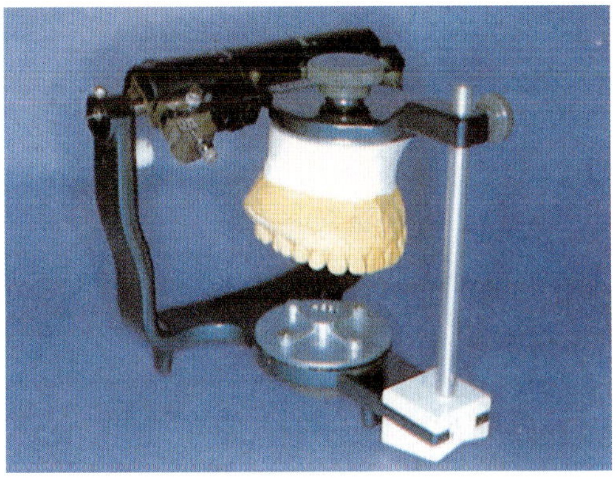

그림 5-84 생체와 근접한 위치로 교합기 장착

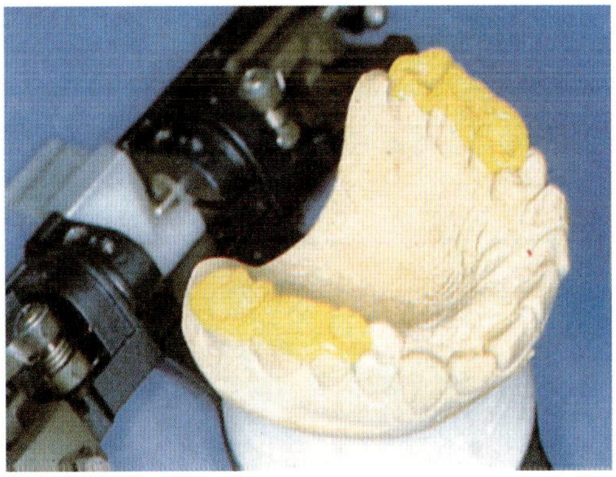

그림 5-85 Mash bite를 상악치열 교합면에 적합

⑪ Bite를 물려서 하악모형을 상악모형에 적합시킨다(그림 5-86). 이때 모형의 교합면 등의 기포는 완전히 제거해 놓는다. 그리고 손가락으로 단단히 고정하여 하악모형의 위치가 잘못되지 않도록 한다(그림 5-87).

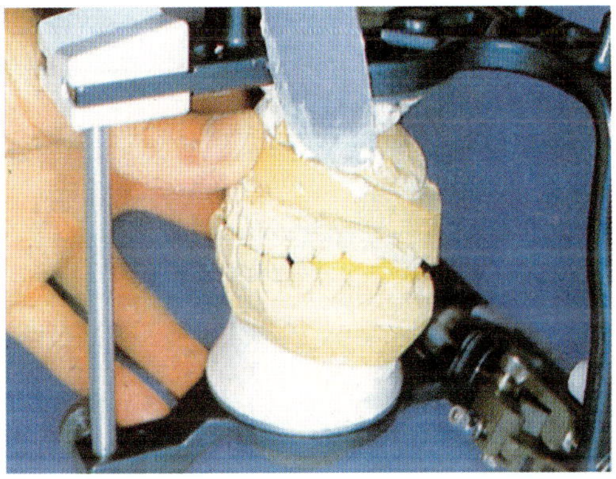

그림 5-86 Bite를 물려서 하악모형을 상악모형에 적합

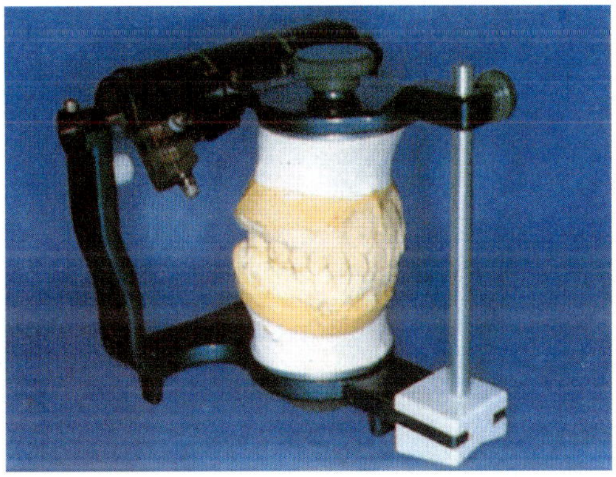

그림 5-87 단단히 고정

(4) 교합기의 조절

Check bite에 의해 교합기를 조절하는 경우 상하악 모형의 치열 사이에 채득된 check bite를 개제함으로써 발생한 fossa box의 내측벽과 condyle의 간격을 조절함으로써 각각의 과로경사각도를 구한다.

종래부터 하고 있는 이 방법으로서는 fossa box의 내측벽과 condyle의 접촉을 눈으로 확인하거나 손가락의 감각에 맡기기 때문에 그 정밀도에는 다소의 불안이 있었다. 그러나 Pana hody 교합기 전용으로 개발된 check bite senser를 사용하면 이제까지 곤란했던 check bite의 Data를 간단히 채득할 수가 있다.

Check bite senser의 원리는 check bite senser를 incisal table과 교환하면 한 쪽의 단자가 교합기의 하악 fram에 접속된다. 또 한 쪽의 단자는 incisal pole을 senser 상면의 metal plate에 접촉시킴으로써 상악 frame에 접속된다(그림 5-87). check bite를 개제시켜 fossa box의 내측벽과 condyle을 접촉시킨 순간에 통전되어, 발광 diod가 점등된다(그림 5-88).

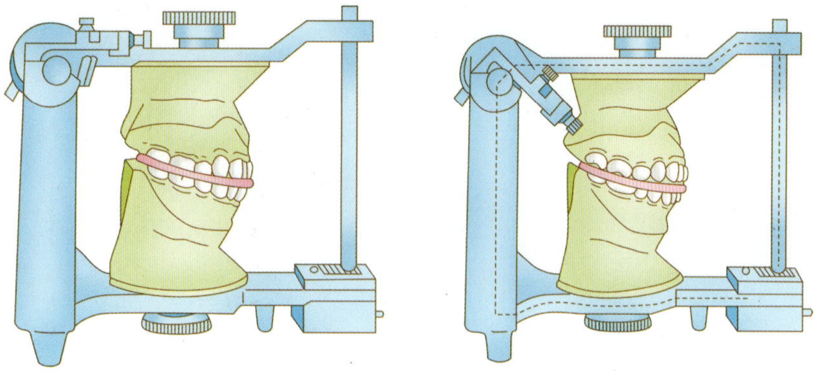

그림 5-88 Check bite senser의 원리

Panahoby 교합기의 전방 check bite에서의 조절은 다른 반조절성 교합기와 같은 방법으로 하지만 side shift를 조절하는 방법은 두 가지가 있다(표 5-2).

표 5-2 Panahoby 교합기의 조절순서

Immediate side shift에 의한 조절	Progressive side shift에 의한 조절
Progressive side shift를 7.50에 고정시킨다. ① 전방과로경사각도(좌우 동시) ② 시상측방과로경사각도(좌우의 어느 한쪽) ③ Immediate side shift(②와 같은 측) ④ 시상측방과로 경사각도(반대측) ⑤ Immediate side shift(④ 같다)	Immediate side shift를 0에 고정시킨다. ① 전방과로경사각도(좌우 동시) ② 시상측방과로경사각도(좌우의 어느 한쪽) ③ Progressive side shift(②와 같은측) ④ 시상측방과로경사각도(반대측) ⑤ Progressive side shift(④와 같은 측)

Check bite법에서는 편심위의 정지 상태를 이용해서 과로경사 각도를 계측하는 방법이므로 측방 check bite로 immediate side shift와 progressive side shift의 양쪽을 동시에 계측할 수는 없다(그림 5-89).

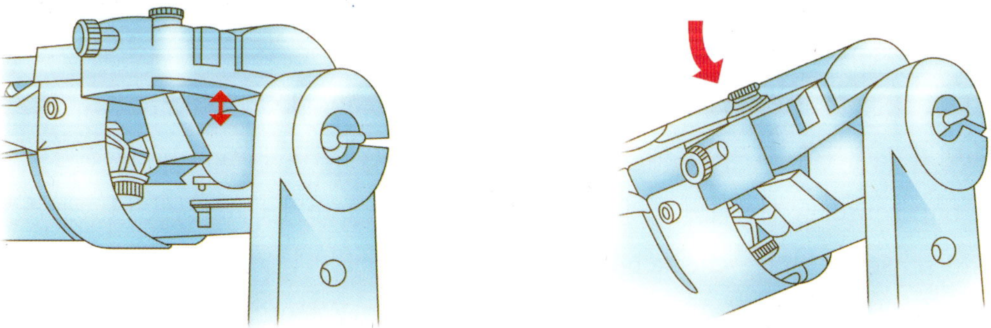

그림 5-89 Inclination of sagittal condyle path의 조절

Hanau articulator의 경우 이 protrusive bite check로 horizontal condylar guidance를 결정하고 lateral condylar guidance는 다음 공식에 의해서 조절한다(그림 5-90).

$$H / 8 + 12 = L$$

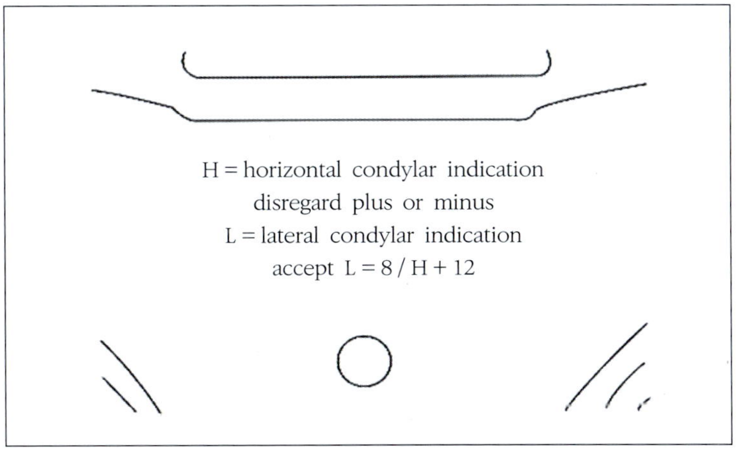

그림 5-90 Hanau articulator의 lateral condylar guidance를 구하는 공식

3) Arbitrary mounting

(1) Centric bite registration은 필요하다.

(2) 교합평면이 mounting plate와 평행하고 상하 mounting plate의 중간에 위치하게 해준다.

(3) 모형의 정중선이 교합기의 정중선과 일치하게 해준다.

(4) 모형의 후면이 condylar shaft와 평행하게 해준다.

4) Mounting 시 주의점

(1) 모형은 mounting하기 전에 1~2분 물에 적셔준다.

(2) 모형 기저면에 있는 치형(die)의 dowel pin 노출 부위는 유틸리티 왁스(utility wax)로 연장하여 준다.

5) Hanau model H articulator의 구조

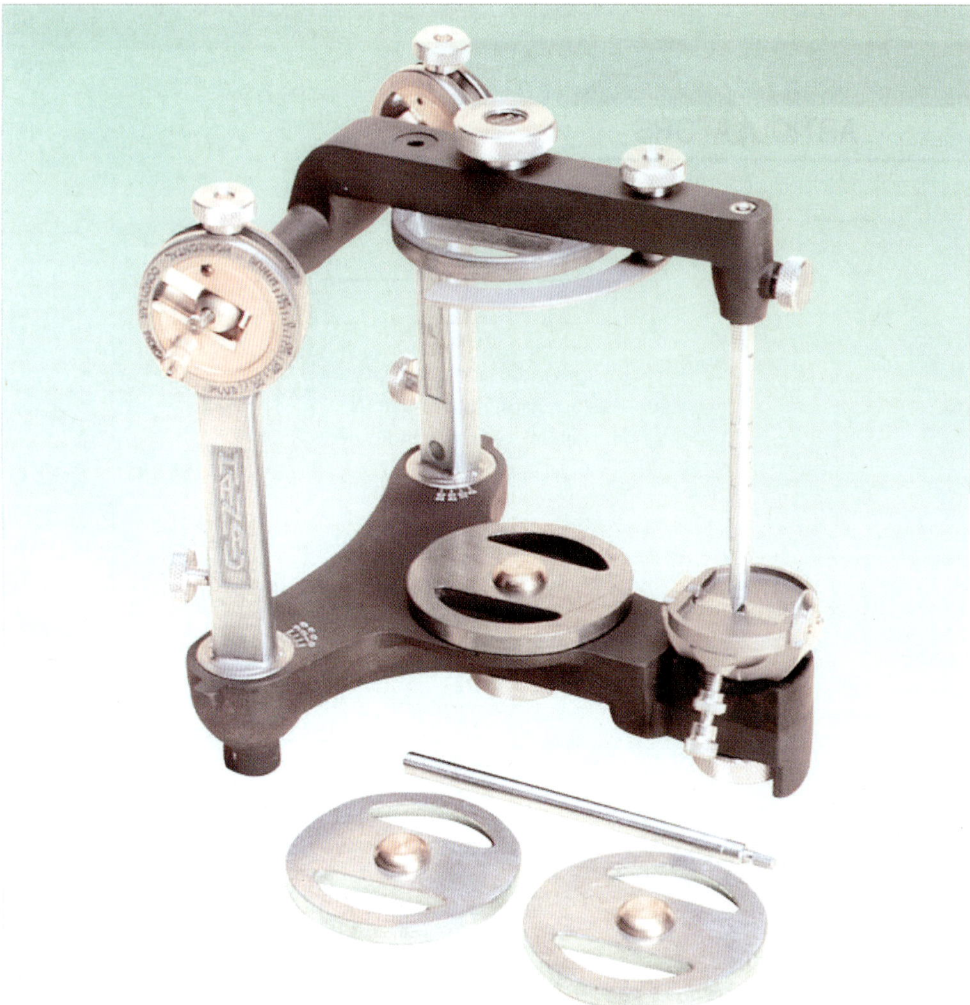

1. incisal guide pin extension
2. locknut for horizontal condylar guidance adjustment
3. upper jaw member
4. upper mounting plate(ring)
5. centric lock
6. centric locknut
7. condylar element(sphere)
8. calibrations for horizontal adjustment
9. lockscrew for lateral adjustment
10. incisal guide pin
11. lower mounting plate(ring)
12. incisal guide
13. condylar guide post
14. calibration for lateral adjustment
15. lockscrew for lower mounting plate
16. shaft
17. lower jaw member
18. lockscrew for upper mounting plate

06

납형 (Wax Pattern)

6-1 치아의 생리적인 형태와 기능

이상적인 관교의치보철을 제작함에 있어서 저작기관의 건강과 그 조직 간의 기능적 조화를 유지시켜 주어야 하는데 이를 위해서는 치아의 생리적 형태와 그 기능 및 대합치아와의 기능적인 교합관계를 잘 알아야 한다.

이외에도 측두하악관절(TMJ)의 구조, 하악골의 운동, 저작근육 및 이들의 상호관계 등을 알아 이들이 기능을 할 때 서로 생리적으로 모순을 일으키지 않고 조화를 이루도록 회복시켜 주어야 한다.

그러므로 관교의치보철을 제작함에 있어 다음 사항들을 기술하고자 한다.

첫째, 축면외형(axial contour)

둘째, 치간공극(embrasures)

셋째, 변연융선(marginal ridge)의 관계

넷째, 접촉부(contact area)의 형태, 크기 및 위치

다섯째, 상하악 치아의 교합면 형태

여섯째, 상하 치궁(齒弓)의 관계

일곱째, 하악골의 기능운동과 상하악 치아의 교합관계

1. 축면외형(axial contour)

개개 치아는 그 축면에 최대 풍융부가 있고 이를 중심으로 상하 좌우로 만곡을 이룬다.

이 최대 풍융부와 그 만곡도는 개개 치아마다 특징이 있으며 특히 상하 방면의 만곡은 생리적으로 어떤 기능을 갖고 있다.

1) 순(협)설면

(1) 전치부

모든 전치의 순·설면 최대 풍융부는 치은 1/3 부위에 위치하고 있다.

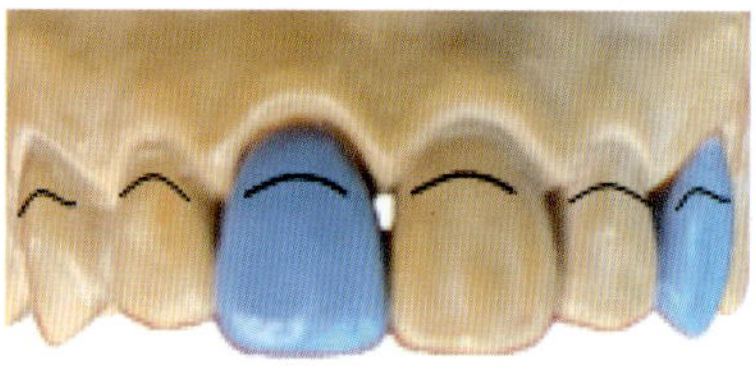

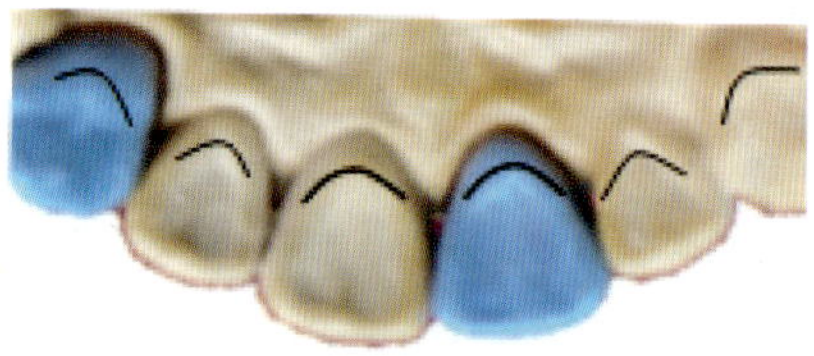

(2) 상악 구치부

협설면은 모두 치은 1/3 부위에 위치하며 협면보다 설면에서 풍융도가 더욱 높은데 이는 설측 교두정의 위치가 교합면에서 보았을 때 협측 교두정보다 교합면 중앙에 가까이 위치하고 있기 때문이다.

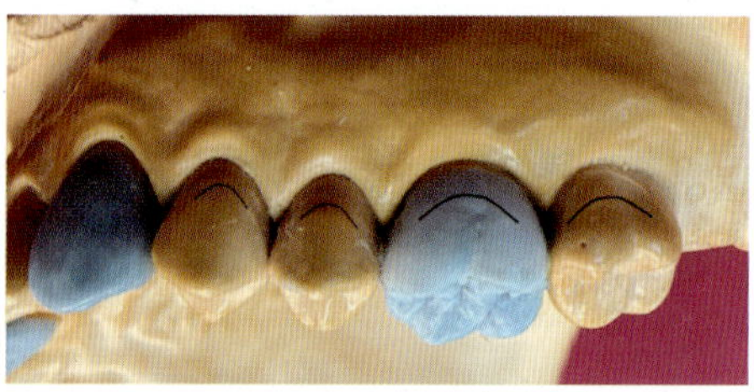

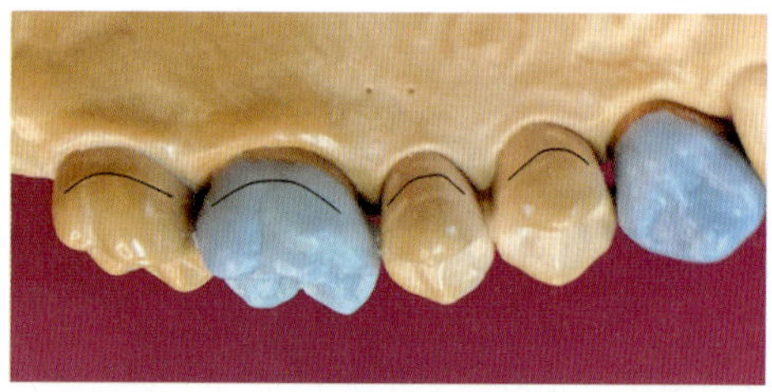

(3) 하악 구치부

협면의 최대 풍융부는 1/3 부위에 위치하나 설측에서는 중앙 1/3 부위에 위치하고 풍융도는 협측이 높다. 이는 협측 교두정이 설측 교두정보다 교합면 중앙에 가까이 위치하고 있기 때문이다.

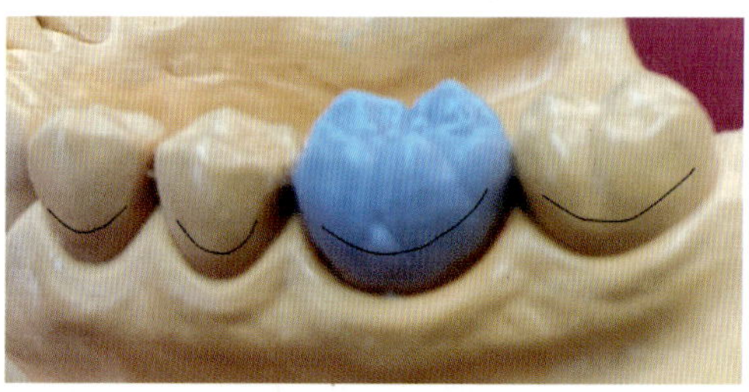

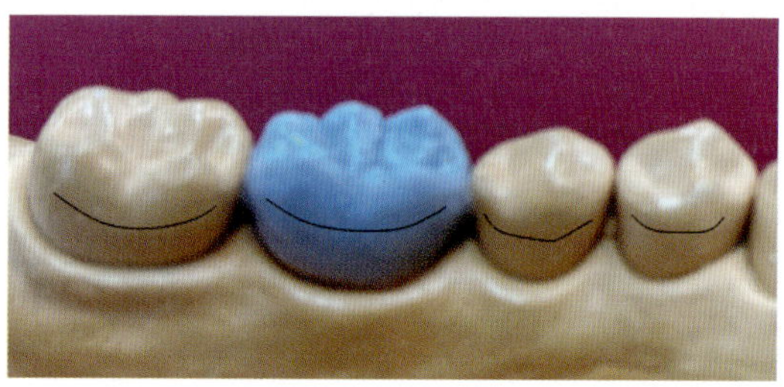

이를 확인하기 위하여 모형상에서 상악 및 하악 협측 교두정과 각 교두의 근원심 융선에 연필을 교두에 수직이 되게 잡고 그려 나간다. 역시 설측 교두에도 같은 방법으로 그린다. 이 연필선에서부터 협면 및 설면의 만곡도를 비교하고 협설교두정의 협설위치를 비교해 보면 그 위치가 하악에서는 협측교두가 교합면으로 치우쳐 있고 설측교두는 설면에 가까이 위치하여 그 만곡도가 협측에서는 더욱 풍융함을 볼 수 있다. 상악에서는 하악의 반대 모양을 볼 수 있을 것이다.

치아의 만곡도는 개치 및 치아 간에 따라 다르며 때로는 치경융선(cervical ridge)이 그 치관의 최대 풍융부와 일치하고 이들은 모두 다음과 같은 기능을 갖고 있다.

첫째, 음식물 저작 시에 직접적으로 음식물에 의한 손상을 막음으로써 치은을 보호하고
둘째, 치은의 자연적 마사지(massage)로 조직의 건상상태를 유지시키는 역할을 한다.

그러므로 납형 제작 시에 이 생리적 만곡도를 재현하여 주어야 하나 over contouring이 될 경우는 치경부에 음식물 잔사의 저류와 생리적 마사지(massage)의 결여로 외상적 충돌이 유리치은연에 염증을 가져오며 under contouring이 되었을 경우에는 음식물에 의한 외상적 충돌이 유리 치은연에 생겨 역시 염증을 가져오게 된다고 하나 최근 연구 보고에 의하면 작은 외형보다 큰 외형이 유해하므로 작은 외형을 부여하는 것이 좋다고 한다(그림 6-1).

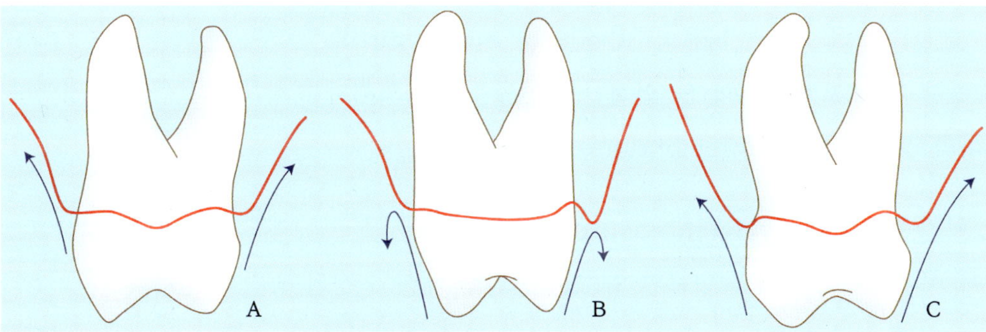

그림 6-1 만곡도의 외형(A : 정상 B : under C : over)

2) 인접면(proximal surface)

변연융선(marginal ridge)과 백아질-법랑질 경계(cemento-enamel junction) 사이의 면으로 협설 방향으로는 평면 또는 오목(concave) 한 형태를 이루고 상하 방향으로는 중앙 1/3 또는 교합면 1/3 부위에 풍융부가 있다.

인접면과 접촉점 사이에는 치간유두(interdental papillae)와 치은(gingiva)이 존재하고 있다. 그러나 이 부위는 치태의 저류가 용이하여 조직의 건강을 약화시킬 수 있으므로 조직의 건강을 유지하기 위해서는 오목(concavity)하거나 over contour가 있으면 안 된다.

3) Axial transitional line angles(mesiobuccal, distobuccal, mesiolingual, distolingual)

지대치 형성 시 근심설측(mesiolingual)과 원심설측 능각(distolingual line angle)이 인접 접촉점에서 치경선까지가 오목하므로 이 부위에 undercut이 생기지 않도록 주의해야 하며 조각시에는 능각(line angle)의 만곡도를 유의하여 over contour가 되지 않게 해야 한다. 이 over contour는 치간공극(embrasure)을 폐쇄하게 되므로 치주조직 건강을 해롭게 한다.

2. 치간공극(embrasures)

개개 치아들 사이에는 만곡된 인접면과 접촉부에 의하여 삼각형 형태의 공간을 형성한다. 이를 interproximal embrasure라 하고 두 개의 인접면 사이에는 4개의 치간공극이 있다.

1) 협·순측 치간공극(Buccal or labial embrasures)

접촉부를 중심으로 해서 협측 또는 순측에 있는 치간공극(embrasure)을 말하고 이는 인접면과 순면 또는 협면에 의해서 생기는 치축각(axial angle)의 형태에 따라 모양이 결정된다.

2) 설면 치간공극(Lingual embrasures)

접촉부를 중심으로 해서 설면에 있는 치간공극(embrasure)을 말하고 이는 인접면과 설면에 의해서 생기는 치축각(axial angle)의 형태에 따라 모양이 결정된다.

3) 절단·교합 치간공극(Incisal or Occusal embrasure)

접촉부와 절단 또는 교합면 쪽에 양 인접치의 변연융선에 의해서 형성되거나 전치의 경우 근·원심 우각의 형태에 따라 생기는 치간공극(embrasure)이다.

4) 치경 치간공극(Gingival embrasure)

접촉부에서 치은쪽으로 치아의 만곡된 양 인접면에 의해서 형성된 공간을 말한다.

일반적으로 설면 치간공극(lingual embrasure)은 협측 치간공극(buccal embrasure)보다 넓은데 이는 설면의 볼록함(convexity)과 치축각(axial angle)의 특징 때문이다. 또 치경 치간공극(gingival embrasure)은 교합·절단 치간공극(occlusal or incisal embrasure)보다 큰데 이는 개개 치아의 형태, 배열, 크기 및 접촉부의 위치 또는 크기에 의해서 달라진다.

이들의 기능은 인접치공간(interproximal area)의 자정작용(自淨作用), 음식물의 frictional trauma로부터 치간유두(齒間乳頭)의 보호 및 치아에 가해지는 응력(stress)의 감소 등이다.

치아의 치축각(axial angle)과 인접면의 만곡도 및 변연융선의 형태 및 위치는 이들 치간공극(embrasure)의 형태를 좌우하므로 납형 제작 시 이들을 잘못 형성하면 치간공극(embrasure) 본래의 형태가 변화되어 치주 조직에 염증성 병변이 일어날 수 있다(그림 6-2).

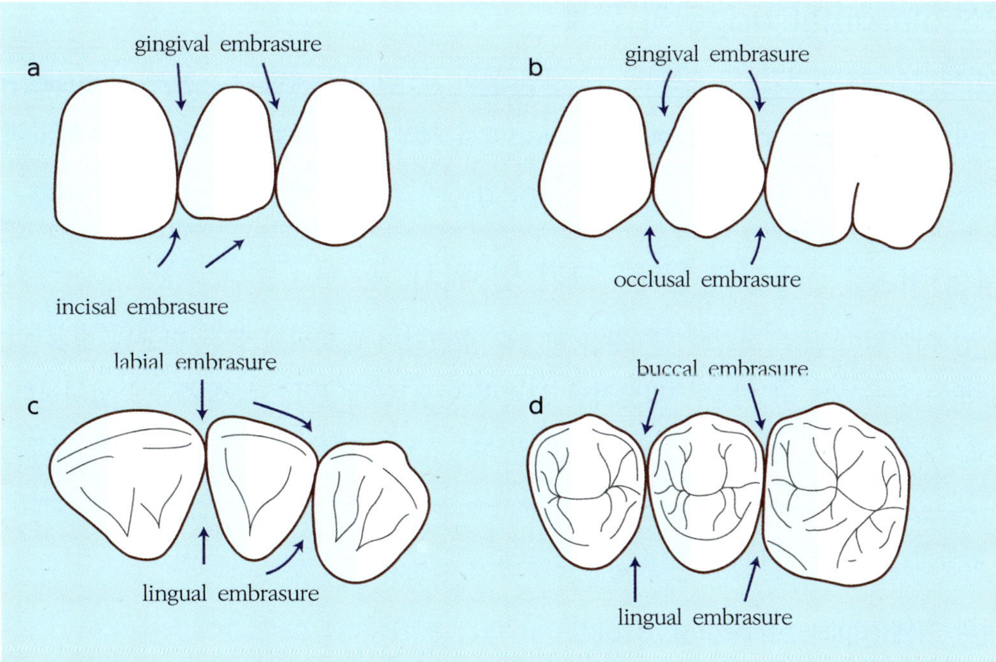

그림 6-2 4가지 치간공극

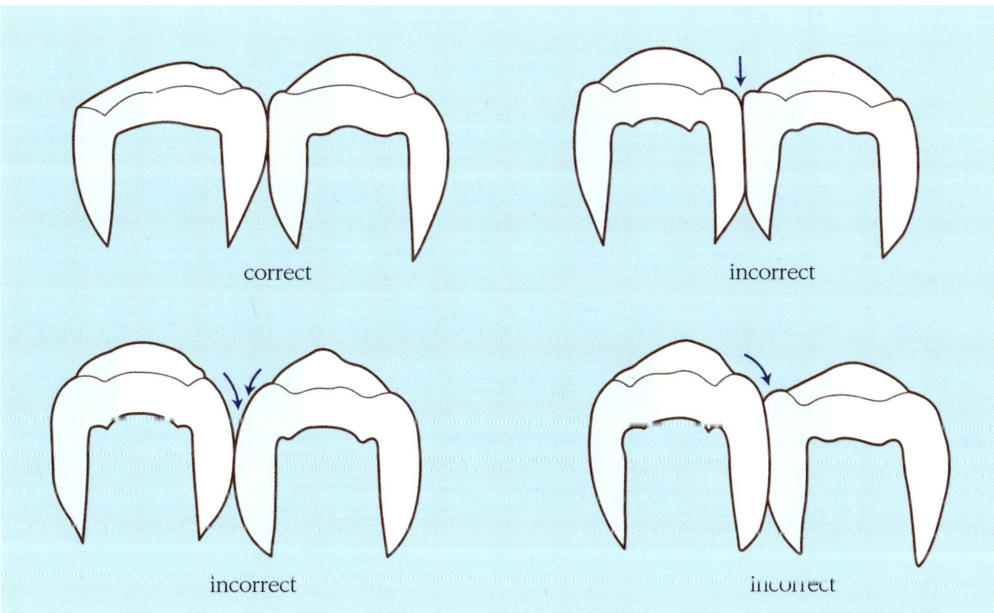

그림 6-3 변연융선 관계

3. 변연융선(marginal ridge)의 관계

변연융선의 형태와 양 인접치 두 개의 변연융선의 높이 및 위치는 교합 치간공극(occlusal embrasure)의 형성에 관여하며 marginal ridge type occlusion에서 저작 및 음식물의 효과적인 배출로 역할을 한다.

조각 시에는 인접해 있는 두 개의 변연융선은 동일한 높이로 해 주어야 한다(그림 6-3).

4. 접촉부(contact area)의 형태, 크기 및 위치

새로 붕출 된 치아들이 상호 적절한 근·원심 관계를 수립하여 마모되지 않는 만곡된 인접면과 인접면이 접촉하는 점 또는 면을 말하고 이들은 정상적인 생리적 마모로 점진적으로 접촉면이 넓어진다.

이의 기능은 개개 치아의 연합 지지로써 치궁을 안정시키고 치간유두를 음식물의 충돌로부터 보호하는 것이다.

접촉점을 회복할 때의 크기와 위치를 결정하는 요소

첫째, 치아의 형태(square, tapering, ovoid)
둘째, 접촉부의 마모 정도
셋째, 치주조직의 상태 등이다.

1) 구치부 접촉의 크기

새로 붕출 된 영구치의 marble-like point contact은 곧 마모되어 협·설 및 상·하 방향으로 어떤 크기의 직경을 갖는 알 모양의 접촉부로 된다. 이들 접촉부의 크기는 상·하악 제 1 소구치의 근심 접촉이 가장 적으며 제 1 소구치의 원심쪽에서 후방구치로 갈수록 점차 커진다.

그러나 제 2 대구치와 제 3 대구치간의 접촉은 제 3 대구치 치관(齒冠)의 크기가 작고 원추의 외형을 갖기 때문에 약간 적어진다.

구치부의 접촉부는 협·설 방향의 직경이 큰 알 모양의 형태이며 정상적인 치간(齒間) 마모를 갖고 있는 중년층에서 소구치 사이의 접촉부는 협·설폭이 협측교두의 끝에서 상응하는 설측교두 끝까지 거리의 1/4로 대구치 사이의 접촉부에서의 협·설폭이 위의 거리의 1/3의 크기로 하면 된다.

또, 상·하 길이는 협설 폭경의 1/3-1/2로 해준다.

2) 접촉의 위치

이것은 다음에서 상세히 설명될 것이므로 여기서는 그 위치의 잘못으로 올 수 있는 결과에 대해서 설명하겠다. 즉 회복하여 주려는 치아의 인접치 접촉부를 중심으로 해서 협측 또는 설측으로 치우쳐 접촉부를 형성하여 주었을 때는 설측 또는 협측으로 치아의 회전운동이 일어나며, 교합면 또는 치은 쪽으로 치우쳐 형성하여 주었을 때는 치아의 lifting movement를 일으키게 한다.

3) 접촉부와 치간공극(embrasure)의 관계

접촉부를 중심으로 해서 상·하·협·설방향에 4개의 치간공극이 형성되므로 접촉부의 정확한 위치 및 크기를 재현시켜주는 것은 정확한 치간공극을 재현하는 것이므로 여기서는 작업모형상에서 납형의 접촉부와 치간공극을 형성하는데 도움이 될 수 있는 점을 기술하겠다.

치아의 접촉부의 위치 및 형태를 설명하기 위해서는 치궁 내의 치아들을 절단측 또는 교합측과 순측 또는 협측에서 보는 것이 편리하다.

(1) 상악 치아

절단면에서 볼 때 모든 상악 전치의 접촉부는 절단면에서 치관의 중앙에 위치한다.

그러나 전치부에서 설면결절(cingulum)이 설측으로 tapering되어 있어 설면 치간공극(lingual embrasure)이 순면 치간공극(labial embrasure)의 것보다 넓고 깊다(그림 6-4).

인접면 마모가 생긴 후에는 전치부의 접촉부도 inciso-gingival로 직경이 큰 알 모양의 형태로 된다.

순면에서 볼 때 전치의 절단 치간공극(incisal embrasure)과 치은 치간공극(gingival embrasure)은 접촉부의 위치와 치아의 gingival tapering으로 인하여 치은 치간공극(gingival embrasure)이 현저히 깊고 넓으며 절단 치간공극(incisal embrasure)은 절단근심 우각의 형태에 따라 후방으로 갈수록 그림과 같이 넓고 길어진다.

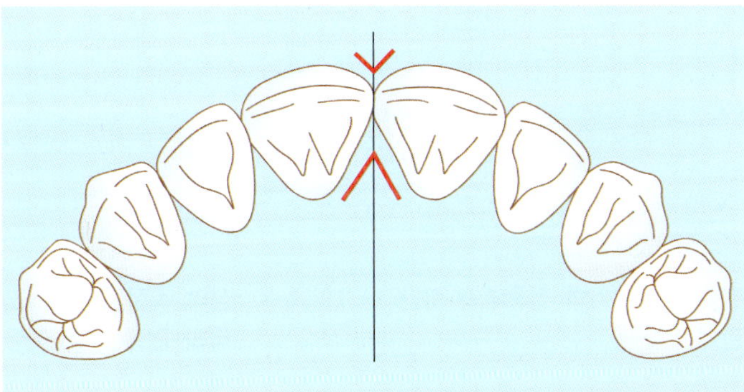

그림 6-4 절단면에서 본 상악 전치의 접촉부와 치간공극의 관계

① 상악 좌우 중절치의 접촉부는 치관 절단 1/3에 있다(그림 6-5).

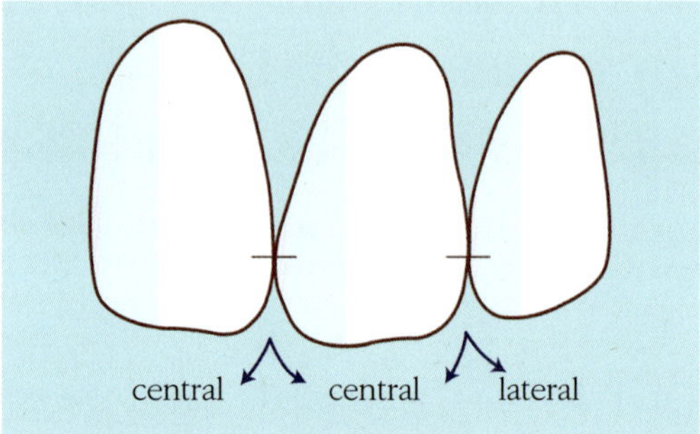

그림 6-5 상악 좌우 중절치 접촉부와 치간공극의 관계

② 상악 중절치와 측절치의 접촉부는 이들 치아의 절단 1/3과 중앙 1/3경계에 있다(그림 6-6).
③ 상악 측절치와 견치의 접촉부에 있어서 측절치의 원심 접촉은 치관 중앙 1/3, 견치의 근심 접촉은 절단 1/3과 중앙 1/3의 경계에 있다(그림 6-7).

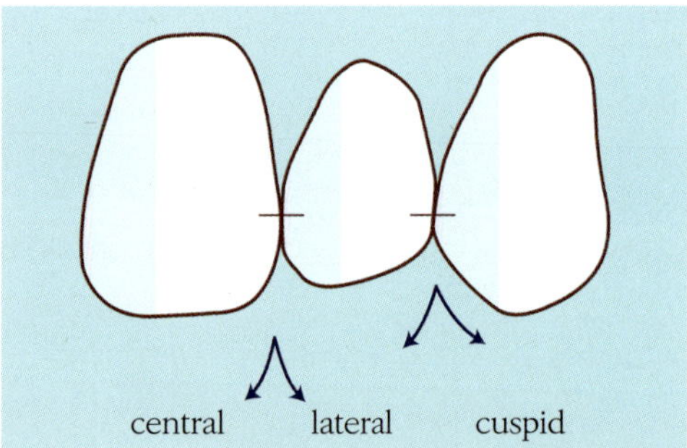

그림 6-6 상악 중절치와 측절치의 접촉부와 치간공극의 관계

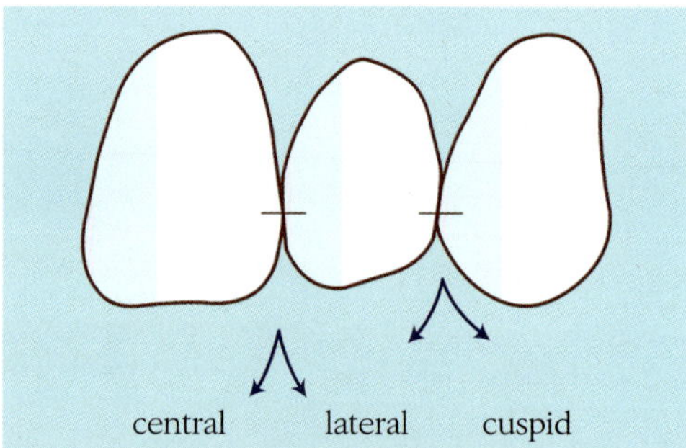

그림 6-7 상악 측절치와 견치의 접촉부와 치간공극의 관계

④ 상악 견치와 제 1 소구치 : 협면에서 볼 때 견치의 원심경사가 근심보다 길고 그 우각도 치은 쪽으로 저위에 있다. 그러므로 견치의 원심 접촉은 치관 중앙 1/3에 위치한다. 제 1 소구치의 근심 접촉은 교합면 쪽 1/3과 중앙 1/3의 경계에 위치한다. 교합 치간공극(occlusal embrasure)은 보통 다른 구치부 사이의 그것보다 더 깊고 넓다(그림 6-8).
교합측에서의 제 1 소구치의 근심 접촉은 협면에 치우쳐 있고 원심 접촉보다 근심 접촉부는 적다.
설면 치간공극(lingual embrasure)은 견치 설면결절(cingulum)의 tapering 때문에 제 1,2 소구치 사이의 설면 치간공극(lingual embrasure)보다 넓고 깊다. 협측 치간공극(buccal embrasure)은 다른 상악 구치의 그것들과 유사하다(그림 6-9).

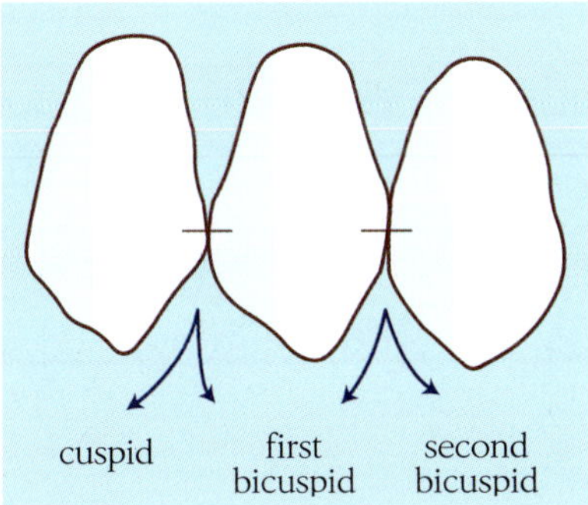

그림 6-8 상악 견치와 제 1,2 소구치의 접촉부와 치간공극의 관계

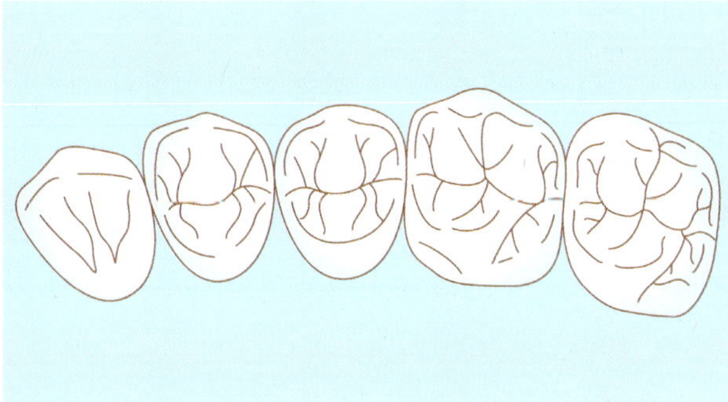

그림 6-9 협측 치간공극(buccal embrasure)은 다른 상악 구치와 유사

⑤ 상악 제 1,2 소구치 및 제 1 대구치 : 협측에서 접촉부는 이들 치아의 교합면쪽 1/3에 있고 교합 치간공극(occlusal embrasure)은 견치와 제 1 소구치의 그것보다 넓고 깊지 않다.

치경 치간공극(gingival embrasure)은 교합 치간공극(occlusal embrasure)보다 현저히 넓고 깊으며 이들 치아 사이의 치경 치간공극(gingival embrasure)은 일률적인 크기를 갖고 있다. 교합면관(occlusal view)에서 소구치의 접촉 중앙은 소구치의 협설 중앙에서 협측으로 치우쳐 있고 제 1 대구치에서는 거의 중앙에 있다.

소구치와 대구치들의 mesio and distobuccal axial angle이 현저히 볼록(convex)하며 이들 치아의 설면은 일률적으로 tapering하여 협측 치간공극(buccal embrasure)은 설측 치간공극(lingual embrasure)보다 좁고 작다(그림 6-10).

⑥ 상악 제 1, 제 2 및 제 3 대구치 : 협면에서 볼 때 접촉은 중앙 제 1, 제 2 대구치의 교합면쪽 1/3과 중앙 1/3에 있다. 이들 치아의 형태는 차이가 심하며 치관도 제 1 대구치에서 제 3 대구치로 갈수록 짧아진다(그림 6-11).

교합면에서 보았을 때 접촉은 보다 넓으며 교합면 협·설방향 중앙에 있다.

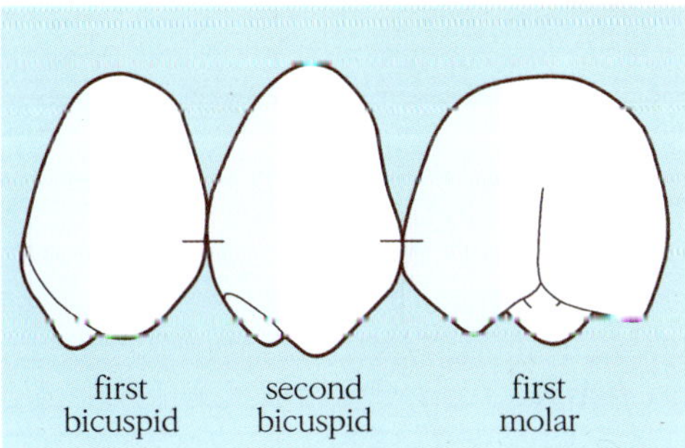

그림 6-10 상악 제 1, 2 소구치 및 제 1 대구치를 협측에서 본 접촉부와 치간공극의 관계

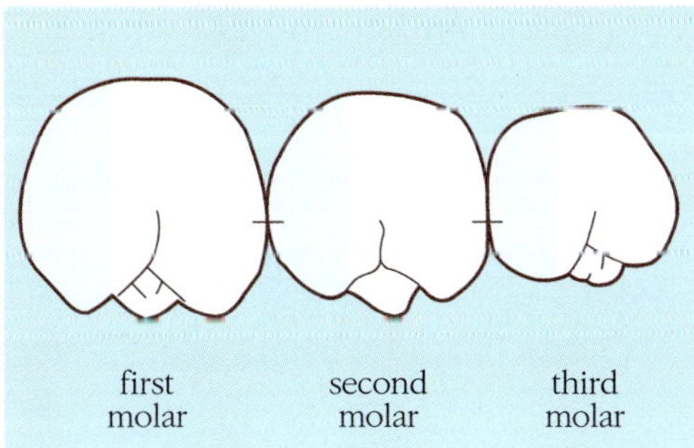

그림 6-11 상악 제 1, 제 2 및 제 3 대구치를 협측에서 본 접촉부와 치간공극의 관계

(2) 하악 치아

① 하악 6전치 : 절단면에서 볼 때 모든 하악 전치의 접촉은 순설(脣舌) 방향에서 치관의 중앙에 위치한다. 인접부 마모가 일어난 후 접촉부는 inciso-gingival dimension이 큰 알 모양의 형태가 되는 경향이 있으며 전치의 설면결절의 위치(cingulum portion)가 설측으로 좁아지기 때문에 설측 치간공극(embrasure)이 순측 치간공극(embrasure)보다도 더 넓어진다. 그러나 치아의 크기가 적기 때문에 상악에 비해 적다(그림 6-12).

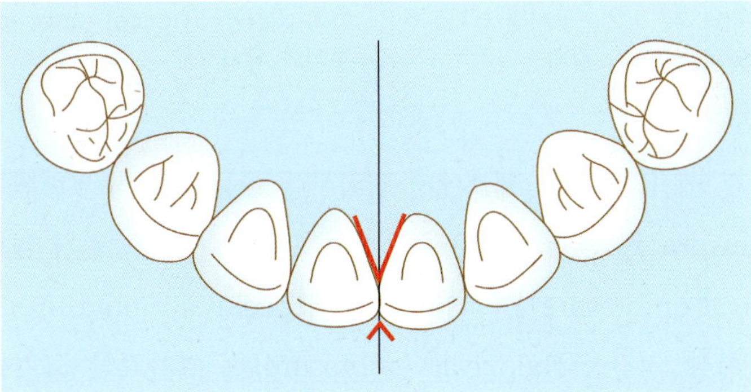

그림 6-12 설측 embrasure가 순측 embrasure보다 넓다.

순면에서 보면 하악 전치의 접촉의 형태상 동일하여 치관 절단면 1/3상에 위치한다.

붕출시부터 이들 치아의 절단각(incisal angle)은 근원심 쪽으로 약간 둥글고 크기는 적으나 일정한 절단 치간공극(incisal embrasure)을 만든다.

절단마모가 일어남에 따라서 근원심 절단우각은 점점 직각으로 되어 절단 치간공극(incisal embrasure)의 크기는 감소한다.

하악 견치의 근원심 우각은 둥글어서 보다 큰 절단 치간공극(incisal embrasure)이 견치의 측면에 존재하며 이것은 절단의 마모로서는 감소되지 않는다. 모든 하악 전치의 치경 치간공극(gingival embrasure)은 절단 치간공극(incisal embrasure)보다 더 깊고 넓으며 훨씬 더 일정하다.

하악 전치의 가늘고 긴 형태 때문에 치경 치간공극(gingival embrasure)은 상악 전치 사이의 치경 치간공극(gingival embrasure)보다 더 좁고 길다(그림 6-13).

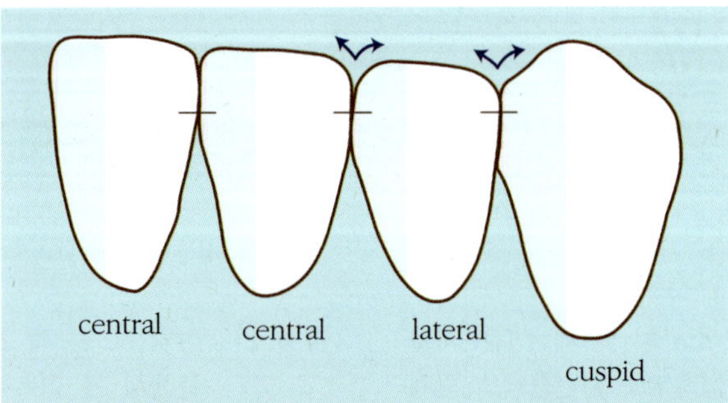

그림 6-13 하악 전치의 접촉부와 치간공극의 관계

② 하악 견치와 제 1 소구치 : 협면에서 보면 긴 원심절단 경사를 갖고 있는 견치의 원심 접촉부는 치관의 중앙 1/3에 위치한다.

제 1 소구치의 협측교두들은 견치보다 더 짧으면 일반적으로 접촉은 중앙과 교합면 1/3 경계부에 위치한다.

견치와 제 1 소구치 사이의 교합 치간공극(occlusal embrasure)은 제 1 소구치와 제 2 소구치 사이의 교합 치간공극(occlusal embrasure)보다 더 뚜렷하다(그림 6-14).

교합면에서 보면 접촉부의 중앙부는 거의 치아의 중심선에 위치한다.

견치의 좁은 설면결절(cingulum)과 제 1 소구치의 둥근 설면은 협면 치간공극(embrasure)보다도 훨씬 넓은 설면 치간공극(lingual embrasure)을 이룬다(그림 6-15).

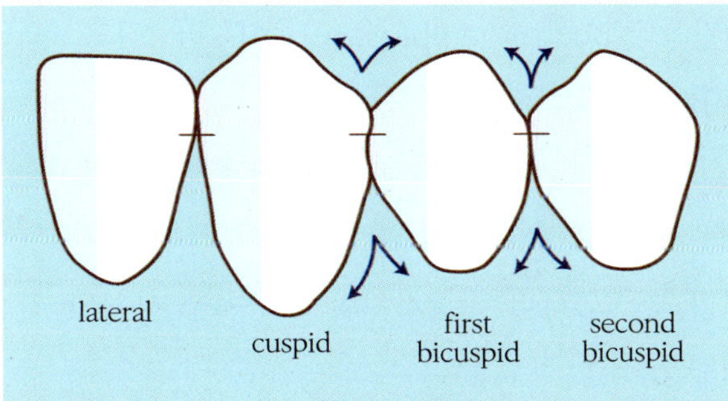

그림 6-14 하악 견치와 제 1 소구치를 협면에서 본 접촉부와 치간공극의 관계

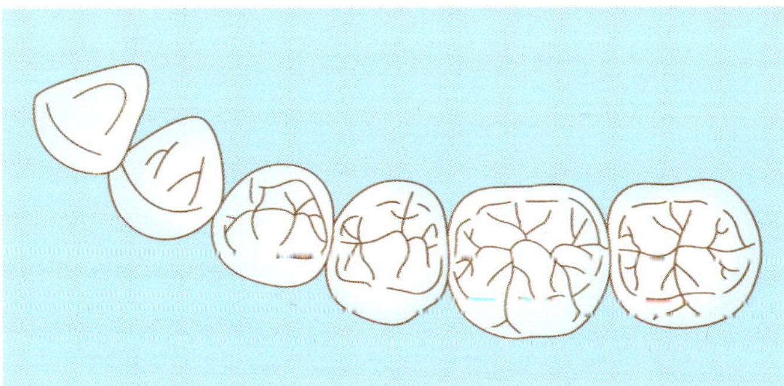

그림 6-15 교합면에서 본 접촉부의 중앙부는 거의 치아의 중심선에 위치한다.

③ 하악 제 1, 제 2 소구치와 제 1 대구치 : 협면에서 보면 이들 치아의 접촉부는 제 1 소구치의 근심에서보다도 좀 더 높은 곳에 위치한다. 이때는 대개 치관의 교합면쪽 1/3에 존재하며 다른 구치부 사이에서 보다 더 크게 갈라지는 치경 치간공극(gingival embrasure)을 이룬다.

교합 치간공극(occlusal embrasure)은 상악에서와 유사하다(그림 6-16).

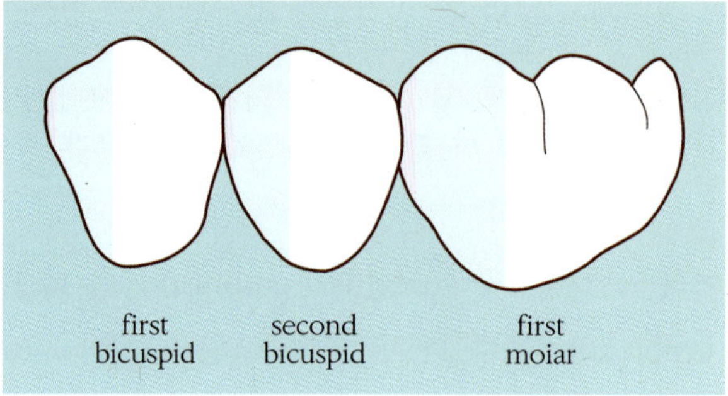

그림 6-16 하악 제 1, 제 2 소구치와 제 1 대구치를 협면에서 본 접촉부와 치간공극의 관계

교합면에서 보면 접촉부는 제 1 소구치 원심에서 제 2 대구치로 갈수록 점진적으로 더 넓어진다.

접촉부의 중심은 치아의 중심선에서 협측으로 위치하여 이들 치아의 설측 치간공극(lingual embrasure)은 협측 치간공극(buccal embrasure)보다 더 깊고 넓으며 상악 치아의 치간공극(embrasure) 형태와 유사하다.

④ 제 1, 제 2, 제 3 대구치 : 협측에서 보면 이들 치아 사이에서 접촉관계는 아주 일정하다. 접촉부는 치관의 중앙과 교합 1/3의 경계부에 위치하며 치경 치간공극(gingival embrasure)이 교합 치간공극(occlusal embrasure)보다 더 크고 더 확실하지만 소구치들 사이의 치간공극(embrasure)만큼 넓거나 명확하지는 못하다(그림 6-17).

교합면에서 보면 접촉부는 협측으로 위치하는 경향을 띄며 치관의 중앙 근처에 위치한다. 협설측(頰舌側) 치간공극(embrasure)은 제 1 대구치에서 제 3 대구치로 갈수록 점진적으로 더 커진다.

치간공극(embrasure) 형태에서의 이 조그마한 변화는 제 1 대구치의 원심 우각의 둥근 외형선과 제 2, 제 3 대구치의 둥근 근원심 우각에 의해 일어난다.

이들 치아에서 접촉부와 치간공극(embrasure)은 개개 치아의 치관의 크기와 형태에 따라 결정된다.

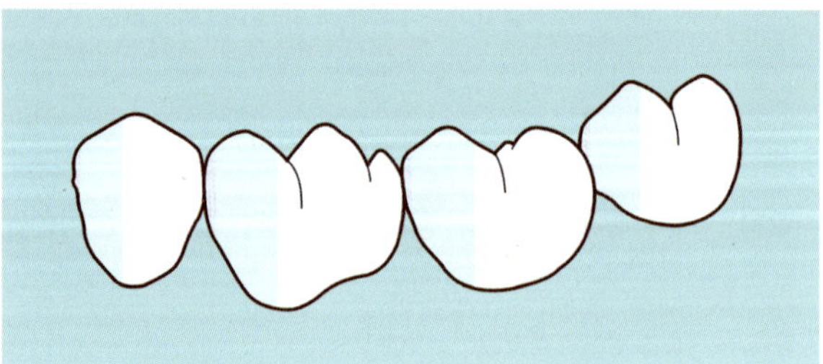

그림 6-17 제 1, 제 2, 제 3 대구치를 협측에서 본 접촉관계

5. 상 · 하악 치아의 교합면 형태

치아의 작업면은 모든 방향으로 둥글게 만곡된 선상(線狀)의 융선과 어떤 경사각을 갖는 교두 및 깊고 좁은 V자형의 발육구(發育溝) 또는 보조구(溝) 등으로 나타낸다.

교합면이나 절단면이 평편한 경사를 이루었을 경우 이는 마모나 외상에 의하여 나타나는 결과이다.

상·하악 치궁의 치아가 마모되지 않는 상태에서 서로 교합을 하면 그들의 만곡된 면은 하나의 점에서 또는 극히 제한된 면에서 교합점을 갖는다. 치아가 서로 움직임에 따라서 그들의 만곡된 면은 절단하는 칼날의 작용을 한다.

발육구(developmental groove or supplemental groove)는 음식물의 배출로가 되고 교합면의 삼각융선과 함께 섬유성 음식물을 잘 부술 수 있게 하며 구(溝; groove)는 하악골 운동 시 융선이나 교두정의 활주로 역할을 한다.

마모가 되어 교합면이 평편해지면 저작효과는 마모의 정도에 비례하여 감소된다. 교합면을 회복해 줄 때는 반대 악(顎)의 대합치가 허용하는 범위에서 기능적 형태를 부여하는 것이 술자의 목적이다.

이것을 성취하기 위해서 때로는 대합치를 재형성해 주거나 회복해서 교합면을 변경시켜 줄 필요가 있다.

6. 상 · 하악 치궁의 관계

상·하악의 치궁은 대칭적인 만곡을 형성하는데 상악 치궁의 만곡은 하악 치궁의 만곡보다 약간 크다. 이런 치궁의 관계 때문에 수평피개[over jet(horizontal overlap)]와 수직피개[over bite(vertical overlap)]가 상·하악 치아 사이에 존재하게 된다.

상악 치아의 협측 교두와 하악 치아의 설측 교두 사이의 수평피개(overjet)는 폐구 시 입술, 볼, 혀의 교상(咬傷)을 방지하고 하악의 전진 또는 측방 운동 시에도 치아의 교합관계를 이루도록 한다.

중심교합 위치 시 하악 치아의 작업면은 상악 치아 교합면에 대응하는 교합점이나 그 주위에 교합한다. 그러나 치궁의 크기는 일정하지 않으므로 대합치의 일정한 부위에 교합하지 않으나 정상 치궁에서 하악의 중절치와 상악의 제 3 대구치를 제외하고는 한 치궁의 치아들은 대합 치궁의 두 개의 치아와 접촉하고 있다.

7. 하악골의 기능운동과 상 · 하악 치아의 교합관계

하악골의 운동궤도에서 마지막 단계의 운동은 회전운동을 한다. 전두(前頭) = 수직, 시상(矢狀) 및 수평(횡단)면상에서의 모든 회전운동은 회전운동 평면에 직각을 이루는 축을 중심으로 일어난다. 그러므로 모든 치아는 악골(顎骨)의 마지막 단계의 기능운동 시 원호궤도(圓弧軌導)를 형성한다. 이러한 원호궤도 또는 궤도궁(軌導弓)은 축의 중심으로부터 개개 치아까지의 직경의 거리에 의해서 결정된다. 이것은 특히 접번운동에서 중요하다. 그러나 측방운동시에는 측두하악관절(TMJ)의 구조적 제약, 즉 양측이 비대칭성이고 볼 인대에 의하여 운동 평면 중 하나 또는 세 개 평면상 운동이 복합적으로 일어날 수가 있다(그림 6-18).

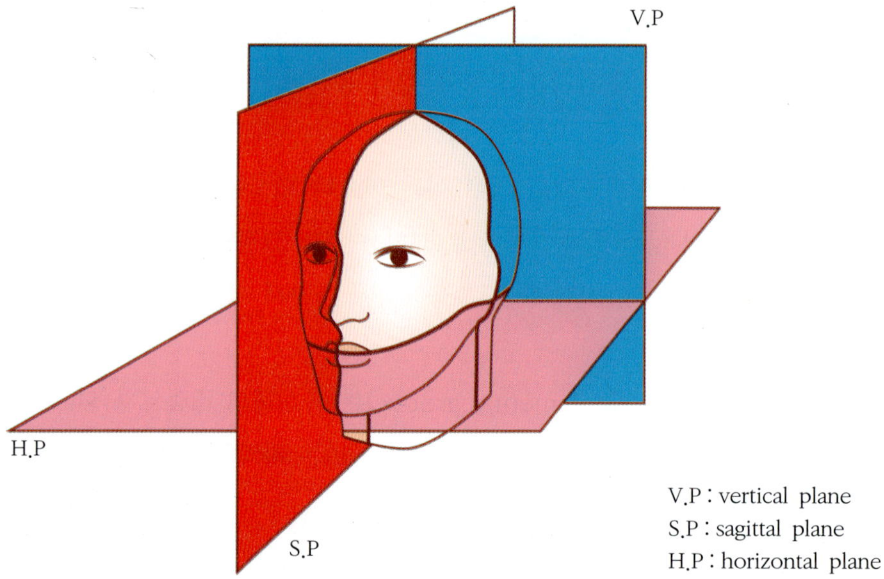

그림 6-18 기준면(reference plane)

이러한 부운동(副運動)을 베네트 운동(bennet shift)라고 한다. 이 베네트 운동(bennet shift)의 운동범위는 제한된 적은 범위의 운동이지만 보철물의 제작에 있어서 중요하다.

이러한 하악골의 기능운동과 치아의 교합평면과는 일정한 생리적 조화를 이루고 있다.

시상 및 전두운동 평면에서 상·하악궁과 치궁에 보상성만곡이 있고 이들은 하악골 운동시에 상·하대합치간의 기능적 교합관계를 이루는데 중요하다는 것을 Monson씨(구면설)가 이미 기술한 바 있다.

시상운동 평면상의 치궁의 만곡(curve of Spee)과 견치에서부터 대구치까지 각각의 치아들에 근심경사를 이루는 것은 물론 개개 치아 치은의 만곡은 교합압에 잘 적응할 수 있는 개개 치아의 치아 장축을 이어줄 뿐만 아니라 악궁을 안정시키는데도 중요한 역할을 한다(그림 6-19).

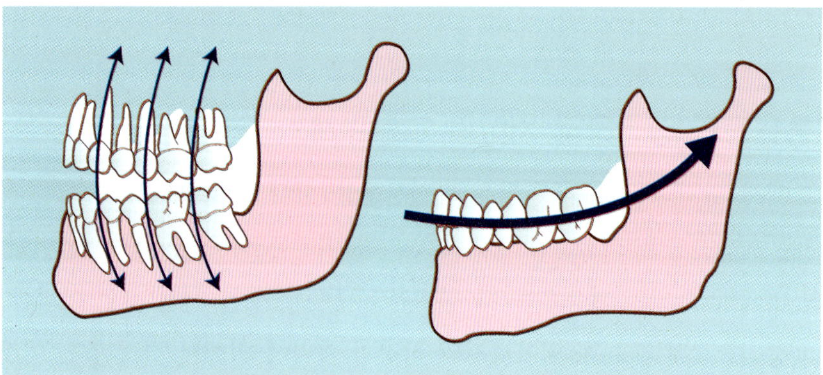

그림 6-19 치궁의 만곡(curve of spee)과 견치에서부터 대구치까지 치아들은 근심경사를 이룬다.

하악 구치는 내측경사되어 있다. 따라서 협측교두가 설측교두보다 높이 위치하므로 전두운동 평면에 측방 보상성 만곡(lateral compensating curvature)을 이루며 이것과 함께 상악 협측교두의 수직피개[vertical overlap(over bite)]는 측방 기능운동시에 상·하악 협측교두간의 교합 균형을 이루어 주는 역할을 한다.

이 교합 균형은 한 악궁의 치아들이 대합치아와 동시에 일률적으로 교합이 되는 것을 말하며 작업측의 설측 교두들은 교합이 일어나지 않아야 한다. 이러한 치아의 배열은 외상 교합의 가능성을 배제해 준다.

그러므로 조각 시 설측 교두를 길게 해주는 것은 이 측방 보상성 만곡을 감소시켜 외상 교합이 될 가능성이 커지게 되는 것이다(그림 6-20).

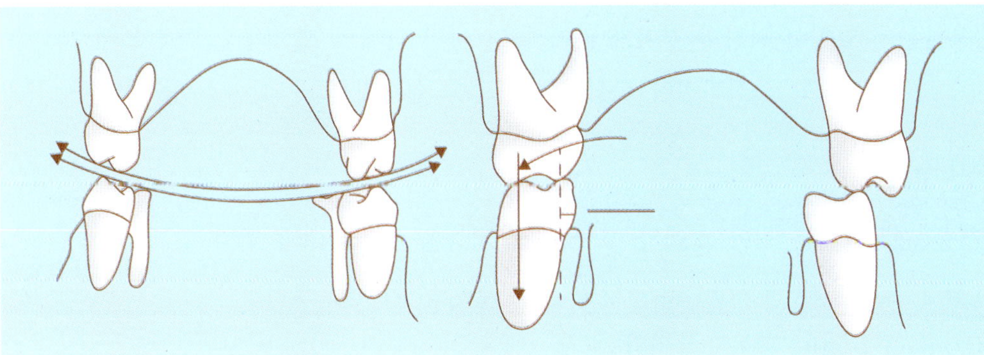

그림 6-20 측방 보상성 만곡과 하악 협측교두의 Vertical overlap

통상의 교합관계에서 이를 측방 보상성 만곡과 하악 협측교두의 수직피개(vertical overlap)는 비작업측에서 완전히 교합이 되지 않게 해주는데 이것도 이들의 중요한 역할의 하나이다.

이러한 비작업측의 무교합은 비작업측의 불필요한 치아의 교모를 방지해 주기 위함이다.

반대로 총의치에서의 교합원칙은 의치상의 안정을 좋게 해주기 위해서 cross-mouth balance가 필요하다.

자연 치궁에서의 이러한 cross-mouth occlusion이 될 경우 상악 견치의 심한 마모와 측두하악관절(TMJ)의 이상을 초래할 소지가 생긴다.

악궁에 정상적인 위치로 맹출되어 마모가 되기 전의 상악 견치는 측방 기능운동시 비작업측에 있는 구치가 교합이 되지 못하게 한다. 이러한 것을 '상호보호교합(cuspid protection occlusion)' 또는 'mutually protected occlusion'이라 하고 완전 구강 회복(full mouth reconstruction)에서는 이를 충분히 재현시켜 주어야 한다. 즉, 상호보호교합에서는 1~2 mm 정도의 제한된 범위 내에서의 측방 운동시 작업측에서는 상하 협측교두는 접촉을 이루어야 하나 이 범위를 지나면 모든 구치는 교합관계에서 이탈하고 비작업측의 모든 치아는 측방운동 초기부터 교합에서 이탈한다.

더욱이 이 견치의 긴 치근과 치조골의 구조 및 외상성 자극에 대한 자기자극감수 반응 등은 이들 견치가 외상성 교합압에 충분히 견딜 수 있는 기전이 된다.

6-2 납형(wax pattern) 제작 시의 고려사항

납형이란 앞으로 만들 주조치관보철의 원형을 인레이 왁스(inlay wax)로 재현한 것을 말한다.

납형의 제작법에는 직접법(direct method), 간접·직접법(indirect-direct method or combination method) 및 간접법(indirect method)이 있는데 직접법은 형성된 지대치에서 직접 납형을 채득하는 방법으로 chair time이 길어지나 정확한 것이 장점이고 간접·직접법은 모형상에서 납형을 만든 다음 이것을 형성된 지대치에 다시 시적 수정하는 것을 말한다.

간접법은 환자 구강상태와 똑같은 모형을 교합기에 올려 여기서 납형을 채득하는 방법을 말하는데 이 방법의 장점으로는 chair time이 짧고 보기 쉽고 다루기 쉬우며 실패할 경우 재제작이 용이할 뿐만 아니라 연마시 편리하고 보철물의 적합도 및 교합검사가 용이한 점 등이 있다. 반면에 단점으로는 인상재 또는 모형재 등을 사용하는데 있어서 시간과 경비가 많이 들며 여러 단계의 제작과정 중에서 재료의 수축, 팽창 등으로 인한 치수 변화가 크고 조작과정이 복잡하여 기술상 실수가 발생되는 점 등이 있다.

1. 이상적인 납형

이상적 납형을 제작하기는 치아 형태와 그 생리적 기능을 숙지하여야 한다.

1) 치아의 생리적 외형(axial contour) 회복 ; 최대풍융부(위치와 크기)

2) 접촉점(contact point) 회복 ; 크기와 위치

3) 치간공극(embrasure) 회복

4) 교합면 해부(occlusal anatomy), 교합(occlusion)의 회복

5) 변연융선 관계(marginal ridge relationship)

6) 치경부 변연의 적합

2. Inlay wax의 선택

Type Ⅰ, Ⅱ가 주로 사용되는데 A.D.A 규격 No.4에 의하면 type Ⅰ은 직접법용으로 용융온도가 낮고 반면 type Ⅱ는 간접법용으로써 용융온도가 높다.

구강내 온도는 37.5℃인데 반해 실온은 20℃이다. 따라서 직접법용은 38℃에서 1% 이하의 유동성이 요구되며 간접법용은 20℃에서 1% 내외의 유동성이 요구된다.

3. Inlay wax의 조성

1) Paraffin wax(40~60%)

(1) 형태유지(mold ability)

(2) 용융-응고 특성(melting-solidification properties)

2) Gum dammar

(1) 강도증가

(2) 표면의 활택성

3) Carnauba wax(첨가제)

유동성 감소와 용융온도 증가

4) 색소(coloring agent)

4. Inlay wax의 물리적 성질

1) 유동성(flow)

Type Ⅰ : 38℃ – 1% 이하 : 45℃에서 용융

Type Ⅱ : 20℃ – 1% 내외 : 52℃에서 용융

2) 열적 특성

(1) 열전도도가 낮다.

(2) 열팽창률이 크다.

5. Inlay wax의 요구조건

1) 쪼개짐(갈라짐), 벗겨짐(flasking) 또는 표면 활택성의 상실 등이 없으며 연화시 흐름성이 좋아야 한다.

2) 냉각 후 견고해야 한다.

3) 번지지(smearing) 않으며 정교히 조각할 수 있어야 한다.

4) 변형이 최소이어야 한다.

5) 치형 색과 대조되는 색깔을 가져야 된다. 이는 조각 시 왁스의 얇은 면이 조각 중 쉽게 치형과 구별되어 주조체의 구멍 뚫림을 방지할 수 있도록 하기 위함이며, 또한 납형의 정확한 변연(margin)을 맞추어 주기 위해서이다.

6) A.D.A 규격 No.4에 맞는 조건이어야 한다.

7) 소환 후 잔유물이 없어야 하는데 500℃ 정도의 소환온도에서 0.1% 이하의 잔존물이 있어야 한다

8) 균일하게 연화되어야 한다.

6. 왁스 변형의 발생요인

왁스 변형은 납형 내부의 응력 발생으로 인해서 오는데 이 원인은 다음과 같다.

1) 냉각 중 수축하는 왁스의 고유성질 : 0.56℃(1°F) 낮아짐에 따라 인레이 왁스(inlay wax)는 평균 0.02% 수축하므로 38℃에서 실온의 20℃로 하강함에 따라 0.3~0.8%의 수축이 온다.

2) 응력 감소 : 납형을 가열하거나 조작하면 내부응력이 발생되는데 왁스(wax)는 가소성(thermoplastic pro- perties)이 있으므로 시간과 온도의 변화에 따라 이 응력이 감소되면서 변형이 온다.

3) 납형 제거(pulling or removal) : 납형 제거 시 함몰부위(undercut)가 있거나 치아 장축에 평행하게

제거하지 않을 경우에 변형이 온다.

4) 납형을 부분적으로 재용융 시키거나 교합면 인기를 위하여 pooling 상태로 할 경우에도 변형이 온다.

7. 왁스 취급 시의 주의점

1) 125°F 정도의 건열(heat dry)에서 균일하게 가열한다[불꽃 상에서 왁스(wax)를 빨리 회전시키면서 충분한 유동성을 갖게 함].
2) A.D.A 규격 No.4에 맞는 왁스를 사용한다.
3) 납형 분리 시 치아 장축에 평행하게 분리한다.
4) 납형분리 후 온도의 변화와 외부의 힘을 배제하고 단시간 내에 매몰한다.
5) 납형에 동일한 압력 또는 압박을 가한다.
6) 왁스의 구조와 조성을 정확히 한다.
7) 납형 매몰 시 매몰재를 혼합할 때 물의 온도는 실온수를 사용한다.

8. 납형 조각방법의 종류

1) 용납 형성법
   (1) Cone technique
   (2) 침적법(dipping technique)
   (3) 반복 첨가법
2) 가압(압접) 형성법

9. 납형 제작과정의 개요

1) 변연(finishing line) 확인 및 표시(identifying finishing line : pencil marking)

치형 위에서 변연(finishing line)을 확인하고 색연필로 표시하여 확실하게 한다. 이때 색연필은 finishing line에 직각으로 가볍게 접촉시킨다(그림 6-21).

2) 치형의 함몰부위(undercut) 메우기

언더컷트 왁스(undercut wax)나 블록아웃 왁스(blockout wax)를 이용하여 치형의 함몰부위(undercut)를 메운다(그림 6-22).

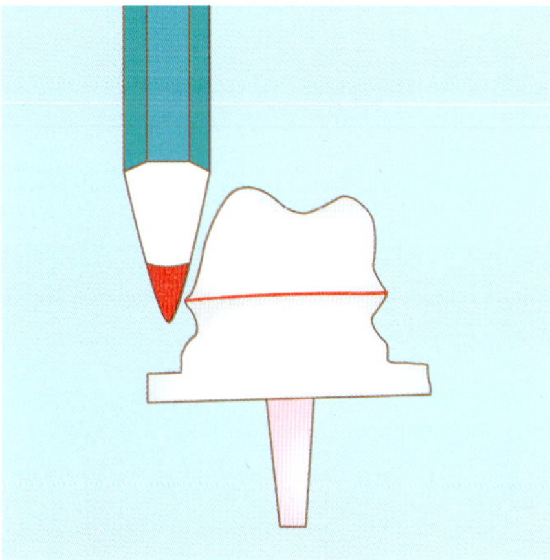

그림 6-21 변연(finishing line) 표시

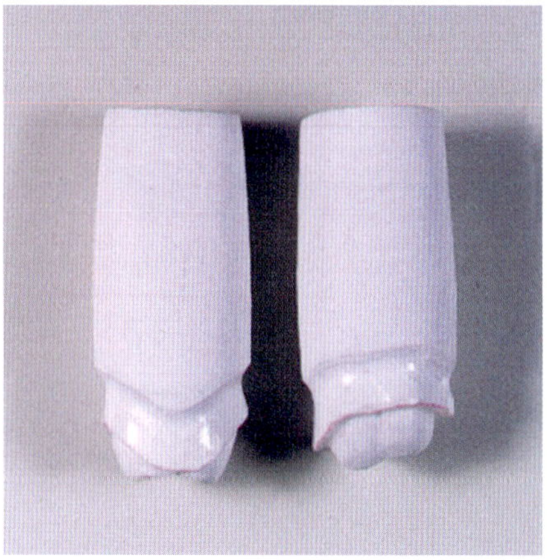

그림 6-22 치형의 함몰부위(undercut) 메우기

3) 치형 스페이서(die spacer)의 도포

지형 스페이서(die spacer)의 사용목적은 지대치변과 주조체 사이에 공간을 형성하여 보철물 합착제의 두께를 허용함으로써 보다 완전한 장착을 얻고 비금속합금(base metal alloy) 사용시 주조 수축을 보상하기 위함이며 또한 치형 표면을 활택하게 한다. 따라서 치형 스페이서(die spacer)를 치형 표면에 도포하여 얇은 막이 형성되도록 하는데 치경부의 적합도를 높이기 위해 변연(finishing line)에서 1 mm 상방까지만 도포한다.

4) 분리제 도포

왁스가 경석고 치형에 접착됨을 막기 위해 왁스 분리제(wax lubricant)를 칠하고 수분간 담그어 둔다. 그 후 치형면이 건조되는 것 같으면 반복해 도포한다(과잉의 분리제는 제거한다)(그림 6-23).

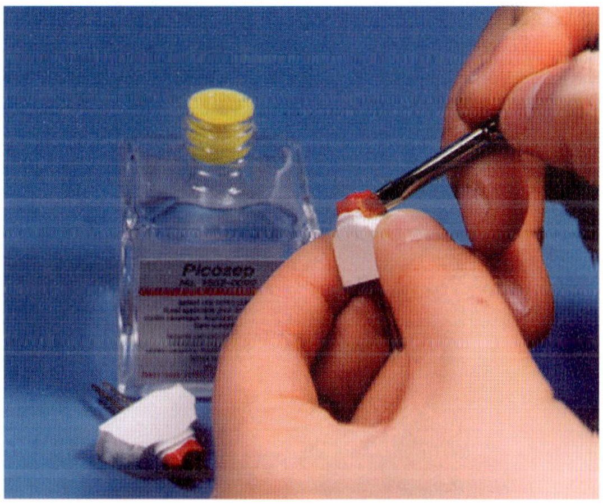

그림 6-23 분리제 도포

5) 1차 왁스 축성(initial wax build up)

1차적으로 왁스를 치형 표면에 얇게 입혀주는 과정인데 다음 두 가지 방법이 있다.

(1) 반복 첨가법(addition method)

No.7 wax spatula를 이용하여 빠른 속도로 첨가해 나가는데 치축면에 1차적으로 첨가하면서 왁스를 축성한 다음에 변연(margin) 부위에 첨가하면서 먼저 축성한 왁스와 연결시킨다.

(2) 침적법(dipping method)

치형을 용융된 왁스(molten wax)에 침적시켜 코핑(coping)을 형성한다. 조각의 1차적인 방법으로 가장 좋다(그림 6-24).

반복 첨가법은 겹치는 선(flow line)이나 기포(void)가 생길 수 있고 첨가할 때마다 응력 발생이 많아지는 단점이 있지만 침적법은 균일한 응력이 발생되는 장점을 가지고 있다.

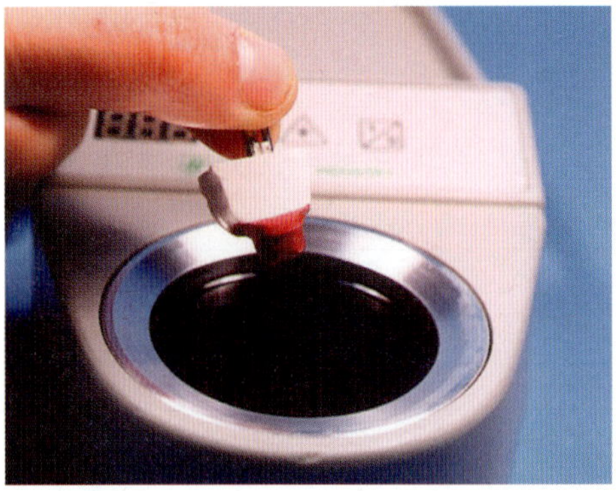

그림 6-24 침적법(dipping method)

6) 축면 외형 조각(waxing the axial contour)

근원심면은 인접치와 적절한 접촉을 갖도록 하기 위해서 근원심 방향으로 크기가 더 크게 축성을 해주고 협설면은 인접치 협설면을 참고하여 형성한다. 이때 최종 수복물에서 긴밀한 접촉을 부여하기 위해 인접치 모형의 접촉부를 연필로 표시하고 칼로 긁어내어 약간 over contour가 되도록 해준다(그림 6-25).

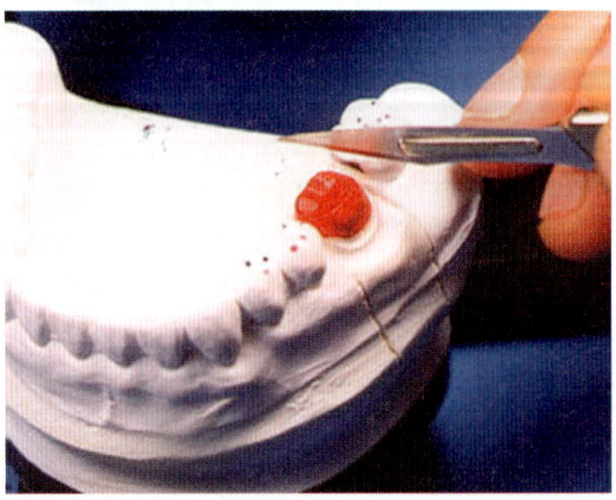

그림 6-25 인접치 모형의 접촉부를 연필로 표시하고 칼로 긁어낸다.

7) 1차 변연부 다듬기(initial margin finshing)

8) 1차 납형의 제거(removal of initial wax pattern)

기포 등 내면의 결합 유무를 검사한다.

9) 치형에 분리제 재도포(relubricating of die)

10) 교합면 조각(waxing occlusal surface)

11) 축면 외형의 완성(finishing the axial surface contour)

12) 변연부 완성(margin finishing)

변연부 형성 시에는 (1) over margin, (2) short margin, (3) ripples, (4) thick margin, 그리고 (5) open margin이 생기지 않도록 주의하여야 한다.

10. 납형이 갖추어야 할 조건

1) 변연부 적합도가 우수해야 한다.
2) 생리적인 축면 외형과 정확한 치간공극을 부여해야 한다.
3) 적절한 접촉점을 부여해야 한다.
4) 조화를 이루는 교합면 형태 및 교합 관계를 부여해야 한다.
5) 주름이나 결손이 없는 완벽한 내면을 부여해야 한다.
6) 소와(pit)나 흠이 없는 활택한 외면을 부여해야 한다(wax polishing 실시).
7) 긁힌 자국이 없는 구를 부여해야 한다.
8) 자연치와의 유사성을 재현해야 한다.

11. 교합면의 형성방법

1) Cone technique
2) Wax bite technique
3) F.G.P technique

6-3 납형의 제작

Cone technique(NAT), wax bite technique, F.G.P technique에 의한 납형제작 방법에 관해 각각 기술하고자 한다.

1. Cone technique(NAT)(상악 1 대구치의 경우)

1) 준비된 지대치와 방향 표시가 그려진 모형을 올려놓고 한 개의 cone에 교두정을 위치시키기 위해 먼저 왁스를 올린다(녹색은 상악에서 근심설측교두, 그리고 하악에서는 원심설측교두, 파란색은 상악에서 원심협측교두, 그리고 하악에서는 근심설측교두, 노란색은 상악에서는 근심협측교두와 하악에서는 원심설측교두)(그림 6-26, 27).
2) 상악 구치에 표시된 교합나침반을 그려 놓는다(그림 6-28).

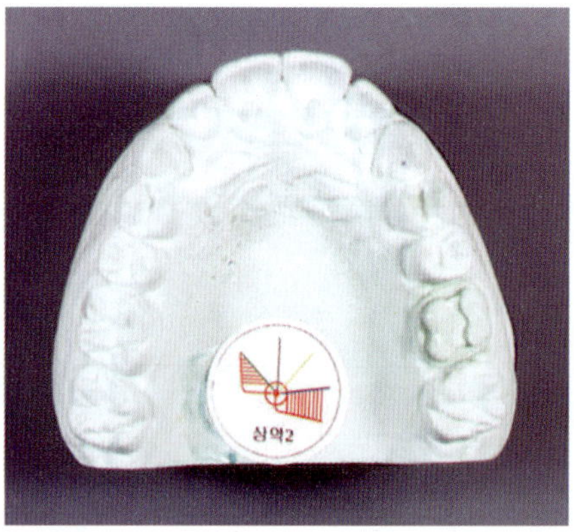

그림 6-26 제작시에 교합나침반을 모형상에 그리거나 붙인다(상악).

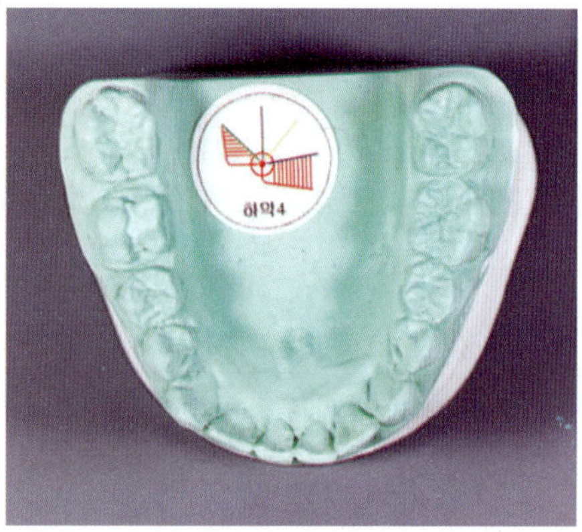

그림 6-27 제작시에 교합나침반을 모형상에 그리거나 붙인다(하악).

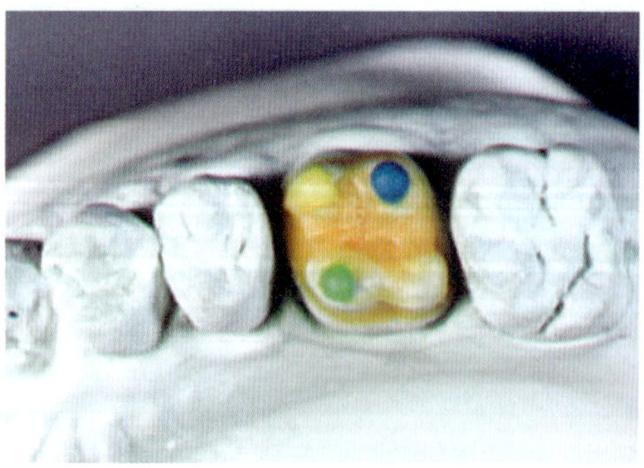

그림 6-28 상악 구치에 표시된 교합나침반

3) 상악 근심설측교두와 하악 원심협측교두부터 시작한다. 교합기에서 첫 번째 교합점을 얻었다면 교합점을 조금 삭제한다. 그 후 개개의 wax cone들은 정상적인 교두로 형성한다(그림 6-29~31).
4) 상악의 원심협측교두, 그리고 하악의 원심협측교두의 작업과정도 이와 같은 방법으로 반복 형성한다(그림 6-32).

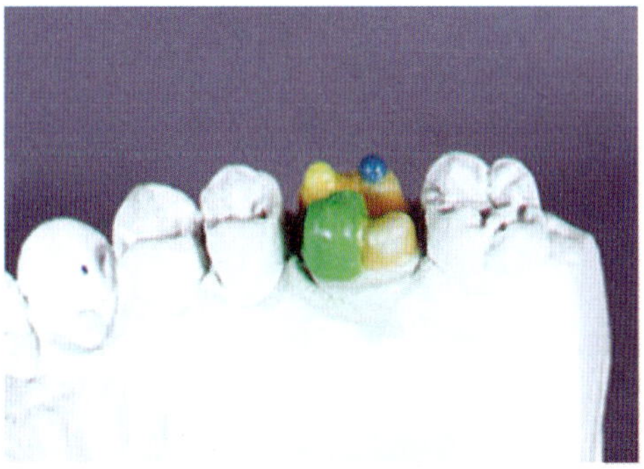
그림 6-29 상악 근심설측교두의 설측모습

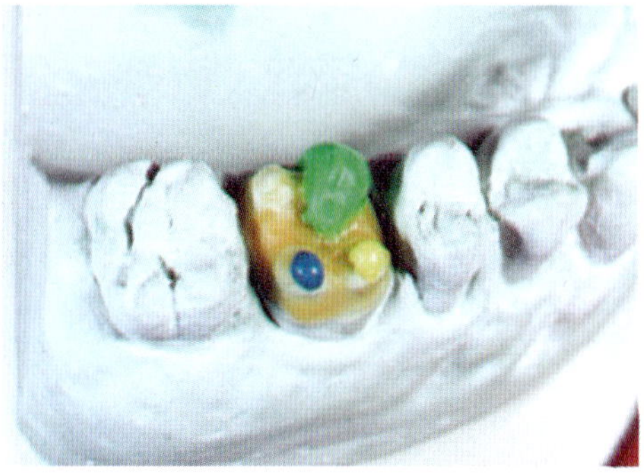
그림 6-30 상악 근심설측교두의 협측모습

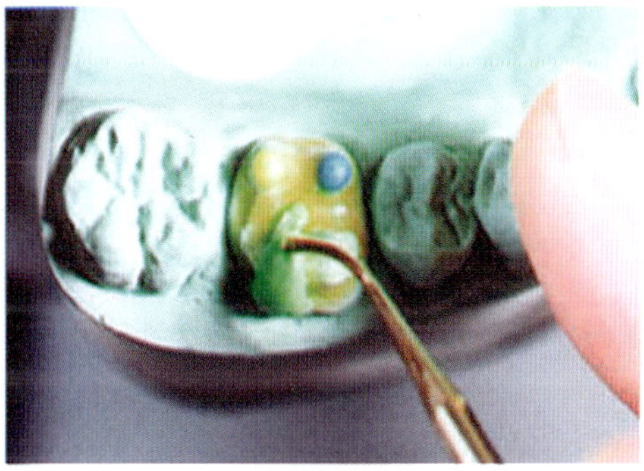
그림 6-31 하악 원심협측교두

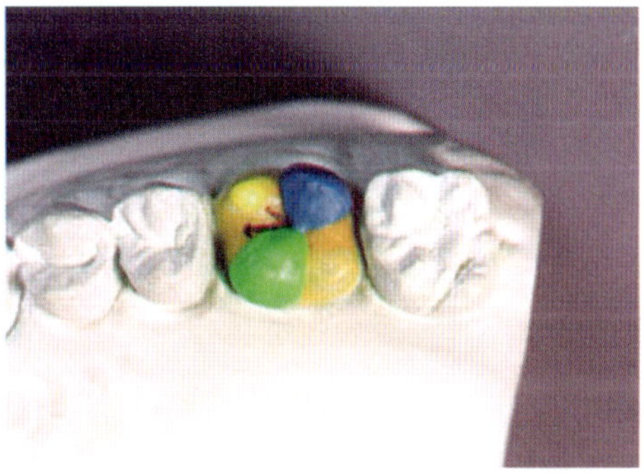
그림 6-32 상악 원심협측교두

5) 상악에서는 근심협측, 하악에서는 원심협측교두는 노란 cone으로 형성한다(그림 6-33).
6) 상악 구치 근심설측교두의 삼각융선을 완성하려면, 근심설측교두의 wax cone상에 하악 구치의 stop No.9를 만들어야 한다(그림 6-34). - 근심과 원심의 부융선은 교두정을 향하도록 형성한다.

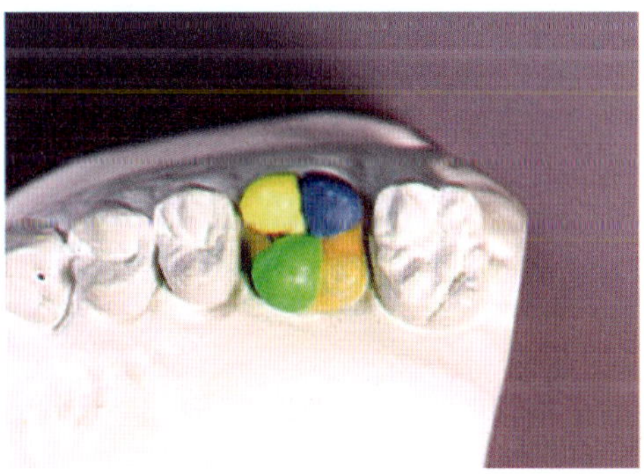
그림 6-33 근심협측교두를 올려서 세 개의 교두를 형성

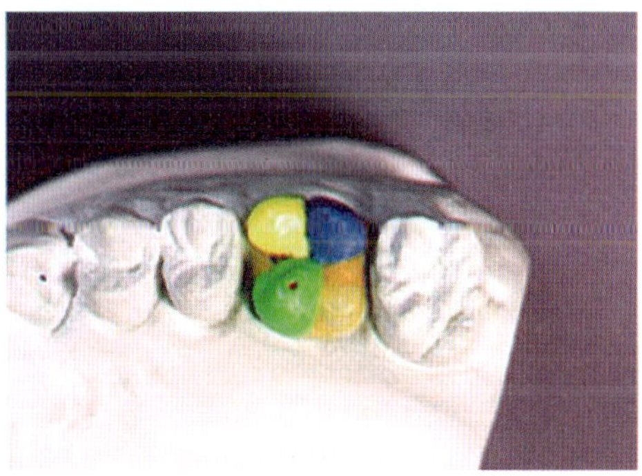
그림 6-34 상악 근심설측교두의 삼각융선상의 stop No.9의 설측모습

8) 근심설측반부상에서 우리는 stop No.5를 발견하게 되는데, 이 stop이 하악 구치부에서는 근심설측교두의 설측삼각융선 상에서 보여지도록 한다(그림 6-35).
9) 상악구치의 원심부 융선은 교합면 중심에서 원심협측방향으로 거의 원심협측교두 정상까지 향한다. 이것은 사주융선을 이루게 된다. 원심설측반부 cone에서 stop No.6를 보게 되는데 이 stop은 하악구치의 원심설측교두의 협측 삼각융선에 나타난다(그림 6-36).

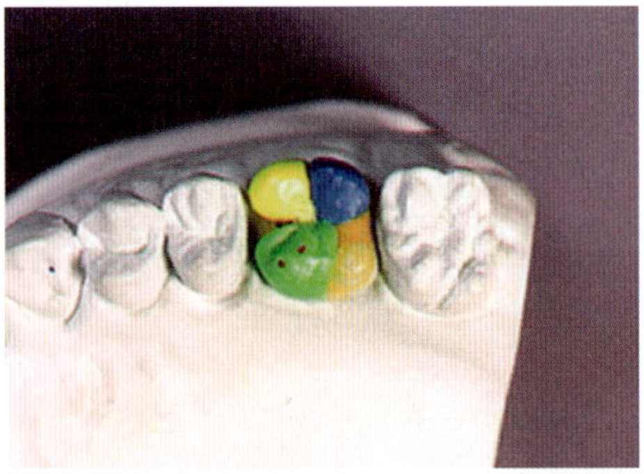

그림 6-35 Stop No.5는 상악 근심설측교두의 근심설측반부에 위치한다.

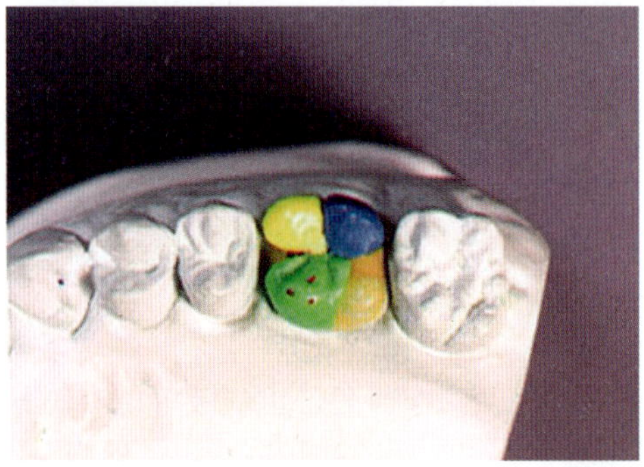

그림 6-36 Stop No.6은 상악 근심설측교두의 원심설측반부에 위치하며 사주융선의 원심부 융선위를 지나간다.

10) 상악 원심협측교두 형성은 상악의 근심설측교두의 세밀한 부분이 완성되었으므로 상악구치의 원심협측교두(파랑)를 함께 완성해 나간다. 교두정에서 삼각융선을 설측을 향해 위치시키며 이것을 근심설측교두로 연결시킨다(그림 6-37).
11) 중심와에서 원심협측 방향으로 하나의 위치를 정하여 이곳에 stop No.4를 만든다.
12) 상악 근심협측교두형성을 하게 되는데 여기서 중심와 방향으로 삼각융선을 형성한다. 근심협측교두의 형성으로 삼각융선상에서 stop No.3를 얻을 수 있다(그림 6-38).

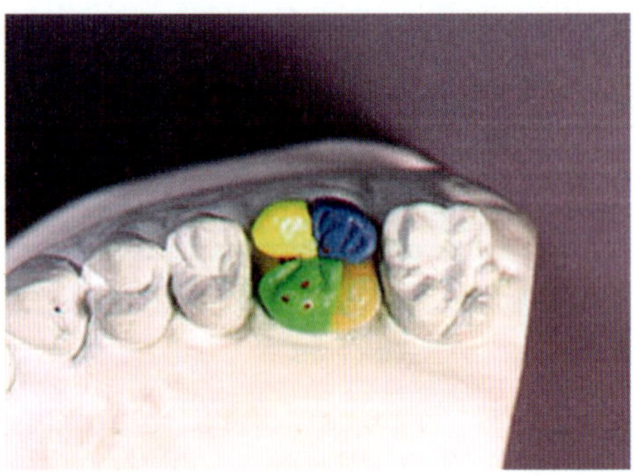

그림 6-37 상악구치 원심협측교두의 설측삼각융선이 완성되었다. 이 융선은 근심설측교두의 협측삼각융선과 연결되어 사주융선이 된다.

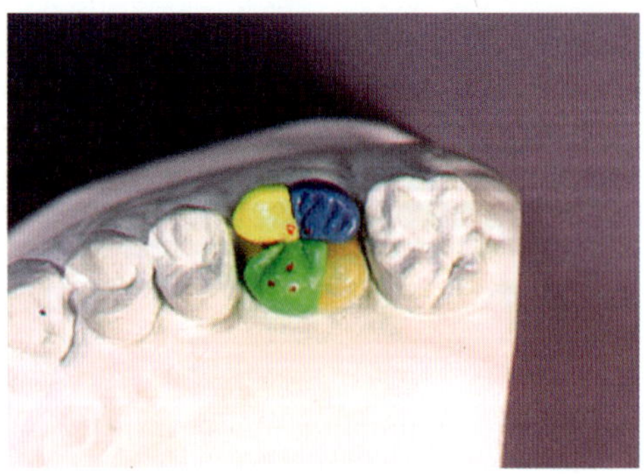

그림 6-38 상악 근심협측교두의 설측삼각융선 형성 때에 Stop No.3를 만든다.

13) 상악의 근심변연융선과 원심설측교두사이의 자유공간(free space)을 만들어야 한다. 여기서 근심변연융선이 형성되는데 그 위에 폐구운동시 stop No.1이 나타난다(그림 6-39).

14) Stop No.1은 하악에서 근심협측교두의 교두정 가까이에 있는 원심교두융선상에 나타나도록 한다.

15) 같은 작업과정으로 상악 원심 설측교두를 회색 왁스로 형성한다.

16) 원심설측교두의 교두정에서 삼각융선을 향해 근심협측방향으로 형성하며 이 끝은 사주융선의 원심반부에서 보이도록 한다. 교두정의 근심교두융선에 stop No.8이 형성된다(그림 6-40). 이것은 하악 원심교두의 원심변연융선 상에 위치한다.

17) 상악 구치의 원심설측교두가 원심변연융선의 형성으로 완전한 모양을 갖추게 된다. 여기서 보통 교두정의 원심상에 stop No.7이 나타나도록 한다(그림 6-41, 42).

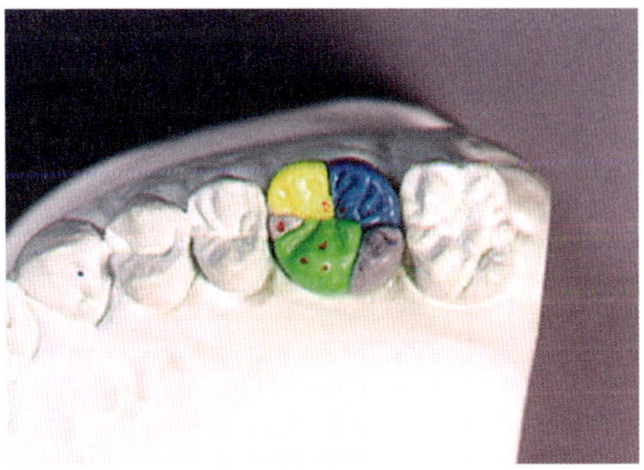

그림 6-39 상악 근심변연융선상에 stop No. 1을 얻는다.

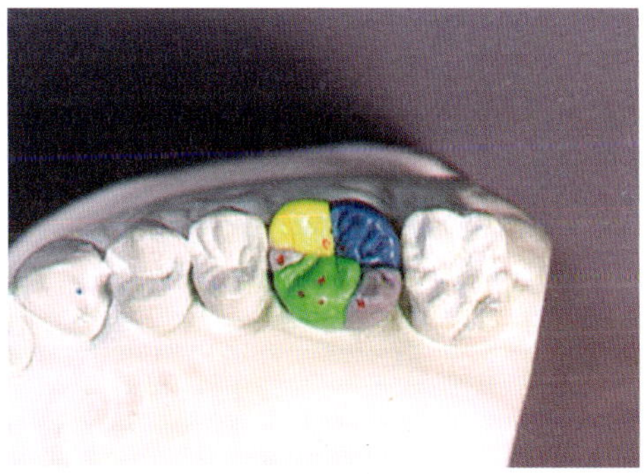

그림 6-40 상악 원심설측교두의 근심교두융선 상의 stop No.8 상악 설측교두에서 부융선은 그렇게 강하게 나타나지 않는다.

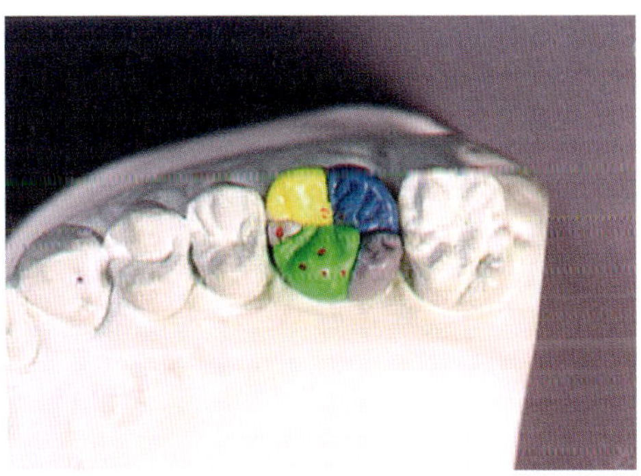

그림 6-41 교두정의 원심상에 stop No.7이 나타난다.

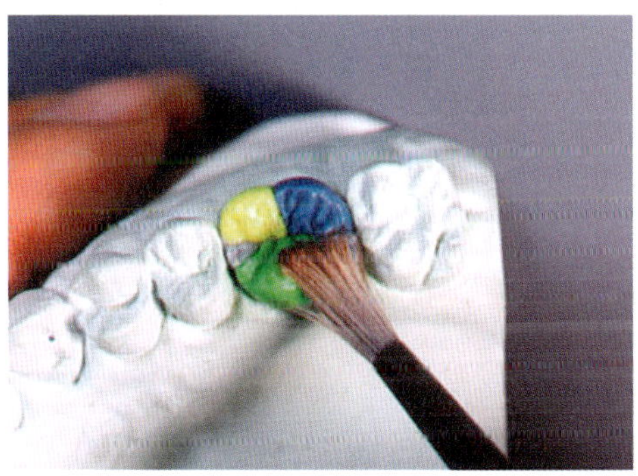

그림 6-42 완성되면 붓을 사용하여 언마한다.

2. Wax bite technique에 의한 제작법(하악 제 1 대구치의 경우)

1) 지대치, 인접치 및 대합치에 분리제를 도포한다.

2) 125°F에서 액화시킨 왁스 내에 치형을 침적시켜 한 바퀴 돌리면 엷게 왁스 막이 입혀지는데 이때 변연부하의 V자형 구까지 입혀 준다.

3) 반복하여 침적시키거나 반복 첨가하여 원하는 두께와 높이로 올려 준다.

4) 치형을 모형에 끼우고 인접면, 교합면의 두께를 검사하고 부족하면 다시 더 첨가해 준다.

5) 먼저 접촉점을 회복시켜 주고 교합면 위의 왁스를 일차적으로 연화시켜 상하를 교합시키고 필요하면 작업 및 균형교합도 이때 함께 해준다. 이때 대합치의 교합면이 광범위하게 인기되지 않았으면 부족 부분에 왁스를 첨가하여 다시 교합시킨다(그림 6-43).

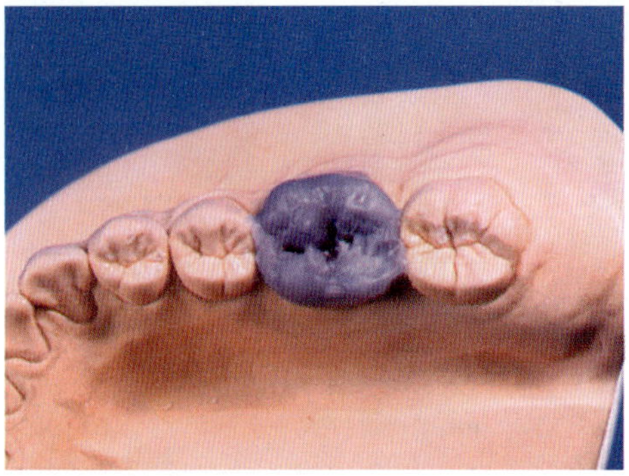

그림 6-43 접촉점을 회복시켜주고 교합면 위의 왁스를 일차적으로 연하시켜 상하를 교합

6) 개형부여

(1) 상악 협교두정에 대응하는 곳에 협면구의 위치를 결정한다(그림 6-44).

(2) 교합면의 주·소 열구를 조각도로 기입한다.

(3) 협설면 인접면을 형성한다.

교합면을 형성해 주고 교합면 개형과 조화되게 축면을 형성해 준다. 이때 협설면과 인접면 사이에 생기는 우각[이것이 협측과 설측 치간공극(buccal and lingual embrasure)의 형태를 좌우한다]과 협설면의 외형을 재현시키면서 조각한다(그림 6-45).

치아 외형의 풍융부가 크게 되었을 때는 잇몸 조직에 음식물 잔사가 잔류하게 되며 작은 외형이 되었을 때는 잇몸 조직에 직접 닿게 되어 잇몸 조직을 파괴시킬 수 있다.

(4) 교합면의 형성

축면을 완성한 후 세부적 교합면 형태를 조각한다.

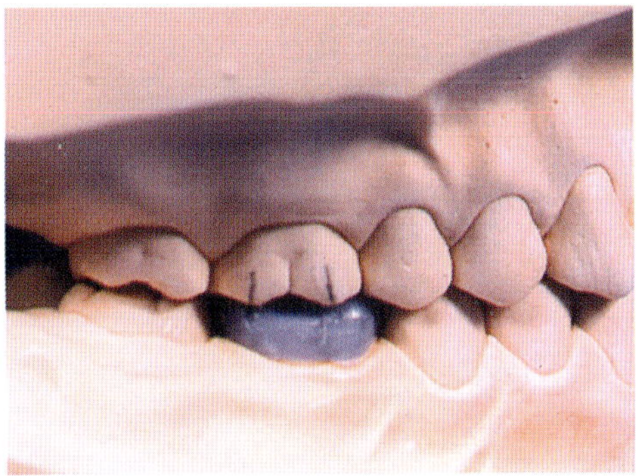

그림 6-44 **협면구의 위치 결정**

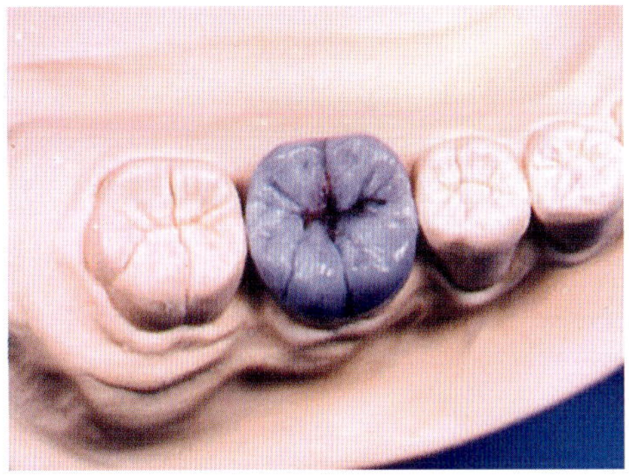

그림 6-45 **교합면을 형성한다.**

7) **교합의 검사**(그림 6-46)

(1) 납형이 완성되면 교합면에 적은 붓으로 talcum powder(wax powder)를 도포한다.

(2) 중심교합(full intercuspation)으로 교합시켜 교합점(centric stops) 이외의 접촉점은 삭제하고 교합점(centric stop)이 없는 곳은 다시 수정하여 만들어 준다.

(3) 하악운동을 조절할 수 있는 교합기를 사용하였을 때 측방운동을 시켜 교합 간섭부위를 찾아 수정한다.

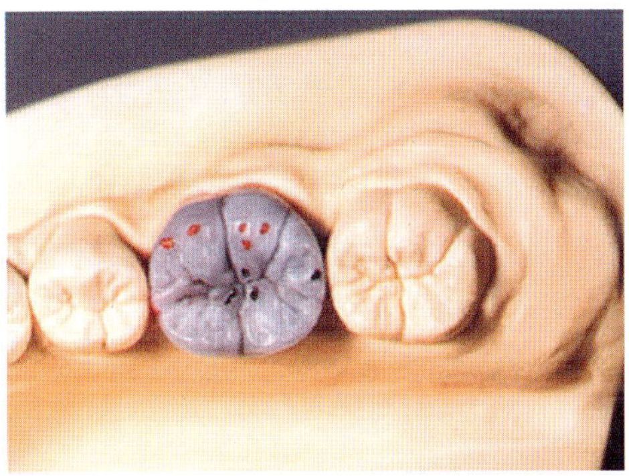

그림 6-46 **교합면 검사**

8) **치경부 변연 형성**

(1) 납형의 변연부를 약 1 mm 폭으로 예리한 조각도로 치형면이 손상되지 않도록 조심스럽게 삭제한다(그림 6-47).

(2) 변연부에 다시 색연필선로 표시하고 분리제를 얇게 도포하다

변연 왁스(margin wax)를 첨가하고 손가락으로 압접한다.

(3) 변연(margin)의 잉여 부분을 다듬는다(그림 6-48).

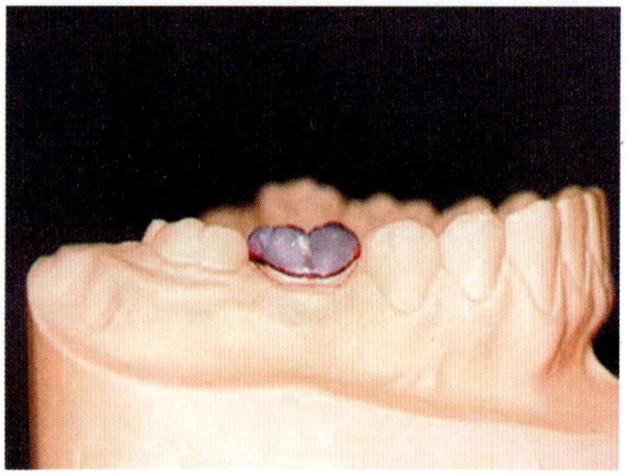

그림 6-47 치경부 변연부를 약 1 mm 폭으로 삭제

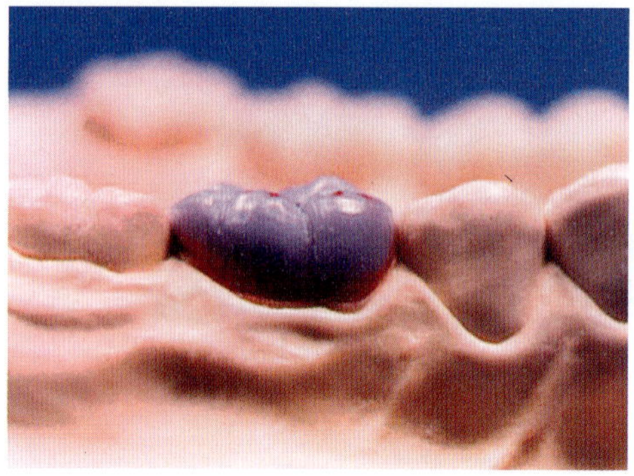

그림 6-48 변연 왁스(margin wax) 압접 후 잉여 부분 제거

(4) 완성된 변연(margin)을 축벽 방향에서 관찰한다(그림 6-49).

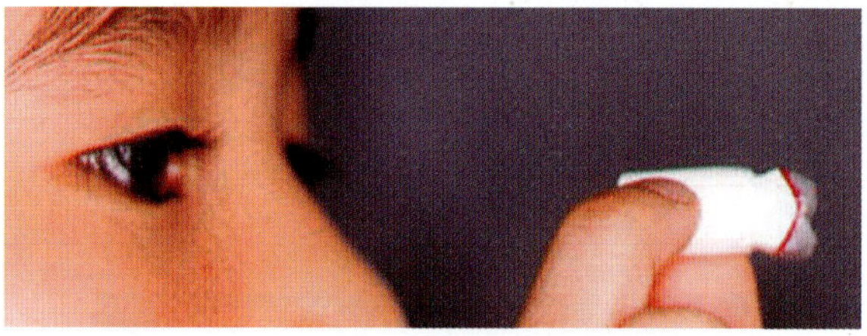

그림 6-49 축벽방향에서 관찰

9) 접촉점의 수정

납형의 접촉부는 인접치에 압박이 되어 요(凹)면을 이룬다. 구치부에서는 이 요(凹)면의 상하 폭을 1 mm 이하 협설폭을 2 mm 정도로 되는 함요형이 되도록 다듬는다. 이제 남아있는 면에 용융된 왁스를 첨가하여 평탄하게 해준다(그림 6-50 a, b).

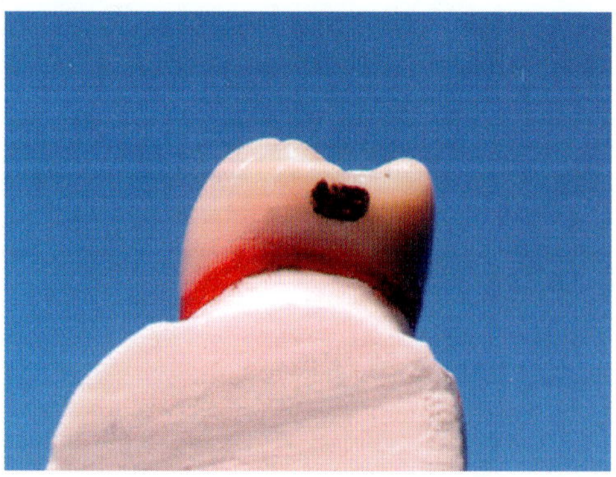

그림 6-50a 납형의 접촉부

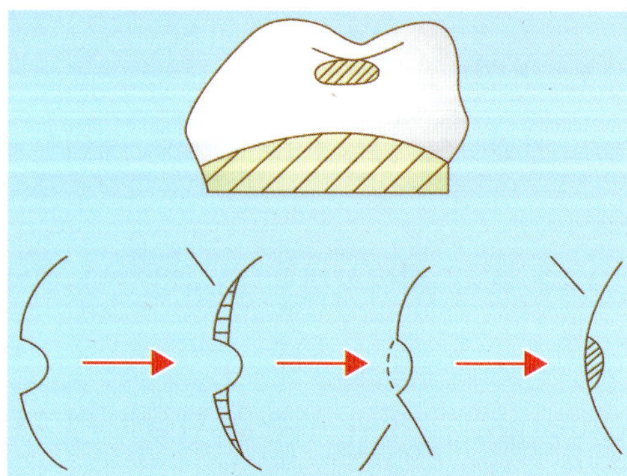

그림 6-50b 접촉점의 수정

10) 연마

유연하고 고운 포(布)나 붓을 사용하여 왁스 표면을 연마한다(그림 6-51).

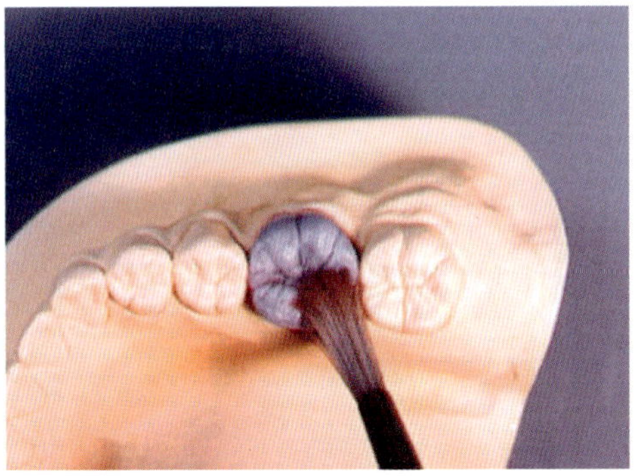

그림 6-51 **연마**

3. F.G.P technique에 의한 제작법

보철물 제작에 있어서 기능회복은 그 첫째 요구조건이며, 특히 저작기능의 회복에 있어 교합면의 형태는 매우 중요하다. 보철물에 부여하는 교합면의 형태는 환자 개개의 고유한 악운동과 조화를 이루지 않으면 안 된다.

하악운동을 기록하여 재현하는 방법에는 대별해서 두 가지가 있다. 즉, 악의 운동을 계측하고 그 기록을 기초로 하여 조절성이 높은 교합기에 운동로를 주는 방법과 환자 자신의 구강을 교합기로 하여 저작기능을 할 때의 활주운동로를 직접 인기하는 방법이 있다. Meter, L.D. Panky, A.W. Mann 등에 의해서 체계화된 것으로서 functionally generated path technique의 약자이고 이는 기능적인 활주 운동로를 구강 내에서 왁스면 위에 인기하고 이것을 guide로 해서 교합면 형태를 형성하는 방법을 말한다.

이 방법의 특징은 복잡한 교합기나 안궁(face bow) 등이 전혀 필요하지 않으며, 그 환자 고유의 운동로가 지대치 교합면에 정확히 재현되기 때문에 간편하고 시적 시 환자의 chair time이 짧으며 정확도가 매우 높은 임상적인 방법이라고 할 수 있겠다.

1) F.G.P를 행하기 위한 조건

악운동(顎運動)의 기록을 구강 내에서 직접 얻는 방법이기 때문에 그 기록을 채득하는데 있어서 다음과 같은 조건이 구비되어야 한다.

(1) F.G.P table이 확실히 고정되어야 한다.

(2) 대합치의 교합면이 있어야 한다.

(3) 악운동이 가능해야 한다.

(4) 악운동 시에 상하악간의 거리가 적당히 보존된 상태에 있어야 한다.

2) 사용기재와 술식

주로 필요한 기재는 대합치의 활주 운동로를 인기하는데 사용되는 왁스와 그것을 고정하는 테이블(table), 기능 core를 채득하는데 사용되는 F.G.P, 트레이(tray) 및 작업용 모형을 고착하는 verticulator, twin stage occluder 등이다(그림 6-52).

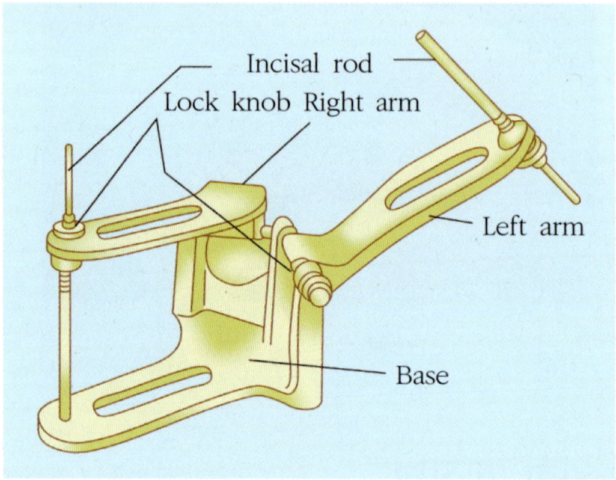

그림 6-52 Twin stage occluder의 각 명칭

3) F.G.P technique의 step

(1) 연구 모형을 사용하여 정밀 인상용 트레이(tray)를 만든다.

(2) 지대치를 형성한 치열 인상으로부터 모형을 두 개 제작한다. 그 하나는 보철물을 만들기 위함이고 다른 하나는 F.G.P table을 만들기 위하여 사용한다. 이 때문에 고무(rubber base) 인상재를 사용하면 1회 인상으로 끝난다.

(3) 대합치의 운동을 기록하는 F.G.P table은 상온중합 수지로 만든다(그림 6-53).

(4) F.G.P table을 지대치에 접합시키는데 움직여서는 안 된다. table은 대합치와의 사이에 0.5 mm 이상의 간격이 있고 치열의 협설폭(頰舌幅)보다 약간 넓게 한다.

(5) Table 위에다 F.G.P용 Hi-Fi 왁스를 40℃ 온탕에서 연화시켜 약 3 mm 정도 두께로 고정한다(그림 6-54).

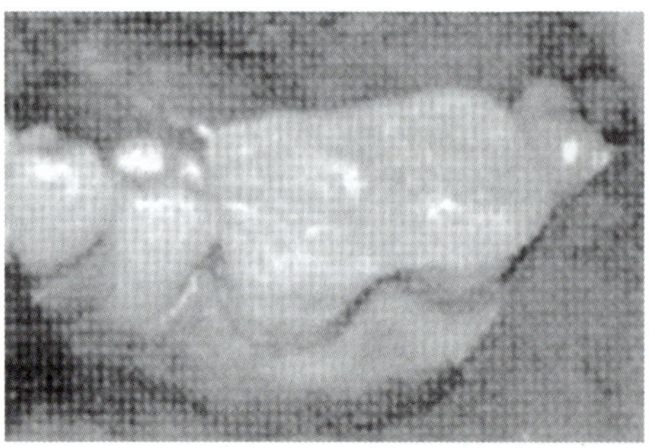

그림 6-53 F.G.P table

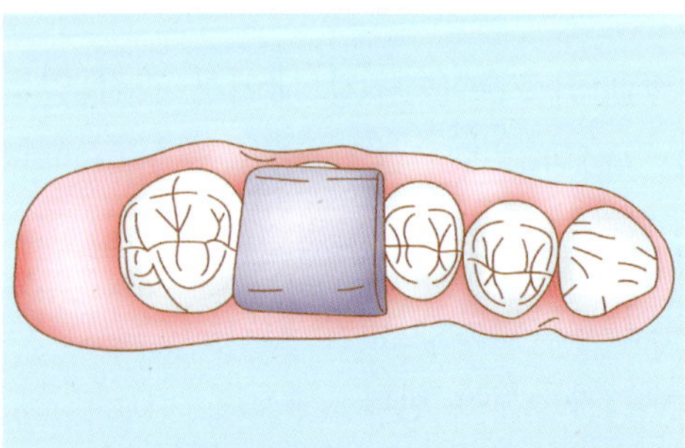

그림 6-54 삭제된 치아 위에 사각형의 wax를 올려놓는다.

(6) 구강 내에서 대합치의 운동을 기록한다. 개폐, 전후방, 좌우의 활주운동을 하고 운동장애가 없을 때까지 행한다. 그리고 인기면에 왁스의 부족이나 파손이 없는가를 확인한다(그림 6-55a, b, c).

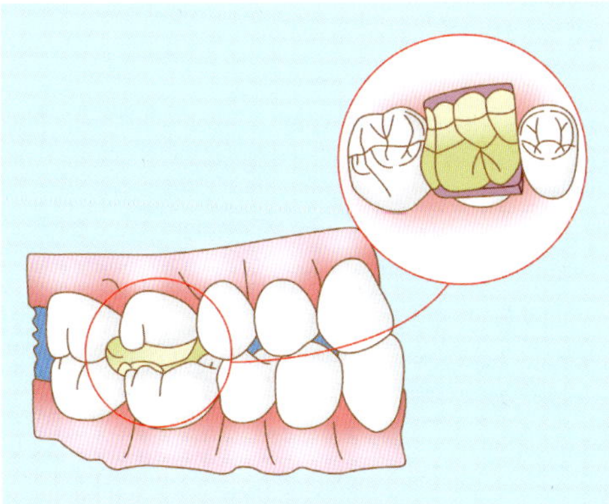

그림 6-55a 작업측 편심위에서 교두의 경로를 기록한다. 이들 편심운동의 변적과 방향을 inset 내에 finishline으로 표시된다.

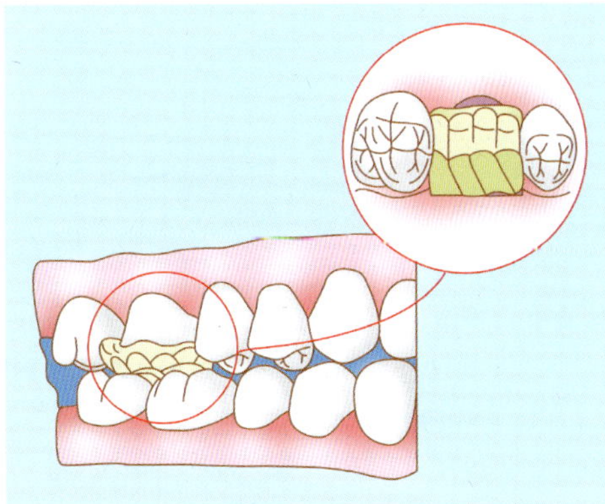

그림 6-55b 비작업측 편심위에서 교두의 경로를 기록한다.

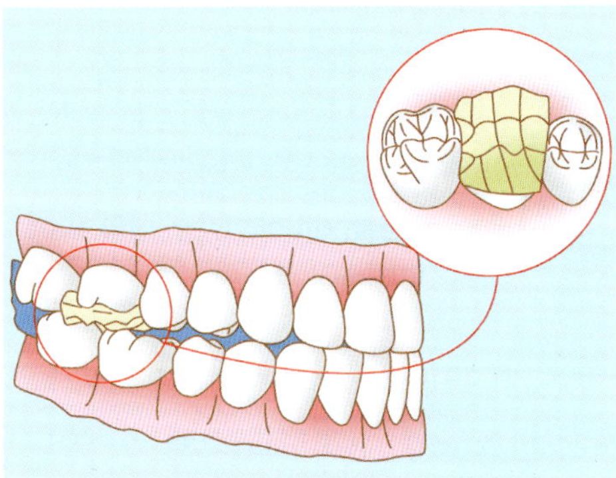

그림 6-55c 전방경로를 기록한다.

(7) 왁스로 기록한 교합면과 인접치아의 교합면에 석고를 올린다(그림 6-56). 그 위에 F.G.P tray를 놓고 파손을 방지함과 동시에 교합기와의 결합을 좋게 한다(그림 6-57).

주위의 여분의 석고를 다듬고 난 후 작업용 모형에 접합시킨다(그림 6-58).

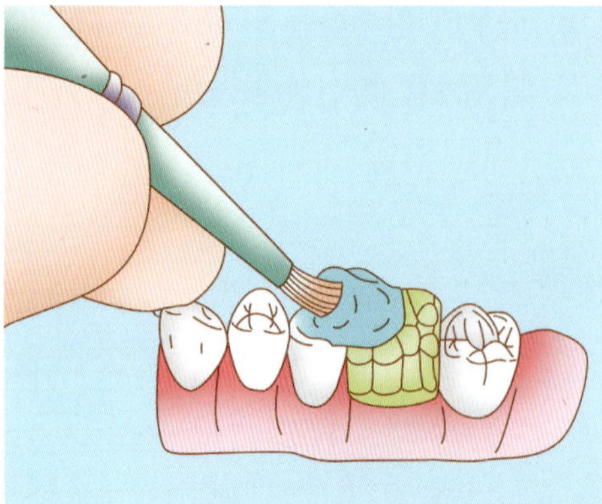

그림 6-56 Functional tracing 위에 mounting stone을 발라주어 functional core를 만든다.

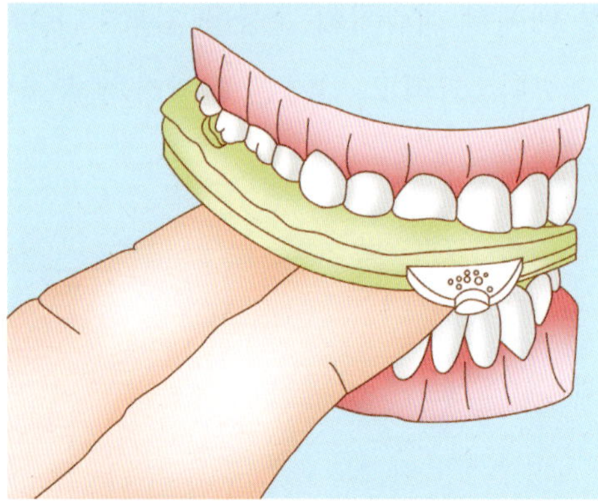

그림 6-57 Stone이 경화될 동안 tray를 제 위치에 잡고 있는다.

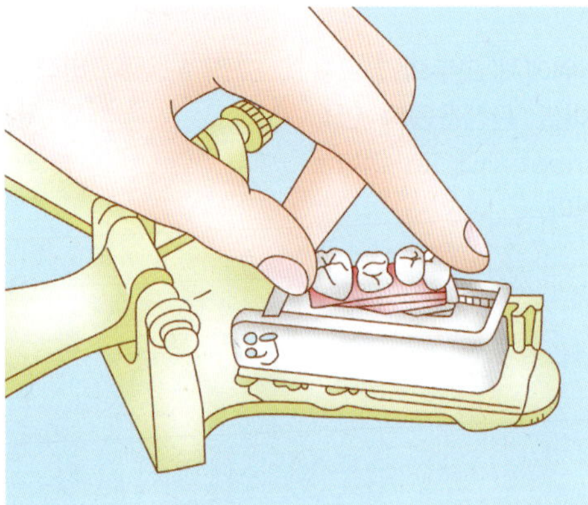

그림 6-58 모형을 diLok tray 내의 wet stone에 놓는다.

(8) F.G.P.용 교합기인 twin-stage occluder 또는 verticulator에 작업용 모형을 고착한다. 상궁(上弓)에는 각기 해부학적 모형과 기능 core를 장착한다(그림 6-59).

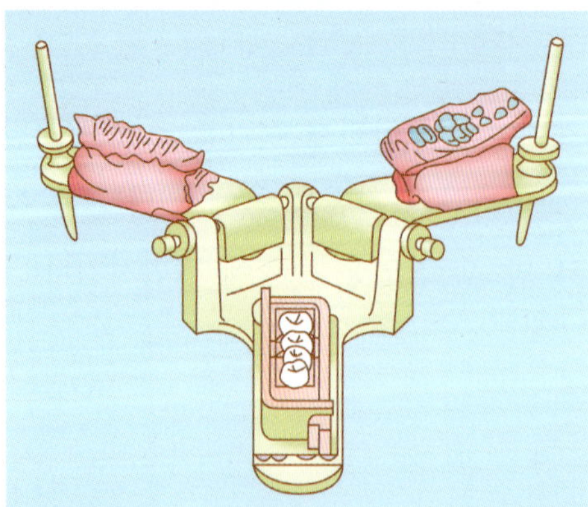

그림 6-59 지대치가 있는 모형을 twin-stage occluder의 lower member에 mount한다. upper left member에는 해부학적 모형이 있고 upper right member에 functional core가 있다.

(9) 해부학적 모형과 기능 core의 부착이 끝나면 통법에 의하여 조각을 시작한다(그림 6-60, 61).

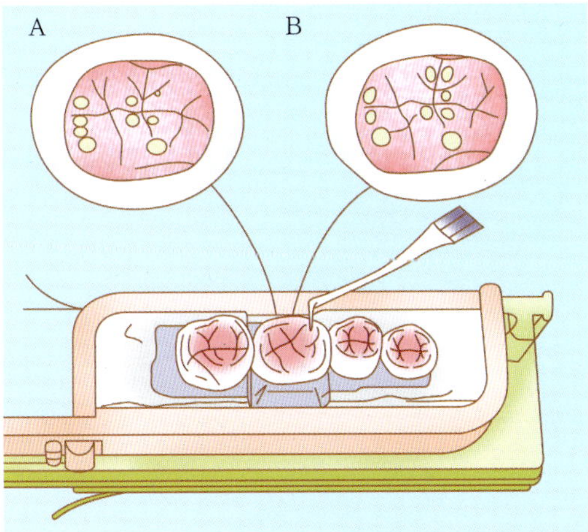

그림 6-60 A. wax pattern상의 교합접촉점은 mutually protected occlusion을 나타낸다.
B. unilaterally balanced occlusion을 나타낸다.

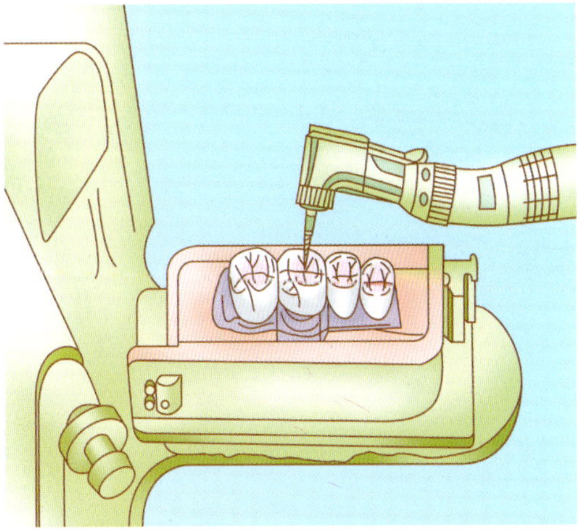

그림 6-61 수복물을 조절해서 기능 core와 잘 적합되게 한다.

07 주입선 부착 (Spruing)

주입선은 소환 후 용융금속을 주형(mold cavity) 내로 주입시키는 주로(鑄路)로 형성하며 납형(wax pattern)을 완성한 직후 부착하는 것이 일반적이다.

7-1 주입선(sprue former or sprue pin)의 역할

1. 주로 형성, 용융금속이 주형 내로 주입될 수 있는 주로를 형성
2. 용융 왁스와 가스배출로, 소환초기에 왁스의 배출로 역할
3. 금속의 응고 수축을 보상하여 다공성의 발생을 방지.
4. 지주역할, 납형을 매몰하는 과정에서 주조링(ring) 중앙에 고정시키기 위하여 원추대에 연결시키는 역할을 한다.

7-2 주입선의 종류

1. Direct sprue method

납형(wax pattern)과 주입선이 일직선으로 직접 연결된 형태로 주입선 설치 방법 중 가장 기본이 되는 방법으로서 비기능교두의 가장 두터운 곳에 45° 각도로 용융금속이 잘 흘러들어 갈 수 있도록 주입선을 형성하는 방법이다.

그러나 교의치의 경우는 각각 따로 주입선을 형성하기 때문에 서로 다른 힘으로 용융금속이 흘러들어가

으로 용융금속의 흐름이 덜 균일하며, 충분한 양의 금속을 용융시키지 않을 경우 주조실패를 가져올 수 있다(그림 7-1 a, b).

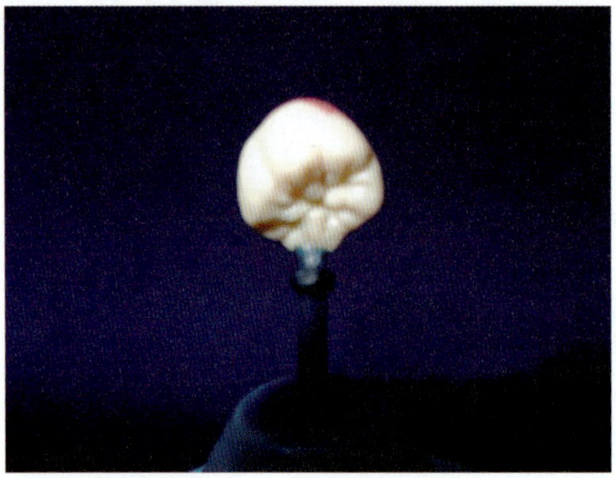

그림 7-1a direct sprue

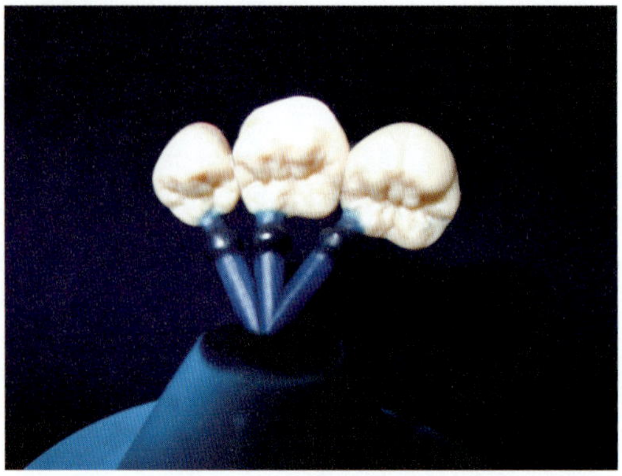

그림 7-1b direct sprue

2. Indirect sprue method(runner bar sprue method)

납형과 러너바(runner bar)로 연결된 형태로 runner bar는 수축류(reservoir) 역할과 납형의 안정성을 부여해 주며 주조시 동일한 압력으로 인해 용융금속의 흐름을 균일하게 할 수 있다. 또한 주조시 용융금속이 부족하다 할지라도 runner bar에 모여진 금속이 주형(mold cavity)내로 진입되기 때문에 주조 실패를 줄일 수 있는 방법이다. 그러나 leader bar를 통해 진입된 용융금속이 매몰재의 후방벽을 치게 되어 매몰재 가루가 용융금속과 섞여 들어 갈 수도 있다. 이 상태는 육안으로 관찰할 때는 나타나지 않지만 현미경 상태에서는 주조체면이 거칠고 변연(margin)이 정밀하게 주조되지 않은 결과를 얻을 수도 있다(그림 7-2).

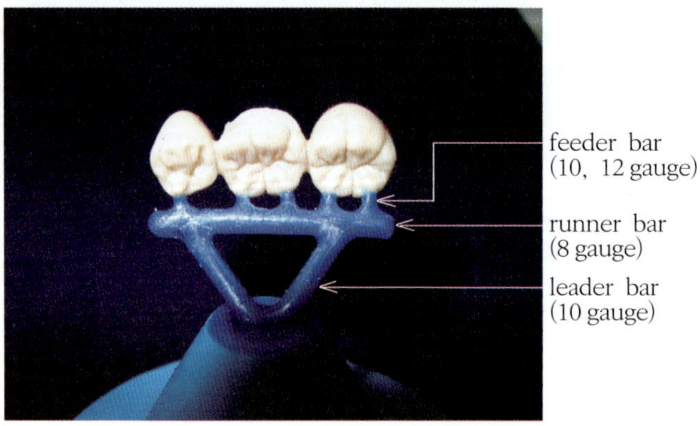

그림 7-2 Indirect sprue

3. Curved bar sprue method

납형과 S자 곡선의 주입선에 연결된 형태로 Loma Linda대학의 실험연구로서 금속의 유동성은 원심주조기 방향의 반대 방향으로 생긴다는 연구결과에 의해 spruing 시 납형이 금속의 유동성에 따른 위치에 놓여질 때 아주 정밀하고 정확한 변연(margin)을 얻을 수 있는 방법이다(그림 7-3).

형태는 S자의 곡선을 이루며 납형은 회전력의 반대방향, 즉 힘의 합력 방향으로 위치시킨다(그림 7-4).

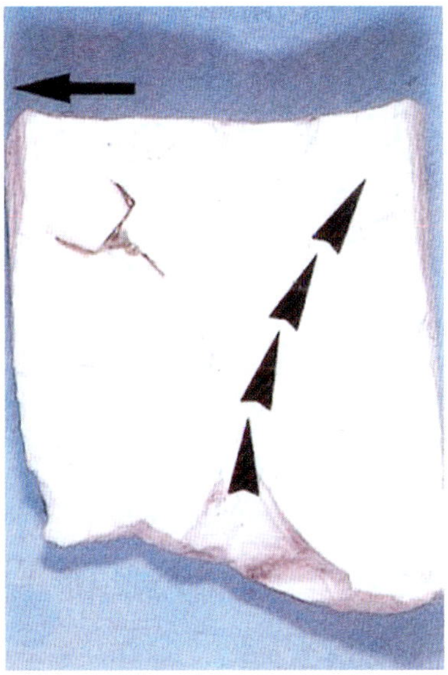

그림 7-3 금속 흐름의 방향

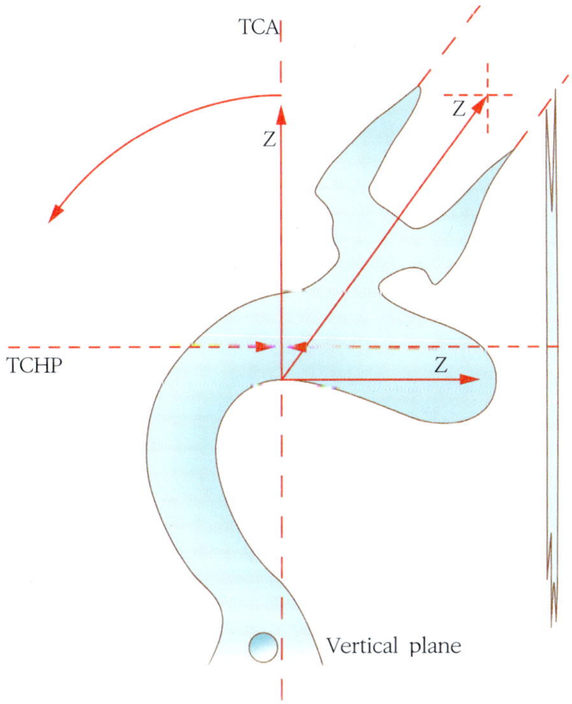

그림 7-4 S자의 curve를 이루며 납형은 회전력의 반대방향, 즉 힘의 합력 방향에 위치시킴

그림 7-5와 같이 납형(wax pattern)이 위치된 곳의 각도는 TCHP와 VP가 만나는 점에 위치된 바를 1/2로 나누는 점이 0°축이 된다. 이 세 점이 합쳐지는 중심점의 직각방향이 90°가 된다.

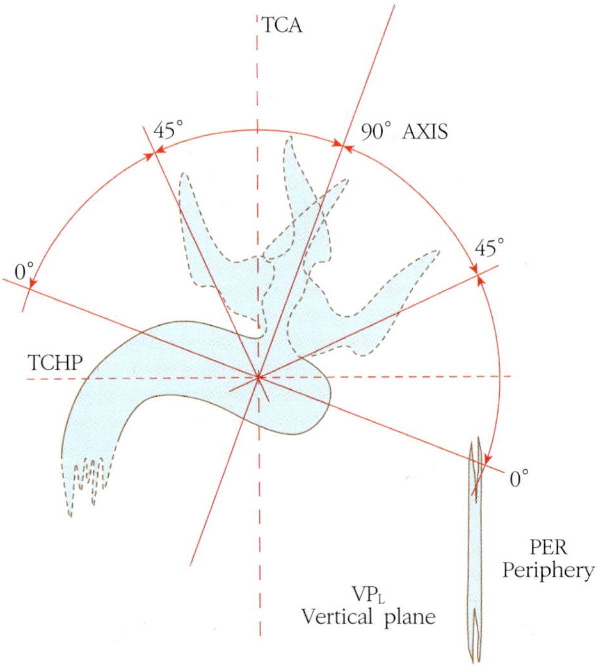

그림 7-5

SP(sagittal plane) : 주조링의 좌·우를 나눈면
VP(vertical plane) : 주조링의 전·후를 나눈면(FP)
HP(horizontal plane) : 주조링의 상·하를 나눈면
TCHP(thermal center on the horizontal plane) : 수평면 상의 열중심 지대(주조링을 삼등분 했을 때 링 상단의 1/3 부위와 다시 주조링을 1/2등분 했을 때의 그 사이)
TCA(thermal center axis) : 열중심축

이 90°의 좌우로 45°의 범위 내에 위치시키는 것이 preferential sector, 즉 선호구역이 되는 것이다. 그러므로 납형 하나만을 위치시킬 때는 이 세 점이 모여진 곳의 90° 방향에 위치시키게 되지만 두 개 내지는 세 개 이상의 납형을 위치시키게 되는 경우에는 좌우로 45°의 선호구역 내에 위치시키면 된다(그림 7-5).

바(bar)는 고무 원추대를 향해 휘어져 있으며 이 휘어져 있는 상태가 결과적으로 용융금속을 모아 45° 방향에서 주형내로 잘 흘러들어 갈 수 있게 하는 것이며, 금속의 흐름은 곡선을 이룬 바(bar)에 의해서 속도가 느려지면서 유도(guiding)하는 역할을 하여 주입방향에서 저항없이 와류를 일으키지 않고 원활하게 잘 흘러 들어간다. 그러므로 이 방법은 주조체 내에 매몰재조각이 유입될 가능성을 상당히 감소시켜 변연(margin)이 정밀하게 주조될 수 있으며 주조체의 면 자체도 아주 정밀한 것을 얻을 수 있는 방법이다(그림 7-6, 7).

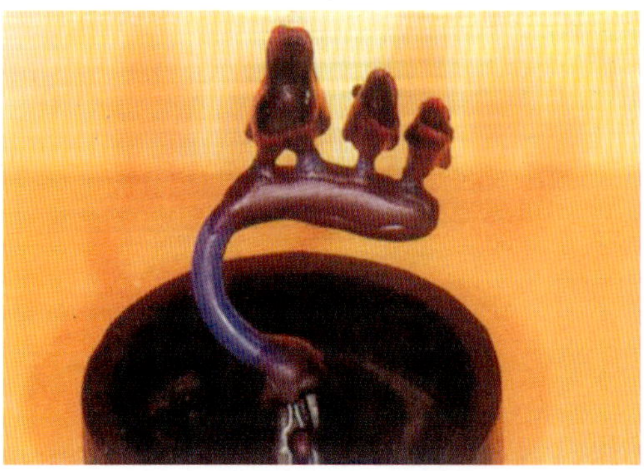

그림 7-6 Curved bar system의 실행 예

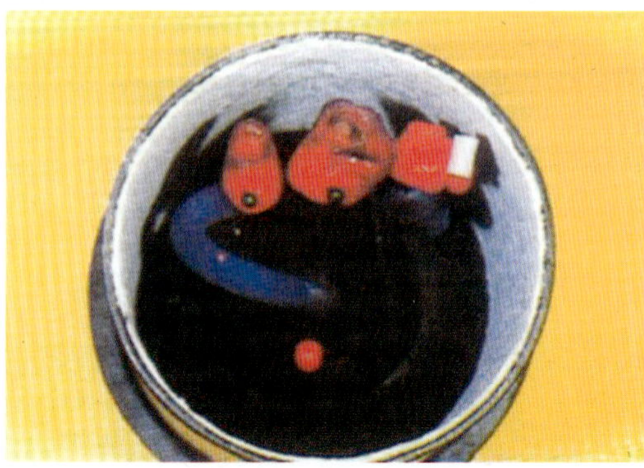

그림 7-7 Ring 내에 위치된 상태

7-3 주입선의 부착방법

1. 납형의 종류, 크기에 따라 주입선 선택

1) 주입선 재료

주입선 재료는 소환(burn out) 후에 공간(주로)를 확보할 수 있는 재료로서, 주입선 재료의 종류는 왁스(wax), 금속(metal pin), 플라스틱(plastic), 나무(wood stick) 등이 있으며 치관보철물 제작 시 왁스를 가장 많이 사용한다.

2) 주입선의 형태

(1) 표면 – 활택하게 하여 기포 발생을 억제한다.

(2) 길이 – 주조법에 따르나 원심력에 의하면 짧고 두꺼운 것을 사용한다.
일반적으로 1/4~3/8 inch(6~10 mm)를 사용한다.

(3) 굵기 – 주입선의 굵기는 납형의 크기, 주조방법, 사용금속의 종류에 따라 좌우되며 일반적인 주입선의 직경은 나음과 같다.

① Large crown : 10 gauge(2.6 mm)
② Small crown, MOD inlay : 12 gauge(2.1 mm)
③ Small inlay : 14 or 16 gauge(1.7 mm, 1.3 mm)
④ Curved bar sprue method인 경우는 8 gauge(3.5 mm)

2. 납형에 주입선 부착 과정 및 주의사항

1) 부착시기 : 납형(wax pattern)의 변형을 방지하기 위해 치형에서 납형을 제거하기 전에 부착한다(그림 7-8).

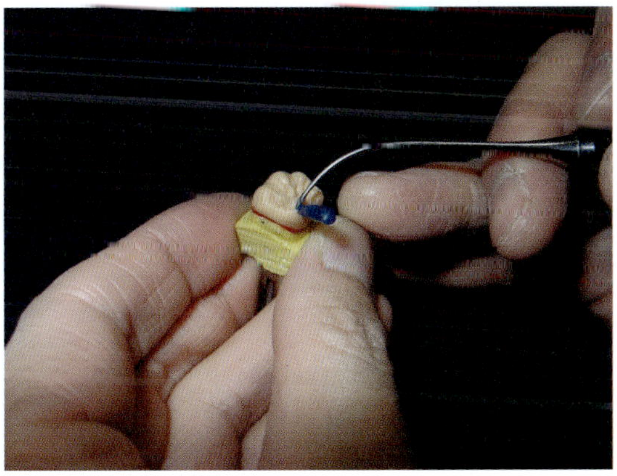

그림 7-8 주입선 부착

2) 주입선 형태 : 주입선은 납형의 가장 두꺼운 부분보다 더 두꺼워야 주입로나 button보다 주조체가 먼저 고형화될 수 있다(그림 7-9). 가는 주입선을 사용하면 주입선이 먼저 굳어서 주조체에 수축다공성(shrinkage porosity)이 발생한다(그림 7-10). 대개의 경우 10 gauge의 주입선이 적당하며 작은 납형에서는 작은 주입선을 사용해야 주입선을 붙일 때 생기는 변형을 적게 할 수 있다.

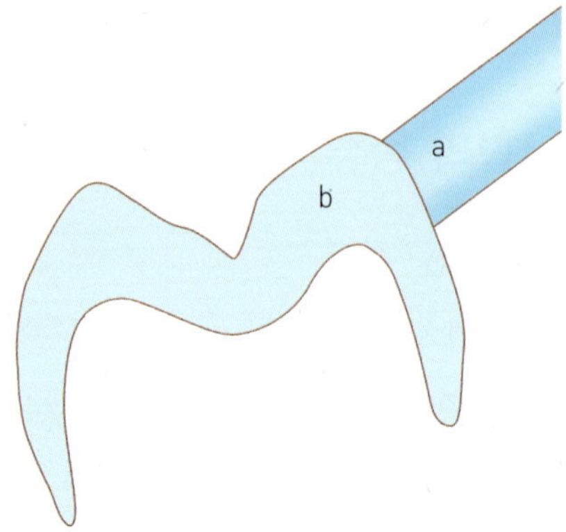

그림 7-9 주입선(a)이 납형(b)의 두꺼운 부분보다 더 두꺼워야 한다.

아주 두꺼운 납형은 8 gauge 정도의 큰 주입선을 사용한다. 납형이 너무 두꺼우면 기포 없는 치밀한 주조체를 얻기가 아주 어렵다. 가능하면 이러한 경우 지대치를 수복할 때 납형이 너무 두껍게 되지 않도록 하는 것이 좋으며 이런 방법이 불가능할 경우 chill set을 사용해서 정확한 주조체를 얻을 수 있다. chill set은 18 gauge sprue former wax를 이용하여 굵은 주입선의 반대편에 붙인다(그림 7-11). chill set을 사용하면 녹은 금속이 chill set으로 들어가(작고, 주형의 가장 차가운 부위인 외면과 가깝기 때문에) 먼저 고형화 된다. 이렇게 되면 주조체의 두꺼운 부분에 고형화를 유도해서 주입로보다 먼저 굳게 된다.

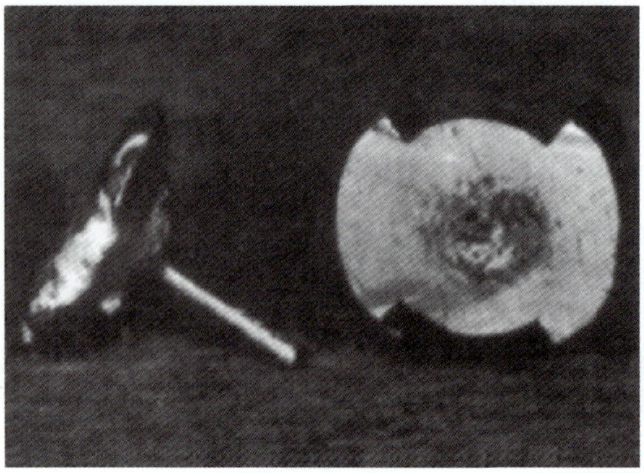

그림 7-10 가는 주입선을 사용하게 되면 수축 기포 발생

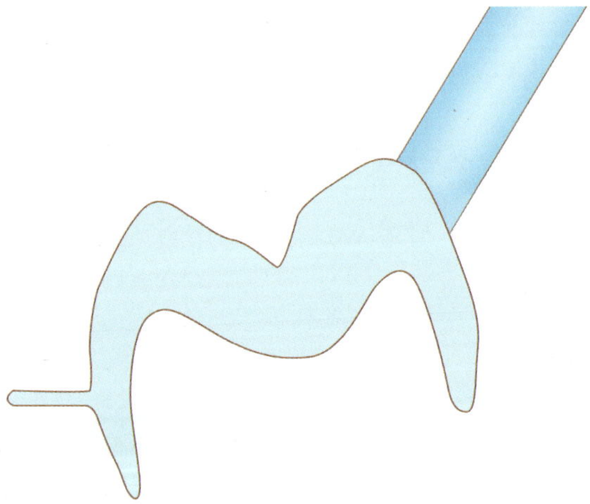

그림 7-11 18 gauge의 chill set을 붙여서 두꺼운 납형에 고형화를 유도

3) 금속핀 사용 : 금속핀(metal pin)을 사용할 경우에는 왁스를 조금 첨가해서 변형을 방지하고 견고하게 부착시키며 뜨거운 핀을 너무 깊이 넣어 부착시키면 납형의 변형을 가져올 수 있으므로 주의해야 한다. 또한 금속주입선은 주조 전에 반드시 제거해야 하며 금속주입선의 표면에 왁스로 한 겹 도포하면 소환시 왁스의 제거로 인해 금속 핀의 제거도 쉽게 이루어진다.

4) 납형과 연결 : 납형과 sprue former의 연결부위는 bottle neck 형태가 되지 않도록 플레어(flare)하

게 형성한다.

5) 주입선의 두께 : 용융금속은 제일 먼저 용융표면에서부터 안쪽으로 막을 형성하면서 주형과 주입선의 외면에서부터 안쪽으로 식어 고체화하면서 이막을 향하여 수축한다. 이때 마지막으로 고체화되는 부분에 기포를 형성한다. 이것을 수축다공성(shrinkage porosity)이라 하며 이 수축다공성(shrinkage porosity)을 방지하기 위해서는 주입선을 짧고 굵은 것으로 사용하거나 수축류(reservoir)를 납형에서 1.5~3 mm(1/16~1/8 inch) 거리에 부착시켜주며 주조체가 완전할 때까지 이 수축류(reservoir)에서 용융금속이 계속해서 흘러 들어가므로 수축다공성은 주입선이나 수축류에 생긴다(그림 7-12).

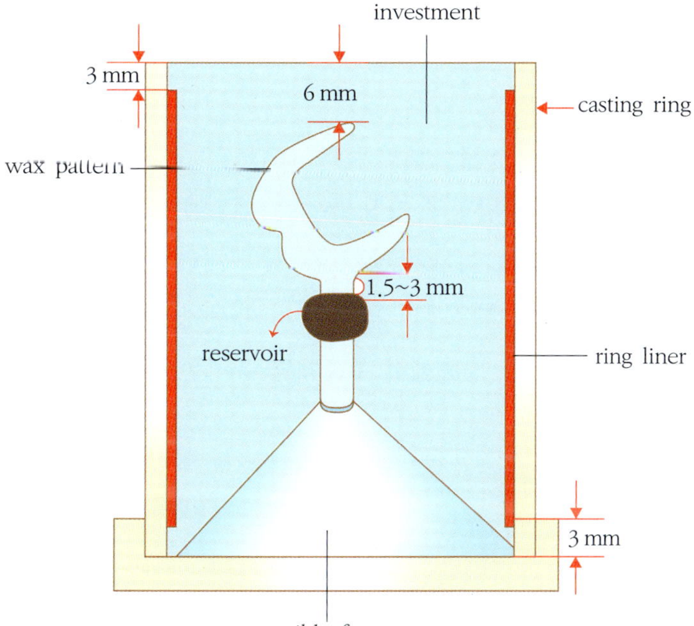

그림 7-12 **수축류**

6) 주입선 길이 : 주입선의 길이는 6~10 mm 정도가 적당하다. 너무 길거나 짧은 주입선은 양질의 주조체를 얻는데 문제를 야기하기 때문이다. 너무 짧은 주입선은 주입선이 부착된 부위에 기포를 형성한다. 그 이유는 가장 나중에 고형화되는 button 부위와 가깝기 때문이다. 또한 주입선이 짧으면 주형 공간이 링의 바닥부분에서 너무 멀이 소환하는 동안 가스가 매몰재를 통해 쉽게 빠져 나가지 못하고 남아있게 된다. 이것이 반대압에 의한 다공성(back pressure porosity)을 야기한다. 따라서 주입선에서 가장 멀리 떨어진 납형부분이 링의 바닥 부분에서 6 mm 정도 되는 곳에 위치해야 한다. 반면에 너무 긴 주입선을 사용하게 되면 주입로가 먼저 고형화되어 주조체에 수축성 기포를 야기한다(그림 7-13).

7) 주입선 수 : 주입선의 수는 두 개의 두꺼운 부위가 얇은 부위에 의해 연결되어 있다면 두개의 주입선을 쓰는 것이 좋다(그림 7-14). 두꺼운 부위당 한 개의 주입선을 부착하면 얇은 부위가 먼저 굳어도 두꺼운 부위에는 용융된 금속이 계속 공급되어 수축성 기포를 줄이기 때문이다.

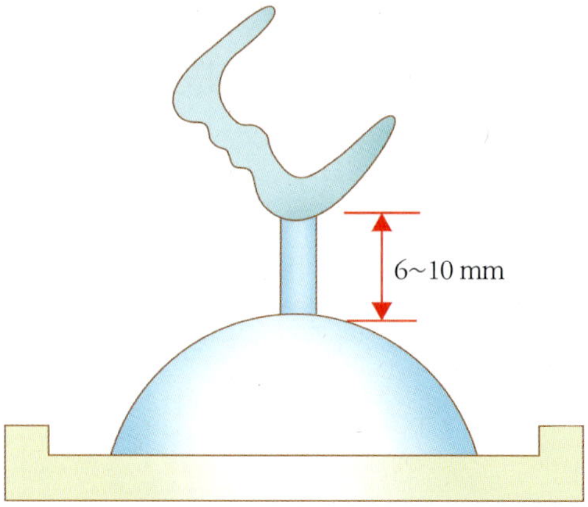

그림 7-13 주입선의 적절한 길이

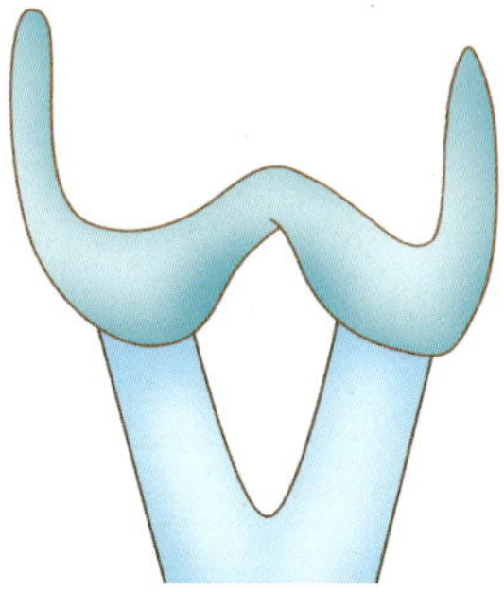

그림 7-14 두 군데의 두꺼운 납형이 얇은 납형에 위에 연결되어 있으면 두 개의 주입선을 이용한다.

8) 주입선 부착 위치

(1) 두꺼운 부위에 부착 : 주입선은 납형의 가장 두꺼운 부분에 붙인다(그림 7-15a). 납형의 얇은 부분에 붙이게 되면 두꺼운 부위에 기포가 생길 수 있다(그림 7-15b).

왜냐하면 주조한 금속은 얇은 부위부터 먼저 굳기 때문에 굳어버린 금속이 주조체의 두꺼운 부위에 녹은 금속이 공급되는 것을 방해해서 주조체의 두꺼운 부분에 수축성 기포가 발생하기 때문이다.

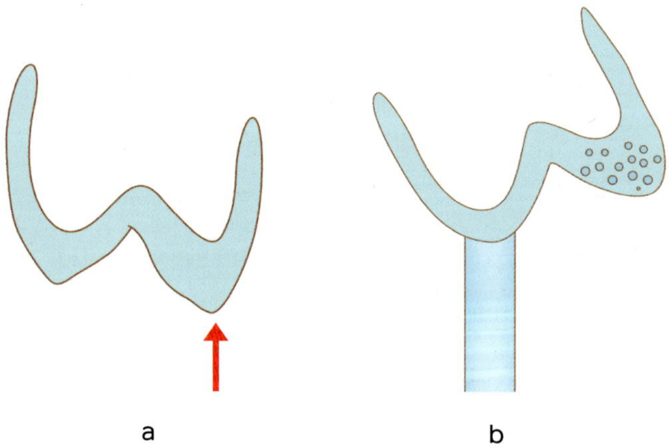

그림 7-15 a : 납형의 가장 두꺼운 부위 부착
b : 얇은 부위에 주입선을 부착하면 두꺼운 부위에 기포발생

(2) 기능부위를 피한다 : 주입선의 위치는 중심교합점이나 측방운동시 조절이 필요한 부위는 피해야 한다. 그래서 비작업측 교두인 상악협측교두나 하악설측교두에 형성하고 부분 치관보철에서는 지대치를 완전히 감싸는 교두중 하나에 부착한다. 이것은 납형의 변연에 가까운 교두에 부착시키면 납형에

변형이 생길 수 있고 주형내로 녹은 금속이 흘러들어 가는 것을 방해할 수 있기 때문이다(그림 7-16).

가능한 한 기능교두(functional cusp), 구(groove), 와(fossa), 인접면 접촉부(contact point)와 같은 위험한 부위는 피해야 한다.

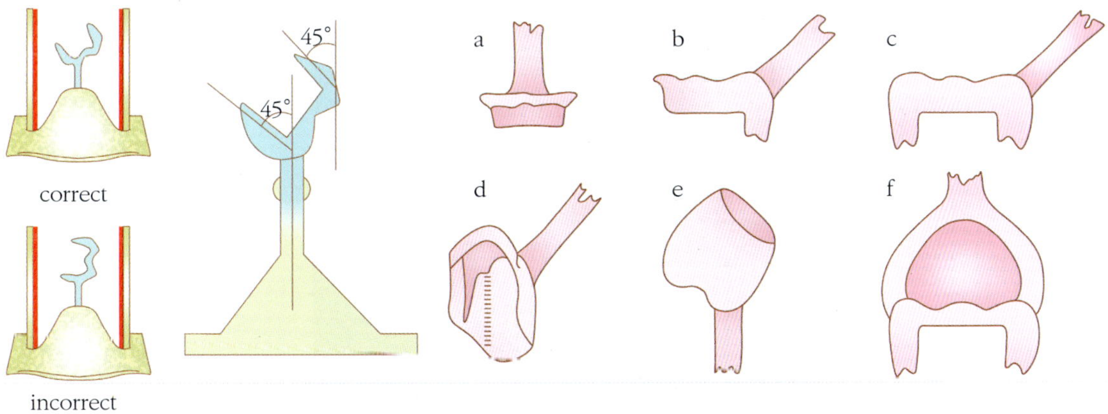

그림 7-16 주입선의 부착위치

(3) 저항 최소위치 선택 : 주입선의 가장 좋은 부착 위치는 지대치의 형태에 의해 녹은 금속이 나뉘어 들어갈 수 있는 위치에 부착시킨다(그림 7-17a). 즉, 주조장애(casting turbulence)가 적게 일어나는 방향 즉 용융금속이 역류되지 않고 자연스럽게 들어갈 수 있는 위치를 말한다.

만일 주입선을 납형의 평편한 부분에 직각으로 부착시키면 과도한 와류현상이 생겨 기포가 발생할 수 있다(그림 7-17b).

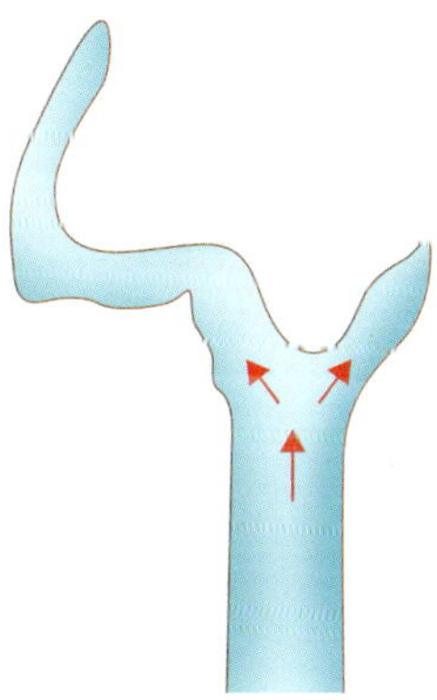

그림 7-17a 주입선을 비스듬히 부착하여 합금이 주형내로 쉽게 들어가도록 한다.

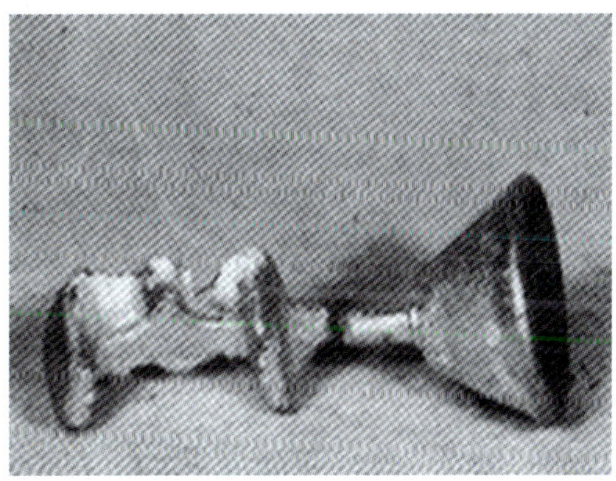

그림 7-17b 주입선의 위치가 녹은 금속의 와류를 일으켜 주입선의 기포가 생겨 부러진 모양

9) 가능한 한 기능교두(functional cusp), 구(groove), 와(fossa), 인접면 접촉부(contact point)와 같은 위험한 부위는 피해야 한다.

10) 미세부위 주입 : 주조체가 크거나 또는 주입선 설치부위에서 먼 곳에 아주 얇은 부위가 있을 경우에는 보조 주입선(auxiliary sprue)을 세워주며 반드시 주 주입선(main sprue)선과 연결되도록 해주어야 한다(그림 7-18).
11) 통기성 확보 : 원활한 통기성을 확보하기 위해서는 특수한 경우에는 공기통기구(air vent)를 달아준다.

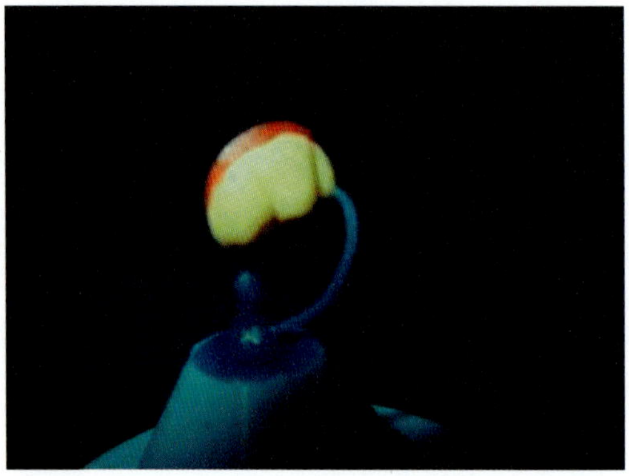

그림 7-18 보조 주입선

(1) Open vent : 용융금속이 주형에서 마지막으로 흐르는 부분에 부착하며 주조시 용융금속이 vent 속으로 들어가지 못하도록 원추대 중앙에서 가능한 멀리 부착한다.
(2) Blind vent : 굵고 둥근 왁스로 만들며 링 벽의 끝에 부착한다. 이 공기통기구는 용융금속이 빠져나가는 것을 막기 위해 납형과 공기통기구 사이에 매몰재의 두께를 2 mm 정도 확보해야 하며 가능한 한 주조체의 중앙에 가깝도록 위치시킨다(그림 7-19).

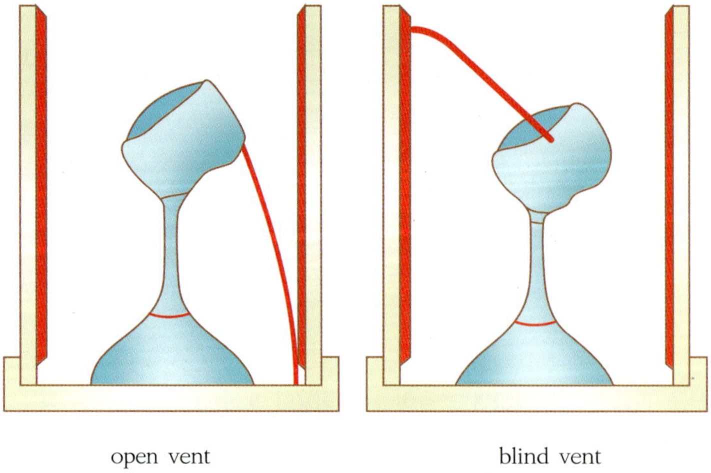

그림 7-19 공기통기구(air vent)

12) 원추대(crucible former, sprue base)는 단면 경사각이 90°인 것이 좋다. 재료로는 금속, 고무, 합성수지, 나무 등이 있다. 원추대는 주입선을 붙이기 전에는 이물질이나 매몰재 등이 붙어있지 않고 깨끗해야 한다. 매몰재가 붙는 것을 막기 위해 와세린을 얇게 도포해 준다. 또한, 분리제를 바르지 않은 원추대를 굳은 매몰재에서 제거하면 매몰재면이 거칠어진다. 그렇게 되면 녹은 금속이 주형내로 들어갈 때 작은 입자의 매몰재가 함께 들어가 주조체에 기포나 함유물(inclusions)을 형성한다.
13) 치형에서 납형을 제거하여 원추대에 고정시킨다. 원추대에 납형을 고정시킬 때는 납형과 링 상단간에 6 mm(1/4 inch) 정도의 공간을 갖도록 하며 균일하고 최대의 팽창을 얻을 수 있는 위치에 고정시킨다(그림 7-20).

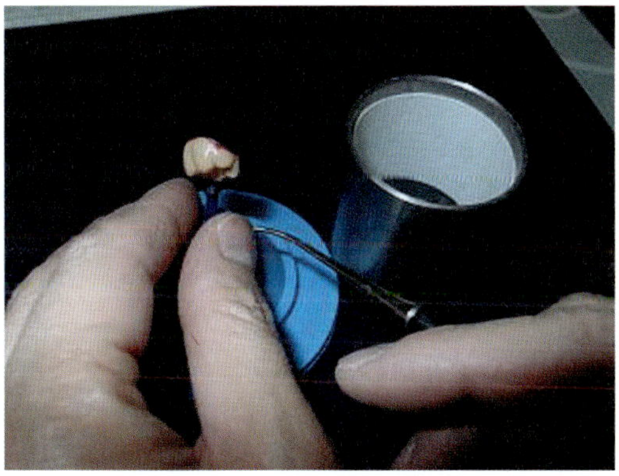

그림 7-20 원추대에 고정시킨다.

08 매몰 (Investing)

매몰이란 원추대에 부착된 납형을 주조링 내에 위치시켜 납형과 주조링 내면을 내화재로 채우는 과정을 말하며, 이때 사용되는 내화재를 매몰재라 한다. 매몰재로 둘러싸인 납형은 소환(burn out)시 열에 의해 제거되고 남은 공간에 채워진 매몰재에 의해서 주형(mold)이 만들어진다. 이 때 정확히 맞는 주조체를 만드는 것이 매몰과 주조과정에서 가장 중요한 목표가 되는 것이다.

8-1 매몰의 목적

1. 주형(mold for casting)의 형성
2. 활택한 표면(smooth surface)의 형성(납형표면이 정교한 재현)
3. 납형과 주조금속의 수축을 보상
4. 주조압에 지탱할 수 있는 강도(strength)를 주기 위함
5. 주조 후 금속의 급랭을 방지하기 위한 hot mold 형성
6. Hot gas의 탈출을 높기 위함

8-2 매몰재의 요구조건

1. 조작이 용이하여 혼합(mixing)이 쉽고 활택한 표면(smooth surface)을 형성해야 한다.
2. 매몰재는 활택한 표면을 형성하고 미세부위 정밀성과 변연을 재생할 수 있어야 한다.

3. 고온에서 가열시킬 때 매몰재는 가스를 발산하지 않아야 하며, 합금표면에 작용하여 부식을 일으키지 않도록 화학적으로 안정되어야 한다.
4. 주형의 내면은 고온에서 파절되어서는 안 된다.
5. 주형 내에서 공기 및 가스방출이 용이하도록 통기성이 좋아야 한다.
6. 주조압에 지탱할 수 있는 강도를 유지해야 한다.
7. 납형과 금속의 수축을 보상하기 위해 충분한 팽창력을 가져야 한다.
8. 주조 후 매몰재의 제거가 용이해야 한다.
9. 경제성이 있어야 한다.

8-3 매몰재의 조성

매몰재는 내화재와 결합재를 기본 성분으로 하며 여기에 다른 성분이 첨가된다.

1. 내화재는 실리카로 이루어진 석영(quartz), 홍연석(cristobalite)을 이용한다.
2. 결합재는 내화재만으로는 형태의 유지가 불가능하기 때문에 사용한다.
   금합금 주조용 매몰재에는 반수화물인 황산칼슘(α-calcium sulfate hemihydrate)을 이용한다.
   금속도재관용 합금이나 비귀금속용 매몰재에는 주형의 온도가 700℃보다 높아야 되기 때문에 높은 온도에서 견딜 수 있는 인산염(phosphate)이나 규산염(silicate)이 이용된다.

8-4 매몰재의 종류

저온 주조용 매몰재는 석고 결합 매몰재(gypsum bonded investment)를 사용하며 700℃ 이하에서 안정을 가지므로 주로 금합금 주조에 이용된다. 고온 주조용 매몰재는 인산염 결합 매몰재와 이산화규소 결합 매몰재를 사용하며 금속도재관용 합금과 국소의치 제작에 사용되는 대부분의 비귀금속 합금(base metal) 주조에 사용된다.

1. 석고 결합 매몰재(gypsum bonded investment)

석고 결합 매몰재는 내화재로 석영과 홍연석이 60~65%이며, 결합재로는 α형 반수화물인 황산칼슘(α-calcium sulfate hemihydrate)이 30~50% 정도 혼합되고 기타 성분이 조금씩 첨가된다. 700℃ 이상에서는 심하게 수축이 되어 석고의 분해나 유황가스(SO_2)의 발생 때문에 고온용용 귀금속 및 비귀금속에서는 사용할 수 없다. 일반적으로 제작되는 치과용 금합금의 수축에 대한 보상방법은 납형의 열팽창과 더불어 매몰재의 팽창으로 필요한 보상을 얻는 방법이 있으며, 매몰재 팽창방법에 따라 다음 세 가지로 나눈다(by A.D.A No.2).

1) Type Ⅰ(gold crown용) : 인레이(inlay)나 치관보철(crown)의 주조에 사용되는 것으로서 합금의 주

조 수축을 주로 열팽창으로 보상한다. 이 공간에 팽창량은 석영은 약 0.75~1.3%, 홍연석은 약 1.3~1.5%의 팽창이 생긴다.

2) Type Ⅱ(inlay용) : 인레이(inlay)나 치관보철(crown)의 주조에 사용되며 합금의 주조수축을 주로 수화팽창(hygroscopic expansion)으로 보상한다. 즉, 매몰 후 외부에서 수분을 공급하여 흡수된 물의 표면장력으로 생긴 팽창과 매몰재 입자의 팽창으로, 팽창량은 약 1.2~2.2% 정도이다.

3) Type Ⅲ(금합금으로 주조되는 국소의치 금속구조물 제작용) : 합금의 주조수축을 주로 열팽창으로 보상한다. 팽창량은 약 1.0~1.5% 정도이다. gray investment라고도 한다.

2. 인산염 결합 매몰재(phosphate bonded investment)

800~950℃까지 안정성이 있다. 고온주조용 매몰재로 Ni-Cr 합금 또는 금속도재관용 금합금 매몰에 이용된다. 매우 단단하여 매몰재 제거가 어려운 것이 단점이다.

3. 이산화규소 결합 매몰재(silica bonded investment)

1,000℃ 이상에서도 안정성이 있다. 고온주조용 매몰재로 Co-Cr 합금용으로 주로 사용된다. 즉, 국소의치 금속구조물의 주조에 사용된다.

8-5 매몰과정 및 주의사항

1. 주조링 내면에 링 라이너(ring liner)를 내장(lining)한다. 링 라이너는 주조링 상단에서 약 3~4 mm(1/8 inch) 짧게 깔아 준다. 링 라이너를 짧게 깔아주는 이유는 주조 시 주조링과 매몰재가 분리되는 것을 막기 위함이며 또한 주조 후 링에서 매몰재를 용이하게 제거하기 위해서이다.
   링 라이너는 매몰재의 경화팽창(setting expansion), 수화팽창(hygroscopic expansion), 열팽창(thermal expansion)을 할 수 있는 완충대(cushion) 역할과 주조(casting) 후 실온에 방치할 때 열 발산을 차단한다.

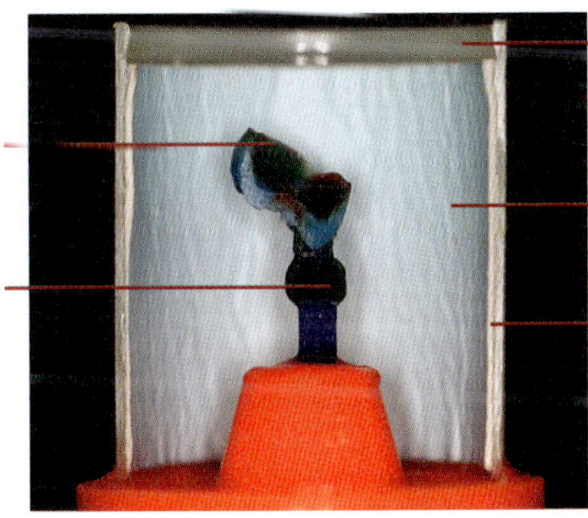

그림 8-1 매몰될 주조링의 단면도

이 링 라이너를 사용할 때는 다음의 상태에 따라 팽창에 영향을 미친다.

1) 젖은 상태에서는 수화팽창(hygroscopic expansion)이 추가로 일어난다.
2) 2겹의 석면대 사용 시는 팽창이 증가한다.
3) 마른 석면대는 팽창이 감소한다.

링 라이너(ring liner)의 재료로는 통상적으로 석면이 사용되지만 이 재료는 인체에 해(발암물질)를 줄 우려가 있으므로 최근에는 fibrous ceramic aluminium silicate가 추천되고 있다.

2. 주입선 부착이 끝나자마자 원추대에 납형을 고정한다(그림 8-2).
3. 납형의 최상연과 주조링 상단과의 사이에는 6 ~7mm(1/4 inch)의 거리가 있도록 원추대에 고정한다. 그 이유는 주조 시 주조압에 의한 매몰재의 파괴를 방지할 뿐만 아니라 주형(mold) 내의 가스가 잘 배출될 수 있도록 하기 위해서이다(그림 8-2).

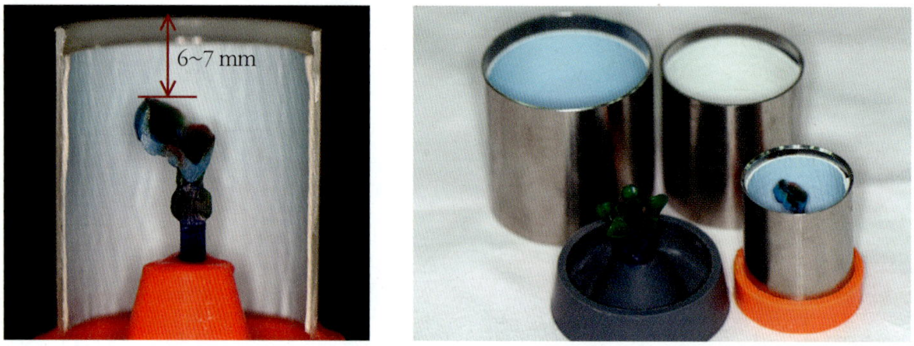

그림 8-2 납형과 주조링 상단 사이의 거리

주조링(casting ring) 상단과의 거리가 6~7mm 이상이 될 경우에는 다음의 세 가지 방법을 사용하여 조정해 준다.

1) 원추대를 왁스나 molding clay로 높여 준다.
2) 납형이 링 안에서 고열대의 외곽에 위치해야 하므로 수축류(reservoir)가 고열대에 위치하도록 주입선의 길이를 조절한다.
3) 6~7mm 되는 거리의 주조링 내면에 연필 표시를 하여 주어(삭제) 매몰재를 부을 때 이 표시한 부위까지 채워 준다.

4. 납형을 과산화수소(H_2O_2)와 비눗물 혼합 용액으로 세척한 후 물로 씻어 납형 내면의 왁스 분리제 및 불순물을 제거한다.
5. 납형을 건조시킨 후 납형의 전체면에 습윤제(wetting agent)를 도포하고 과잉 부위는 입으로 불어(삭제) 제거한 후 건조시킨다.

습윤제를 도포하는 목적은 매몰재와 납형 간의 접촉성을 좋게 하여 납형에 매몰재가 밀착되도록 하기 위해서이다(그림 8-3).

6. 치과용 매몰재를 제조회사에서 설명하는 혼수비로 혼합한다. 혼합시간은 진공 혼합기를 이용할 경우에는 15초, 손으로 혼합을 할 경우에는 30초가 적당하다.
7. 석고 결합 매몰재는 매몰 과정에서 20~24℃의 실온수를 사용한다.

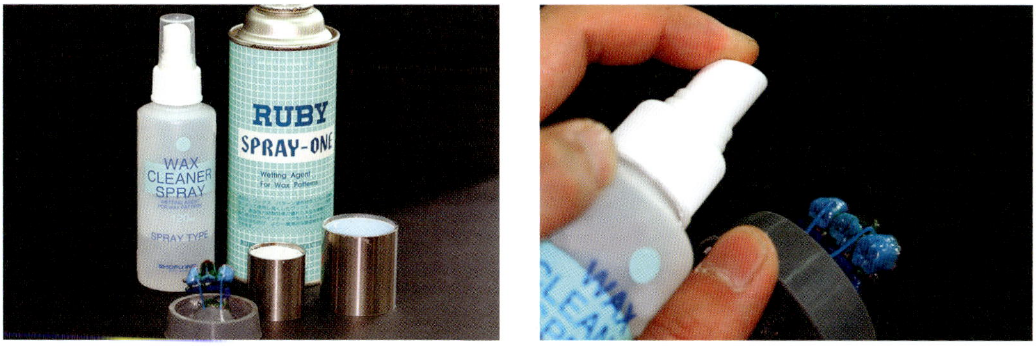

그림 8-3 습윤제 도포

주조용 매몰재의 팽창범위는 0.3~3.0%이며 수조 금합금의 종류에 따라 이 범위 내에서 조절한다. 일반적인 금합금의 수축률은 1.25%이다. 이것은 일차적으로는 주로 혼수비(W/P ratio)를 조절하여 보상해주며 반드시 제조회사의 설명에 따라야 한다.

8. 매몰재 주형(investment mold)의 팽창에 영향을 주는 요인
   1) 매몰재의 혼수비는 매몰재 팽창을 조절하는 방법 중 일반적으로 가장 많이 사용하는 방법으로써 혼수비가 낮을수록 수축에 대한 보상 작용이 커지며, 혼수비가 높을수록 매몰재의 경화팽창량, 수화팽창량, 열팽창량은 감소한다. 그러나 수축에 대한 보상 효과를 높이기 위해 지나치게 혼수비를 낮추면 매몰재 혼합물의 유동성이 감소되므로 매몰 시 납형이 외력으로 인해 변형되기 쉽고 기포가 생기기 쉬우며, 혼수비를 너무 높이면 묽어서 주조체 표면이 거칠어진다.
   2) 매몰재 혼합시간이 증가하면 경화 팽창량과 수화팽창량이 증가하며 열팽창량은 무관하다.
   3) 매몰재 혼합횟수 증가 시 경화팽창량과 수화팽창량이 증가하며 열팽창은 무관하다.
   4) 링 라이너(ring liner)의 두께를 증가시키거나 두 겹으로 사용 시 매몰재 팽창이 증가한다.
   5) 매몰 시 물의 온도가 높아질수록 경화팽창량과 수화팽창량이 증가하며 열팽창은 무관하다.
   6) 오래된 매몰재일수록 경화팽창량과 수화팽창량은 감소하고 열팽창량은 무관하다.
   7) 소환 및 계류시키는 온도와 시간은 열팽창량과 관련이 있으며, 수화팽창(hygroscopic expansion)용 매몰재인 경우 소환 시 최고온도는 482~538℃를 유지하며 60~90분간 충분히 계류시킨다. 석고 결합 매몰재의 경우는 700℃를 넘지 않아야 하며 부족 시에는 수축에 대한 보상이 부족하고 과열 시에는 주조체가 거칠어지는 원인이 된다.
   8) 금속의 수축 보상 방법의 하나로 부드러운 왁스일수록 팽창량이 높아 부드러운 왁스가 이용되기도

한다.

9) 수화팽창

(1) 물의 온도가 높을수록 경화팽창과 수화팽창량이 증가한다.

(2) 물속에 담아 놓는 시간이 길수록 일정한 부분까지는 수화팽창량이 증가한다.

(3) 첨가하는 물의 양이 많을수록 일정한 부분(임계점)까지는 수화팽창량이 증가한다.

(4) 혼수비가 높아 물의 양이 많으면 수화팽창 뿐만 아니라 열팽창량도 감소한다.

(5) 매몰재 구성성분 중 결합재 종류에 따라 수화팽창이 다르며 경석고(α-hemihydrate calcium sulfate)가 매몰재로 사용될 경우 석고(β-hemihydrate calcium sulfate)보다 더 많은 수화팽창을 일으킨다.

(6) 매몰재 혼합 후 물에 담글 때까지 시간 경과가 늦어질수록 수화팽창량은 감소한다. 즉, 초기경화 이전에 물속에 담그면 초기경화 후에 담그는 것보다 팽창량이 크다.

(7) 석고 결합 매몰재의 수화팽창량은 이산화규소의 양이 많을수록, 입자크기가 작을수록 팽창량이 증가한다.

9. 혼합된 매몰재 내의 기포를 제거하고 붓으로 소량의 매몰재를 떠서 납형의 내면에 도포한 다음 입으로 불어 기포를 제거하고 매몰재를 다시 도포한다(그림 8-4).

10. 링 라이너를 내장한 주조링에 매몰재로 1차 도포한 납형과 원추대를 위치시키고 기포가 발생되지 않도록 진동을 주며 주조링에 매몰재를 부어 완성시킨다(그림 8-5).

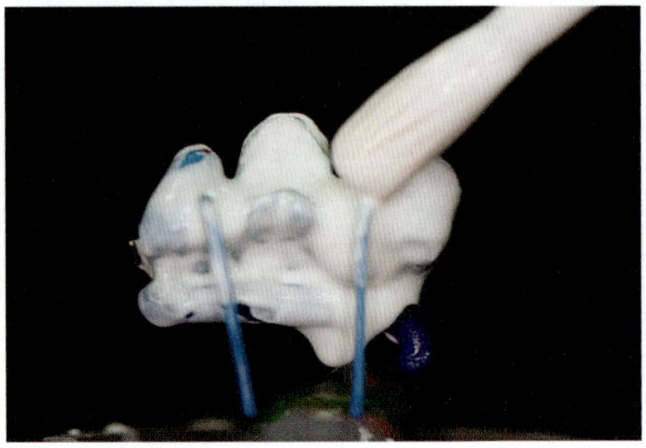

그림 8-4 납형에 매몰재 1차 도포

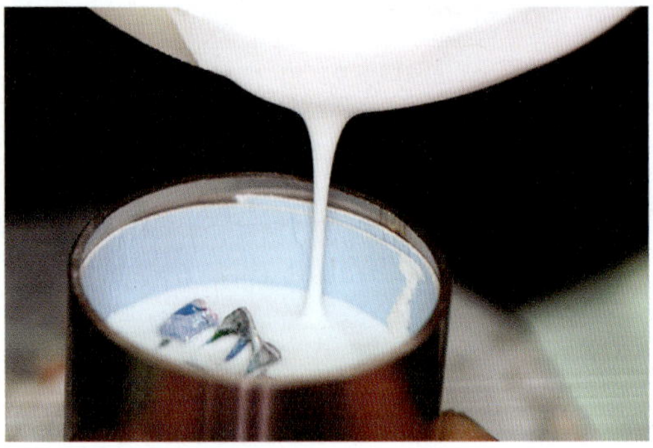

그림 8-5 진동을 가하며 매몰재를 채운다

11. 삽입법의 경우에는 링 라이너가 내장된 주조링을 유리판 위에 거꾸로 놓고 매몰재에 기포가 없도록 진동시키면서 주조링의 상단에서 3~4 mm(1/8 inch) 정도 모자라게 부어 놓은 후 삽입시킨다(그림 8-6).

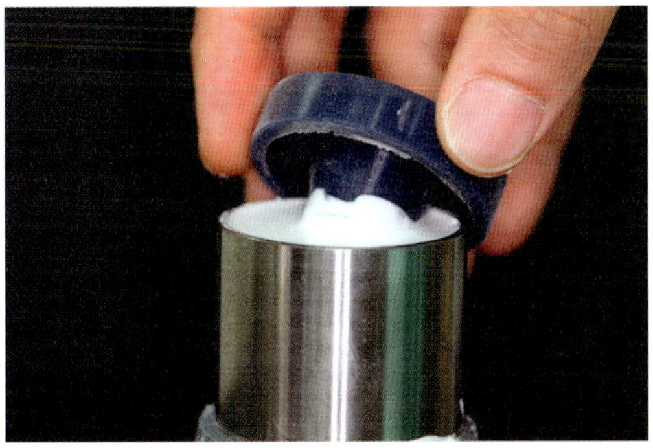

그림 8-6 삽입법

12. 30~60분 경과 후 매몰재가 경화되면 원추대를 제거한다. 만일 금속 주입선을 사용한 경우 주조하기 전에 반드시 금속 주입선을 제거해야 한다. 이 때에는 반드시 주조링을 거꾸로 들고 하여 매몰재 가루가 내부로 들어가는 것을 방지하도록 한다(그림 8-7).

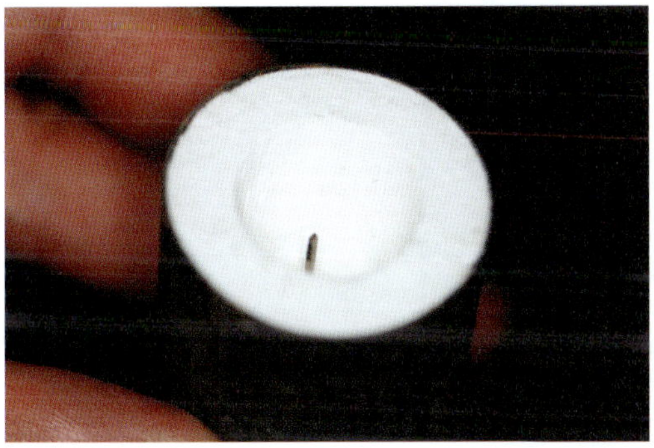

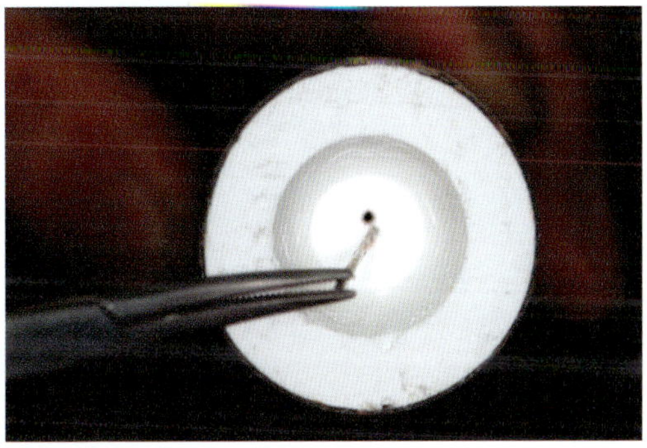

그림 8-7 금속 주입선을 제거한다.

8-6 진공 매몰법

진공매몰을 할 경우에는 진공매몰기(vacuum investing machine)를 사용한다. 이를 사용하면 가늘고 미세한 변연부가 정확하게 재현되고 매끈한 표면의 주조체를 얻을 수 있다. 가장 만족스러운 진공매몰 장비는 매몰재의 혼합과 매몰과정이 모두 진공상태에서 이루어지는 것이다. 이것은 주로 혼합 후 유동성이 좋은 석고 결합 매몰재 사용 시 적합하다. 반면 인산염 결합 매몰재는 매몰재의 점도가 커서 납형의 예리한 구석에 기포가 생길 수 있으므로 일반적으로 사용되지 않으며, 주로 진공 혼합 후 손으로 매몰하는 방법을 활용하고 있다.

진공 매몰기를 사용하는 방법은 매몰재의 분말과 실온수(또는 특수 혼합액)를 측정하여 혼합용기에 넣고 1차적으로 혼합용 주걱(spatula)로 혼합 후 혼합용기의 중심축을 진공펌프의 회전 중심축에 끼워

motor를 작동시키고 동시에 진공 pump와 혼합용기 사이에 튜브(tube)를 연결함으로써 혼합 용기안의 공기를 빼낸다.

매몰재를 혼합할 때 혼합용기 안의 공기가 빠져 나가면 기포발생의 가능성이 현저히 감소된다.

혼합이 끝나면 혼합용기의 중심축과 진공 pump에 붙어 있는 회전 중심축을 분리한 후 진공상태인 혼합 용기를 거꾸로 하여 진동기에 올려놓고 혼합용기 안에 있는 매몰재를 주조링 안으로 흘려 넣는다. 이렇게 되면 붓을 사용하지 않아도 납원형이 자동적으로 매몰된다. 그 후 매몰재를 경화시킨다(그림 8-8).

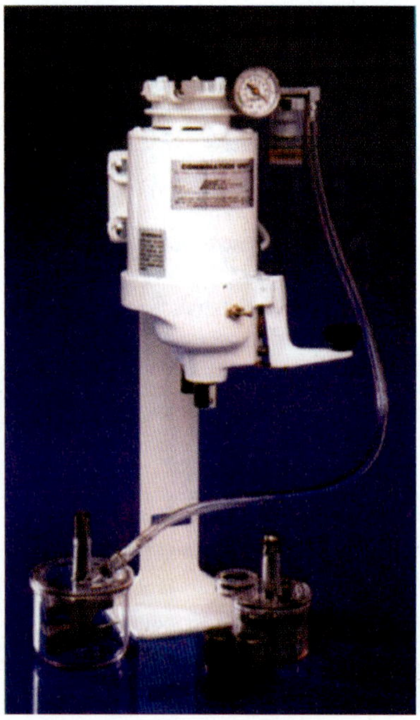

그림 8-8 진공매몰기

8-7 진공 혼합 후 수동적 매몰과정 (vacuum mixing & hand investing technique)

매몰재 혼합만 진공 하에서 하고, 혼합된 매몰재를 붓으로 직접 납형에 도포해서 매몰하는 방법으로 어떤 매몰재에서도 사용될 수 있으며, 특히 점도가 큰 인산염 결합 매몰재를 사용할 때 주로 사용한다.

8-8 가압 매몰법

진공 혼합 후 수동적 매몰과정(vacuum mixing & hand investing technique)으로 매몰을 완성한 후 가압매몰기 내에 매몰을 완성한 주조링을 위치시켜 가압상태로 만들어 매몰재 내의 기포 등을 1/5 정도로 축소시키고 적합도를 증진시키는 방법이다(그림 8-9).

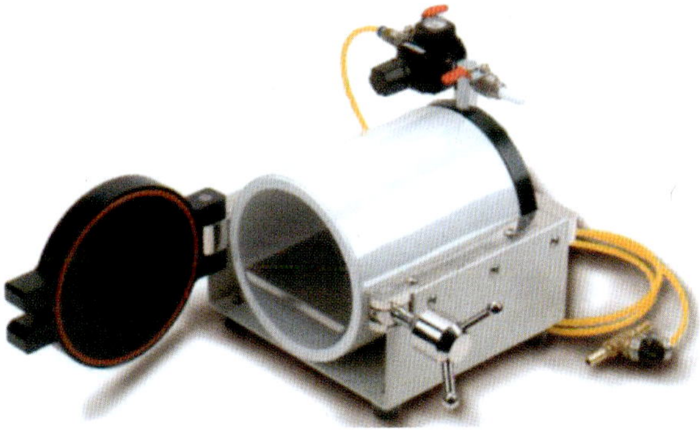

그림 8-9 가압 매몰기

8-9 특수 매몰법

수화팽창법을 이용하여 매몰을 하고자 할 경우에는 지수법(water-immersion technique)과 가수법(water-added technique)의 방법을 이용할 수 있다. 지수법은 매몰 직후 ring을 38℃의 수조에 약 30분간 담그어 수화팽창을 시키는 방법이다. 이 때 납형의 흐름이 정지하는 온도보다 약 1.1℃ 낮은 온도에 달하고 왁스는 연하여져 매몰재의 경화팽창을 완전히 해줄 수 있다. 가수법은 제한된 양의 물을 매몰이 되어있는 주조링 위에 첨가하는 것이다. 이것은 주로 가수법(water-added technique)이라고 하며 전통적인 금속링 대신 부드럽고 탄력 있는 고무링이 사용되며 수화팽창의 정도는 매몰재 표면에 첨가하는 물의 양에 의해 약간 조절된다.

이 때 소환 시 최고온도는 482~538℃이며 1시간 30분 정도 계류시켜 준다. 저온 소환을 하는 이유는 경화팽창, 수화팽창, 열팽창을 동시에 모두 얻으면 너무 많은 팽창량으로 인해 부적합한 보철물을 얻게 되기 때문이다.

09

소환 (Wax elimination, burn out)

소환(burn out)이란 열로 납형 제작에 사용된 왁스(wax)나 플라스틱(plastic) 및 습기(moisture)를 제거하는 과정을 말한다. 소환 과정에서 매몰재 내에 있는 습기나 왁스(wax), 플라스틱(plastic) 등에서 산출된 탄소 잔유물(carbon residue) 등이 완전히 제거되어야 주조 시 주형 내에 있는 가스가 잘 배출될 수 있게 되며, 매몰재의 열팽창으로 주형이 커짐으로써 용융 금속의 수축을 보상할 수 있게 된다. 소환 과정은 매몰재가 완전히 경화(setting)한 후에 시행되어야 한다. 일반적으로 매몰재가 완전히 경화되는 시간은 약 45분이며, 매몰된 주조링(ring)을 소환로(burn out furnace)에 넣는 시간은 매몰 후 약 1시간 후에 넣는 것이 이상적이다.

9-1 소환로(burn out furnace)

소환 시 사용되는 기구를 소환로(burn out furnace)라 하며, 이 소환로는 가열강(muffle), 온도계(pyrometer), 온도표시계(temperature indicator), 선류조질장치의 구조로 되어 있다(그림 9-1). 가열강의 전열선은 니크롬(nichrome) 선으로 되어 있으며 가열상 속에는 열전대(thermocouple)가 있어 가열강의 온도가 온도표시계에 나타난다. 그러나 사용하다 보면 가열강의 온도와 온도표시계의 온도가 실제온도와 다르게 되므로 소환온도에 영향을 줄 수가 있다. 그러므로 주기적으로 온도교정(calibration)을 해야 하며 사용되는 시편은 순은(pure silver)과 순금(pure gold)이다. 온도 교정방법은 제조회사의 설명을 참고한다.

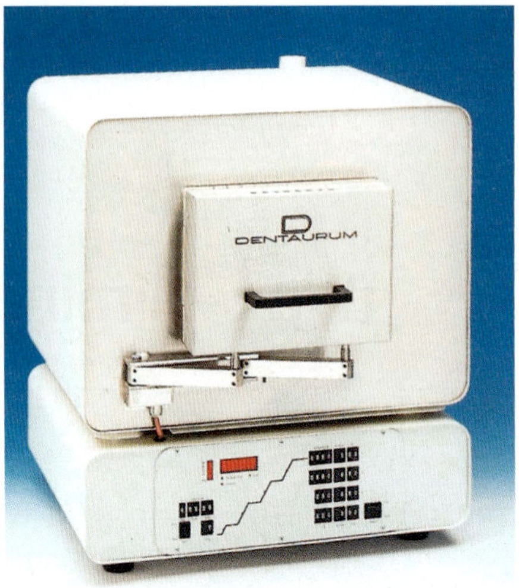

그림 9-1 소환로

9-2 소환의 목적

1. 주조링(ring) 내의 모든 습기를 제거하여 매몰재를 건조시킨다.
2. 납형에 사용된 납형재를 소각해서 주형(mold)을 만든다.
3. 납형재 소각 시 생기는 탄소잔유물(carbon residue) 등을 제거한다.
4. 매몰재의 열팽창으로 인한 주형의 팽창으로 용융금속의 응고 수축을 보상한다.
5. 용융된 금속이 주형 내로 주입되는 도중에 빨리 냉각 응고되는 것을 방지한다.

9-3 소환 방법

소환 방법은 매몰재의 종류, 매몰 방법, 매몰재의 조성성분에 따라 영향을 받는다. 또한 가열 개시 시기, 가열 시간, 가열 속도, 가열 온도, 가열 최종온도, 계류시간, 재가열의 유무에 따라서도 열팽창, 강도, 표면 성상(표면 거칠음, 균열)에 영향을 미친다.

매몰재를 팽창시키기 위한 가열은 단지 고온 가열하는 것만으로는 안 된다. 매몰재의 팽창은 고온에서만 이루어지는 것이 아니며 저온에서 시작하여 중간에 충분한 계류시간을 거쳐 서서히 고온으로 상승속도를 조절해 주어야 충분한 팽창을 얻을 수 있다. 만일 가열이 불균일하거나 급가열이 되면 균열이 발생되기 때문에 가열 속도(분당온도 상승률), 가열 시간에 주의해야 한다. 이러한 이유 때문에 온도가 조절되는 소환로를 사용해야 한다.

온도계(pyrometer)가 있고 소환 스케줄을 설정할 수 있는 전자장치 또는 기계식 온도 조절장치를 갖춘 소환로를 사용하면 온도 조절이 간편하고 정확하다.

1. 가열 개시 시기

가열 개시 시기는 매몰재의 완전한 경화가 이루어진 후에 행하여야 한다. 경화가 안된 매몰재를 가열하면 주조체 표면이 거칠어지며, 유리수(free water)나 결정수(water of crystallization)의 증발에 의해서 매몰재에 균열(cracking)을 일으키거나 반응에 필요한 수분을 빼앗겨서 불완전한 주조체가 되기 쉽다. 매몰작업이 끝나고 최소한 1시간 이상 실온에서 경화시킨 후에 가열을 해도 주조체에 아무런 영향이 미치지 않는다. 인산염계 매몰재는 반응 종결시간이 석고 결합 매몰재에 비해 시간이 걸리므로 1~2시간 더 방치해도 열팽창에 관계는 없으나 너무 오래 방치하는 것은 좋지 않다.

만약 매몰된 주조링(ring)을 1시간 이내에 소환과정으로 이행되지 못할 경우에는 과도한 건조를 방지하기 위하여 매몰된 주조링(ring)을 습도유지장치(humidor)에 보관하는 것이 바람직하다. 매몰재가 완전히 건조된 상태로 소환하면 용융된 왁스가 건조된 매몰재에 흡수되어 주형(mold cavity)표면으로부터 왁스를 완전히 제거하기가 어려워지기 때문이다.

주조링(ring)을 소환로에 넣을 때는 원추대(crucible former)가 부착되었던 부위가 아래로 향하도록 하여 가열을 시작해야 한다. 그 이유는 가열하는 동안 용융된 탄화물이 잘 흘러내릴 수 있게 하고, 이물질이 주형 내부로 들어가지 못하게 하기 위해서다.

이 때 주조링(ring)의 한쪽 면을 들리게 받쳐두면 용융된 왁스가 가스로 변화되는 것을 촉진시킬 수 있다.

2. 가열 속도(가열 상승 온도) 및 시간

일반적으로 물질에 열적인 변화를 주는 것은 가급적 서서히 하는 것이 좋다. 그 이유는 납형 소환 시 재료가 주형 내에서 비등되거나 부풀어 오르지 않게 소환해야 하기 때문이다. 가열 속도(가열상승 온도) 및 시간은 제조사의 설명서에 따르지만, 이 중 가열 속도는 주조체의 표면 활택도에 영향을 미치는 요소이다. 가열 속도가 빠르면 매몰재 내부로부터 수증기가 빠른 속도로 증발되어 나오므로 주형의 벽이 거칠어지고,

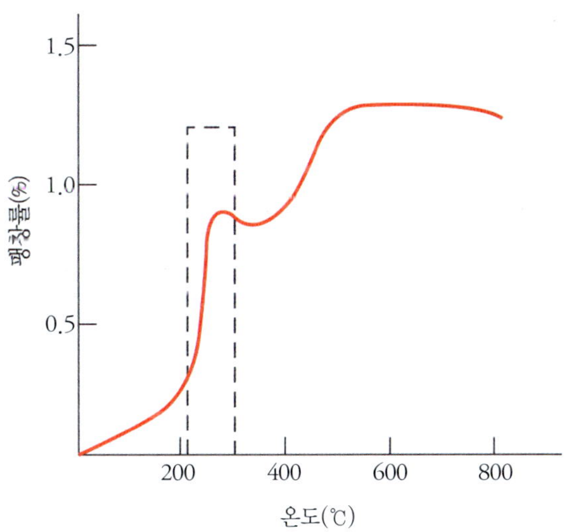

그림 9-2 석고결합매몰재(cristobalite계)의 가열팽창 곡선

심한 경우에는 파열될 수 있으므로 주의해야 한다.

매몰재는 가열 온도가 상승하는 중에 열팽창 속도가 급상승하는 온도가 있다. 주로 사용되는 매몰재는 홍연석(cristobalite)계 매몰재로 석고 결합 매몰재의 한 종류이다. 이 매몰재의 특징은 열팽창이 가장 많이 증가하는 온도(변태점)가 200~300℃ 부근이다(그림 9-2). 이 온도대에 가열 온도가 급상승하면 주조링(ring) 주변의 매몰재와 중앙부 매몰재의 열팽창량이 차이가 생겨 매몰재에 균열이 생길 우려가 있다. 또한 이 온도대에서는 매몰재의 팽창이 급상승하기 때문에 적절한 속도로 온도를 올려주거나 계류하여 주조링(ring) 중앙부까지 충분한 팽창을 얻을 수 있도록 한 후 최고온도까지 상승시키는 것이 좋다.

주형(mold cavity) 내의 탄소 잔유물이 없어지고 열팽창이 충분해지면 가열 시간의 길고 짧은 것이 본질적인 조건은 아니다. 가열 온도가 결정되면 그 시간은 저절로 결정되어 버린다. 따라서 가열 시간에 관해서 특히 중요한 것은 주형을 최고온도에서 어느 정도 계류시키면 좋은가 하는 것이다.

3. 가열 온도 및 계류시간

일반적인 가열 최고온도는 석고 결합 매몰재가 700℃, 인산염 결합 매몰재는 800℃가 적당하지만, 납형의 크기나 매몰재의 종류, 합금의 종류, 주조 시 온도에 따라 결정이 된다.

예를 들면 인산염 결합 매몰재를 사용했을 경우 간단한 납형의 가열 최고온도는 800℃, long bridge인 경우는 875℃로 설정한다. 이와 같이 여러 결정 요인들을 생각해서 가열 온도를 결정해야 한다.

계류시간은 주조링(ring)의 크기에 따라 다르지만 최고 소환온도에서 약 20~30분 정도 계류시키면 된다. 그러나 주조링(ring)의 크기가 크면 클수록 계류시간을 연장시키고, 주조링(ring)이 1개 추가될 때마다 계류시간을 5~10분씩 연장시킨다.

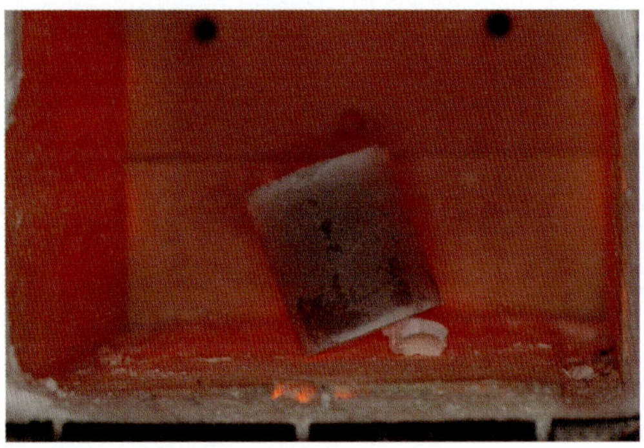

그림 9-3 소환 방법

주조링(ring)을 가열하면 용융된 왁스가 매몰재에 스며들어 연소에 의해 생긴 탄소잔유물이 매몰재 입자 사이에 끼어든다. 그러나 주형을 충분히 가열하면 많은 양의 탄소가 일산화탄소나 이산화탄소로 산화되어 날아간다. 그러나 소환의 말기에 나타나는 산화는 공기 중에서 더 잘 일어나므로 주조링(ring)의 한쪽을 들어올려 주거나 주입로를 상방으로 향하게 함으로써 주입선과 주형 내에 공기 유통이 잘 되게 하여 왁스의 산화를 도와 소환 시 탄소 찌꺼기에 의한 주조체의 결함을 줄여줄 수 있다(그림 9-3).

4. 소환 방법의 분류

소환방법은 일반소환(slow burn out) 과정과 급소환(rapid burn out) 과정으로 분류할 수 있다.

1) 일반소환(Slow burn out) 과정

(1) 실온의 소환로 중앙 부위에 주조링(ring)을 주입로(sprue hole)가 밑으로 향하도록 하고 한쪽이 들리게 하여 위치시킨다.

(2) 소환로의 온도를 370~420℃로 맞춘 후 변태점에 이르면 약 20~30분간 계류시킨 후 석고 결합 매몰재인 경우에는 약 700℃, 인산염 결합 매몰재인 경우에는 약 800℃까지 서서히 가열한다.

(3) 700℃까지 걸리는 시간은 약 1시간 30분 정도이며 700℃에 이르면 약 30분 간 계류시킨다.

2) 급소환(Rapid burn out) 과정

(1) 매몰재를 1시간 동안 경화시킨다.

(2) 원추대와 금속 주입선을 제거한다.

(3) 5분간 끓는 물에 넣어 왁스를 녹여낸다.

(4) 420~480℃까지 미리 예열된 소환로(burnout furnace)에 주조링(ring)을 넣고 한쪽을 들리게 한 후 약 20~30분간 계류시킨다.

(5) 700℃까지 1시간 내에 오르게 온도상승 속도를 맞춘다.

(6) 소환로의 온도가 700℃에 이르면 약 30분간 계류시킨다.

5. 수화팽창(hygroscopic expansion)법으로 매몰했을 경우 소환 방법

실제 주조체를 얻고 나면 수축보상이 충분치 못하고 부족한 경우가 많다. 이러한 경우에 많은 수축보상을 얻기 위해서는 많은 팽창이 요구된다. 금합금을 예로 들면 응고 수축량이 1.25%이므로 보상해야 하는 팽창량도 1.25%이다. 그러나 치과 주조물은 응고 수축만 일어나는 것이 아니고 다른 요인들에 의해서 수축도 일어나고 팽창도 일어난다. 그렇기 때문에 이러한 요인들을 예상하여 팽창의 효과를 극대화해야 할 것이다. 이러한 요인 때문에 수화팽창(hygroscopic expansion)법은 효과적인 방법이다.

수화팽창(hygroscopic expansion)법으로 매몰했을 경우 소환 방법은 일반적인 소환 방법보다 낮은 온도(약 480~540℃)에서 소환하기 때문에 매몰재에 균열이 생기는 위험이 적고 소환시간이 단축되며 과열되지 않는다. 그러나 소환온도가 낮아 진류 탄소량이 많으므로 약 1시간~1시간 30분 정도 충분히 계류시켜야만 한다.

석고 결합 매몰재 중 수화팽창용 매몰재의 소환 방법은 다음과 같다.

1) 매몰된 주조링(ring)을 끓는 물에 약 5분간 넣어 왁스를 녹여낸다.

2) 실온의 소환로에 주조링(ring)을 원추대(crucible former)가 밑으로 향하도록 하고 한쪽이 들리게 하여 주형내의 잔여 왁스 찌꺼기를 연소시킨다.

3) 1시간에 걸쳐 480~540℃까지 온도를 상승시킨다.
4) 480~540℃에서 약 60~90분 간 계류시킨다.

참고로 매몰재의 평균 팽창량은 경화팽창 0.4%, 수화팽창 1.4% 및 열팽창 1.3%를 나타내고 있다.

6. 주형(mold cavity)의 요구조건

1) 적당한 강도가 있어야 한다.
2) 적당한 통기성이 있어야 한다.
3) 적당한 열적 팽창이 있어야 한다.
4) 적당한 내열성이 있어야 한다.
5) 잔류강도가 낮아 매몰재 제거가 쉬워야 한다.

7. 주의할 점

1) 소환온도를 너무 높게 하지 말아야 한다. 소환온도가 너무 높을 경우에는 매몰재 내의 결합재가 분해되어 아황산가스(SO_2)가 발생되어 금속을 오염시키고, 주조체 표면이 거칠어지며, 산욕(pickling)을 곤란하게 한다.
2) 소환온도를 너무 낮게 하지 말아야 한다. 소환온도가 너무 낮을 경우(under heat)에는 다음과 같은 경우가 발생한다.
   (1) 습기제거가 불충분하게 된다.
   (2) 주형 내의 온도가 용융된 금속보다 낮아 피막이 형성되며 유동성이 낮아져 불충분한 주조가 된다.
   (3) 탄소잔유물(carbon residue)에 의한 주조 실패가 야기된다.
3) 매몰한 주조링(ring)은 너무 장시간 방치하지 말아야 한다. 매몰한지 24시간이 지난 주조링(ring)을 소환할 때는 약 5~10분간 실온수에 담갔다가 소환한다. 그 이유는 왁스가 흘러내릴 때 매몰재 내로 흡수되는 것을 방지하고, 열전도를 좋게 하기 위해서이다.
4) 재 가열은 되도록 피해야 한다. 가열을 되풀이하게 되면 실질적인 장시간 가열에 의한 표면상태의 악화와 냉각 시 강도가 약해져서 작은 외력에도 주형의 파괴가 일어나기 쉽고, 균열이 생기며, 주형 내에 이물질의 흡입 등이 일어날 가능성이 많기 때문에 가급적이면 피하는 것이 좋다. 그러나 재 가열에 의한 팽창률은 재 가열 전과 비교해서 거의 차이가 없다.

10 주조 (Casting)

주조란 용융된 금속을 주형(mold cavity) 내로 주입시키고, 응고시키는 과정을 말한다. 관교의치 기공과정에서 사용되는 주조 수복물은 왁스 소환법(lost wax technique)를 이용하고 있다. 즉, 왁스 소환법(lost wax technique)이란 완성된 납형(wax pattern)을 매몰(investing)하여 왁스를 태워 주형(mold cavity)이 만들어지면 용융된 금속을 주형 내로 주입시켜 주조체(casting body)를 얻는 방법이다.

주조의 최종 목표는 적합성이 높은 이상적인 주조체를 얻는 것이다. 이상적인 주조체란 내부 및 외부의 결함이 없고 주조 정밀도가 우수한 주조체를 말한다. 즉, 이론적으로 서술하자면 납형이 정확히 복제(duplication)된 주조체를 의미한다. 그러나 이와 같은 주조체를 제작한다는 것은 불가능하며, 주조의 정밀도에는 한계가 있다. 그 이유로는 납형을 금속으로 제작하는 과정에서 일어나는 물리적 현상(수축 및 팽창)은 주조체의 적합 정밀도에 영향을 줄 뿐만 아니라, 합금의 종류, 수소방법, 주조기의 종류, 주조시간, 용해열원, 소환방법, 주조압력, 수입 온도, 융제의 사용 유무 등에 따라서 많은 영향을 받기 때문이다.

최근에는 주조의 정밀도 향상에 대한 요구가 점점 높아져서 납형 채득에서 주조까지 모든 과정에서 정밀도의 검토가 이루어지고 있다. 특히 주조의 정밀도는 적합성에 영향을 미치는 가장 큰 요인으로 대두되고 있으므로 이에 대한 많은 연구가 필요하다.

10-1 치과용 주조 합금의 종류

일반적으로 사용되는 치과용 합금의 종류는 다음과 같다. 귀금속 합금(precious alloy), 반귀금속 합금(semi-precious alloy), 비귀금속 합금(non-precious alloy)으로 구분한다.

주조 수복에 사용되는 합금의 종류 및 특징 등에 대한 지식을 미리 알아봄으로써 기공과정의 세부 사항을 이해하게 되고 그 결과 정확한 주조체를 얻게 될 것이다.

1. 귀금속 합금(gold, noble, precious alloy)

귀금속 합금은 경도 및 기능에 따라 분류하기도 하고, 또는 합금의 색과 주성분에 따라 분류하기도 한다. 미국 치과의사 협회 규격 제 5 호(A.D.A specification No.5)에 보면, 치과 주조용 금합금을 경도 및 기능에 따라 Type Ⅰ, Ⅱ, Ⅲ, Ⅳ로 분류하였으며, 종류 및 용도는 다음과 같다.

1) 경도 및 기능에 따른 분류

표 10-1 Dental casting gold alloy의 조성에 따른 물리적 성질 및 용도

Casting gold alloy	용도	조성 성분	조성비 (%)	물리적 특징		
Type Ⅰ gold (soft)	inlay(단순와동)	Au	$84\frac{1}{3}$	M.P	(930℃)	
		Pt	1	B.H.N	(65)	
		Ag	11	Y.P	(11,000)	
		Cu	$3\frac{2}{3}$	U.T.S	(34,000)	
				Elongation	(22%)	
Type Ⅱ gold (medium)	모든 주조 inlay	Au	80	M.P	(900℃)	
		Pt	2	B.H.N	(92)	
		Ag	12	Y.P	(22,500)	
		Cu	6	U.T.S	(45,000)	
				Elongation	(18%)	
Type Ⅲ gold (hard)	crown & bridge	Au	74	M.P	(900℃)	
		Pt	3			
		Pd	2		Quenched	Oven-cooled
		Ag	10	B.H.N	118	188
		Cu	10	Y.P	31,00	57,000
		Zn	1	U.T.S	50,500	80,000
				Elongation	16%	4%
Type Ⅳ gold (extra hard)	partial denture framework	Au	67.25		Quenched	Oven-cooled
		Pt	4.25	B.H.N	140	225
		Ag	12	Y.P	39,500	72,00
		Cu	11	U.T.S	73,500	111,000
		Zn	2	Elongation	10~14%	2~4%
		Pd	3.50	M.P (870℃)		

2) 색과 주성분에 따른 분류

(1) Yellow gold alloy : 금의 함유량이 60% 이상으로 황금색을 나타낸다.

(2) White gold alloy : 금의 함유량이 50% 이상으로 팔라듐(palladium)이나 은(silver)의 성분 때문에 색이 희게 나타난다.

(3) Low gold(economy gold) : 금의 함유량이 60% 이하(약 42~55%)로서 황금색을 띤다.

(4) Silver palladium alloy : 은(silver)이 약 70% 팔라듐(palladium)이 25%를 함유하고 있으며, 변색에 대한 저항성을 증가시키기 위해서 팔라듐(palladium)을 첨가하여 흰색을 띤다.

(5) Palladium silver alloy : 팔라듐(palladium)이 주성분인 금속으로 흰색을 띠며, 도재용 합금으로 사용한다.

3) 귀금속 합금의 성분별 역할

(1) 금(Au) : 변색과 부식에 대한 저항성을 증가시키고, 연성(ductility)과 전성(malleability)을 증가시키며, 동과 함께 사용하면 열처리를 가능하게 하며, 황금색을 띤다.

(2) 백금(Pt) : 변색과 부식에 대한 저항성을 증가시키고, 강도 및 경도를 높여주며, 용융점을 증가시킨다. 동과 함께 반응하여 경화열처리를 가능하게 하며, 흰색을 띤다.

(3) 팔라듐(Pd) : 변색과 부식에 대한 저항성, 강도 및 경도, 용융범위를 증가시키지만 금이나 백금보다는 못하다. 가격이 저렴하므로 주로 백금 대용으로 사용된다.

(4) 동(Cu) : 합금의 강도와 경도를 증가시키고, 열처리를 가능하게 하며, 용융범위를 낮춘다. 금합금의 색이 붉게 변하고 부식이나 변색에 대한 저항성이 낮아지는 단점이 있다.

(5) 은(Ag) : 합금의 색을 희게 하고, 연성을 약간 증가시킨다. 그러나 유황에 변색이 되며, 용융될 때 산소를 흡수하는 단점이 있다.

(6) 아연(Zn) : 산화 방지제로 주조 시 주조성을 증가시킨다.

(7) 이리듐(Ir) : 금합금에 극소량(0.005%)을 첨가하여도 결정립의 크기를 감소시키고, 연성 및 강도의 균일성을 개선시킨다.

2. 반귀금속 합금(semi-precious, semi-noble, economy alloy)

1) 금의 함유량이 적은 합금계와 silver palladium alloy계(귀금속이 10~75% 함유)가 있다.

2) 금합금과 유사한 기계적 특성을 가지고 있으며, 취급방법도 유사하다.

3) 금합금과 같은 매몰재를 사용하며, 주조방법도 유사하다.

4) Silver palladium alloy의 용융점은 1,093℃ 이상이므로 인산염결합 매몰재(phosphate-bonded investment)를 사용하며, 불대는 gas-oxygen torch를 사용한다.

3. 비귀금속 합금(non-precious, base metal alloy)

국소의치나 총의치의 금속 구조물로 주로 사용되고 있으며, 최근에는 관교의치용으로도 개발된 비귀금속 합금도 있다. 이 합금의 장점은 무게가 가볍고 기계적 성질이 우수하며, 부식에 대한 저항성이 금합금보다 높을 뿐만 아니라 값이 저렴하다. 그러나 단점은 융점이 높아 gas torch로 용융하기가 힘들며, 강도가 강하여 연마하기가 어렵다.

비귀금속 합금의 종류는 물리적인 성질과 용도에 따라 두 가지로 분류한다. 그 중 하나가 국소의치나 총의치의 금속 구조물용 비귀금속 합금이며, 다른 하나는 관교의치용 비귀금속 합금이다. 국소의치나 총의치의 금속 구조물용 비귀금속 합금의 종류는 Co-Cr alloy, Ni-Cr alloy, Co-Cr-Ni alloy, Fe-Cr alloy 등이 있으며, 관교의치용 비귀금속 합금의 종류는 Cr-Co alloy와 Fe-Cr alloy가 있다.

1) 물리적 성질 및 특성

(1) 경제적이다.

(2) 금속면에 산화크롬(chromium oxide)의 일률적인 막을 입혀 구강 내에서 부식에 대한 저항을 증가시킨다.

(3) 니켈(nickel)에 예민한 환자는 사용할 수 없다. 그 이유는 니켈(nickel)이 알레르기성 피부질환인 피부구내염(allergic dermatitis)의 원인 중 하나이다.

(4) 항복강도 : 37,000~100,000 psi, 대부분 75,000 psi 이상

(5) 신장률 : 2.5% 이상

(6) 높은 소환온도(815~982℃)가 요구되므로 인산염결합 매몰재(phosphate bonded investment)를 사용해야 한다.

(7) 주조 수축량은 합금의 종류에 따라 차이가 있지만 대략 Co-Cr alloy는 약 2.3%, Ni-Cr 합금은 약 2.0% 정도 수축한다.

(8) 용융범위가 높으므로 용해열원이 높은 것을 선택해서 용융시킨다.

(9) 불대(gas torch)를 사용하여 합금을 용융시키는 경우, 구멍이 여러 개인 불대(multi-orifice gas-oxygen torch)를 사용해야 한다.

(10) 주조 후 주조링(ring)을 급냉시키지 말고 공기 중에서 서랭시킨 후, 작은 망치나 석고가위 등을 이용하여 주조체 외면의 매몰재를 대략 제거한 후(그림 10-1), 주조체 내면의 매몰재는 둥근 버(round bur) 등을 이용하여 제거한다(그림 10-2). 그 후 주조체의 잔류 매몰재와 산화 막을 제거하기 위하여 산욕(pickling)은 하지 않고 alumina sand로 모래분사한다(그림 10-3).

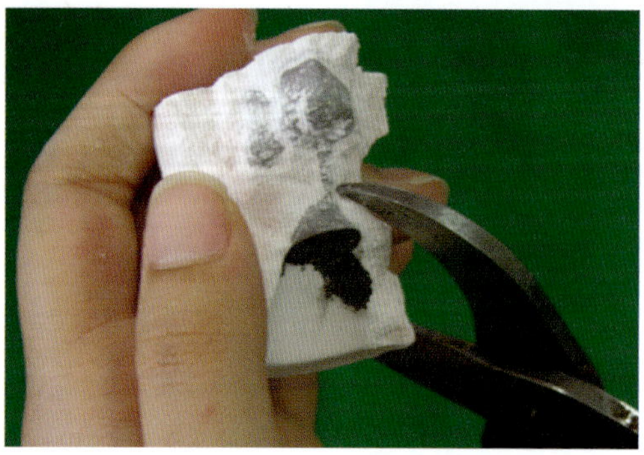

그림 10-1 주조체외면의 매몰재를 석고가위로 떼어 낸다.

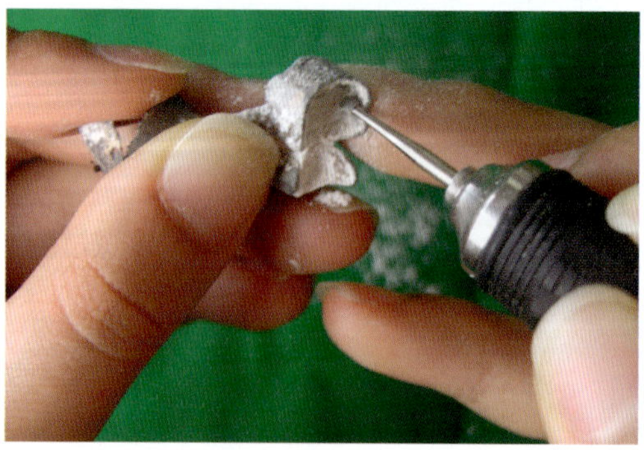

그림 10-2 주조체 내면의 매몰재는 bar로 제거한다.

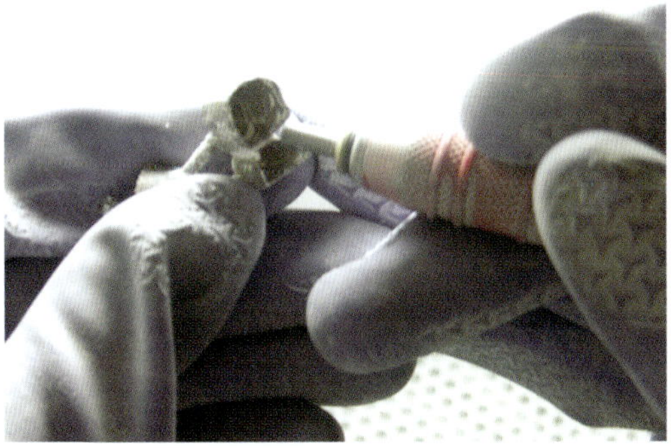

그림 10-3 Alumina sand blasting

(11) 연마는 높은 경도(rockwell hardness number : 30~50)로 인하여 고속엔진(high speed spindle)을 사용한다.

2) 비귀금속 합금의 성분별 역할

(1) 크롬(Cr) : 부식에 대한 저항성을 증가시킨다.

(2) 코발트(Co) : 강도, 경도, 탄성계수 및 융점이 낮아지며 연성을 증가시킨다.

(3) 니켈(Ni) : 강도, 경도, 탄성계수 및 융점이 낮아지며 연성을 증가시킨다.

(4) 탄소(C) : Co와 Cr 안에 형성된 물체 내에서 용해되어 탄화물을 형성한다.

(5) 몰리브덴(Mo) : 강도 및 경도를 증가시킨다.

(6) 베릴륨(Be) : 용융점을 낮추고 주조성을 증가시키며, 독성이 있다.

(7) 망간(Mn) : 산화 방지제 역할을 한다.

(8) 알루미늄(Al) : 산화 방지제 역할을 한다.

(9) 텅스텐(W) : 경도를 증가시킨다.

4. 치과 주조용 합금의 조건

1) 적당한 강도 및 경도(adequate strength and hardness)를 가져야 한다.

2) 부식 및 마모에 저항성(high tarnish and corrosion resistance)을 가져야 한다.

3) 구강 내 타액에 의한 변색이 되지 않아야 한다(no discoloration in mouth fluid).

4) 적절히 낮은 용융범위(sufficient low melting range)를 가져야 한다.

5) 적절한 주조 수축(acceptable casting shrinkage : 1.25~1.4% in liner measurement)이 있어야 한다.

6) 경제성(economic)이 있어야 한다.

10-2 주조 방법

주조(casting)를 하기 위해서는 주조기를 사용해야 하는데, 주조기란 용융된 합금을 주형(mold cavity) 내로 주입시키는 기계이며, 주조기는 주조압력의 종류에 따라 여러 종류의 주조기가 제작되고 있다. 또한 주조기에 사용되는 주조 압력의 종류도 증기압, 가스(gas)압, 대기압, 원심력 등이 다양한데 이것들을 복합적으로 이용해서 제작된 주조기가 많이 제작되고 있다(그림 10-4).

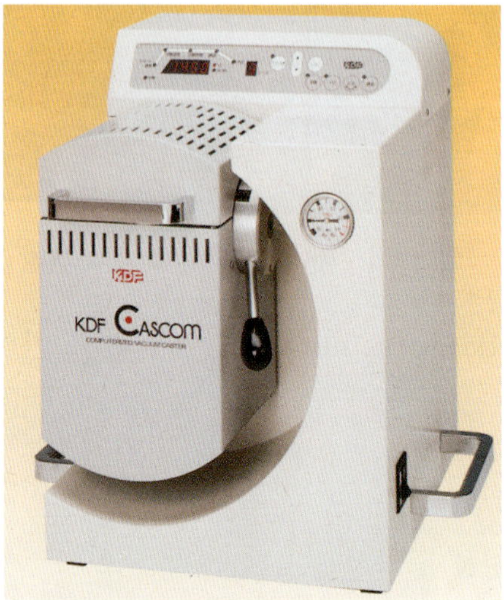

그림 10-4 KDF사의 진공음압주조기

1. 압박주조(pressure casting)

최신 주조기가 제작되기 전에 많이 이용되어 왔던 주조방법으로 증기압력식(steam pressure type)과 공기압력식(air pressure type)이 있다. 수증기나 압축공기 등에 의해서 용융된 합금이 주형 내로 압입되는 방법이다. 증기압력식 주조는 압박에 필요한 기구나 재료로는 압박덮개와 링 라이너(ring liner)만 있으면 된다. 주조 방법은 압박덮개에 물을 적신 링 라이너(ring liner)를 채워, 소환된 ring crucible 위에서 금합금(gold alloy)을 불대로 용융시킨 다음, 압박덮개로 위쪽에서 누르면 링 라이너(ring liner)에 함유된 물이 수증기가 되어 증기압이 된다. 이 증기압은 다른 곳으로 빠져 나갈 곳이 없으므로 용융된 합금을 압박하게 되어 주입선을 통하여 주형 내로 진입하게 된다(그림 10-5). 압박주조 방법으로 주조 할 경우에는 주입선은 비교적 가는 것을 사용하는 것이 좋다. 굵은 주입선을 사용하면 ring crucible에서 합금을 용융시키기 때문에 용융된 합금의 일부가 자체의 중력에 의해서 주입선 속으로 흘러 들어가면서 응고되어 주조 실패를 가져올 수 있기 때문이다. 공기압력식 주조의 원리는 증기압력식과 같으나 증기압 대신 공기압을 사용한 것이다. 즉 콤프레서에 의해 공기를 압축하여 그 압력을 용융된 금속에 가하여 주조하는 것이다.

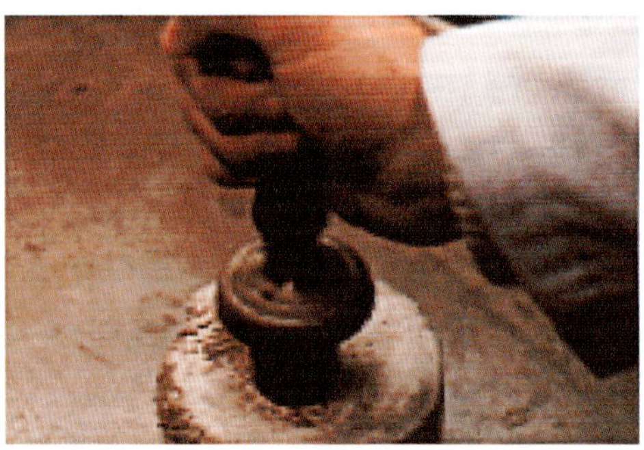

그림 10-5 압박 주조하는 모습

2. 원심주조(centrifugal casting)

이 방법은 원심력을 이용한 주조방법으로서 최근에는 이 방법이 주로 사용되고 있다. 이 방법을 사용하기 위해서는 원심

주조기가 필요하다. 이 원심주조기는 원심력의 종류에 따라 수동식 원심주조기(hand driven type centrifugal casting machine), 스프링식 원심주조기(spring driven type centrifugal casting machine), 전동식 원심주조기(motor driven type centrifugal casting machine)로 구분한다.

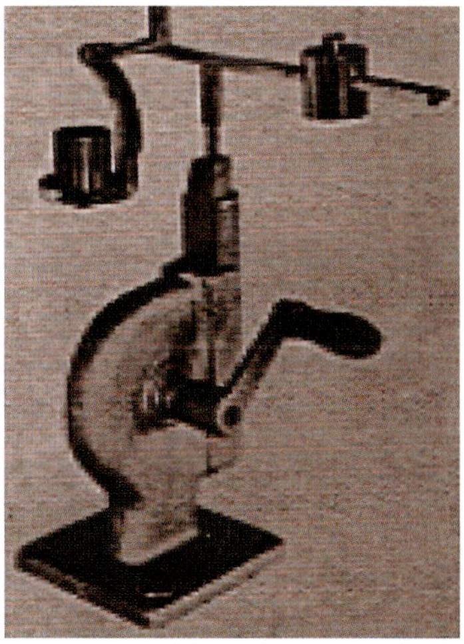
그림 10-6 수동식 원심주조기

1) 수동식 원심주조기(hand driven type centrifugal casting machine)

수동식 원심주조기의 종류는 여러 가지가 있다. 이 형태의 주조방법은 다음과 같다. ring crucible에 합금을 통법대로 가열해서 용융시킨 다음, 수동식 원심주조기의 손잡이(handle)를 돌리면 주조되는 것이다(그림 10-6).

2) 스프링식 원심주조기(spring driven type centrifugal casting machine)

Spring tension을 이용하는 방법으로 근래에 주로 이용되고 있다(그림 10-7).

3) 전동식 원심주조기(motor driven type centrifugal casting machine)

모터(motor)의 회전에 의해서 원심력을 얻는 원심주조기로서(그림 10-8) 합금을 용융하는 방법에 따라 gas torch로 용융하는 주조기가 있고, 또는 주조기에 electric melting furnace가 달려 있어서 이 장치에서 합금을 용융시켜서 주조하는 주조기가 있으며, 주조기에 고주파 용융장치가 장착되어 있는 것도 있다. 원심력을 이용한 주조기의 장점은 주조 시 같은 주조기에서 작은 주조링(ring)이나 큰 주조링(ring)도 모두 행할 수 있다는 것과 편리한 작동능력과 설계가 단순한 것이 특징이다.

최근에 여러 회사에서 제작되고 있다. 그러나 사용방법은 제조회사마다 약간 차이가 있다.

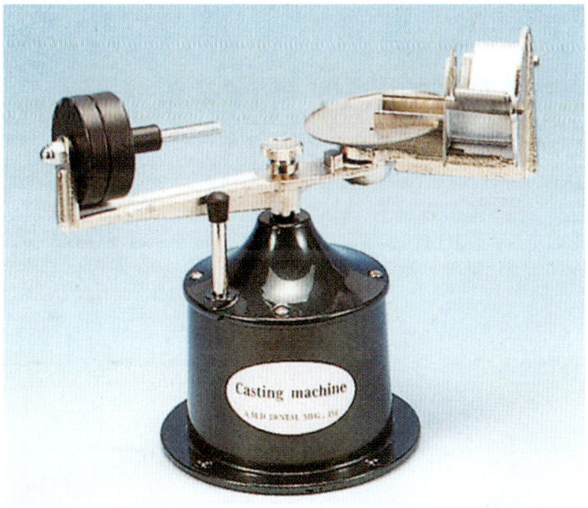

그림 10-7 스프링식 원심주조기

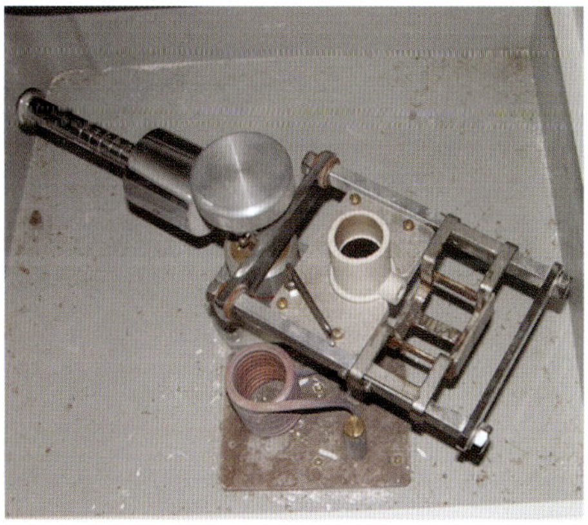
그림 10-8 전동식 원심주조기

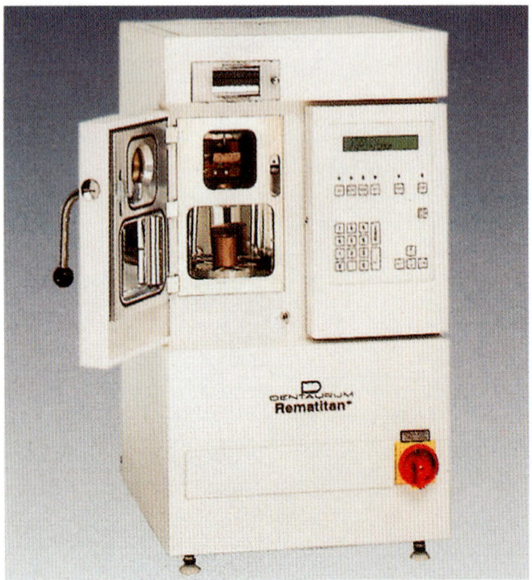

그림 10-9 DENTAURUM사의 진공음압주조기

3. 진공주조(vacuum casting)

합금을 용융시킬 때, 오염을 방지할 목적으로 용융된 합금이나 주조링(ring)의 주형을 진공상태로 만들어 주조하는 방법을 말한다.

이 방법은 대기 중의 유해가스(수소, 산소, 질소)나 불순원소들을 용융된 합금으로부터 제거할 수 있고, 산화발생도 적게 할 수 있다.

또한 용해는 대기압 하에서 하고, 주조는 진공상태에서 할 수도 있고, 반대로 용해는 진공 하에서 하고, 주조는 대기상태에서도 할 수 있다.

진공 매몰법(vacuum investing)의 원리와 같은 음압에 의해서 주조(casting)하는 방법이다(그림 10-9).

진공음압 탱크에 소환된 주조링(ring)을 올려놓고 합금을 용융시킨 다음 cock 내의 공기를 빼는 장치에 의하여 주조하는 것이다. 즉, 주형(mold cavity) 내부를 진공상태로 만들면 대기압에 의해서 용융된 합금이 주형 내로 진입하게 된다.

10-3 용해 열원

주조에서 합금은 반드시 용해되어야 한다. 합금의 용해를 옳게 하고 충분히 하는 것은 양질의 주조체(casting body)를 얻기 위한 기초 단계이다. 순 금속에는 일정한 용융점이 있지만, 합금에는 각기 용융범위가 있다.

치과보철용으로 사용되는 금속은 거의 합금으로 된 금속을 사용하기 때문에 용융범위에 대한 숙지가 필요하다. 합금의 용해열원은 산소 + 아세틸렌, 프로판가스 + 산소 등을 혼합한 열원을 주로 사용하고 있으나 사용 합금의 다양화와 더불어 용해열원도 여러 가지 것들을 사용한다.

표 10-2 용해열원

일반적 용해열원	통상 이용온도
전기(nichrome)	800~1,100℃
도시gas + 공기	800~1,100℃
Propane + 공기	800~1,200℃
전기(백금)	1,000~1,400℃
도시gas + 산소	1,100~1,600℃
Propane + 산소	1,100~1,700℃
산소 + acetylene	1,200~2,500℃
산소 + 수소	1,200~2,500℃
Arc	1,100~2,500℃
고주파유도	1,100~2,500℃

용해열원은 표 10-2와 같다. 사용하는 합금의 용융범위에 따라 적절한 열원을 선택하여야 한다. 또한 용융온도는 주조 작업을 하는데 있어서 주조 기술이나 장비 못지않게 열원의 이용에 따른 용융조건에 따라서 주조기의 선택에 중요한 요소로 작용한다.

10-4 주조시간

주조링(ring)의 완전한 소환이 이루어지면 주조링(ring)을 소환로(burn out furnace)에서 꺼내는 순간부터 주조를 완료할 때까지 빠른 시간 내에 주조해야 한다. 그 이유로는 주조링(ring)이 냉각 수축되는 시간을 단축시키기 위해서다. 즉, 소환로에서 꺼낸 주조링(ring)의 온도는 시간이 경과할수록 떨어지게 된다(그림 10-10). 이것은 주조체의 수축을 보상하기 위한 매몰재의 열팽창 감소를 의미하게 된다. 그림 10-11은 여

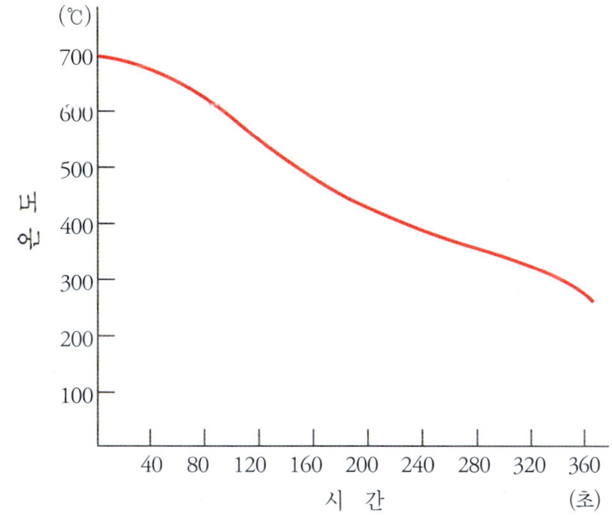

그림 10-10 주조링(ring) 온도의 하강곡선

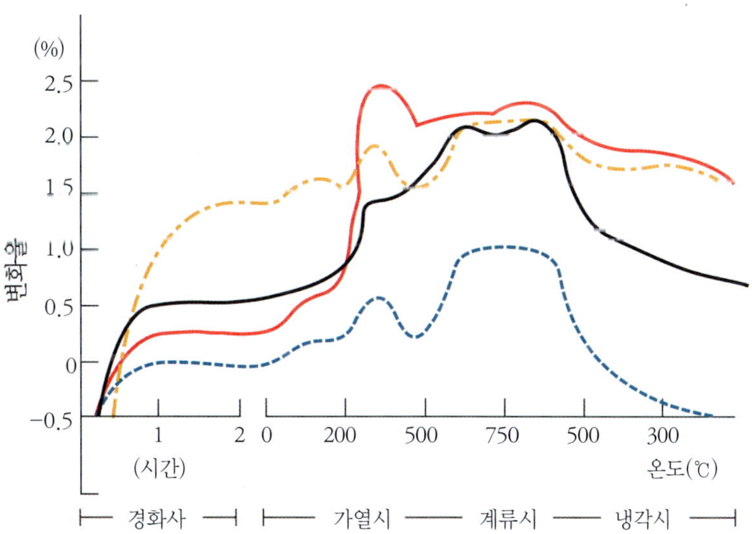

그림 10-11 매몰재의 경화, 가열, 계류, 냉각 시 치수변화

러 종류의 매몰재의 경화, 가열, 계류, 냉각 시 열팽창의 치수변화를 나타내고 있다. 이 중에서 석고 결합매몰재의 석영(quartz)계는 냉각 시 급격한 열팽창이 떨어지고 있다는 것을 알 수 있다. 여기에 주조시간을 더 늦게 하여 주조한다고 생각하면 정밀도가 우수한 주조체를 얻는다는 것은 상상도 할 수 없게 된다. 석고결합 매몰재 중 홍연석(cristobalite)계의 매몰재나 인산염 결합 매몰재의 경우는 열팽창의 감소가 급격하게 이루어지지 않으므로 취급하기가 다소 쉽다. 그렇다고 해서 이러한 매몰재 들은 주조시간을 끌어도 된다는 것은 절대 아니다. 어떤 매몰재를 사용하든 간에 소환로에서 꺼낸 주조링(ring)은 될 수 있는 대로 즉시 주조를 하지 않으면 기대한 만큼 매몰재의 열팽창을 얻을 수 없고, 정밀도가 우수한 주조체를 얻을 수 없다. 열팽창 뿐만 아니라 매몰재 온도 저하는 주조성을 약화시키고 이것은 주조체와 주형의 재현성, 기계적인 성질에도 영향을 주게 된다. 따라서 소환온도와 주조 시 주입 온도와의 관계를 잘 이해해야 한다.

10-5 주입 온도

주입 온도는 합금의 용융온도와 용융시간에 의해서 결정되는데, 합금의 종류, 합금의 사용량, 주조온도, 용융방법에 의해서 영향을 받는다. 주조온도는 주조성, 주조체의 표면 거칠기, 주조체의 강도 및 경도, 신장률, 밀도에 영향을 준다. 그러므로 주입 온도는 매우 중요하다. 주조성을 좋게 하기 위해서는 주입 온도를 높게 하면 되지만, 그러나 주입 온도를 너무 높게 하면 용융된 합금이 과열되어 주형 내로 들어가 매몰재를 과열시키고, 매몰재에서 아황산가스를 배출하여 합금을 오염시키게 되고, 이 외에도 합금의 가스 흡수, 합금 내의 아연(zinc) 등의 저용융 원소(low fusing element)가 기화하여 합금의 변질을 가져온다. 반면에 주입 온도가 낮을 경우에는 주형 내에 완전 진입하기 전에 용융된 합금이 고체화되므로 역시 주조 실패를 가져온다. 그렇기 때문에 적절한 주입 온도가 합금별로 정해져야 한다. 그러나 합금의 종류가 다양하기 때문에 주입 온도를 정한다는 것은 어려운 일이다. 어느 정도 높은 온도에서 주입 온도를 설정하는 것이 좋은가 하는 것이 문제가 된다. 이에 대해서는 여러 논의가 있었지만, 일반적으로 합금의 용융범위의 온도보다 약 50~150℃ 정도의 높은 온도가 좋다. 이 주입 온도는 실제 주조에 있어서 주형이 크면 더욱 고온으로 설정하고, 작으면 약간 저온으로 설정하여 주조한다. 즉 주형의 크기, 주형의 주조온도에 따라 조절되어야 한다. 그러나 최적의 주입 온도를 어떻게 측정하고, 제어하는 가에 대해서는 어려운 문제다. 특히 gas torch로 합금을 용융시키는 경우가 더욱 그렇다. 눈으로 보고 결정해야 하기 때문이다. 따라서 합금별로 경험하는 것 외에는 다른 방도가 없다. 예를 들어 설명하자면, 금합금인 경우, 용융시키면 둥그런 모양으로 되면서 연한 황백색이 되고, 거울 같이 맑아지면서 spin 현상이 일어나는 단계에서 주조하는 것이 일반적이다. 또한 Ni-Cr계 합금의 경우는 용융시키면 ingot가 둥글게 되고, 형태가 무너질 때 주조한다. 이와 같이 gas torch를 사용할 경우에는 기술적, 경험적으로 해결할 수밖에 없다. 이러한 점에서는 온도 측정 및 제어가 가능한 주조기를 선택해서 사용하는 것이 좋다.

10-6 환원 융제(reducing flux)

합금으로서의 우수한 성질을 가지고 있더라도 주조를 하게 되면 그 우수한 성질이 나빠지는 경우가 있다. 그 이유는 주조기구, 주조방법에서 그 원인을 찾을 수가 있지만 합금 용융 시에 그 화학적인 성질의 악화를 방지하는 예방책의 하나가 융제를 사용하는 것이다.

융제는 일반적으로 합금의 표면을 얇은 피막으로 덮음으로써 합금의 산화를 방지한다. 즉 용탕과 공기가 직접 접촉하는 것을 차단하여 가스(산소나 수소)가 용탕 속으로 들어가 생기는 기포, pinholes 등의 결함을 방지할 뿐만 아니라 비점이 낮은 성분(Zn이나 Cadmium)이 증발하는 것을 융제 피막이 형성되어 차단하게 한다. 또한 가열에 의해서 생성된 산화 막을 용탕 속으로 말려들지 않게 함으로써 결국에는 산화 막을 제거하는 역할도 한다. 그리고 합금의 유동성(flow)을 증가시켜 주조성을 좋게 한다. 경우에 따라서는 합금 속에 불순물이나 가스를 제거하는 청정제 역할도 한다.

융제를 사용하는 경우는 주조기의 종류, 주조방법, 사용되는 합금의 종류에 따라 달리한다.

귀금속 합금(precious alloy)이나 준 귀금속 합금(semi-precious alloy)인 경우에 융제가 사용이 되고, 금속 도재관으로 사용되는 합금이나 비귀금속 합금(non-precious alloy)은 사용하지 않는다. 사용하는 시기는 금속이 용융되기 시작할 때와 주조직전에 사용한다. 사용량을 조금 사용하면 완전히 산화 막을 제거하지 못하고, 과다 사용할 경우에는 융제의 입자들이 용융된 합금 내로 들어가 합금에 강도를 떨어뜨리고 주조체가 거칠어진다. 그러므로 융제를 사용할 때는 적당량 사용해야 한다.

융제는 붕사(borax)가 일반적으로 사용되는데 융점은 약 740℃이고 760℃에서 유동성을 갖는다. 그러므로 금합금이나 은-팔라듐(Ag-pd)계 합금과 같이 융점이 높은 합금에 적당하고, 융점이 낮은 은-비귀금속 합금계에는 무의미하다. 이런 경우에는 다음과 같은 융제를 사용하는 것이 좋다. 염화물이나 플로르화물이 사용되고 있으나 NaCl, KCl, $ZnCl_2$, $MgCl_2$, KF, NaF, LiF 등을 혼합하여 융점을 낮추어서 사용하면 좋다.

10-7 주조압력

주조할 때 주조압력(원심력)은 실험적으로 너무 커도, 너무 적어서도 안된다는 것이 증명되었다. 너무 적을 경우에는 주형 내의 가스와 공기를 외부로 배출시키는 힘이 약하여 margin 결함(round margin or back pressure porosity)을 가져오며, 너무 크게 하면 수입되는 합금에 의한 충격, 유동에 의한 마찰 저항에 의해서 주형의 표면을 거칠게 하거나 부서지게 하는 경우가 있다. 따라서 적당한 주조압의 크기는 주조기마다 차이가 있으나, 수증기압 주조의 경우에 0.25~0.42 kg/ cm^2, 원심주조의 주조압은 0.3~0.4 kg/cm^2, 가스압의 주조압은 0.72~2.0 kg/cm^2 정도이다. 주조 압력은 용해열원을 제거하는 순간에 가해 주는 것이 이상적이다. 주조 압력이 주형 내에 완전히 주입되기 전에 해제시키면 합금 내의 밀도는 작고, 불안전한 주조체가 되기 쉽다. 그러므로 주조 압력은 용융된 합금이 주형 내에 완전히 주입될 때까지 지속되어야 한다.

10-8 합금의 반복사용

귀금속 합금(precious alloy)인 경우, 주조체를 제작하고 남은 rest나 sprue 부분을 반복 사용할 수 있다. 원칙적으로는 올바른 것은 아니다. 특히 비귀금속 합금(non-precious alloy)인 Co-Cr계 합금, Ni-Cr계 합금, 금속도재용 합금은 반복사용이 안 된다.

귀금속 합금인 경우에는 반복사용이 가능하다. 그 이유는 비교적 조성이 열적으로 안정되어 있고 경제적인 이유 때문이다.

그러나 비귀금속 합금은 반복사용 시 아래와 같은 성질이 나타나기 때문이다.

첫째, 합금을 용해시킬 때 산소, 수소, 질소, 유황 가스를 흡수하여 변화한다.

둘째, 합금 중에 성분이 산화되어 여러 성질이 변화한다.

셋째, 합금 중에 함유된 저융점원소가 기화하고, 합금의 본래 성질을 악화시킨다.

넷째, 합금 중에 다른 합금이나 이물질을 혼입시켜 성질을 변화시킨다.

치과용 합금의 성분 중에는 Sn, Cu, Zn, Co, Cr, Ni, Ir 등은 쉽게 산화가 되고, Au나 Ag은 산화가 쉽게 되지 않는다.

고온에서 용해되는 비귀금속 합금인 경우 위와 같은 성분이 함유된 원소들은 산화가 점점 더 쉽게 된다. 특히 아연이나 카드뮴은 융점이 낮기 때문에 고온에서 용해시키면 쉽게 기화가 된다. 그러므로 비귀금속 합금은 반복사용을 해서는 안 된다.

10-9 원심주조기를 사용한 주조

일반적으로 많이 사용되는 주조기로서 원심력(centrifugal force)을 이용하여 주조한다. 이러한 원심력은 주조기에서 얻어진다. 형태는 수직형 원심주조기와 수평형 원심주조기로 제작되고 있다. 그러나 대부분 수평형 원심주조기가 주로 사용되고 있다. 이 주조기는 수직 shaft 위의 회전축에 cross arm이 달려있다. 이 cross arm은 무게를 맞추는 balancing arm과 주조하는 casting arm으로 구성되어 있다. casting arm은 합금을 용해시키는 도가니(crucible)를 올려놓는 bracket와 소환된 주조링(ring)을 올려놓는 cradle로 구성되어 있다. cradle은 ring의 크기에 따라 선택하여 사용한다. 이 주조기의 회전 방향은 시계 방향과 같고, 주조압은 cross arm의 길이에 정비례한다(그림 10-12).

이 주조기를 사용하기 위해서는 가스 화염(gas torch)의 사용법, 합금의 종류에 따른 융제의 사용 유무, cross arm의 균형을 맞추는 방법, 합금의 종류에 따른 주조압의 크기, crucible sheet의 사용유무 등에 대해서 기초 지식이 요구된다.

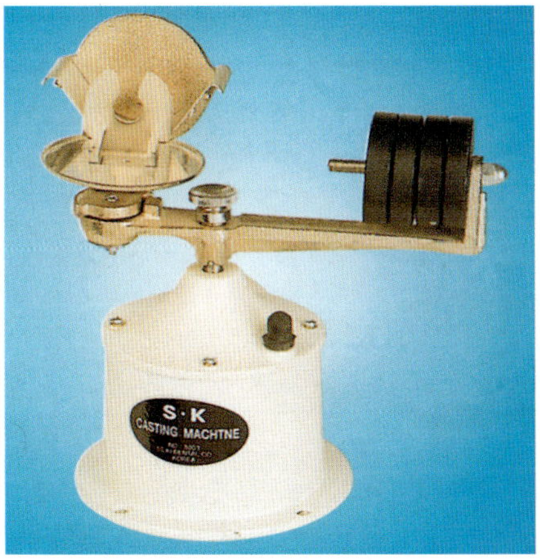

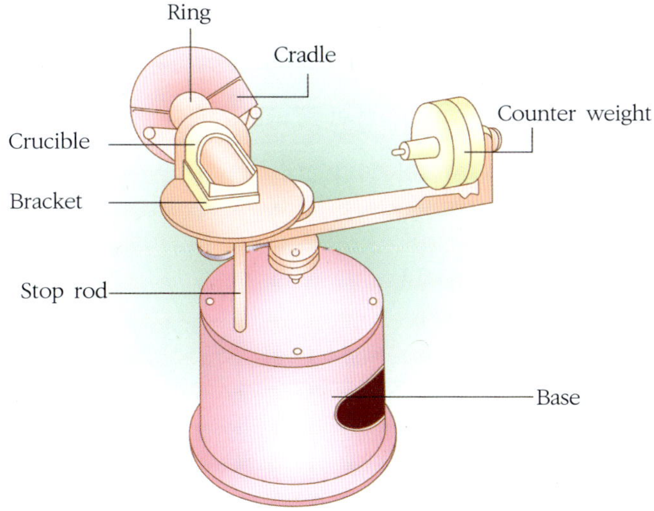

그림 10-12 원심주조기의 구조

1. Gas torch의 사용법

1) 가스 화염을 이용하여 합금을 용해할 때는 여러 종류의 gas torch가 있는데, 특히 nozzle의 상태는 용해성능에 큰 영향을 미치므로 선택을 신중히 해야 한다. 금합금은 single orifice tip을 갖는 가스 화염(gas torch)을 사용하며, 비귀금속 합금은 multi-orifice tip을 갖는 gas oxygen torch를 사용한다(그림 10-13).

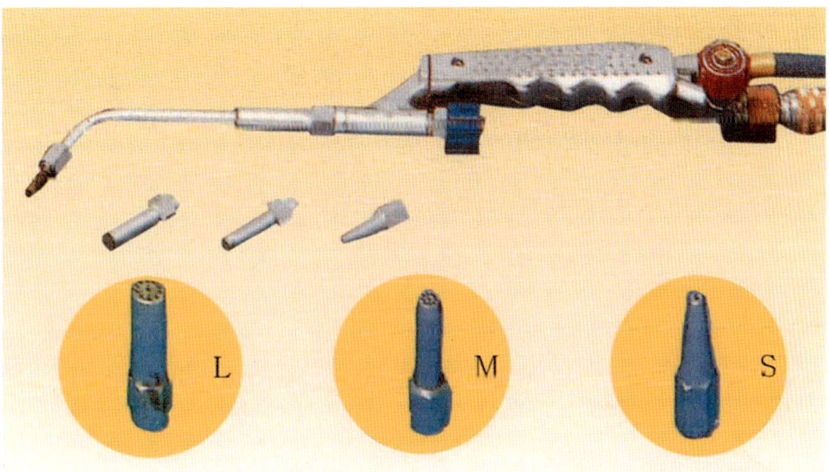

그림 10-13 S : Single orifice tip, L.M : Multi-orifice tip

2) 불꽃 점화 시는 가스를 켜고 점화한 후, 산소를 서서히 공급하여 불꽃을 조절한다.
3) 합금을 용융시키기 위해서 불꽃은 적당히 조절하고 사용한다. 불꽃층은 네 부분으로 구분하는데, gas torch nozzle에서 가장 가까운 부분은 열이 나지 않고 흰색 또는 검은색을 띤다. 이 부분을 공기층

(air blast zone)이라 하고, 그 다음 부분을 연소층(combustion zone)이라 하며 불꽃의 색상은 녹색을 띤다. 연소층 바깥쪽에 있는 불꽃을 환원층(reducing zone)이라 하며 가장 고온을 내면서 밝은 푸른색(blue light)을 띤다, 환원층 바깥쪽에 공기와 직접 맞닿는 부분은 빨강색을 띠며 이 부분을 산화층(oxidizing zone)이라 한다(그림 10-14).

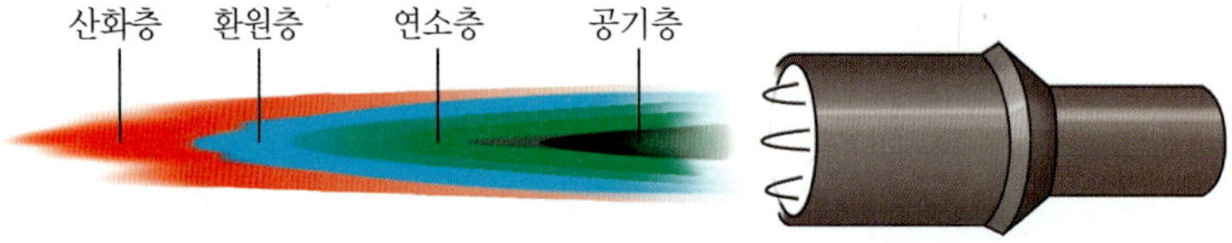

그림 10-14 불대의 불꽃층

4) 합금을 용해시킬 때는 환원층(reducing zone)의 불꽃으로 해야 한다. 그 이유로는 환원층의 불꽃이 가장 높은 온도를 내며 합금을 용해시킬 때 산화 발생이 낮기 때문이다. 이런 상태의 불꽃을 조절하기 위해서는 산소보다 gas(propane, acetylene)를 더 많이 공급해야 한다. 이때 불꽃의 모양은 붓과 같은 모양으로 형성되어야 한다. 그러나 환원층이 아닌 다른 불꽃층으로 합금을 용융시킬 경우 다음과 같은 현상이 발생되기 쉽다. 첫째, 비금속 불순물이 형성된다. 둘째, 강도가 저하된다. 셋째, 응고 시 많은 양의 수축이 발생된다. 넷째, 구강 내에서 부식이 발생된다.
5) 가스 화염(gas torch)을 사용하고 불꽃을 끌 때는 점화시킬 때와는 반대로 산소를 먼저 잠그고 가스를 서서히 소화시킨다.

2. 귀금속 합금의 주조 과정

1) 도가니(crucible)는 주조 약 30분 전에 소환로(burn out furnace)에 넣어 미리 예열을 해 놓아야 한다. 이때, 도가니는 코팅(coating)을 해 둔다. 도가니는 소모품이지만 코팅재를 도포해서 사용하면 5~6배나 오래 사용할 수 있고 비용이 적게 든다. 그러나 더 중요한 것은 도가니의 내면을 강화시키는 것이 좋다. 주조 시 도가니의 파편이 주조체 내에 말려 들어가는 것을 방지하고, 용융된 합금의 잔해가 도가니의 내면에 눌러 붙는 것도 방지할 수 있다(그림 10-15). 코팅재가 없을 경우에는 crucible sheet을 깔고 사용한다(그림 10-17). crucible sheet 효과로는 첫째, 열 상승효과가 있으며, 둘째, 용해시간이 단축되고 셋째, 미끄러움이 좋으므로 주조가 빠르고, 주조효과가 증가된다. 또한 사용되는 도가니는 각각의 주조기 전용의 것을 사용해야 한다(그림 10-16).
2) 원심주조기의 cross arm 평행을 맞추기 위해 추를 조절한다. 조절하는 방법은 다음과 같다. retaining nut를 풀고 매몰된 주조링(ring)이나 dummy ring을 올려놓고 balancing arm에 있는 추를 조절 후(첫째 추를 내외로 위치를 옮겨 조절하거나, 둘째 추를 추가해서 한다) retaining nut를 잠근다.
3) 원심주조기의 cross arm을 시계 방향으로 약 2~3바퀴 정도 감고, stop rod(stop pin)를 올려 원심력을 고정시킨다.

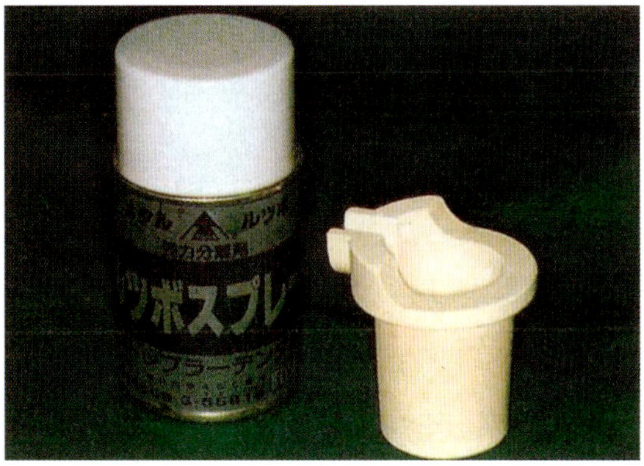

그림 10-15 Topradental사의 코팅재

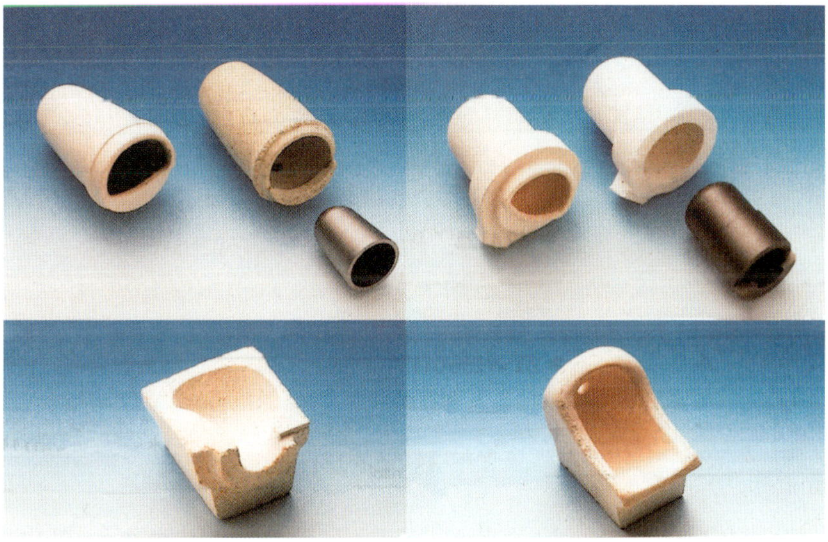

그림 10-16 다양한 형태의 도가니

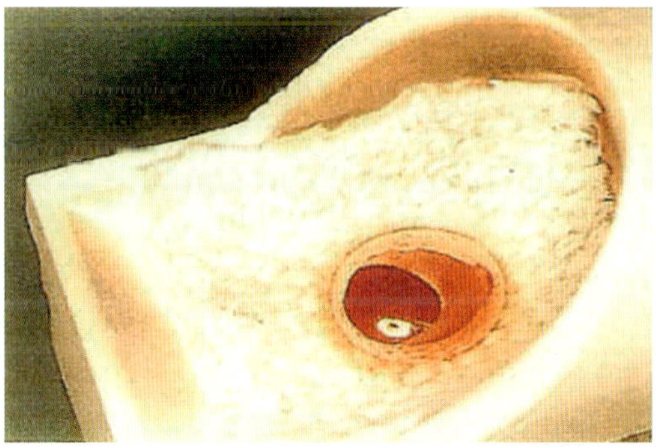

그림 10-17 금합금 주조시기의 용융 상태

4) Cradle로 주조링(ring)의 위치를 조절한다. 용융된 합금이 도가니에서 투사(投射)되어 주조링(ring)의 주형 내로 들어 갈 수 있도록 도가니의 입구를 맞추기 위해서 주조링(ring)의 크기에 따라 cradle을 선택하여 사용한다.

5) 예열된 도가니를 bracket에 올려놓고, 계량된 합금의 ingot를 도가니의 축벽에 놓은 다음, 합금을 용융시킬 준비를 한다. 일반적으로 주조합금의 량은 중량비로 볼 때 주조체 무게에 약 1.5~2.0배의 합금을 사용해야 한다. 또한 사용했던 금합금(old gold alloy)을 재사용할 경우에는 50%의 새로운 금합금 첨가하여 사용한다. 사용했던 금합금(old gold alloy)을 재사용할 경우에는 매몰재와 산화 막을 제거하고 사용해야 하기 때문에 산욕(pickling) 처리를 해야 한다.

6) 불꽃의 환원층을 사용하여 합금을 용융시킨다. 이때 환원융제(reducing flux)를 사용한다. 환원 융제를 조금 사용하면 완전히 산화 막을 제거치 못하고 과다 사용할 경우는 융제의 입자들이 용융된 합금 내에 들어가 소와(pit)를 형성하며 강도를 저하시킨다. 환원융제를 사용하는 시기는 합금이 용융되기 시작할 때와 주조 직전에 사용한다. 또한 불꽃이 도가니(crucible former)에 대해 90°가 되게 하여 용융시킨다. 그 이유는 강한 불꽃이 합금에 잘 전달될 뿐만 아니라 합금을 빠른 시간 내에 용융시킬 수 있기 때문이다. 그리고 금합금(gold alloy)을 주조하기 위해서는 주조시기를 알아야 하고, 주조시기를 알기 위해서는 금합금의 용융단계를 알아야 한다. 금합금의 용융단계 가스 화염(gas torch)을 사용하여 용융시킬 경우)는 다음과 같이 나눈다.

(1) 단추 모양의 둥그런 고체(button like shape)

(2) 앵적색(cherry red) ; 700℃

(3) 명적색(light red) ; 815℃

(4) 적황색(orange) ; 900℃

(5) 구형으로 되면서 연한 황백색(light yellow ; 1,050℃)을 띠고, 회전(spin)현상이 발생되는 단계이다. 바로 이 단계가 주조 시기이다(그림 10-17).

(6) 백열색(white)을 띄고 아주 적은 입자들이 튀어나오는 단계로, 이 단계는 합금의 용융이 과열 된 상태이다.

7) 추가 달린 balancing arm을 손으로 잡고 앞쪽으로 약간 당겨 stop rod를 내리고 손이 앞으로 딸려가는 듯하면서 놓는다. 주조기가 회전을 멈출 때까지 그대로 둔다.

8) 가스 화염(gas torch)의 불꽃을 소화시킨다.

9) 주조기의 회전이 멈추면 주조링(ring)을 주조기로부터 분리해 낸다.

10) 주조된 주조링(ring)은 완전히 식을 때까지 방치하거나, 급냉시켜 주조체를 매몰재로부터 추출한다.

3. 비귀금속 합금의 주조

비귀금속 합금의 주조 과정도 금합금의 주조 과정과 크게 다른 것은 없다. 그러므로 차이점만 설명하겠다. 금합금과 마찬가지로 비귀금속 합금의 종류에 따라 오염 방지를 위해 도가니를 구별해서 사용해야 하며, 도가니에 crucible sheet을 깔지 않고 용융시킨다. 왜냐하면 합금의 용융온도가 높으므로 오히려 crucible sheet가 먼저 타서 합금을 오염시키기 때문이다. 그리고 주조 전에 도가니를 미리 예열해서 사용해야 한다.

금합금과는 달리 비귀금속 합금은 주조 직후 급냉과 같은 열처리를 하지 않는다. 또한 한 번 사용된 비귀금속 합금은 금합금과는 달리 재사용해서는 안 된다. 그러므로 소비를 줄이기 위해 주조 전에 주조에 필요한 양 만큼 계량하는 습관을 가져야 한다.

비귀금속 합금의 용융 상태는 매우 다양하다. 금속 종류에 따라 여러 가지 상태를 띄게 되므로 합금 제조회사의 설명서를 충실히 참조해야 할 것이다. 일반적인 비귀금속 합금의 주조 시기는 금속을 용융시키면 합금이 푹 주저앉으면서 피막이 형성되거나 두 개의 합금이 한 덩어리로 되면서 밝은 적색을 나타난다(그림 10-18). 이때 원심주조기를 잡고 흔들어서 피막사이로 용융되었던 합금 보이면 바로 주조한다(그림 10-19).

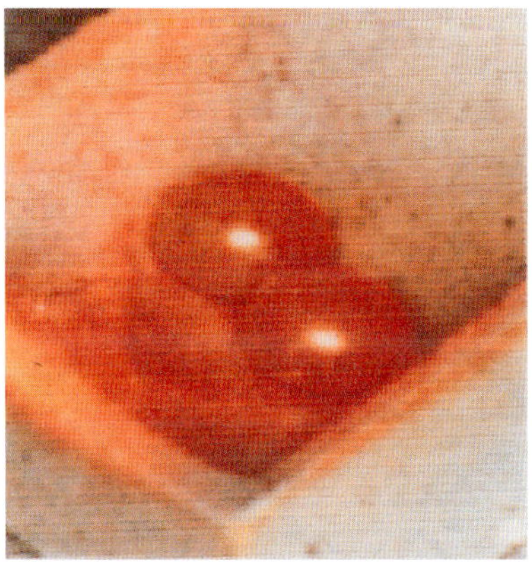

그림 10-18 두 개의 ingot가 한 덩어리로 되기 직전의 모습

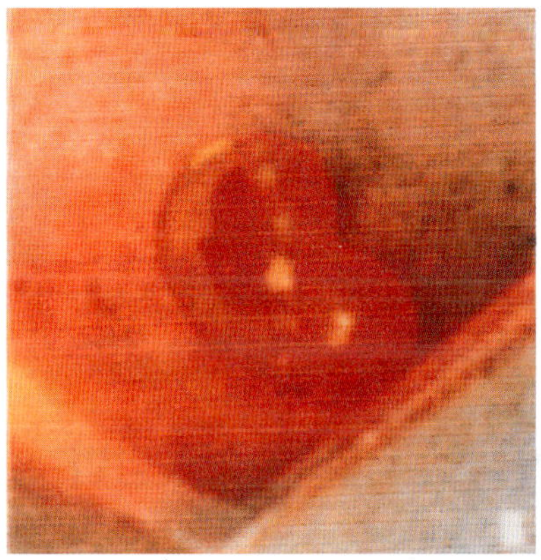

그림 10-19 두 개의 ingot가 한 덩어리로 뭉쳐진 모습

이 시기를 놓치게 되면 주조합금이 과열되어 부적절한 주조체를 얻게 되므로 많은 경험과 노력으로 이 시기를 맞추어야 한다. 주조 압력은 금합금의 주조 압력보다 높은 압력이 요구되므로 원심주조기의 cross arm을 4~5바퀴 정도 감는다.

4. 주조체의 후처리

주조가 끝나면 매몰재에서 주조체를 분리해야 한다. 이 과정에서 대개 금합금인 경우, 급냉을 시켜 분리한다. 즉 급냉을 하면 합금의 기계적 성질을 변하게 할 수가 있다. 합금은 주조 시 수축하므로 이로 인하여 주조체에는 내부 응력이 존재한다. 이 응력의 잔존은 급냉에 의해서 더 커지고, 그 응력의 크기가 부위에 따라 달라진다. 이렇게 되면 주조체를 분리한 후에 서서히 응력이 완화되고, 주조체에 변형이 발생되고, 심한 경우 주조체에 균열(crack)이 생길 수 있다. 특히 석고결합 매몰재는 인산염 결합 매몰재에 비해 강도가 약하기 때문에 매몰재를 제거하는 데는 특별한 기술이 요구되지 않는다. 금속 주조링(ring)은 주조링(ring) 제거기를 이용하여 제거한 다음(그림 10-20), 석고 가위로 외부의 매몰재를 떼어내고, 주조체의 내면에 존재하는 매몰재는 흐르는 물에 brush로 문지르면 쉽게 제거된다. 금속표면의 산화 막은 산욕(pickling)처리를 한다. 인산염 매몰재인 경우는 위와 같은 방법으로 금속 주조링(ring)을 제거하고, 주조체 내면의 매몰재는 알루미나 모래(alumina sand)를 사용한 모래분사에 의해 제거한다(그림 10-21).

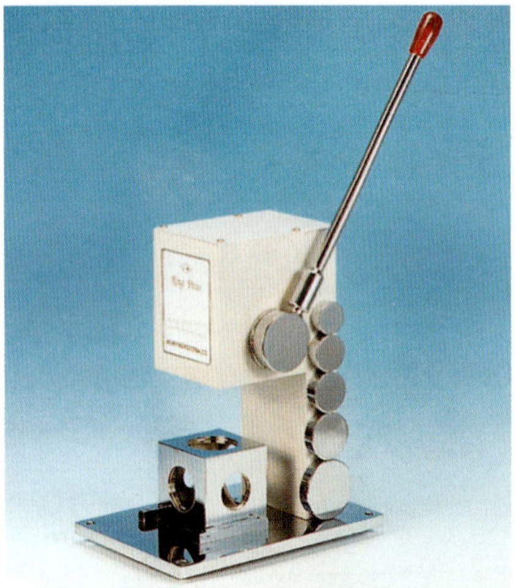

그림 10-20 주조링(ring) 제거기

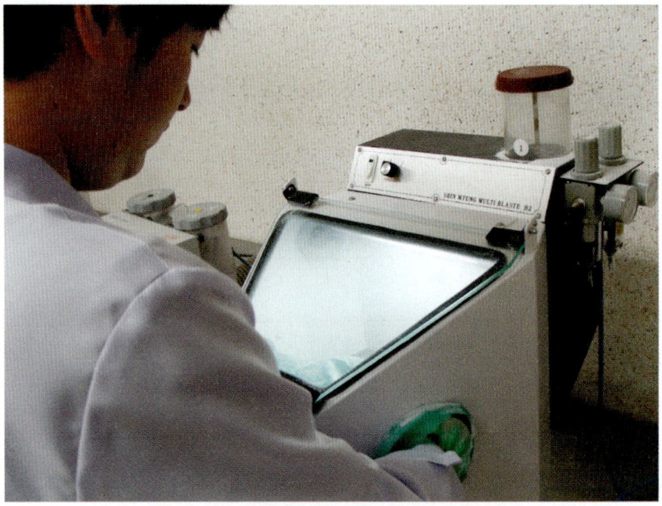

그림 10-21 모래분사(sandblasting) 하는 모습

5. 주조체 실패의 원인과 해결 방법

1) 주조체에 다공성(porosity)이 발생된 경우 (그림 10-22)

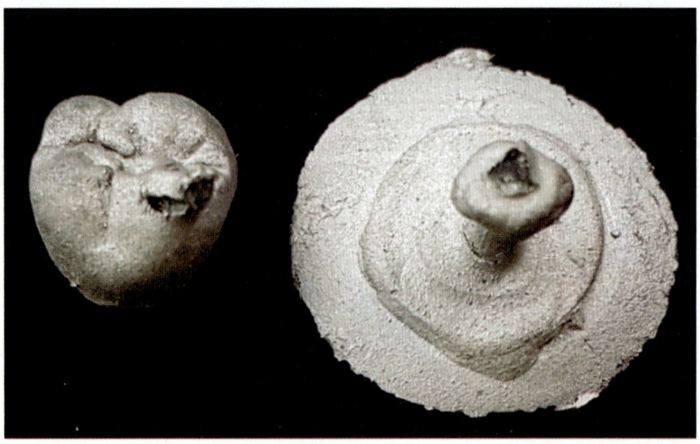

그림 10-22 다공성(porosity)이 발생된 주조체

(1) 발생원인

① 주입선이 너무 가늘고 길어 주조체가 고체화되기 전에 주입선에서 먼저 고체화하여 용융된 합금이 주형 내로 충분히 흘러 들어가지 못한 경우
② 주입선이 일률적인 직경을 갖지 않고 어느 부위가 bottle neck 모양으로 되어 용융된 합금이 주형 내로 들어가지 못한 경우
③ 주입선의 위치를 얇은 부위에 부착했을 때 다른 두꺼운 부위가 완전히 주조되기 전에 고체화되어 버린 경우
④ 수축류와 납형과의 거리가 너무 멀어 그 사이에서 먼저 고체화된 경우
⑤ 매몰재 입자들이 주형 내로 들어갔을 경우
⑥ 매몰재 혼합 시 너무 묽게 혼합했을 경우
⑦ 매몰 시 주조링(ring)을 과하게 진동을 줄 경우
⑧ 1차 매몰 시 부적절한 도포(painting)와 매몰법

(2) 해결방법

① 적당한 굵기의 주입선을 선택한다.
② 주입선은 납형의 최 후경부에 부착한다.
③ 수축류의 위치는 납형에서 1.5~3 mm(1/8~1/16 inch) 거리에 부착한다.
④ 매몰된 주조링(ring)을 소환할 때 원추대 부위가 밑으로 향하도록 하여 불순물이 주형 내로 들어가지 않도록 해야 한다.
⑤ 매몰과정을 정확히 시행한다.

2) 주조체가 잘 맞지 않을 경우 (부분적인 적합 결여)

(1) 발생원인

① 납형에 심한 온도 변화를 주어 변형이 되었을 때
② 치형이나 치아에서 납형을 뺄 때 변형이 된 경우
③ 주입선을 부착하는 동안 열을 가할 때
④ 매몰 시간이 지연된 경우

(2) 해결방법

① 일정한 온도에서 납형을 조각해야 한다.
② 납형은 치아 장축에 평행하게 빼내고, 다시 치형에 맞추어 확인한다.
③ 납형은 치형 상에서 주입선을 부착한다.
④ 주입선 부착 후, 즉시 매몰한다.

3) 주조체가 크게 제작된 경우

(1) 발생원인

① 매몰재의 혼수비를 적게 하여 팽창량이 크게 되었을 경우

(2) 해결방법

① 혼수비는 매몰재의 종류에 따라 정확히 한다(매몰재의 혼수비는 제조회사의 설명서에 따른다).

4) 주조체가 작게 제작된 경우

(1) 발생원인

① 매몰재의 혼수비를 높게 하여 팽창량이 적게 되었을 경우

(2) 해결방법

① 혼수비는 매몰재의 종류에 따라 정확하게 한다(매몰재의 혼수비는 제조회사의 설명서에 따른다).

5) 주조체에 fin이 생긴 경우 (그림 10-23)

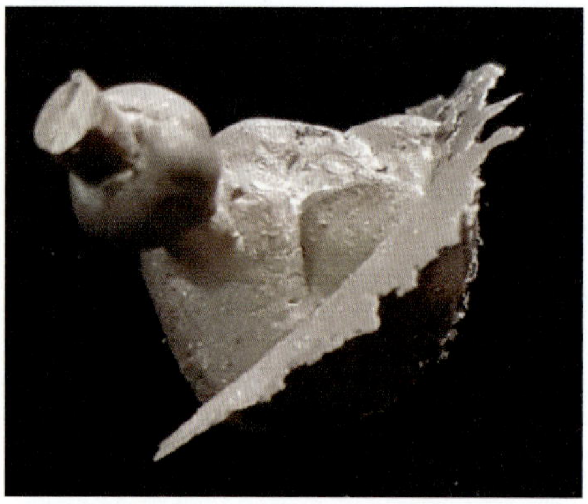

그림 10-23 Fin이 발생된 주조체

(1) 발생원인

① 매몰 후 최대경도를 얻기 전에 급히 소환한 경우

② 매몰재 연화 시 너무 묽게 혼합하여 주조온도에서 저항하지 못한 경우

③ 소환온도를 급히 올려 매몰재 팽창을 급속히 시켰을 경우

④ 링 라이닝(ring lining)이 잘못되어 매몰재 팽창의 완충(cushion) 역할이 잘 안되었을 경우

⑤ 소환온도를 너무 높이 올려 매몰재가 파괴된 경우

⑥ 주조압이 너무 강해 매몰재가 깨진 경우

(2) 해결방법

① 소환하기 전에 완전히 매몰재를 경화시킨다.

② 정확한 혼수비를 사용한다.

③ 실온에서부터 서서히 소환한다.

④ 건조한 링 라이너(ring liner)를 깔고 물에 적시되 압박이 가해지지 않도록 한다.

⑤ 정확한 온도에서 소환한다.

⑥ 적당한 주조압으로 주조한다.

6) 주조체를 산욕(pickling)할 때 산화막이 잘 제거되지 않는 경우

(1) 발생원인

① 소환할 때 과열시켜 아황산가스(sulfur gas, SO_2)가 발생하여 합금이 오염되었을 경우

② 합금의 용융온도가 높은 경우

(2) 해결방법

① 700℃의 정확한 온도에서 소환한다.

② 적당한 용융범위에서 용융한다.

7) 주조체가 거칠어진 경우 (그림 10-24)

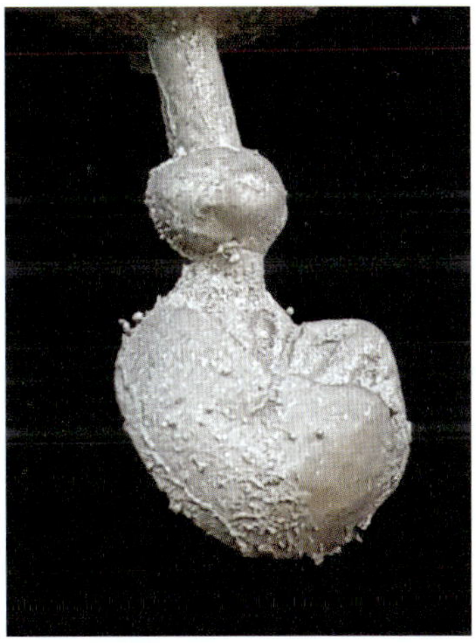

그림 10-24 표면이 거친 주조체

(1) 발생원인

① 습윤제(wetting agent)를 너무 많이 사용한 경우

② 소환온도를 과열시킬 때 아황산가스(sulfur gas, SO_2)로 인한 합금의 오염이 심한 경우

③ 매몰재의 혼합을 묽게 했을 때

④ 매몰 시 지나치게 진동을 주었을 경우

⑤ 융제를 과량 사용한 경우

(2) 해결방법

① 습윤제는 도포 후 건조시켜 매몰한다.

② 정확한 소환온도

③ 정확한 혼수비(w/p ratio)

④ 매몰재가 흐를 정도의 진동

8) 주조체가 합금 고유의 색을 나타낼 경우

(1) 발생원인

① 소환이 덜되어 일산화탄소가 있어 환원제의 역할을 했을 경우

(2) 해결방법

① 정확한 온도계가 있는 소환로를 사용하여 소환한다.

9) 변연(margin)이 둥글고(round) 짧게 주조되었을 경우(short rounded margin) (그림 10-25)

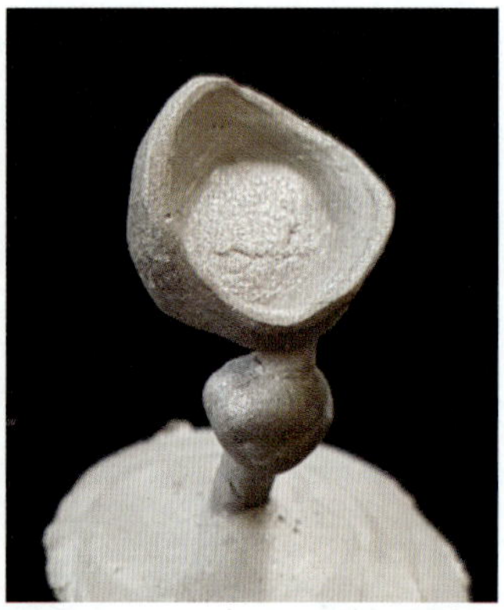

그림 10-25 변연부가 둥근 주조체

(1) 발생원인

① 일산화탄소로 인하여 주형 내에서 용융합금의 유입을 차단하여 예리한 변연까지 도달하지 못한 경우(불완전한 소환)

② 매몰재 층이 너무 두꺼워 공기나 가스가 주조 시 빠져나가지 못한 경우

③ 부족한 주조압

④ 합금의 용융이 불충분 했을 경우

⑤ 주형(mold cavity) 내 온도가 낮은 경우

(2) 해결방법

① 납형 위의 매몰재 층을 6 mm(1/4 inch) 정도로 조절

② 적당한 주조압

③ 소환 후 즉시 주조한다.

10) 불완전 주조체

(1) 발생원인

① 매몰 시 강한 진동을 주어 주입선에서 납형이 분리되었거나 납형이 깨진 경우

② 용융된 합금의 온도가 낮아 주형에 도달하기 전에 고체화된 경우

③ 공기압박 주조 시 주입선이 너무 굵은 경우

(2) 해결방법

① 적당한 진동을 준다.

② 합금을 충분히 용융시킨다.

11 연마 및 마무리 (Polishing and Finishing)

11-1 열처리

합금을 냉각시키는 방법에 따라 물리적 성질이 변화한다. 이 과정을 열처리라고 한다. 치과 주조용 금 합금에 동(Cu)이 충분히(15~20%) 함유되어 있는 경우, 용융 온도보다 약간 낮은 온도에서 급랭(quenching)하면 연화되며, 실온에서 서서히 식히면 경화된다. 경화되는 이유는 합금에 포함된 금(Au), 백금(Pt), 팔라듐(Pd), 은(Ag) 등이 동(Cu)과 함께 반응하여 초격자 구조를 형성하기 때문이다.

1. 연화 열처리(softning heat treatment)-용체화 열처리(solution heat treatment)

연한 주조체를 얻기 위하여 주조 합금의 용융 온도보다 약간 낮은 온도의 물속에서 급랭시키는 열처리 방법을 말한다. 합금의 강도, 경도, 비례 한도가 감소하고, 연성은 증가한다. 연화되면 연마가 쉽지만, 저작압에 의하여 변형될 수 있기 때문에 보철물을 구강 내에 장착하기 전에 경화 열처리하여 금속의 고유 강도를 갖도록 한다. 연화 열처리 방법에는 급랭법(急冷法)과 전기로 이용법이 있다.

1) 급랭법

고온의 주조 과정 후, 주조 금속이 검붉은 색이 되었을 때 실온수에 넣어 냉각시킨다.

2) 전기로 이용법

700℃로 가열된 전기로에 주조체를 넣어 10분간 유지한 후, 실온수에 넣어 냉각시킨다.

2. 경화 열처리(hardening heat treatment)-시효경화(age hardening)

강도와 경도가 강한 주조체를 얻기 위하여 주조 후, 링을 실온까지 서서히 냉각시키는 열처리 방법을 말한다. 합금의 강도, 경도, 비례 한도는 증가하고, 연성은 감소한다. 경화 열처리는 방냉법(放冷法)과 전기로 이용법이 있다.

1) 방냉법

고온의 주조 과정이 끝나면, 일정 시간(15~30분) 동안 서서히 냉각시키며, 실온수에 넣는다. 서냉시키는 시간은 금속제조회사의 설명을 따르는 것이 좋다.

2) 전기로 이용법

① 200℃와 450℃의 온도에서 15~30분 간 방치한 후, 급랭시킨다.

② 700℃에서 서서히 냉각시킨다.

③ 450℃에서 30분에 걸쳐 250℃로 냉각시킨 후, 급랭시킨다.

11-2 세척 및 산욕

1. 세척

주조체에 부착된 매몰재 잔유물과 이물질을 제거하는 과정을 말한다. 실험실용 솔, 칫솔, 초음파세척기, 증기세척기(steam cleaner), 모래분사기를 사용하거나, 증류수가 담긴 비이커에 넣어 끓이는 방법 등을 사용한다(그림 11-1).

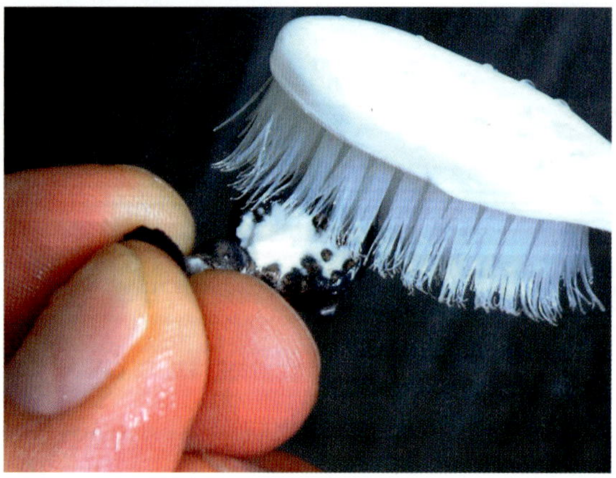

그림 11-1 주조체의 세척과정

2. 산욕(pickling)

매몰재를 제거한 금합금 주조체의 표면은 산화로 인하여 검게 변하며 산용액에 넣어 산화막을 제거하여 금속 고유의 색을 띠게 하는 과정을 산욕이라 한다.

산욕에 사용하는 용액으로는 1) 염산 용액(hydrochloric acid), 2) 황산 용액(sulfuric acid), 3) 부식 제거 혼합물(corrosion removing compound) 등이 있다.

3. 산욕 방법

주조체가 금합금인 경우, 50%의 염산 용액이 담긴 용기에 넣어 가열하면 산화물이 제거된다. 주조체 표면의 산용액은 흐르는 물에 세척한다. 염산 용액을 가열하는 이유는 산욕의 효과를 높이기 위함이며, 산용액이 끓어 과다한 산증기가 발생하지 않도록 주의한다. 가열되지 않은 염산 용액에서도 증기가 발생하며 금속 기구들이 부식되기도 한다. 그러므로 산욕 과정 중에는 국소 배기 장치를 가동하여 충분히 환기시켜야 한다. 산욕을 쉽게 하기 위하여 주조체를 가열하는 방법은 주조체의 변형과 약화, 변연의 용융, 표면 연마의 어려움을 초래하므로 시행하지 말아야 한다. 산용액은 물에 희석된 50% 염산이나 황산 용액, 상품화된 산성염(부식제거 혼합물)을 사용하는 것이 유리하다(그림 11-2).

4. 산욕 시 주의사항

산욕 시 주의사항은 다음과 같다.

1) 산 용액은 밀폐된 합성수지나 유리용기에 보관하여야 한다.
2) 산욕 시 발생하는 산증기는 가스 배출 장치를 통하여 배출시켜야 한다.
3) 산을 희석할 때는 물에 산을 넣어야 한다.
4) 주조체를 꺼낼 때, 금속 집게를 사용해서는 안 된다. 산 용액 내에 용해되어 있던 Cu^{++}가 정전기 현상에 의해 금속 표면에 침착되었다가 구강 내에서 변색되는 현상이 발생한다.
5) 팔라듐 합금은 50%의 염산에 녹기 때문에 찬 산욕 용액에서는 1시간, 뜨거운 산욕 용액에서는 10분

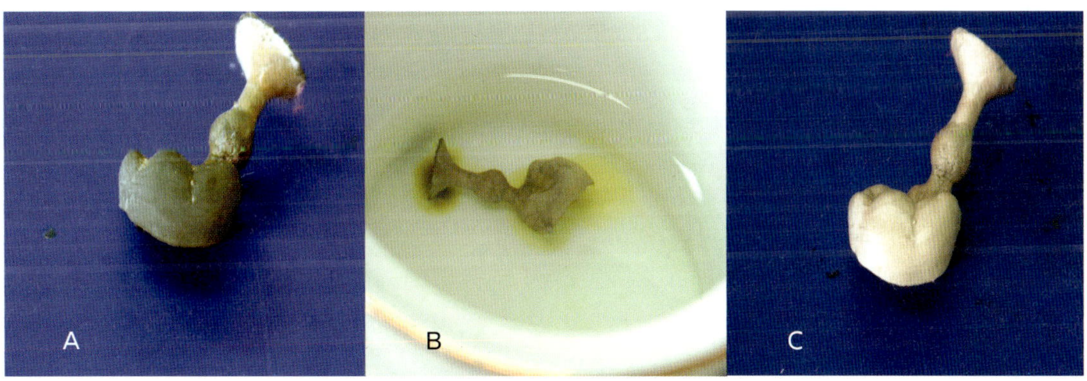

그림 11-2 산화물이 덮인 주조체(A)를 50% 염산 용액에 넣어(B) 산화물을 제거한다(C).

이상 방치해서는 안 되고, 20초 이내에 시행하는 것이 좋다.

6) 산용액은 깨끗해야 하며, 오염되었거나 변색이 발생하였으면 폐기하여야 한다.

7) 황산은 염산보다 작용이 약하므로 중크롬산 칼륨(potassium dichromate)을 1숟가락 첨가하여 사용하면 효과적이다.

8) 서로 다른 종류의 금속을 한 용액에서 산욕하지 않는다.

11-3 연마 및 마무리(polishing and finishing)

연마와 마무리는 주조체 표면을 거친 연마제에서 고운 연마제 순으로 연마하여 표면의 흠집을 현미경 크기로 줄이는 과정으로 구강의 건강, 기능, 심미성을 도모하기 위함이다. 연마와 마무리가 된 주조 수복물은 총 표면적이 감소하고, 표면 거칠기가 감소되어 주조체 표면의 음식 찌꺼기와 세균의 축적, 변색이나 부식 저항성을 향상시킨다. 또한 음식물이 주조체 주위에서 원활하게 미끄러지고, 인접치와 대합치 마모율을 최소화하고, 수복물의 강도를 증가시킴으로 수복물의 기능을 향상시키는 역할을 한다. 제대로 연마된 표면은 환자와 치과의사의 심미적 요구를 충족시킬 수 있다.

1. 다듬질과 관련된 용어

1) 절삭(cutting) : 재료를 자르거나 깎아내는 과정으로 날이 있는 버(bur)나 연마재가 포함된 디스크를 사용한다. 재료가 큰 조각으로 떨어지며 표면에 깊은 골을 남긴다.

2) 연삭(grinding) : 마모에 의해 재료를 제거하는 과정으로 거친 입자의 연마기구를 사용한다. 표면에 연삭 흔적과 스크래치를 남긴다.

3) 마무리(finishing) : 절삭이나 연삭으로 윤곽을 만드는 과정에서 생긴 표면 결함이나 긁힌 자국을 제거하는 과정이다.

4) 연마(polishing) : 표면 입자를 제거하여 재료 표면에 광택 또는 윤기를 제공하는 과정이다. 러버 포인트, 미세 입자 디스크, 연마 페이스트(펠트, 가죽, 러버 등의 비마모성 기구 사용) 등으로 마찰 접촉을 일으켜 제거한다.

5) 벌크 삭제(bulk reduction) : 과잉의 재료를 절삭 또는 연삭하는 과정이다.

6) 윤곽 형성(contouring) : 과잉의 재료를 절삭 또는 연삭을 통하여 해부학적 형태를 만드는 과정이다.

7) 마모(abrasion) : 표면이 서로에 대하여 미끄러질 때 발생하는 재료의 제거 과정으로 2체 마모와 3체 마모가 있다. 2체 마모는 연마제가 포함된 연마기구로 수복물의 표면을 연마하는 것이며, 3체 마모는 연마제 입자가 연마기구와 수복물 사이에서 자유롭게 이동하여 수복물의 표면을 연마하는 것이다.

8) 침식(corrosion) : 표면을 깎아내는 방법으로 압축 공기로 모래 분사하는 물리적 침식과 산으로 표면을 부식시켜 제거하는 화학적 침식이 있다.

2. 절삭, 연삭, 연마, 마무리에 영향을 미치는 요인

1) 연마제 입자의 경도, 모양, 크기, 농도에 의하여 연마 능력에 차이가 있으며 경도가 높은 재료, 날카로운 모양, 큰 입자, 연마제 입자의 농도가 높을수록 연마 능력이 향상된다.
2) 회전 연마 기구의 속력은 분당 회전 속도(revolutions per minute, rpm)로 나타내며, 회전 속도가 빠를수록 연마 능력이 향상된다.
3) 접촉 압력이 높을수록 연마 능력이 향상된다.

3. 연마 및 마무리 재료

1) 마모제(abrasive materials)와 광택제(polishing materials)

마모제는 연삭을 통하여 표면을 제거하는 극히 단단한 재료이며, 광택제는 연삭을 통하여 표면에 생긴 흠집을 제거하고 광택을 내는 마모제보다 입자가 작거나 무른 재료이다. 통상적으로 마모제와 광택제를 통틀어 연마제라고도 한다.

2) 사용 재료

연마제는 천연 연마제와 합성 연마제로 나누며, 천연 연마제로는 광물인 아칸소 스톤, 초크, 강옥, 다이아몬드, 금강사, 석류석, 경석, 석영, 모래, 트리폴리, 지르코늄 실리케이트와 생체 잔유물인 오징어뼈, 규조토 등이 있으며, 합성 연마제로는 탄화규소, 산화알루미늄, 합성 다이아몬드, 루즈, 산화주석 등이 있다.

(1) 천연 연마제(광물)

① 아칸소 스톤(arkansas stone) : 반투명의 밝은 회색이며, 규토질 퇴적암이다. 미세 결정 석영을 포함하며, 법랑질과 금속 합금의 미세한 연삭에 사용된다.
② 초크(chalk) : 흰색이며, 방해석에서 추출한다. 탄산칼슘으로 구성되며, 법랑질, 금박, 아말감, 레진 등의 연마용 페이스트로 사용한다.
③ 강옥(corundum) : 흰색이며, 산화 알루미늄이 주성분이다. 금속 합금의 연삭에 사용되며, 와이트 스톤으로 제작된다.
④ 다이아몬드(diamond) : 무색이며, 탄소가 주성분이다. 세라믹과 컴포짓의 연마에 사용되며, 다이아몬드 디스크, 다이아몬드 포인트, 그 밖에도 여러 가지 연마 기구 및 재료에 포함된다.
⑤ 금강사(emery) : 회색 또는 검은색의 강옥이며, 금속 합금이나 레진의 마무리에 사용된다.
⑥ 석류석(garnet) : 암적색이며, 알루미늄, 코발트, 철, 마그네슘, 망간의 규산염이다. 금속 합금, 레진의 연삭에 사용되며, 디스크나 아버 밴드에 부착하여 사용한다.
⑦ 경석(pumice) : 밝은 회색의 규산질 광물로 아크릴 레진의 연마에 사용되며, 물과 혼합하여 사용한다.
⑧ 석영(quartz) : 무색 투명하며, 탄소가 주성분이다. 금속 합금의 마무리에 사용된다.
⑨ 모래(sand) : 혼합된 색상이며, 실리카가 주성분이다. 금속 합금, 아크릴 레진의 연마에 사용되며, 매

몰재 제거할 때에 공기 분사용으로 사용하거나 페이퍼 디스크에 부착시켜 사용하기도 한다.

⑩ 트리폴리(tripoli) : 회색 또는 적색의 규토질 퇴적암에서 추출한다. 금속합금과 아크릴 레진의 미세한 연마에 사용된다. 왁스와 혼합하여 막대 형태로 제작하며, 비연마성 기구에 묻혀 사용한다.

⑪ 지르코늄 실리케이트(zirconium silicate) : 회색 또는 백색의 무기질이며, 치면 세마용 페이스트로 사용된다.

(2) 천연 연마제(생체 잔유물)

① 커틀(cuttle) : 흰색의 석회질이며, 뼈오징어의 안쪽 껍데기를 제분하여 제작한다. 금속변연부, 아말감의 연마, 세밀한 마모 작업에 사용된다.

② 규조토(kieselguhr) : 수생 식물의 규토질 잔유물이며, 부드러운 연마제로 사용된다.

(3) 합성 연마제

① 합성 산화 알루미늄(aluminum oxide) : 흰색의 합성된 강옥이다. 합성 시 크기와 형태의 조절이 가능하다. 결합된 연마제인 화이트 스톤 또는 코팅된 연마제로 제작되며, 비결합된 연마제로 제작되어 분사용으로 사용한다. 금속 합금, 컴퍼짓 레진, 세라믹의 마무리에 사용되며, 크롬 화합물을 첨가하여 분홍색 스톤으로 제작되어, 도재용 합금의 소성면 마무리에 사용한다.

② 합성 다이아몬드 : 무색이며, 탄소가 주성분이다. 합성 시 크기와 형태 조절이 가능하며, 치아, 세라믹, 컴퍼짓의 연마에 사용한다.

③ 탄화 규소(silicon carbide) : 녹색 또는 검청색의 합성 연마제로 카보런덤(carborundum)이라고도 한다. 코팅된 디스크, 유리질 결합 또는 러버 결합 연마 기구 형태로 제공되며, 금속 합금, 세라믹, 아크릴 레진의 절삭에 사용한다.

④ 루즈(rouge) : 적색의 산화철로 왁스와 혼합하여 막대 형태로 제작된다. 비연마성 기구에 묻혀 귀금속 합금의 연마 및 광택 내기에 사용한다.

⑤ 산화 주석(tin oxide) : 미세한 연마제로 물, 알코올, 글리세린과 혼합하여, 치아와 금속 수복물의 연마에 사용한다.

⑥ 연마 페이스트 : 산화 알루미늄(알루미나)과 다이아몬드 등의 연마제를 글리세린 등에 섞어 제작하며, 최종 연마 시에 합성 발포제, 러버, 펠트 등과 같은 비연마성 기구와 함께 사용한다. 치간 공극에는 접근이 어렵고, 페이스트가 비산하며, 과도한 열이 발생할 수 있다.

4. 연마 장비 및 연마 기구

1) 연마 및 세척용 장비

(1) 레이드(lathe) : 금속을 깎거나 구멍을 파는 선반을 말한다. 치과용 레이드는 모터의 양쪽의 축에 연마 기구를 장착하여 사용하며, 치과용 수지 혹은 합성수지 의치의 연마에 주로 사용한다.

(2) 고속 삭제기(high speed grinder) : 고속 모터가 장착된 연마 기계 장치로 비귀금속의 연마 혹은 국

소의치 금속 구조물의 연마에 사용한다.

(3) 마이크로 모터(micro motor) : 소형 모터가 핸드피스에 내장된 기계 장치로 절삭 및 연마에 사용한다.

(4) 기공용 벨트 엔진(laboratory belt engine) : 모터의 회전력을 벨트를 이용하여 핸드피스로 전달하는 기계 장치로 절삭 및 연마에 사용한다. 벨트의 탈락과 끊어짐, 소음 등의 단점이 있어 사용 빈도가 줄어들고 있다.

(5) 에어 터빈(air turbine) : 압축 공기를 회전 운동으로 변환시키는 회전형 기계로 회전력과 안정성은 우수하나 한곳에 무리한 압력을 가하면 멈추는 단점이 있다. 도재 혹은 컴퍼짓 레진의 절삭 및 연삭에 사용한다.

(6) 초음파 세척기(ultrasonic cleaner) : 진동 효과를 이용하여 미세한 부위의 오물을 세정하는 기계 장치로 진동자가 부착된 금속 용기에 액체를 담고 초음파 진동을 주면, 미세한 기포가 발생한다. 연마의 중간 혹은 최종 단계에 사용하며, 세제를 사용하거나 가열하면 효과를 향상시킬 수 있다.

(7) 증기 세척기(steam cleaner) : 밀폐된 용기에 담긴 물을 가열하여 발생한 수증기를 노즐에서 분사시켜 보철물 혹은 보형, 기구 등의 세정에 사용한다.

(8) 핸드피스(handpiece): 핸드피스 잡는법은 pen-grasping 방법과 palm-thumb grasping 방법이 있다.

2) 금속 주조체 연마용 기구

(1) Separating disc : 탄화규소(silicon carbide, carborundum)나 산화알루미늄(aluminum oxide, alumina) 등을 압착하여 원반 형태로 제작한 기구로 디스크의 측면과 끝으로 절삭할 수 있다. 주조체에서 주입선과 가공의치를 자를 때, 치간 공극을 다듬을 때 사용한다.

(2) Tungsten carbide bur : 탄소 분말과 텅스텐 분말을 탄화시킨 0.5~0.8 μm의 가루와 1~2 μm의 코발트 분말로 성형체를 만들어, 진공에서 가압 소결한 뒤 가공하여 정해진 형태로 제품화한다. 초경합금이라고도 하며 금속의 절삭에 사용한다. 여기에는 fissure bur, round bur, bud bur, denture bur, inverted cone bur 등이 있다.

(3) Sandpaper disc : 한 면이 sand로 코팅된 휘어질 수 있는 paper disc로 금이나 레진의 볼록한 면을 연마할 때 사용한다. 석류석, 금강사, 커틀 등의 연마제를 코팅하여 사용하기도 한다.

(4) Green stone wheel과 point : 탄화규소를 압착하여 제작하는 연마 기구로 휠, 포인트 등 여러 형태로 제조된다. 금속이나 도새의 형태를 다듬는데 사용한다.

(5) Pink stones point : 알루미나를 유리질로 결합하여 제작하며, 도재가 올라갈 금속면을 다듬는데 사용한다.

(6) White stones point : 미세 입자의 알루미나를 함유하며 green stone을 사용한 후 부드럽게 다듬는데 사용한다.

(7) Rubber wheel과 point : 연마제를 라텍스 또는 실리콘 러버와 결합하여 여러 형태로 제작하며 금속과 도재를 연마할 때 사용한다.

그 밖에 연마와 마무리에 사용하는 기구와 재료로는 앞에서 언급한 비결합성 연마제를 묻혀 사용할 수 있는 비연마성 기구인 코튼 휠(cotton wheel = felt wheel), 브러쉬 휠(brush wheel), 직물 휠(rag wheel), 세미 가죽 휠(chamois wheel), 합성 발포제, diamond point, diamond disk, robinson brush, felt cone, buffer wheel, rouge, tripoli, pumice 등이 있다. 또한 주조체의 시적과 교합 조절 등에 사용하는 보조 재료로는 articulating paper, mylor strip, 내면 인기재 등이 있다.

5. 주조 수복물의 부위별 연마와 마무리

석고겸자, 에어 치즐(air chisel), 둥근 버(round bur) 등을 이용하여 매몰재를 제거한 주조체는 환자의 구강에 정확히 장착하기 위하여 연마와 마무리 과정을 시행한다.

주조체의 내면은 치형에 완전하게 장착되고, 합착재를 위한 공간이 부여되어야 하며, 합착재와 결합하기 위한 표면으로 형성되어야 한다. 주조체의 변연은 삭제된 잔존 치아의 마무리선(finish line)에 밀착되고 걸리지 않아야 하며, 주조체의 외면은 고도로 연마된 매끈한 표면으로 정확한 교합 접촉과 인접 접촉이 유지되어야 한다.

연마 시 발생한 미세한 수복물 재료 입자는 마찰열로 인하여 녹아 표면의 미세한 흠집 내로 채워진다. 이렇게 생긴 광택층을 미세 결정 표면층(microcrystaline surface layer)이라 하며 'beilby layer'라고도 한다.

1) 내측 변연(internal margin)

내측 변연의 상방 1 mm는 삭제된 치아에 정확하게 맞아야 한다(그림 11-3).

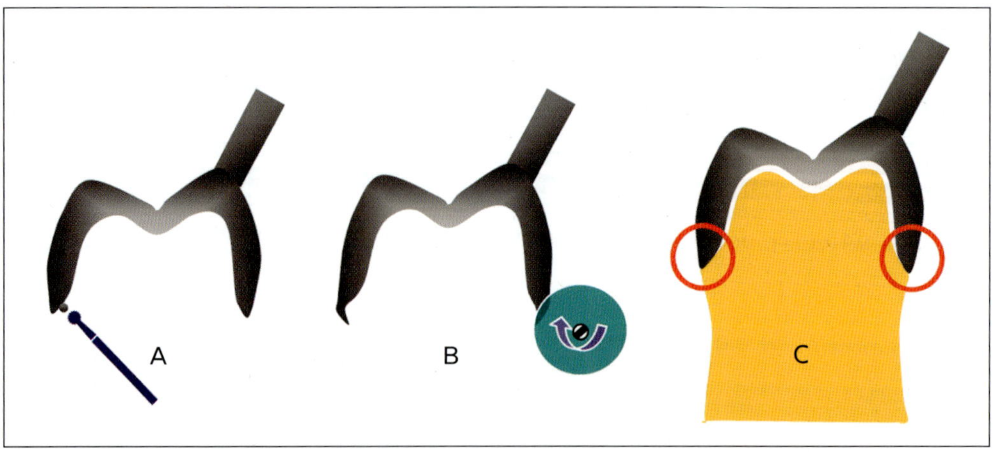

그림 11-3 변연 주위의 결절은 작은 둥근 버(round bur)로 제거하며(A), 긴 변연은 러버 휠로 조절할 수 있다(B). 내측변연 1 mm는 치형에 긴밀하게 접촉하여야 한다(C).

- 기공용 현미경으로 관찰하여 작은 결절이 변연에 붙어 있다면, 둥근 버(round bur)로 반드시 제거한다. 작은 결절을 제거하지 못하면 치형의 변연을 파괴하고 구강내 장착시 치아 변연을 뜨게 만드는 원인이 된다. 주조체의 변연이 긴 경우에는 치형의 변연 파괴를 초래할 수 있으므로 기공용 현미경을 이용하여 정확히 조정하여야 한다. 그러므로 납형형성 시 변연을 재용융하고, 마진을 정확하게 조각하여야 하며, 결절이 생기지 않도록 조심스럽게 매몰을 시행하여야 한다.

2) 내면(internal surface)

삭제된 치아와 주조체 내면 사이에는 합착재 공간을 위한 25~35 μm의 균일한 공간이 필요하며 내면이 접촉되지 않아야 한다(그림 11-4).

- 기공용 현미경으로 관찰하여 결절이 발견되면 적당한 크기의 둥근 버(round bur)로 제거한다. 결절이 남아있는 경우는 주조체가 치형에 정확히 적합되지 않으며, 결절을 제거하지 않은 상태의 주조체를 치형에 장착하면 작은 힘으로도 치형의 마모나 손상을 초래하여 구강내 최종 보철물의 정확도를 저해한다. 그리고 주조체 내면의 합착재와 결합력을 높이기 위하여 50 μm 산화알루미나를 분사하여 거친 면을 만든다. 과도한 분사는 주조체의 헐거움을 초래할 수 있고 주조 후 결절이 크거나 많다면 재제작하여야 한다. 주조체에 자주 결절이 생긴다면 매몰 방법을 검토하여야 하며 매몰재는 진공 혼합하고, 내면에 공기가 갇히지 않도록 주의하여 매몰하여야 한다.

3) 주입로(sprue)

주입선을 절단한 부위를 치아의 외형에 맞도록 조절한다.

- 세퍼레이팅 디스크(separating disk)로 주입선 주위를 자르고, 중앙 부위는 비틀어서 제거한다. 디스크 혹은 스톤 포인트를 이용하여 주조체의 절단 부위를 외형과 조화되도록 다듬는다.

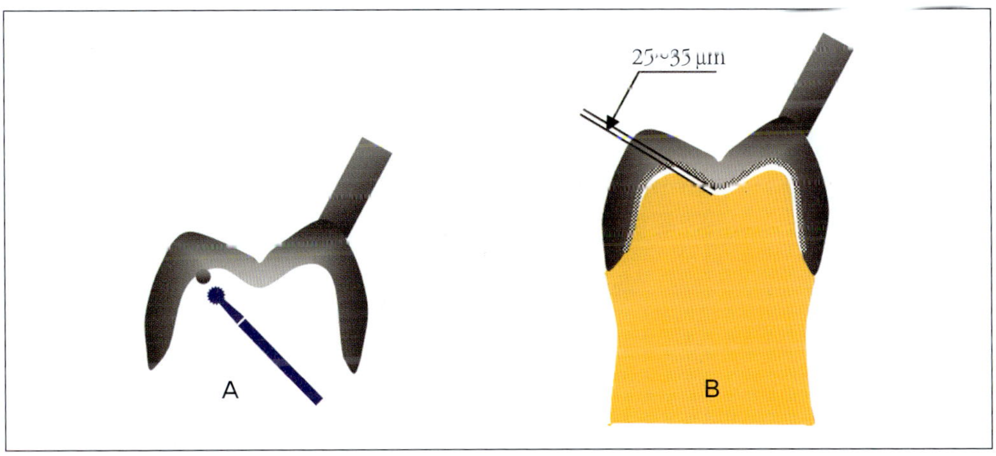

그림 11-4 주조체 내면의 결절은 적절한 크기의 둥근 버로 완전히 제거하며(A), 내면은 거칠게 하여 접착력을 높이고, 합착재를 위한 25~35 μm의 공간이 있어야 한다(B).

4) 인접면 접촉(proximal contact)

인접면 접촉 정도를 약간 강하게 형성하여 구강 내에서 조절할 수 있는 여유를 확보한다.

- 모형 상의 인접 접촉부에 인기재나 교합지를 사용하여 과도한 접촉 부위를 확인하고 러버 휠이나 포인트로 조절한다.

5) 연결부(connectors)

교의치의 연결부는 포물선 모양으로 마무리한다(그림 11-5).

- 연결부 치은측은 얇게 조절한 러버 휠로 주조체의 변연이 손상되지 않도록 주의하면서 연마한다.
- 연결부위의 치관공극은 치간 칫솔이나 자정작용이 가능한 위생적인 형태로 형성한다.

6) 교합면(occlusal surface)

중심 교합에서 접촉하며 편심 교합에서 조기 접촉되지 않도록 조절한다.

- 교합지를 이용하여 과도한 교합 접촉을 확인하고 스톤 포인트로 조절한다. 구(groove)는 날이 무딘, 작은 직경 라운드 버로 연마하고, 교합면의 돌출 부위는 러버 포인트를 사용하여 교합점이 손상되지 않도록 연마한다.
- 주조체의 교합 접촉이 납형의 교합 접촉보다 높은 원인
  ① 모형을 교합기에 부착할 때 발생하는 오류
  ② 납형 형성 시 대합치에 눌린 교합점이 탄성으로 올라온 경우
  ③ 교합점을 과도하게 형성한 경우
  ④ 주조체 내면에 결절이 존재하거나 존재하는 결절을 정확히 조절하지 못한 경우
  ⑤ 매몰재가 과도하게 팽창하여 주조체가 커진 경우
  ⑥ 매몰재의 부족한 팽창으로 주조체가 치형에 덜 들어간 경우

그러므로 납형조각 시에 작은 교합 접촉점을 형성하고 매몰재의 적절한 팽창을 부여함으로써 교합 접촉

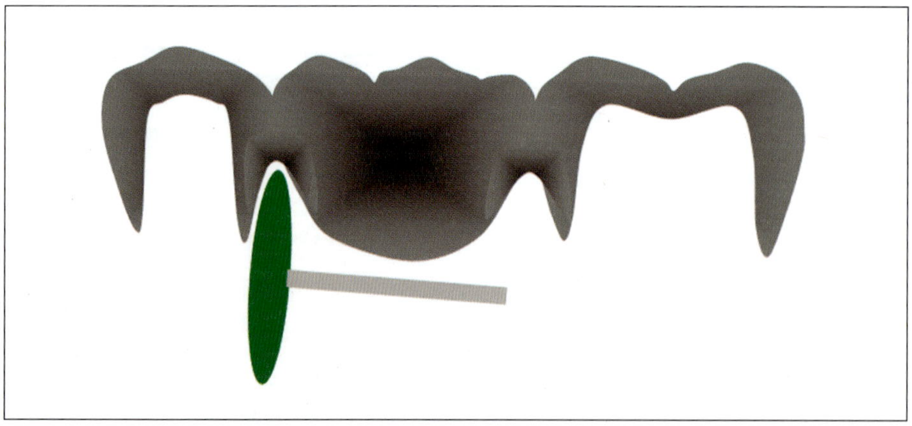

그림 11-5 연결부 치은측은 둥글고 얇게 조절한 러버 휠로 연마한다.

조절 시간을 최소화할 수 있다.

교합 접촉의 조절에 사용되는 연마 기구에는 flame shaped finishing bur, 다이아몬드 버, 스톤 포인트, 스톤 휠 등이 있다. 너무 거칠거나 큰 연마 기구의 사용은 불필요한 함몰부를 만들어 교합 접촉의 상실을 초래하고 교합 접촉을 조절한 후, 과도하게 연마하면 교합 접촉점이 상실된다.

거친 교합면 형성을 위하여 알루미나를 분사할 경우, 작은 입자의 알루미나(25~50 μm)로 단시간(약 1초) 분사하는 것이 좋다. 광택 형성 시 브러쉬 휠이나 코튼 휠에 루즈를 묻혀 광택을 내면 5 μm 정도의 마모가 발생한다.

7) 축면(axial wall)

음식물이 주조체 주위에서 원활하게 미끄러져 치태가 부착되지 않도록 매끈하고 활택한 표면을 형성한다.

- 표면에 형성된 흠집을 제거하기 위하여 거친 연마기구에서 부드러운 연마기구 순으로 연마하며, 처음부터 부드러운 연마 기구를 사용하면 흠집을 제거하기 어렵다. 회전 연마 기구를 사용할 때에는 한 곳이 과도하게 연마되지 않도록 가벼운 압력으로 회전시키면서 연마한다. 코튼 휠이나 브러쉬 휠은 루즈를 묻혀 고속으로 회전시켜 광택을 낸다.

8) 외부 변연(external margin)

외부 변연은 삭제된 마무리선에 정확하게 맞아야 하며 활택한 표면으로 형성한다. 수복물과 치아 사이 이행부의 결함이 있으면 치태가 침착하여 치아의 수명에 직접적인 영향을 주므로 특별한 주의가 필요하다.

- 러버 포인트와 실리콘 러버 포인트를 사용하여 조심스럽게 표면의 흠을 제거하며, 치형에 장착시킨 상태에서 코튼 휠이나 브러쉬 휠에 루즈를 묻혀 고속으로 회전시켜 광택을 낸다. 변연부의 연마는 매우 조심스럽게 시행되어야 하며 납형형성 시, 매끄럽고 정확한 변연을 형성하는 것이 중요하다. 50 μm 정도 변연이 뜨는 경우 치과용 탐침의 끝에 걸리게 되며, 변연부가 이개되었다고 한다. 미세한 틈새라도 치아 우식증을 발생시키는 구강 미생물(streptococcus mutans, 직경 0.6~1.0 μm인 연쇄구균)이 적분, 당분과 함께 저류하여 2차 우식증을 발생시킨다. 통상적인 스톤 모형은 삭제된 치아보다 약 25 μm 넓으므로 연마와 광택 형성 시, 한쪽에 12.5 μm 정도의 연마가 가능하다.
- 변연의 결함의 유형으로는 변연이 긴 경우, 짧은 경우, 두꺼운 경우, 얇은 경우, 열린 경우, 지저분한 경우 등이 있다(그림 11-6).

① 긴 변연은 납형조각 시에 발생하며, 삭제된 치아의 마무리선에 맞도록 정밀하게 변연부를 다듬는다.

② 짧은 변연은 납형 변연의 결함, 주조 결함, 주조체 내면 결절의 불충분한 제거나 변연 결절의 과도한 수정, 매몰재의 불충분한 팽창 등이 원인이다. 부분적으로 변연이 짧은 경우는 납형조각 시 변연이 짧아진 것이며, 정밀하게 변연을 형성하여야 한다. 변연이 나오지 않았거나, 주조 금속이 과용융되었거나 주조할 때 매몰재 입자가 섞여 들어가서 불완전하게 주조되면 변연이 짧아지며, 재제작하여야 한다.

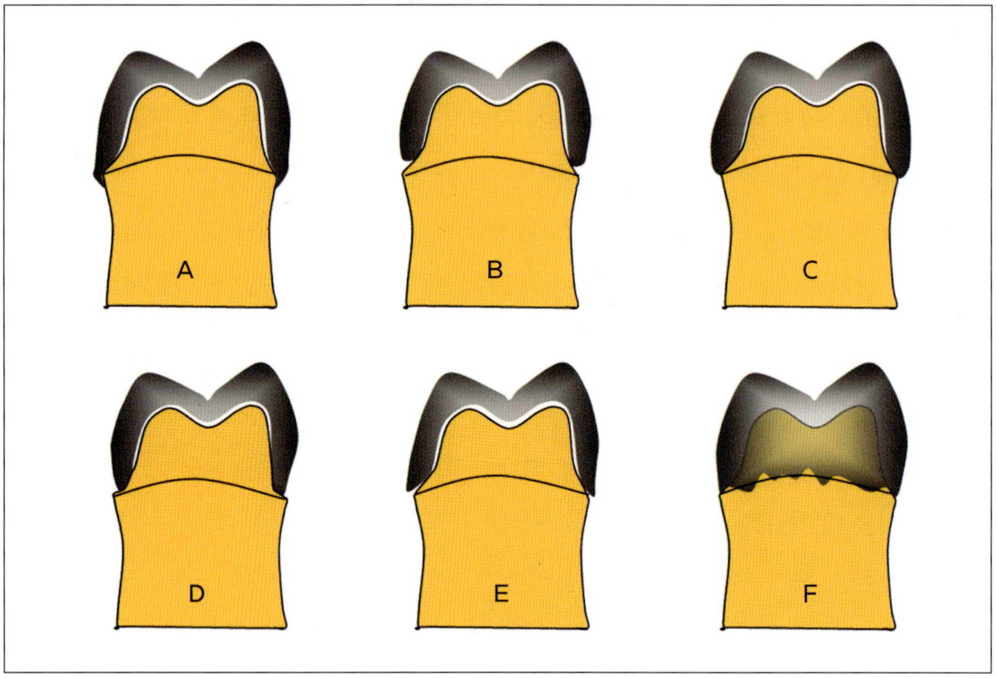

그림 11-6 변연결함의 유형(A : 긴 변연, B : 짧은 변연, C : 두꺼운 변연, D : 얇은 변연, E : 열린 변연, F : 지저분한 변연)

③ 두꺼운 변연은 납형에서 과도하게 형성된 경우이며 잔존치아의 치면과 부드럽게 이행되지 못하므로 연마 시에 조절하여야 한다. 과도하게 수정하면 변연이 얇아지거나 손상되므로 주의한다.

④ 얇은 변연은 과도하게 연마한 경우로써 최소한의 연마로 매끈하고 광택나는 변연으로 마무리한다.

⑤ 열린 변연은 납형이 수축된 경우, 납형을 제거할 때 변연이 벌어진 경우, 매몰할 때 변연에 무리한 힘을 가한 경우 등으로 발생한다. 그러므로 납형 변연의 재형성과 정밀한 조각, 치아장축 방향으로 납형 제거, 적절한 온도로 납형을 용융, 매몰 시 변연에 무리한 힘을 가하지 않아야 한다.

⑥ 지저분한 변연은 금속의 과열 또는 매몰재의 파괴 등이 원인이며, 심한 경우 재 제작한다.

6. 귀금속 합금의 연마와 마무리 순서

1) 주입선 절단

(1) 카보런덤 디스크를 사용하여 주조체가 손상되지 않도록 최대한 짧게 자른다(그림 11-7).

(2) 자른 부위는 텅스텐 카바이드 버나 스톤 포인트로 다듬는다(그림 11-8).

(3) 내면 조절 과정에서 주조체를 잡기 쉽도록 치형에 적합한 후, 절단하기도 한다.

2) 주조체 적합(치형)

(1) 고배율의 확대경이나 기공용 현미경을 사용하여 주조체 내면에 부착된 결절이나 결함을 점검한다.

(2) 발견된 결절은 라운드 버나 피셔 버로 제거한다(그림 11-9).

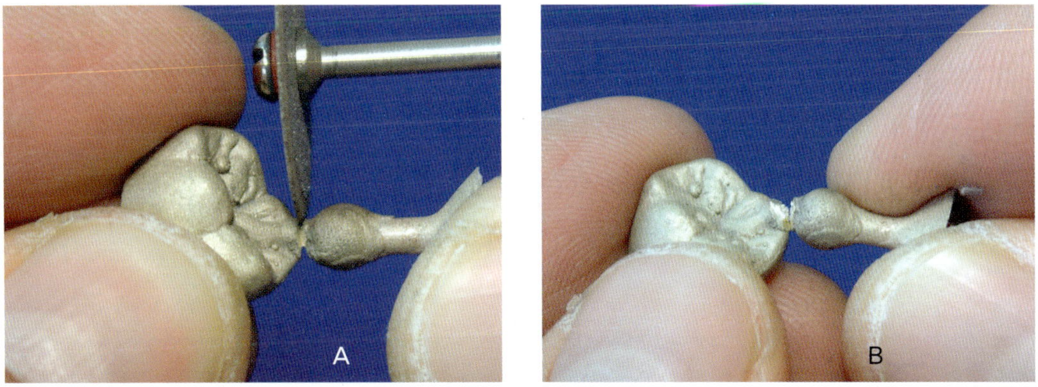

그림 11-7 카보런덤 디스크로 주입선 주위를 삭제하고(A), 손으로 떼어낸다(B).

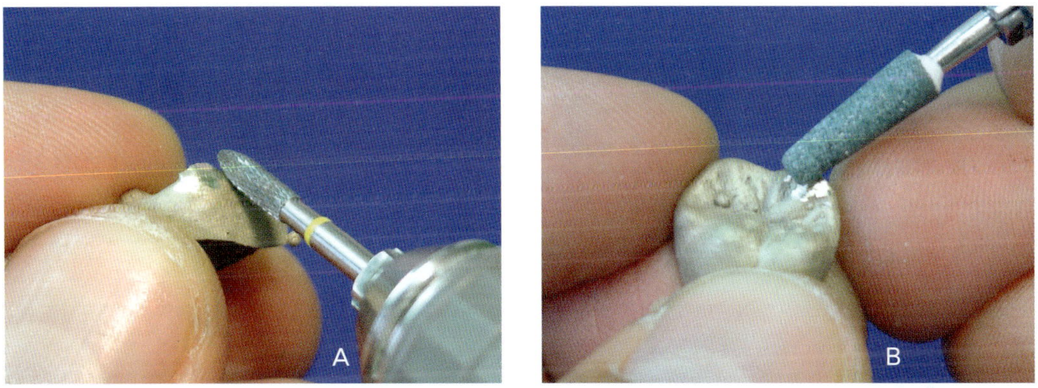

그림 11-8 주입선 절단 부위는 텅스텐 카바이드 버나 스톤 포인트로 다듬는다.

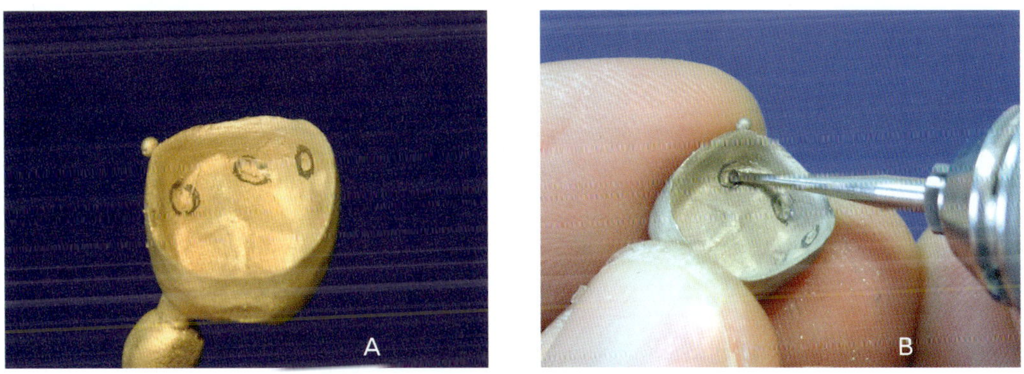

그림 11-9 내면의 결절은 확인하고(A), 라운드 버로 세거한다(B).

(3) 주조체를 치형에 넣어 완전히 들어가는지 확인한다. 무리한 힘을 가하여 치형이 손상되지 않도록 주의한다(그림 11-10).

(4) 주조체가 치형에 맞지 않는 경우 치형에 인기재(rouge를 크로르포름에 녹인 용액 혹은 전용의 내면 인기재)를 바르고 건조시킨 후, 주조체를 치형에 넣어 인기된 부위를 라운드 버나 피셔 버로 제거한다. 주조체의 변연이 치형의 마무리선에 일치할 때까지 조절한다(그림 11-11~13).

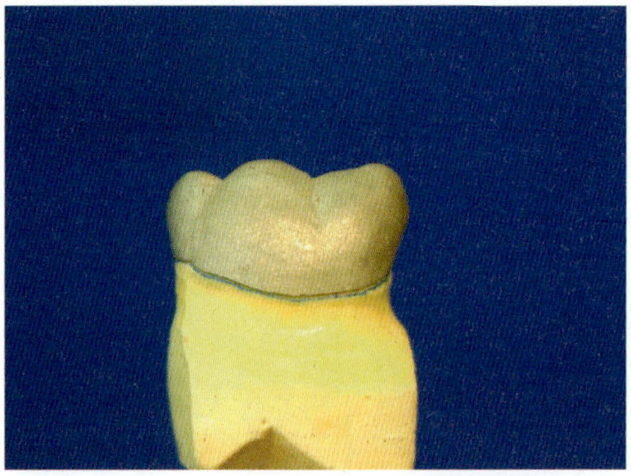

그림 11-10 치형에 넣어 변연을 확인한다.

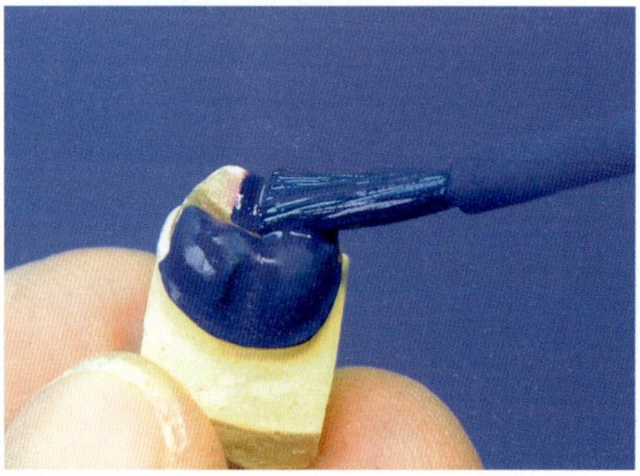

그림 11-11 내면 인기재를 바르고 말린다.

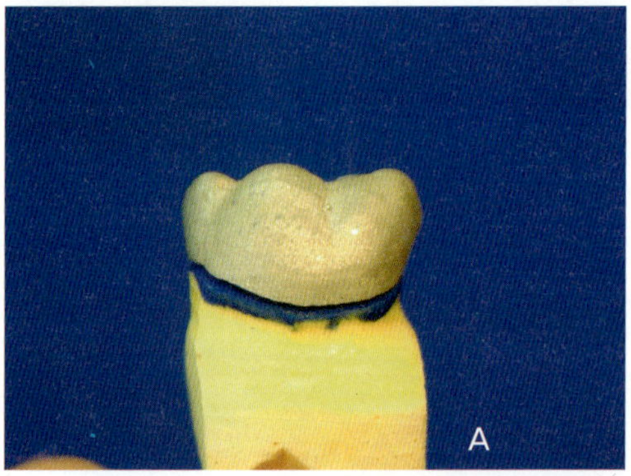

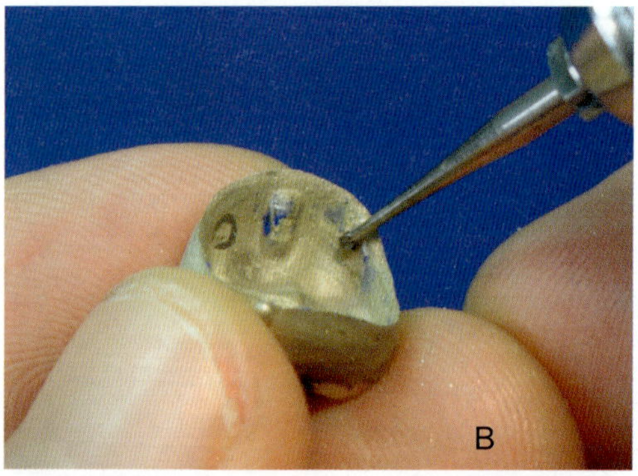

그림 11-12 주조체를 치형에 맞추어 먼저 닿는 부위를 표시한 후(A), 삭제한다(B).

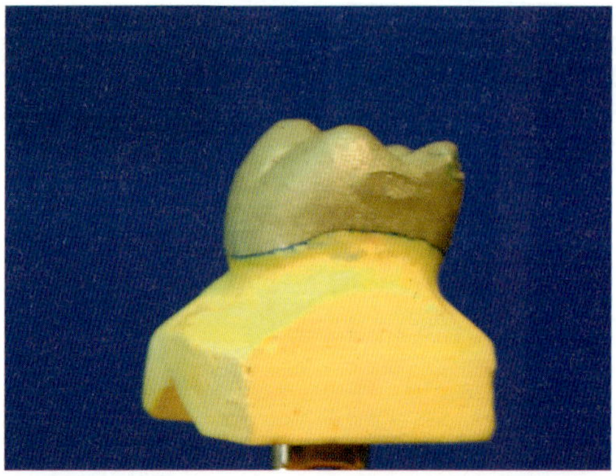

그림 11-13 주조체의 변연이 치형의 마무리선과 일치하는지 확인한다.

(5) 수정이 완료되면 치형에 묻은 인기재를 세척한다.

3) 인접면 접촉부의 조절

(1) 주조체를 작업 모형에 맞추어 본다.

(2) 교합지를 이용하거나, 인접치 접촉부에 인기재를 바른 후, 주조체를 넣어서 닿는 부위를 표시한다(그림 11-14).

(3) 주조체의 접촉부에 표시된 부위를 러버 휠로 제거한다(그림 11-15). 구치부 접촉면은 교합·치경으로 1 mm, 협·설로 2 mm의 크기가 되어야 한다.

(4) 접촉부는 긴밀하게 접촉하여야 하며, 치실을 이용하여 접촉 정도를 확인한다(그림 11-16).

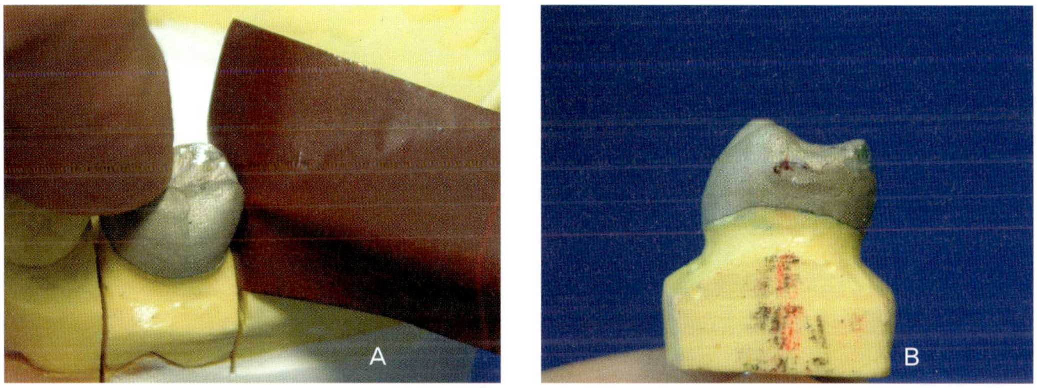

그림 11-14 교합지를 사용하여 닿는 부위를 표시한다.

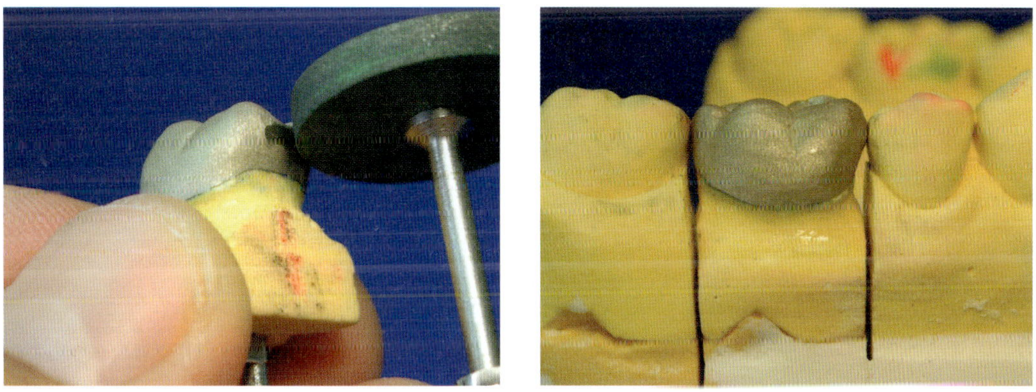

그림 11-15 러버 휠로 접촉부를 조절하여(A) 작업 모형에 맞춘다(B).

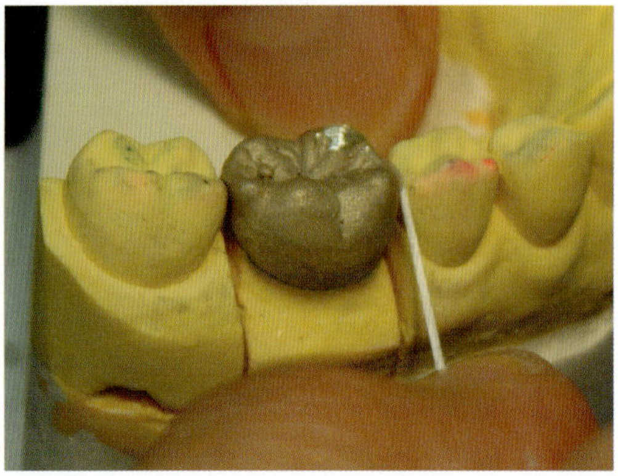

그림 11-16 치실을 인접면에 넣어 접촉 정도를 측정한다. 약한 힘으로는 인접면 아래로 치실을 관통시킬 수 없다.

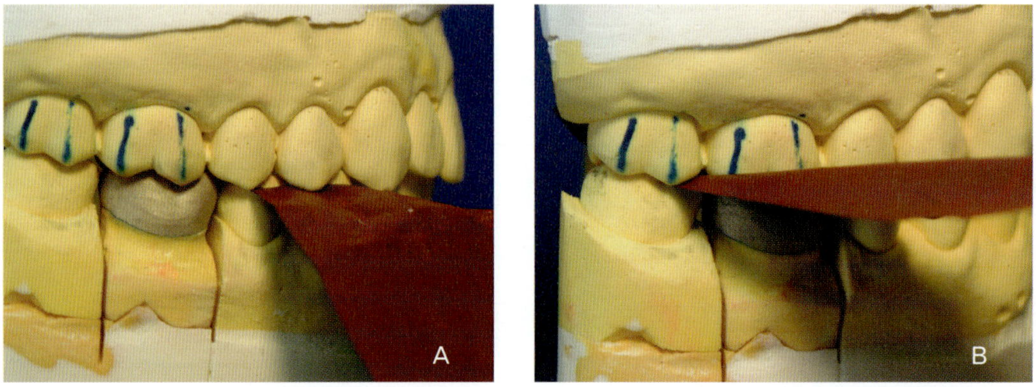

그림 11-17 교합지로 인접치 교합을 확인하고(A), 주조체의 중심 교합점을 표시한다(B).

4) 교합접촉의 조절

(1) 주조체를 모형에 장착한 상태에서 교합을 검사한다. 교합지로 인접치의 교합을 검사한다. 인접치에서 교합지가 빠져 나오고, 주조체에서 교합지가 물리면, 주조체의 교합이 높은 것이다(그림 11-17).

(2) 교합지로 중심 교합에서 닿는 점을 표시하고, 스톤 포인트로 삭제한다. 적절한 교합을 달성할 때까지 반복한다(그림 11-18).

(3) 작은 러버 휠로 중심 교합 접촉을 최종 조절한다. 조절된 교합 접촉은 교합 검사용 스트립(두께 8μm)을 잡아야 하며, 교합기를 닫은 상태에서 세게 잡아당길 때, 빠져 나오는 정도가 좋다(그림 11-19).

(4) 작업측, 비작업측, 전방운동 시에 조기접촉 부위를 중심 교합 조절 방법과 동일한 방법으로 제거한다. 이미 조절한 중심 교합점은 손상되지 않도록 주의한다.

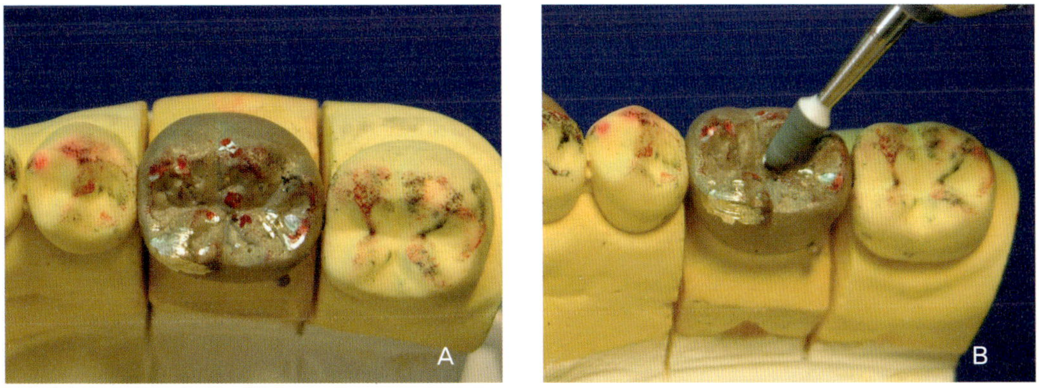

그림 11-18 표시된 교합점(A)을 스톤 포인트로 삭제한다(B).

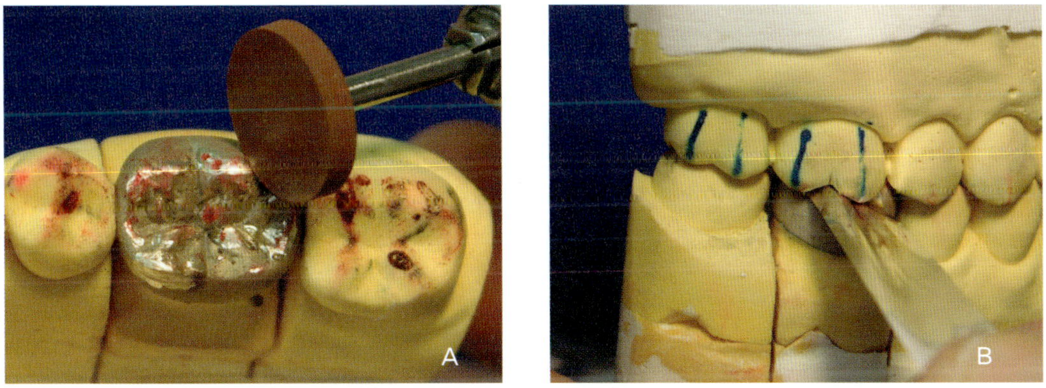

그림 11-19 러버 휠로 최종 교합 조절을 시행하고(A), 교합 검사용 스트립(shimstock)으로 검사한다(B).

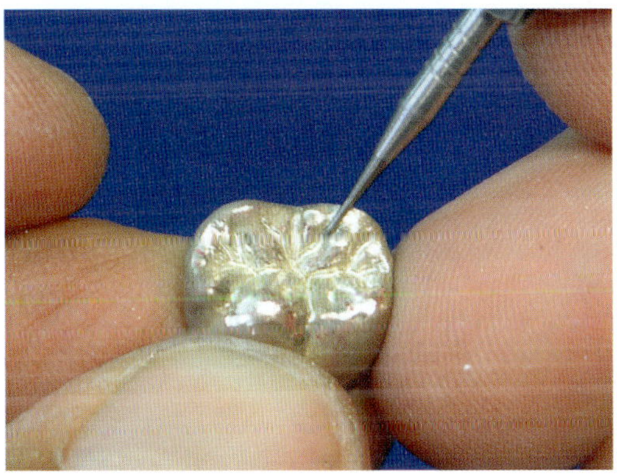

그림 11-20 #1/2 라운드 버로 구에 있는 작은 결설을 제거한다.

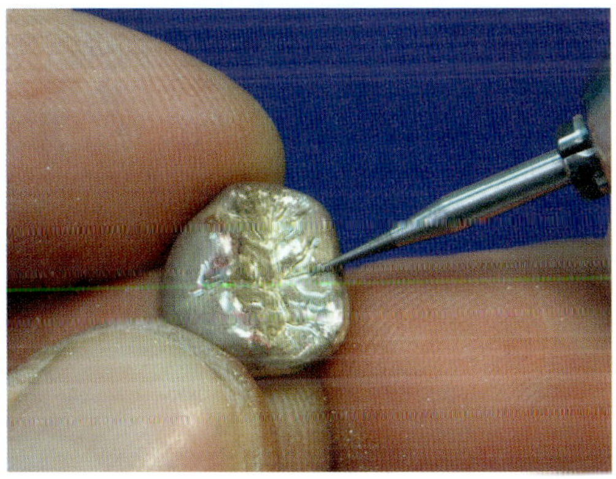

그림 11-21 #1/2 라운드 버로 구를 연마한다.

5) 교합면 구의 재조절 및 연마

(1) #1/2 라운드 버로 구에 있는 작은 결절을 제거한다(그림 11-20).

(2) #1/2 라운드 버를 이용하여 교합면 구를 재조절한다. 중심와에서 바깥쪽으로 당겨가며 조절한다. 버가 좌·우로 벗어나지 않도록 뉘어서 시행한다(그림 11-21).

6) 주조체 표면의 연마

(1) 러버 휠로 변연부를 제외한 축면을 연마한다. 과도하게 삭제되지 않도록 약한 힘으로 회전시켜가며 연마한다(그림 11-22).

(2) 러버 포인트로 교합면과 축면을 연마하고, 뾰족하게 갈아 접촉점과 변연부를 조심스럽게 연마한다(그림 11-23, 24).

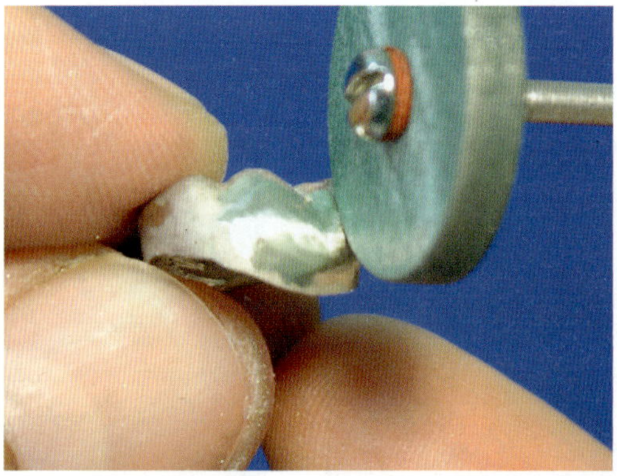

그림 11-22 러버 휠을 가볍게 회전 접촉시켜 축면을 연마한다.

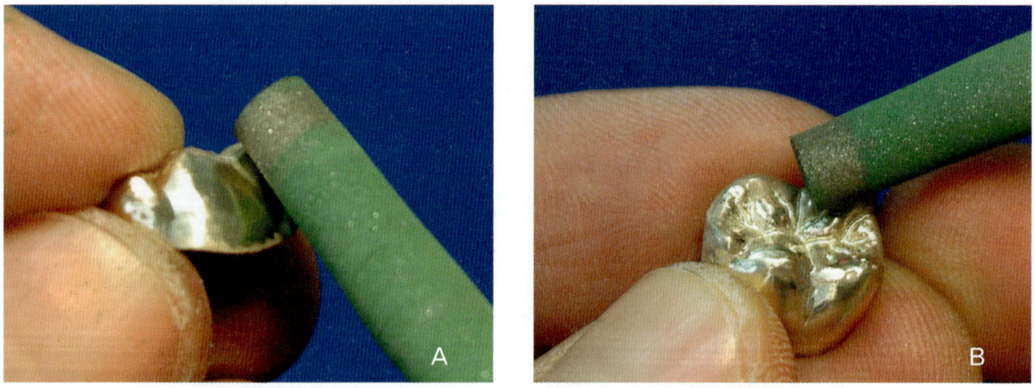

그림 11-23 러버 포인트로 축면과 교합면을 연마한다.

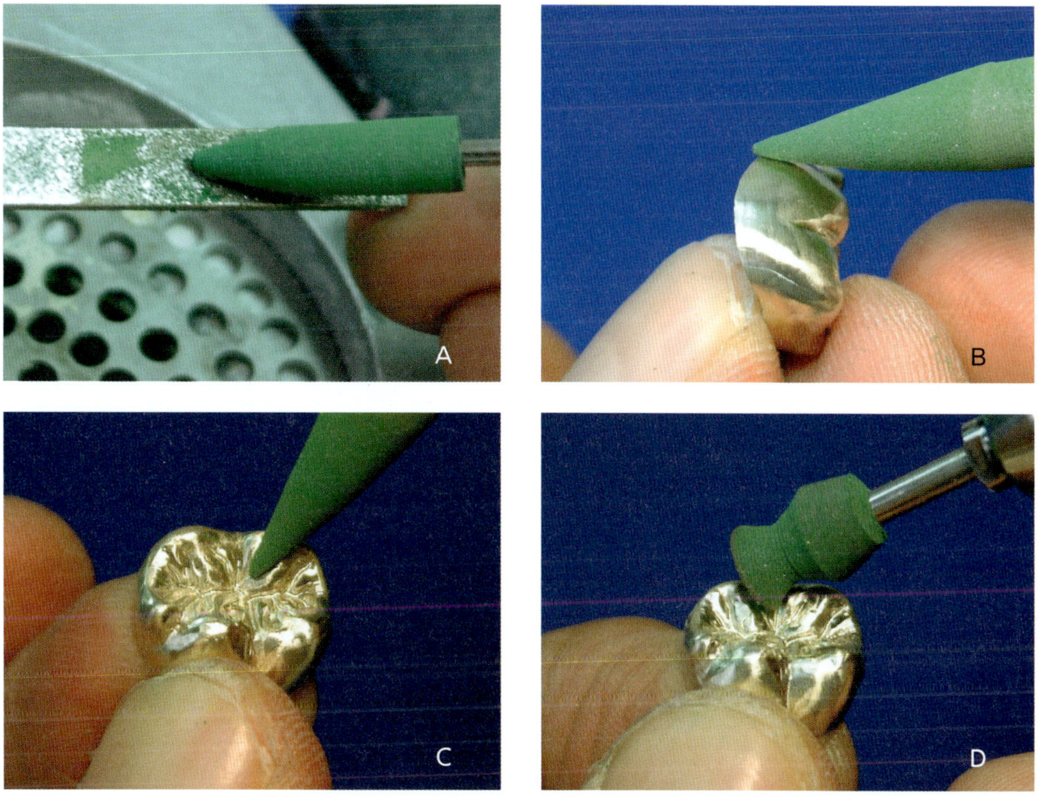

그림 11-24 러버 포인트의 끝을 뾰족하게 갈아서(A) 변연과 교합면의 오목한 부위를 연마한다(B,C). 구 주변을 연마하기 위하여 러버 포인트의 끝을 컵 모양으로 다듬어 사용하기도 한다(D).

7) 광택 내기 및 세척

(1) 부드러운 브러쉬 휠에 트리폴리와 루즈를 묻혀 광택을 낸다(그림 11-25). 이 과정에서 주조체의 변연부는 보호되어야 한다. 직물 휠, 세미가죽 휠, 코튼 휠에 루즈를 묻혀 최종 광택을 낸다(그림 11-26).

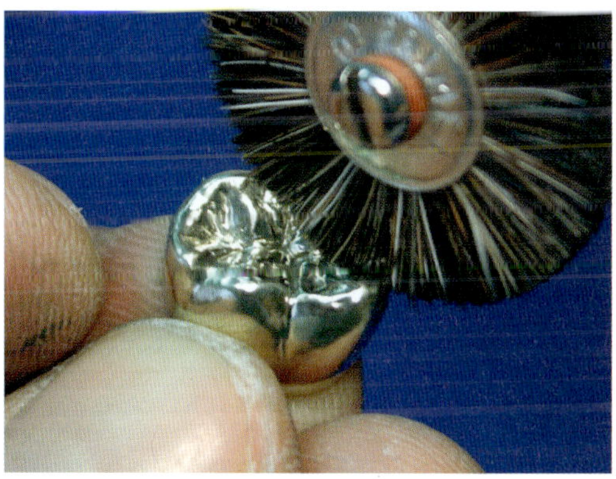

그림 11-25 브러쉬 휠에 트리폴리와 루즈를 순차적으로 묻혀 광택을 낸다.

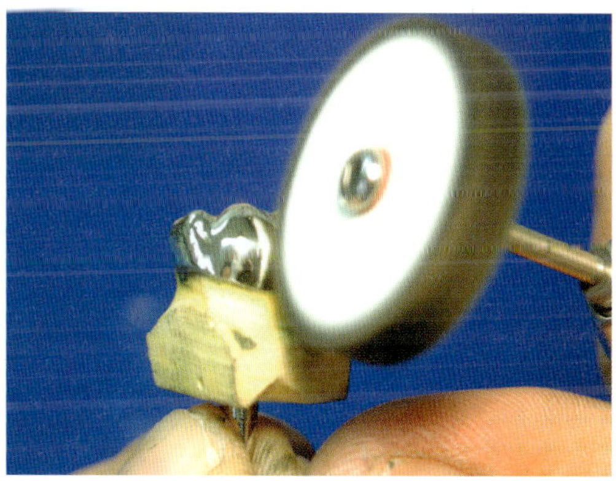

그림 11-26 코튼 휠에 트리폴리와 루즈를 순차적으로 묻혀 광택을 낸다.

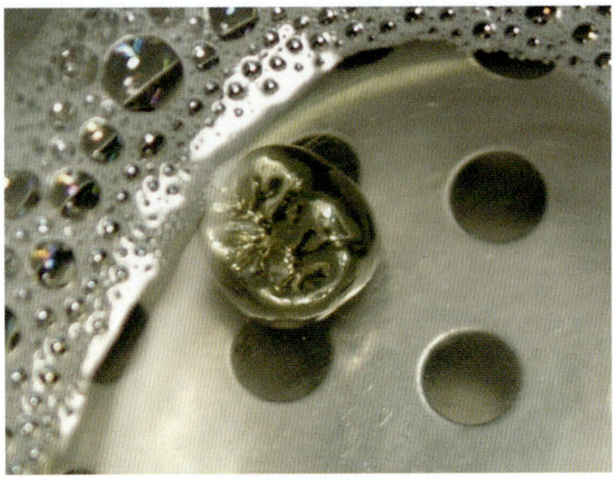

그림 11-27 세제가 담긴 용기에 넣어 초음파 세척한다.

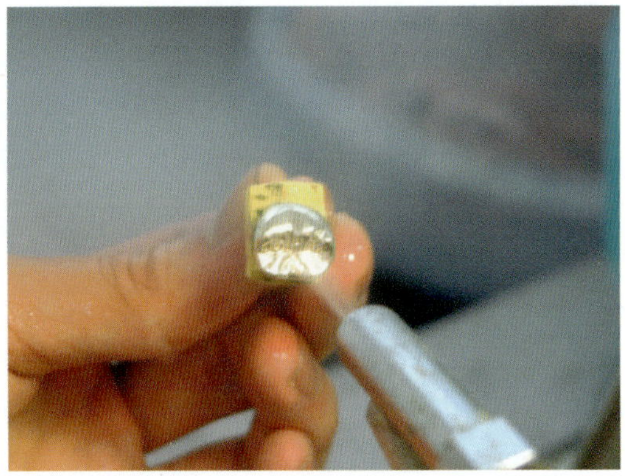

그림 11-28 증기세척기로 세척한다.

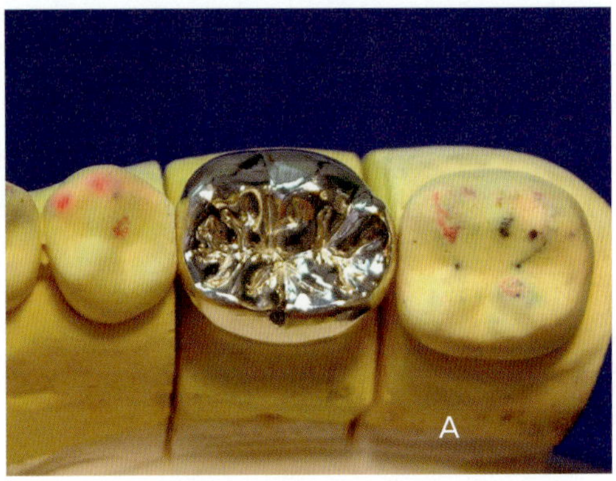

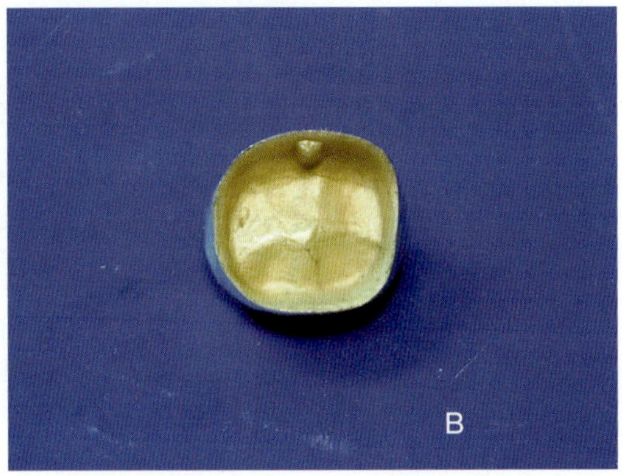

그림 11-29 광택내기가 완료된 크라운 외면(A)과 양호한 접착을 위하여 50 μm 알루미나로 내면 삭제 처리된 크라운 내면(B).

(2) 세제가 담긴 용기에 넣어 초음파 세척하거나, 증기세척기(steam cleaner)로 세척한다(그림 11-27, 28).

(3) 주조체의 외면은 거울과 같이 매끄러운 표면이어야 하며, 주조체의 내면은 알루미나로 공기 분사된 거친 면이어야 한다(그림 11-29).

7. 비귀금속 합금의 연마와 마무리 순서

비귀금속 합금의 연마 방법은 귀금속 합금에 사용된 방법과 유사하다. 그러나 비귀금속 합금이 귀금속 합금보다 표면 경도가 강하므로, 절삭 능률이 뛰어난 절삭 기구로 연마한다.

1) 매몰재 제거

주조 후 실온에서 서서히 냉각시킨다(그림 11-30). 주조체가 손상되지 않도록 매몰재의 가장자리부터 석고 겸자로 제거한다(그림 11-31). 석고 결합 매몰재보다 강하여 쉽게 제거되지 않으며, 물에 넣으면 좀 더 쉽게 제거할 수 있다.

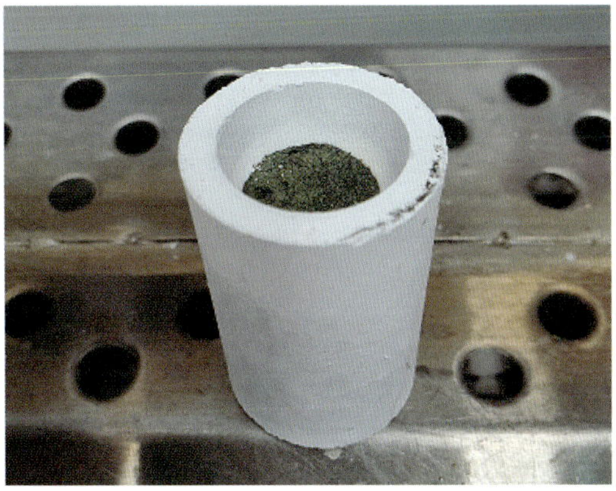

그림 11-30 주조 후 방냉한다.

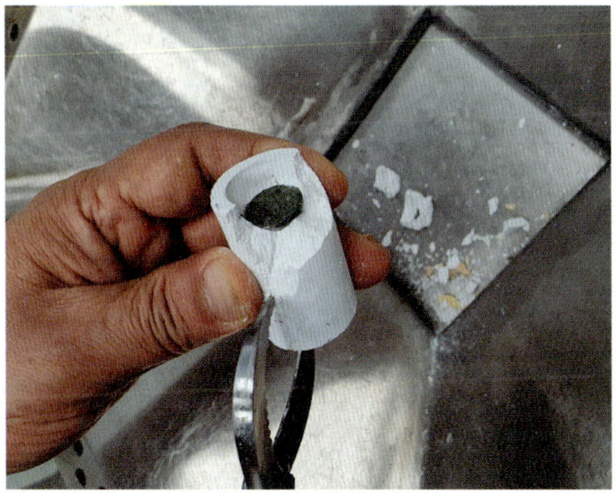

그림 11-31 석고 겸자로 가장자리 매몰재를 제거한다.

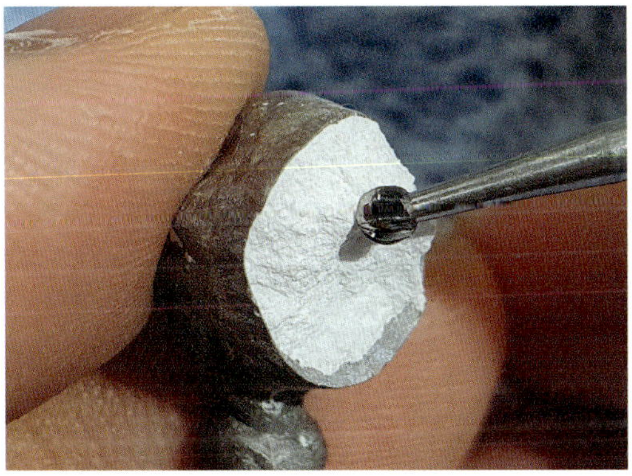

그림 11-32 내면에 남아있는 매몰재는 라운드 버로 제거한다.

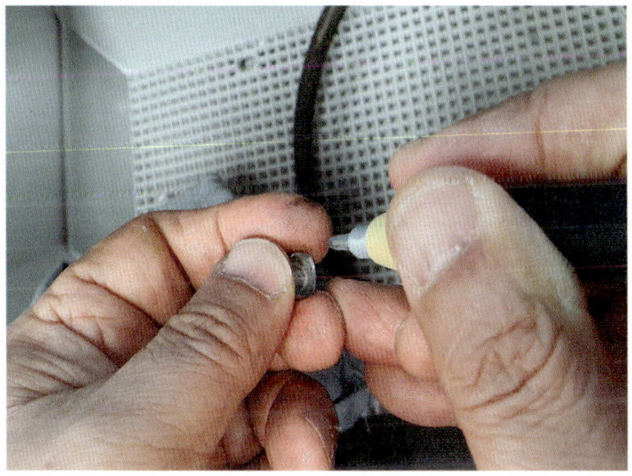

그림 11-33 주조체에 붙은 매몰재는 50 μm의 알루미나를 분사하여 제거한다.

주조체에 붙은 매몰재를 떼어내고, 내면의 매몰재는 주조체가 손상되지 않도록 주의하며 라운드 버로 제거한다(그림 11-32). 주조체에 붙은 작은 양의 매몰재는 50 μm의 알루미나를 분사하여 제거한다(그림 11-33).

2) **주조체 직합** : 귀금속과 동일한 방법으로 시행한다.

3) **인접 접촉의 조절** : 귀금속과 유사한 방법으로 시행하며, 인접면을 삭제할 경우에는 스톤 포인트 사용 후, 러버 휠을 사용한다(그림 11-34).

4) **교합 접촉의 조절** : 교합지를 사용하여 조기 접촉 여부를 검사한다. 조기 접촉 부위가 있으면 스톤 포인트를 사용하여 수정한다(그림 11-35). 교합을 시켰을 때 인접치와 주조체가 모두 교합지를 잡을 때까지 반복하여 수정한다.

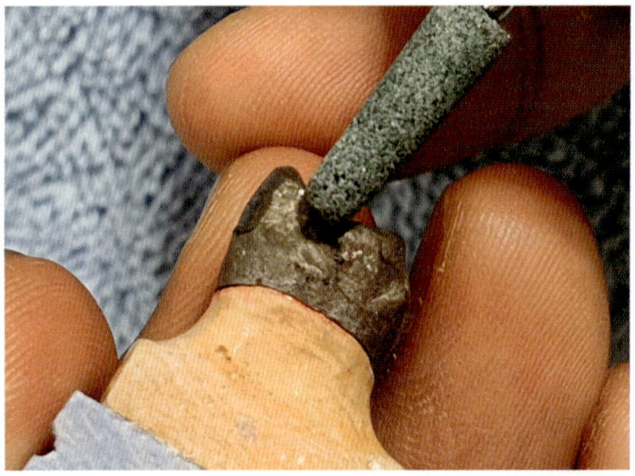

그림 11-34 과도한 인접 접촉은 스톤 포인트로 삭제한다.

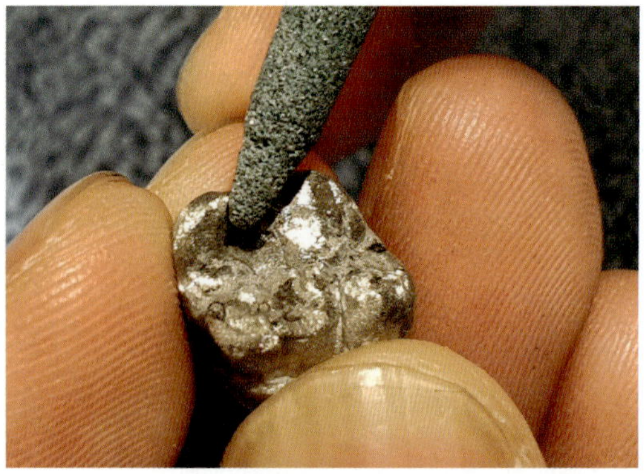

그림 11-35 과도한 교합 접촉을 스톤 포인트로 삭제한다.

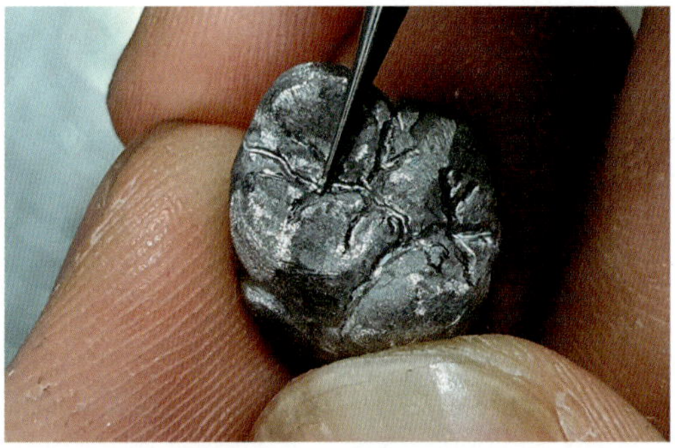

그림 11-36 교합면 구는 피셔 버로 재조절하고 #1/2 라운드 버로 연마한다.

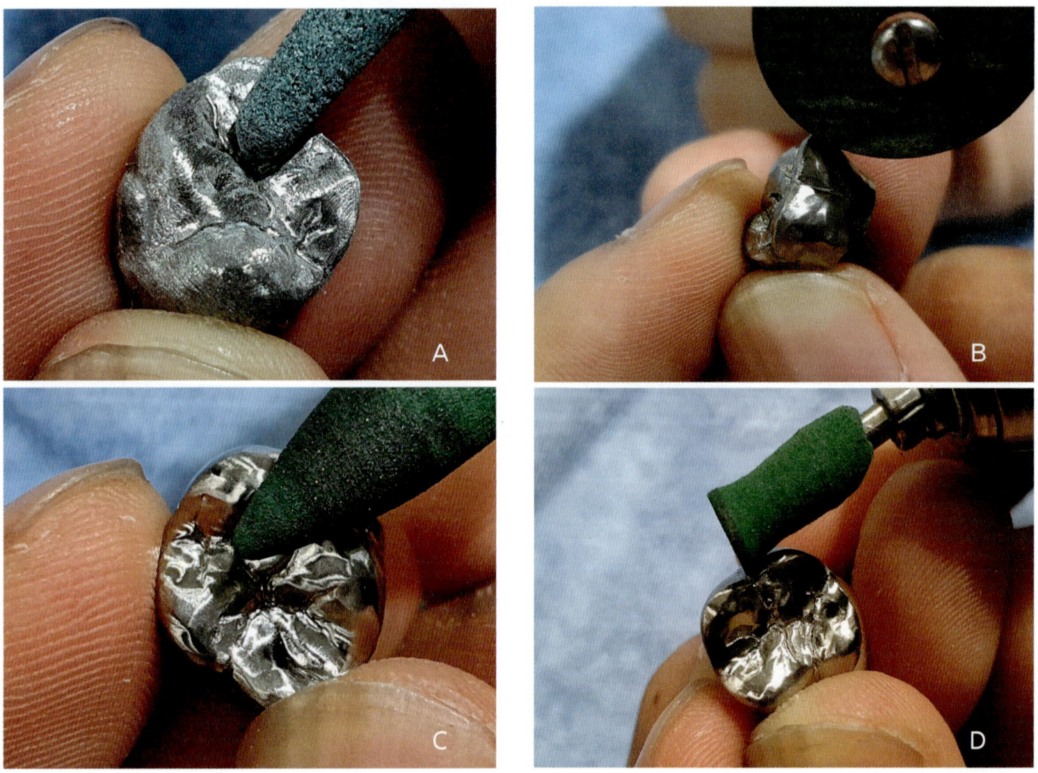

그림 11-37 스톤 포인트로 거친 부위를 연마한 후 러버 휠, 러버 포인트 순서로 표면을 연마한다.

5) **교합면 구(溝, sulcus)의 재조절 및 연마 :** 비귀금속 합금 주조체의 구(溝)를 연마할 때에는 절삭 능력을 높이기 위하여 피셔 버를 사용하기도 한다. 라운드 버보다 절삭 능력이 뛰어나므로 힘을 지나치게 주지 않도록 주의한다(그림 11-36).

6) **주조체 표면의 연마 :** 주조체 표면이 거친 경우에는 먼저 스톤 포인트를 사용하여 연마한 후, 귀금속과 유사한 방법으로 연마한다(그림 11-37).

7) **광택 내기 및 세척 :** 코튼 휠과 브러쉬 휠에 비귀금속용 루즈를 묻혀 광택을 내고 주조체를 세제가 담긴 초음파 세척기에 담아 세척하거나, 증기세척기로 마무리 한다(그림 11-38). 세척이 끝난 주조체의 외면은 거울과 같이 매끄러운 표면이어야 한다(그림 11-39).

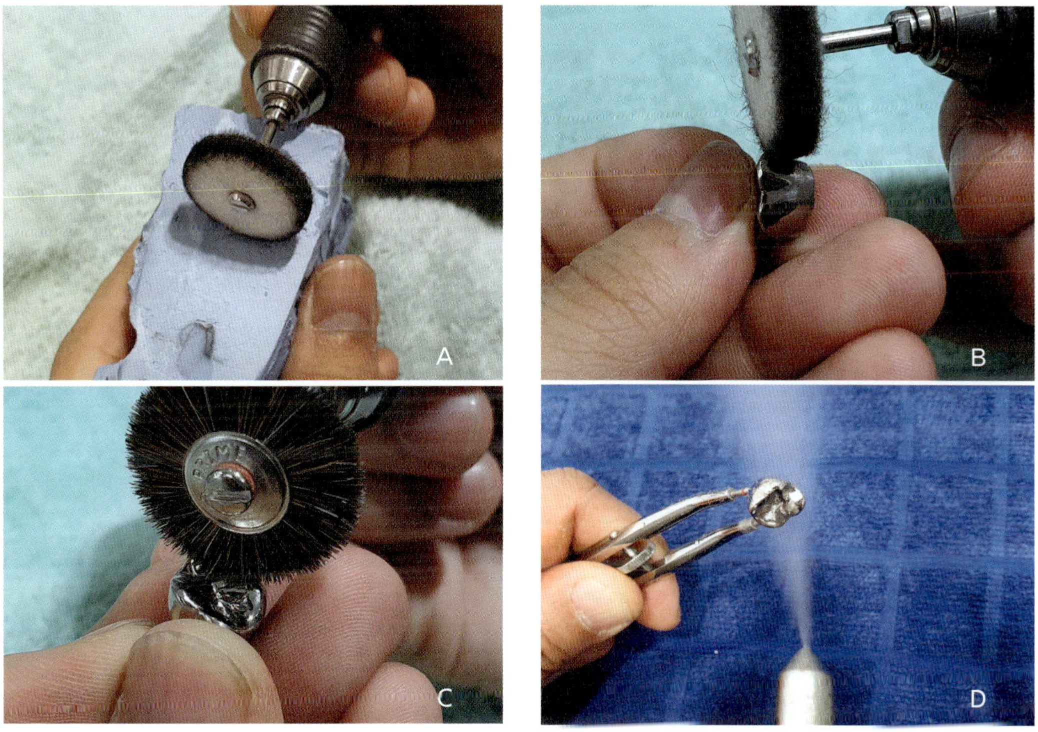

그림 11-38 코튼 휠과 브러쉬 휠에 비귀금속용 루즈를 묻혀 광택을 내고 증기세척기로 세척한다.

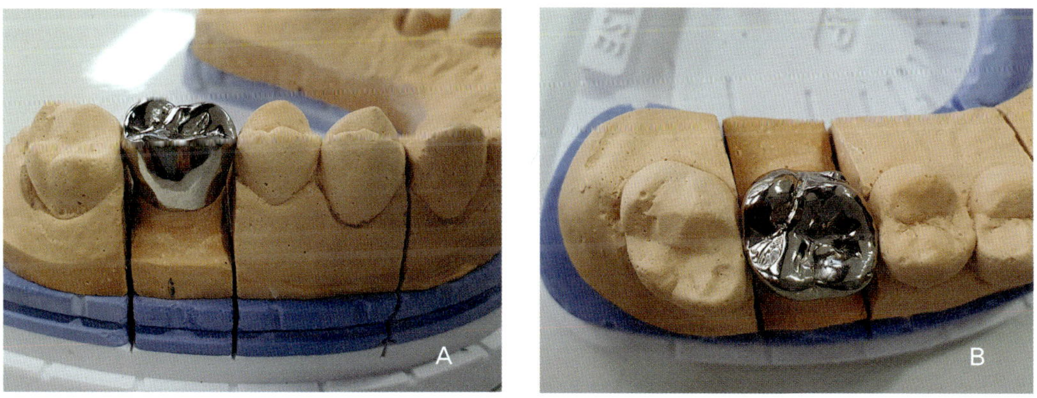

그림 11-39 광택 내기가 완료된 크라운 협면(A)과 교합면(B).

12 임시 수복물 (Provisional Restorations)

12-1 임시 수복물의 기능

임시 수복물은 치아를 삭제하고 최종 수복물을 합착할 때까지 임시로 장착하여 사용하는 보철물을 말한다. 이러한 임시 수복물은 temporary restorations라 불리우기도 하며 일반적으로 사용 기간이 짧아 제작 과정을 소홀히 하는 경우가 있으나, 영구 보철물을 제작하기 위한 전체 과정 중에 중요한 일부분이라 생각해야 하며 시간과 노력이 투자되어야 한다.

임시 수복물은 예기치 못한 상황이나 치료 목적으로 사용할 때에는 장기간 사용할 수 있어야 한다. 임시 수복물은 지대치 보호나 안정성, 저작 효율의 유지, 심미적 만족감 및 진단상의 정보를 얻기까지 다양한 기능을 가지고 있다. 그러므로 임시 수복물을 제작하기 위해서는 영구 보철물 만큼의 시간과 정성을 드려야 하며, 정확한 임시 수복물의 기능에 대한 이해가 필요하다.

1. 보호

삭제된 치아의 치수 보호, 치주 조직 보호, 혀·볼 등을 교상으로부터 보호, 법랑질 파절로부터 보호하며, 치아의 위치 이동을 방지하는 기능을 한다.

삭제된 치아의 치수는 섭취한 음식물로 인하여 열적·화학적으로 자극될 수 있으므로 임시 수복물을 제작하여 지대치를 보호한다. 또한 임시 수복물은 정확한 변연 유지, 표면의 활택 형성, 적절한 외형을 형성하여 치주 조직을 보호하고, 저작 시 혀·볼 등이 보호를 받아야 하며, 치아의 위치 이동 및 법랑질 파절을 방지하는 보호 기능이 필요하다.

2. 저작

임시 수복물은 인접 치아와의 적절한 접촉 관계 및 교합 관계를 형성하여 저작의 효율성을 유지해야 한다.

3. 심미성

치아의 결손된 부위가 전치부와 소구치부인 경우 심미적인 기능 회복이 매우 중요하며, 자연 치아와 유사한 색상과 외형 그리고 색의 안정성 등은 매우 중요한 요소들이다.

4. 진단 정보

임시 수복물을 통하여 최종 수복물의 치아 형태나 배열 조건 등을 사전에 알 수 있으며, 입술의 유지 형태나 발음에 영향을 미치는 전치의 설측 형태 등을 관찰할 수 있으므로 임시 수복물은 만족스러운 최종 수복물을 만드는데 유익한 정보를 제공한다.

이상과 같이 임시 수복물은 다양한 기능이 요구되므로 이러한 기능을 만족시켜 주기 위해서는 치수, 치주 건강 유지를 위한 생물학적인 조건과 교합력에 대한 파절 저항성, 탈락에 대한 저항성의 기계적 조건, 심미적 조건, 대합치의 이동 방지, 저작 등 다양한 요구조건을 만족시키는 임시 수복물을 제작해야 한다.

12-2 임시 수복물 제작 재료

1. 기성품

전치에 주로 사용하는 폴리카보네이트(polycarbonate), 셀룰로스아세테이트(cellulose acetate)와 구치에 주로 사용하는 금속(stainless steel crown, aluminum shell crown, Ni-Cr crown) 등이 있다. 치아의 다양한 크기 및 형태에 맞추어 인접 치아와 유사한 조건의 치아를 선택하여 임시 보철물을 제작하므로 제작 시간을 절약할 수 있으며, 외형 형성 시간이 단축되는 장점이 있다. 그러나 이러한 기성품은 단일치 임시 치관 제작 시에 치료실에서 주로 사용한다.

2. 맞춤형

구강 또는 모형에서 환자의 상태에 맞도록 제작하며 교의치 제작에 주로 사용한다. 자가중합수지인 PMMA(Poly methyl methacrylate), Poly(R' methacrylate)를 사용하거나, 장기간 사용할 경우 광중합 복합수지를 사용한다.

12-3 임시 수복물 제작 방법

임시 수복물을 제작하는 방법은 다음과 같이 구분할 수 있다.

1. 기성품을 사용하는 방법과 맞춤 제작하는 방법

기성품을 사용하면 제작 시간을 단축시킬 수 있으며 단일치에 사용된다. 교의치는 자가중합수지나 복합수지 또는 치과용 합금을 사용하여 맞춤 제작한다.

2. 복제된 음형을 사용하는 방법과 임의로 외형을 형성하는 방법

치아의 외형이 온전하거나 약간의 결손이 있는 경우, 수정하여 구강 내에서 인상재로 복제할 수 있으며, 모형에서 왁스나 수지치 등으로 수정하여 복제할 수 있다. 수정을 가하는 경우 작업시간과 작업과정이 길어지며, 진공성형기 등의 장비를 사용하고 복제 모형을 제작하기도 하므로 제작 과정이 복잡한 단점이 있다. 임의로 외형을 형성하는 경우 제작 과정이 단축되는 장점이 있으나, 술자의 경험과 숙련된 기술을 필요로 한다.

3. 구강 내 삭제된 치아에서 제작하는 직접법과 모형 상에서 제작하는 간접법

구강 내에서 임시 관교의치를 직접 제작하면 자가 중합수지의 발열 반응으로 인하여 치수에 열적 자극을 주게 되며 수지의 잔류한 모노머가 치수에 화학적 자극을 줄 수 있으므로 주의해야 한다.

이와 같이 다양한 임시 관교의치 보철물 제작 방법은 서로 간에 장점, 단점을 가지고 있으므로 제작하고자 하는 사람의 개인적 조건에 따라 제작 방법을 선택할 수 있다.

4. 디지털 임시 수복물 제작법

최근 다양한 치과용 캐드캠이 사용되며 구강 또는 모형을 스캔하고 캐드캠 소프트웨어로 디자인한 후 밀링기로 PMMA 블록을 밀링하거나 3D 프린터로 출력하여 임시수복물을 제작할 수 있다.

PMMA 블록을 밀링하여 제작한 임시 수복물은 최종 수복물에 근접한 심미성과 기능을 제공할 수 있으며, 최종 수복물의 디자인을 수정하는데 사용될 수 있다.

이 장에서는 치료실에서 인상체를 이용하여, 구강 내에서 제작하는 직접법을 제외한 모형 상에서 제작 가능한 간접법을 중점으로 설명하고자 한다.

5. 임시 수복물 제작 방법

1) 자가 중합수지 블록을 제작하여 외형 형성하는 방법

장비나 재료 등이 최소로 사용되어 간편하며, 가장 많이 이용되고 있는 방법이다. 작업모형 상에서 자가중합수지 블록을 제작한 후 연마 도구를 이용하여 외형을 형성하는 방법으로 다양한 조건 하에서도 제작이 가능하나, 술자의 경험과 지식에 따라 심미적으로 큰 차이가 발생하므로 제작자의 숙련된 치과 기공 기술이 필요하다.

– **제작 과정** : 전치부 단일치 임시 수복물(그림 12-1~8)과 전치부 교의치 임시 수복물(그림 12-9~28) 제작 과정을 설명하였다.

(1) 모형 상에서 자가 중합 수지를 이용하여 수지 블록을 형성할 경우 인접치의 함몰부위에 수지가 들어가 경화되면 분리가 어려울 수 있으므로 분리제를 바르기 전에 아이보리 왁스(ivory wax)를 이용하여 함몰부위를 블록아웃(blockout)하고, 지대치 표면을 얇게 코팅한 후, 작업 모형에 수지분리제를 바른다(그림 12-1~3).

(2) 인접치와 유사한 색상의 자가 중합 수지를 선택하여 제조 회사의 혼합비에 따라 혼합한 후, 병상 단계(dough stage)에서 치아의 원래의 크기보다 크게 축성해 준다. 그러나 너무 과잉되게 축성하면 경화 후에 삭제량이 많아서 외형 형성에 많은 시간이 소모되므로 경화 전에 과다한 부위는 기공용 칼을 이용하여 제거해주는 것이 좋다(그림 12-4, 5).

(3) 자가 중합 수지가 완전 중합되면 모형 상에서 제거한 후 텅스텐 카바이드 바(tungsten carbide bur), 스톤 포인트(stone point), 러버 포인트(rubber point)와 같은 연마 도구로 외형을 형성한다(그림 12-6).

(4) 외형 형성을 한 다음 물에 적신 래그 휠(rag wheel)에 경석 슬러리(pumice slurry)를 묻혀 저속으로 회전시켜 연마한다. 완성된 임시 의치의 변연 부위는 손상을 방지하기 위하여 회전 방향 등을 고려해야 하며, 수지 전용 루즈(rouge)를 이용하여 표면에 최종 광택을 낸다. 초음파 세척기나 스팀 크리너를 이용하여 최종 세척한다(그림 12-7, 8).

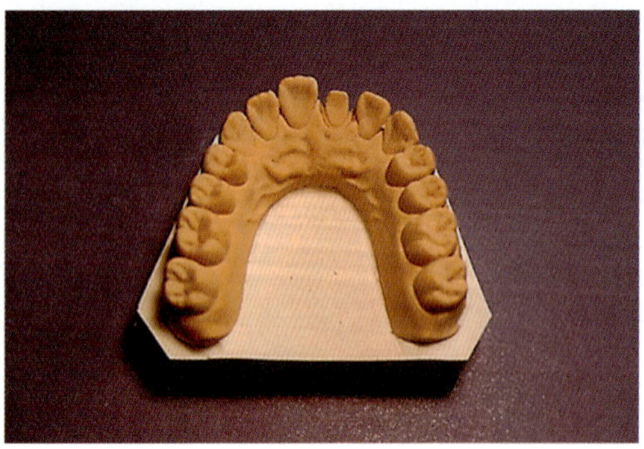

그림 12-1 치관 작업모형 조건

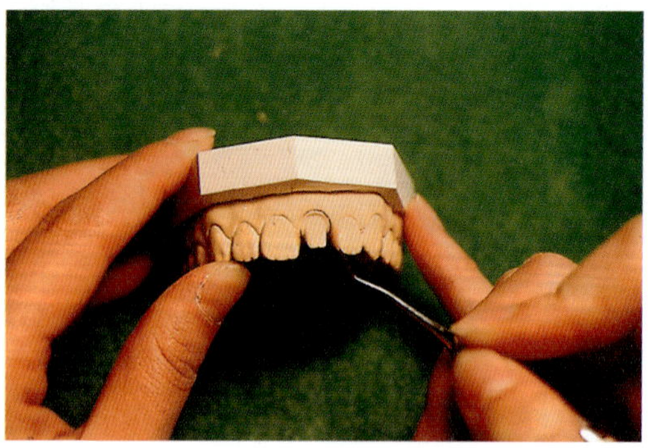

그림 12-2 인접치 함몰부위를 아이보리 왁스(ivory wax)를 이용하여 블록아웃(blockout)

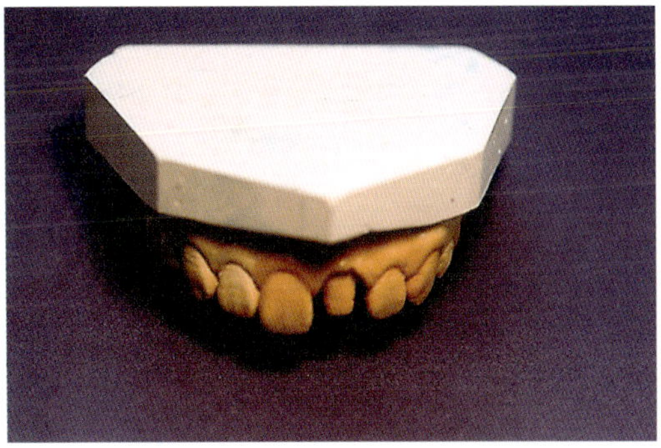

그림 12-3 수지 분리제 도포

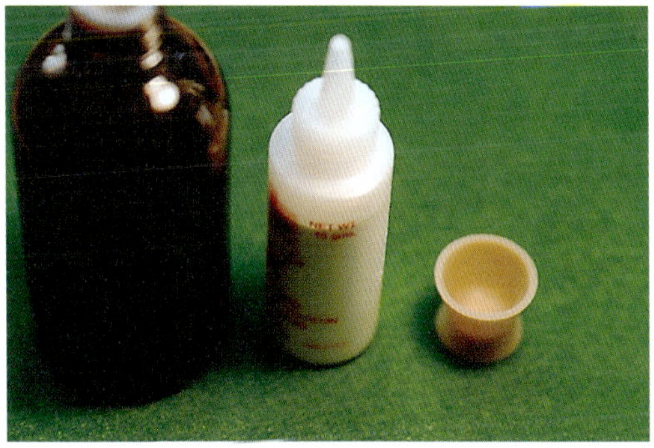

그림 12-4 자가 중합 수지 분말, 액

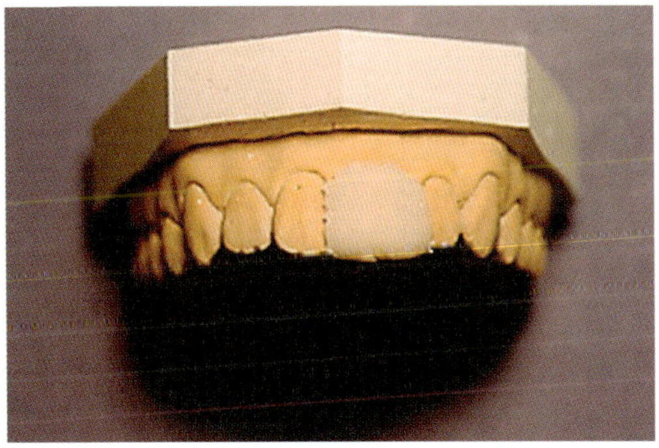

그림 12-5 작업 모형에 자가 중합 블록 형성

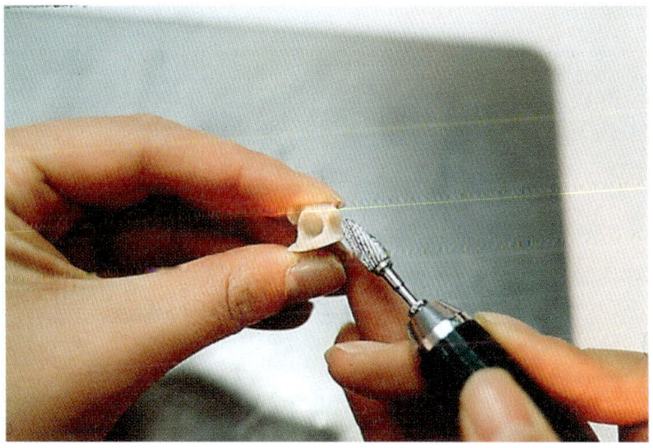

그림 12-6 연마 도구를 이용한 외형 형성

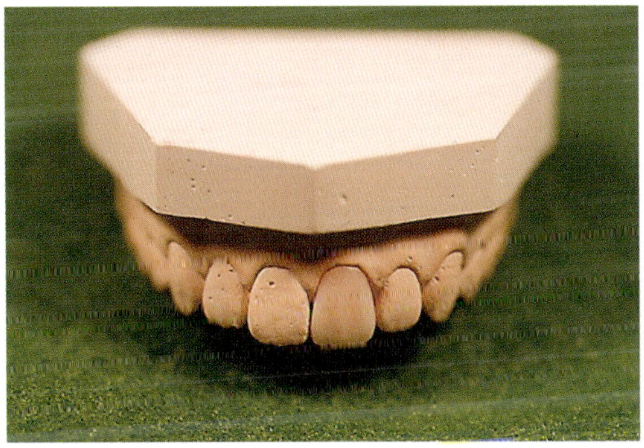

그림 12-7 외형 완성

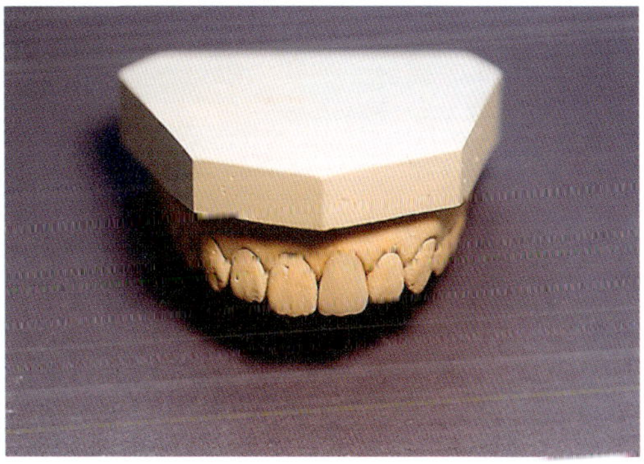

그림 12-8 완성된 임시 수복물

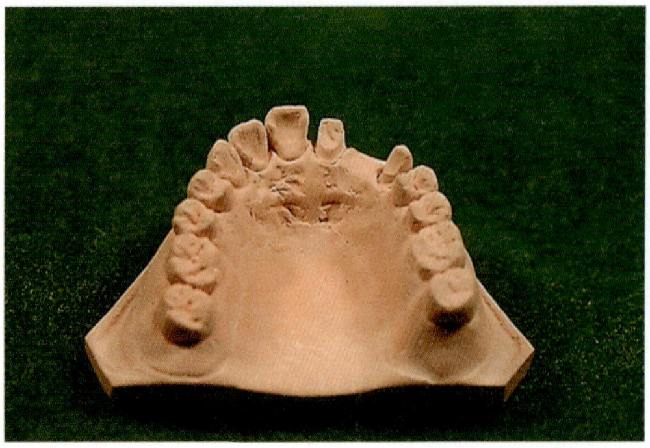

그림 12-9 교의치 작업 모형 조건

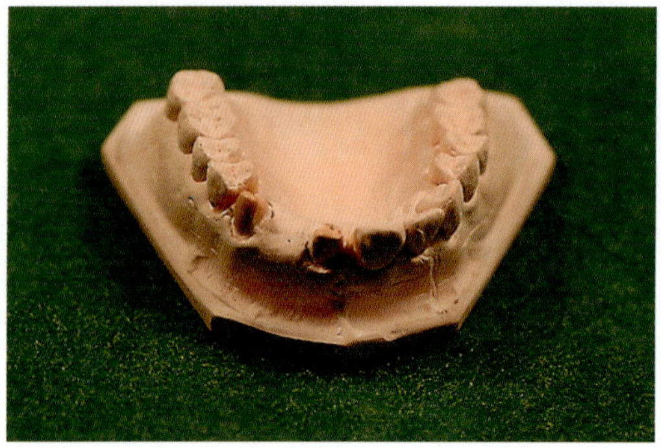

그림 12-10 인접치 함몰부위를 아이보리 왁스로 블록 아웃

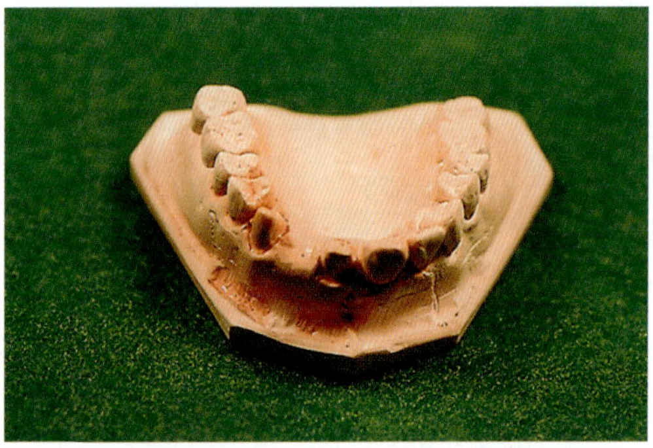

그림 12-11 수지 분리제 도포

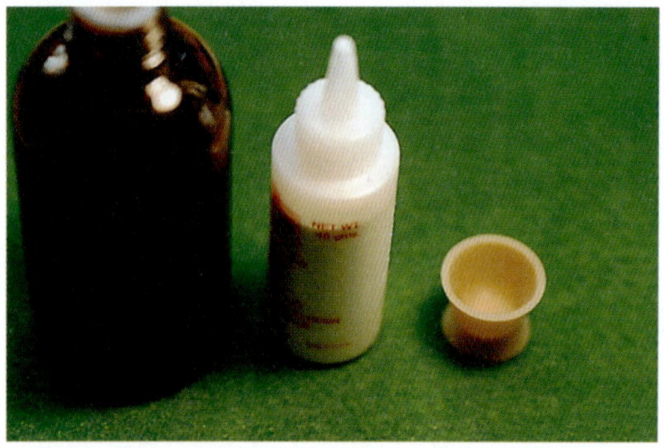

그림 12-12 자가 중합 수지 분말, 액

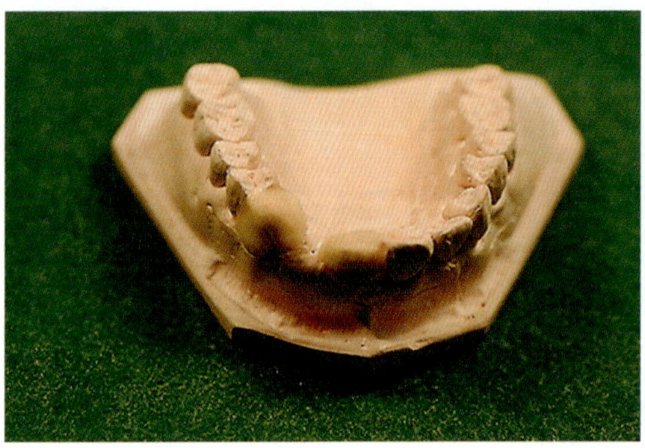

그림 12-13 관교의치용 자가중합 수지를 이용하여 내관 형성

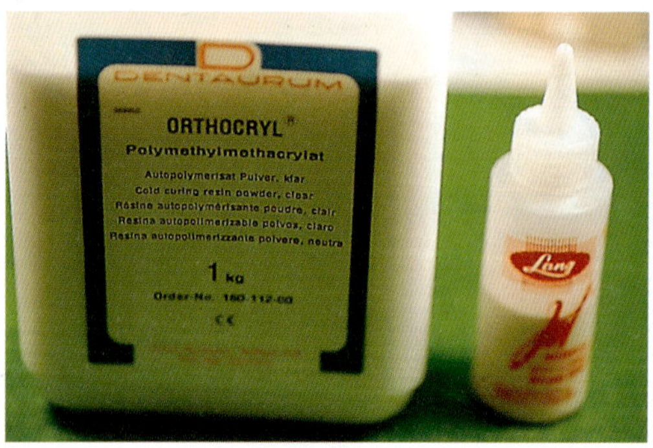

그림 12-14 절단부 투명도를 부여하기 위해 투명 수지와 관교의치용 수지를 1 : 1로 혼합

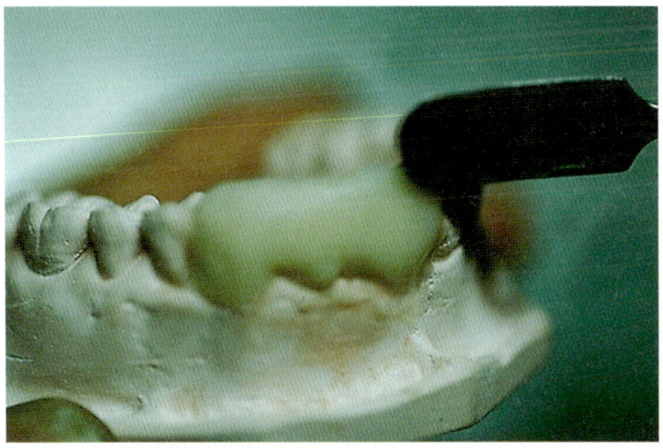

그림 12-15 수지용 스파튤라를 이용하여 교의치 외형 형성

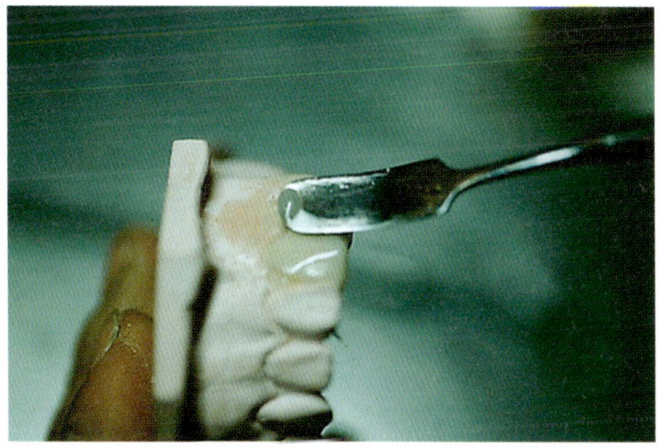

그림 12-16 수지용 스파튤라를 이용하여 교의치 외형 형성

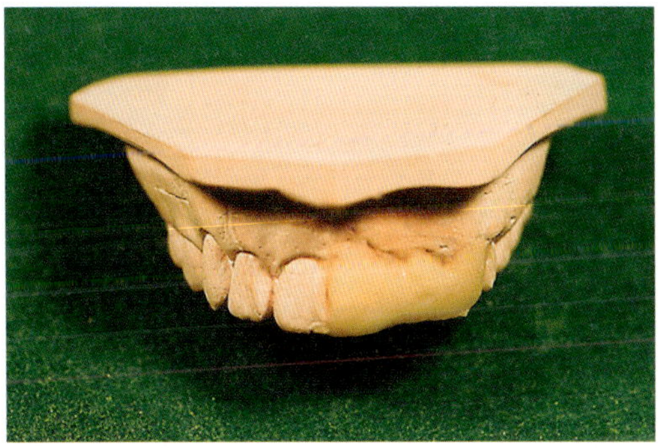

그림 12-17 순측에서 본 교의치 수지 블록

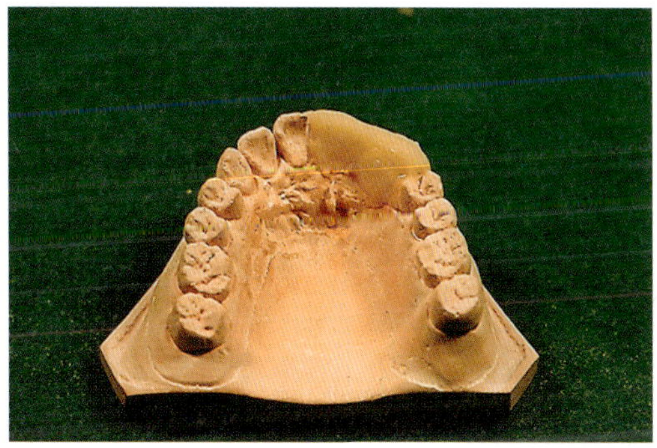

그림 12-18 설측에서 본 교의치 수지 블록

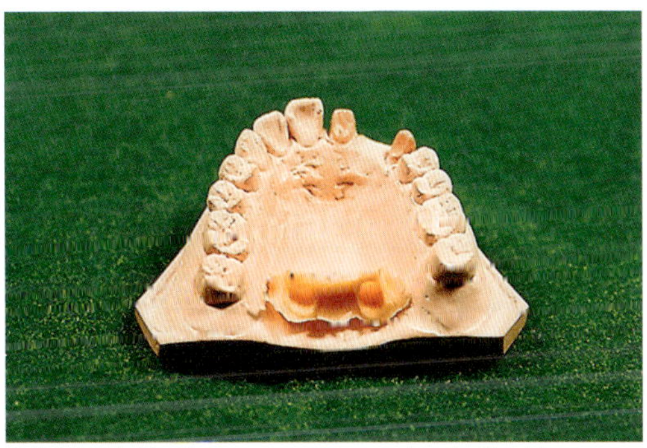

그림 12-19 분리된 수지 블록

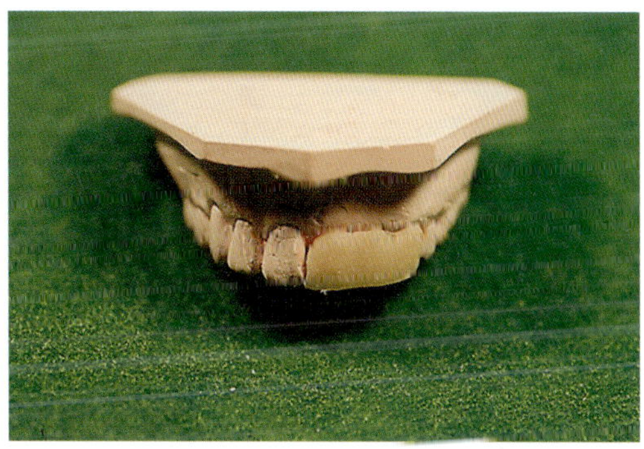

그림 12-20 수지 블록의 과잉 부위 삭제 및 접촉점 형성

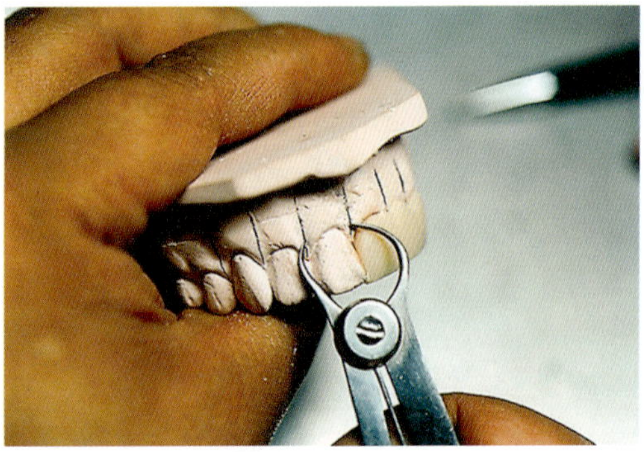

그림 12-21 치간유두(Interdental papilla)를 표시한 후 간격을 인식한다.

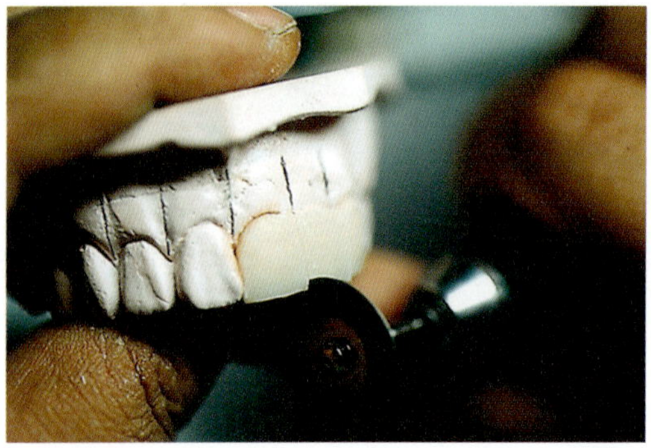

그림 12-22 인접치와 동일한 간격 만큼 수지 블록에서 치아 사이를 분리한다.

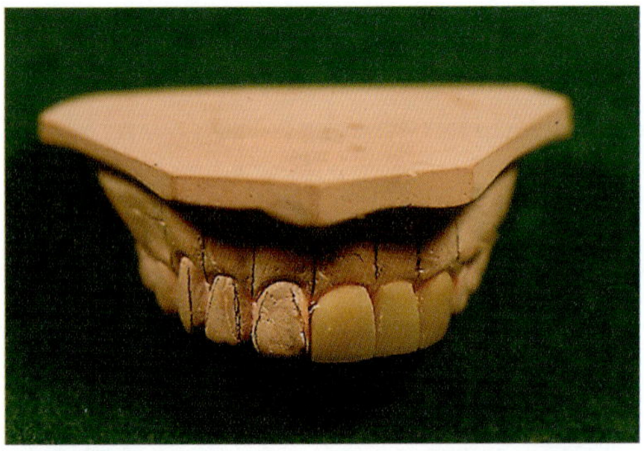

그림 12-23 치아 사이를 분리한 교의치

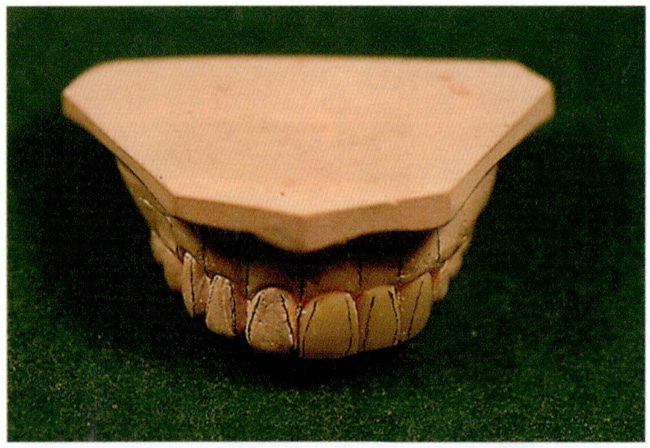

그림 12-24 인접치의 능각(line angle)을 표시한 후 외형 형성의 기준으로 삼는다.

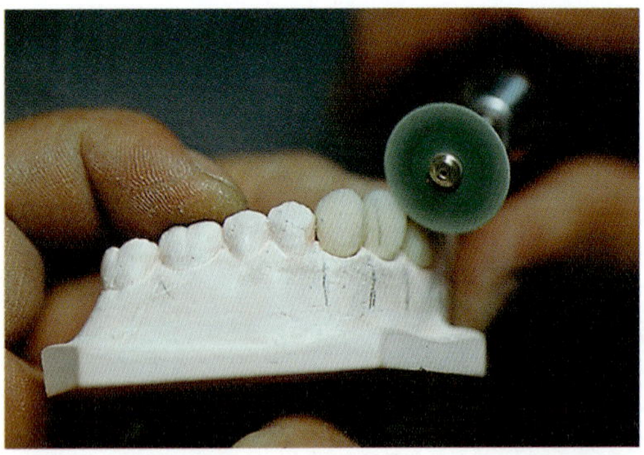

그림 12-25 러버 휠을 이용하여 외형을 다듬는다.

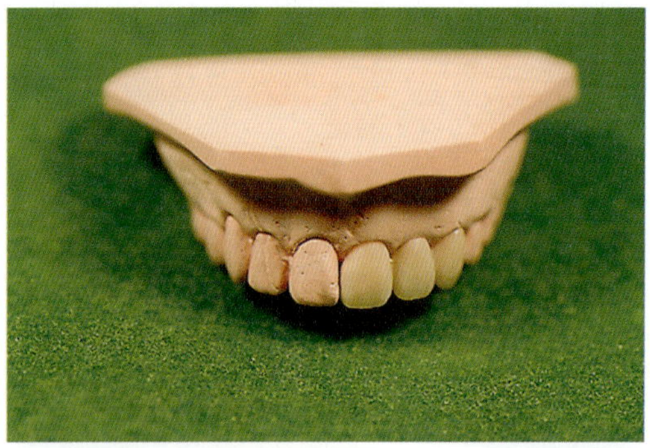

그림 12-26 순측에서 본 교의치

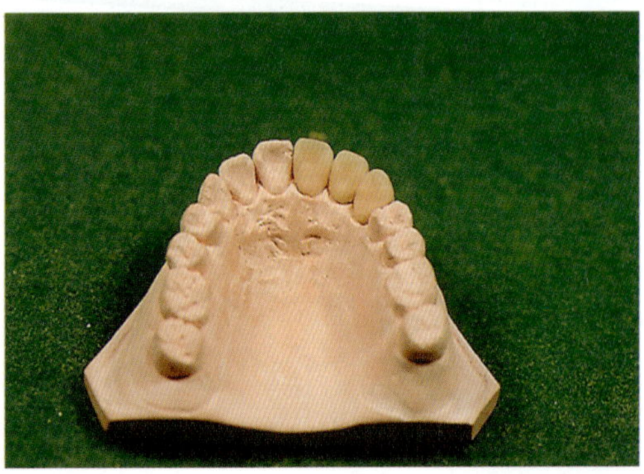

그림 12-27 설측에서 본 교의치

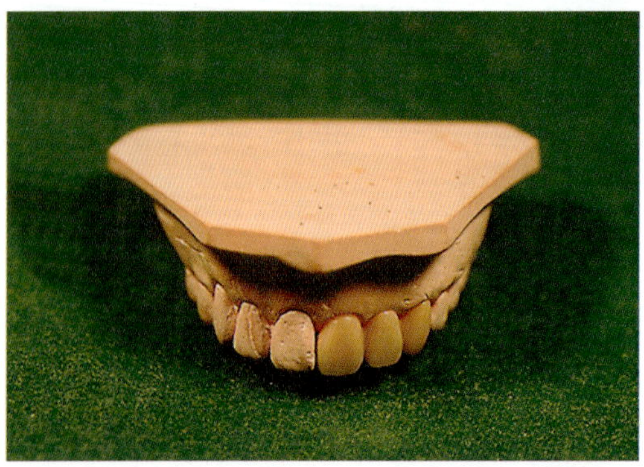

그림 12-28 수지 광택제를 사용한 완성된 임시 교의치

2) 복제한 인상체를 사용하여 외형 형성하는 방법

미리 형성한 치관 외형의 음형을 사용하므로 임시 치관이나 임시 교의치의 외형을 정확하게 제작할 수 있는 유용한 방법으로 구강이나 진단모형 상에서 임시 의치를 제작할 수 있다. 구강 내에서 인상 채득하는 방법은 치아의 원형이 그대로 유지된 경우에 사용하며 치아를 삭제하기 전에 인상을 채득하고, 치아를 삭제한 후 인상체 내에 자가 중합 수지를 주입하고, 구강 내에 재적합시켜 임시 의치를 제작하는 방법으로 이 모든 과정이 치료실에서 행해진다. 교의치 경우에는 자가 중합 수지의 발열량이 많아 치수에 열적 자극을 줄 수 있으므로 작업모형 상에서 제작하는 것이 좋다. 왁스 등으로 외형을 형성하므로 치아의 결손 조건에 영향을 받지 않고 만족스러운 형태를 얻을 때까지 외형 수정이 용이하며, 영구 보철물을 제작하기 전에 치아의 형태를 숙지할 수 있다. 납형 형성에 의한 시간이 소요되며, 인상 채득을 위한 알지네이트, 고무 인상재 사용이 요구되는 단점이 있다.

– **제작 과정** : 인상체의 음형을 이용한 전치부 교의치 임시 수복물 제작 과정을 설명하였다(그림 12-29~41).

(1) 진단모형 상에서 납형을 제작하고, 알지네이트나 고무인상재를 사용하여 인상체를 채득한다(그림 12-29~31).
(2) 인상체를 모형에서 분리한 후 내면의 왁스를 제거하여 음형을 준비하고 모형에 맞추어 본다. 변연 부위의 인상재를 약간 제거하여 임시 교의치의 변연부가 약간 두꺼워지도록 한다. 모형의 인접면 함몰 부위를 블록 아웃하고, 삭제된 치아의 표면을 왁스로 얇게 도포한 후 수지 분리제를 바른다(그림 12-32).
(3) 인상체 내면에 자가 중합 수지를 주입하고, 지대치가 형성된 모형에 맞추어 내면을 인기한다(그림 12-33, 34).
(4) 자가 중합 수지가 경화된 후 인상체를 제거하고, 변연부에 형성된 과잉의 레진을 텅스텐 카바이드 바(tungsten carbide bur)나 스톤 포인트(stone point) 등으로 제거한다(그림 12-35~38).
(5) 조절하여 거칠어진 면의 연마와 광택은 기존의 방법과 동일하게 행한다(그림 12-39~41).

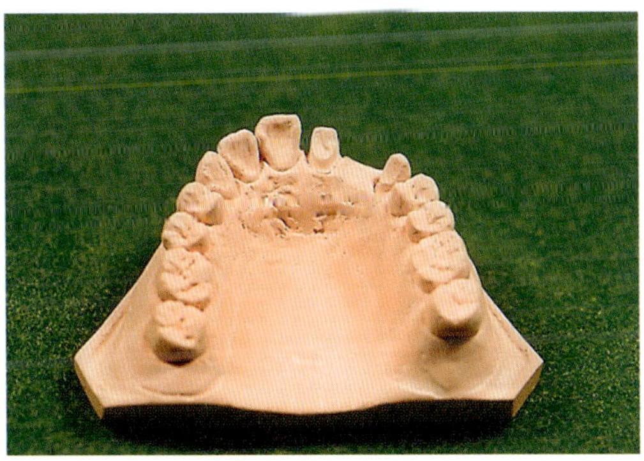

그림 12-29 진단 모형에서의 치아 조건

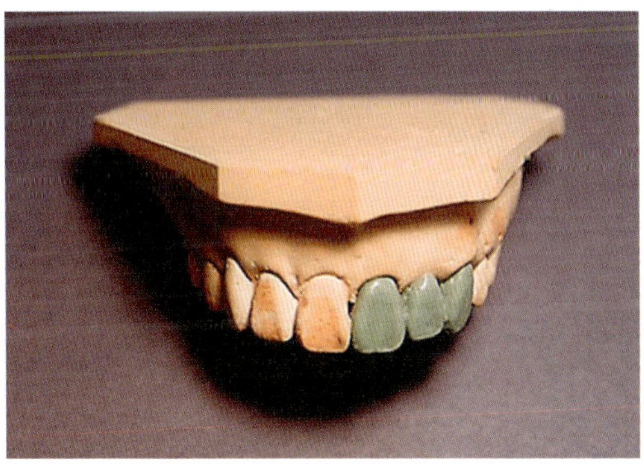

그림 12-30 진단 모형 상에 납형 형성

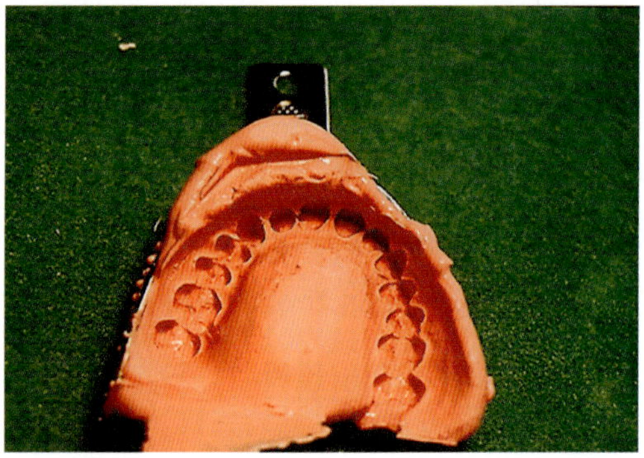

그림 12-31 인상체를 이용한 인상 채득

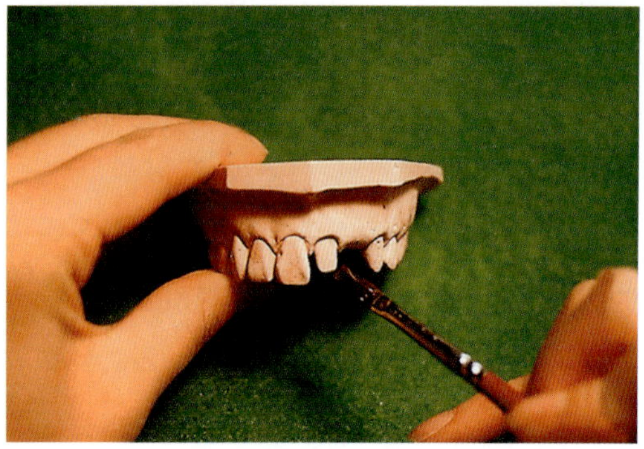

그림 12-32 납형 제거한 후 수지 분리제를 모형에 칠한다.

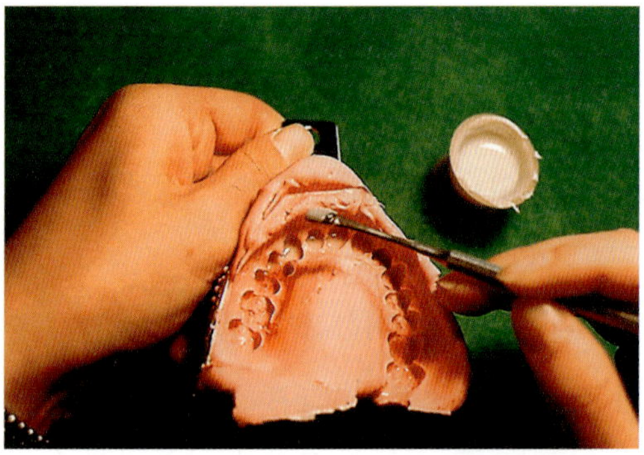

그림 12-33 자가 중합 수지를 인상체 내면에 주입

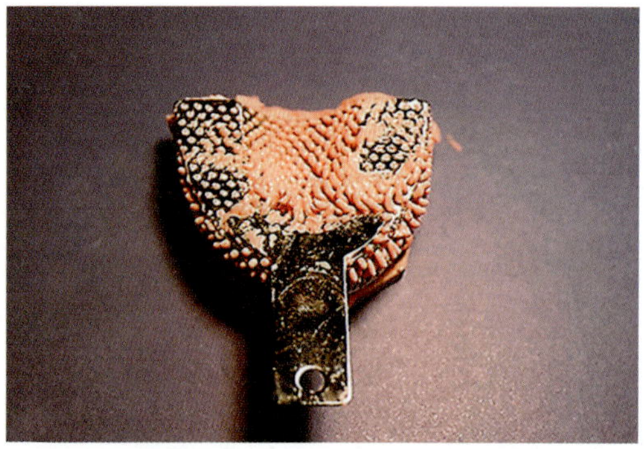

그림 12-34 인상체에 모형 적합

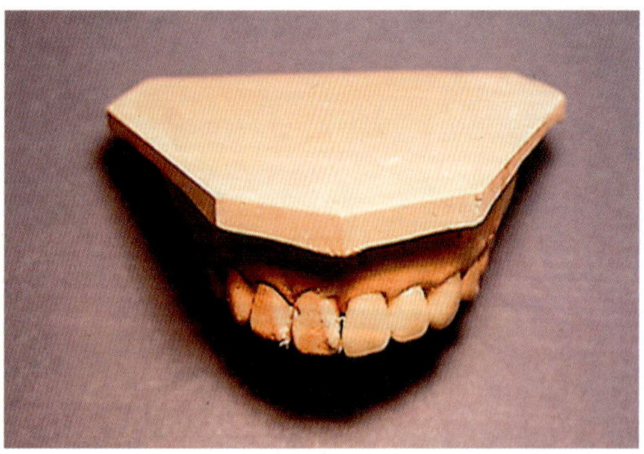

그림 12-35 인상체를 모형 상에 분리

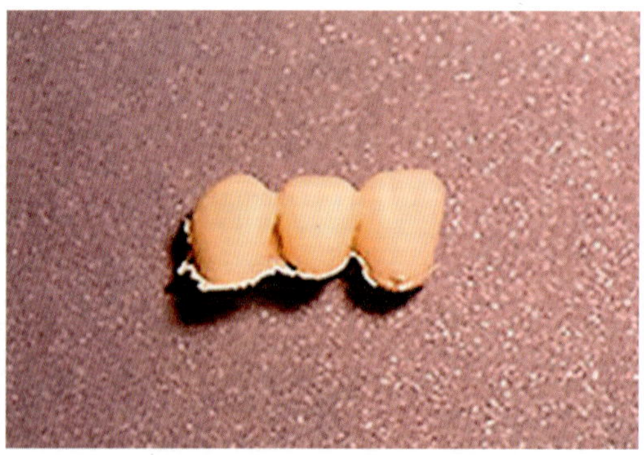

그림 12-36 모형에서 분리한 임시 교의치

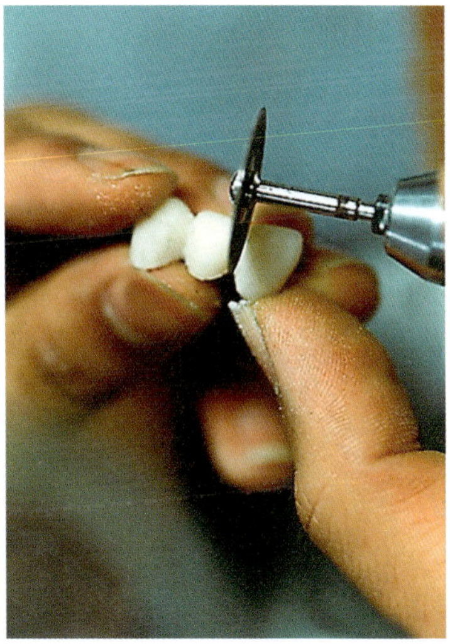

그림 12-37 과잉된 부위를 제거

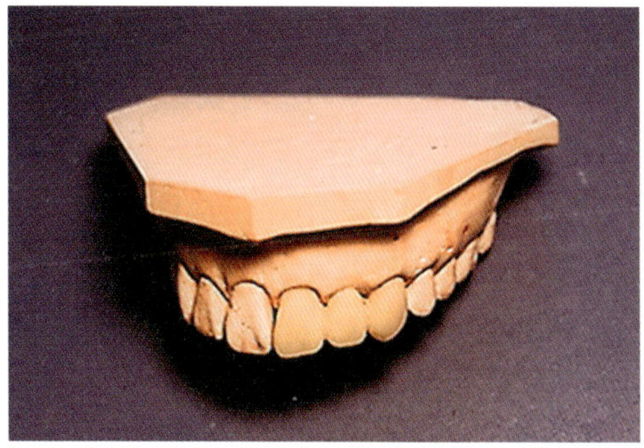

그림 12-38 외형 형성 완료

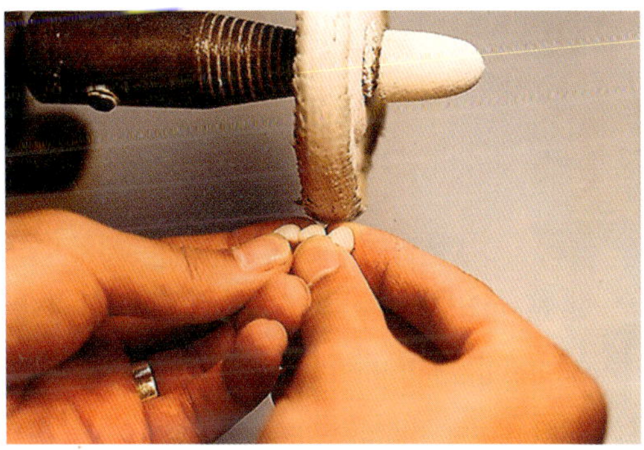

그림 12-39 Pumice를 이용하여 연마

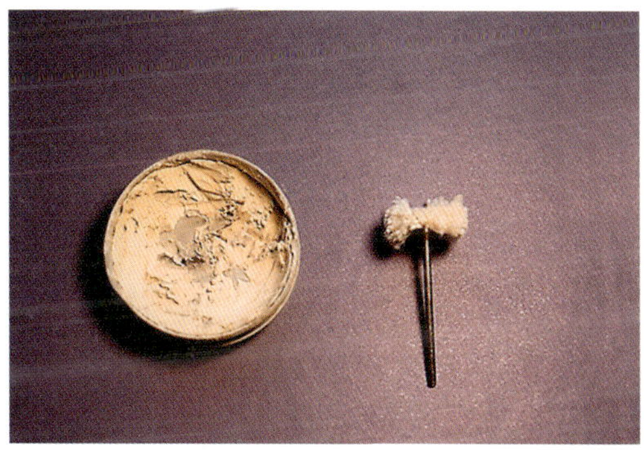

그림 12-40 수지용 광택제

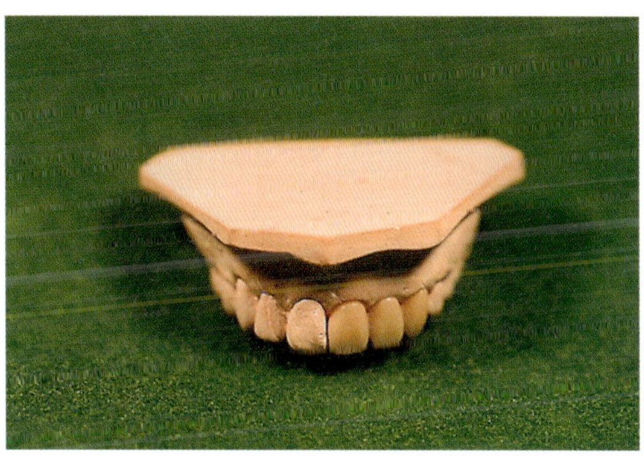

그림 12-41

3) 수정한 모형을 진공 성형기(vacuum molding machine)로 복제한 후 외형을 형성하는 방법

진공 성형기를 이용한 임시 수복물 제작 방법은 임시 치관보철보다 임시 교의치보철 제작 시 유용하게 사용할 수 있다. 임시 교의치보철은 외형 형성이 어려우며 형태를 재현하는데 숙련된 기술이 필요하다. 그러나 진공성형기를 이용하여 제작하면 외형의 음형을 사용할 수 있으므로 숙련 기술을 요하지 않는다. 진공성형기와 같은 기구를 구입해야 하는 단점이 있다.

– **제작 과정** : 진공 성형기로 제작한 플라스틱 시트(plastic sheet) 음형을 이용한 구치부 임시 교의치보철 제작 과정을 설명하였다(그림 12-42~53).

(1) 결손된 치아가 존재하는 교의치는 지대치를 형성하기 전에 인상을 채득하여 진단 모형을 만든다(그림 12-42).

(2) 모형의 결손 부위를 인공치나 왁스로 회복시켜 수복물의 외형을 만든다. 왁스로 수복하면 뜨거운 플라스틱 시트에 의해 변형되므로 복제 모형을 만든다(그림 12-43).

(3) 모형을 진공 성형기에 올려놓고 플라스틱 시트를 진공 성형기에 장착시켜 열을 가하면 성형이 가능한 상태가 되며, 모형에 덮은 후 진공을 유지하면 모형에 밀착된 음형이 제작된다(그림 12-44, 45).

(4) 플라스틱 시트를 모형에서 제거한 후 가위로 여유 있게 잘라내고 다듬어 음형을 준비한다. 잘라낸 플라스틱 시트를 지대치를 형성한 모형에 맞추어 본다. 모형의 인접면 하방의 함몰부위를 블록 아웃하고, 삭제된 치아의 표면을 왁스로 얇게 도포한 후 레진 분리제를 바른다(그림 12-46~49).

(5) 플라스틱 시트에 자가 중합 수지를 혼합하여 주입하고, 모형에 맞추어 내면을 인기한다. 얇은 플라스틱 시트가 변형되지 않도록 모형에 고정하고, 기포 형성을 최소화하기 위해 수지 중합용 가압 용기에 넣어 압력을 준 상태에서 경화시킨다(그림 12-50~52).

(6) 중합이 완료된 후 플라스틱 시트를 벗겨내고 임시 교의치를 제거한 후 변연부에 형성된 과잉의 레진을 텅스텐 카바이드 바나 스톤 포인트 등으로 제거한다.

(7) 조절하여 거칠어진 면의 연마와 광택은 기존의 방법과 동일하게 행한다(그림 12-53).

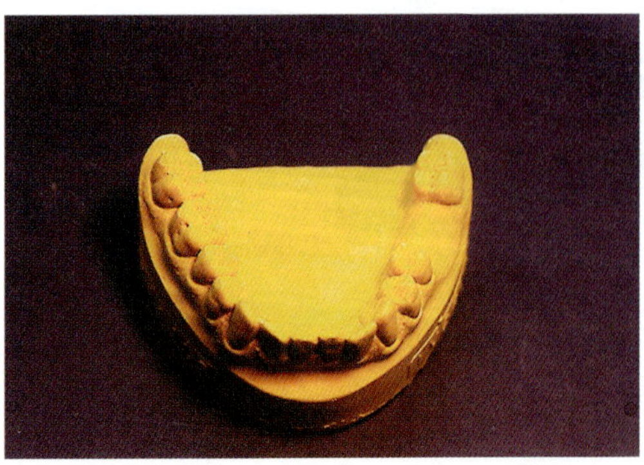

그림 12-42 치아 삭제되기 전 모형

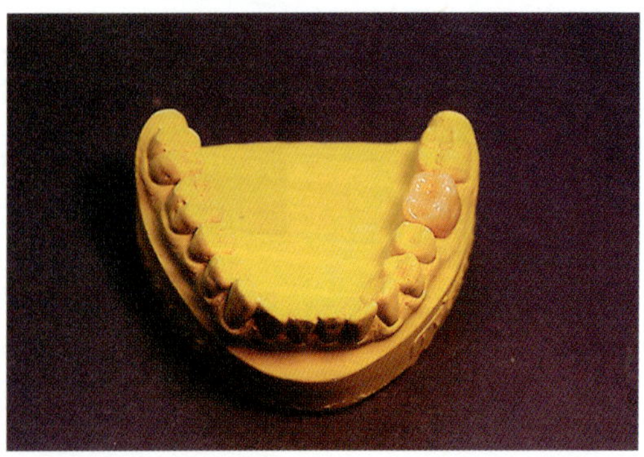

그림 12-43 결손 부위에 인공치를 배열한다.

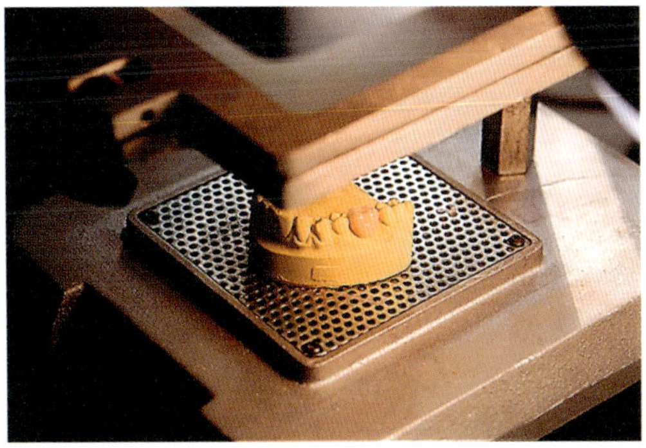

그림 12-44 신공성형기에 플라스틱 시트를 장착한다.

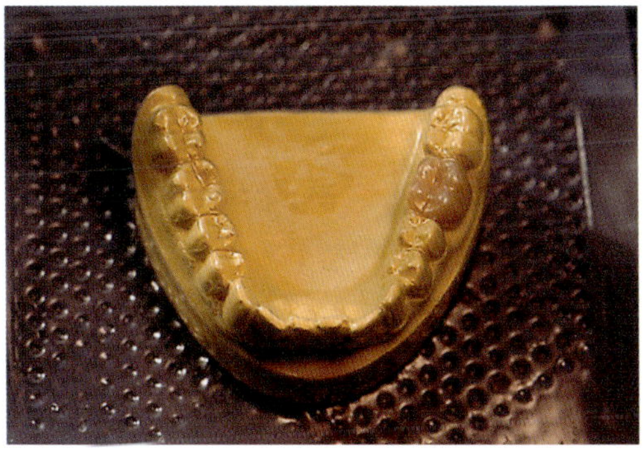

그림 12-45 가공치 및 인접치 부위 음형 제작

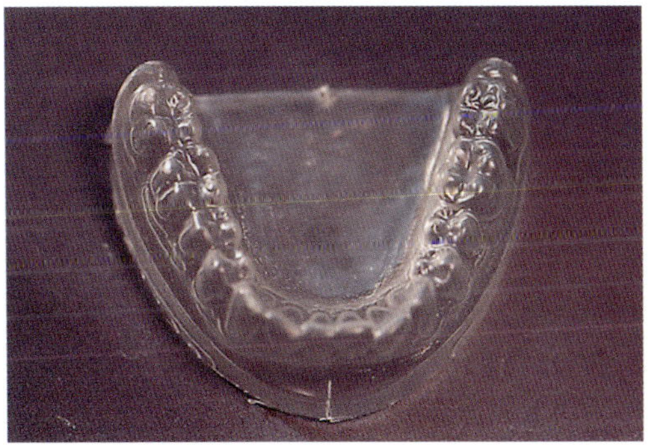

그림 12-46 형성된 플라스틱 시트

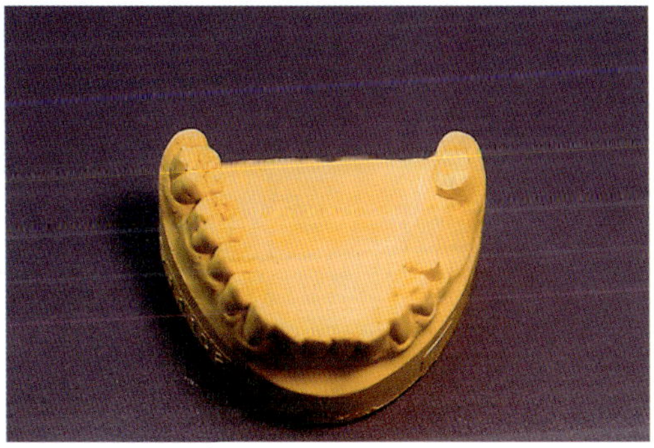

그림 12-47 치아가 삭제된 지대치 형성 모형

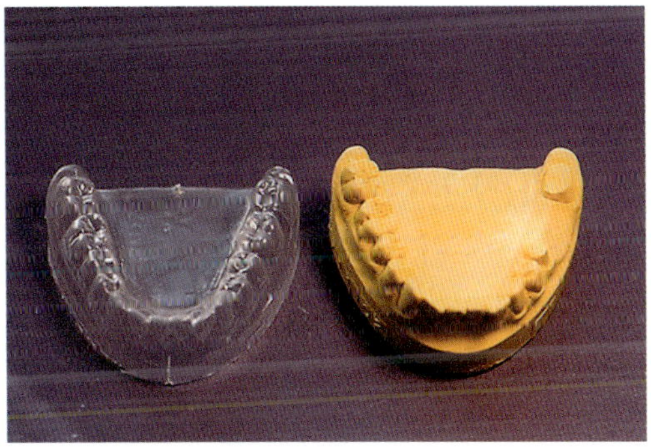

그림 12-48 형성된 플라스틱 시트 및 지대치 형성 모형

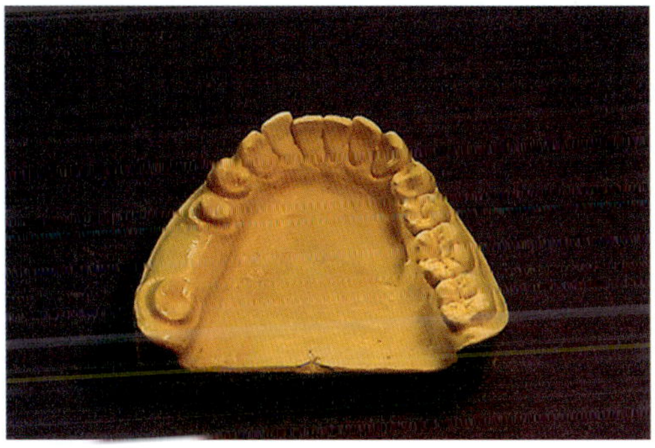

그림 12-49 모형에 수지 분리세 도포

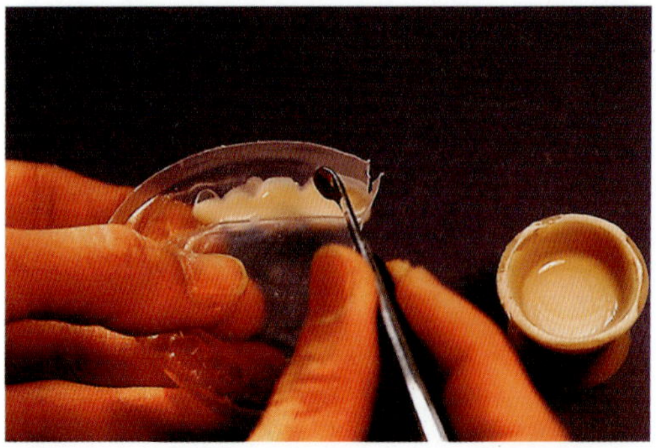

그림 12-50 플라스틱 시트 내면에 자가 중합 수지 주입

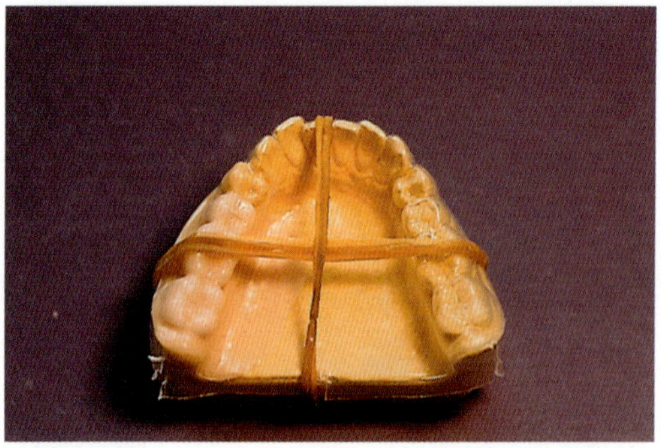

그림 12-51 플라스틱 시트에 모형 장착 및 변형을 방지하기 위하여 플라스틱 시트를 고무줄로 고정시킨다.

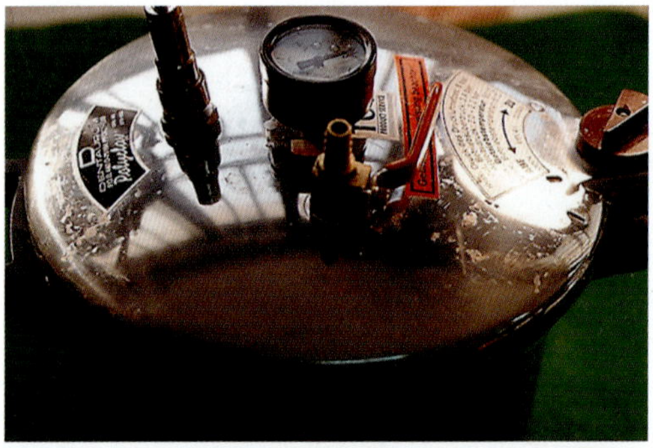

그림 12-52 수지 중합용 가압 용기를 사용하여 기포형성을 방지한다.

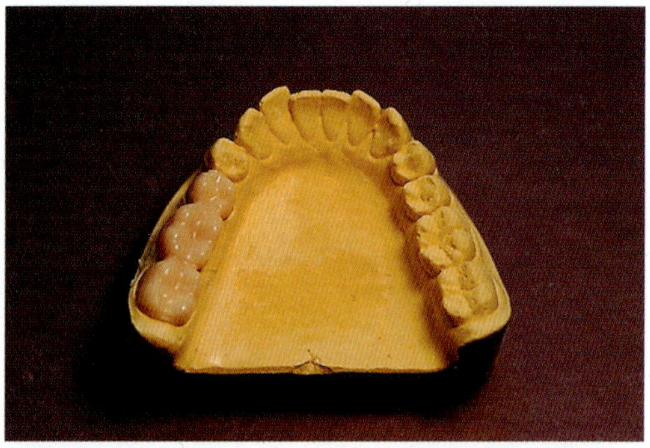

그림 12-53 연마 후 완성된 임시 교의치 수복물

4) 기성품 수지관을 이용한 제작 방법

심미적으로 중요한 전치부나 소구치 임시 치관에는 적절한 크기와 형태를 갖는 얇은 두께로 만들어진 폴리카보네이트 임시치관(polycarbonate temporary crown)이나 셀룰로스아세테이트 임시치관(cellulose acetate temporary crown)을 이용하여 임시 치관을 제작할 수 있다. 폴리카보네이트는 모든 기성 치관 중에서 가장 자연스러운 외형을 가지며, 치밀하고 단단한 표면을 갖는다. 셀룰로스아세테이트는 얇고 투명한 플라스틱 시트로써 외형 형성을 위한 음형으로 사용된다.

– **제작 과정** : 기성품인 polycarbonate temporary crown을 이용한 전치부 단일치 임시 수복물 제작 과정을 설명하였다(그림 12-54~60).

(1) 적절한 크기의 폴리카보네이트 치관을 선택하여 지대치의 변연에 맞추어 연마 기구로 삭제한다(그림 12-54~58).

(2) 삭제된 모형에 레진 분리제를 바르고 내면에 자가 중합 수지를 주입하여 모형 상에 적합시킨다(그림 12-59).

(3) 내면에 이장된 자가 중합 수지가 경화되면 모형에서 제거하고 두꺼운 변연을 조절한다.

(4) 삭제된 면의 연마와 광택은 기존의 방법과 동일하게 행한다(그림 12-60).

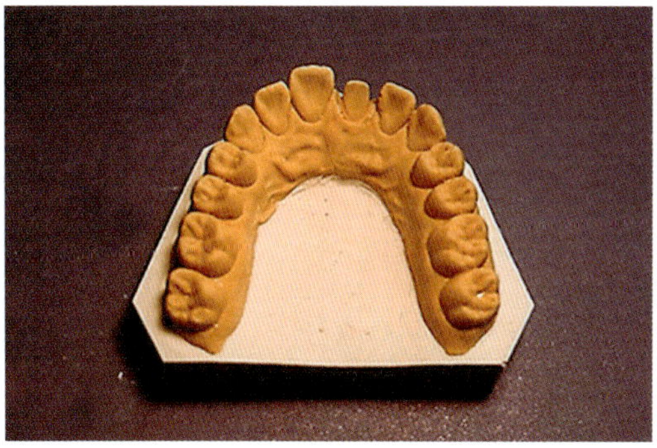

그림 12-54 치아가 삭제된 모형

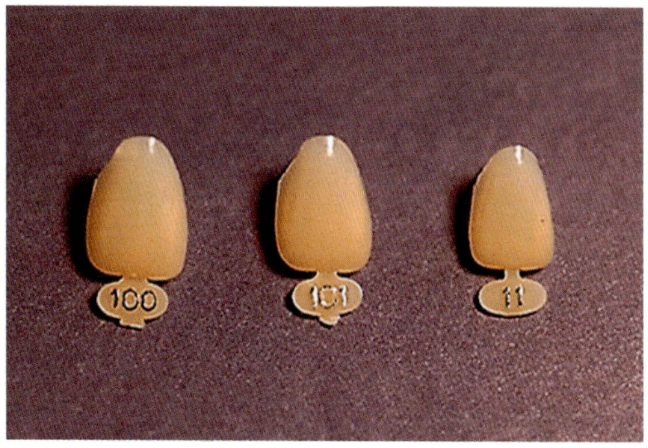

그림 12-55 다양한 인공치 종류

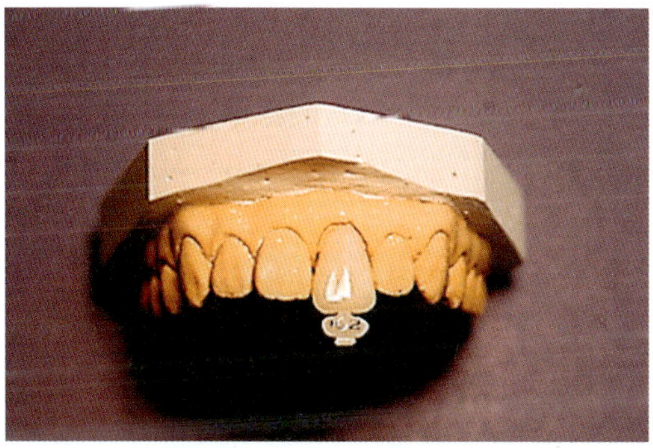

그림 12-56 인공치 선택

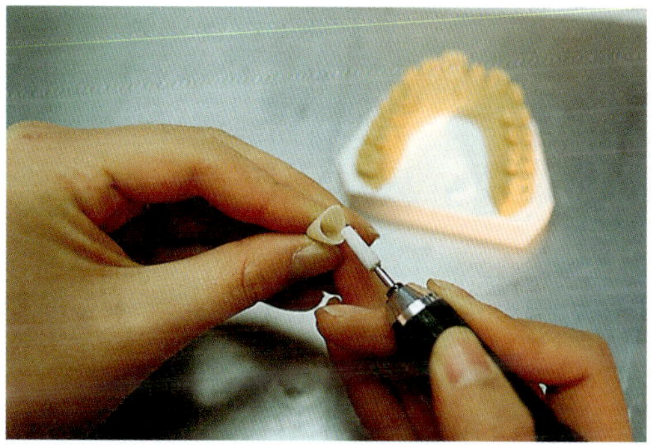

그림 12-57 치은 변연 형성

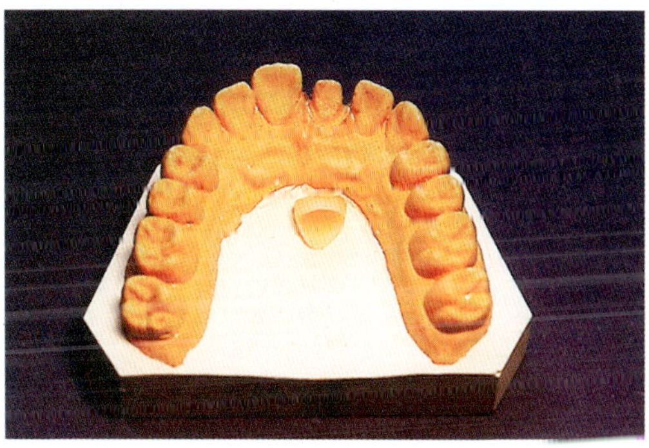

그림 12-58 치은 변연 완성

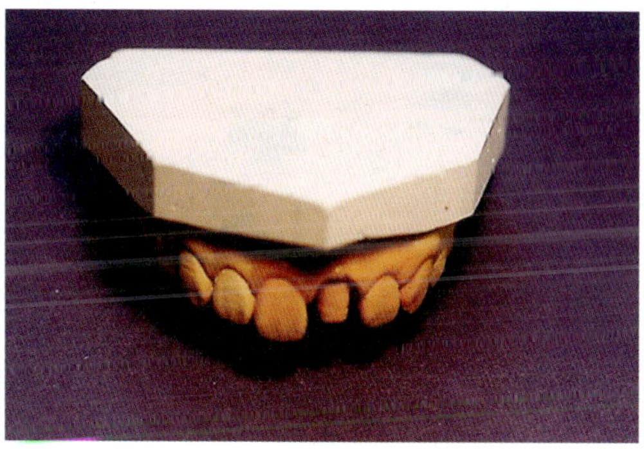

그림 12-59 수지 분리제 도포

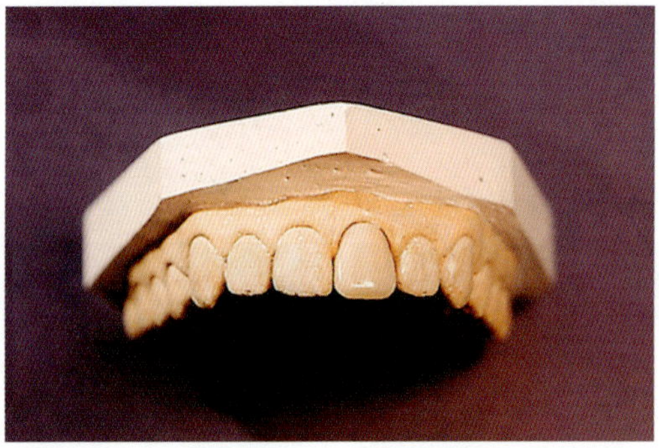

그림 12-60 치관 내면에 자가 중합 수지 주입한 후 완성된 임시 치관

5) 기성품 금속관을 이용한 제작 방법

알루미늄관(그림 12-61), 주석-은관, 니켈-크롬관(그림 12-62) 등이 있으며 파절된 구치를 급하게 보호해야 하는 경우나 혼합 치열기의 유구치에 많이 이용된다. 니켈-크롬관(stainless steel crown)은 알루미늄 치관에 비해 내구성과 교합면의 형태가 해부학적으로 형성되어 있어 저작 효율성이 높다. 제작이 간단하고 특별한 장비가 요구되지 않으며 구강 내에서 제작 시 인상이나 모형이 필요없는 장점이 있다. 알루미늄관이나 주석-은관과 같이 비교적 무른 금속관의 미세한 교합 불일치는 대합치에 의해 자동 조절된다.

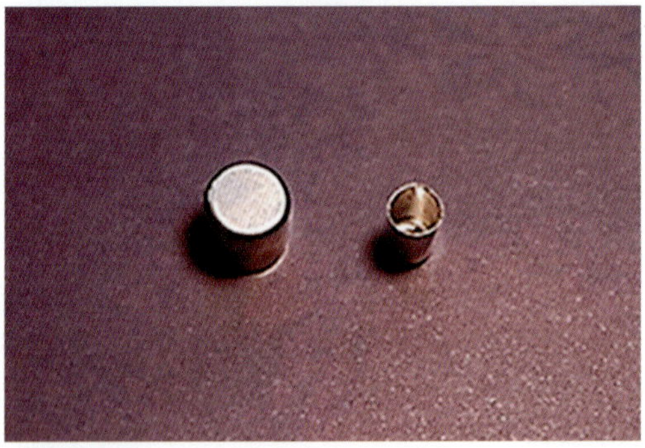

그림 12-61 알루미늄관

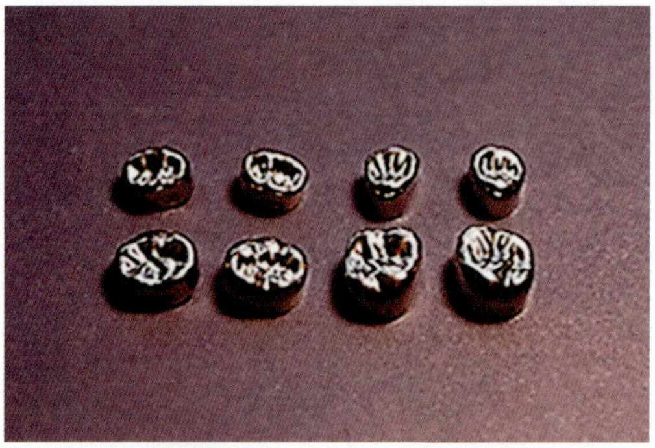

그림 12-62 니켈-크롬관

- **제작 과정** : 기성품인 니켈-크롬관을 이용한 구치부 단일치 임시 수복물 제작 과정을 설명하였다.

(1) 형성된 지대치에 맞는 니켈-크롬관을 선택한 후 약간의 근원심 차이를 플라이어로 조절한다.

(2) 임시 치관의 변연은 모형이나 구강의 삭제된 마무리선에 맞도록 치관용 가위를 이용하여 조심스럽게 자른다. 날카로운 변연은 치은의 손상을 초래할 수 있으므로 스톤 포인트나 러버 휠로 매끄럽게 다듬는다. 시적과 확인을 반복하여 정확한 변연을 형성해 준다. 임시 치관의 변연이 좁아 모형이나 구강 내에 들어가지 않는 경우는 임시치관과 함께 제공된 스트레칭 블록(streching block)에 꼽아 변연을 늘려준다.

(3) 변연부가 완성되면 임시 합착재를 되게 혼합하여 합착한다.

6) 기성 수지치와 자가 중합 수지를 이용한 제작 방법

기성 수지치와 자가 중합 수지를 이용하는 방법은 결손된 부위에 인공치를 조절하여 배열하고 지대치 부위는 만족스러운 색과 크기의 인공치를 선택하여 지대치에 맞도록 조절하여 맞춘 후 나머지 부위를 자가중합수지로 채워 연결하는 기성수지치를 자가중합수지로 연결하는 방법이다. 순측은 기성 수지치를 이용하므로 표면의 기포가 없고 표면 활택도가 높아 심미성이 좋으며 외형 형성에 있어 특별한 기술이 요구되지 않은 장점 등을 가지고 있다.

– **제작 과정** : 기성 수지치와 자가 중합 수지를 이용한 전치부 단일치 임시 수복물 제작 과정을 설명하였다(그림 12-63~71).

(1) 환자의 조건과 유사한 색과 크기를 가진 기성 수지치를 선택하고, 설측을 삭제한 모형의 순면에 적합시킨다.

(2) 삭제된 기성 수지치를 스티키 왁스(sticky wax)로 고정시킨다. 결손된 부위는 인접치와 조화가 이루어지게 삭제 및 배열을 한다(그림 12-63).

(3) 기성 수지치가 배열된 모형의 순면에 분리제를 도포하고, 경석고로 인덱스(index)를 제작한다(그림 12-64, 65).

(4) 인덱스가 경화되면 모형에서 기성 수지치를 제거하고, 스팀 크리너를 이용하여 스티키 왁스를 제거한다.

(5) 모형에 수지 분리제를 도포하고 인덱스에 기성 수지치를 고정한 후 자가 중합 수지를 사용하여 필적법이나 산포법으로 설측의 외형을 형성한다(그림 12-66~68).

(6) 자가 중합 수지가 경화되면 변연 부위, 설측의 과잉된 부위를 연마 도구를 이용하여 연마한 후 교합조정한다(그림 12-69, 70).

(7) 삭제된 면의 연마와 광택은 기존의 방법과 동일하게 행한다(그림 12-71)

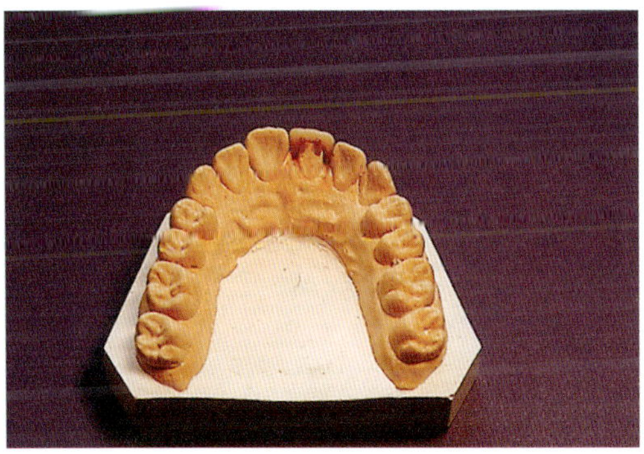

그림 12-63 인공치 설측을 삭제하고, 모형에 배열 및 고정

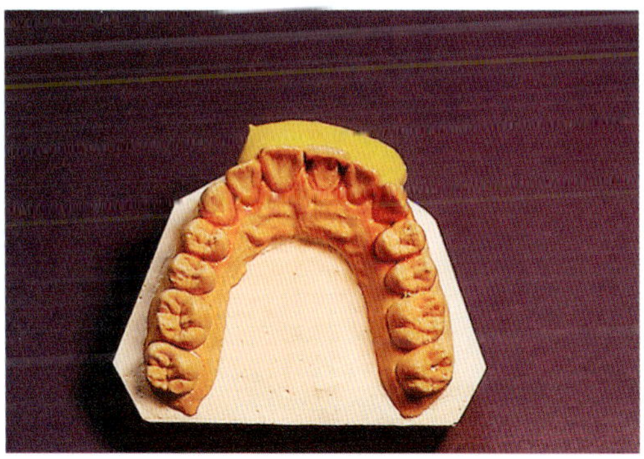

그림 12-64 순면에 경석고를 이용한 인덱스(index) 제작

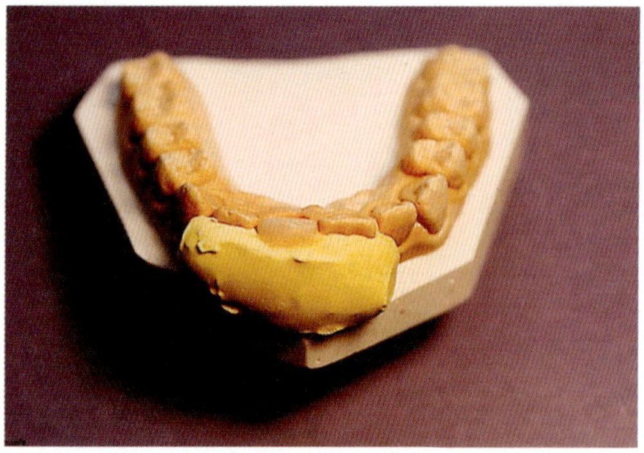

그림 12-65 순면에 본 인덱스(index)

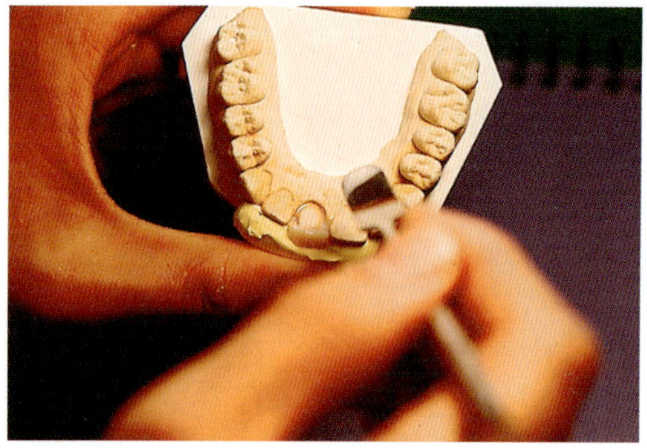

그림 12-66 왁스 제거 및 분리제 도포 후 자가 중합 수지를 이용하여 설측 축성

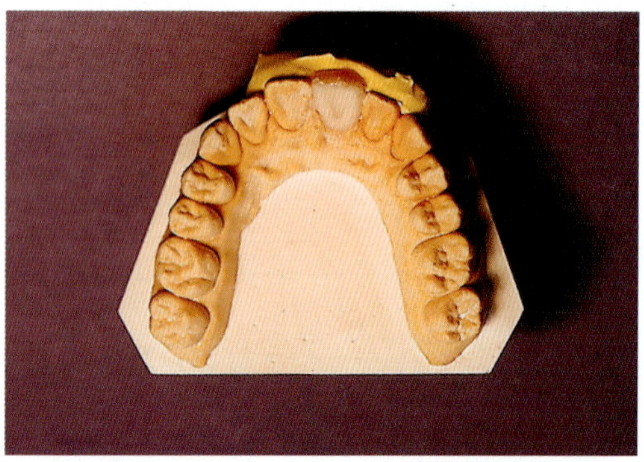

그림 12-67 설측 축성 완료

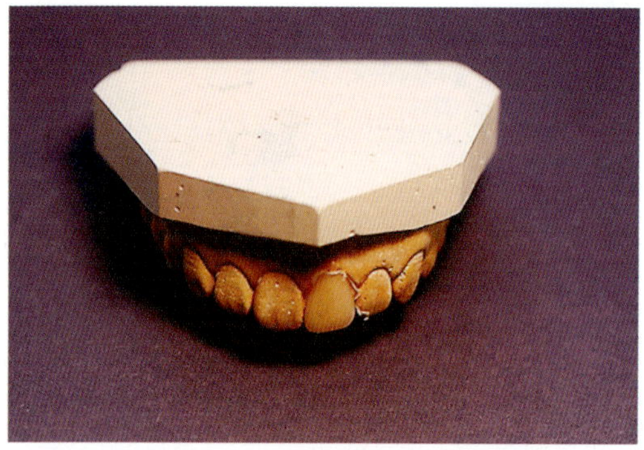

그림 12-68 경석고 인덱스(index)가 제거된 상태

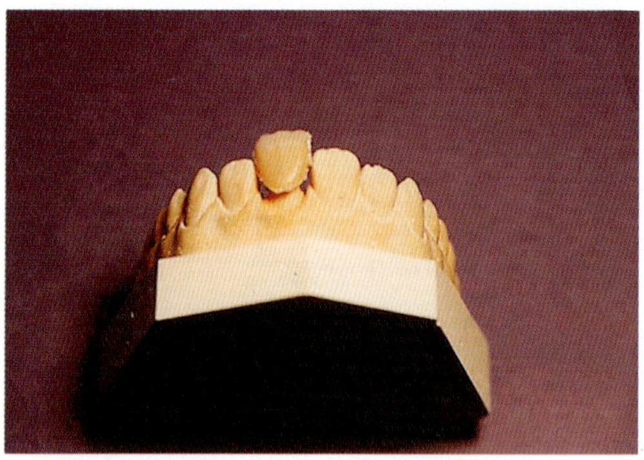

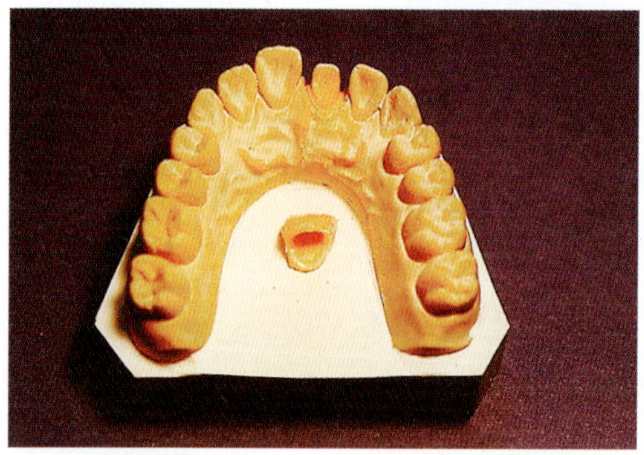

그림 12-69 모형에서 임시치관 분리

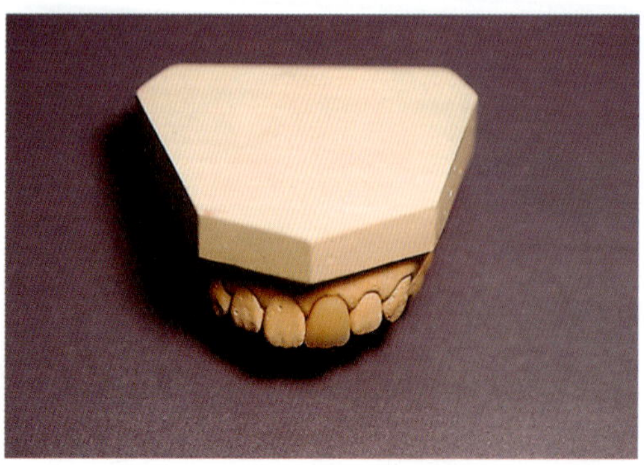

그림 12-70 외형 형성

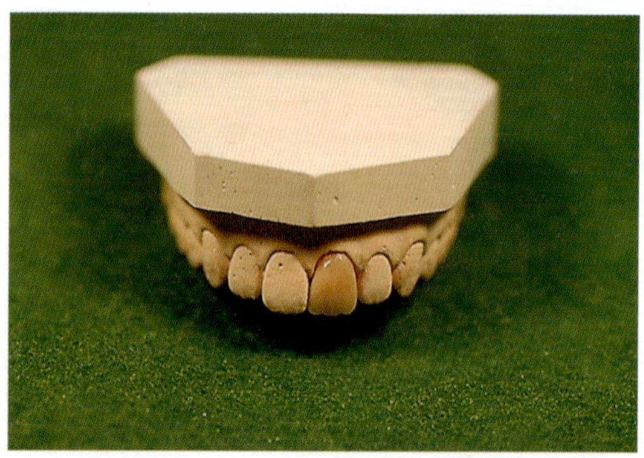

그림 12-71 완성된 최종 임시치관

13 부분 치관보철, 치근유지관 (Partial Veneer Crown, Post Crown)

13-1 부분 치관보철(partial veneer crown)

1. 부분 치관보철의 정의

강도와 유지에 영향을 주지 않는다면 지대치 형성 시 한 면이라도 보존하는 것이 이상적이다. 자연치질을 일부 건전하게 보존하고 나머지를 삭제하여 보철물을 피복하는 것을 부분 치관보철이라고 하며, 적용되는 범위는 협면이나 순면이 양호하거나 지지구조가 좋은 치아, 치아의 길이가 정상이거나 길고 튼튼한 치아, 상아질의 양이 충분한 치아 등이며, 금기되는 범위는 짧은 치아, 너무 작거나 순설의 두께가 너무 얇은 치아, 심한 우식증, 무수치, 치아장축(long axis relationship)이 나쁜 경우, 정확한 인접 구(groove) 형성이 어려운 치아 등이다. 부분 치관보철의 종류로는 3/4 crown, pinledge crown, 1/2 crown(onlay), MacBoyle retainer 등이 있다

2. 부분 치관보철의 장단점

1) 장점

(1) 치질을 보존할 수 있다.

(2) 치은경계선(gingival finishing line)이 전부피복치관보다 적기 때문에 치주자극이 적다.

(3) 직접 볼 수 있는 시각변연(visible margin)이 있기 때문에 보철물의 완전장착 여부를 확인할 수 있다.

(4) 순면을 피복하지 않으므로 심미적인 보철물이 이루어진다.

(5) 피복되지 않는 면의 만곡을 원형대로 유지할 수 있다.

(6) 치수에 대한 자극이 적다.

2) 단점

(1) 전부피복이 아니므로 전부치관보다 유지력이 약하다.

(2) 노출된 변연의 길이가 길기 때문에 2차 우식증의 가능성이 많다.

(3) 변연이 길기 때문에 변연의 정확성을 기하기 어렵다.

3. 3/4 crown

1) 개 요

부분 치관보철의 가장 일반적인 형태이다. 정상적으로 3/4 crown은 순면을 제외한 모든 면을 금속으로 덮는다. 이 명칭은 전치에서는 절단연을 면으로 생각지 않으므로 4면이 되며 금관에 의해 3면이 피복되므로 3/4 crown이라 하고, 구치에서는 치아의 치관이 5면이므로 4/5 crown이라고도 한다. 3/4 crown은 전치와 소구치에만 국한해서 제작되며, 대구치에서는 극히 드물게 적용된다. 3/4 crown은 양쪽 인접면에 치축과 평행하게 유지구(retention groove)를 형성하여 유지를 얻게 된다.

2) 제작과정

통상적인 제작과정은 전부주조관(full cast crown)과 동일하므로 3/4 crown의 제작과정 중 유의할 점만을 설명하도록 한다.

(1) 지대치의 변연을 연필로 표시한다(그림 13-1). 3/4 crown의 변연 위치는 치은 상방에 존재하는 치은 연상 변연(supragingival finishing margin)이므로 정확하게 표시해야 한다.

(2) 분리제 도포 후 조각도로 인접면과 설면에 왁스업(wax up)을 행한다(그림 13-2). 유지구에 확실히 왁스가 첨가되도록 유의해야 한다. 근·원심 변연융선의 높이는 인접치와 같은 선상에 있어야 한다(그림 13-3).

(3) 변연은 매우 조심스러운 곳이므로 변연 왁스(margin wax)로 재형성하여 준다(그림 13-4).

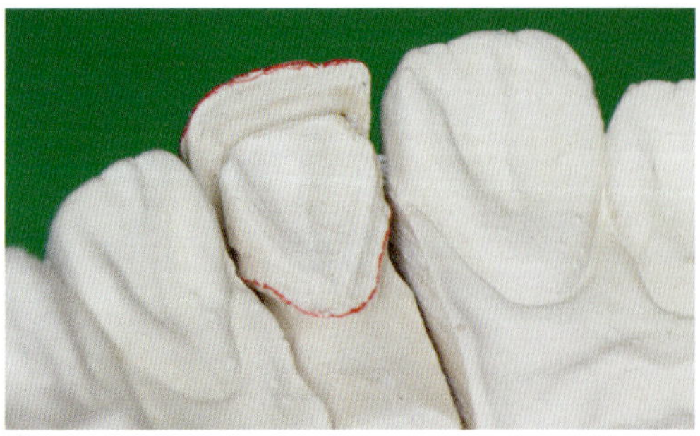

그림 13-1 변연(margin)을 연필로 표시

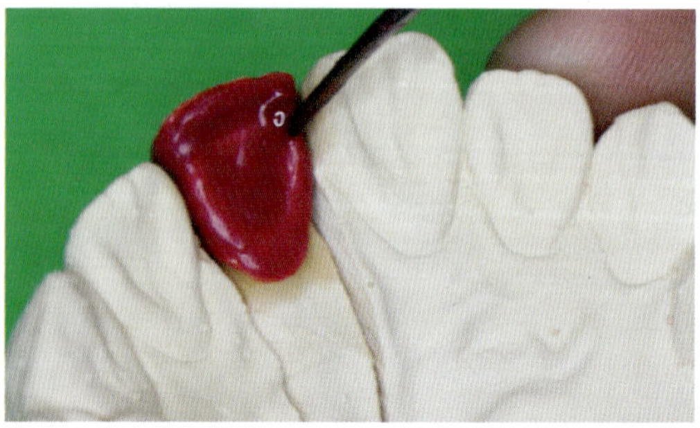

그림 13-2 분리제 도포 후 왁스업

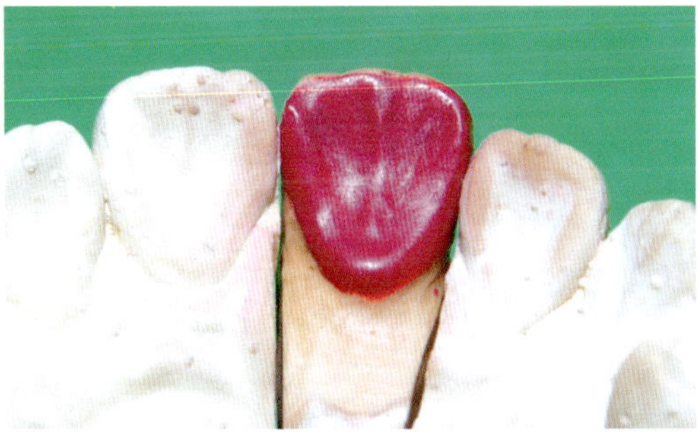

그림 13-3 인접치의 변연융선과 동일한 높이의 변연융선

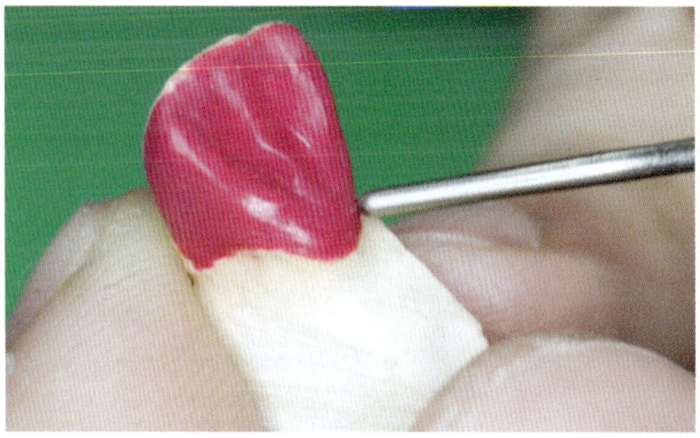

그림 13-4 변연(margin) 재형성

(4) 외형이 형성되면 엄지손가락과 검지로 러버 밴드(rubber band) 등을 이용하여 치형에서 납형을 분리한다(그림 13-5).
(5) 주입선을 부착하고(그림 13-6) 통법에 의해 매몰과 주조를 행한다.
(6) 통법에 의해 다듬기와 연마를 행한다.
(7) 치형에서 러버 포인트(rubber point)로 변연을 연마할 때 치형이 삭제되지 않도록 주의한다.
(8) 광택을 내고 세척하여 완성한다(그림 13-7).

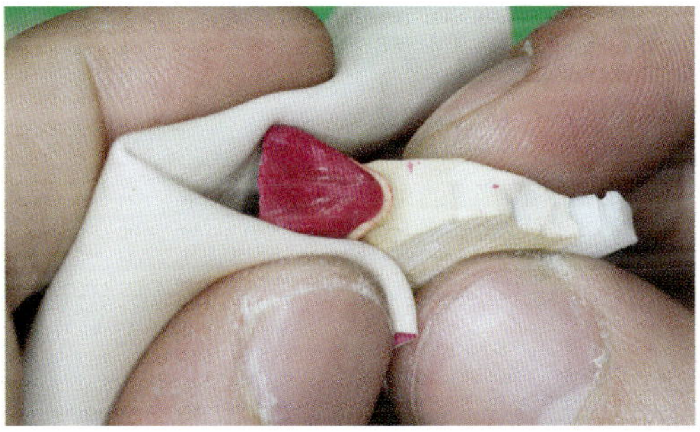

그림 13-5 러버밴드(rubber band)를 이용하여 납형 분리

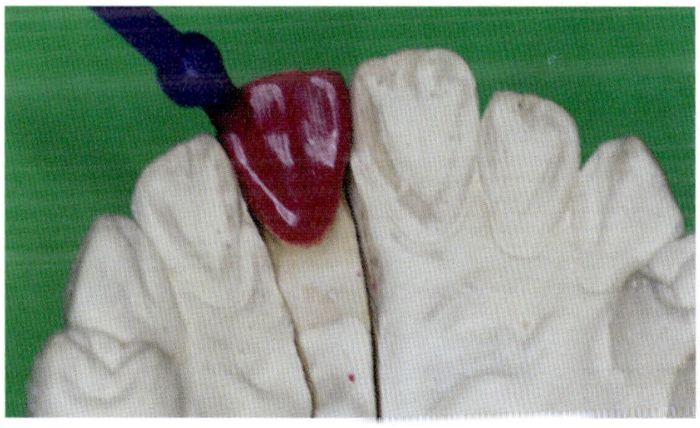

그림 13-6 주입선 부착

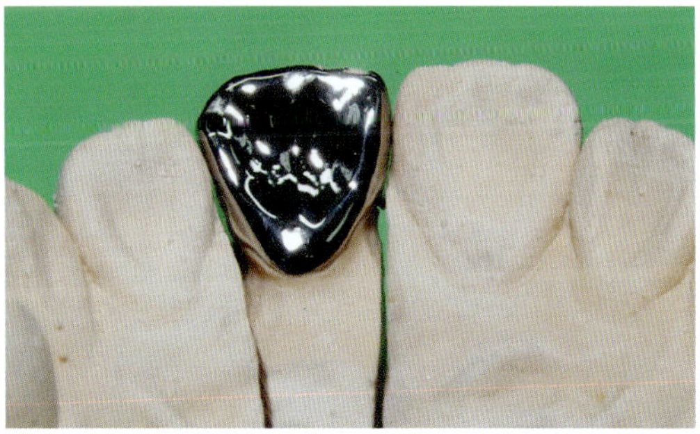

그림 13-7 완성된 3/4 crown

4. Pinledge crown

1) 개 요

Pinledge crown의 유지는 치아 내면의 넓이에 의해서가 아니라 깊이에 의해서 얻게 된다. pinledge crown은 전치의 설면과 인접면의 한쪽만을 피복한다. Pinledge crown의 지대치를 형성할 때 치질의 삭제가 매우 적다. 유지는 설면에 있는 3개의 pin에서 얻으며 pin들은 근심 순면각, 원심순면각, 치은 가까이에 있는 설면결절(cingulum) 부위에 존재한다. 이 pin hole의 깊이는 1.5~2.0 mm로 모든 제작과정은 전부주조관 또는 3/4 crown의 제작과정과 동일하나 납형형성 시 pin hole을 납으로 재현시켜 주기가 어려우므로 드릴(drill)의 직경에 따라 크기가 맞는 플라스틱(plastic) 또는 왁스 핀(wax pin)이나 기성금속 핀을 사용하여 제작한다.

그러나 홀의 깊이가 깊지 않기 때문에 인레이 왁스(inlay wax)로 형성하는 것이 hole 안을 정확히 인기할 수 있기 때문에 유지력 측면에서 바람직하다.

장점으로는 부분치관보철의 지대장치로 금속의 노출이 적어 심미적이며 치질의 보존이 유효하나, 유지를 얻기 위하여 pin hole이 치수에 위해를 줄 수 있으며, 회전력에 대한 저항력이 약하고 제작이 복잡하며 3개의 pin hole을 서로 평행하게 지대치에 형성해야 하는 단점이 있다.

사용용도는 상악의 경우 결손 된 중절치 수복 시, 중절치와 측절치에 적용하며 측절치 결손시 견치와 중절치에 우식범위가 적을 경우, 인접구를 형성하기에 불충분한 치아를 지대치로 사용할 경우이며 금기사항으로는 보철물의 길이가 긴 경우, 회전력을 많이 받는 치아, 우식범위가 큰 치아, 순면에 우식이 발생된 경우, 절단교합 등이다.

2) 제작과정

(1) 지대치의 변연을 연필로 표시한다(그림 13-8). pinledge crown의 변연 위치는 치은 연상 변연(supragingival finishing margin)이므로 정확하게 표시해야 한다.

(2) 분리제 도포 후 끝이 뾰족한 조각도를 이용하여 인레이 왁스(inlay wax)를 충분히 녹여 hole의 밑 부분까지 채울 수 있도록 한번에 삽입한다(그림 13-9). 왁스가 녹기 전에 조각도를 빼낸다.

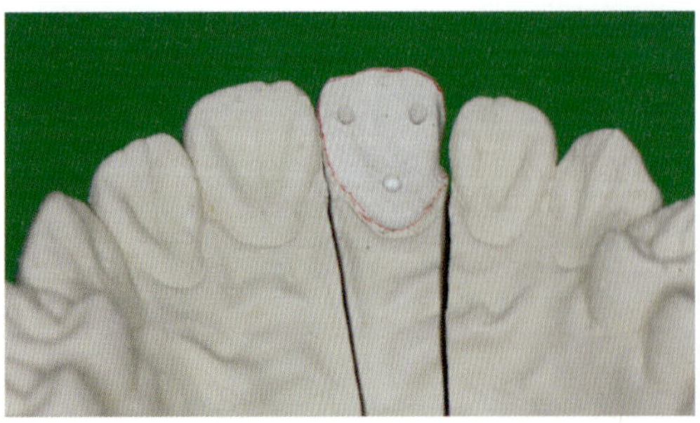

그림 13-8 변연(margin)을 연필로 표시

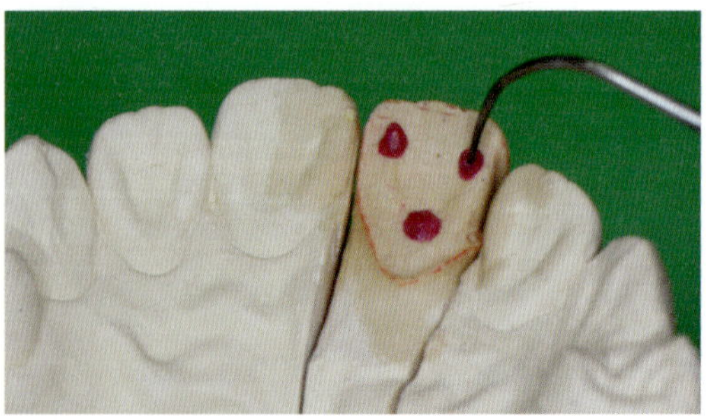

그림 13-9 분리제 도포후 hole의 밑 부분까지 한번에 왁스 삽입

(3) 인접면과 설면에 왁스업(wax up)을 행한다(그림 13-10). 근원심 변연융선의 높이는 인접치와 같은 선상에 있어야 한다(그림 13-11).

(4) 변연은 매우 조심스러운 곳이므로 변연 왁스(margin wax)로 재형성하여 준다(그림 13-12).

(5) 외형이 형성되면 엄지손가락과 검지로 러버밴드(rubber band) 등을 이용하여 치형에서 납형을 분리한다(그림 13-13).

(6) 통법에 의해 매몰하여 주조 후 연마하고 광택을 내어 완성한다(그림 13-14).

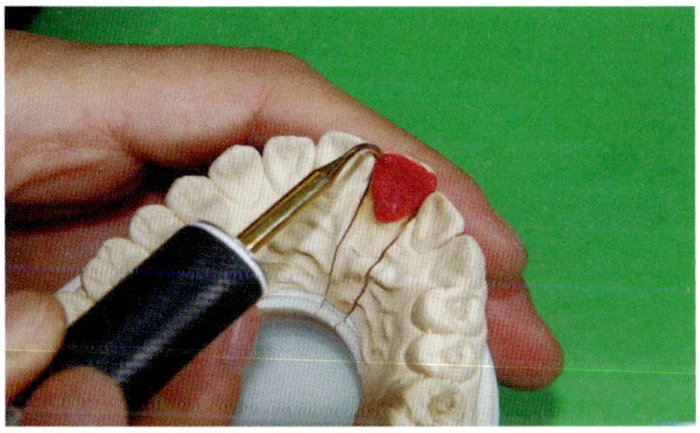

그림 13-10 왁스업(wax up)

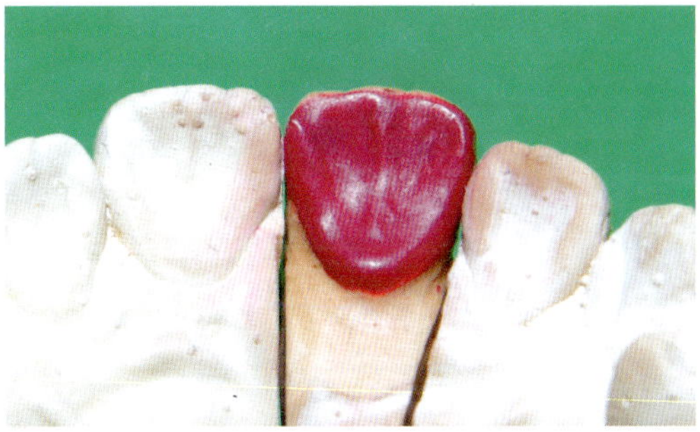

그림 13-11 인접치의 변연융선과 동일한 높이의 변연융선

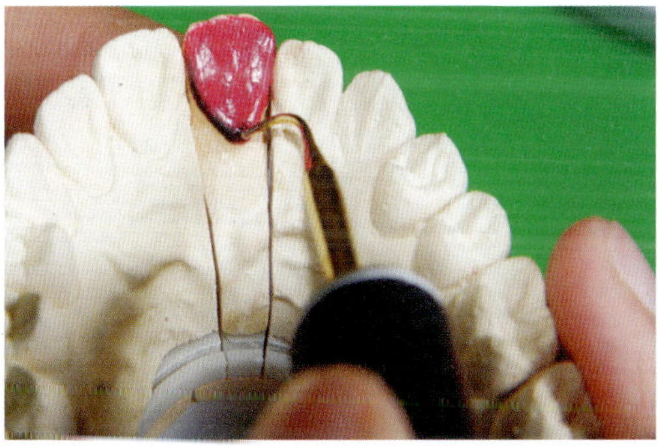

그림 13-12 변연(margin) 재형성

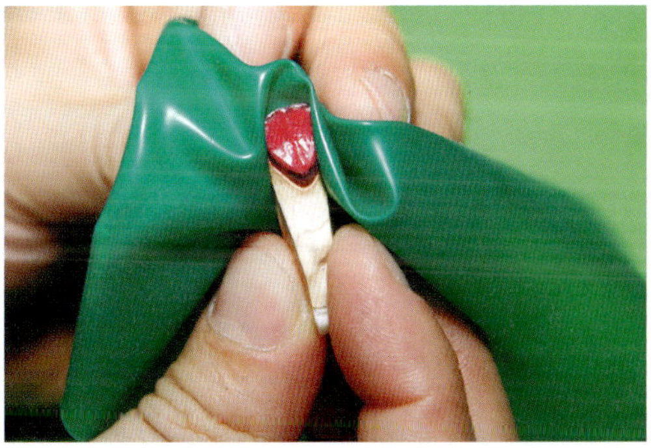

그림 13-13 치형에서 납형을 분리

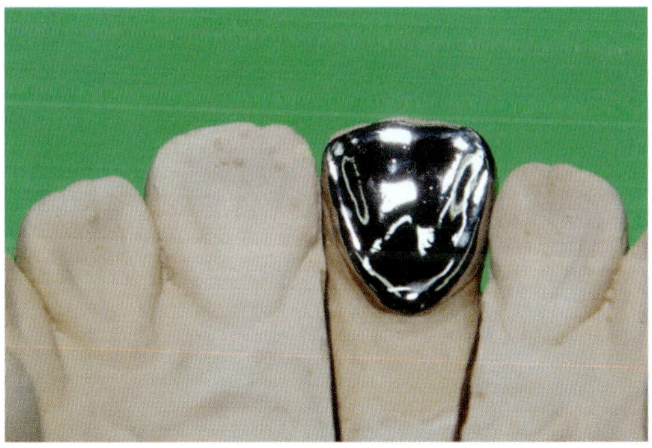

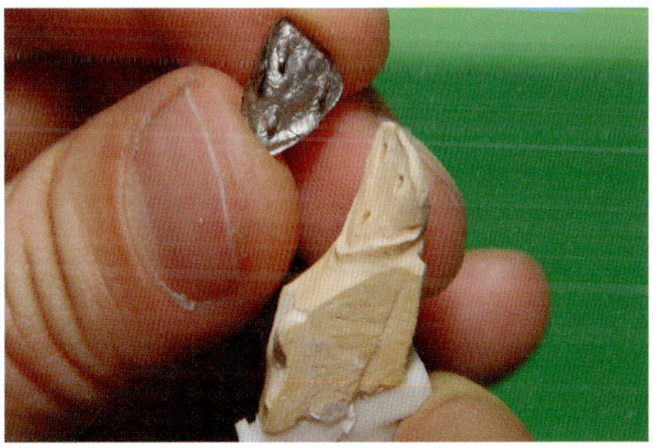

그림 13-14 완성된 pinledge crown

5. Macboyle retainer

모든 제작과정은 전부피복치관과 같으나 유의해야 할 것은 치관의 변연이 치은변연 외에 한 개의 절단과 두 개의 순면변연이 있어 그 부위는 우식 침해 부위이므로 정확도가 생명이다. 하악 4전치나 상악 측절치에서는 인접면 구(groove) 대신에 순면 능각(line angle)에 구를 부여하여 여기서 유지를 얻는 일부치관의 일종이며 적응범위로는 치질을 많이 삭제할 수 없는 치아, 인접면 구를 줄 수 없을 때, 임시 교의치의 지대장치, 유치, 미붕출 치아, 치수강(pulp chamber)이 큰 치아, young adult tooth 등이다. 금기사항으로는 치아가 아주 작아 삭제를 할 충분한 공간이 없을 때, 절단연이 얇을 때, 우식범위가 높은 치아, 절대적인 심미적 요구가 있을 경우 등이며 금속의 노출이 많다.

13-2 치근유지관 또는 합정치관(post crown or dowel crown)

1. 치근유지관의 개요

치아의 치질 결손이 많고 치수는 정상일 때 치수를 제거하고 완전히 근관치료(endodontic)한 후 근관(root canal)에 post hole을 형성하여 합정(post, dowel)으로 유지를 얻어 치관부의 형태 및 기능을 회복시켜주는 것으로 이와 같이 post를 이용하여 제작하는 치관을 치근유지관(post crown) 또는 합정치관(dowel crown)이라 한다. 치근유지관(post crown)은 치근 내에서 유지를 얻으므로 강도가 높은 합금으로 제작되어야 한다. 교합압이나 외상적 힘이 가해질 경우 post는 치근을 세로로 갈라지게 하는 원인이 될 수 있다. 이런 이유에 의해 치과의사는 치아를 삭제하여 지대치를 형성할 때 잔존하는 치아의 외면을 감싸는 금속의 collar를 얻을 수 있도록 형성을 해야 한다. 이 collar는 테를 두른 통 같은 역할을 하여 결합하는데 도움을 준다.

기저부와 치관 유지부를 금속으로 제작하는데 치관 유지부를 금속의 지대치 형태로 제작하여 이 위에 도재를 소성 용착시켜 만드는 방법도 이용되고 있다.

2. Two-piece의 장점

본래의 치근유지관(post crown)은 치관보철과 합정이 통합된 one-piece로 이루어진 보철물이지만 현대의 치근유지관(post crown)은 일반적으로 two-piece로 이루어져 있다.

Two-piece는 post와 치관보철을 분리하여 제작하므로 치근관에 의해 치관보철의 삽입로가 영향 받지 않는다. 근관치료를 한 치아를 지대치로 하여 제작하는 교의치의 경우 치근관의 방향과 교의치의 삽입로가 일치하지 않을 때가 흔히 발생한다. 이런 상황에서 one-piece로 치근유지관(post crown)을 제작하면 치근관의 방향에 대해 삽입로를 평행하게 변경해야 하고 또는 치근관의 방향을 교의치의 삽입로와 평행하게 변경시켜야 한다. 이런 경우 가장 효과적인 해결은 two-piece로 치근유지관(post crown)을 제작하는 것이다. 이렇게 되면 post의 방향이 교의치의 삽입로와 일치할 필요가 없다.

Two-piece로 이루어진 치근유지관(post crown)의 또 다른 장점은 치관보철을 어렵지 않게 post에서 철거하여 재 제작할 수 있다는 것이다. two-piece로 이루어진 치근유지관(post crown)의 세번째 장점은 보철물을 시적하고 시멘트로 합착하는 것이 용이하다. 치근관에 one-piece로 이루어진 치근유지관(post crown)을 장착할 때 힘에 대한 감각이 무디게 되어 너무 무리한 힘으로 삽입하여 치근이 파절되는 경우가 있다. 그러나 분리된 post는 저항에 대한 촉감이 예민하므로 위험성 없이 장착시킬 수 있다.

3. 적응사항

1) 우식이나 외상(trauma)에 의해 치관부위에 결함이 심한 경우
2) 지지구조가 좋은 잔여치근(root rest)
3) 기형치(malformed tooth)
4) 변색치(discolored tooth)
5) 전위치(displacement tooth)

4. 치근유지관의 설계

치근 유지관은 합정과 치관보철이 one piece(그림 13-15)로 되어 있는 것과 합정과 치관보철이 따로 제작되어지는 two piece(그림 13-16)로 설계된 2가지 형태가 있다.

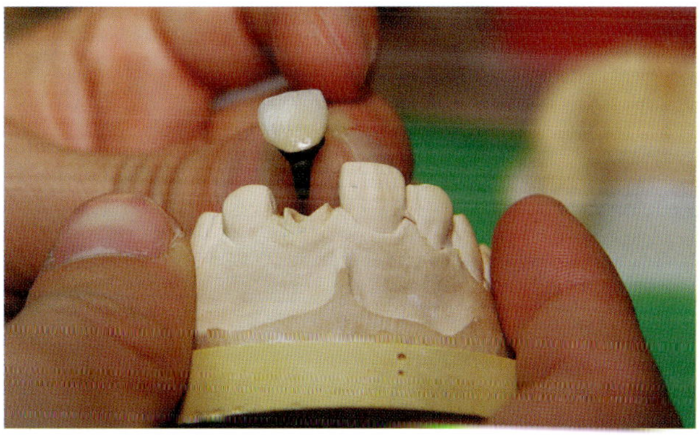

그림 13-15 합정과 치관이 one piece로 된 치근유지관

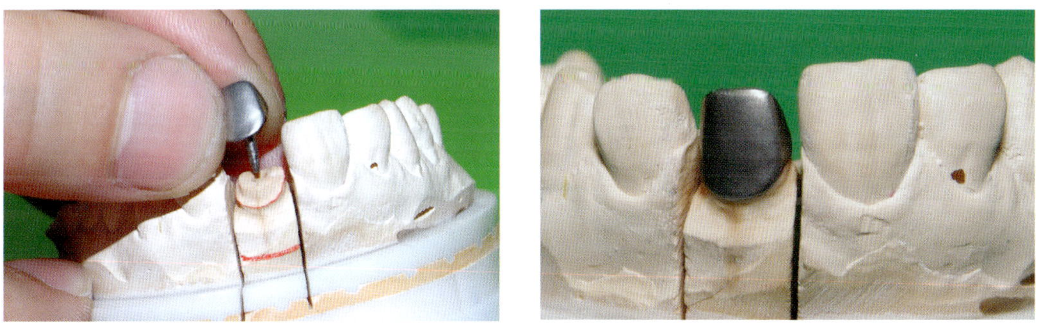

그림 13-16 합정과 치관이 따로 제작되어지는 two piece의 합정

One piece 설계 시는 post와 치관을 한번에 제작하고 two-piece 설계 시는 post와 치관을 따로 따로 제작한다. 치근 유지관은 치은 끝선과 같은 높이로 지대치를 삭제하고 치근관에 접착시켜 유지를 얻게 된다. 어느 경우이든 전부주조관 또는 금속도재관으로 제작한다.

5. 치근유지관의 post hole 형성

1) #7 tapered fissure bur를 사용해서 근관(root canal)에 post hole을 형성한다.
2) 위치는 치근 외형에 준해서 치근 중심부에 post hole을 형성한다(그림 13-17).
3) 형태는 정방형이 가장 이상적이다. 그러나 실제로 형성하기가 어려우므로 유선형(ovoid)으로 형성하고, 입구쪽에 계단을 형성해 주어 정방형을 형성해 주는데, 둥근 형태는 회전력에 대한 저항이 약하다.
4) 길이는 최소한 근관 길이의 2/3~3/4 정도로 한다.

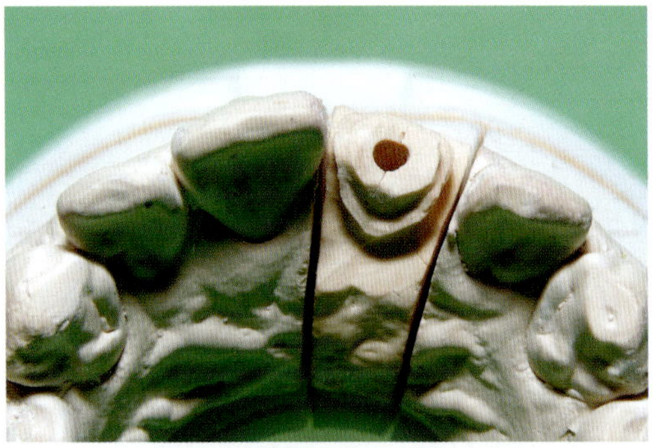

그림 13-17 치근 중심부에 post hole이 형성된 모형

6. 치근유지관의 제작과정(two-piece)

1) Post hole의 깊이를 측정하여 모형 상에 표시한다(그림 13-18). 이는 dowel pin 천공 작업 시 hole이 다치지 않도록 하기 위해서 이다.
2) 통법에 의하여 작업모형을 준비한다(그림 13-19).

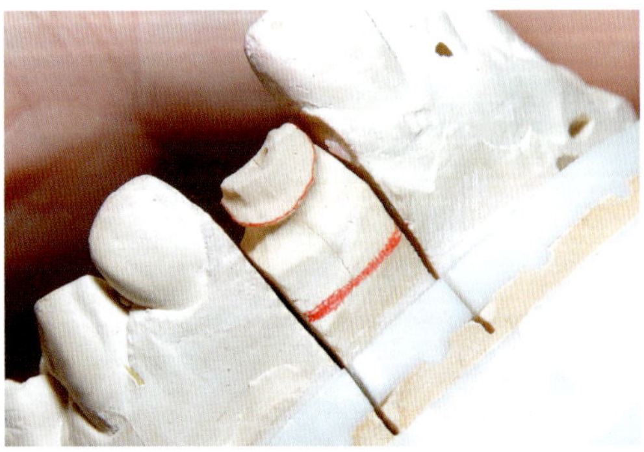

그림 13-18 Post hole의 깊이를 측정하여 모형 상에 표시

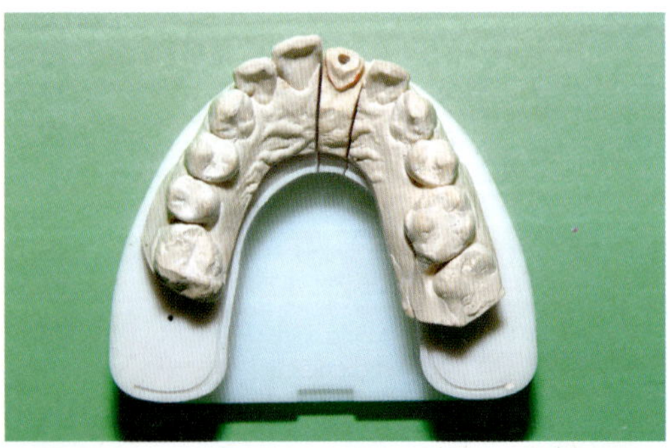

그림 13-19 통법에 의하여 준비된 작업모형

3) Post hole의 직경보다 작은 기성 post를 사용하여 적절한 길이로 자르고 치형 위로 충분히 연장시킨다(그림 13-20).
4) 치형에 분리제를 도포한다.
5) 왁스를 연화시켜 post hole에 주입시킨다. 이때 왁스는 적절한 조각도를 사용하여 주입시킨다(그림 13-21).
6) 기성 post에 열을 가해 post hole의 왁스 내에 주입시킨다.
7) 왁스가 굳은 후 제거하여 내면을 점검한다(그림 13-22).
8) 재 삽입 후 왁스를 첨가하여 치관 지대치의 형태로 형성한다(그림 13-23).

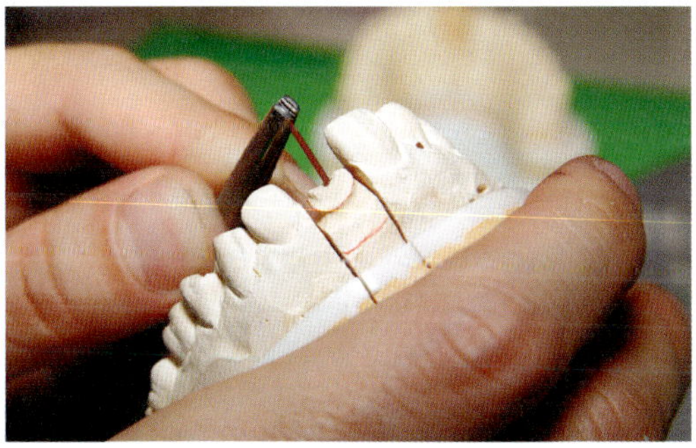
그림 13-20 Post hole의 준비

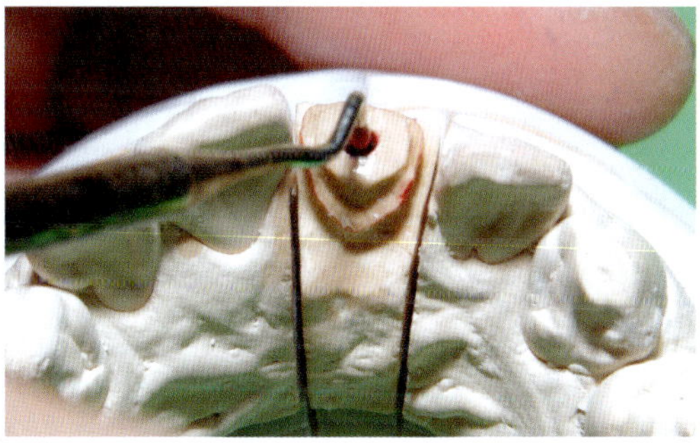
그림 13-21 왁스를 연화시켜 post hole에 주입

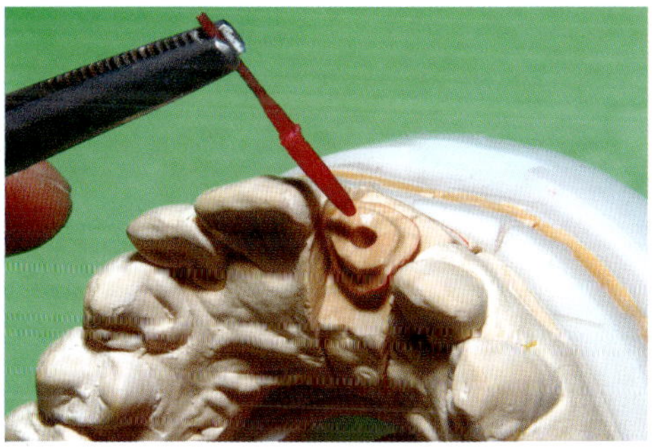
그림 13-22 왁스가 굳은 후 제거하여 내면을 점검

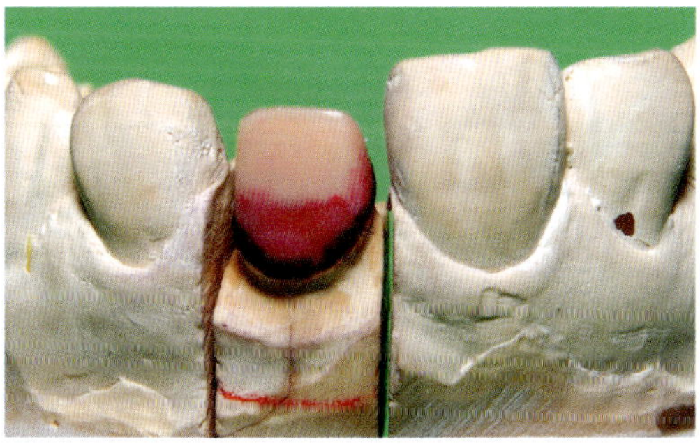
그림 13-23 재 삽입 후 왁스를 첨가하여 치관 지대치의 형태로 형성

9) 주입선(sprue)을 부착한 후(그림 13-24) 통법에 의해 매몰(investing)하고, 주조(casting)한다.
10) 통법에 의해 연마하여 완성시키는데, 이때 core의 연마(polishing)는 러버 포인트(rubber point)로 무광택 상태까지 행한다(그림 13-25).

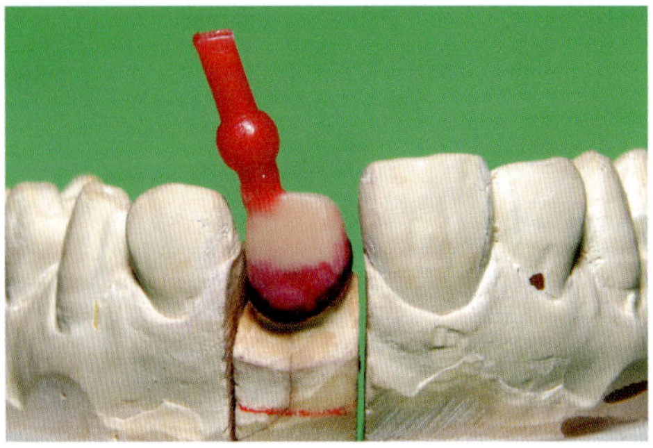

그림 13-24 주입선(sprue) 부착

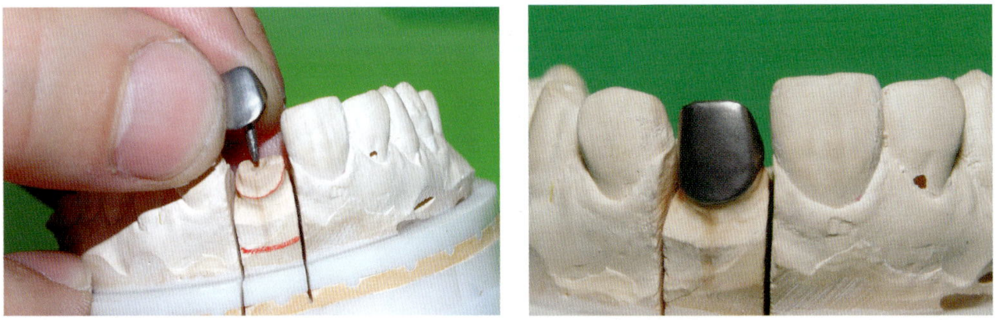

그림 13-25 통법에 의해 연마하여 완성

14 고정성 교의치 (Fixed Partial Denture or Fixed Bridge)

14-1 고정성 교의치의 개념

고정성 교의치(fixed partial denture, fixed bridge)는 치관보철의 한 종류로 지대장치(retainer)와 가공치(pontic) 그리고 이들을 연결하는 연결장치(connector)로 구성되어 있다.

고정성 교의치 일명 브릿지(bridge)는 치아가 하나 또는 그 이상 결손되었을 때 결손된 치아부위를 복원시킨 가공치와 결손치 전 후방의 치아를 삭제하여 회복시킨 지대장치를 납착(soldering) 또는 주조(one piece casting) 방식으로 연결하여 제작한 치관보철물이다.

고정성 교의치는 잔존 자연치에 접착되어 유지를 얻기 때문에 고정성 교의치의 형태와 회복시켜 줄 결손치의 수에는 분명한 한계가 있다. 즉 무치악이나 원심 쪽이 무치악인 원심 유리단과 같은 증례에서는 적용할 수 없다. 결론적으로 가공치는 근심과 원심 양쪽 끝에서 제작된 지대장치에 의하여 지지를 얻을 수 있도록 설계되어야 한다는 것이 고정성 교의치 설계의 기본 원칙이다.

하나의 지대장치에 외팔보(한 쪽 고정) 교의치(cantilevered bridge)를 제작해야 하는 경우가 있는데 이때는 회전력(rotational force, torque)에 의해 지대치에 스트레스가 집중된다. 이 해결 방법으로 연결장치 부위에 가동식 어태치먼트(movable attachment)를 부착하여 지대치에 가해지는 스트레스를 분산시키는 방법과 지대치 2개를 삭제하여 유지력을 증대시키는 방법이 있으나, 이는 원심유리단(치아 결손부)의 길이와 주 유지를 얻는 지대치 치근부의 상태에 따라 결정한다.

치아와 결손부가 반복되는 긴 치관보철물 내에서는 근 & 원심 결손부 사이에 지대치로 사용할 치아가 존재 할 수 있는데 이런 치아를 중간 지대치(intermediate abutment)라고 한다.

고정성 교의치의 연결장치는 보통 납착이나 주조에 의해 고정성(fixed)으로 제작되나, 임상적으로 치아를 발치한 후 오래 방치할 경우 잔존치아가 발치하여 생긴 빈 공간으로 경사되어 고정성 교의치를 장착시킬 삽입로를 찾기 어려울 때가 있다. 이 경우에는 한쪽은 비고정성 연결장치로 제작하거나, 이중치관(telescopic crown) 형태로 설계하여 교의치의 삽입로를 인의적으로 만들어주는 반고정성(semi-fixed), 가철성(removable), 가철성-가동성(removable-movable) 형태로 제작할 수 있다.

고정성 교의치는 치아 결손부위를 인공대치물인 가공치로 회복시켜줌으로써 교합 관계를 유지하고, 인접치와의 접촉을 유지하고, 치아의 동요를 방지하고, 치주질환을 막으며, 치아의 지지 조직을 보호 & 보존하는 역할을 한다.

14-2 고정성 교의치의 분류

1. 가공치의 위치에 의한 분류

1) 중간교의치(intension bridge)

일반적으로 많이 사용되는 교의치로 가공치 양측에 지대장치가 있는 것을 말한다.

2) 연장(외팔보) 교의치(extension bridge, cantilever bridge, suspended bridge)

결손 부위의 후방에는 치아가 없고 전방에만 치아가 있을 경우, 그 전방치 만을 지대치로 사용할 경우를 말한다. 연장 교의치는 가능한 한 사용치 않는 것이 원칙이며 부득이 사용해야 할 경우는 교합을 제대로 회복시켜줄 목적보다는 대합치의 정출(elongation)을 방지하기 위해 가공치를 작게 형성하는 방법을 택한다. 외고정받침 교의치라고도 한다.

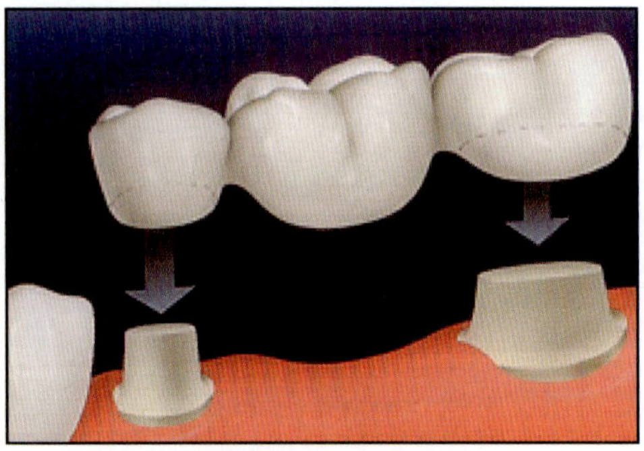

그림 14-1 중간교의치

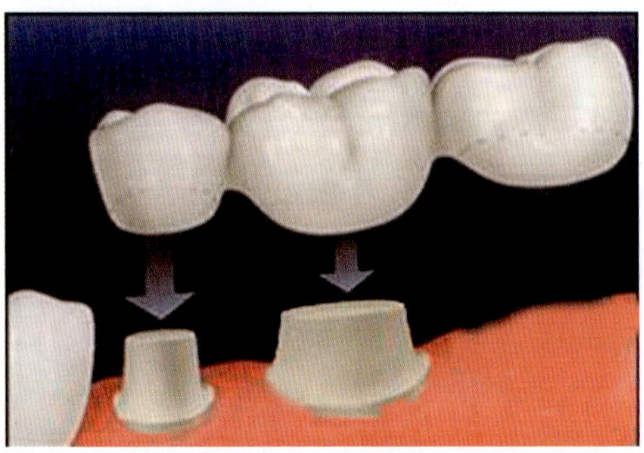

그림 14-2 연장(외팔보) 교의치

[예] (1) 상악 측절치 결손시 견치를 지대치로 이용

(2) 상·하악 제3대구치가 이미 상실되어 있고, 제2대구치가 소실되어 이를 보철해 줄 경우 상악 제2대구치의 정출을 방지하기 위해 하악 제1대구치를 지대치로 이용

(3) 하악 제1소구치의 결손시 제 2소구치 및 제1대구치를 지대치로 이용.

2. 보철 부위에 의한 분류

1) 단순교의치(simple bridge)

(1) 전치부 교의치(anterior bridge)

(2) 구치부 교의치(posterior bridge)

2) 복합교의치(compound bridge)

전치부와 구치부를 포함하는 교의치 또는 두 개 이상의 단순 교의치가 포함되는 경우

3. 연결장치(connector)의 형태와 교의치 유지에 따른 분류

1) 고정성 교의치(fixed bridge)

지대장치와 가공치를 납착 또는 주조에 의해서 연결 & 고정하여 교의치의 3 구성요소가 완전 고정된 형태의 교의치를 말한다(그림 14-3).

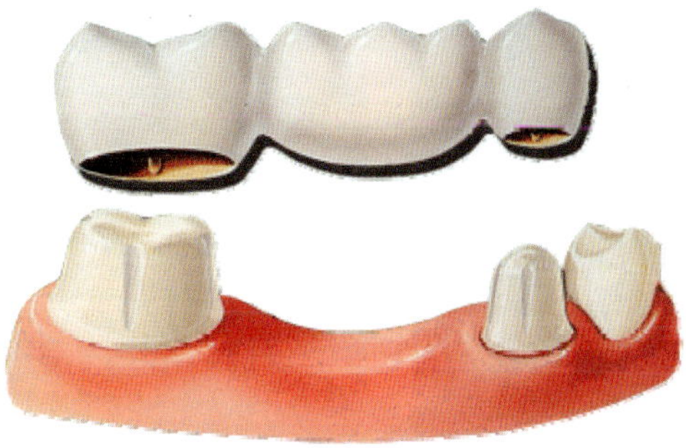

그림 14-3 고정성 교의치

2) 반고정성 교의치(semi-fixed bridge)

고정성 교의치의 일종으로 한쪽은 지대장치와 가공치를 납착 또는 주조로 연결 고정하고 다른 한쪽은 dovetail occlusal rest 또는 subocclusal rest(star-cast ball socket joint), lingual rest 등을 사용하여 가철성으로 연결하여 고정성과 가철성이 양립하는 형태의 교의치를 말한다(그림 14-4).

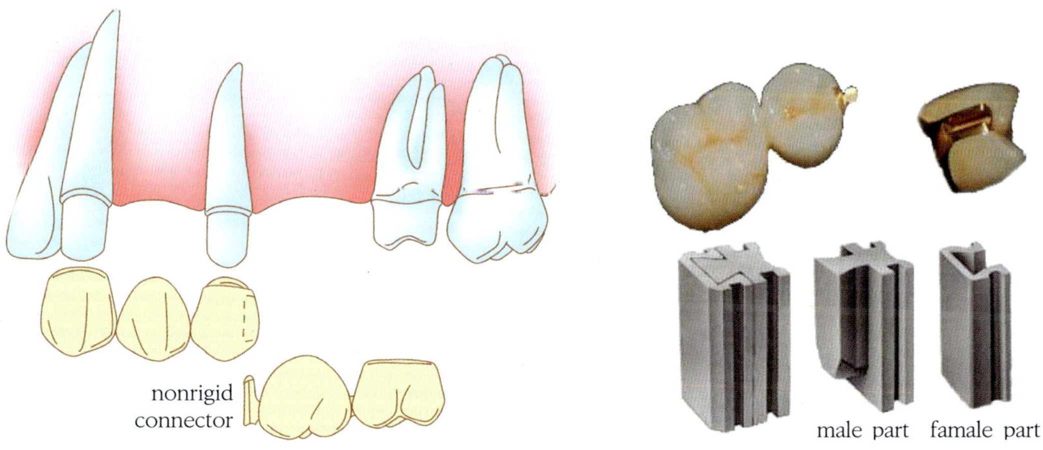

그림 14-4 반고정성 교의치

반고정성 교의치의 적용범위는

(1) 지대치의 삽입로가 현저히 다른 경우
(2) 전치부와 구치부 치열이 결합된 경우
(3) 지대치의 교합분담 능력이 극단적으로 다를 경우 등이다.

3) 가철성 교의치(removable bridge)

외관이나 저작기능은 고정성 교의치와 동일하나 연결장치부위를 어태치먼트나 이중치관(telescopic crown) 형태로 설계하여 환자가 수시로 착탈할 수 있는 형태의 교의치를 말한다(그림 14-5).

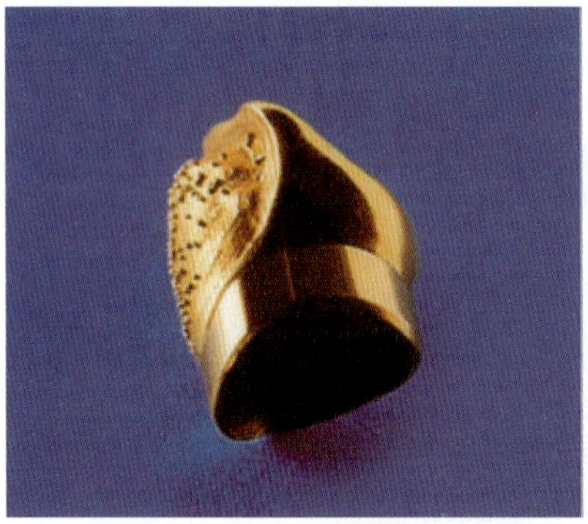

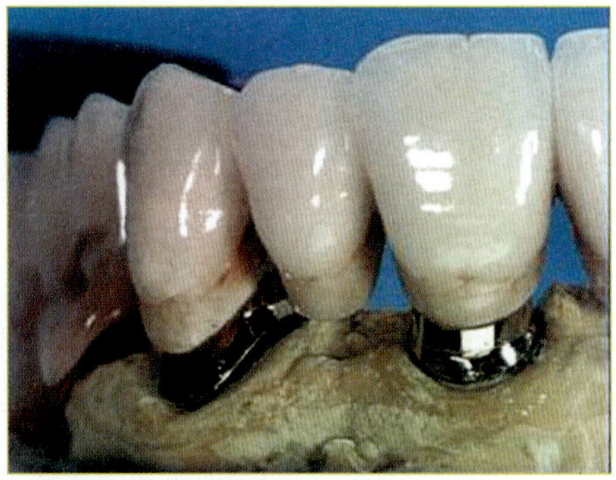

그림 14-5 A; 가철성 교의치(이중치관)

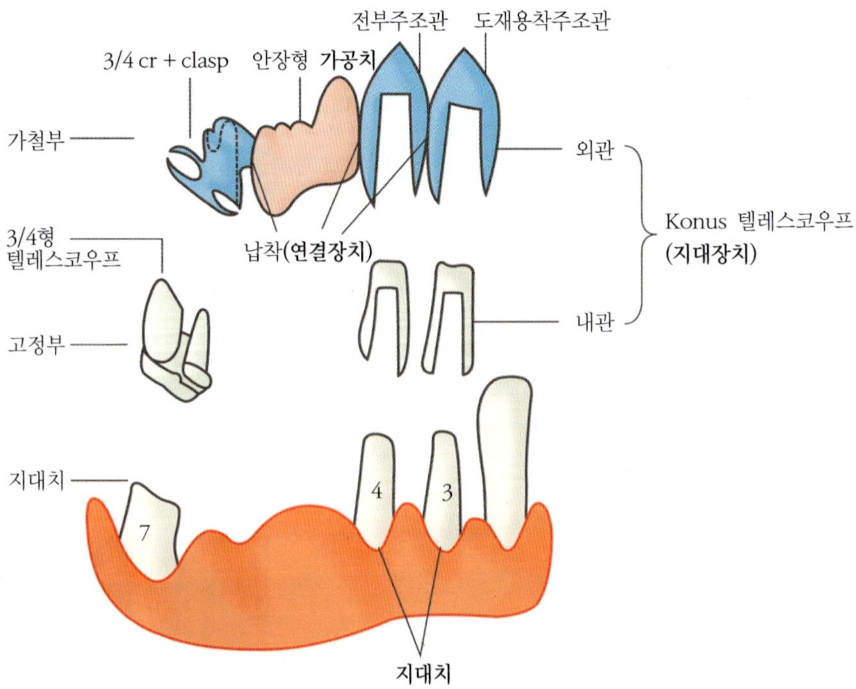

그림 14-5 B; 가철성 교의치의 설계

4) 가동성-가철성 교의치(movable-removable bridge)

가철성 교의치와 동일하게 환자가 수시로 착탈할 수 있을 뿐만 아니라 연결장치 부위에 가동성 어태치먼트를 부착하여 저작하는 동안 가공치 부위나 보철의 일부분이 움직여 이로 인하여 압장치(stress-breaker)의 효과를 얻을 수 있는 교의치를 말한다(그림 14-6).

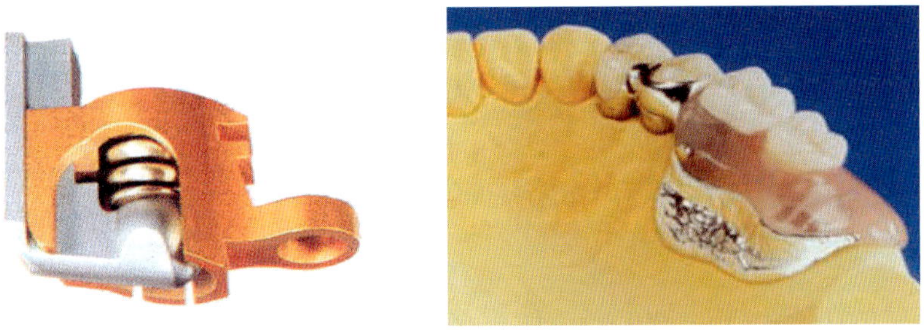

그림 14-6 가동성-가철성 교의치(Dalbo shoulder attachmen)

14-3 고정성 교의치의 기본성질

1. 고정성 교의치가 가져야 할 요구조건

1) 지지구조(치근부)가 교합압에 견딜 수 있어야 한다.
2) 저작력으로부터 지대치를 보호하기 위한 치관 형태
3) 치은상태를 정상으로 유지할 수 있는 형태
4) 교합 회복
5) 기능 회복
6) 치수 보호
7) 지대치의 우식 조절
8) 해부학적 치아형태 회복

2. 교의치 설계 시 고려해야 할 중요한 여섯 가지 요소

1) 결손 치아수
2) 잔존 치수상태
3) 교합상태
4) 치조골 흡수상태
5) 환자의 연령
6) Ante's law

고정성 교의치 제작 시 지대치의 치근면적은 가공치로 대치될 치아들의 치근면적과 최소한 같거나 더 넓어야 한다(Johnson).

3. 고정성 교의치의 적응 사항

1) 지대치가 적절한 분배 상태로 되어 있을 것

(1) 결손부위 전후방에 지대치가 있을 것

(2) 결손치가 5개 이상일 경우 중간 지대치가 필요하다.

2) 건강한 지대치(healthy abutment tooth)

(1) 지대치의 지지구조가 건전할 것

(2) 지대치는 생활치수(vital pulp)를 가질 것

(3) 지대치의 우식은 완전히 제거할 것

(4) 연조직은 정상조건일 것

(5) 지지구조는 지대치의 치관과 치근의 단면적이 최소 1 : 1.5가 되어야 하는 ante's law를 만족시켜야 한다.

4. 고정성 교의치의 금기사항

1) 보철물의 길이가 너무 길어 지대치가 지나친 하중을 받을 경우

2) 치아가 미봉출된 청년기 악궁

3) 교의치 장착으로 교합력에 의해 주위조직에 위해가 될 경우

4) 유전기 현상(galvanism)이 너무 심하여 생활치수에 위해를 줄 우려가 있을 경우

5) 치조골의 결함이 심할 경우

6) 치아가 수직 방향에서 25~30°이상 경사질 경우

5. 치아 결손을 방치할 때 초래될 수 있는 결과

1) 주위치아의 위치 변경(drifting, tilting)

2) 저작률의 감소

3) 대합치의 연신

4) 지지조직의 파괴와 치주질환 야기

5) 접촉점의 유지 상실

6) 순면표정의 변화

7) 정신적 건강의 변화

8) 악관절의 변화

6. 고정성 교의치의 탈락요소

1) 불충분한 치아삭제로 금속 주조체의 결함
2) 부적절한 납착 결함
3) 지지구조의 약화로 지대치의 동요
4) 접착의 잘못
5) 접착제의 용해
6) 변연적합의 부정확
7) 이차 우식증(secondary caries)
8) 지대치의 과도한 삭제로 유지가 충분치 못할 경우

7. 교의치 장착 시 불안정한 요인

1) 부정교합, 조기접촉
2) 교합면의 과대크기
3) 치간공극(embrasure)의 형성이 부적절
4) 생리적 만곡도가 부적절(overcontouring, undercontouring)
5) 삽입로가 일치하지 않을 때
6) 납착의 위치가 부적절
7) 접촉점의 위치가 부적절
8) 변연의 부적합
9) 가공치가 치은 변연을 압박하는 상태로 장착된 경우
10) 지나친 지대치 삭제로 열자극 발생

14-4 고정성 교의치의 구성요소(그림 14-7)

1. 지대치(abutment)

가공치의 양단 또는 중간에 교의치를 지지하는 치아 또는 치근을 말하며 특수한 경우를 제외하고 지대치는 가공치의 양단에 최소한 한 개씩 있어야 한다.

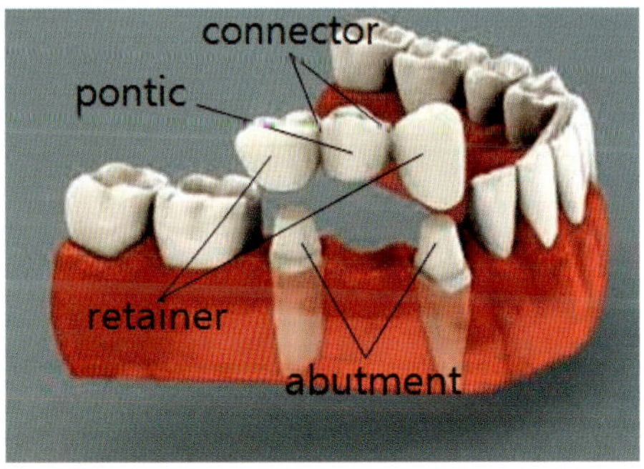

그림 14-7 고정성 교의치의 구성요소

2. 지대장치(retainer)

교의치를 지대치 위에 결합시켜 유지 & 고정시켜 주는 역할을 하는 치관보철물로 지대치의 형태, 기능, 심미성을 회복해 줄

뿐만 아니라 지대치와 그 지지조직에 가해지는 위해작용을 막아주는 역할도 한다. 유지장치라고도 한다.

3. 가공치(pontic)

상실된 치아의 기능을 회복해주는 인공대치물이다.

4. 연결장치(connector)

지대장치와 가공치를 연결하는 부위로 고정방법에 따라 고정성(fixed), 반고정성(semifixed), 가철성(removable), 가동성-가철성(movable-removable) 형태로 대별할 수 있다. 고정성 연결방법으로 납착, 주조 연결 등이 있고, 반고정성 연결방법으로 dovetail occlusal rest, lingual rest, subocclusal rest, key and keyway 연결 등이 있다.

14-5 지대치(abutment)

지대치는 교의치를 지지하고 유지하는 지대장치가 장착되는 치관 또는 치근으로 교의치에 가해지는 저작력을 견뎌야한다.

이상적인 지대치의 조건으로는

① 지대치는 자신에게 가해지는 교합압과 상실치에 가해지는 교합압을 합한 힘에 견딜 수 있어야 한다.

② 가능한 한 지대치는 생활치(vital tooth)라야 한다. 부득이 한 경우는 근관치료가 성공적으로 완료된 치아라야 한다.

③ 교의치의 지대치로 사용될 치아를 위한 최적의 치관-치근비(crown-root ratio)는 2 : 3이며, 지대치로 사용가능한 치관-치근비의 최소비율은 1 : 1이다(그림 14-8).

④ 치근형태는 치근을 단면으로 볼 때 둥근 것보다는 순설측이 근원심보다 더 넓은 형태를 갖는 치근이 더 좋다. 분기형(divergent) 치근이 유합형(fuse) 치근보다는 치근막 유지가 좋다.

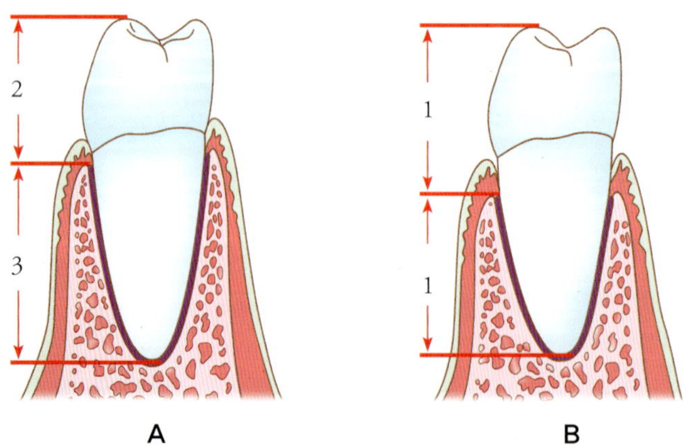

그림 14-8 지대치 치관-치근비(crown-root ratio)

⑤ 지대치로 사용할 치아를 평가하는데 중요한 사항은 치근단면적 또는 치조골에 부착된 치근의 치주인대 면적(periodontal ligament area)이다. 큰 치아는 치주인대 표면적이 넓으며, 가중되는 교합압을 더 잘 견딜 수 있다. 등이 있다.

14-6 지대장치(retainer)

치과의사는 지대치를 형성할 때 필요에 따라 지대장치의 형태를 결정한다. 지대장치는 직접법에 의하여 환자 구강 내에 형성된 지대치 위에서 지대장치 제작을 위한 납형을 제작하거나, 치과의사의 처방과 인상체를 치과기공소에 보내 간접법에 의해서 제작한다.

지대장치의 형태와 제작은 환자의 요구와 의사의 판단에 따라 결정된다. 일반적으로 심미보철일 경우에는 지대장치가 완성되면 도재나 수지를 축성하기 전에 치과에 보내 지대장치를 지대치에 시적하여 변연적합 상태 등을 점검하고 수정한 다음 치과기공소에서 도재용착 또는 복합수지전장 교의치를 완성한다.

1. 지대장치의 종류

1) 치관 내 유지장치(intra coronal retainer): inlay

2) 치관 외 유지장치(extra coronal retainer): crown

  (1) 전부 치관보철(full veneer crown)

  (2) 부분 치관보철(partial veneer crown)

3) Intra radicular retainer; dowel crown or post crown

2. 지대장치의 요구조건

1) 형성된 지대치의 해부학적 형태를 정확히 보완해야 한다.

2) 하중에 변형되지 않고 응력 하에서 유지할 수 있는 적당한 기계적 특성을 가져야 한다.

3) 파절이 발생하면 안 된다.

4) 치수를 보호하고, 주위조직을 손상시켜서는 안 된다.

5) 쉽게 청결(cleaning)할 수 있어야 한다.

6) 부식, 변색이 없어야 한다.

7) 심미성을 만족시켜야 한다.

3. 지대장치로 쓸 수 있는 보철물의 종류

1) 전부 치관보철(gold cast crown)

2) 부분 치관보철(1/2, 3/4, 4/5, 7/8crown))

3) 주조 인레이(cast inlay; M.O.D, M.O., D.O.)

4) 합정 치관보철(post crown)
5) 도재자켓관(porcelain jacket crown)
6) 도재용착금속관(porcelain fused to metal crown)

14-7 가공치(pontic)

가공치는 결손치의 기능을 회복시키고 결손치의 공간을 보완하고, 치궁(dental arch)의 연속성을 회복해 주기 위한 인공치아(artificial tooth)로서 교의치의 지대장치에 부착되어 있다. 가공치는 자정효과가 우수하여야 하며, 심미성, 편안감 그리고 가공치와 접촉하는 치은조직과의 생체적합성이 우수하여야 하며, 치은조직과 접촉하는 가공치 기저면의 정확도가 매우 중요하다. 이런 점에서 가공치 제작 재료로는 도재가 가장 좋으며, 주조와 연마가 잘된 금 주조체, 아크릴 수지 순이라 할 수 있다. 아크릴 수지는 수분을 흡수하여 구취를 유발할 수 있다.

가공치는 금속, 도재 또는 아크릴 수지 등으로 제작 할 수 있으며, 조직과의 적합성을 위하여 치은면은 금합금으로 그리고 강도와 내구성을 주기 위하여 설면과 교합면도 금합금으로 제작하고 전장(facing)은 도재 또는 아크릴 수지로 해주는 복합형태의 가공치를 일반적으로 사용한다.

1. 가공치의 요구조건

1) 결손치의 기능을 회복해야 한다.
2) 청결이 쉬워야 한다.
3) 심미성이 만족되어야 한다.
4) 편안해야 한다.
5) 생물학적으로 위해 하지 않아야 한다.
6) 사용하는 재료는 저작력에 견뎌낼 수 있는 물리적 성질을 가져야 한다.
7) 대합치와 교합이 정확히 재현되어야 한다.

2. 가공치의 형태(그림 14-9~11)

1) 전부 금속 가공치
2) 전부 도재 가공치
3) 전부 수지 가공치
4) 복합형태
   (1) 도재전장 가공치(porcelain faced pontic)
      ① 교환가능 전장관(interchangeable facing)

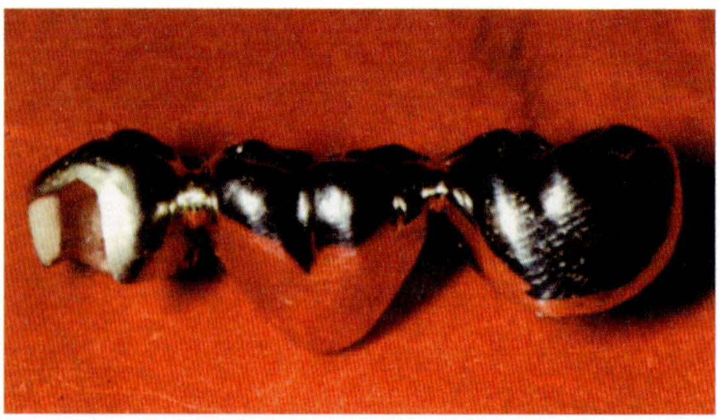

그림 14-9 전부금속 가공치

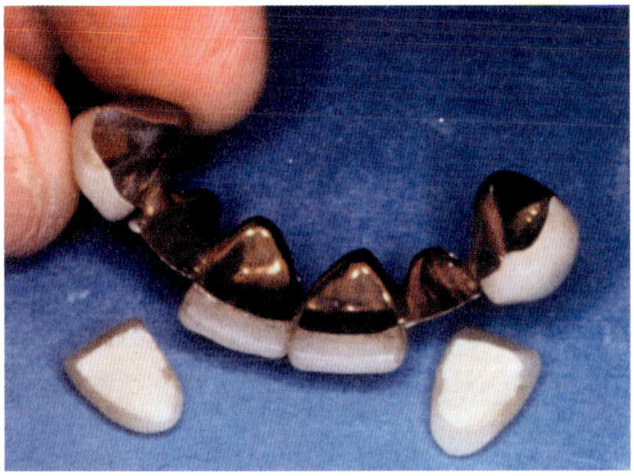

그림 14-10 수지전장 가공치

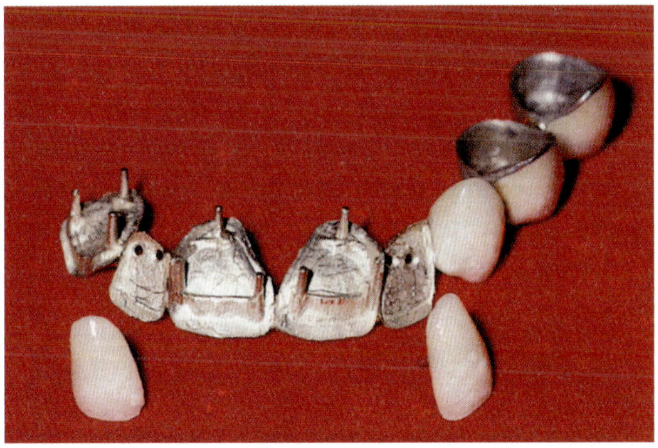

그림 14-11 도재전장 가공치

② 도재용착금속 가공치Porcelain fused to metal pontic

(2) 수지전장 가공치(resin faced pontic)

3. 가공치의 치은면의 형태에 따른 다섯 가지 분류

1) 안장형(Saddle type)

이 가공치는 상실된 치아의 외형을 그대로 재현해주는 가장 자연치아와 유사한 형태이다.

치조융선과는 크고 오목한 접촉을 이루고 협, 설, 인접면 치간공극(embrasure)이 봉쇄되고 치조제의 협설면을 덮는다. 이 가공치의 특징은 자연치아와 유사한 외형을 재현해주므로 심미성이 우수하고, 이물감은 적으나, 가공치 하방이 오목한 형태로 형성되고 조직과의 접촉 부위도 넓기 때문에 치실을 이용한 청소가 용이하지 않아 치태 축적이 일어나고 그 결과 조직에 치주염을 발생시킬 수 있는 단점이 있으므로 고정식 교의치의 가공치로는 가능한 한 설계하지 않는 것이 바람직하다. 가철성 교의치의 가공치로 가장 적합한 형태이다(그림 14-12).

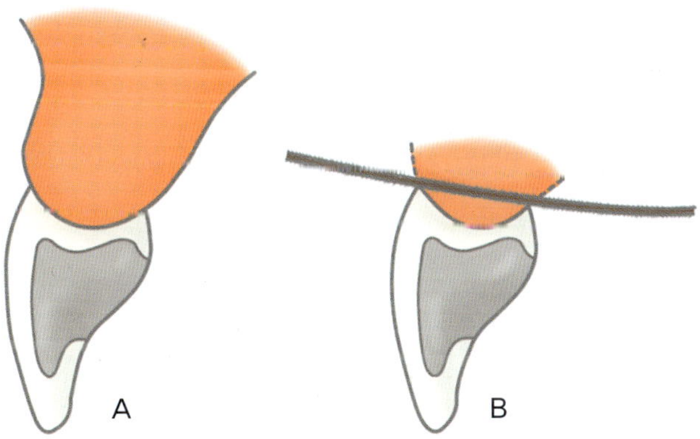

그림 14-12 A : 안장형의 횡단면 B : 조직면은 위생기구가 접근할 수 없다.

2) 반자정형(Ridge lap or Modified ridge lap pontic)

이 가공치는 자정형(hygienic pontic)과 안장형(saddle pontic)의 장점을 종합한 형태로 심미적인 면과 위생적인 면을 모두 갖추고 있다(그림 14-13). modified ridge lap은 협측은 잔존 치조제를 덮고 설측에서는 음식물이 침착되거나 치태가 축적되는 것을 줄이기 위해 약간 경사지는 외형(deflective contour)과 치조제로부터 떨어져 있는 형상을 보여주고 있다. 이상적인 치태조절을 위해서는 치은면이 근심에서 원심까지 최대한 볼록하여야 한다. 치조제와의 접촉은 ridge lap 보다 접촉을 감소시키므로(T자형) 음식물 찌꺼기의 저류를 감소시킨 형태이다. 협측의 치조제와의 접촉은 자연스러운 외관을 위해 필수적이다(그림 14-14).

이 가공치의 특징은 심미적인 면과 위생적인 면을 모두 갖춘 가공치로 기능 시 눈에 보이는 부위에 가장 많이 사용되는 가공치의 형태이다(상·하악 전치부, 상악소구치와 제 1 대구치).

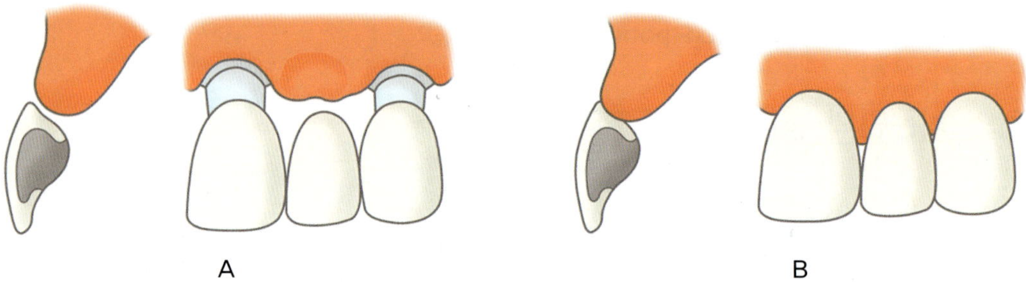

그림 14-13 Modifed ridge lap pontic.
A : 완전히 안착되지 않은 고정성 교의치 B : 안착된 고정성 교의치

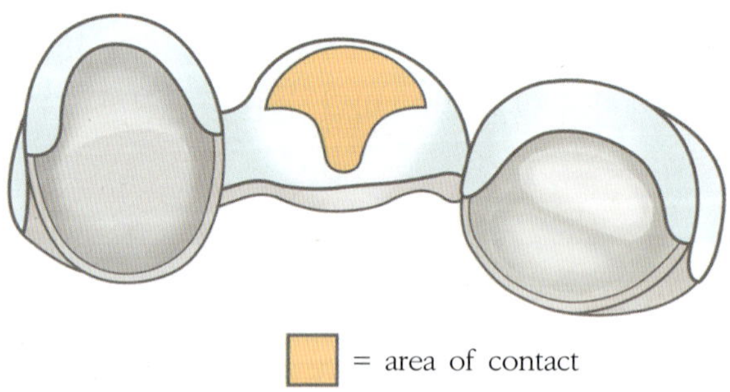

그림 14-14 상악 FPD의 조직 접촉은 "T"자와 유사해야 한다. 이 가공치를 조직면에서 본 모습

3) 자정형(Hygienic type or Sanitary type)

이 가공치의 가장 중요한 디자인적 요소는 잔존치조체로부터 조직면이 떨어져 있어 청소가 용이하다는 것이다. 이러한 위생적인 디자인은 치태조절을 쉽게 할 수 있으나, 음식 잔사의 함입이 일어나 환자를 불편하게 하는 혀 습관이 일어날 수 있다는 단점도 갖고 있다. 자정형은 기능 시에 시야에 노출되지 않는 치아에 사용된다(예 : 하악 대구치).

자정형의 일반적인 형태는 가공치의 교합면 치은간 두께는 3 mm 이상이어야 하며, 청결을 용이하게 하기 위해 하방에 적당한 공간(가공치 기저면와 치조정과의 간격은 3 mm로 한다. 불가능하면 0.5~1.0 mm의 최소 공간을 부여한다)이 있어야 한다. 자정형은 흔히 협설측, 근원심측 모두 볼록한 형태로 만들어진다. 가공치의 하방은 치실로 쉽게 청소할 수 있도록 둥글게 해준다(fish belly)(그림 14-15 A).

자정형의 다른 설계는 양쪽 유지장치 사이에 치은 쪽의 형태가 아치형태를 이루고 있다(그림 14-15 B). 이러한 형태는 연결부위의 두께를 증가시키고 가공치와 연결부위에 가해지는 스트레스를 감소시킨다. 또한 가공치와 잔존치조제가 가까울 때 일어날 수 있는 조직증식을 억제한다.

이 설계는 arc-fixed partial denture, modified sanitary pontic이라고 부른다.

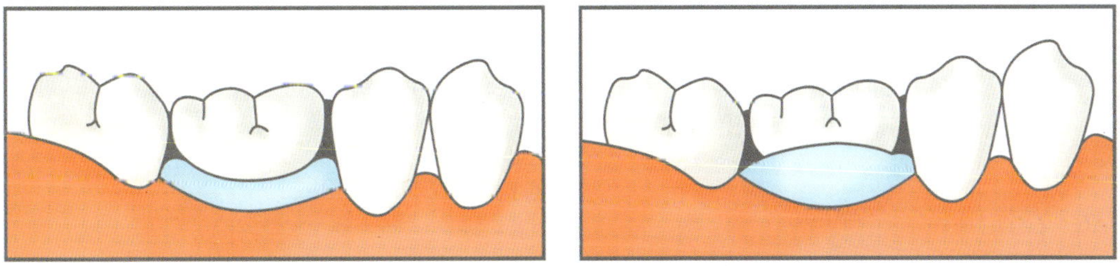

A　　B

그림 14-15 A : Sanitary pontic B : Modified sanitary pontic

4) 원추형(Conical pontic)

Egg-shape, bullet-shape 또는 heart shape이라고도 불리는 원추형은 환자가 청소하기에 용이하다. 최대한 볼록하게 만들어 치조제의 중앙에 한 점만 접촉하도록 한다. 이러한 디자인은 심미적인 요소가 덜 중요한 하악 구치부 수복에 추천된다(그림 14-16).

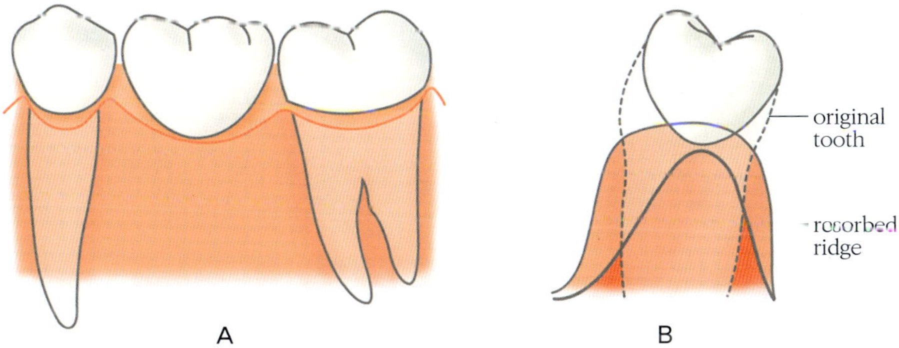

A　　B

그림 14-16 A와 B, 최대의 풍융을 지니고 조직과 한 점이 접촉하는 원추형의 가공치로 청결을 유지하기 가장 쉬운 형태이다.

이 가공치는 치조제가 좁은 하악치조제에 적절하게 사용된다(그림 14-17A). 그러나 넓고 평평한 치조제에 사용되면 조직접촉면 주위로 큰 삼각형의 치간공극 공간(embrasure space)이 생겨 음식 압입을 초래할 수 있다. 넓고 평평한 치조제에는 자정형을 선택해야 한다(그림 14-17B).

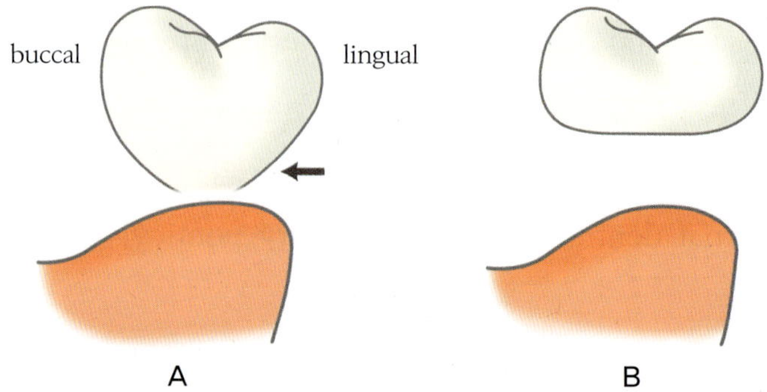

그림 14-17
A : 원추형은 치조제가 넓은 경우에는 음식압입을 초래할 수 있다(화살표).
B : 자정형이 더 나은 대안이 될 수 있다.

5) Ovate pontic

Ovate pontic은 Dewey와 Zugsmith에 의해 처음 소개되었으며, 최근 심미성이 주된 관심사가 되는 부위에 사용되고 있는 설계이다. 이것의 시초는 porcelain root tipped pontic으로 이는 1930년대 이전에 안장형 대신 심미적 및 위생적 대용품으로 많이 사용되었다. ovate pontic의 조직 접촉부는 둔탁하게 둥글고 치조제의 오목한 것으로 장착된다(그림 14-18). 치실이 쉽게 지나갈 수 있다. 이러한 조직의 오목함은 발치직후 발치와의 1/4 정도 깊이로 연장된 가공치를 가지는 임시가공의치를 장착시켜 만들어 줄 수 있다. 또는 나중에 외과적으로 성형해서 만들 수도 있다. 이 가공치는 넓고 평평한 치조제에 잘 어울리며, 그것이 치조제에서 자라나오는 듯한 효과를 준다.

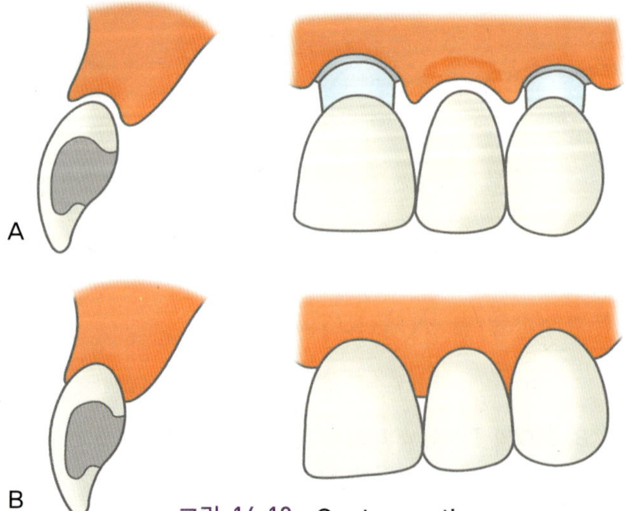

그림 14-18 Ovate pontic
A : 완전히 안착되지 않은 고정성 교의치 B : 안착된 고정성 교의치

이 가공치가 성공적으로 사용된다면 ovate pontic의 치은 외형은 자연치의 치은 외형과 거의 같게 재현할 수 있다. 또한 식편압입이 일어나지 않는다. 반자정형보다 넓고 볼록한 형태는 가공치의 치은 협측의 끝에 위치하는 지지받지 못하는 얇은 도재가 존재하지 않기 때문에 강도가 강하다. 모든 면에서 가공치의 조직면은 볼록하기 때문에 치실의 사용이 용이하나 조직접촉면이 넓기 때문에 발생할 수 있는 조직염증을 예방하기 위해 구강위생이 필수적이다. 또 다른 단점은 외과적 조직처치가 필요하며, 부가적인 비용이 필요하다는 점이다.

4. 잔존치조제의 외형과 모형의 결손부위 처치 및 가공치 설계

1) 잔존치조제의 외형

가공치를 제작하기 전에 잔존치조제를 주의 깊게 검사한다. 치조제의 파괴 형태와 양이 사용될 가공치 선택에 중요한 역할을 하며, 외과적 시술에 의해 조절해 줄 필요가 있다.

잔존치조제의 외형은 Siebert에 의해 3가지로 분류되었나(그림 14-19).

Class Ⅰ defects ; 협설측 치조제 폭의 상실, 치조제 높이는 정상

Class Ⅱ defects ; 치조제의 높이 상실, 폭은 정상

Class Ⅲ defects ; 치조제의 높이와 폭의 상실

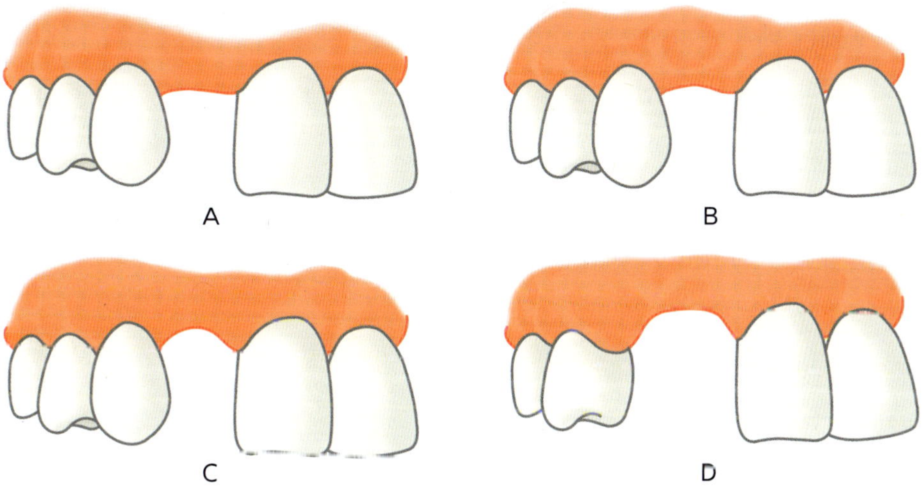

그림 14-19 Siebert가 분류한 잔존치조제 결손 분류
A, B : Class Ⅰ 결손
C : Class Ⅱ 결손
D : Class Ⅲ 결손

최소의 변형이 있는 정상 분류(class N)가 추가되면 잔존치조제의 외형은 4가지로 분류된다. Abrams 등은 416개의 진단모형을 조사하여 무치악치조제의 32.4%가 class Ⅰ 결손을 갖고 있으며, 2.9%는 class Ⅱ

결손, 55.9%는 class Ⅲ 결손을 가지며 8.8% 만이 결손이 없다고 하였다.

2) 모형의 결손부위의 처치

(1) 원칙

모형의 결손부위는 절대로 삭제하지 말아야 한다.

(2) 예외

① 결손부위가 거칠은 경우는 전기 외과적 처치(electrosurgery)로 구강 내에서 조정한다.

② 상악 전치부 경우는 심미적인 것을 고려하여 조정해주는데 가공치가 닿는 부분만 삭제 조정한다.

③ 삭제 조정 방법

ⓐ 1차 탄화(carbonize)

ⓑ 2차 탄화(carbonize)

ⓒ 3차 탄화(carbonize) 약 0.2 mm 삭제

④ 치은면의 형태

원칙적으로 이 면의 형태는 모든 방향으로 볼록해야 한다.

3) 가공치의 설계

고정성 보철물에 있어서 가공치의 형태는 매우 중요하다.

가공치의 형태는 기능, 심미성, 청결성, 환자의 만족성, 조직의 건강에 영향을 미친다. 특히 가공치 기저면과 치조점막의 관계는 매우 중요하므로 가공치의 기저면은 치조점막의 염증이나 구강 위생을 고려하여 조직의 접촉은 최소화하여 근심, 원심측, 설측의 치간공극은 넓게 형성해 주며 볼록해야 한다.

(1) 순면 형태

① 근-순면은 심미적으로 가장 중요하다.

② 원-순면은 후방으로 가면서 조직의 접촉을 줄이고 충분한 치간공극을 만들어 주기 위하여 둥글게 해준다.

③ 둥글게 하는 방법

원심-치은 사이의 길이를 감소시킨다.

(2) 설면 형태

설면은 위생적인 면을 고려하여 치은융선 정점에 오도록 해야 한다.

(3) 교합면 형태

가공치의 교합 하중은 지대치의 지지능력과 맞추어야 한다. 이 지지능력에 영향을 주는 요인은 결손크기와 지지 구조이다.

① 교합하중을 최소로 하는 방법

ⓐ 가공치의 협설폭경을 줄이거나

ⓑ 지대장치의 협설폭경을 줄인다.

협측교두의 경사도도 이것에 비례하여 줄여 준다.

(4) 치은선 형태

상악전치부의 경우는 인접치아와의 동일한 치경선(cervical line)을 만들어야 한다.

때로는 결손부의 치조골이 과도히 흡수되어 인접치와의 치은 외형을 동일하게 해줄 수 없을 때는 순면은 정확한 치은 외형을 만들어 준 후 치은색과 같은 핑크빛 도재로 연장하여 착시를 유도한다.

(5) 외형(contouring)-전치부, 구치부

① 결손 부위가 원래의 크기보다 클 경우 : 근원심 폭경을 둥글게 형성, 접촉점을 보다 치경부 쪽으로, 인접면은 색이 짙게 형성, 근원심 우각을 보다 둥글게 형성

② 결손 부위가 원래의 크기보다 적을 경우 : 클 경우와 반대로 평탄(flat)하게 형성

③ 만곡도(axial contour)는 생리적인 만곡을 형성

(6) 인접면 형태

인접면은 치은 치간공극을 충분히 넓게 형성하여 주기 위하여 치경부 쪽으로 경사지게 하고 치조점막의 접촉도 최소로 한다.

(7) 치조점막과의 관계

① 가공치와 치조제의 접촉되는 면적은 최소가 되도록 형성한다.

② 치조제와 닿는 가공치의 기저면은 둥글고 볼록하게 형성한다.

③ 가능한 한 치은에 압박을 주지 않도록 형성한다.

④ 충분한 치간공극을 형성한다.

⑤ 치조제와 닿는 면은 기포가 없고, 활택하게 형성한다.

14-8 연결장치(connector or joint)

교의치의 일부분으로 지대장치와 가공치를 결합시켜 주는 부분을 말한다.

1. 연결장치의 종류

1) 고정성 연결장치 : 납착 연결

2) 반고정성 연결장치(= stress breaker 형태)

(1) Non-precision type stress breaker

(2) Key and keyway

(3) Dovetail occlusal rest

(4) Subocclusal rest

(5) lingual rest

(6) Precision type stress breaker : Attachment

3) 가철성 연결장치

4) 가동성-가철성 연결장치

2. 압장치(stress-broken) 연결장치

가공치와 지대장치 사이의 비고정성 연결장치(non-rigid connector)로서 지대치에 가해지는 교합력의 일부 또는 전부를 분산시키는 완압장치의 적응 사항으로 다음과 같은 것들이 있다.

1) 보철물의 길이가 짧은 경우

2) 지지구조가 양호한 경우

3) 지대치가 근심 혹은 원심으로 경사진 경우

4) 지대치의 삽입방향이 다를 경우

5) 2개의 지대치 지지구조의 지지능력이 크게 차이나는 경우(강한 부분에 고정성 연결장치를 약한 부분에 반고정성 연결장치를 장착한다)

6) 지대치에 치관보철 또는 인레이가 정착되어 있는 경우 등에 이용되며 금기사항으로는

(1) 보철물의 길이가 긴 경우

(2) 지대치가 약할 경우(loose abutment)

(3) 심하게 경사진 치아

(4) 교합력을 많이 받는 치아

(5) 지지 조직이 약한 치아 등이 있다.

14-9 고정성 교의치의 제작과정

1. 고정성 교의치 제작과정(일반적인 기법)

1) 증례의 개요 및 작업의뢰

상악 좌측 제 2 소구치의 결손으로 제 1 소구치와 제 1 대구치를 지대치로 하고 type Ⅲ 금합금을 사용하여 구치부 전부주조관 교의치를 제작해야 하는 경우이다. 주의 사항은 지대장치와 가공치 설계 시 연조직의 퇴축 상태에 따라 치관의 크기 및 자정능력을 충분히 고려해야 한다. 가공치의 형태는 자정형과 안장형의 위생적이고 심미적인 장점을 모두 갖추고 있는 반자정형(ridge lap) 형태로 제작하고자 한다.

2) 모형의 교합기 부착

완성된 작업모형은 납형 제작을 위해 환자에게 존재하는 악관절의 기능운동을 거의 비슷하게 재현할 수 있는 교합기에 부착되어야 한다. 모형을 교합기에 부착하는 방법으로는, 작업모형의 해부학적 중요 부위들을(정중선, 교합평면) 참고하여 작업모형을 교합기에 부착하는 임의 부착 방법과 교합기 제조업자들에 의해 제공되는 zig(average mounting zig, average occlusal zig)를 이용하여 모형을 부착하는 임의 부착 방법, 그리고 환자가 가지고 있는 악관절 및 교합평면 등의 해부학적 특징을 기록할 수 있는 안궁 기록장치(facebow registration)를 사용하여 모형을 교합기에 정확히 부착할 수 있는 facebow transfer mounting 방법이 있다.

(1) Average mounting zig를 이용한 모형 부착

모형의 정중시상면을 기준으로 하여 교합기 제조업자가 제공하는 average mounting zig(그림 14-20)를 하악 양 중절치 절단의 접촉부와 제2대구치의 원심협측교두정(distobuccal cusp)에 위치시킨 후 모형에 고정한다. 하악 모형이 고정이 된 average mounting zig는 교합기 상부구조에 결합시킨 다음, 전용의 석고를 이용하여 교합기 하악 mounting plate에 부착한다(그림 14-21). 교합기에 고정된 하악 모형에 교합관계를 고려하여 상악 모형을 위치시킨 다음 고정하고 교합기 상악 mounting plate에 전용의 석고로 부착한다(그림 14-22).

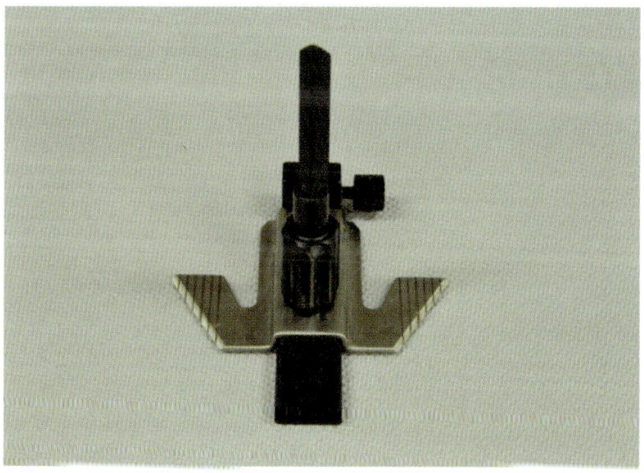
그림 14-20 Average mounting zig

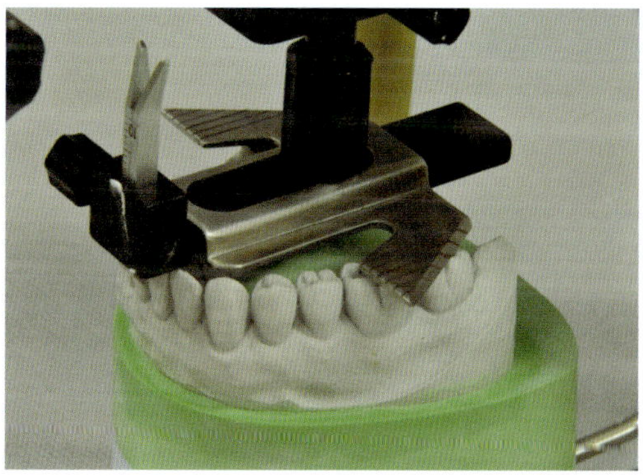
그림 14-21 Average mounting zig를 모형에 위치

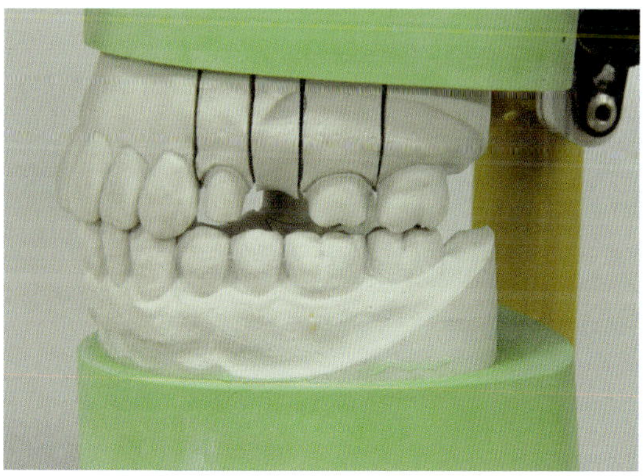
그림 14-22 상악모형 부착

(2) 모형의 교합관계 확인 및 치형 조정

치형 조정은 치형의 변연(finish line)을 표시한 다음, 변연(finish line)이 손상되지 않고 치형에 복제 되어있는 technical key가 손상되지 않도록 주의하면서 전용의 연마기구로 technical key와 부드러운 오목한 곡선을 이루도록 다듬는다(그림 14-23). 교합기에 부착된 상·하악 모형은 인상체에 모형재 주입과정과 모형작업 과정, 그리고 모형의 교합기 부착 과정에서 발생할 수 있는 모형 변형의 오차를 확인하기 위해 모형의 교합을 확인 후 수정한다(그림 14-24~26).

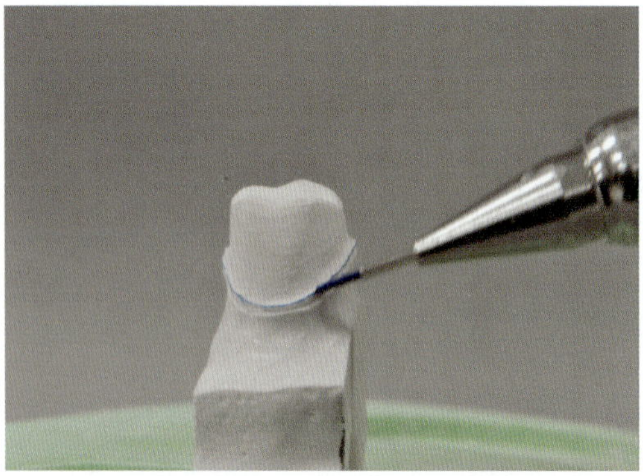

그림 14-23 Finish line 표시

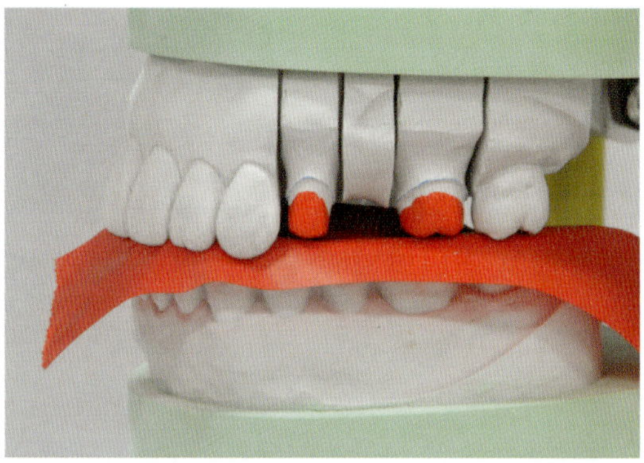

그림 14-24 상·하악 모형 교합 관계 확인

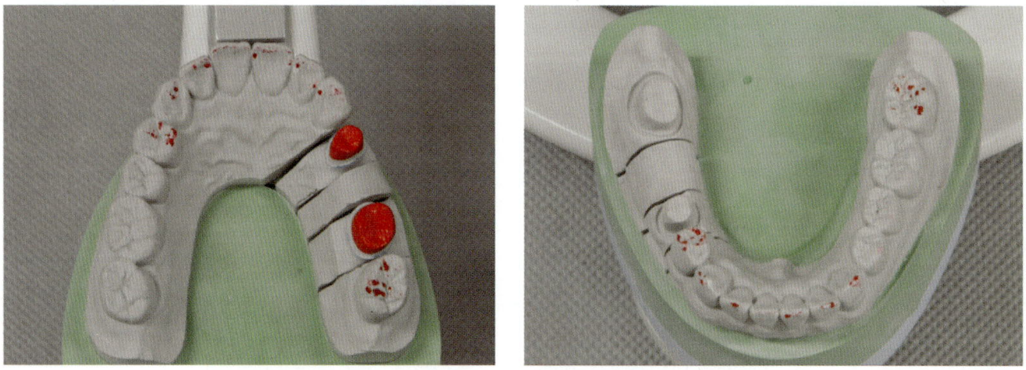

그림 14-25 수정 전 상·하악 모형의 중심교합점

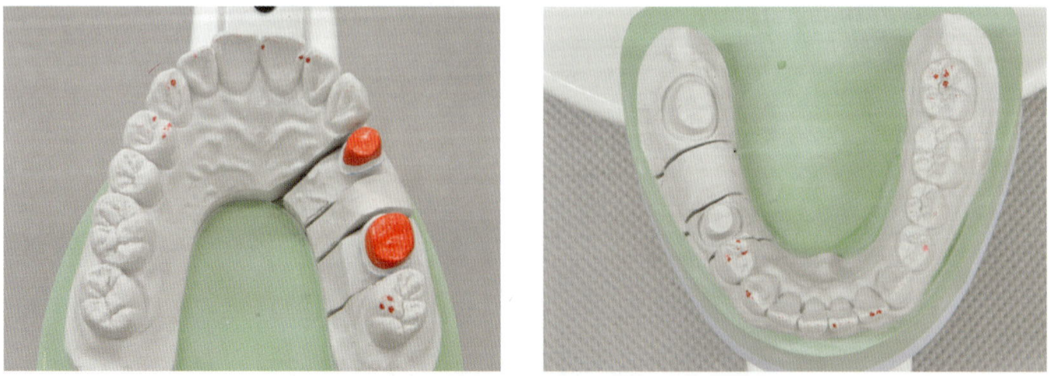

그림 14-26 수정 후 상·하악 모형의 중심교합점

3) 교의치 제작과정

(1) 지대장치 제작

교합 수정이 끝난 모형에 왁스 분리제를 도포한다. 분리제는 지대치를 포함하여 인접치아의 접촉면까지 가능한 얇게, 골고루 도포한 다음 분리제가 모형에 완전히 스며들어 납형과 잘 분리가 될 수 있도록 충분한 시간을 갖는다. 과잉의 분리제를 제거한 후 전용의 왁스를 사용하여 상악 좌측 제1소구치와 제1대구치 지대장치의 외형을 형성한다. 지대장치의 교합면을 형성할 때 주의사항은 대합치와의 교합관계를 고려하여 측방운동 시에 발생할 수 있는 교합장애를 제거해야 하며, 상·하악 모형의 고유의 교합형태를 확인하고 중심교합점을 회복하여야 한다. 교의치의 지대장치 크기는 교합하중을 줄이기 위하여 반대편 동명치의 크기와 비슷하거나 10% 이내로 약간 작게 설정하고 각각의 치아가 가지고 있는 고유의 해부학적 형태를 참고로 하여 형성한다(그림 14-27).

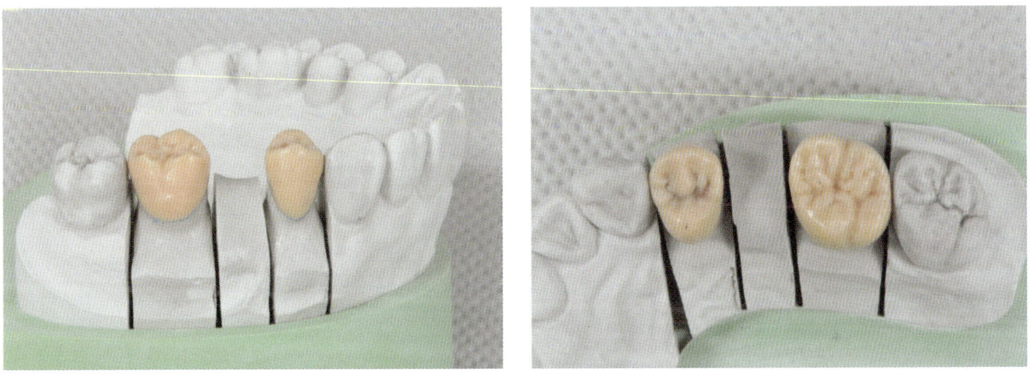

그림 14-27 상악 좌측 제1소구치, 제1대구치 치관형태 완성

(2) 가공치 제작

가공치를 제작하기 위해 가공치의 기저면 부위는 연필로 표시한 다음, 모형의 표면을 부드럽게 삭제한다. 일반적으로 가장 많이 사용되는 가공치의 형태는 심미적·위생적인 특징을 동시에 가지고 있는 반자정형(ridge lap), 또는 수정된 반자정형(modified ridge lap)이다. 모형의 기저부에 분리제를 충분히 도포한 다음, 가공치를 형성하기 위한 왁스 블럭을 위치시키고 가공치의 외형을 형성한다(그림 14-28).

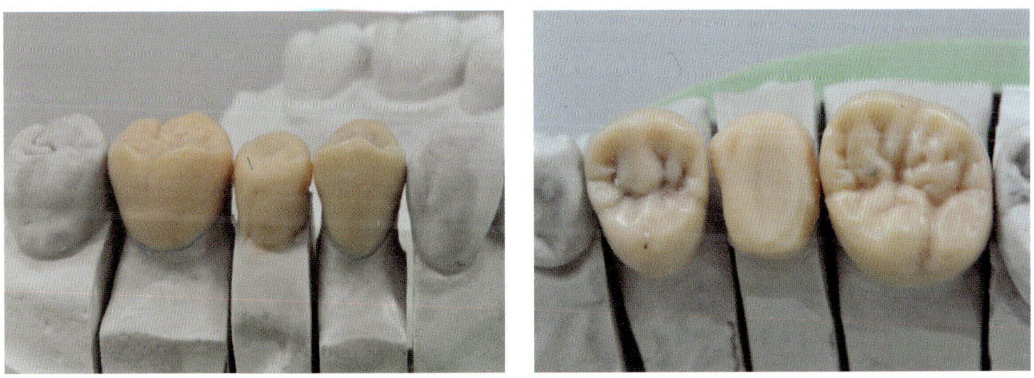

그림 14-28 가공치 형성을 위한 준비

가공치의 외형을 형성하기 위해 가공치 기저면에 왁스 블록을 고정시킨다. 고정된 왁스 블록은 대합치와의 교합관계를 고려하여 가공치의 해부학적 외형을 재현해야 한다. 가공치를 형성할 때 주의사항으로는 지대장치와 인접면 접촉점, 그리고 가공치 치관의 길이, 치간공극 등을 형성해야 한다(그림 14-29~30).

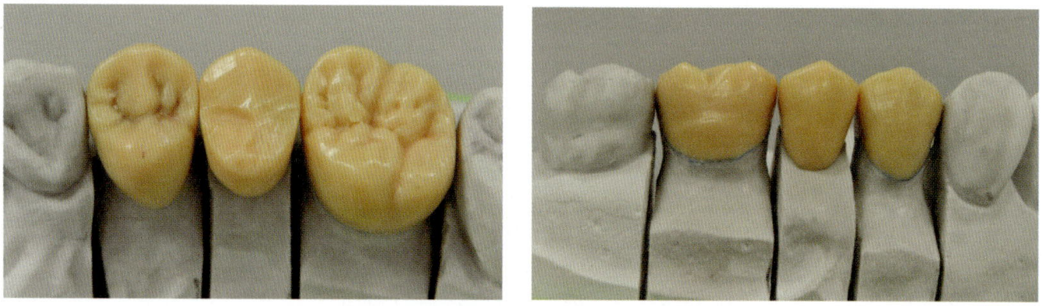

그림 14-29 외형 형성이 끝난 가공치

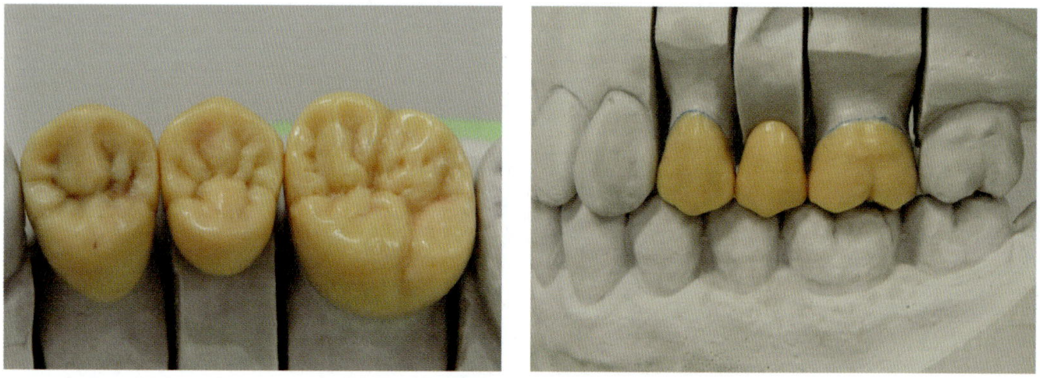

그림 14-30 외형이 완성된 교의치 납형

가공치의 형태는 결손치의 외형을 단순히 복제하는 것이 아니다. 가공치는 인접 지대치와 접촉하는 연조직 부위의 치태조절을 용이하게 할 수 있는 형태와 회복시킬 치아의 심미적인 부분과 장기간 사용할 수 있는 기계적인 원칙을 고려하여 설계해야 한다. 가공치의 협측면은 자연스러운 외형을 위하여 협측 치조제와 적절한 접촉을 이루는 것이 필수이다. 치은으로부터 솟아나오는 가공치의 협측 외형은 심미적인 결과를 얻기 위해 매우 중요하지만 조직과의 접촉부분에 구강위생 및 음식물이 끼는 것을 방지하기 위해서는 절충할 필요가 있다. 치태조절을 용이하게 하기 위해서는 가공치 치은쪽 부분은 가능한 볼록한 면을 갖도록 형성하여야 한다(그림 14-31).

가공치 제작을 위한 재료로는 심미성, 교합력을 고려한 강도 등의 물리적·기계적 특성뿐만 아니라 생체친화성에 관한 부분까지 고려해야 한다. 특히, 구강내 연조직과 접촉하는 가공치의 기저부는 치태 축적에 대한 저항성이 있어야 한다. 이에 대해 보철물 제작에 사용되는 치과용 재료에 대한 임상적인 데이터로는 글레이징된 도재가 치태침착에 대한 저항성이 가장 높았고, 다음으로는 잘 연마된 금합금의 표면 그리고 레진의 순이었다.

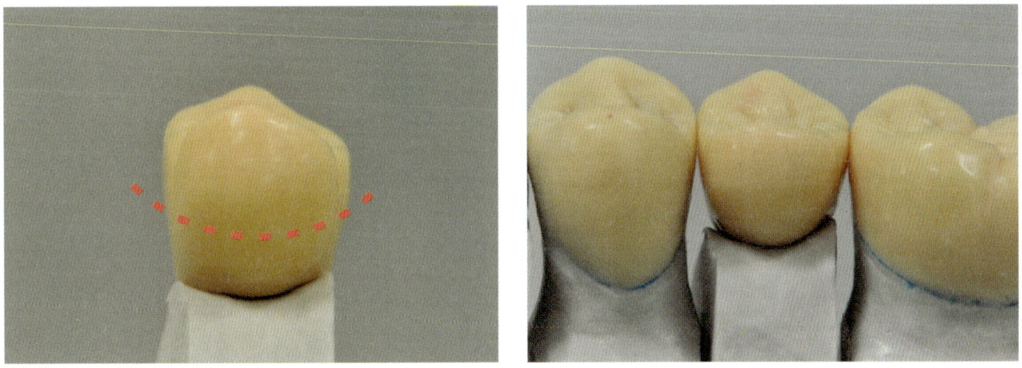

그림 14-31 반자정형(ridge lap)으로 형성한 가공치 납형 협·설면

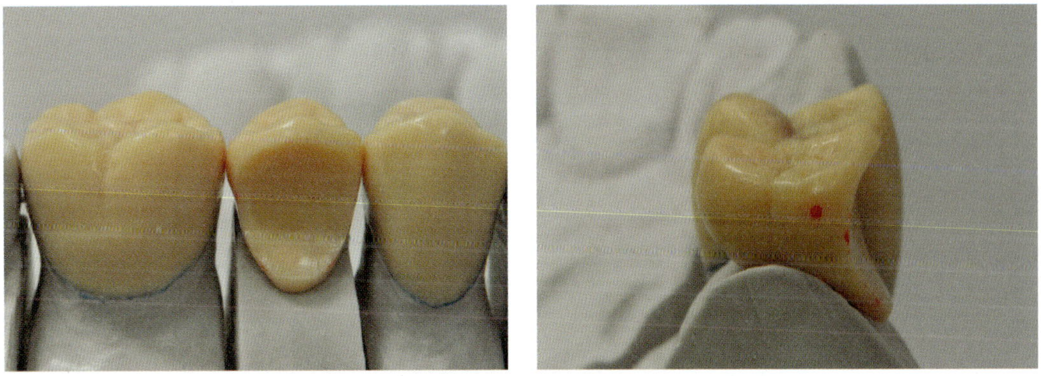

그림 14-32 가공치 납형 개창 형성부위 설정

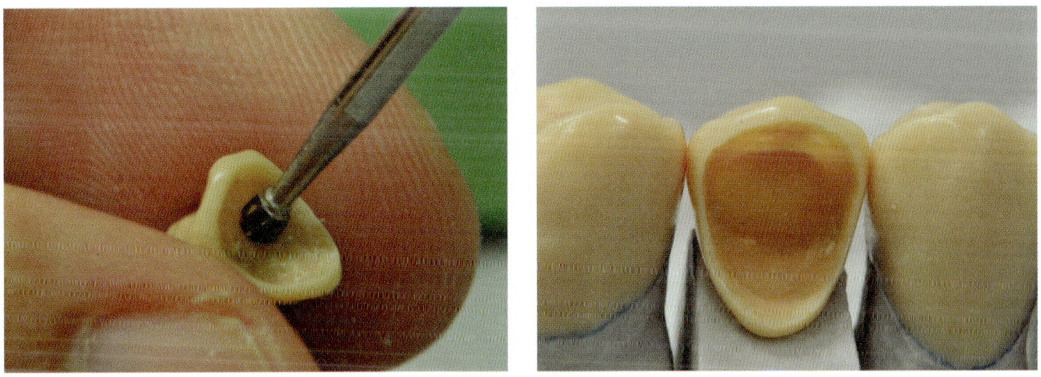

그림 14-33 가공치 납형 협면 개창

완전 금속 가공치로 제작되는 교의치의 가공치는 기공과정이 단순하다는 장점이 있지만 금속의 주조과정에서 발생하는 주조수축으로 종종 주조체 변연의 불일치나 가공치 표면의 나공성이 큰 단점으로 작용한다. 다공성인 가공치의 표면은 치태침착이 잘되고 쉽게 변색되고 빠르게 부식이 일어나게 된다. 이러한 단점을 줄이기 위해 가공치 협측면을 개창하여 주조 금속의 양을 줄인다. 가공치 협면 개창부위는 외형을 손상시키지 않으면서 일정한 두께를 유지하고 인접치와의 접촉부위가 손상되지 않도록 설정한다(그림 14-32).

가공치 납형의 개창부위를 설정하였다면 둥근 버를 사용하여 가공치 내면을 조심스럽게 삭제한다(그림 14-33). 개창이 완료된 가공치 납형은 주조 후 개창된 가공치 부위에 충전되는 재료의 탈락을 방지하기 위해 가공치 납형 내면에 유지부를 만들어준다(그림 14-34).

지대장치는 변연의 적합도를 높이기 위하여 변연부를 재형성한다. 완성된 가공치 납형은 모형의 가공치 부위에 교합관계를 고려하여 위치시킨 다음, 왁스나 수지(resin) 등을 사용하여 지대장치에 연결한다(그림 14-35). 가공치와 지대장치의 연결부위 치간공극은 구강위생을 고려하여 치간 칫솔로 청소가 가능하도록 조절한다.

교의치의 제작과정에서 지대장치와 가공치의 연결은 교의치 적합도에 많은 영향을 미친다. 연결되는 부위에 추가되는 왁스나 수지(resin)의 양이 많을수록 연결부위의 수축량이 증가하며 교의치의 변형이 발생한다. 이 변형량을 줄이기 위해서는 연결부위에 추가되는 왁스나 수지(resin)의 양을 줄여주는 것이 바람직하다. 연결부위의 형태는 추가 되는 왁스나 수지(resin)의 양을 고려하여 연결 부위를 설계하는 것이 변형을 줄이는 방법이다. 가공치의 연결은 한쪽 부위에서 시작하여 완전히 고정이 된 다음 나머지 부분도 고정시킨다. 이때 추가되는 왁스나 수지(resin)가 완전히 굳을 때까지 충분히 지대장치를 고정시킨다(그림 14-36).

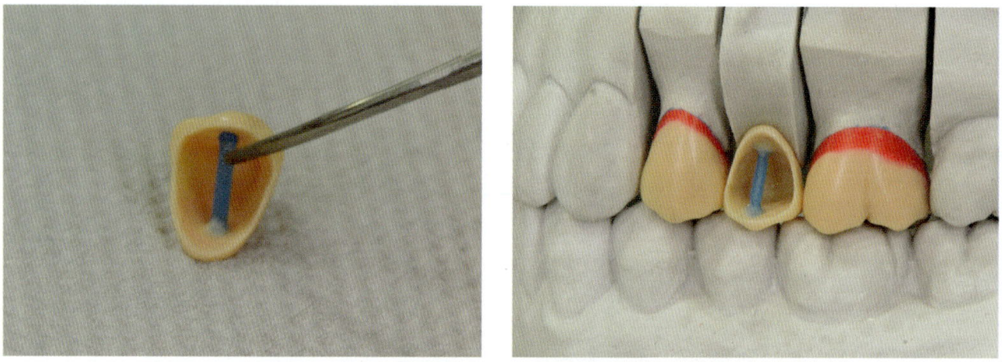

그림 14-34 완성된 가공치 납형(유지형태 부여)

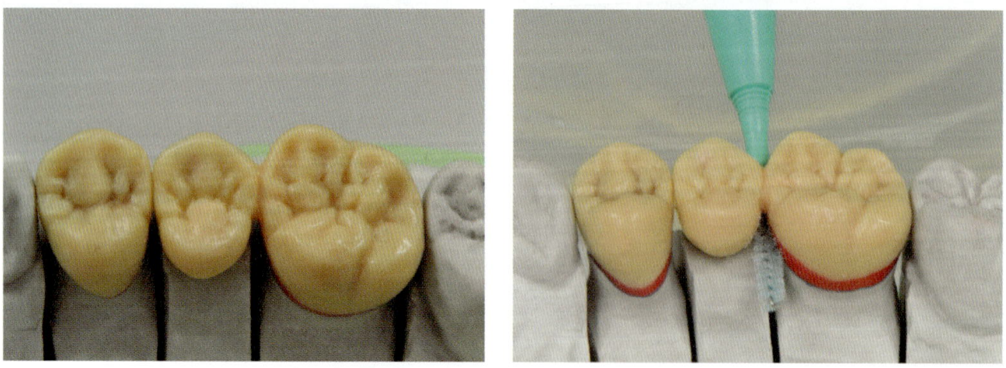

그림 14-35 가공치와 지대장치를 한쪽 부분만 연결한 상태

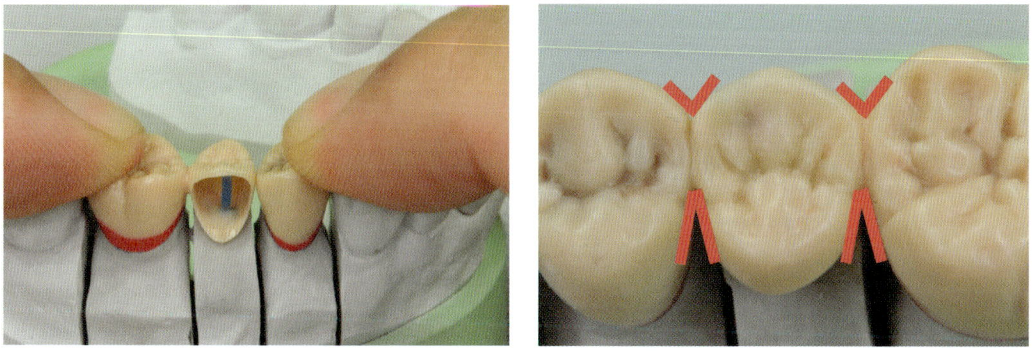

그림 14-36 **최종 완성된 교의치 납형**

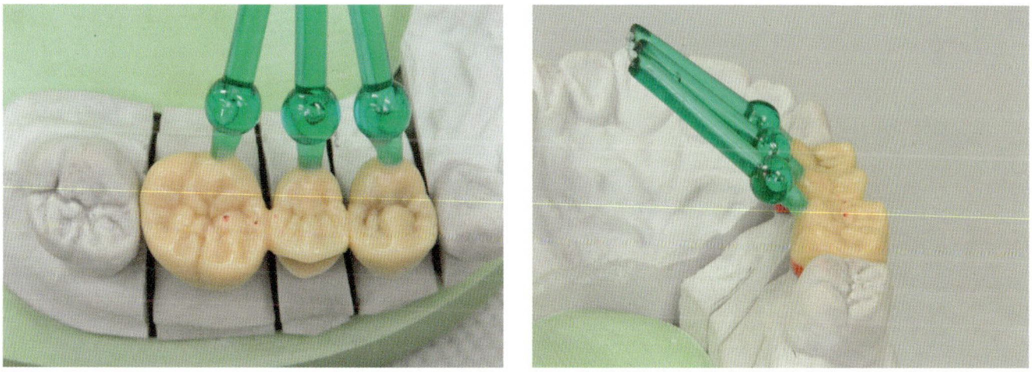

그림 14-37 **주입선 부착**

Lost-wax technique은 납형을 금속으로 바꾸기 위해 오래전부터 사용해왔던 방법으로 치과주조를 위한 방법은 19세기 말에 소개되었다. 완성된 납형은 즉시 매몰하지 않으면 왁스의 응력 완화로 인해 변형이 발생한다. 주입선은 납형의 가장 두꺼운 부위에 부착하고 주조수축을 방지하기 위해 수축류를 납형에서 1~2 mm 떨어진 곳에 설치한다. 용융금속의 주입로로 사용되는 주입선은 용융금속이 매몰재 주형 안으로 잘 흘러들어갈 수 있는 방향으로 부착한다(그림 14-37).

주입선이 부착된 교의치 납형은 모형으로부터 조심스럽게 제거하여 원추대에 고정하고 원추대 아래 부분에 납형의 변연 방향을 표시한다. 매몰재 링의 바닥에 표시된 부분은 주조과정에서 소환로에서 매몰재 링을 주조기에 위치시킬 때 기준이 된다. 매몰재링 내의 납형의 위치는 매몰재 팽창에 영향을 받기 때문에 가능한 납형은 매몰재 링내의 모든 벽으로부터 동일한 거리에 위치하도록 한다. 이 때 수축류는 매몰재 링의 가장 중앙(열전대)에 위치시켜 주조과정에서 용융금속이 주형에 충분히 공급될 수 있도록 한다(그림 14-38).

왁스는 소수성으로 매몰재가 납형의 표면에 잘 부착되지 않아 종종 주조결함을 일으킨다. 소수성 납형의 표면을 친수성으로 치환하는 방법으로 계면 활성제 성분의 습윤제(wetting agent)를 사용한다. 계면 활성제는 친수기와 소수기를 동시에 포함하고 있는 양극성 화합물로 납형의 표면을 친수기로 얇게 피복하여 매몰재의 젖음성을 증가시킨다. 교의치 납형에 도포한 습윤제(wetting agent)는 충분한 시간을 두어 완전히 건조시킨 후 매몰재를 도포한다(그림 14-39).

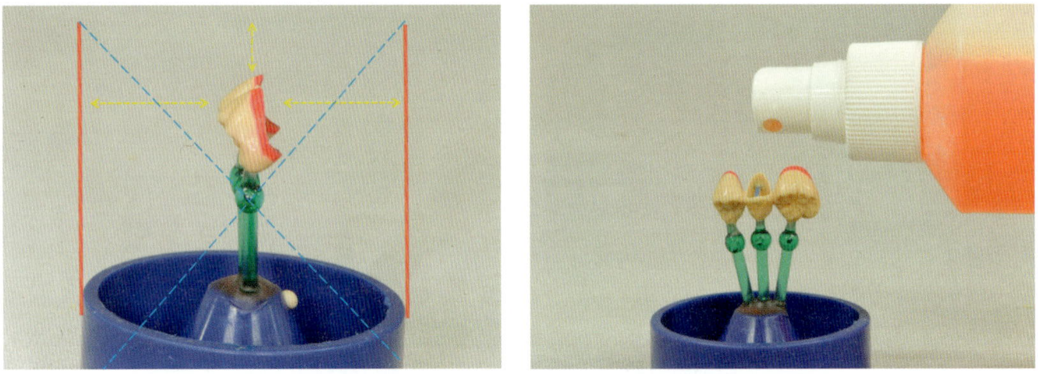

그림 14-38 교의치 납형을 원추대에 고정

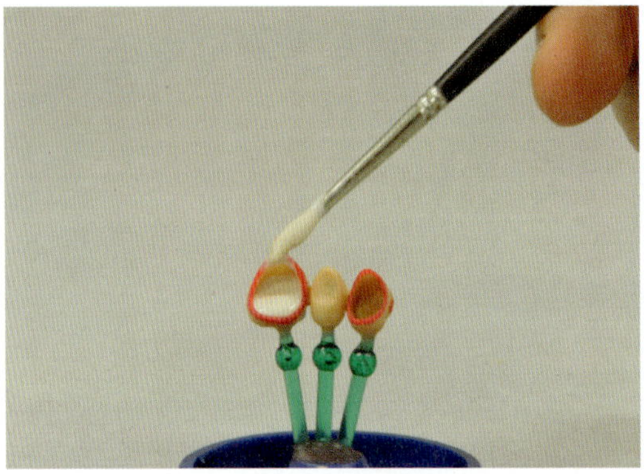

그림 14-39 교의치 납형에 계면 활성제 도포 후 매몰

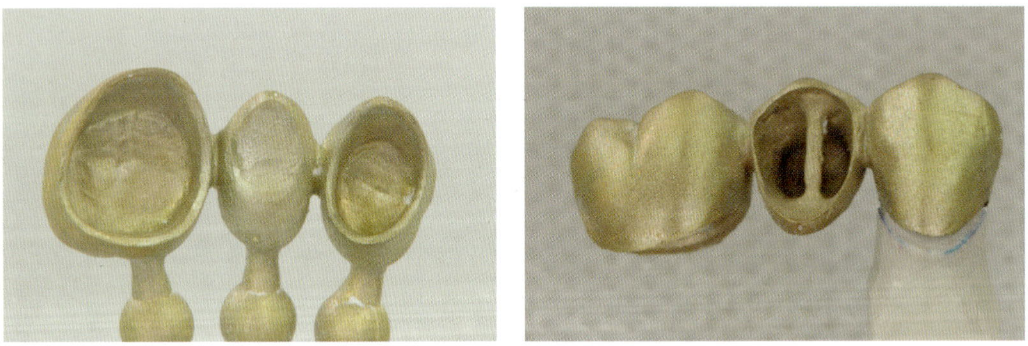

그림 14-40 주조체와 주조체 내면의 조기접촉

매몰이 완료된 링을 동법에 의해 소환하고 주조한다.

주조후 매몰재를 제거한 주조체는 모형에 완전한 장착을 위해 일련의 마무리 과정이 필요하다. 마무리 과정은 주조면에 남아 있는 고르지 못한 부위나 주조체 내면의 작은 결절들을 확대경이나 현미경을 사용하여 확인하고 제거하여 주조체를 치형에 완전히 장착시키기 위함이다(그림 14-40).

주조체와 치형의 완전한 장착을 방해하는 요소를 확인하는데 종종 분말 스프레이나 클로로포름용액에 루즈(rouge)를 녹인 현탁액 등과 같은 인기재가 사용된다. 이런 재료들을 사용할 때는 주조체 내면에 어떠한 접촉도 확인하여야 되고 과도하게 삭제되지 않도록 조심스럽게 선택적으로 제거해야 한다(그림 14-41).

인접면을 포함한 교합면의 접촉점은 얇은 교합지를 사용하여 인기되는 접촉점을 선택적으로 삭제하여 조정한다. 특히 교합면의 교합 접촉은 대합치와 정적이고 동적인 관계에서 이루어진다. 납의치 상에서 만들어진 교합 접촉은 매몰과 주조의 과정을 거치면서 약간 변형되지만 접촉점의 선택적 삭제에 의해서 재확립할 수 있다. 이 때 주조체의 고도 연마는 치태조절을 위해 필수적이지만 과도한 연마는 인접면 접촉부나 교합면 접촉부를 잃어버릴 수 있기 때문에 주의하여야 한다(그림 14-42, 43).

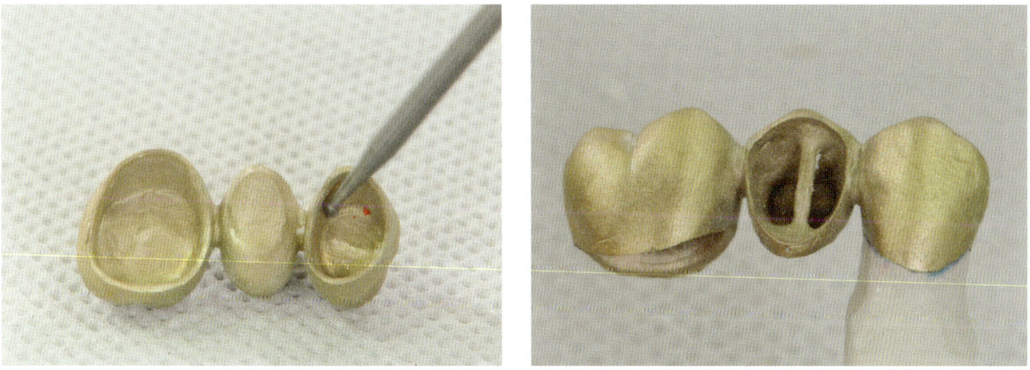

그림 14-41 조기접촉을 제거하여 주조체의 적합이 완료된 상태

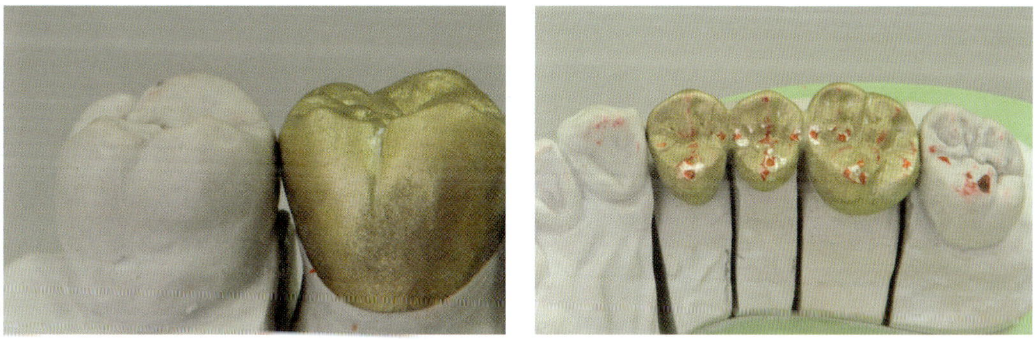

그림 14-42 주조체의 인접면 접촉점부와 교합면 접촉선

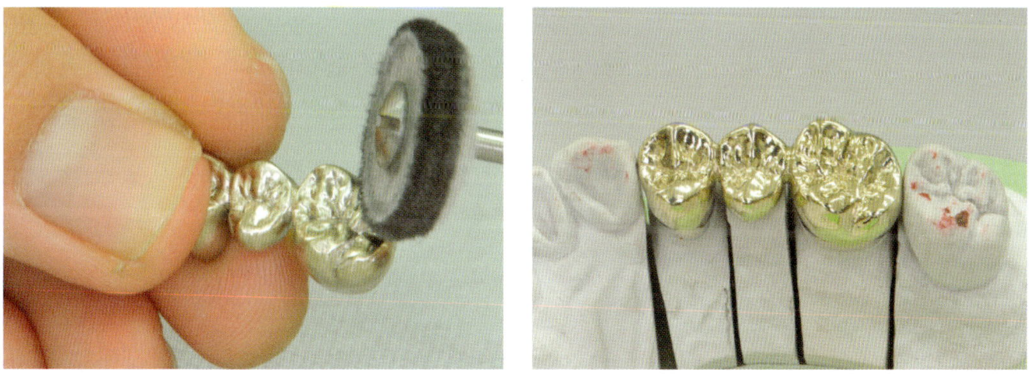

그림 14-43 주조체의 마무리와 연마

연마가 완료된 주조체는 깨끗하게 세척하고 가공치 개창 부위의 재형성을 위해 모형에 장착한다. 가공치 개창부위 재형성에는 자가중합수지나 광중합 수지를 사용하며, 재형성된 가공치 외형은 최종 연마를 통해 완성한다(그림 14-44, 45).

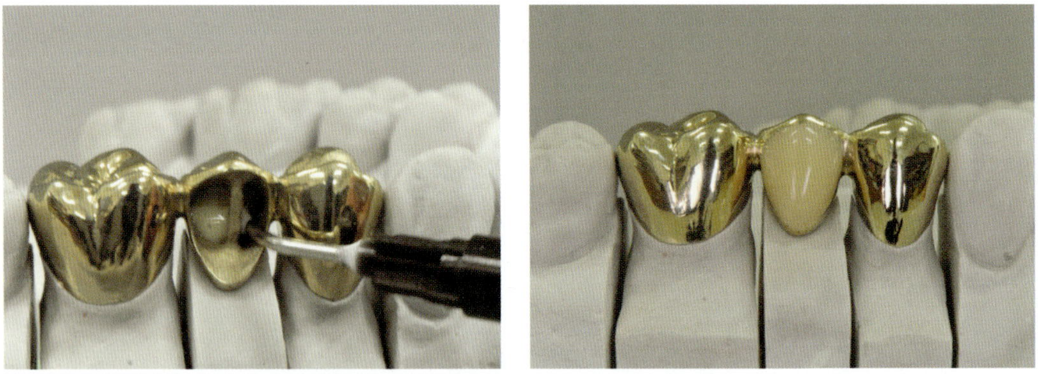

그림 14-44 **개창 부위를 복원시킨 교의치**

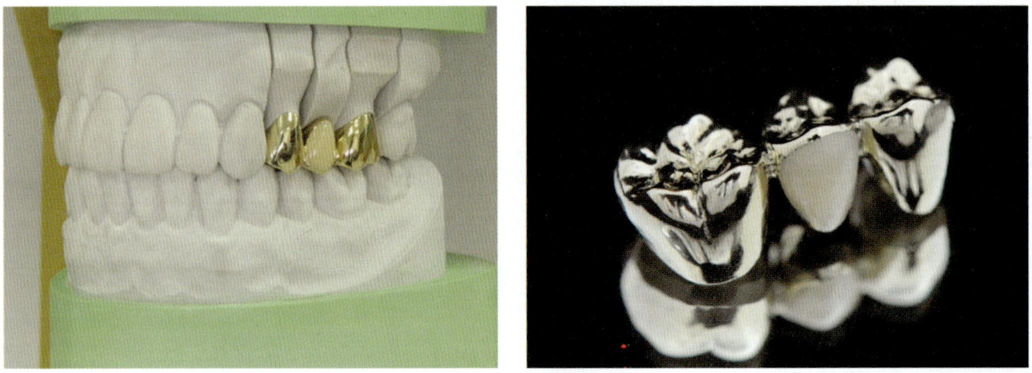

그림 14-45 **완성된 교의치**

2. Key-keyway를 사용한 반고정성 교의치 제작과정

고정성 교의치를 제작할 경우에 형성된 지대치가 상호 평행성이 결여되어 삽입로가 일치되지 않으면 제작이 곤란하다. 그러나 임상적으로는 발치 후 오랫동안 방치하여 지대치가 경사되고 그 결과, 삽입로가 일치하지 않아 고정성 교의치를 제작하기 곤란한 경우들이 많다. 더구나 지대치가 많은 긴 교의치일 경우에는 각 지대치의 삽입로를 일치시키기 위해 각 지대치에 평행성을 부여한다는 것은 매우 어려운 일이다. 이런 경우에 연결부위를 반고정성으로 만들어 삽입로를 일치시키는 방법이 필요한데 그 방법 중 하나가 바로 key and keyway 방법이다.

1) 증례 및 작업의뢰

환자는 57세의 남성으로 하악 좌측 제 2 소구치와 제 1 대구치의 결손에 따른 교합장애로 고정성 교의치의 제작을 희망하고 내원했다. 하악 좌측 제 2 소구치와 제 1 대구치는 치주질환 때문에 동요가 심해 5년 전에 발치한 것이다. 5년 간 그대로 방치하여 인접치인 제 1 소구치는 원심경사되었고 제 2 대구치는 근심경사되었다. 그러나 양 지대치는 동요가 없었고 골식상태도 양호하였다. 연구모형과 X선 사진 조사 결과, 견치, 제 1 소구치, 제 2 대구치가 결손부위로 심하게 경사되어 있어 통법에 의해 고정성 교의치를 제작하기는 곤란하다 판단되어 key and keyway를 응용한 반고정성 교의치를 제작하기로 했다.

작업의뢰

제 1 소구치와 제 2 대구치를 지대치로 하는 4 본(本) 교의치의 제작. 제 1 소구치와 제 2 대구치는 전부주조관으로 제작하고 제 2 대구치와 가공치부위(제 2 소구치, 제 1 대구치)의 연결부는 자가제품인 key and keyway를 설치하여 반고정성 교의치를 제작하기로 결정하였다.

제 2 소구치와 제 1 대구치의 유지형태는 지대치가 결손측으로 심하게 경사되어 근원심 폭경이 짧다. 그래서 가공치는 1 치(齒) 형태로 재현하고 교합관계는 충분히 고려하여 회복키로 하고 가공치의 기저면은 완진자정형으로 제작할 계획이다.

2) 제작과정

(1) 시술 전의 구강상태(좌측협측면관). 제 2 소구치와 제 1 대구치의 결손으로 인접치인 제 1소구치와 제 2 대구치가 결손부위로 경사되어 있다(그림 14-46).

(2) 지대치 형성이 완료된 구강 내(좌측 협설면관). 제 1 소구치와 제 2 대구치를 지대치로 사용하는 4本 교의치의 증례지만 양 지대치의 평행성을 얻을 수 없고 제 1 소구치의 근심과 제 2 대구치의 원심 인접면의 변연부의 위치와 인접치의 접촉점과의 평행관계에서 교의치를 원 피이스(one piece)로 제작하여 장착시키는 것은 불가능하다(그림 14-47).

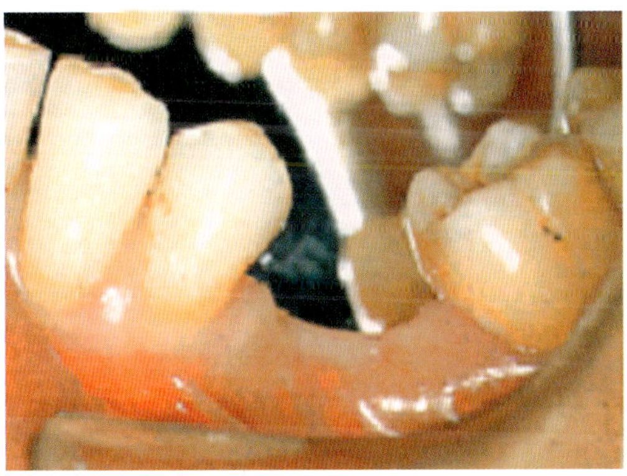

그림 14-46 구강 상태

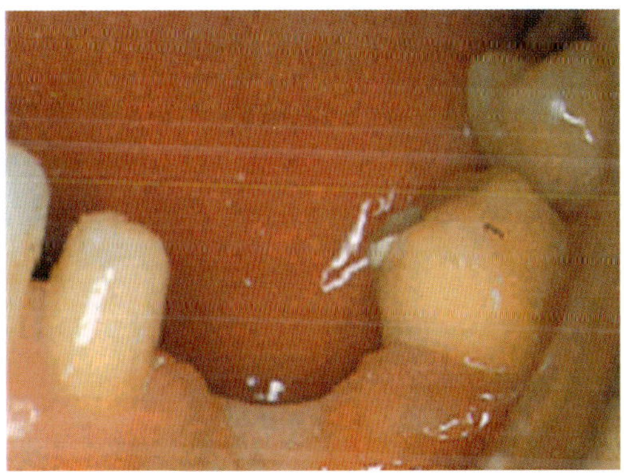

그림 14-47 지대치 형성이 완성된 구강내(좌측 협설면관)

(3) 교합기에 장착시킨 작업모형(좌측 협측면관). 치형을 삭제, 조정하고 지대치 표면에 치형스페이서(nice fit : shofu)를 도포했다. 본 증례에서는 가공치 부위(제 2 소구치와 제 1 대구치)와 제 2 대구치의 연결부위에 제 1 소구치 지대치의 삽입로와 일치하는 key and keyway를 설치하여 고정시키기로 한다(그림 14-48).

(4) 작업모형은 평행형성기(parallelometer)에 장착되어 사용되므로 자석을 사용한 분리모형(split cast) 형태로 제작하였다. 그리고 가철식 치형에 사용한 다우얼 핀은 나사가 부여된 정밀한 다우얼 핀을 사용하였다(그림 14-49).

(5) 치형 표면에 왁스분리제를 도포하고 연질의 왁스를 한 겹(0.5 mm) 도포한다. 한 겹 도포하는 이유는 keyway를 형성할 때 금속의 최소 두께를 눈으로 식별하기 위해서이다. 연질의 왁스를 도포한 그 위에 경질의 왁스를 축성하여 치관의 형태를 회복시킨다(그림 14-50).

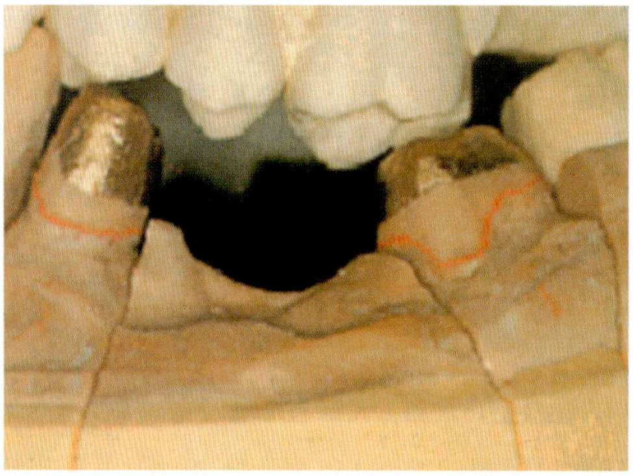

그림 14-48 교합기에 장착시킨 작업모형(좌측 협측면관)

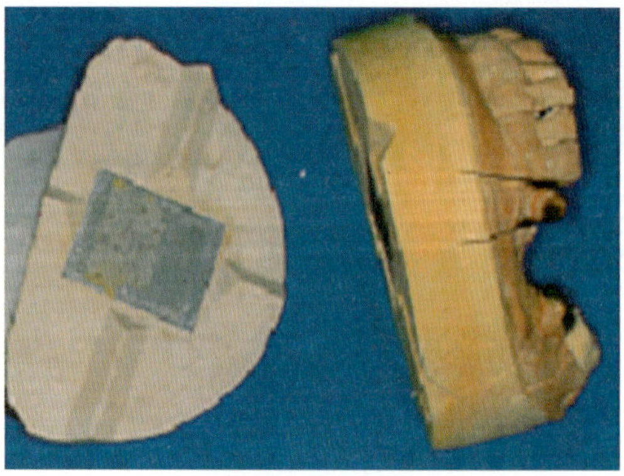

그림 14-49 작업모형은 평행형성기에 장착되어 사용되므로 자석을 사용한 분리모형형태로 제작

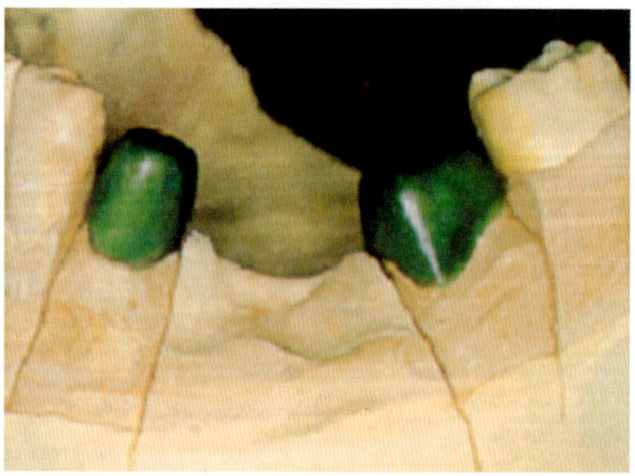

그림 14-50 치형 표면에 왁스분리제를 도포하고 연질의 왁스를 한겹 도포한다.

(6) 치관 형태를 회복한 납형(협측면관) 치관 내에 key and keyway를 형성할 경우에는 경질의 왁스로 치관 형태를 완벽하게 형성한 후 평행성, 교합관계, 강도문제, 자정효과 등을 종합적으로 검토할 필요가 있다. key and keyway를 설치할 제 2 대구치의 근심 인접면에서 가공치의 기저면으로 이행되는 면은 자정효과를 증대시킬 수 있는 자정형으로 제작되어져야 한다(그림 14-51).

(7) Key and keyway 형성에 사용되는 평행형성기(parallelometer)(그림 14-52).

(8) 평행형성기의 모형 고정대에 작업모형을 위치 고정시키고 key and keyway의 삽입방향을 검토한다. 제 1 소구치 지대치의 근원심적 식립방향과 key and keyway가 가공적 제 2 대구치의 치관내에 설정될 수 있도록 방향을 설정한다(좌). 그리고 제 1 소구치 지대치의 협설적 식립방향을 조절한다(우)(그림 14-53).

(9) 위의 2조건을 만족시키는 방향이 바로 key and keywey의 삽입방향이 된다. 그 결정된 방향을 모형의 측면에 인기한다. key and keyway의 삽입방향은 제 1 소구치의 지대치와 평행하고 제 2 대구치의 치관형태범위에 수납될 수 있는 방향이어야 한다(그림 14-54).

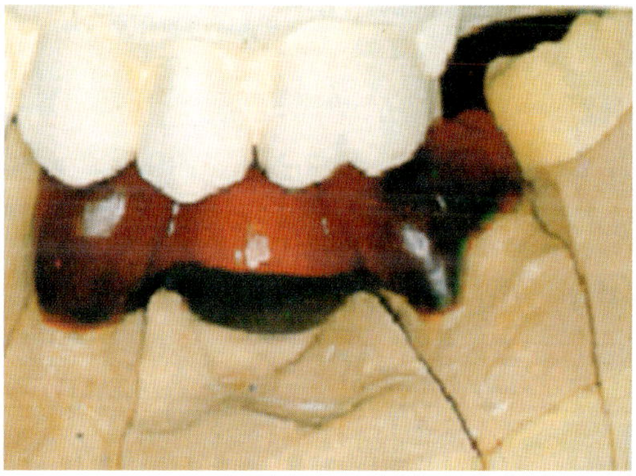

그림 14-51 치관 형태를 회복한 납형(협측면관)

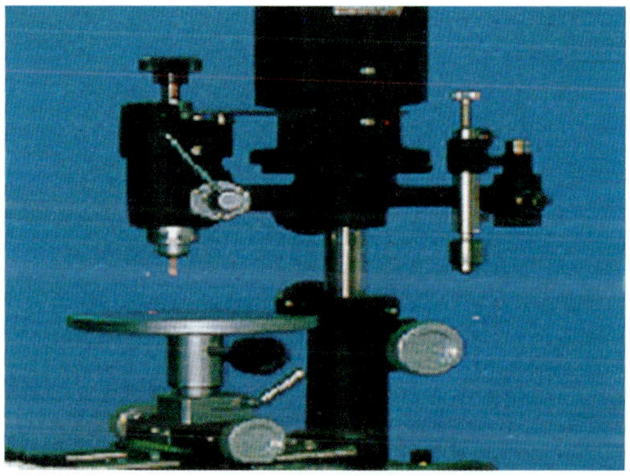

그림 14-52 Key and keyway 형성에 사용되는 평행형성기(parallelometer)

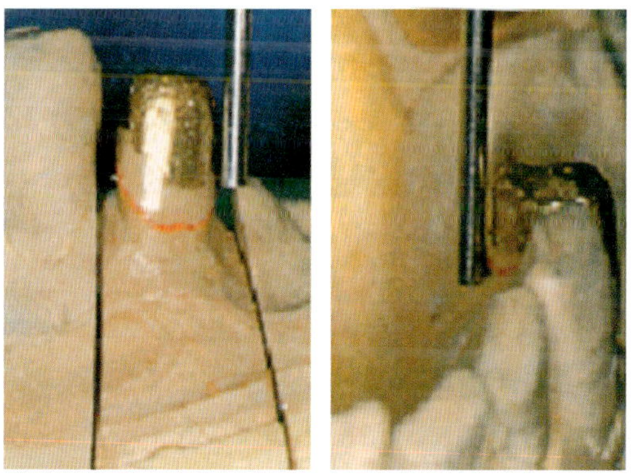

그림 14-53 Key and keyway의 삽입방향을 검토

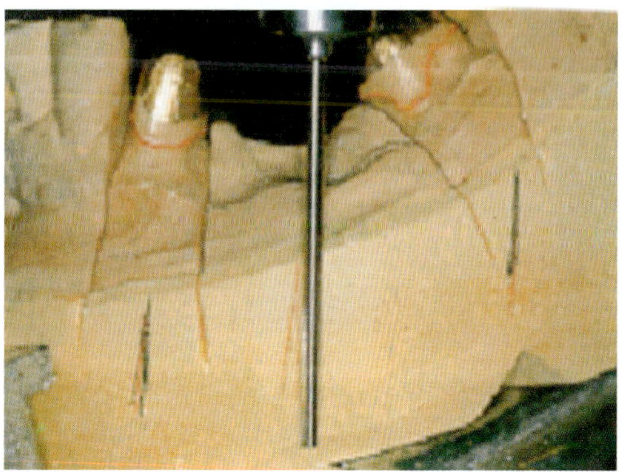

그림 14-54 결정된 방향을 모형의 측면에 인기

(10) Key and keyway의 삽입방향이 결정되면 삽입로 방향으로 경사진 작업모형의 위치를 고정하기 위해 전동나사(transmission screw)의 삽입공에 석고를 채운 후 전동유닛(transmission unit)을 위치시켜 고정시킨다(그림 14-55).

(11) 전동유닛을 사용하여 작업모형을 부착시킨 상태. 평행형성기의 모형고정대를 치우고 슬라이딩 테이블(sliding table)을 위치시킨다. 모형의 기저면에 와셀린을 도포한다(그림 14-56).

(12) 슬라이딩 테이블의 소켓(socket)과 모형기저면에 경석고를 축성하여 모형을 고정시킨다. 이 작업에 의해 모형은 key and keyway의 삽입방향과 일치되도록 위치, 고정된다(그림 14-57).

(13) 치관형태를 재현한 납형의 복제인상을 채득하고 그 인상체에 수지를 전입하여 제작한 수지자켓관의 근원심적 단면모형이다. 이 모형을 참조하여 key and keyway 설치부의 두께와 지대치의 방향을 고려하여 keyway의 분할위치를 결정한다(화살표 방향)(그림 14-58).

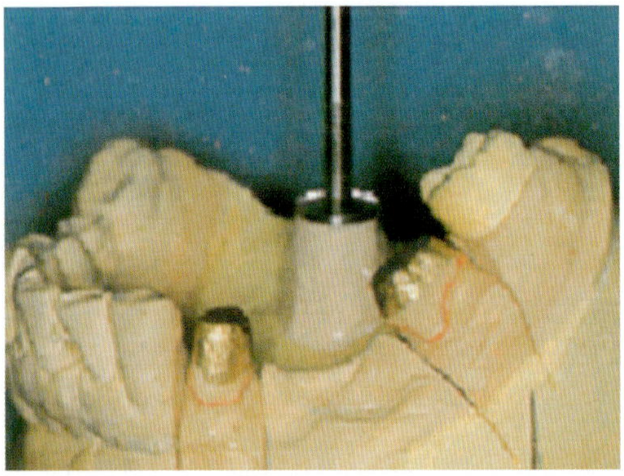

그림 14-55 삽입공에 석고를 채운 후 전동유닛을 위치시켜 고정

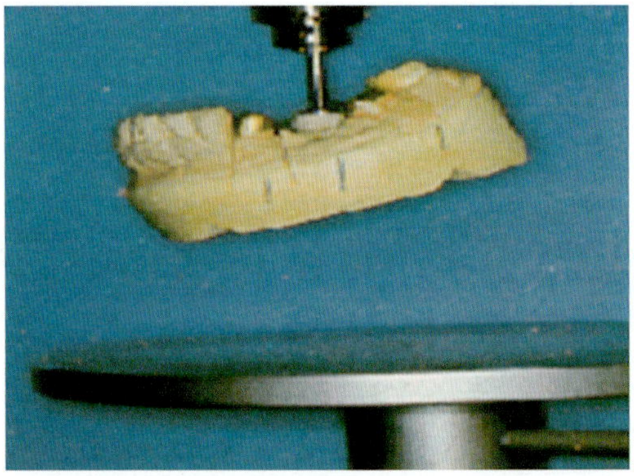

그림 14-56 전동유닛을 사용하여 작업모형을 부착시킨 상태

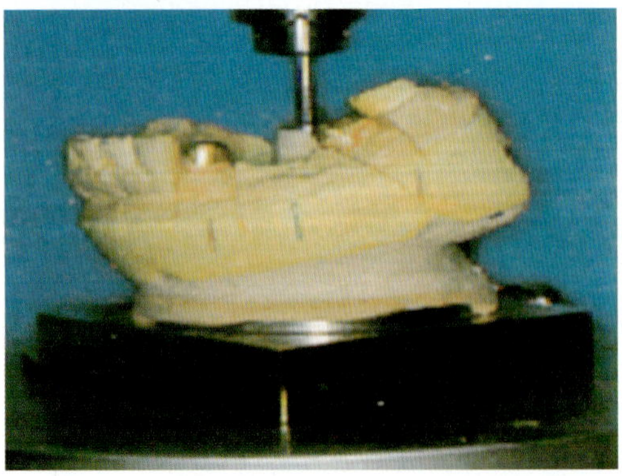

그림 14-57 Key and keyway의 삽입방향과 일치되도록 위치, 고정

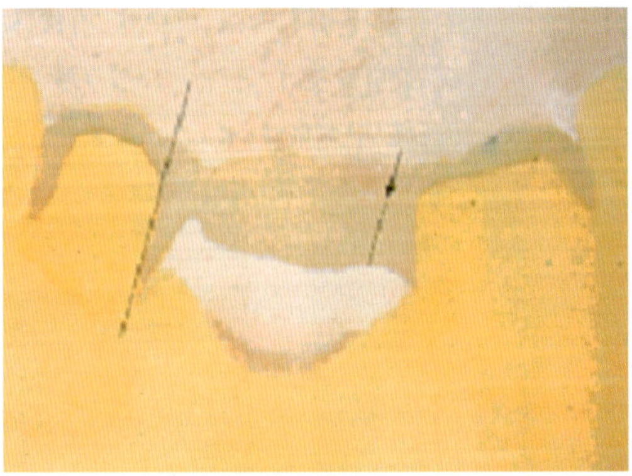

그림 14-58 Key and keyway 설치부의 두께와 지대치의 방향을 고려하여 keyway의 분할위치를 결정

(14) Key and keyway의 삽입방향을 따라 형성된 분할위치를 얇은 면도날로 절단한다(하악 좌측 제 2 대구치). 절단 시는 납형에 무리한 힘이 전달되지 않도록 주의하여 절단하여야 한다(그림 14-59).

(15) Keyway의 형태도(그림 14-60).

(16) Keyway 형성에 사용되는 평행형성용 버 및 연마용 포인트. 좌측으로부터 6개가 평행형성용 버(bur) 및 포인트(그림 14-61).

(17) 유도면(guiding plane)을 수정한다. 평행형성기의 전동식 아암(arm)의 척(chuck)에 평행형성용 버를 위치시켜 버의 높이를 결정하고 납형을 손으로 잡아 고정하고 저속회전으로 유도면을 평활하게 다듬는다. 유도면의 수정이 완료되면 keyway의 내면유지형태를 형성한다(그림 14-62).

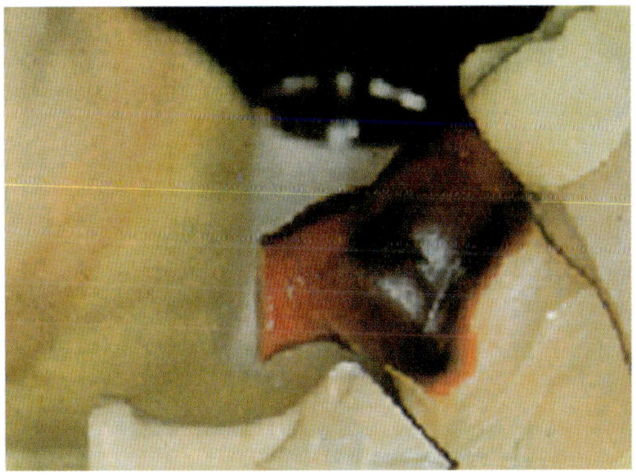

그림 14-59 Key and keyway의 삽입방향을 따라 형성된 분할위치를 얇은 면도날로 절단한다(하악좌측 제 2 대구치).

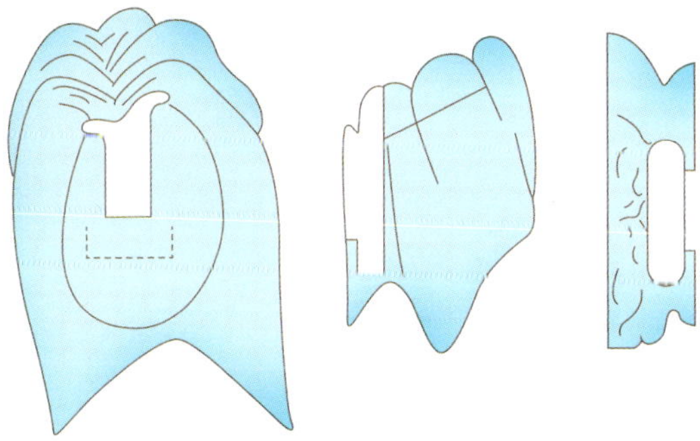

그림 14-60 Keyway 형태도

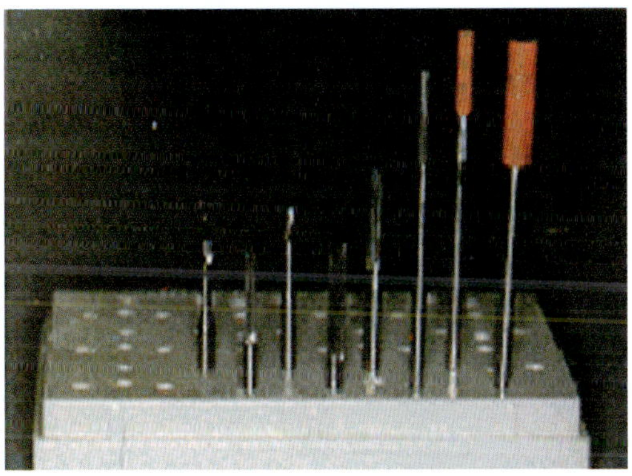

그림 14-61 Keyway 형성에 사용되는 평행형성용 버 및 연마용 포인트

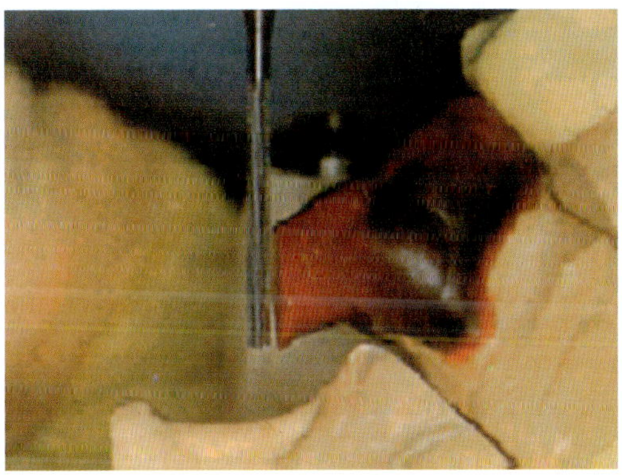

그림 14-62 유도면 수정

(18) Keyway의 유지형태를 형성하기 위해 우선 버의 높이를 결정하고 일단 납형을 제거하여 지대치의 위치관계를 확인한 후 절삭범위를 납형 위에 표기한다(그림 14-63).

(19) Keyway 부위를 밀링(milling)하고 있는 상태. 납형을 손으로 가볍게 누르고 모형을 수평방향으로 움직이면서 저속으로 조금씩 삭제해 나간다. 이때 버에 묻은 왁스는 가제 등을 사용하여 제거한다(그림 14-64).

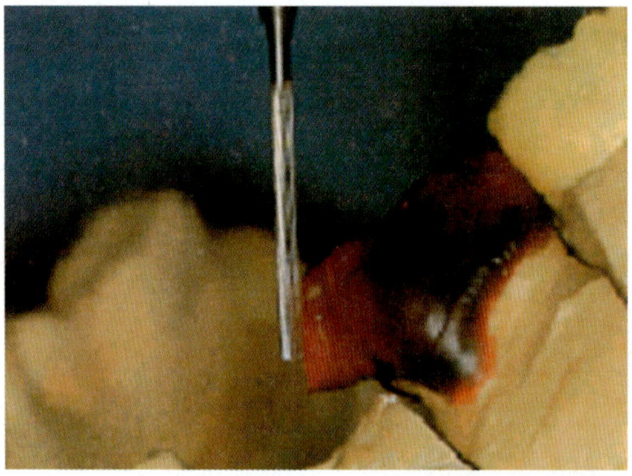

그림 14-63 Keyway 형성에 사용되는 평행형성용 버 및 연마용 포인트

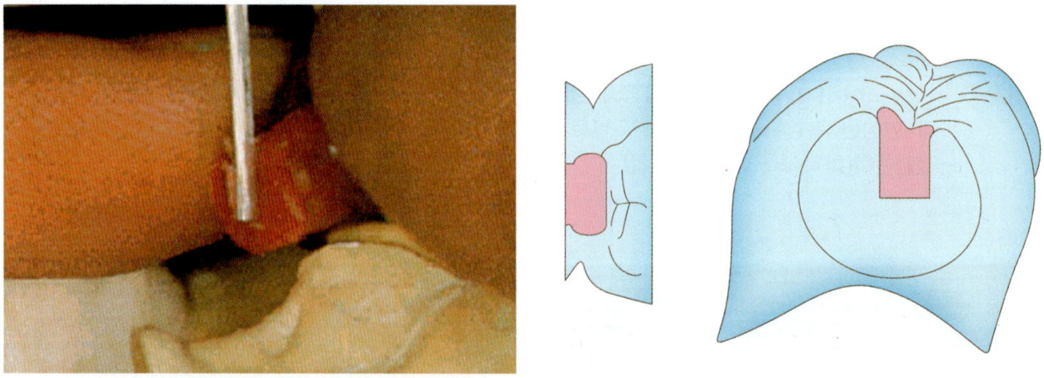

그림 14-64 절삭부위 형태도

(20) 사용 드릴의 높이를 결정한다. 모형의 위치를 고정하여 납형을 손으로 가볍게 누른다. 드릴을 상·하 운동시키면서 가볍게 접촉시켜 조금씩 삭제한다(그림 14-65).

(21) 평행형성용 버를 사용하여 측벽과 기저면을 평탄하게 수정한다(그림 14-66).

(22) Keyway의 형성이 완료된 납형. 교합면관. keyway 내벽의 왁스 두께는 최소 0.5 mm 이상이어야 한다(그림 14-67).

(23) Type IV 금합금으로 주조하여 완성된 치관 및 keyway. 교합면관(그림 14-68).

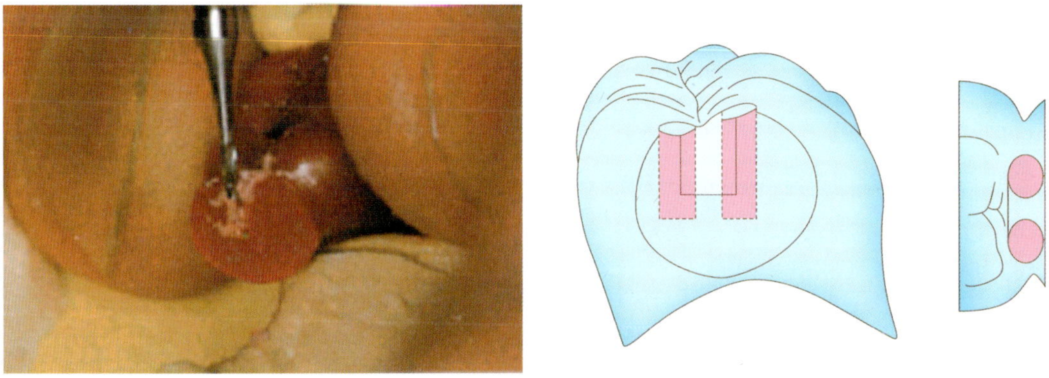

그림 14-65 절삭부위 형태도

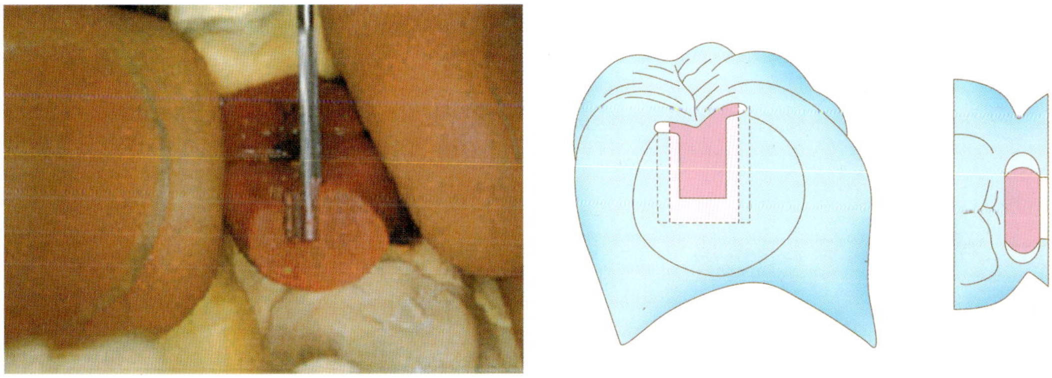

그림 14-66 절삭부위 형태도

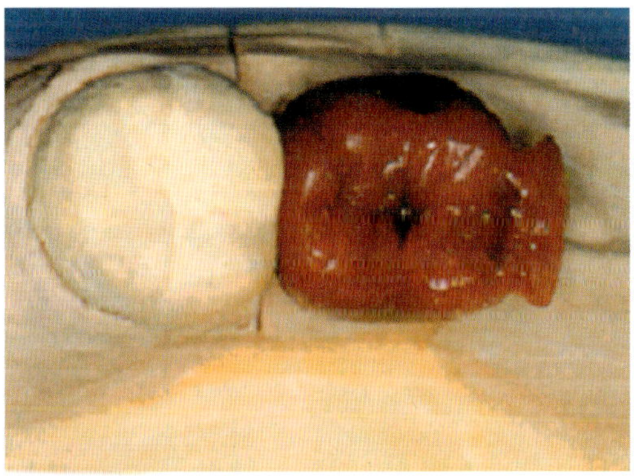

그림 14-67 Keyway의 형성이 완료된 납형

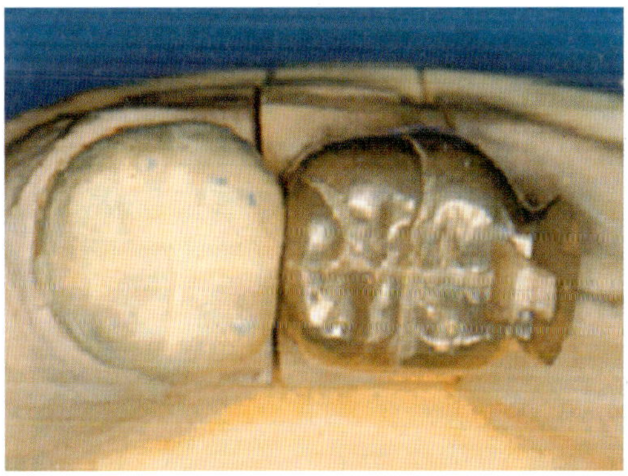

그림 14-68 Type Ⅳ 금합금으로 주조하여 완성된 치관 및 keyway

(24) Keyway를 연마하기 위해 연마용 블록을 제작한다. 먼저 슬라이딩 테이블 상에 모형을 고정시킨다. 평행형성기의 척(chuck)에 호울더(불용의 스틸 버)를 위치시켜 그 끝을 치관 보철의 교합면에 접촉시켜 상온중합수지로 확실하게 고정시킨다(그림 14-69).

(25) 미리 제작한 수지 치형을 치관보철에 장착하여 고정한다. 수지 치형의 제작은 치관보철 내면에 와셀

린을 도포 후 상온중합수지를 필적법에 의해 채우고 떡(병상; 餠狀) 상태의 트레이 제작용 수지를 10 mm 정도 긴 덩어리로 성형하여 치관보철 내면의 수지와 접합시킨다.

수지가 경화되면 치근부의 형태를 다듬고, 석고와의 결합력을 증대시키기 위해 둥근 버를 사용하여 유지구(溝)를 형성한다(그림 14-70).

(26) 평행형성기의 척에 치관보철을 고정시킨 호울더를 위치시키고 슬라이딩 테이블 상의 소켓에 석고를 축성하여 그 중앙부에 수지 치형을 위치, 고정시킨다. 이렇게 연마용 블록을 제작한 후 석고가 경화되면 호울더를 제거하고 keyway를 연마한다(그림 14-71).

(27) Keyway의 연마는 석고 경화 후 전동식 아암의 척에 평행형성용 버를 위치시켜 버의 높이를 맞춘다. 치관보철을 손으로 눌러 고정시킨 후 버를 연마부위에 가볍게 접촉시키는 방법으로 유도면을 연마한다(그림 14-72).

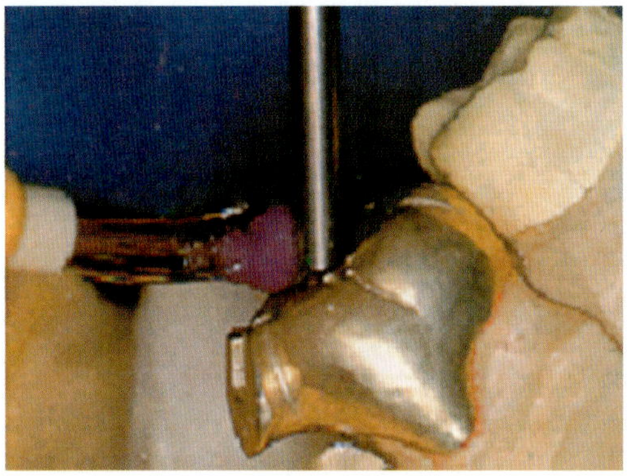

그림 14-69 Keyway를 연마하기 위해 연마용 블록을 제작

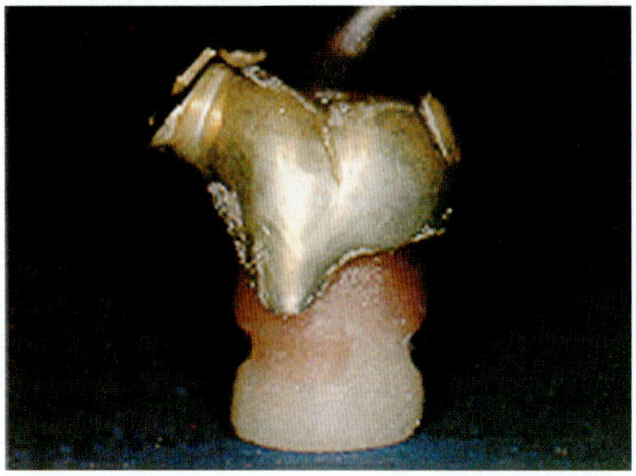

그림 14-70 수지 치형을 치관보철에 장착하여 고정

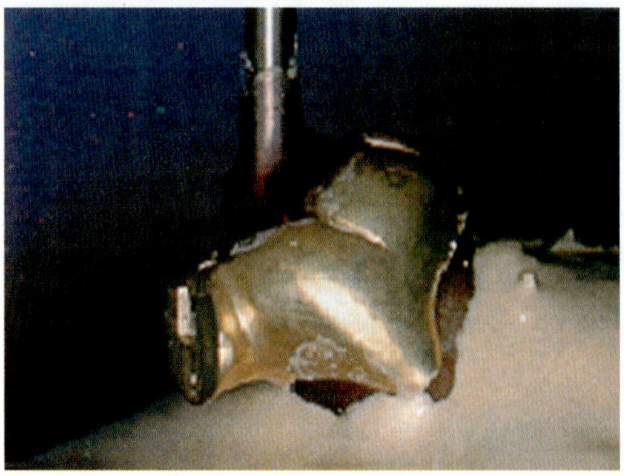

그림 14-71 연마용 블록을 제작

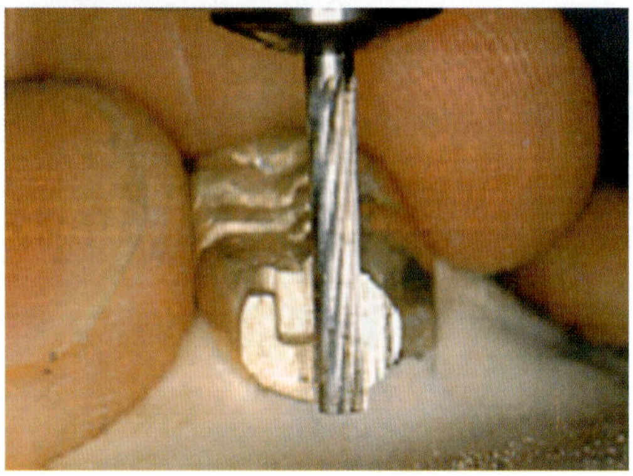

그림 14-72 Keyway의 연마

(28) Keyway의 기저면 두께에 여유(최저 0.5 mm)가 있는 경우에는 드릴을 사용하여 keyway의 깊이를 좀더 깊게 형성한다. keyway가 깊고 길게 형성되면 유지력이 증가된다. 드릴을 사용할 경우에는 삭제부위에 가볍게 접촉시켜 소량씩 삭제한다(그림 14-73).

(29) 드릴링(drilling)을 완료한 후에는 측벽과 기저면을 평행형성용 버를 사용하여 평탄하게 수정한다(그림 14-74).

(30) Keyway부의 연마와 수정이 완료된 상태(근심 인접면관)(그림 14-75).

(31) 연마용 포인트를 사용하여 유도면 부위를 연마한다. 이때 마찰열이 발생되면 기름을 첨가하면서 연마한다. 면이 균일해지면 연마를 끝낸다. keyway의 내면과 측벽은 가늘고 작은 연마용 포인트를 사용하여 연마한다(그림 14-76).

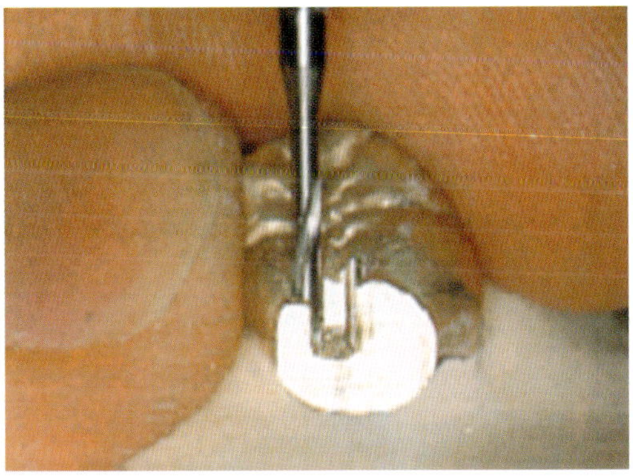

그림 14-73 Keyway가 깊고 길게 형성되면 유지력이 증가된다.

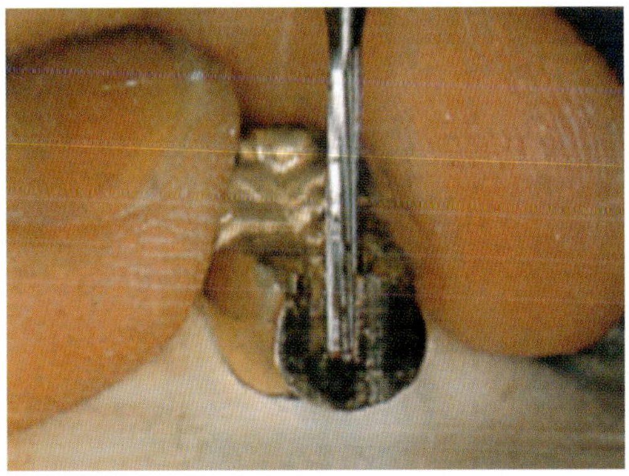

그림 14-74 측벽과 기저면을 평행형성용 버를 사용하여 평탄하게 수정

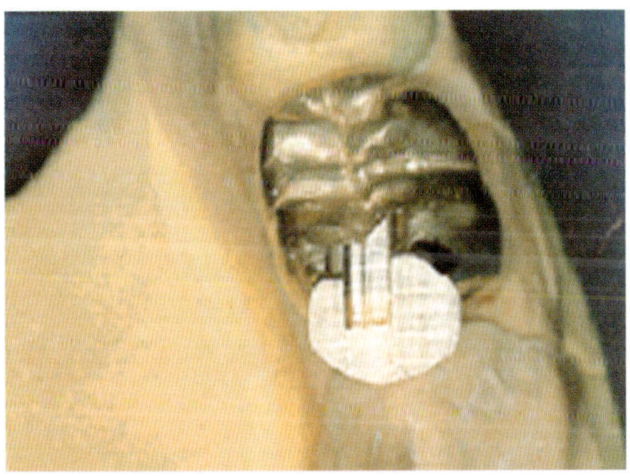

그림 14-75 Keyway부의 연마와 수정이 완료된 상태(근심인접면관)

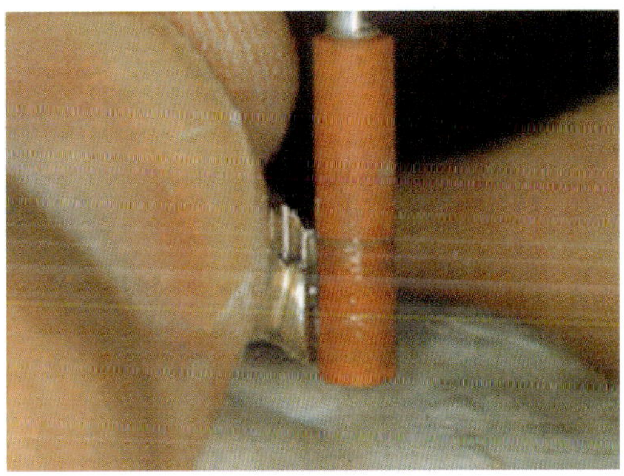

그림 14-76 연마용 포인트를 사용하여 유도면 부위를 연마

(32) 연마용 포인트로 연마를 완료한 후에는 keyway의 변연부를 따라 피셔 버(fissure bur)를 사용하여 0.5 mm 폭으로 삭제하여 사면(斜面, bevel)을 형성하고 실리콘 포인트로 연마하여 keyway의 변연부를 형성한다. keyway의 연마가 완료된 상태(그림 14-77).

(33) Key의 제작에는 palavit-G(kulzer사)를 사용한다. 연마가 완료된 keyway 내면에 열을 가하면서 액상상태의 와셀린을 도포한 다음 palavit-G를 필적법에 의해 기포가 발생되지 않도록 주의하면서 keyway 내면에 축성한다(그림 14-78).

(34) Key 수지패턴의 완성.

수지 경화 후 형태를 수정하여 일단 빼본다. 수지패턴이 잘 빠지지 않으면 온수와 냉수에 번갈아 위치시키는 방법에 의해 쉽게 제거할 수 있다. 우측은 빼낸 key의 수지패턴의 내면이다(그림 14-79).

(35) Key 수지패턴이 정확하면 keyway에 끼워 가공치의 납형과 연결시킨다. 제 1 소구치와 가공치의 연결부를 얇은 면도날을 사용하여 분할하고, 변연을 수정한 다음 주입선을 부착한다(그림 14-80).

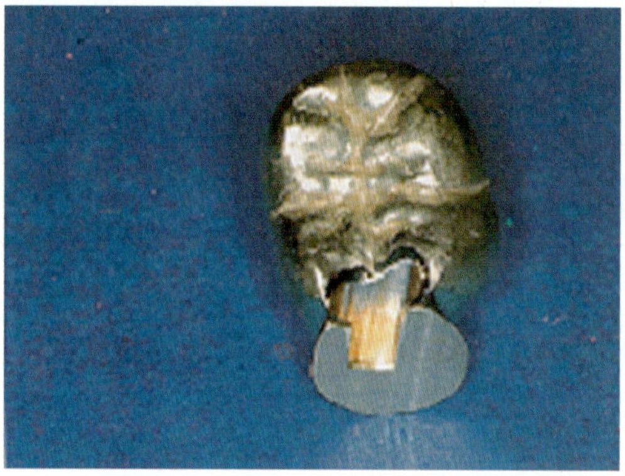

그림 14-77 Keyway의 연마가 완료된 상태

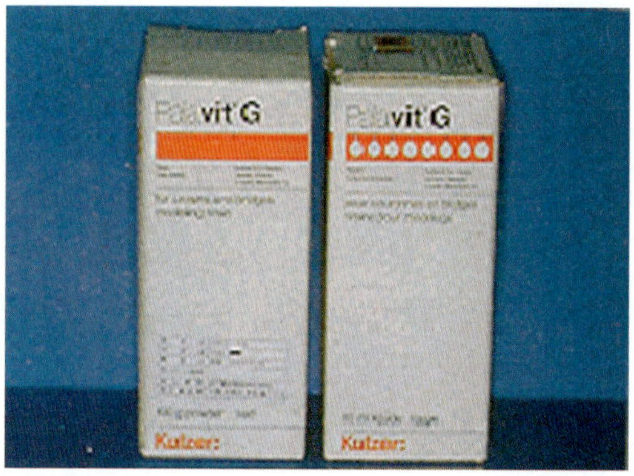

그림 14-78 Key의 제작

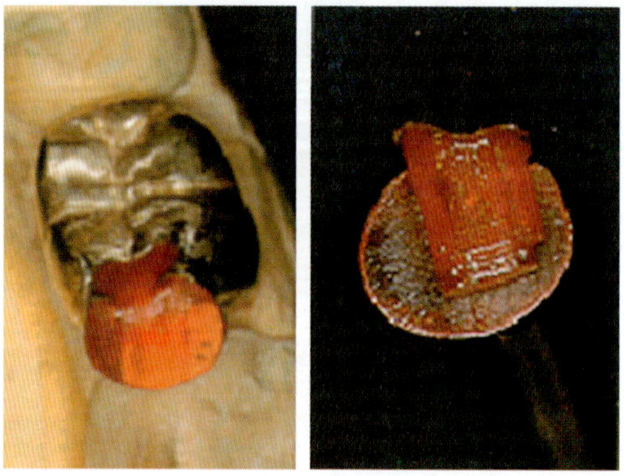

그림 14-79 Key 수지패턴의 완성

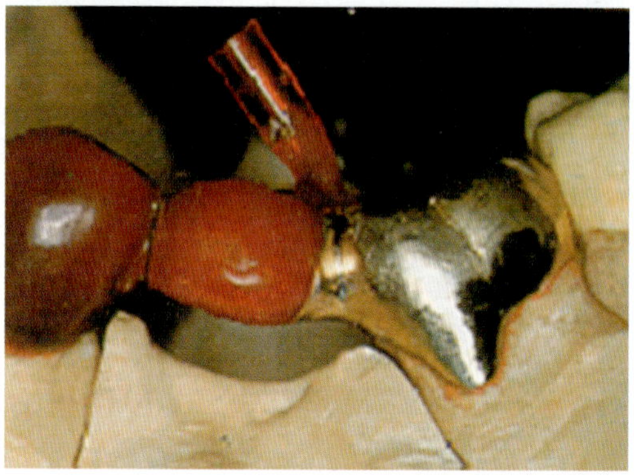

그림 14-80 Key 수지패턴 완성

(36) 원추대에 식립한 key의 수지패턴과 가공치의 납형부위는 두께가 두꺼우므로 주조수축에 의한 다공성이 발생될 수 있으므로 냉강금속(冷剛金屬; chill metal)을 부착하여 매몰한다. 수지패턴을 사용한 경우에는 소환 시 수지가 완전 연소될 수 있도록 소환시간을 충분히 가져야 한다. 우측은 type IV 금합금으로 주조한 key와 가공치이다(그림 14-81).

(37) Key와 keyway의 적합 정도를 확인한 다음 치관보철물을 작업모형에 장착한다. 제 1 소구치와 가공치의 연결부에 상온중합수지를 축성하여 연결한다(그림 14-82).

(38) 연결시킨 제 1 소구치의 치관보철과 가공치를 납착시키기 위해 납착용 매몰재를 사용하여 납착용 블록을 만든다. 납착부의 설측에 납착금을 위치시켜 납착한다(화살표는 납착금을 위치시킬 부위를 구상의 왁스로 형성한 것을 나타내고 있다)(그림 14-83).

(39) 납착이 완료된 반고정성 교의치를 작업모형에 장착시킨 상태. 협측면관. 14K 납착금을 사용하여 납착 후 연화열처리와 경화열처리를 하였다(그림 14-84).

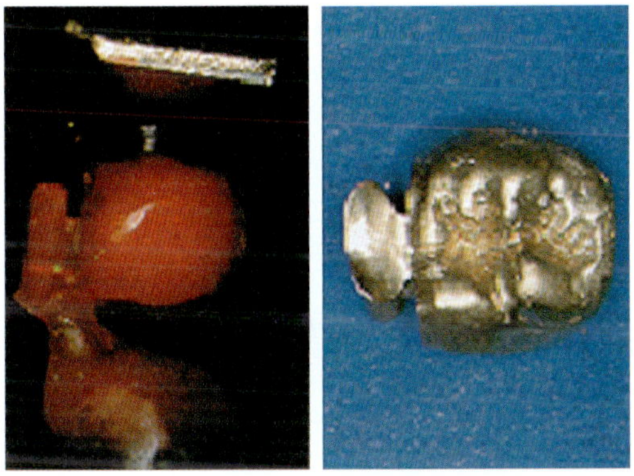

그림 14-81 Type Ⅳ 금합금으로 주조한 주조한 key와 가공치

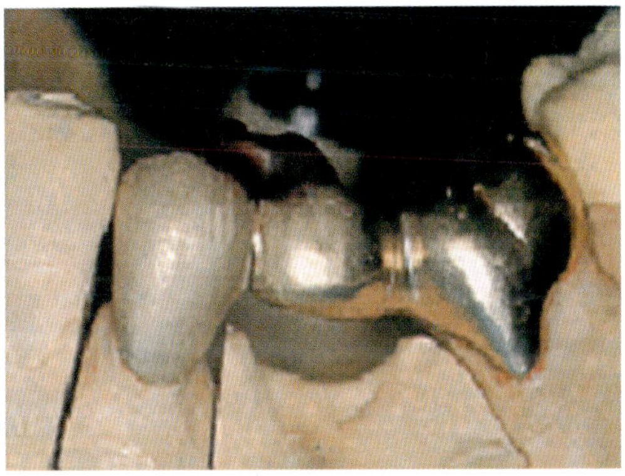

그림 14-82 Key와 keyway의 적합 정도를 확인한 다음 치관보철을 작업모형에 장착

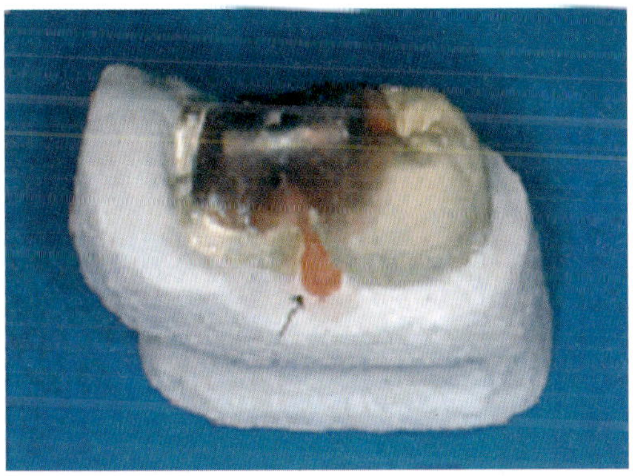

그림 14-83 납착용 블록

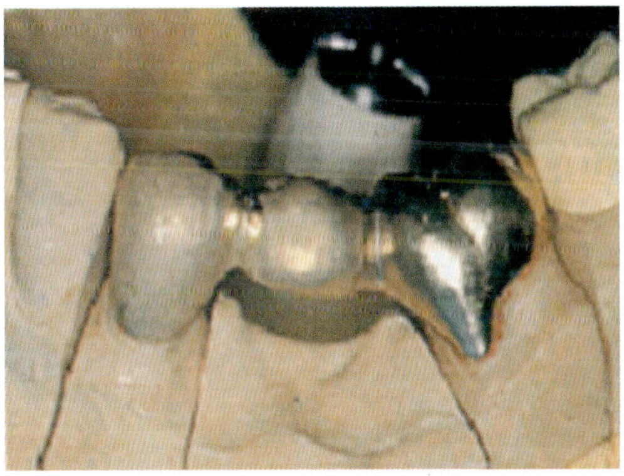

그림 14-84 납착이 완료된 반고정성 교의치를 작업모형에 장착시킨 상태. 협측면관

(40) 연마가 완료된 반고정성 교의치(그림 14-85).

a : 교합면관

b : 설측면관

(41) 구강 내에 장착된 반고정성 교의치. 좌측 협측면관(그림 14-86).

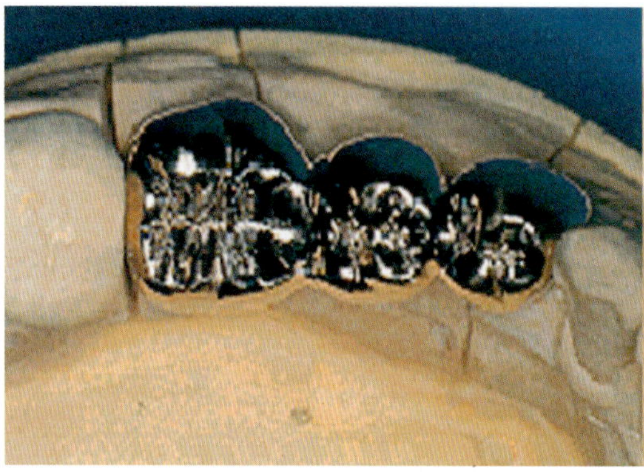

A

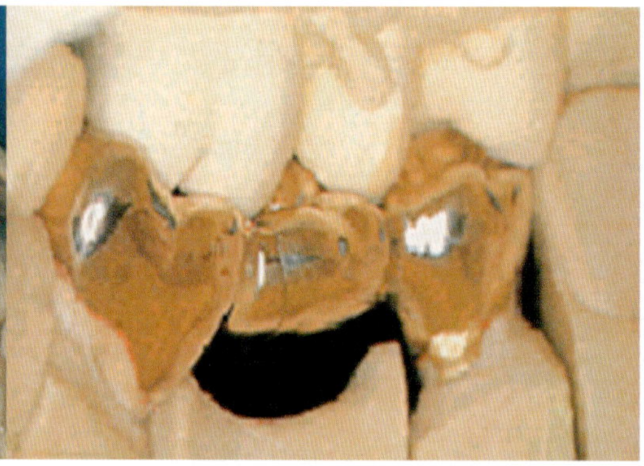

B

그림 14-85 완성된 반고정성 교의치

A : 교합면관 B : 설측면관

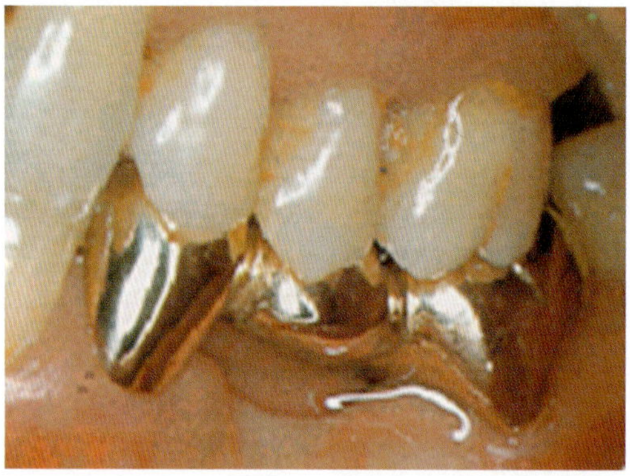

그림 14-86 구강 내에 장착된 반고정성 교의치. 좌측 협측면관

14-10 휴먼브릿지(Human bridge)

휴먼브릿지는 자연치의 형태학적 특성 즉, 함몰부위(undercut)와 구조물의 각기 다른 삽입로를 이용하여 유지력을 얻는 3-piece 형태의 변형된 접착성 고정성 보철물이며 자연치질을 그대로 사용하거나 수직 지지를 위한 최소한의 삭제 후, 치과용 합금의 탄성을 이용하여 유지 부분을 먼저 장착한 다음 삽입로가 다른 가공치 부분을 접착하는 방식을 취하고 있다.

1. Human Br.의 구조

기본적인 3-unit 휴먼브릿지는 웅체(male)가 달린 유지부(holding parts)와 자체(female)가 형성된 인공치(pontic)가 non-rigid로 연결되는 3-piece 형태로 제작

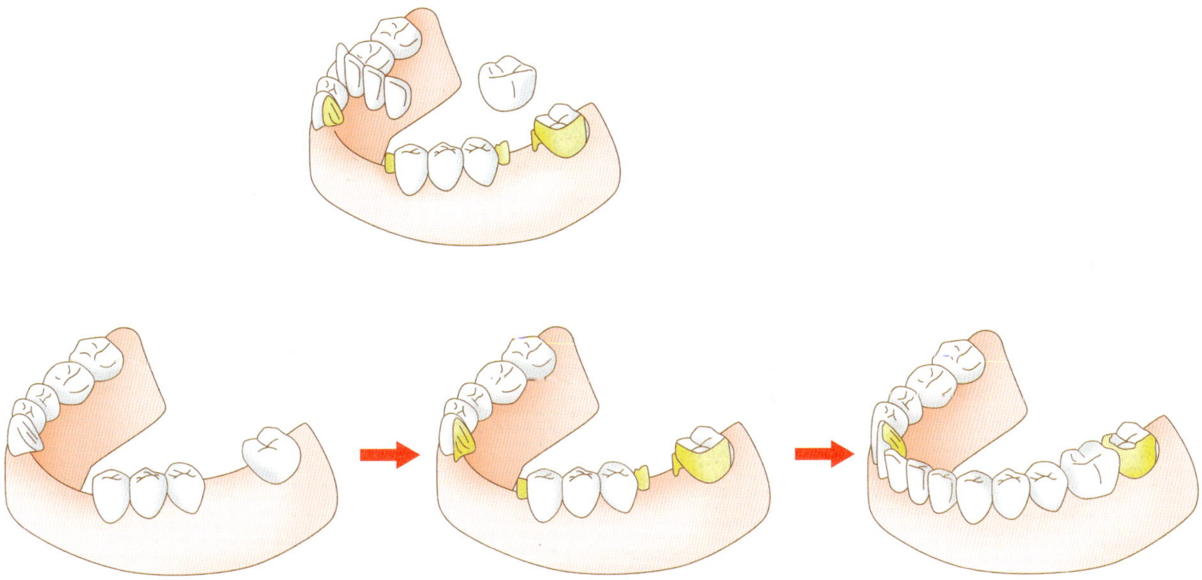

그림 14-87 Human Br.의 구조

2. 휴먼브릿지의 유지 원리

1) 인장 저항 ; 자연치아의 함몰부위(undercut)를 이용한 구조적 유지력
2) 측방압 저항 ; 순측 혹은 설측의 피개량이 불충분 할 경우 인공치아를 인접치에 약간 overlap시켜 측방압 저항력 확보 이러한 overlapping은 전치부 인공치가 순측에서 설측으로 밀려하는 것을 막아주는 역할을 함.
3) 교합압 저항 ; 지대치의 삭제가 불필요함에 따라 교합압에 직접적으로 혹은 간접적으로 저항할 수 있는 지대치의 면적이 그대로 보존되므로 통상적인 크라운 브릿지와 비교해 교합압 저항이 우수

3. 삽입로(path of insertion)의 확보

3-piece의 non-rigid type으로 제작되므로 각 piece는 독립적으로 삽입로를 가질 수 있고 유지부는 금속의 탄성을 항복점 내에서 최대한 이용할 수 있도록 개방 형태로 제작되어 지대치의 삭제 없이도 장착이 가능

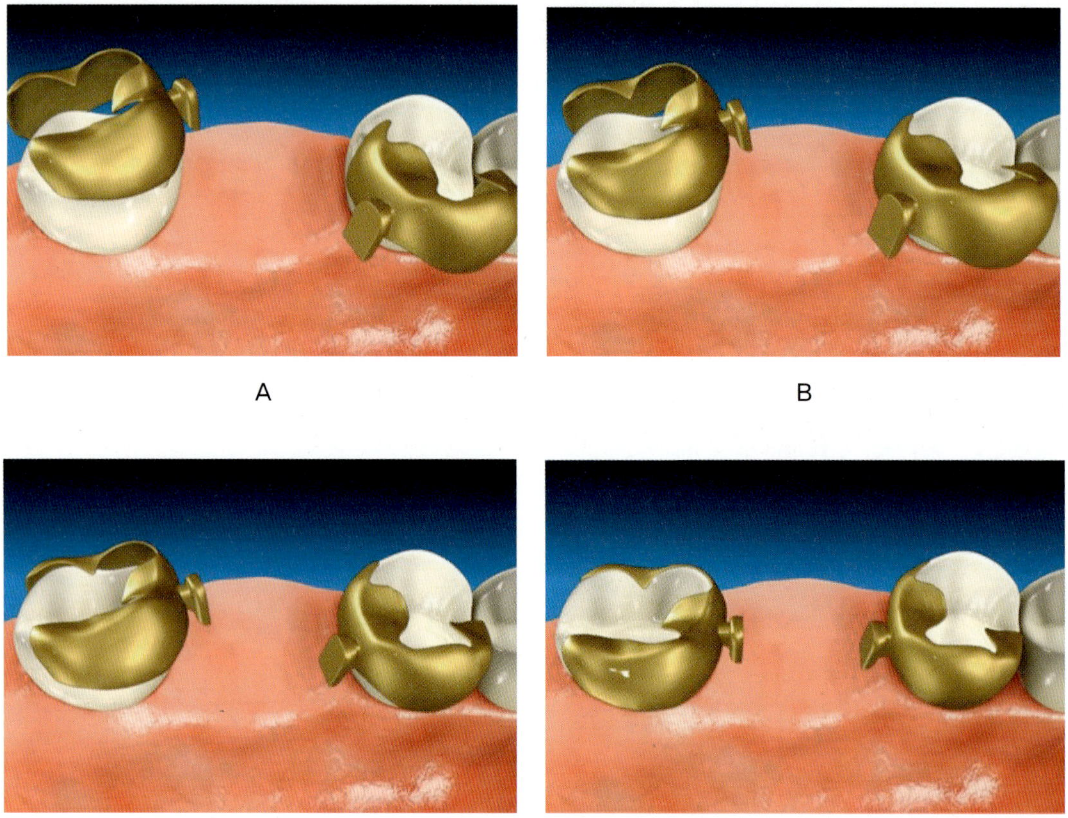

A B C D

그림 14-88 **소구치와 대구치의 삽입로 방향(상악)**

4. 휴먼브릿지의 특징

1) 금속의 탄성을 이용하여 유지부의 장착이 가능하다.
2) 의치(denture)의 지대치 및 어태치먼트(attachment) 장착이 가능하다.
3) 전치부위은 6번 브릿지, 구치부위는 5번 브릿지도 가능하다.
4) 치아의 기울기 및 함몰부위(undercut)를 이용하여 유지력을 배가시켰다.
5) 유지부는 비기능교두 및 대합치와 맞닿지 않는 교합면까지 피개 할 수 있다.
6) 심미적인 것이 요구되는 부위는 인접면 및 설측유지부만으로도 유지가 충분하다.

5. 휴먼브릿지의 장점

1) 저작기능과 측방압, 교합압에 대한 저항력이 우수하다.
2) 법랑질층에 접착해 치아수명에 영향을 주지 않는다.
3) 최소한의 삭제로 환자가 치과진료의 공포감으로부터 해방된다.
4) 시술기간이 짧고 마취가 필요 없다.
5) 고혈압 및 심장질환 환자에게 시술이 가능하다.

6) 2차 우식증의 위험이 적다.

7) 교합면이 대부분 보존되므로 교합조정의 어려움이 적다.

8) 가공치는 male part를 조절하여 다양한 형태로 제작 가능하다.

6. 힘의 작용 원리

1) 구치부

(1) 측방압 저항력

인공치의 설협측 근원심이 자연치 근원심 최대 풍융부간 거리보다 길게 제작되어 측방압에 충분히 저항한다.

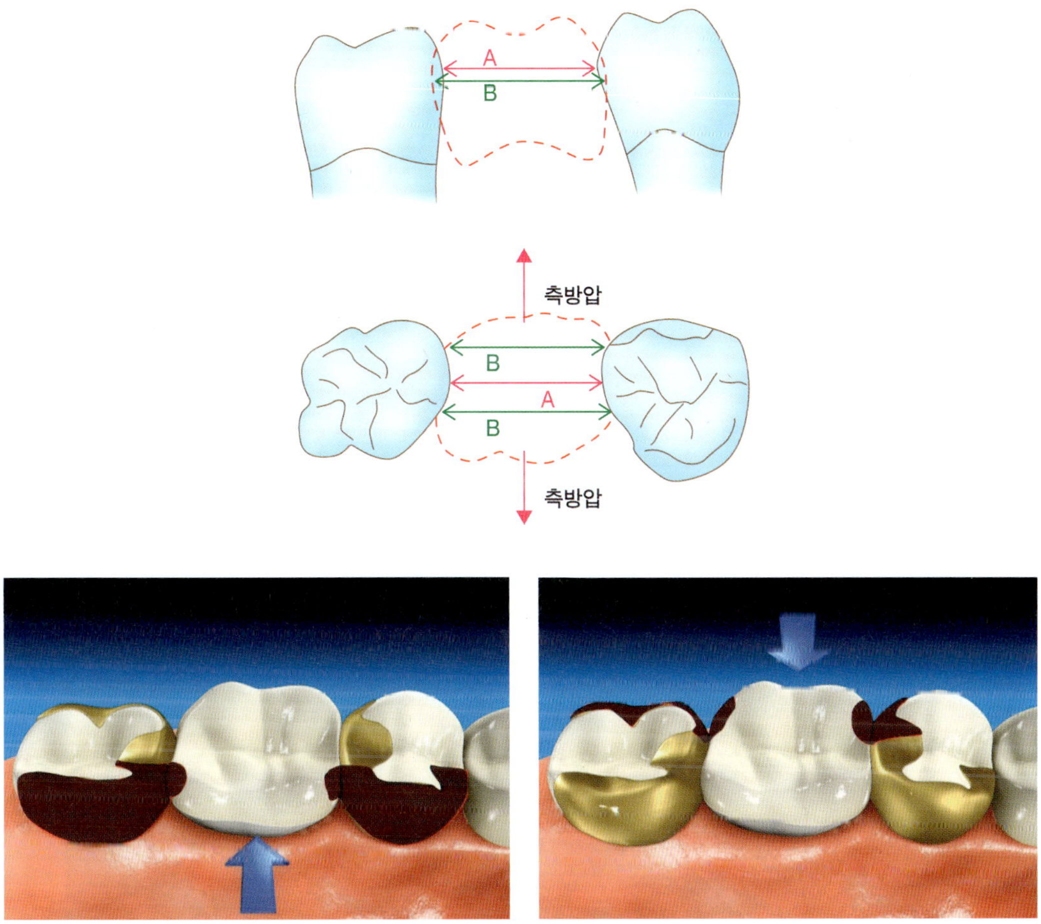

그림 14-89 측방압 저항력

(2) 인장 저항력

함몰부위(undercut) 기저부에 위치한 유지부(B)가 인접 자연치아의 최대 풍융부간 거리(A)보다 넓기 때문에 탈락하지 않는다.

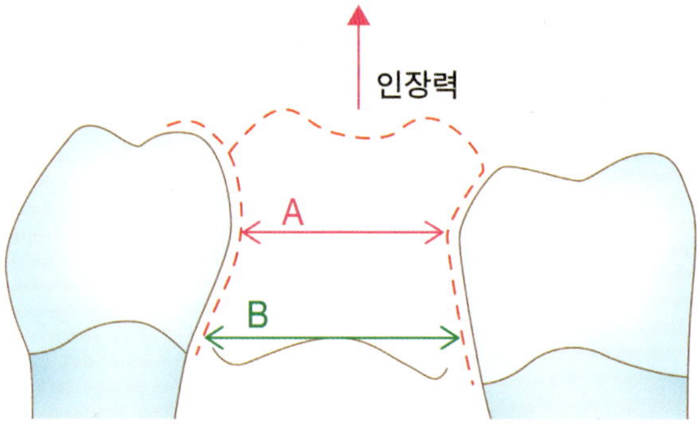

A : 인접치아의 최대 풍융부간 거리
B : 함몰부위(undercut) 기저부간 거리

각각의 유지부와 가공치는 별도의 삽입로가 형성되고 유지부를 장착한 후 가공치를 장착하면 장착 방향의 반대방향 즉, 탈착 방향이 가공치에 의해 막혀버려 (좌물쇠 역활)을 탈락이 안되며 인장 저항력에는 붉은 부분 즉, 함몰부위(undercut)에 의해 저항한다.

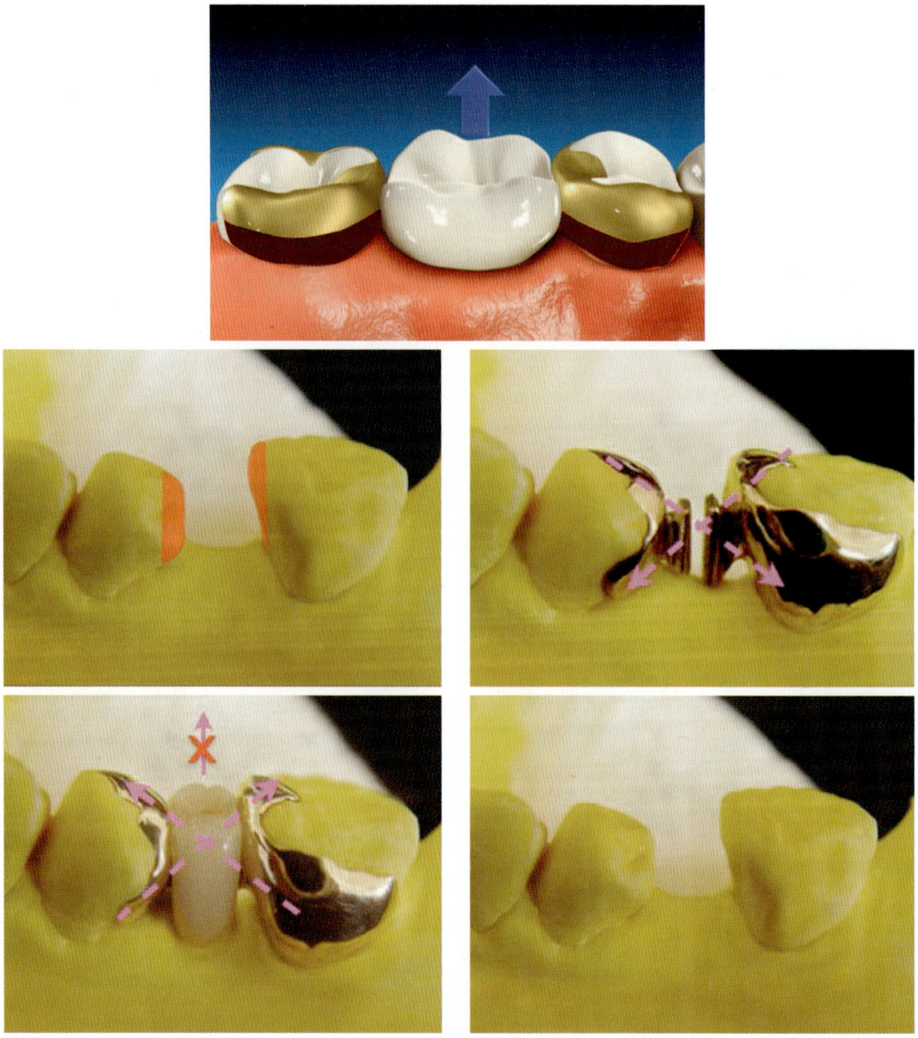

그림 14-90 인장 저항력

(3) 교합압 저항력

삭제하지 않은 지대치의 직접 저항면적(A)이 삭제된 지대치의 직접 저항면적 (A')보다 넓고, 간접 저항면적 또한 삭제 하지 않은 상태의 지대치가 넓다.

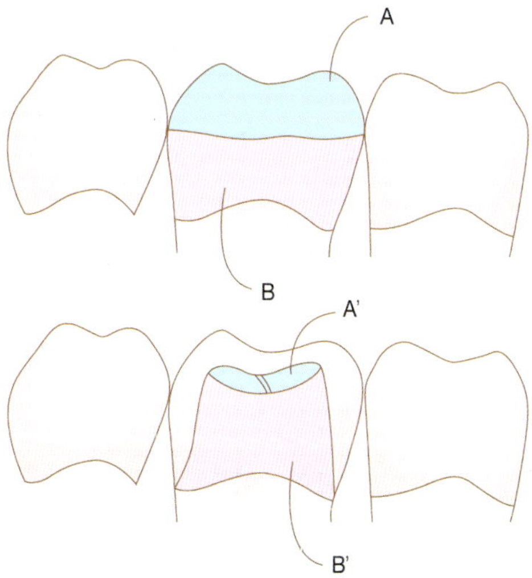

교합압 직접 저항면적 : A 〉A'　　교합압 직간접　　저항면적: A+B 〉A"+B'

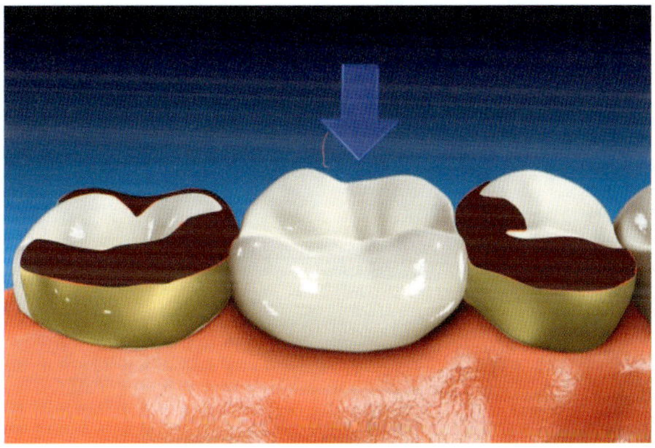

그림 14-91 교합압 지항력

2) 전치부

(1) 진지부 유지 원리

① 유지부와 인공치를 3 pieces로 제작하는데, 유지부는 순설측 폭경이 크지 않아 약간의 함몰부위(undercut)가 있어도 금속의 탄성을 이용하여 장착이 가능하다.

② 인공치 부분은 인접치아의 순측면을 피개하기 때문에 순측에서 설측으로 탈락을 방지하며 유지부는 설측에서 순측으로 탈락하는 것을 방지하므로 순설측으로 탈락할 수 없다.

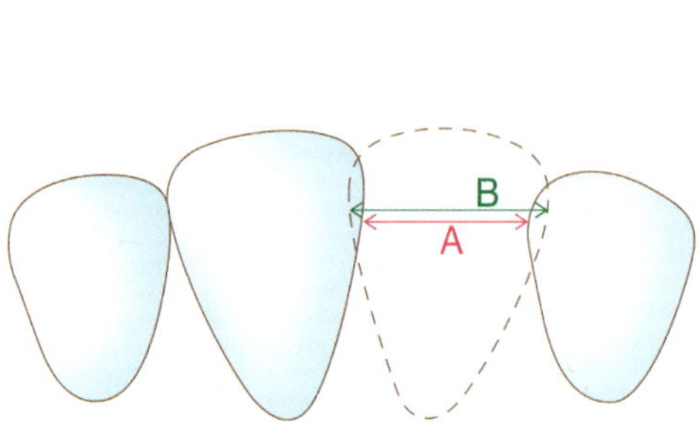

설측에서 본 그림

— : 인접치간거리
— : 인공치의 폭경

인접치간 거리 〈 인공치의 폭경

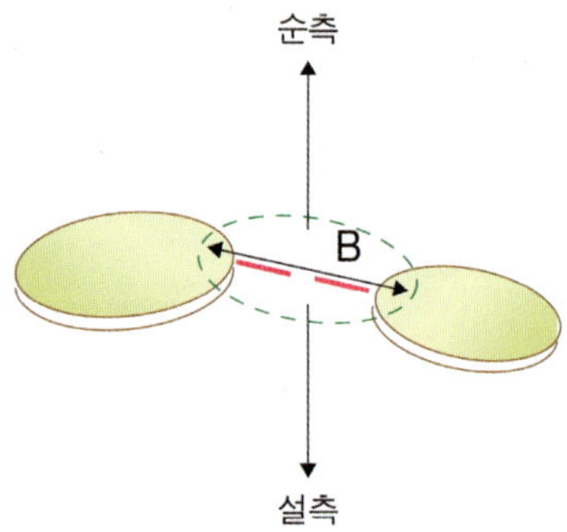

절단면도

— : 유지부
— : 도재부분

A : 인접치간 거리
B : 인공치 풍융부간 최대 거리, A〈B

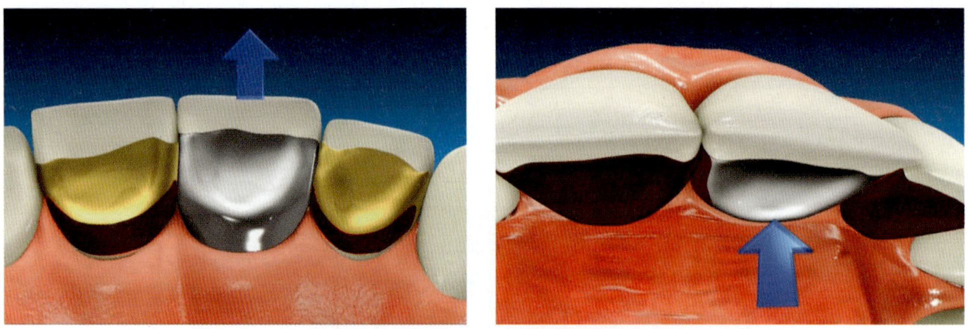

그림 14-92 **전치부 유지원리**

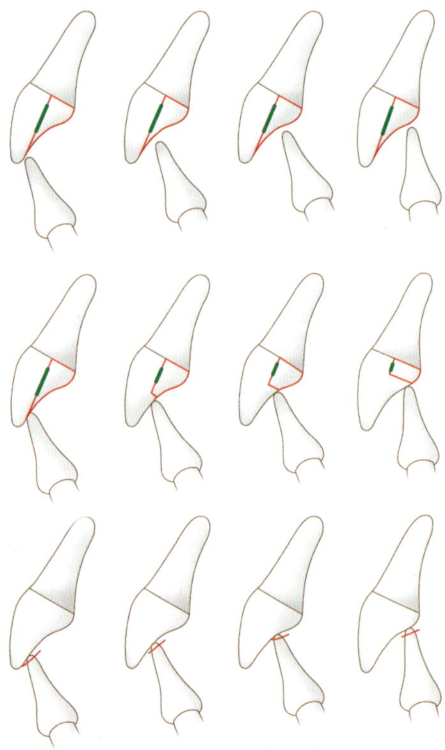

(2) 인위적인 삭제 및 함몰부위(undercut) 형성

① 전치부 상악: 상악의 유지부가 하악과의 교합에 의해 조절이 필요한 경우

ⓐ 대합치와 닿지 않는 경우 유지부와 웅체를 임의의 형태로 제작이 가능하다.

ⓑ 대합치와 절단부가 닿는 경우 유지부 제작에 제약이 따른다.

ⓒ 대합치와 절단부가 닿는 경우 절단부위를 1mm내외에서 선택삭제 한다.

② 인위적인 함몰부위(undercut) 형성

ⓐ 삭제부위 : 깊이: 0.5 mm 정도

ⓑ 교합면 마모가 심하여 교합면이 긴밀한 경우

ⓒ 치아의 동요가 있을 경우

ⓓ 인접치아가 마모로 함몰부위(undercut)가 부족할 때

ⓔ 장착 시 유지부가 정확한 위치에 장착되었는지 확인에 용이

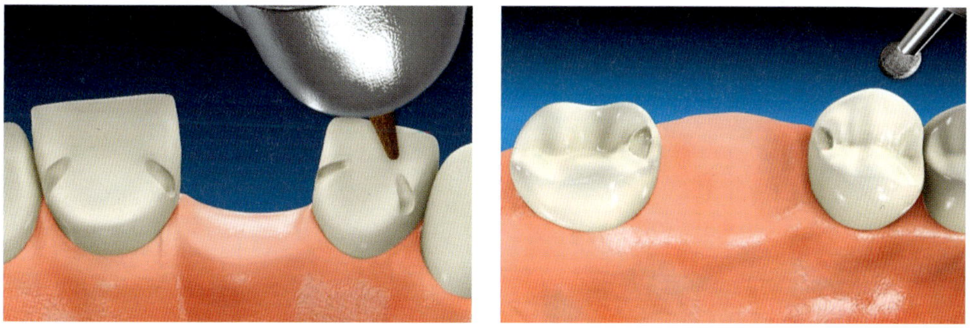

A. 전치부 삭제　　　　B. 구치부 삭제

그림 14-93 지대치(전치부, 구치부) 삭제

휴먼브릿지의 유지 원리는 지대치와 유지부의 기계적 결합을 최대화 시키는데 있다. 이때 지대치의 함몰부위(undercut) 양이 충분치 않거나 대합치와의 관계 또는 심미적 요구 등에 따라 충분한 기계적 결합을 확보하기 힘든 경우 선택적인 삭제를 통해 인위적인 함몰부위(undercut)를 형성할 필요가 있다. 인위적으로 형성된 함몰부위(undercut)는 유지력 증대효과 뿐만 아니라 유지부의 정확한 장착을 돕는 rest seat의 기능도 동시에 갖는다.

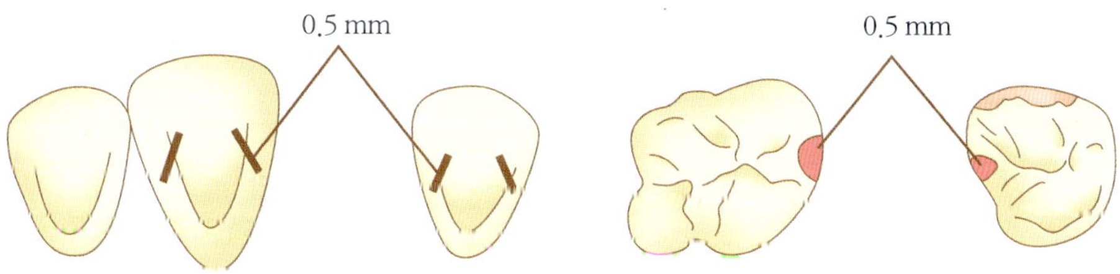

7. 환자의 증례

1) 환자의 증례 1

- 교정 후 공간이 협소하여 임플란트가 거의 불가능
- 교정 환자라 치아를 삭제하는 것에 대한 거부감이 심함

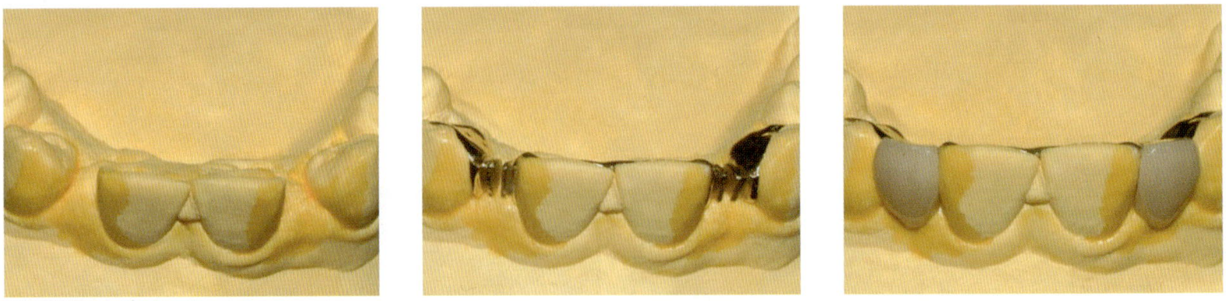

2) 환자의 증례 2

- 치열이 무너진 증례
- 임플란트 불가능
- 회복이 불가능하거나 교의치를 하기에 3번 치아의 삭제량이 많음

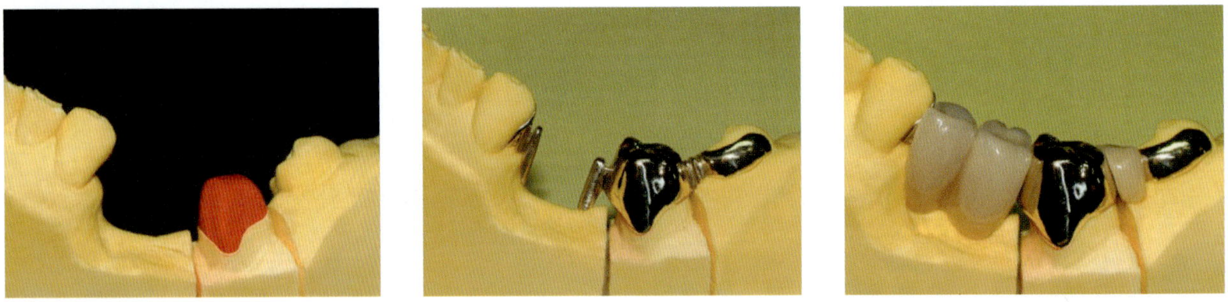

3) 환자의 증례 3

- 견치와 제1소구치에 공간이 있고 제1소구치과 제1대구치 사이의 공간이 협소함
- 임플란트로 시술할 경우 어려움 예상됨
- 견치와 제1소구치 사이 치간을 유지부를 이용해 적절히 회복

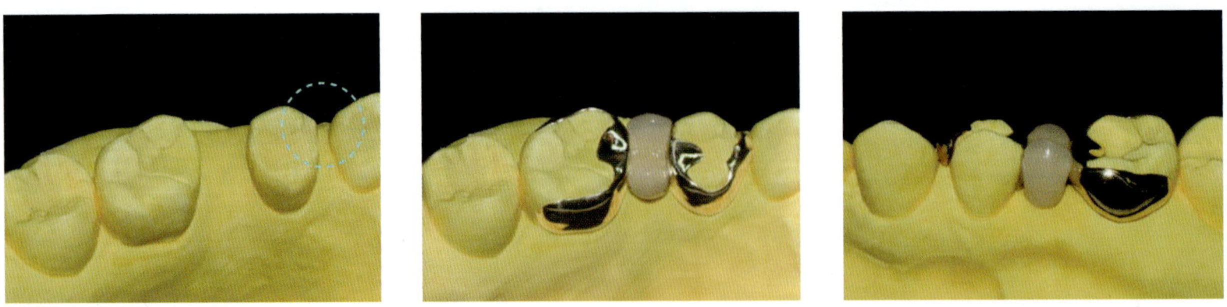

4) 환자의 증례 4

- 음식물이 끼여 환자들이 불편을 호소하는 대표적인 케이스
- 교의치를 하기에 치아의 삭제량이 많음

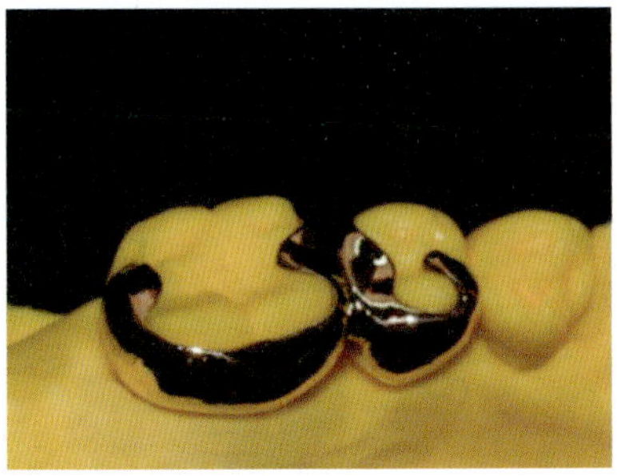
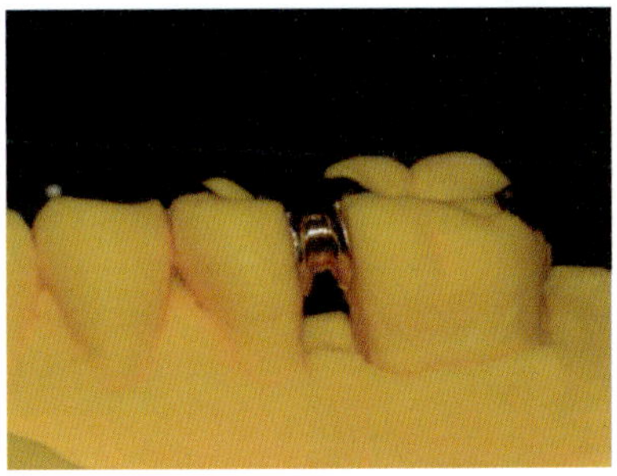
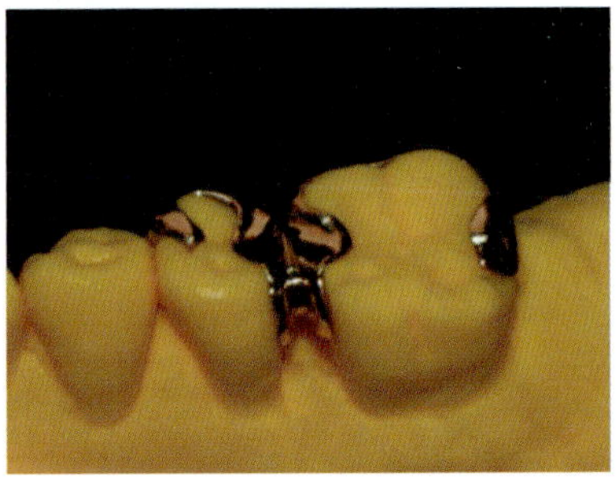

5) 환자의 증례 5

- 치아 사이 공간이 너무 좁은 상태
- 교의치로 제작하기에 삭제량 및 기타 어려움이 많음
- 임플란트를 하기에는 교정이 필요함

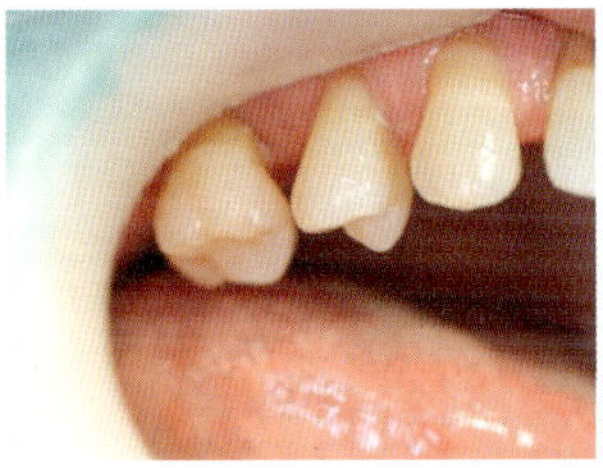
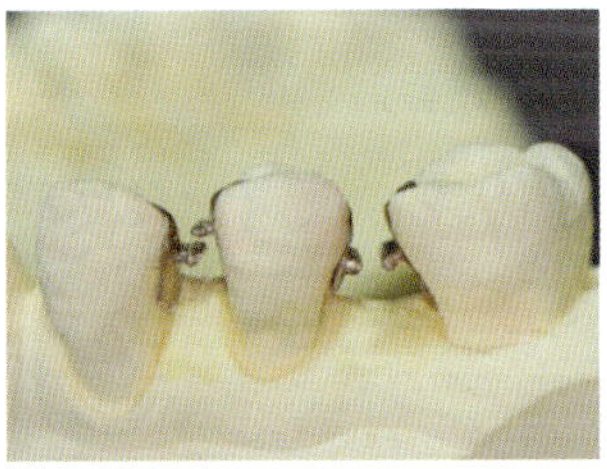
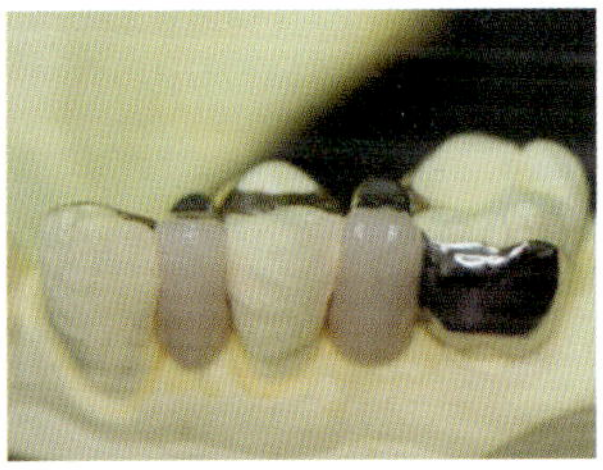
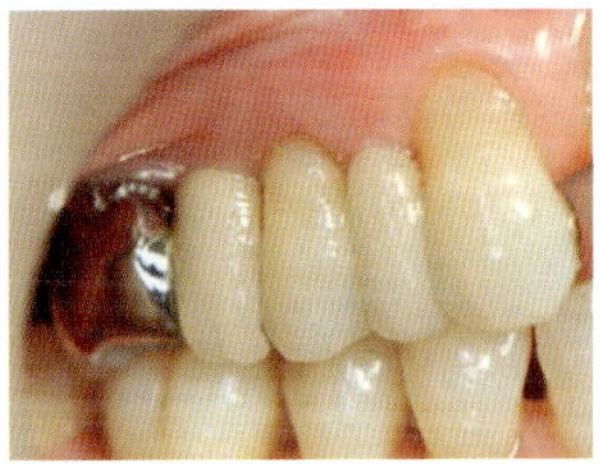

6) 환자의 증례 6

- 가장 기본적인 케이스
- 절단면 비침현상을 피하기 위해 인위적으로 함몰부위(undercut)를 형성하여 절단면을 피하고 유지력을 증가시키는 것이 적절함

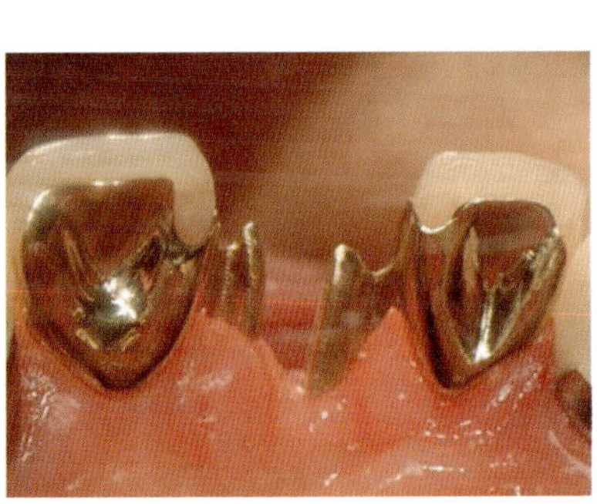
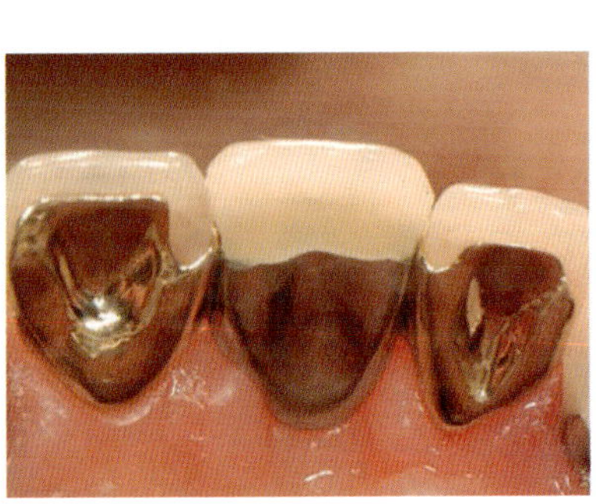
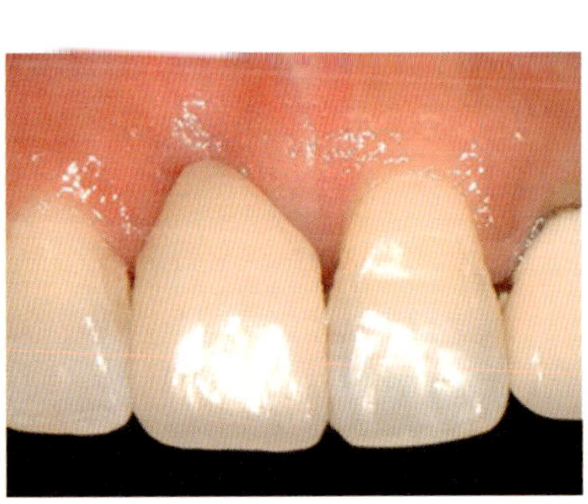

7) 환자의 증례 7

• 임상치아의 길이도 짧고 치아 경사도 심해 일반 교의치는 어려운 상태임

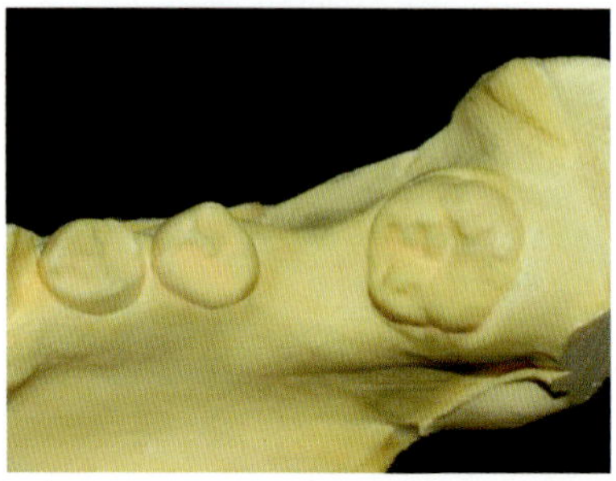
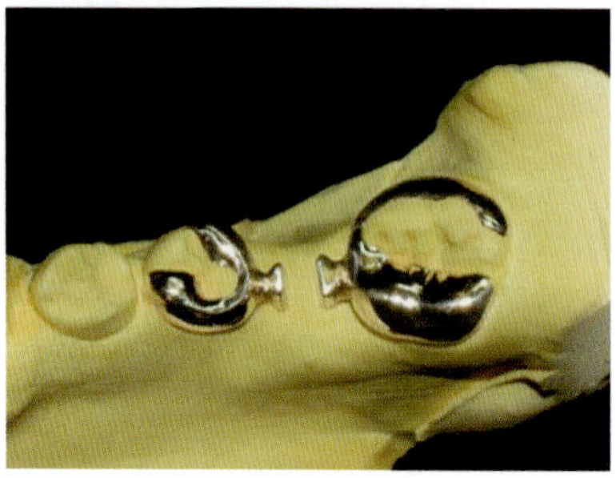
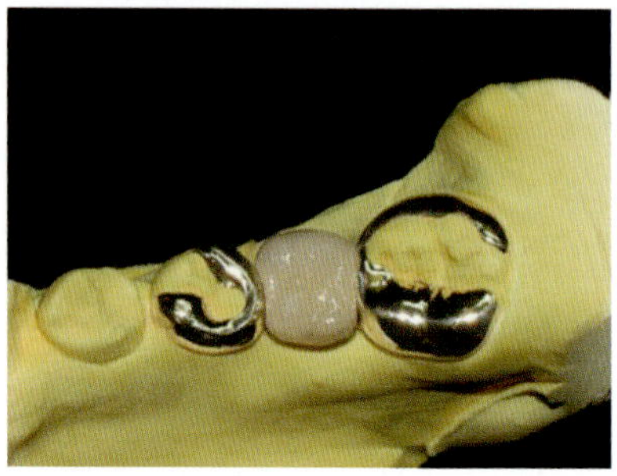

8) 환자의 증례 8

• 치아 경사가 심해 어떤 보철로도 해결이 불가능

• 임플란트 시술도 거의 불가능

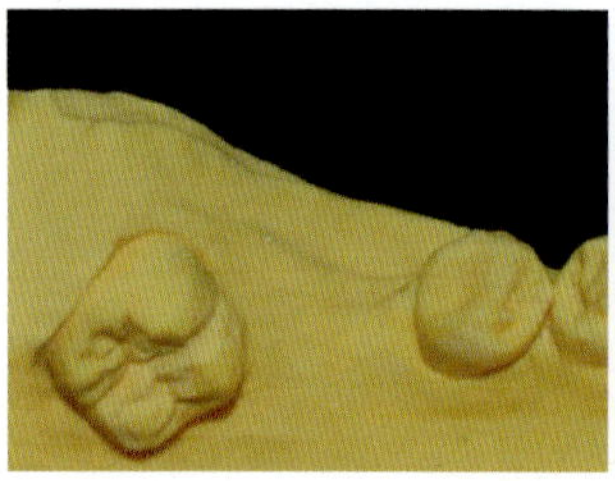
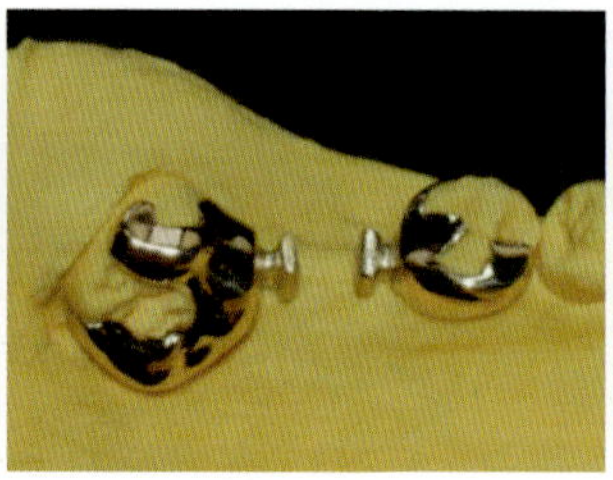
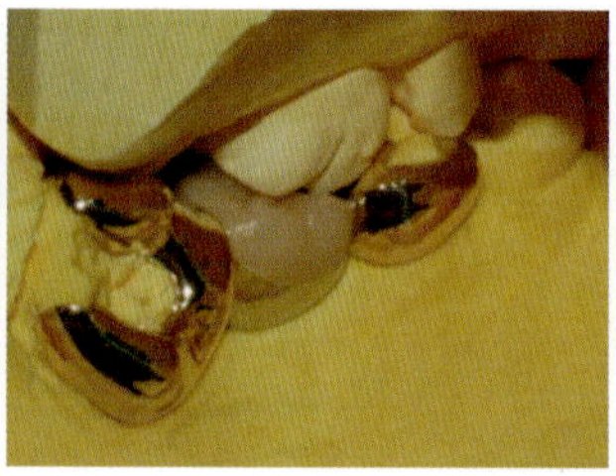
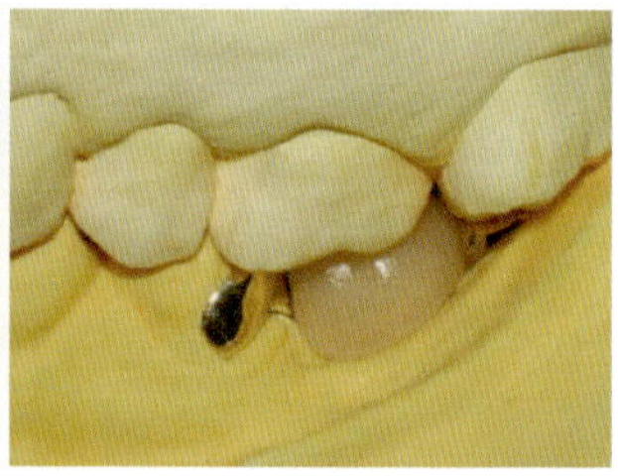

9) 환자의 증례 9

• 치간이 협소한 상태

• 유지부의 두께조절로 치아간 공간이 좁아도 간단히 해결

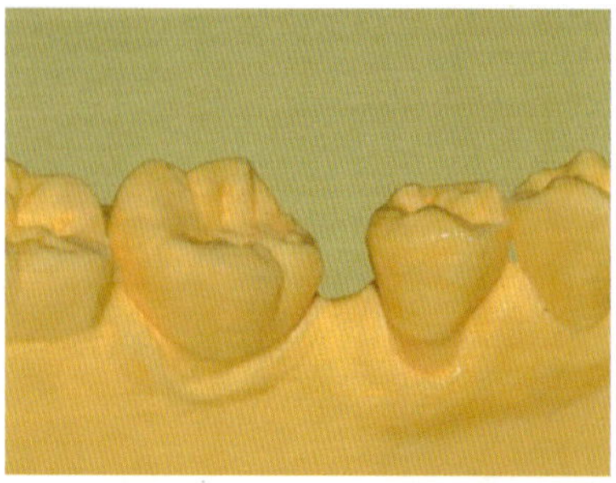
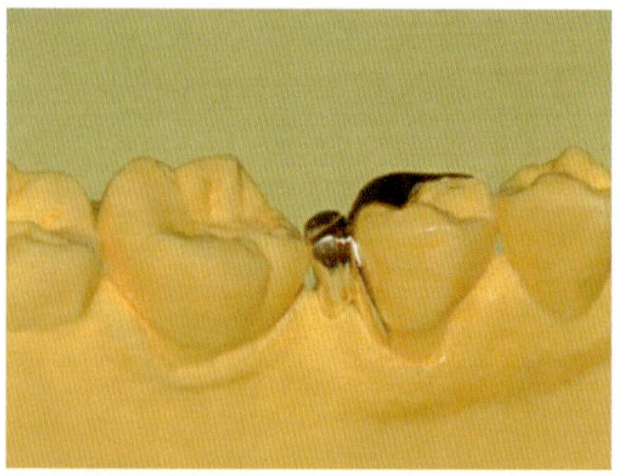

10) 환자의 증례 10

• crowding이 심하여 41번을 지대치로 활용하기 부적절한 경우

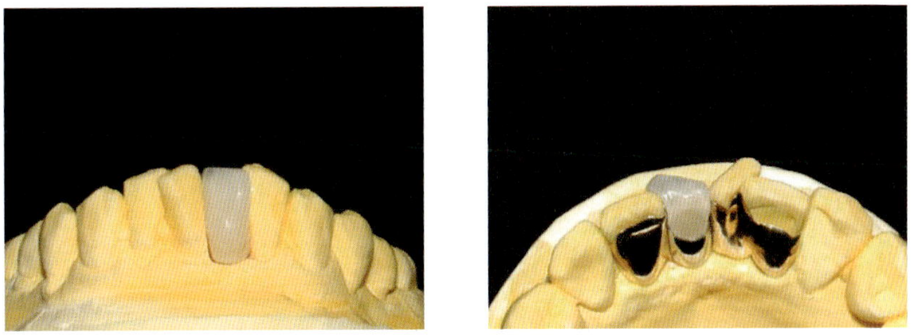

11) 환자의 증례 11

• 유지부(holding part)를 상실된 치아 양측으로 2개의 치아를 지대치로 활용하여 유지력 확보

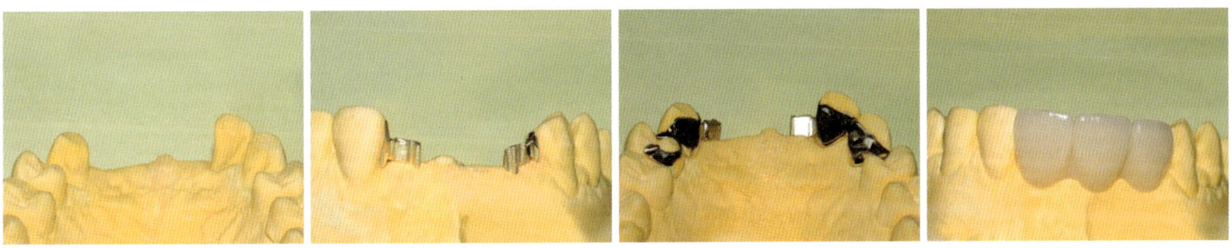

12) 환자의 증례 12

• 인레이 혹은 교의치 이외에 특별히 해 줄 수 있는 술식이 없음
• 환자들이 생활에서 음식물 끼임에 의해 상당히 큰 불편감을 느끼는 부분

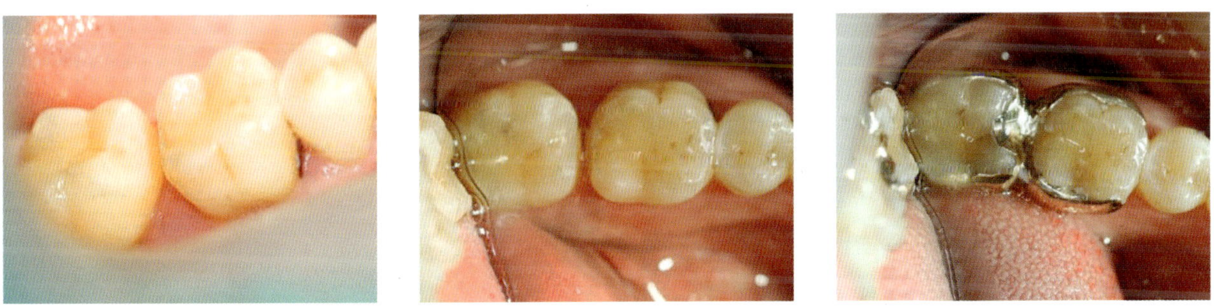

13) 환자의 증례 13

• 지대치 중 한쪽은 이미 삭제가 된 경우

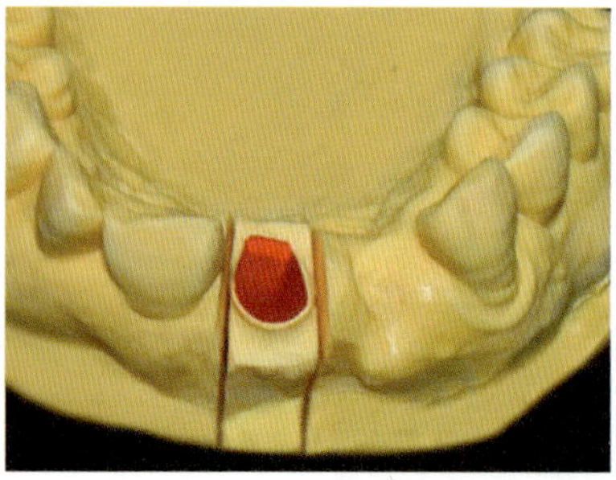
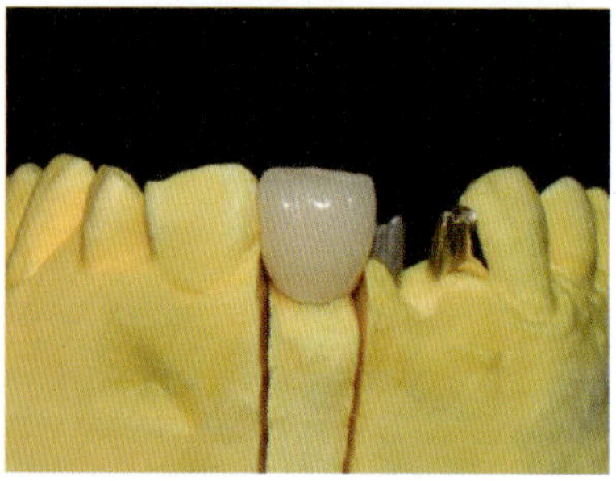
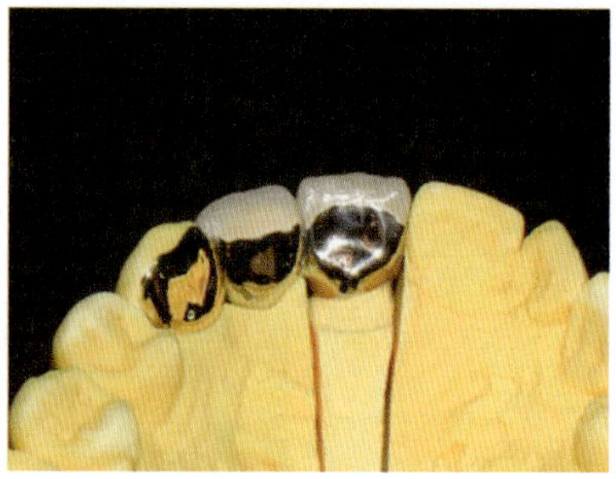

14) 환자의 증례 14

- Inter occlusal space가 아주 적은 경우

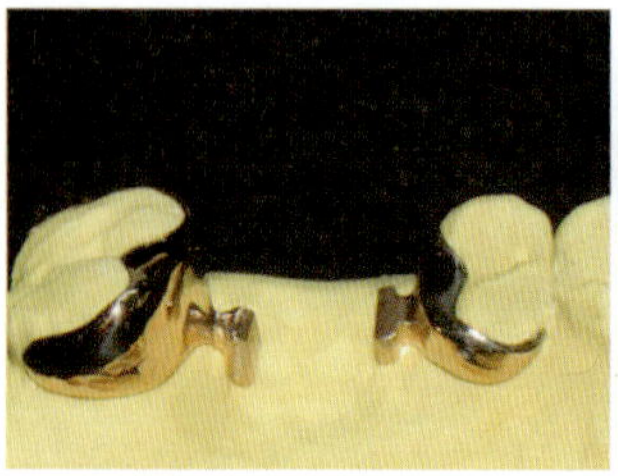
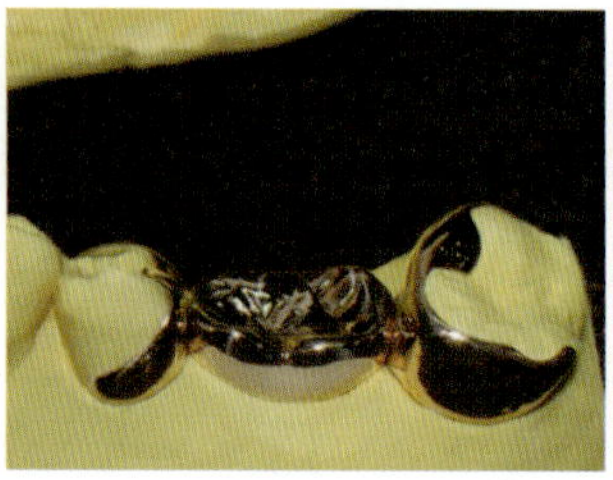
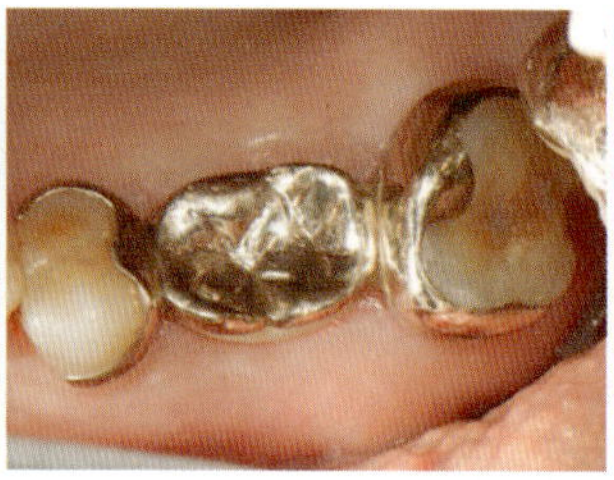
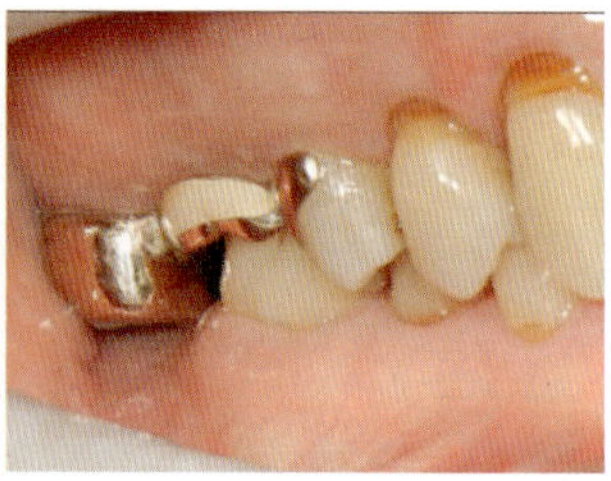

15) 환자의 증례 15

- Open bite가 심함

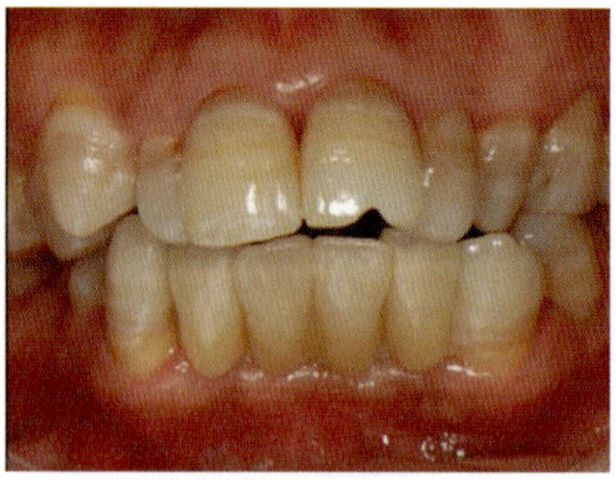
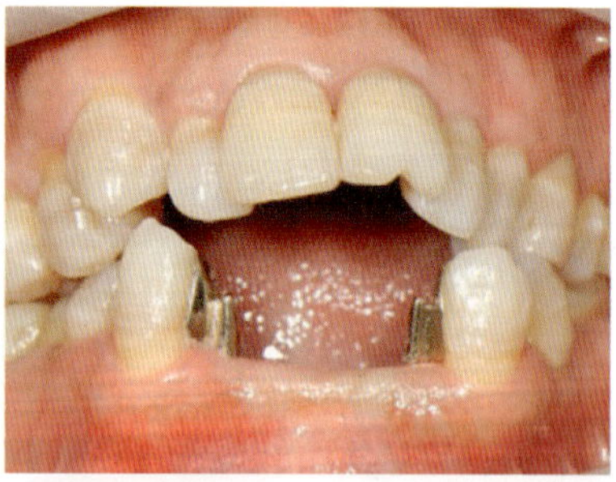
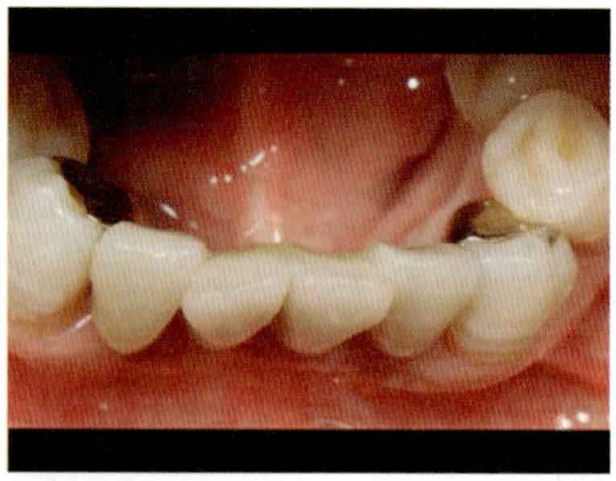
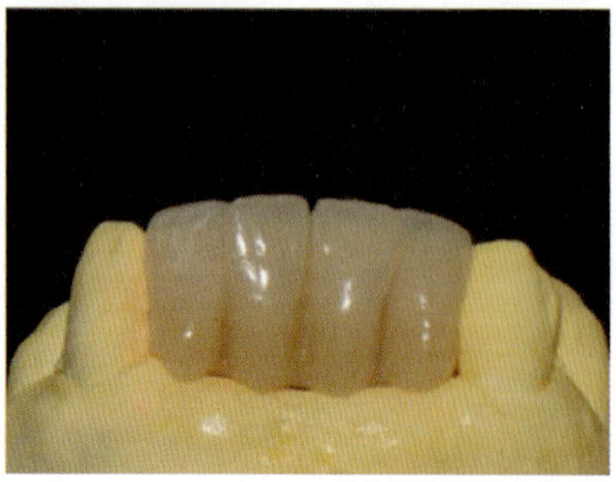
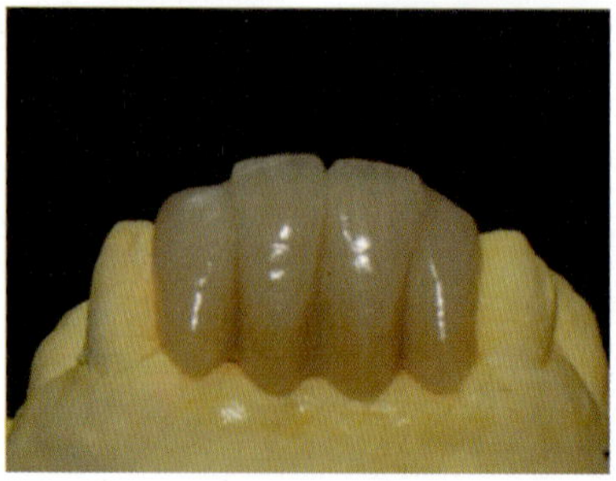

16) 환자의 증례 16

• 의치에 적용

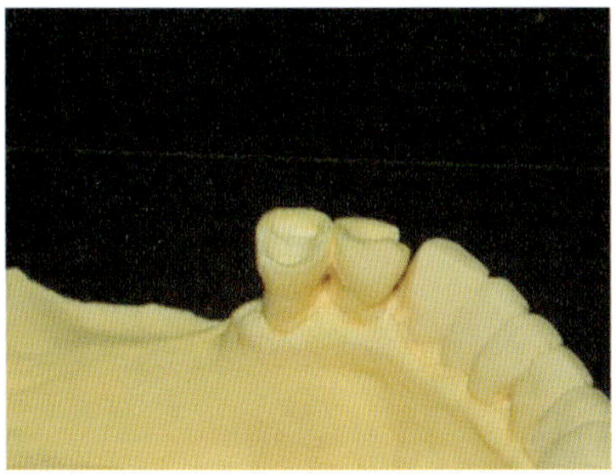
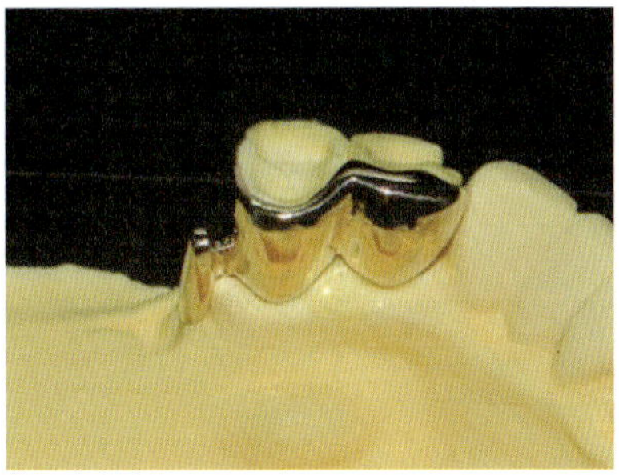
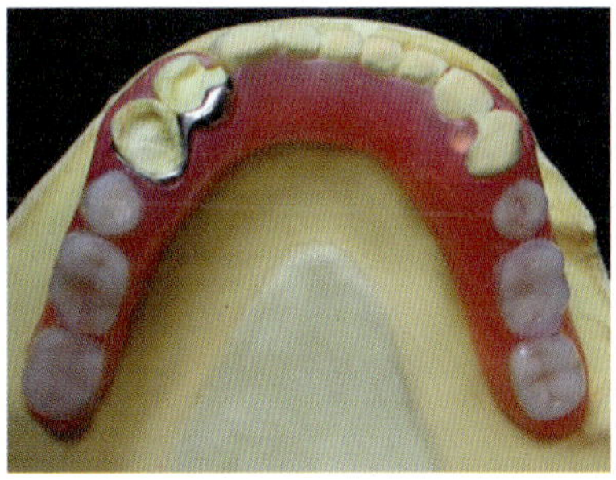

17) 환자의 증례 17

• Multiple loss

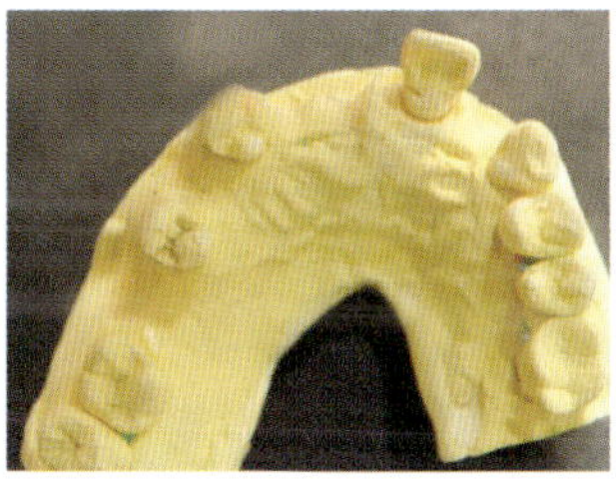
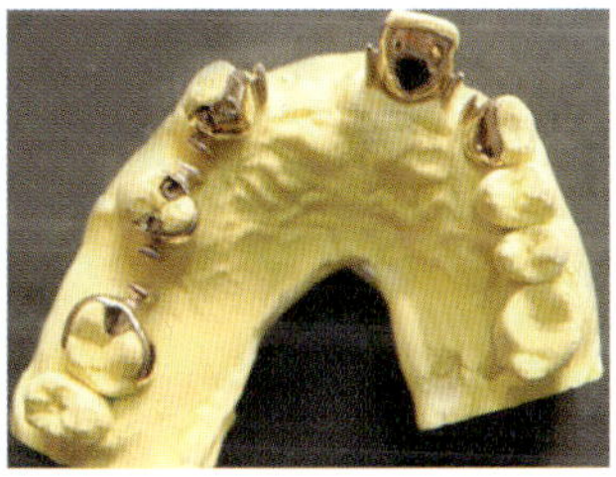
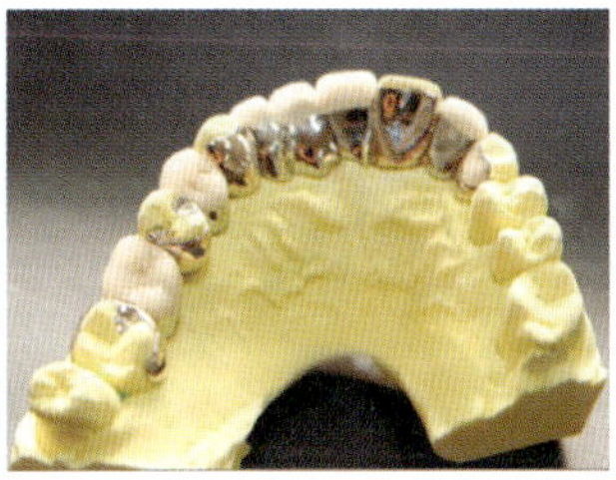
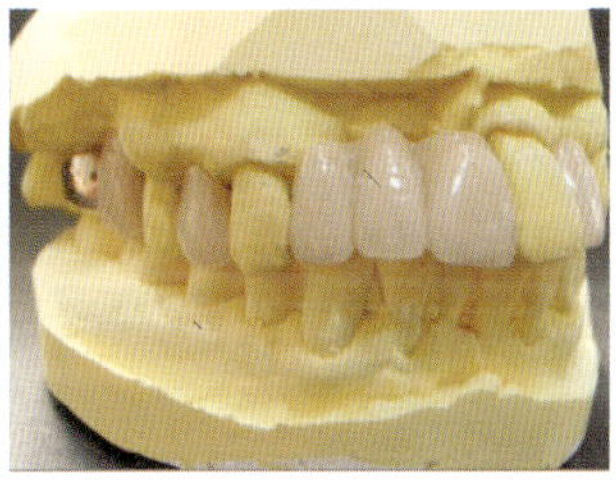

18) 환자의 증례 18

• 양측 지대치가 교의치로 되어 있음

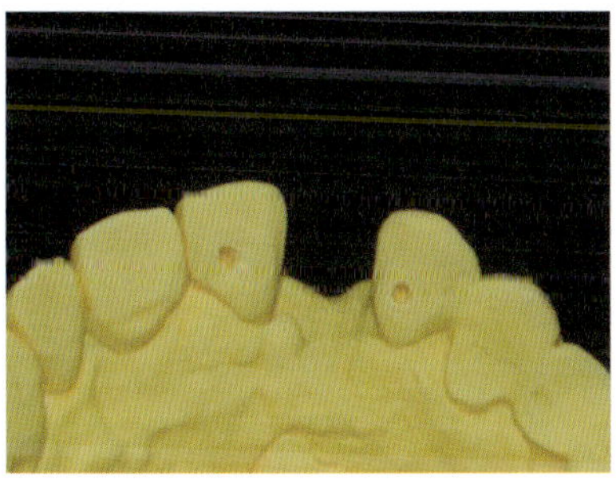
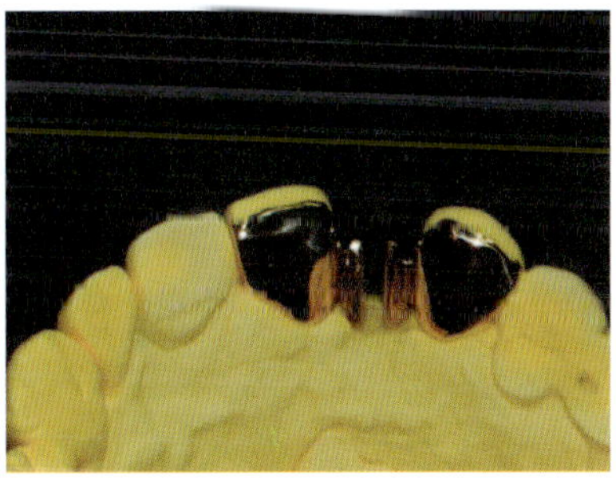
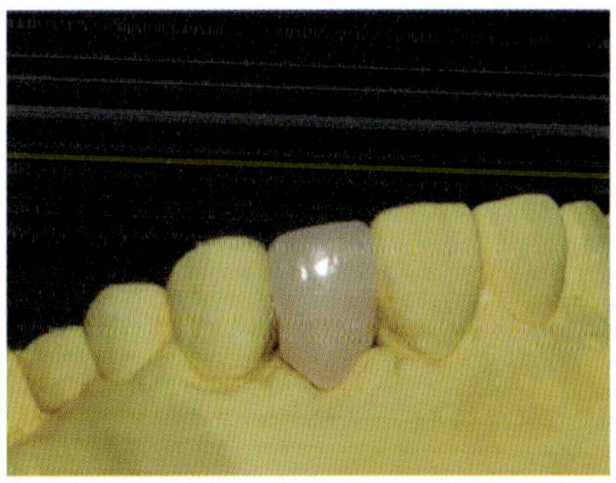

휴먼브릿지(Human bridge) 개발자 : 권오달 원장, 덴타피아 치과의원, 서울.

15

납착 (Soldering)

15-1 납착의 정의

납착(soldering)이란 납착금이라 불리는 용융온도가 낮은 합금을 모금속 사이에 위치시킨 다음 용융시켜 모금속을 연결시키는 과정을 말하며, 자가 납착(welding)이란 음극과 양극으로 하전된 동전극을 두 금속 조각 위에 위치시켜 가벼운 압력을 가해 짧은 시간에 큰 전기를 통과시켜 두 조각을 직접 연결시키는 방법으로 교정장치에서 주로 사용되며 납착금은 사용되지 않는다.

15-2 납착의 용도

1. 교의치 제작 시 금속으로 제작된 지대상치와 가공치를 연결
2. 인접면 접촉점 첨가
3. 주조체 결함 수리(repairing casting voids)
4. 납착 연결 부위 파손 수리(breaking solder joint)
5. 기성 attachment를 주조체에 부착

15-3 납착 시 고려사항

1. 납착간격

납착간격은 지대장치와 가공치 사이에 공간이 어느 정도 있어야 한다. 금속과 금속이 접촉되어 있을 경우 가열시 금속이 팽창하여 납착블록(soldering block)이 깨질 위험이 있거나 납착금이 들어갈 공간이 없어진다. 납착 간격이 넓으면 넓을수록 연결장치는 강해지나, 변형이 증가하므로 두 가지 다 만족할 수 있는 납착 간격(solder gap)은 0.1 mm 또는 0.005 inch 정도가 바람직하다.

2. 지대장치와 가공치의 정확한 위치 관계

납착 index는 납착 블록 제작시 납착될 주조체(unit)의 정확한 위치를 확보하기 위해 제작한다.

납착이 이루어지는 부위에서 납착 index를 채득하는데, 전치는 설측에서, 구치는 교합면에서 채득한다.

3. 정확한 납착 블록 제작

납착용 매몰재를 사용하여 납착 블록을 제작하는데 납착용 매몰재는 매몰재 중 가장 작은 팽창범위를 가지고 있으며, 매몰재의 경화팽창과 열팽창의 팽창범위는 납착되는 주조체의 수축과 같아야 한다.

4. 납착 블록의 예열(preheating) 및 납착 온도 유지

예열은 납착용 매몰재 내의 습기를 제거하고, 적절한 열팽창을 일으키게 하며, 과다한 산화와 변형을 방지한다.

5. 납착하는 동안 납착 블록의 파손 및 변형

납착매몰재는 납착하는 동안 열에 견딜 수 있는 충분한 강도를 가지고 있어야 한다.

6. 납착 불꽃(flame)

불대 사용시 불꽃층은 환원대를 사용한다.

7. 불필요한 부분에 납착금의 유입

불필요한 부위에 납착금이 흐르는 것을 막기 위하여 항융제(antiflux)를 사용한다.

8. 납착 부위의 수

연결부위가 많은 교의치의 경우 한번에 3개 이상의 부위를 납착하지 말아야 한다.

9. 납착금의 선택

1) 지대장치나 가공치의 금속(모금속)과 색깔이 유사해야 한다.

2) 모금속의 용융온도보다 최소 37~65℃ 정도 낮아야 한다.
3) 금납착금은 내식성이 있어야 하므로 최소 16~18 K 금을 사용하여야 한다.
4) 적절한 강도를 가지고 있어야 한다.
5) 기포가 형성되어서는 안 된다.
6) 흐름성이 좋아야 한다.
7) 연마시 활택한 면을 유지하여야 한다.
8) 금납착금의 성분에 백금(Pt)이 포함되어서는 안 된다.
9) 납착금의 크기는 2×3 mm 정도가 적당하다.
10) 금납착금의 용융범위는 16~18 K의 경우 750~800℃ 정도이다.

10. 납착될 금속면의 청결

납착될 표면은 산화 또는 오염되지 않아야 한다.

11. 융제(flux) 및 항융제(antiflux) 사용

융제는 납착금의 원활한 흐름을 도우며 납착될 금속면의 산화막과 불순물을 제거하는 역할을 한다. 그러나 너무 많이 사용하면 기포가 발생되므로 적당량을 사용하여야 한다. 항융제는 납착금의 흐름을 제한시켜 주는 역할을 하며 항융제로는 carbon, rouge, chloroform, graphate 등이 사용된다.

12. 납착부위의 크기, 위치 및 형태

1) 위치는 접촉점을 중심으로 구치는 교합면 쪽으로, 전치는 설면쪽에 위치시킨다.
2) 형태는 접촉점을 따라 타원형 또는 원형이며, 오목한 형태여야 한다.

13. 납착 연결장치(solder joint)의 요구조건

1) 강도가 충분해야 한다.
2) 내식성이 좋아야 한다.
3) 자정작용이 잘되어야 한다.

15-4 납착 과정

1. 납착 index 제작

1) 납착 index를 제작할 수 있는 재료로는 석고 또는 경화가 빠르고 고정이 용이한 자가 온성 수지(direct resin)가 있으며 주로 석고가 많이 이용된다. 정확한 위치를 맞추기 위하여 지대장치와 가공

치를 작업모형에 위치시킨다. 납착될 주조체의 표면은 러버휠(rubber wheel)로 매끄럽게 작업하여 납착 후 연마를 쉽게 한다(그림 15-1).

2) 유틸리티 왁스(utility wax)로 지대장치와 가공치를 고정시킨다(그림 15-2).

3) 유틸리티 왁스(utility wax)로 주조체의 협설면을 교합 1/3 부위까지 감싸준다. 이는 석고를 올릴 때 풍융부 밑으로 흘러 들어가는 것을 방지하기 위함이다(그림 15-3).

4) 인접치 및 주조체의 교합면에 석고분리제를 도포하고, 경화가 빠른 석고로 교합 1/3 부위가 감싸도록 올려준다(그림 15-4).

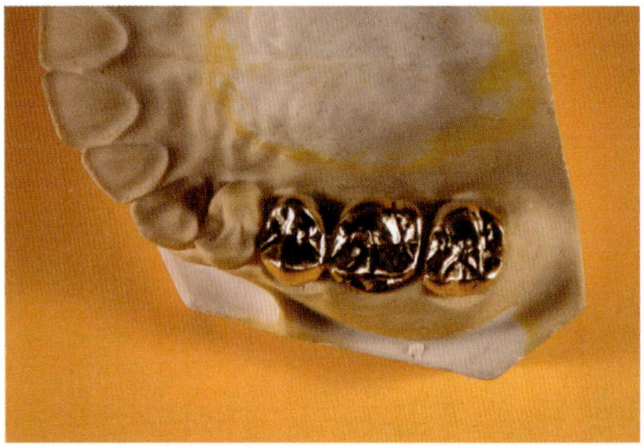

그림 15-1 납착될 주조체의 연마 상태

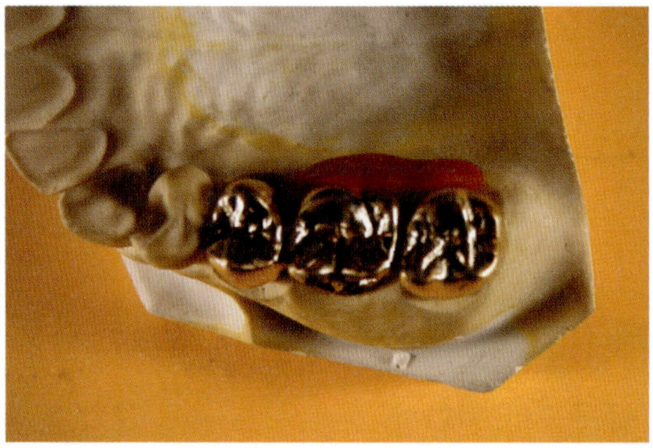

그림 15-2 유틸리티 왁스(utility wax)로 지대장치와 가공치를 고정시킨다.

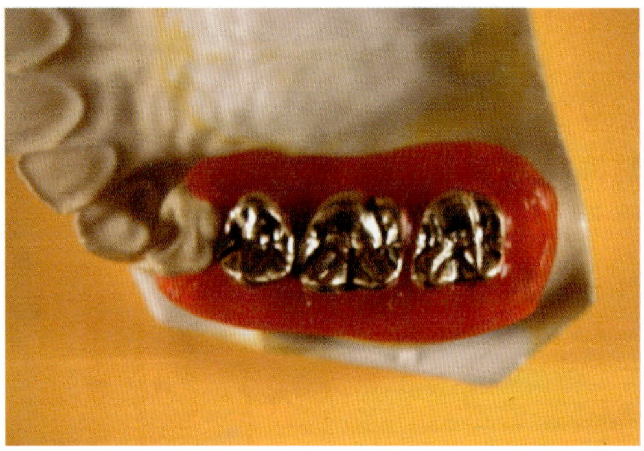

그림 15-3 유틸리티 왁스(utility wax)로 교합 1/3 하부를 감싼다.

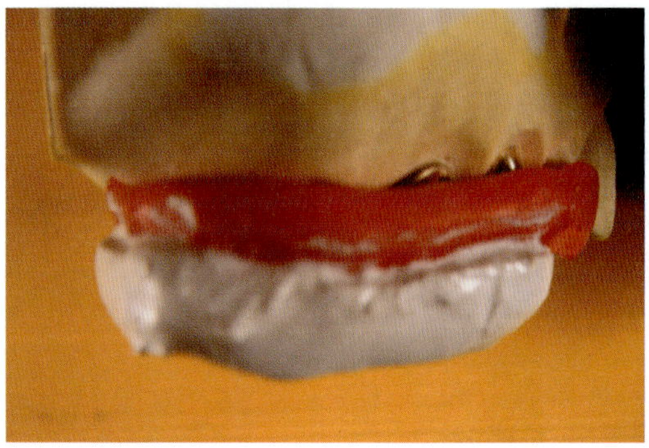

그림 15-4 분리제 도포후 석고를 올린다.

5) 납착 index가 경화되면 모형과 분리하여 과잉된 부분은 제거하여 다듬는다(그림 15-5).

6) 납착 index에 납착할 주조체를 재 위치시키고 스티키 왁스(sticky wax)를 이용하여 협설쪽에 고정시킨다. 이때 스티키 왁스(sticky wax)는 납착할 부위에는 부착되지 않아야 한다. 그 이유는 스티키 왁스가 경화되면서 발생하는 수축으로 인해 위치 이동이 일어날 수 있기 때문이다(그림 15-6).

7) 납착될 부위에 매몰재의 유입을 막기 위하여 유틸리티 왁스(utility wax)를 채워 넣어준다. 납착부위의 밑부분은 불꽃 통로를 만들어 주기 위하여 유틸리티 왁스(utility wax)로 V자 형태가 되도록 형성

한다. 이때 왁스가 주조체 변연부위에 접촉하지 않도록 주의한다(그림 15-7).

8) 납착 index에 분리제를 도포한다. 분리제로는 유틸리티 왁스(utility wax)를 얇게 도포하여 사용한다(그림 15-8).

9) 박싱 왁스(boxing wax)를 이용하여 납착 index 주변을 감싸준다(그림 15-9).

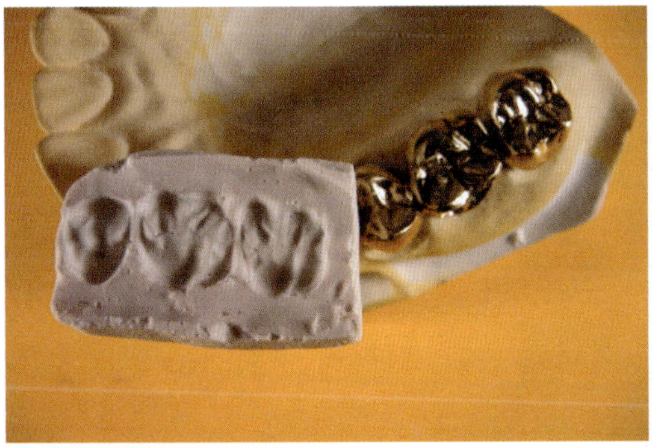

그림 15-5 납착 index를 다듬는다.

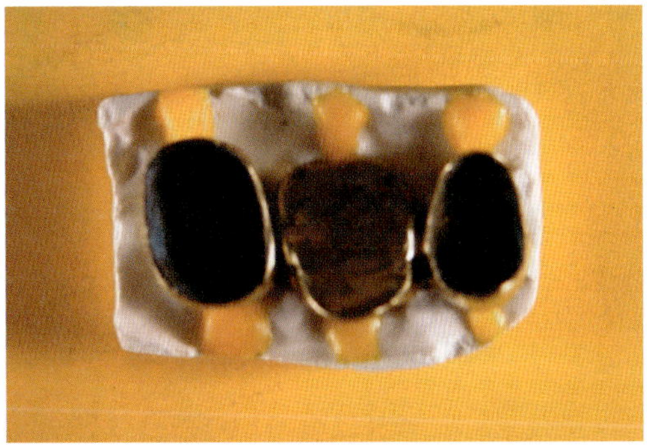

그림 15-6 납착 index에 주조체를 재 위치시키고 스티키 왁스로 고정시킨다.

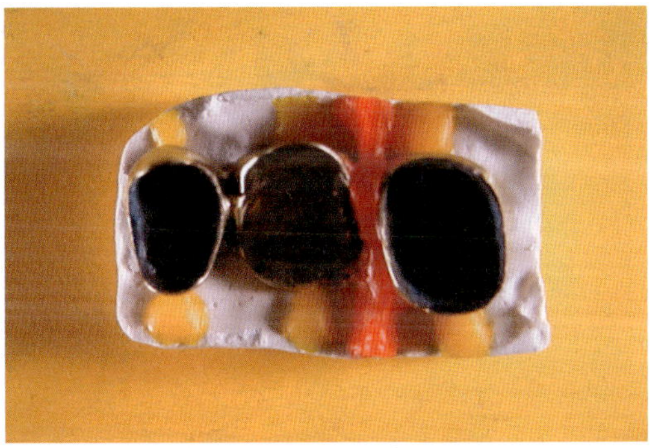

그림 15-7 납착될 부위에 유틸리티 왁스(utility wax)로 채워준다.

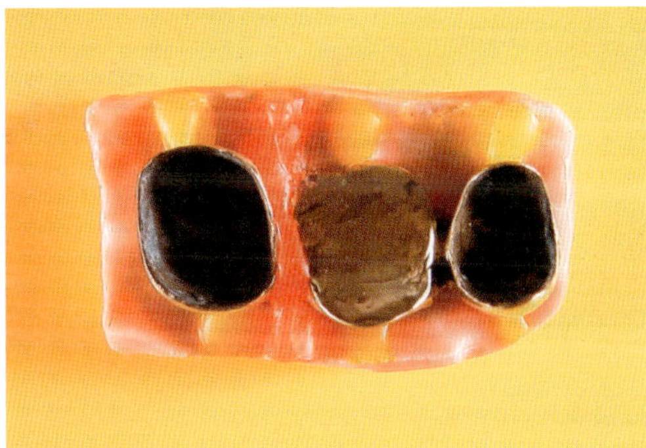

그림 15-8 납착 index 표면에 분리제를 도포한다.

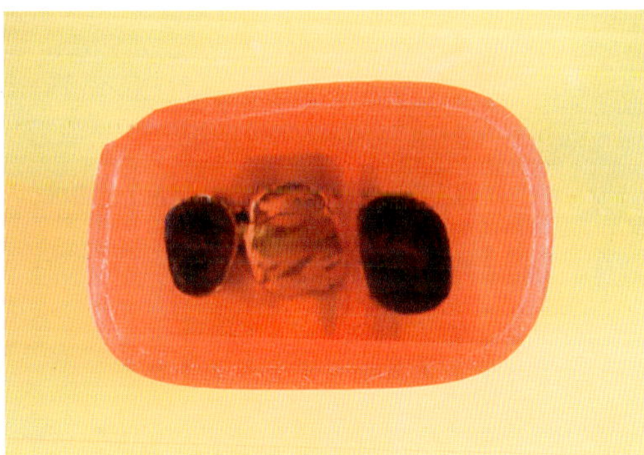

그림 15-9 박싱 왁스(boxing wax)로 납착 index 주변을 감싸준다.

2. 납착 블록 제작

1) 정확한 혼수비에 따라 납착용 매몰재를 혼합한 후, 붓을 이용하여 주조체 표면에 발라준다. 진동을 주지 않고 납착용 매몰재를 부어 납착 블록을 제작한다.
2) 납착 블록은 가능한 두께를 얇게 제작하여 납착과정을 용이하게 한다. 두께는 1.27 cm(1/2 inch), 길이는 주조체 전후로 0.3 cm(1/8 inch) 연장시키며, 폭은 주조체 양측으로 0.3~0.6 cm(1/8~1/4 inch) 연장시킨다(그림 15-10).
3) 매몰재 경화 후 매몰재가 파절되지 않도록 주의하며 납착 블록으로부터 index를 분리한다. 납착 블록에 남아있는 왁스는 끓는 물이나 증기압으로 닦아낸다(그림 15-11).
4) 납착 블록의 협측과 설측 끝에서 납착하려는 부위까지 불꽃이 잘 도달할 수 있도록 납착되는 부위의 아래쪽에 V 형태의 길(v shape channel)을 만들어 준다. 이 때 날카로운 조각도의 끝을 사용하여 앞으로 납착할 부분 밑 치은 치간공극 쪽의 매몰재를 제거해 준다. 납착될 부위에는 매몰재 입자가 남아있지 않도록 주의한다(그림 15-12).
5) 소환용 로(furnace)를 이용하여 납착 블록을 충분히 건조시킨다.

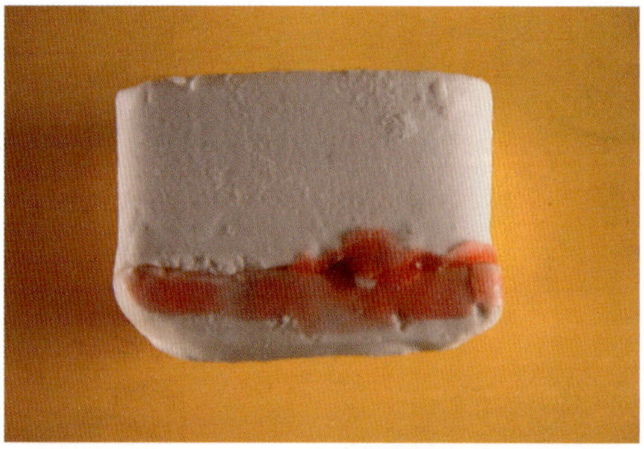

그림 15-10 납착 index 분리전의 납착 블록

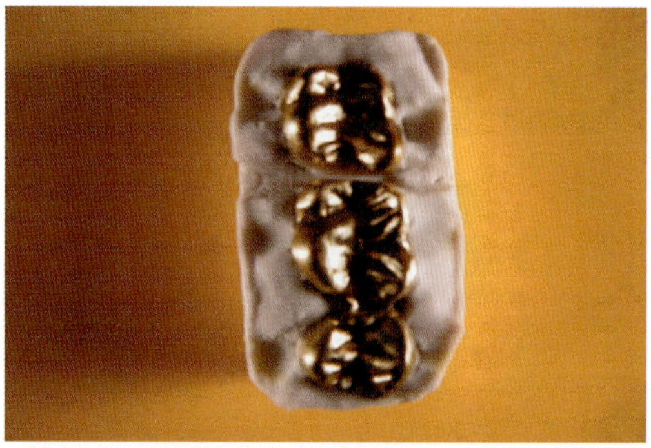

그림 15-11 납착 블록으로부터 납착 index를 분리해낸다.

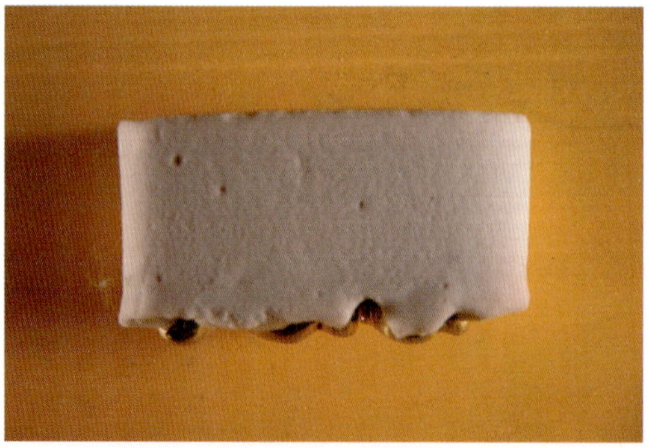

그림 15-12 납착 블록에 V자형 channel 형성

3. 융제(flux) 및 항융제(antiflux) 도포

1) 항융제는 납착금의 흐름을 제한하기 위해 사용된다. 정확한 항융제의 사용은 과다한 납착금의 흐름으로 인한 외형의 재형성 작업을 피할 수 있다. 항융제를 납착될 부위는 제외하고 이외의 부위에 도포한다.

2) 납착 블록과 지대장치와 가공치들이 가열되어 있는 상태에서 끝이 뾰족한 기구로 융제(reducing flux)를 조금씩 찍어 납착할 부분의 금속 위에 흘려준다. 융제는 열을 받아 납착표면 위에 부드럽게 흐른다. 그러나 과량의 융제를 사용할 경우 납착연결 부위에 기포가 발생하여 납착부위를 약하게 만든다(그림 15-13). 융제가 첨가된 납착금이 시판되기도 하는데, 납착금의 선택은 제조회사의 추천을 따르는 것이 좋다.

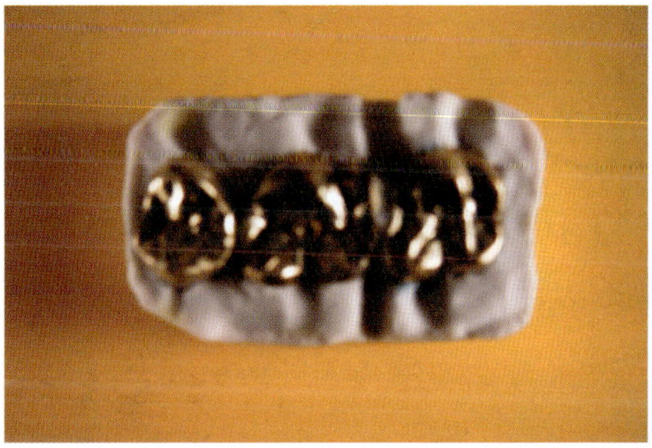

그림 15-13 납착부위에 항융제 및 융제 도포

4. 예열 및 납착

1) 예열의 목적은 매몰재 내의 습기를 제거하고, 적절한 열팽창을 일으키게 하며, 납착 블록에 균일하게 열을 가하므로 과다한 산화와 변형을 방지한다.

2) 426℃까지 가열된 소환로(furnace)에 납착 블록을 넣은 후 납착 블록의 크기에 따라 30분~1시간 가열시킨다. 이 예열은 open flame 방법으로도 작업하는데 매몰재의 끝보다 밑이 더 많이 팽창되어 납착 블록에 변형이 오거나 매몰재가 깨질 우려가 있다.

3) 납착금은 주조체와 색이 같아야 하며 부식과 변색이 되지 않는 것이어야 한다.

4) 납착금을 선택한 후 여러 조각으로 잘라 준다. 이 조각의 크기는 납착할 부분의 크기에 맞추어 잘라 주고 예열시키기 전에 납착할 부위에 한 조각씩 가져다 놓는다.

5) 예열한 납착 블록을 로에서 꺼내어 납착할 준비를 갖춘다. 납착 블록을 납착 불꽃(환원대 불꽃)으로 점차적으로 가열해 주되 그 불꽃이 납착금에 닿게 하는 것이 아니다. 납착시 납착 부위에 열을 가해 그 열에 의해서 납착금이 녹아 접촉되도록 한다. 만약 납착금에 불꽃이 닿으면 납착금은 녹아서 동그랗게 되고 흐르지 않는다.

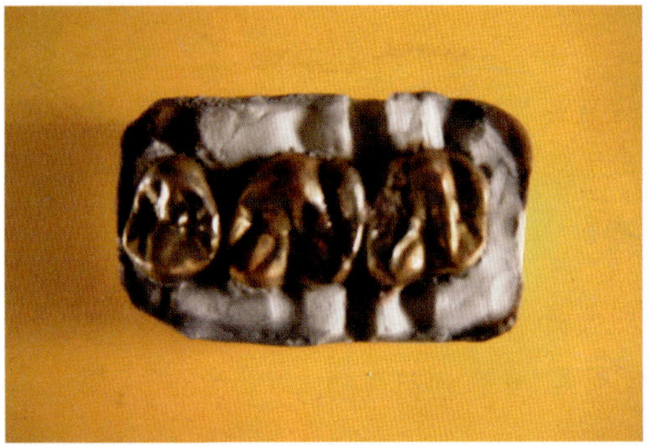

그림 15-14 납착이 완료된 상태

6) 주조체의 색이 앵적색(cherry red)이 될 때까지 계속적으로 열을 가한다.
7) 납착 부위는 한번에 3개 이상의 납착을 하지 말아야 하며, 납착금의 크기는 적당한 크기로 잘라서 사용하며, 과량의 융제를 사용하지 말아야 한다.
8) 납착이 성공적으로 완료되면 금합금일 경우 급랭(quenching)시키고, 비귀금속합금일 경우에는 서냉 후 주조체를 얻는다(그림 15-14).

5. 열처리

납착이 완료된 교의치(bridge unit)를 소환로(furnace)에 넣어 450℃까지 가열시켜 10분간 계류시킨 후 200℃까지 로 내에서 서서히 냉각시켜 준다.

교의치(bridge unit)가 냉각되기 전에 차가운 금속집게로 집으면 급랭으로 인한 변형이 발생할 수 있다.

6. 산욕 및 다듬기(pickling and trimming)

1) 납착이 완료된 교의치(bridge unit)는 매몰재 제거 및 초음파 세척기로 세척한 후 산욕한다. 산욕은 50~60℃로 가열한 30%의 염산용액에 넣어 실시하는데 20초 이상 담그지 않아야 한다. 비귀금속 합금을 사용한 경우에는 산욕은 행하지 않는다.
2) 연마용 디스크나 버로 납착부위 겉면에 입혀진 융제를 제거하고, 납착부위에 기포 등이 있는가를 검사한다.
3) 완성된 납착부위 형태가 날카로운 틈이나 각이 없고 매끄럽고 둥근 표면이 형성되면 조심스럽게 작업모형에 장착시켜 검사한다(그림 15-15).

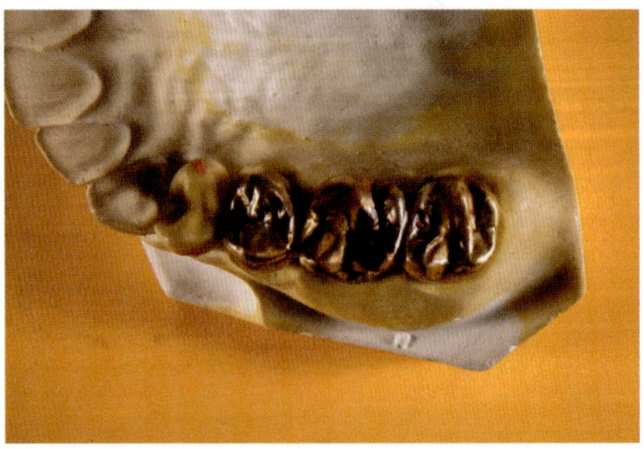

그림 15-15 납착이 완료되어 모형에 장착시킴

15-5 로(盧)납착(furnace or oven soldering, post soldering)

로(furnace or oven) 내에서 납착하는 것은 다음과 같은 장점이 있다.

① 전 작업을 통하여 온도가 거의 일정하다.

② 작업과정 중 각 단계의 온도를 알 수 있다.

③ 진공상태를 만들어 산화를 방지할 수 있다.

④ 로(furnace or oven) 내부를 볼 수 있으며 조작과정을 조절 및 제어할 수 있다.

어떠한 납착 과정에 대해서도 그것의 온도한계 내에서 진공 도재로를 사용할 수 있지만 도재를 소성한 후 도재-금속 보철물을 결합시키는데 특히 적당하다. 도재는 금속에 비하여 열에 민감하기 때문에 온도조절과 온도분포를 정확히 조절하여 도재의 파절 및 변색을 방지해야 한다.

금속도재관의 소성전 납착과 소성후 납착의 차이점은 납착금속의 용융온도 차이이다.

소성전 납착은 납착금속의 온도가 높기 때문에 납착한 후 도재를 소성한다.

소성후 납착은 도재를 소성한 후 납착을 행한다.

- 소성전 납착: 주조금속 〉 납착금속 〉 도재
- 소성후 납착: 주조금속 〉 도재 〉 납착금속

1. 금속도재관의 소성 전 납착

1) 금속도재관의 금속코핑(metal caping)을 스티키 왁스(sticky wax)로 고정한다.
2) 석고 index를 만든 다음 금속 코핑을 모형에서 빼내어 고정한다.
3) 납착 매몰재를 혼합한 후 유지(油紙)나 유리판 위에 원하는 납착 블록의 형태와 크기로 성형한다.
4) 금속 코핑 내면에 매몰재를 채우고 납착 블록 위에 삽입하여 놓는다. 이때 각 금속 코핑이 잘 고정이 되도록 해주고 각 납착 연결 부위는 충분히 개방시켜 놓아야 한다.
5) 매몰재를 경화시킨 다음 끓는 물에서 왁스를 제거하고 납착 블록이 뜨거울 때 융제를 각 납착 할 부위에 소량씩 첨가한다.
6) 실온의 로(furnace)에 넣어 815℃까지 가열한 후 도시가스나 산소-프로판가스를 사용하여 납착금으로 납착하는데 이 납착금은 도재소성 온도에서 안전하도록 용융범위가 높은 합금이어야 한다.
7) 서냉 후 매몰재를 제거하고 연결부위를 점검한다.

2. 도재로(porcelain furnace) 내에서의 소성 후 납착

1) 소성 후 납착은 다음의 경우에 행한다.

(1) 교의치(bridge unit)가 많을 때

(2) 금속도재관과 금합금 금관 또는 백금금관을 납착할 때(그림 15-16)

(3) 기성 attachment를 금속도재교의치(bridge unit)에 납착할 때

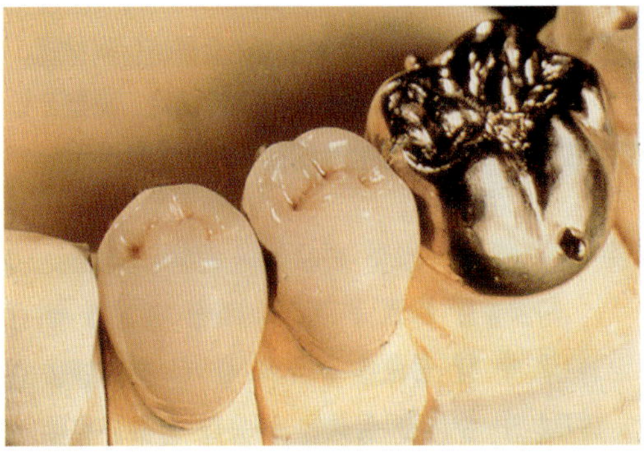

그림 15-16 도재용착주조관과 금합금 금관의 납착

2) 과정

(1) 교의치(bridge units)를 스티키 왁스(sticky wax)로 고정하여 석고로 Index를 만든 후 blockout 재료나 ivory wax로 도재면을 완전히 덮어 준다(그림 15-17, 18).
이는 도재가 융제나 매몰재와 접촉하면 변색을 일으키며, 가스 발생과 매몰재의 팽창으로 인해 도재의 손상이 오기 때문이다.

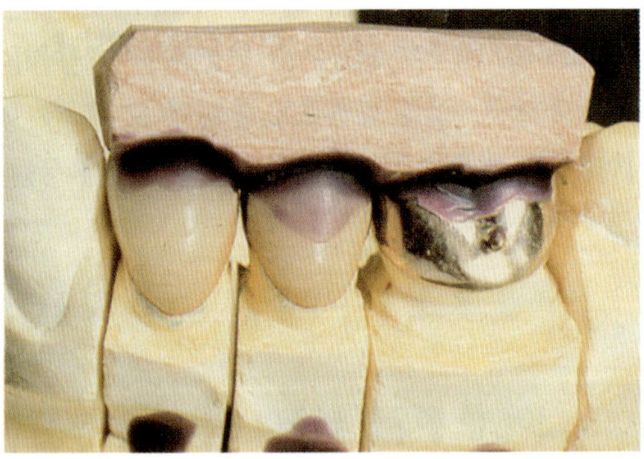

그림 15-17 Index 제작

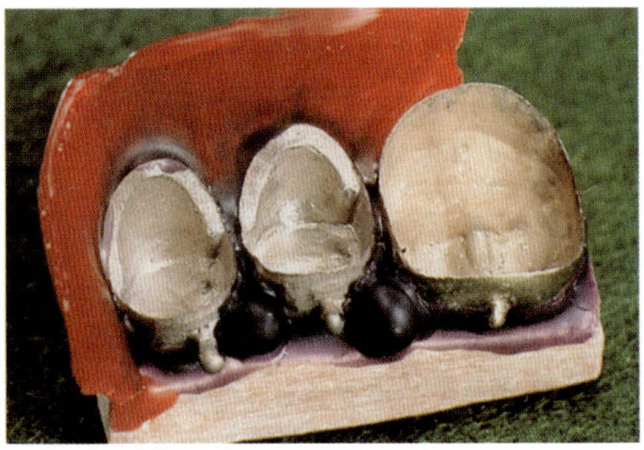

그림 15-18 왁스로 도재면을 덮어준다.

(2) 납착 블록을 제작한다(그림 15-19).
(3) 왁스를 제거하여 납착되어 결합될 금속 표면의 산화를 가능한 한 방지한다(그림 15-20).
(4) 납착 블록을 로(furnace) 안에 넣고 납착금이 흐를 때까지 진공상태에서 온도를 높인다. 로(furnace) 안을 볼 수 없는 로의 경우는 3.5~4분 정도 760~815℃까지 온도를 높이고 납착금이 흐르지 않으면 납착 블록을 다시 로(furnace) 속에 1~2분 더 넣어 둔다.
(5) 로(furnace) 내에서 납착 블록을 빼내어 연결부위를 검사하고 공기 중에서 서냉시킨다(그림 15-21).
(6) 매몰재를 제거하고 연결부위를 점검한다.

(7) 납착이 완료된 보철물은 모형상에서 임상적 적합성을 확인한다(그림 15-22).

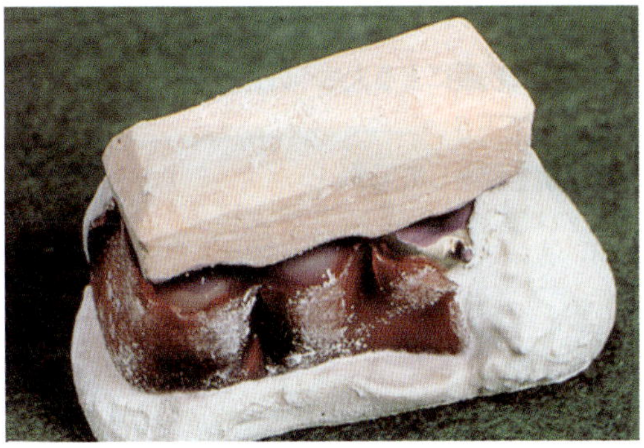

그림 15-19 납착 블록 제작

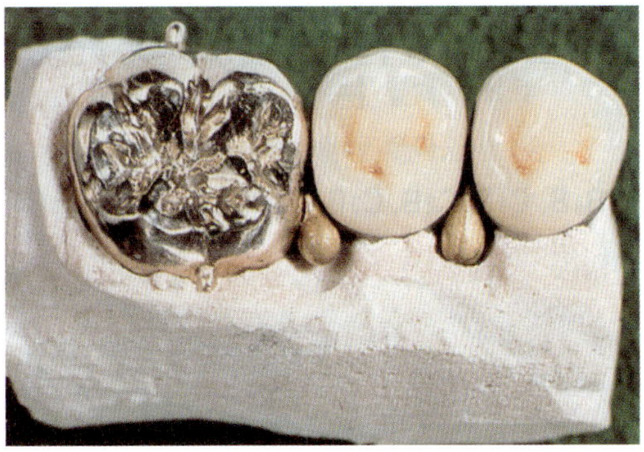

그림 15-20 왁스를 제거한 상태, 납착금을 위치시킴.

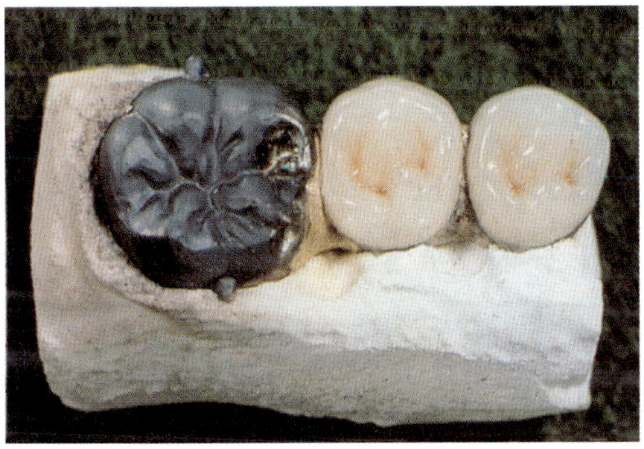

그림 15-21 로에서 꺼내어 연결부위 검사

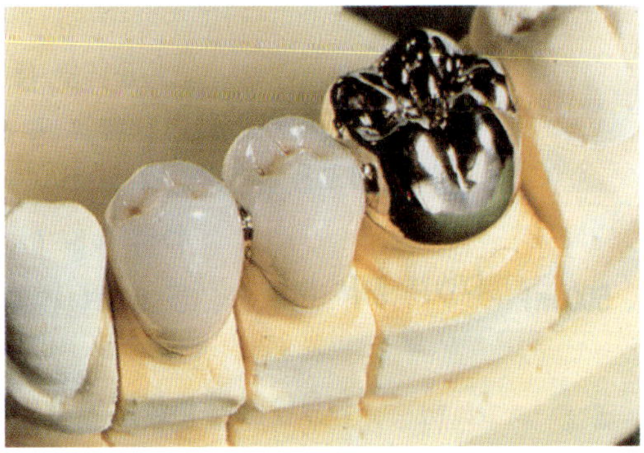

그림 15-22 모형상에서 적합성 확인

15-6 Laser welding

1. 치과영역에서의 Laser의 역사

레이저에 대한 시초는 1917년 빛의 자극된 방사에 대한 물리학적 원리를 처음 발표한 Albert Einstein으로부터 시작되었나. 1960년 Theodore H. Malman은 그의 연구 자료로 루비를 사용하여 최초의 움직이는 고체 레이저를 만들었다. 1961년 뉴욕의 징로교 병원에서 레이저가 처음으로 시각장애자의 망막 종양제거 수술에 사용되었다. 그 이후 외과에서 레이저치료와 상피형성을 진척시켰다고 보고되었으며, 1965년 Dr. Sinclair와 Dr. Knoll은 실제 치료상에 레이저를 적용하였다.

레이저를 이용한 가공기술은 절단, drilling, 접합, 표면처리 등에 이용되고 있다.

치과영역에 레이저가 응용된 것은 1964년 goldman과 stem 등의 연구가 그 시초라 할 수 있다. 치과보철물에 대한 응용은 1970년 Gordon과 Smith가 고정성 가공의치와 attachment에 응용했다. 그 후 치과용 금속의 laser welding에 관한 많은 연구보고가 이루어지고 있으며 그 문제점과 해결에 관한 연구가 계속되고 있다.

현재 전세계 치과기공소에 약 2,000대 이상의 기기가 보급되었으며, 국내에서도 보급되어 사용되고 있다.

2. Laser

1) 레이저의 발진 원리

Light amplification by stimulated emission of radiation의 합성어로 방사되는 유도방출로 빛을 증폭시킨다는 뜻이다.

유도방출이란 에너지의 높은 상태에 있는 원자에 빛의 에너지를 부여하면 빛이 증폭되어 나오는 것을 의미한다.

Flash lamp로 에너지를 부여하면 빛이 공급되어 laser를 발진하는 물질인 매질 내부에서 빛의 증폭을 통하여 laser beam으로 방출된다.

이 중 경면에 수직인 방향인 광축 이외의 방향으로 향하는 빛은 그대로 밖으로 나가지만 광축에 평행한 방향으로 방출된 빛은 경면에서 반사되어 경면사이를 왕복하는 동안에 연쇄적으로 증폭된다. 2개의 반사경 중 한쪽의 반사경은 반사율이 약간 낮고, 빛의 강도가 어느 정도 이상으로 증대되면 이 반사경을 통하여 밖으로 방사된다.

2) Laser beam

레이저빔의 특징 중 하나는 집광성이 좋다는 것이다. 돋보기로 태양광선을 모아 종이를 태우듯 레이저를 이용하면 상당히 집광성이 좋으며 고밀도의 힘을 얻을 수 있다.

3) Laser의 종류

발진파장에 의한 레이저의 구분은 레이저의 매질에 의해 결정된다.

CO laser는 10.6 nm으로 산업용으로 사용되며, 1.06 nm의 YAG laser는 치과기공용에 사용되고, 2.94 nm의 YAG laser는 치질의 절삭 및 와동 형성에 사용된다.

발진파형에 의한 구분으로는 연속발진(continuous wave)과 Pulse 발진이 있는데, 현재 치과영역에서 사용되고 있는 YAG laser는 normal pulse 발진이다.

4) Laser의 출력

Pulse 발진의 경우 1 pulse 당 얼마라는 식으로 규정되며 J(쥴, 출력 에너지)/pulse로 표현된다. 예를 들면 출력에너지가 10J/P, pulse폭이 10 ms(1 ms는 1/1,000초)인 경우 peak power는 1 Kw가 된다.

동일한 출력에너지에서 pulse 폭이 5 ms인 경우 peak power는 2 Kw가 된다. 출력에너지는 같아도 pulse폭의 변화에 의해 peak power도 변화된다.

3. Laser welding machine의 기본구조 (그림 15-23)

Laser 발진기와 가공광학계 및 관찰계로 구성된다. 각각의 설계는 제조회사마다 다르며, 설계가 다르면 발진되는 laser beam과 집광시킨 beam의 특성이 다르므로 피용접물의 용융 상태에 차이가 있다.

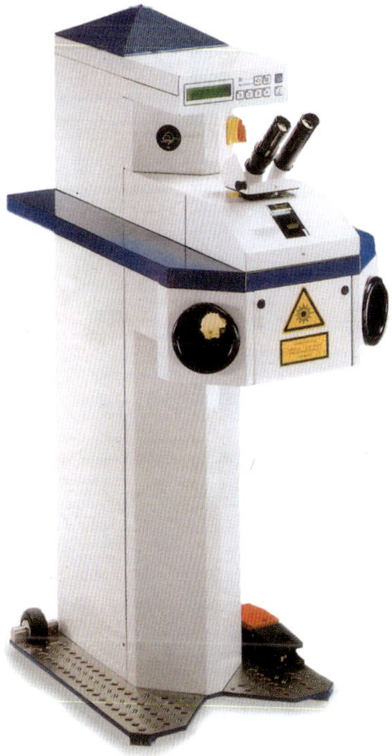

그림 15-23 Laser welding machine

4. Laser welding의 두 가지 방식

Welding할 재료의 가열형태에 따라 열전도형과 keyhole형의 두 가지 형태로 구분된다.

1) 열전도형(conduction mode welding)

어느 정도의 깊이까지는 가능하지만 이 깊이는 비교적 얕고 이 형태의 용융기전에 의하여 형성되는 용융지 현상은 깊이보다는 폭이 넓어진다. 이 경우 power의 밀도는 비교적 낮다.

2) Keyhole형(keyhole mode welding, beam hole)

이 type의 용융기전은 power 밀도가 어느 한계치 이상이면 증발이 격렬해지며, 그 때의 금속증기에 의한 반동력으로 용융금속의 함몰이 생긴다. 이 함몰을 keyhole이라 하며 keyhole을 통하여 재료내부가 직접 가열되므로 깊은 용해를 얻을 수 있다.

5. Laser welding에 영향을 미치는 재료에 관한 요인

1) 재료의 광학적 성질

광학적 성질은 laser beam의 흡수율을 들 수 있다. beam의 흡수율은 입사 laser 강도에 대한 흡수 laser 강도로 정의된다.

전기전도가 높은 금속일수록 흡수율은 낮고, 전도율이 낮은 금속일수록 흡수율은 높다.

Laser beam의 흡수율은 금속 고유의 광학적 성질만으로 결정되는 것이 아니고 그 표면상태와 온도 분위기 입사각도 등에 따라 영향을 크게 받는다.

2) 재료의 열적 성질

Laser beam의 흡수율은 높고 열전도율, 비열, 밀도가 작은 재료일수록 표면온도가 상승하기 쉽다.

3) 표면 상태

Laser beam의 흡수성은 재료의 성질만으로 결정되는 것은 아니고 재료의 온도와 표면거칠기, 표면의 잔류여파 때문에 큰 영향을 받는다. 또 표면이 산화막으로 덮여 있을 때는 beam 흡수율이 커진다.

용접하는 재료의 표면상태를 충분히 파악하여 표면 광택이 있는 경우에는 모래분사(sand blasting) 처리나 산화막을 형성시켜 흡수율을 높게 하면 좋은 결과를 얻을 수 있다.

6. Laser의 치과 기공 응용 (그림 15-24)

1) 연결장치(connector) 연결
2) 금속관의 교합면 및 접촉점 첨가
3) 금속관의 다공성(porosity) 보완 및 주조 부족 부분의 보완
4) 금속관의 교합면 와(fossa) 등 표면층을 용해시켜 광택을 냄
5) 주조체에 국부적인 열을 가열하여 변형을 수정함

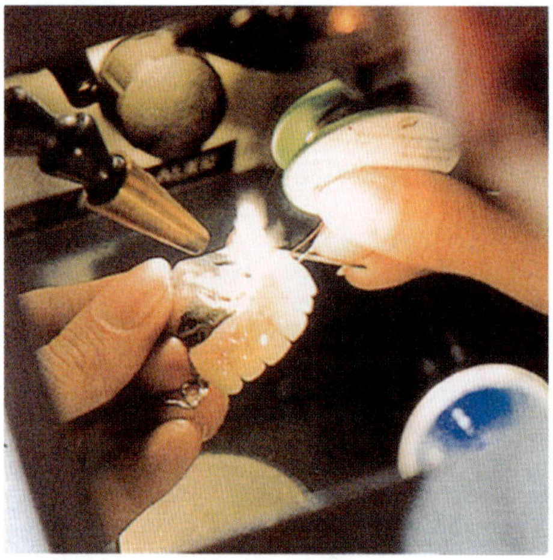

그림 15-24-a

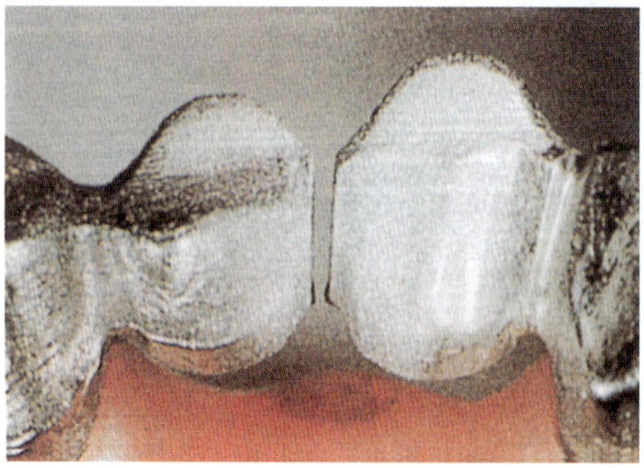

그림 15-24-b

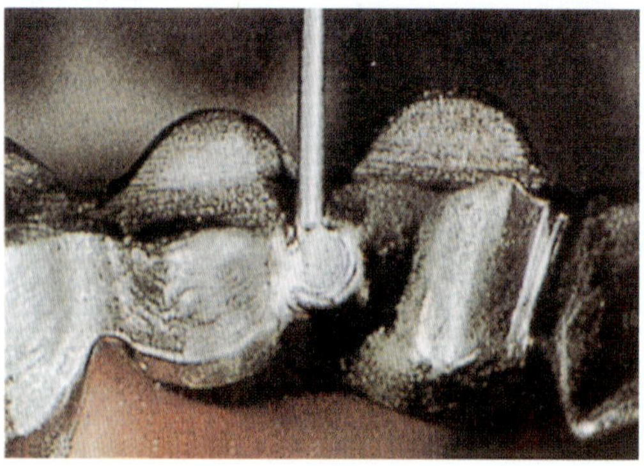

그림 15-24-c

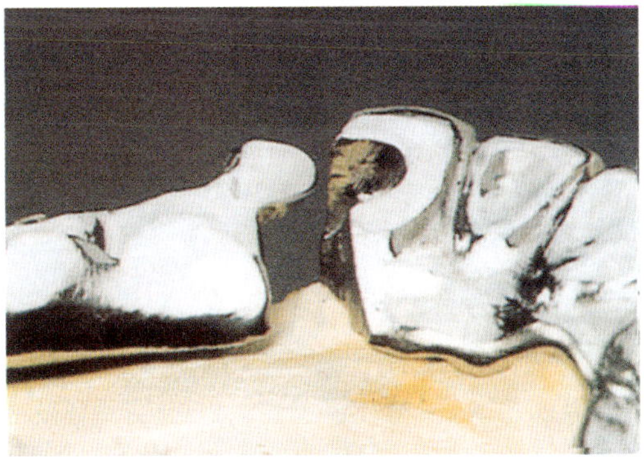

그림 15-24-d

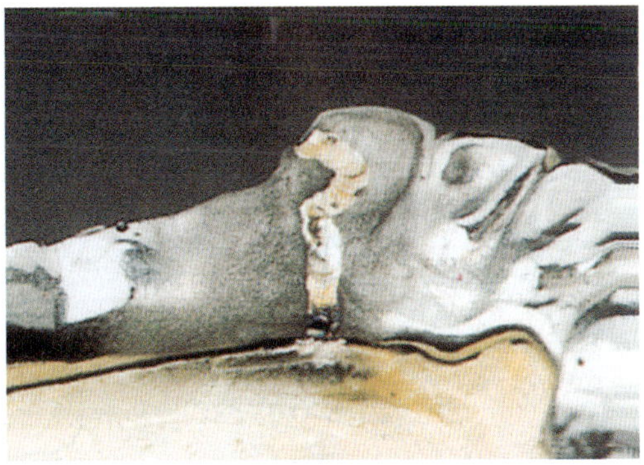

그림 15-24-e

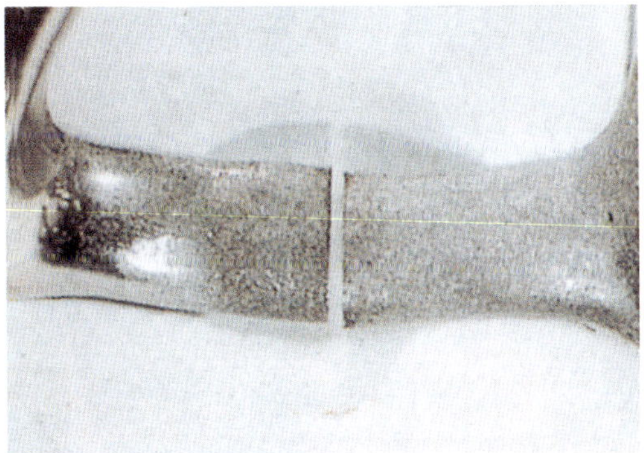

그림 15-24-f

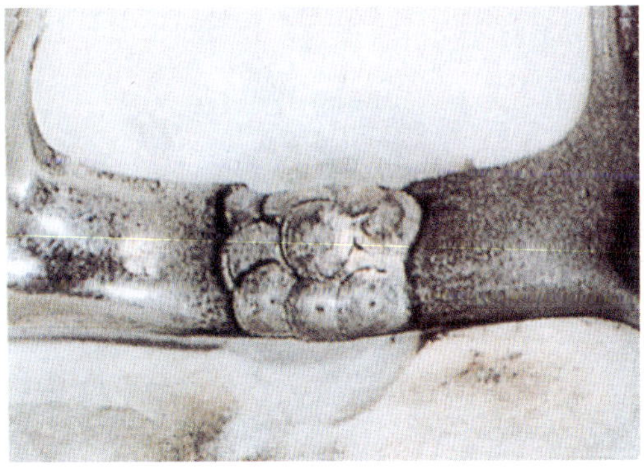

그림 15-24-g

7. Laser welding의 장점

1) 시간 단축과 생산성이 향상된다.
2) 납착용 합금의 성분이나 용융점에 관계없이 납착이 가능하다.
3) 생체 친화성을 높여 내식성이 향상된다.
4) 정밀한 보철물을 제작할 수 있다.

16 경질(복합)수지 치관보철 [Extra Hard(Composite) Resin Crown]

16-1 경질(복합)수지관

1. 콤포짓트 레진(복합수지)의 개요

레진 전장관에 사용되는 레진은 MMA(액체)계 레진과 가교구조를 가진 콤포짓트 레진으로 나뉜다.

최근 주로 사용하는 콤포짓트 레진은 가교구조를 가진 다관능성 단량체(monomer)인 레진기질과 무기필러인 각종 혼합 충전물(hybrid filler)을 혼합하여 첨가하였으며, 필러 표면은 실란 처리를 통해 화학적으로 결합된 초경질(복합) 레진이 활용되고 있다. 최근에는 섬유보강 콤포짓트 레진이 금속도재수복물의 대체물로 많은 연구가 진행되고 있으며, 이 수복물은 기존의 콤포짓트 레진에 glass나 polyethylene 섬유를 첨가하여 인장강도를 더욱 높인 콤포짓트 레진이다. 이것은 미세입자 콤포짓트 레진으로 전장하는 fiber-reinforced composite resin(FRC) 하부구조물로 구성되어 있다. 이 하부구조물은 강도가 높고 물리적 성질이 좋으며, 과거의 레진 수복물보다 더욱 심미적인 것이 장점이다.

콤포짓트 레진의 중합방법은 화학중합형, 광중합형, 광·열중합형으로 크게 구분하며, 화학중합형은 분말-액형(powder-liquid system), 연고형(paste system)으로 시판되며, 광중합형은 320~400 nm 자외선중합형 콤포짓트 레진과 420~480 nm의 가시광선중합형 콤포짓트 레진이 있고, 광·열중합형은 먼저 가시광선으로 중합시키고 완전한 중합은 열을 가해서 중합이 이루어진다.

2. 콤포짓트 레진의 특징

일반적으로 도재를 이용한 보철물을 구강에 장착하였을 때 대합치가 자연치인 경우에는 도재의 높은 경도로 인해 대합치의 치질을 마모시킬 수 있다. 반면에 콤포짓트 레진은 교합면의 마모 저항성이 자연치의 법랑질보다 내마모성이 떨어지므로 자연치의 손상이 적다. 그리고 도재 소성관에 비해 조작이 간편하며 구강 내에서 파절되어도 간단히 수리할 수 있고, 제작 시간이 짧아서 가열 중합형에서는 몇 십 분 정도의 heat cure, 광중합형에서는 몇 분의 가시광선조사로 중합이 가능하다. 또한 콤포짓트 레진을 사용할 수 있는 금속의 종류는 모든 치과용 합금(귀금속, 반귀금속, 비귀금속 합금)에서 활용이 가능하며 도재소성용합금에 비해 고온 가열이 아니기 때문에 적합 정밀도가 높으며 가격이 저렴한 장점이 있다.

특히, 상악 임플란트 보철물을 수복할 경우에 도재를 이용한 보철물은 무게가 무거워 치조골에 무리가 올 수 있으나 콤포짓트 레진의 경우는 보다 가볍기 때문에 치조골에 교합하중을 줄일 수 있다.

최근에는 konuskrone crown, attachment를 포함한 치관보철 등에서 콤포짓트 레진의 활용도가 높고, 특수 개발된 기기를 이용한 pressing system은 콤포짓트 레진의 중합수축을 최소화했을 뿐만 아니라 다양한 색상을 개발하여 영구 보철 제작 재료로 많이 활용되고 있다.

단점으로는 콤포짓트 레진 재료의 물성이 많이 개선되었으나, 자연치와 비교해서 강도가 충분치 않고 도재에 비해서 색 안정성이 낮은 편이기에, 레진 계면에 타액 성분의 흡착이 일어나며 치태 침착과 음식물에 의한 색소 흡수로 인하여 변색저항력이 도재에 비해 낮다.

3. 콤포짓트 레진의 역사

1937년에 독일에서 처음으로 MMA계 레진 Paladon이 시판되고 나서 레진 전장관이 응용되었다. 이 레진은 의치상용 레진과 마찬가지로 분말과 액을 혼합하여 떡(dough)상태의 레진을 flasking하는 방법으로 사용되었다. 그러나 강도, 내마모성, 흡수성에 문제가 있어서 임시 보철물로 사용하게 되었다.

그 다음 MMA계 레진은 의치상용, 수복용, 치관용으로 나뉘어 개발되고 개량되었다.

또, 금속과 레진의 접착이 개발되었으며 현재는 귀금속, 비귀금속, 지르코니아와 레진의 접착이 개발됨으로써 레진수복물이 더욱 발전되고 있다. 종래의 기계적 유지 외에 금속 표면의 산화피막의 생성법, 각종 침투법 등과 병행하여 접착성 opaquer의 개발도 진행되었으며, 복합물질인 무기질과 유기질을 결합시킨 실란커플링제(silane coupling agent)를 처리하여 강도가 향상된 레진이 활용되고 있다.

4. 콤포짓트 레진의 분류

콤포짓트 레진은 필러의 크기나 배합형태에 따라서 재래형 콤포짓트 레진(conventional composite resin), 균일미세형 콤포짓트 레진(homogeneous microfilled composite resin), 불균일미세입자형 콤포짓트 레진(inhomogeneous microfilled composiste resin), 혼합형 콤포짓트 레진(hybrid composite resin)의 4가지의 형태로 분류를 한다.

먼저 재래형 콤포짓트 레진은 초기의 레진형태로서 20~40 μm 정도로 큰 무기질 입자가 필러로 사용되어 필러가 레진기질보다 경도가 높아서 표면 연마가 힘들고 필러가 탈락되는 단점이 있다.

균일미세형 콤포짓트 레진은 0.05~0.1 μm 정도의 실리카 필러를 사용한 레진으로 실리카 필러의 입자크기가 매우 작기 때문에 입자계면이 커져서 레진기질에 충분한 양의 필러 함량을 높이기가 어려우므로 물성은 떨어진다. 그러나 필러는 표면 거칠기에 영향을 무시할 정도로 입자 크기가 작으므로 레진기질에서 탈락되지 않고 매끈한 연마가 가능하다.

표 16-1 레진 전장관의 역사

		중합방법	상품명(제조회사명)
1937년	MMA계 레진이 시판된다.	**화학중합형** 가열중합형 Flasking법	Paladon(Kulzer)
1960년대	제 1 차 변혁기 Monomer가 MMA에서 가교구조를 가진 다관능성 methacrylate로 바뀜 Bowen에 의해 Bis-GMA합성 치과용 복합레진 출현	**화학중합형** 가열중합형 필직법 적층법 한덩어리 축성법	Thermoresin Plastiaue Dental fineseal(towa) 신metaresin NEW pyroplast(ivoclar)
1970년경	제 2 차 변혁기 PMMA Pearl을 배제하고, 무기질과 유기질 복합 filler의 등장 Bouncoer에 의해 BME가 치과영역에 도입 치과용 자외선 중합레진개발	UV light curing(자외선) 가열중합형 한덩어리 축성법	Isosit N(ivoclar)
1973년 이후	Dart 등에 의해 CQ개발 치과용 가시광선 중합레진 개발	가열중합형 한덩어리 축성법	Isosit N(ivoclar)
1980년대	수복형 복합레진와 같은 조성의 광중합형경질레진의 등장	Visible light curing(가시광선) 광중합형(상온) 한덩어리 축성법	Dentalcolor(kulzer) New metacolor(sun medical) Thermoresin LC(GC) Elsbond(shtcu dental) Cesead(kuraray)
1990년대	수복형 복합레진에 ceramic 또는 glass를 첨가한 광중합형 레진이 등장	Visible light curing(가시광선) 광중합형(상온) 한덩어리 축성법	Tagis & Vectris (ivoclar) Artglass(heraeus) Belleglass(kerr) Tecera(bisco) Shinfony(3M ESPE) Adoro(ivoclar) Solidex(sofu)
2000년대 이후	ceramic 또는 glass의 다공성 및 약한 강도를 보완한 nano filler 혹은 산화 zirconium 성분이 함유된 광중합레진 등장	Visible light curing(가시광선) 광중합형(상온) 한덩어리 축성법	Visio. lign(bredent) Tweeny(yamamoto)

불균일미세입자형 콤포짓트 레진은 유기질복합필러(0.04 μm 정도의 초미립자 실리카가 첨가된 Bis-GMA를 미리 중합하여 입자를 분쇄한 분말)에 미세입자형 실리카와 섞어 필러로 사용하는 불균일 미세입자형 콤포짓트 레진이 있다. 연마성이 우수하고 필러의 함량이 증진되어 물성이 우수한 편이다.

혼합형 콤포짓트 레진은 매크로(macro), 마이크로(micro), 서브마이크론(submicron)의 크기가 다른 각종 무기필러를 배합한 콤포짓트 레진이며, 일반적으로 가장 필러의 함량이 높고 물성이 우수하며 내마모성을 갖는다.

16-2 콤포짓트 레진 전장관의 제작

1. 지대치 형성

전장관의 기본 형태는 전장재의 공간 확보를 위해 순, 협면 삭제를 추가한 것이다.

레진전장관은 폭 0.8~1.3 mm의 shoulder margin과 축면은 taper 2~6°의 형태, 길이는 지대치 형성 전의 치관 길이 3/4 정도의 길이를 형성한다(그림 16-1). 지대치 형성은 도재전장관에 비해서 인접면의 이행부를 명확히 하고 축면은 taper를 적게 부여하여야 한다.

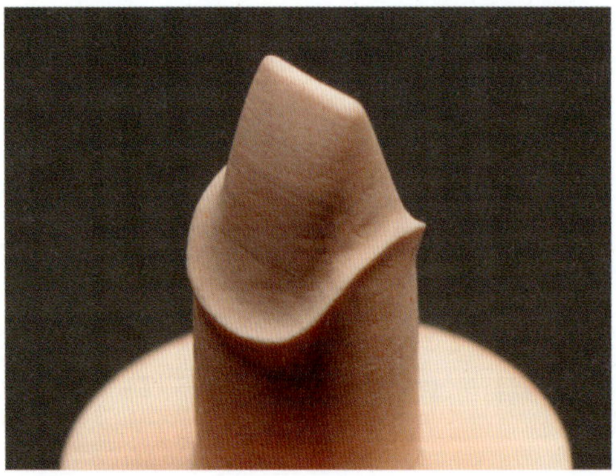

그림 16-1 **레진전장관의 전치부 지대치 형성**

2. 금속 구조물의 설계 요건

1) Shoulder 형태의 변연부 설계

Shoulder 형태의 변연부 두께는 도재소성용 전장관의 coping과 같이 금속색의 노출이 적어지도록 조정하고 주조 후, 피셔 버(fissure bur) 등으로 변연부를 평탄하게 마무리하여 각을 만들어, 레진이 채워질 두께를 확보한다.

2) 교합 설계

Metal frame의 설계는 교합에 따라 제약을 받는다. 따라서 레진전장관에서는 레진의 약한 부분을 금속으로 커버하는 설계가 필요하다.

특히, 하악전치의 절연이 전방활주 시에 마모되지 않도록 절연의 1/3을 금속으로 피복한다.

상악구치는 활주 운동 시에 구치가 이개 된 견치유도교합일 경우에는 레진으로 교두정을 피복하여 심미성을 높일 수 있다. 군기능(group function) 교합의 경우에는 활주 운동 시의 교합상태를 교합기 상에서 확인하면서 외부에서 보이는 부분은 가급적 레진으로 덮는다. 상악전치의 설면은 대합치와 음식물에 의한 마모를 방지하기 위해서 금속피개(metal backing)를 한다. 하악구치 협측교두는 기능교두이므로 도재의 교합 설계와는 달리 금속피개를 권장한다(그림 16-2).

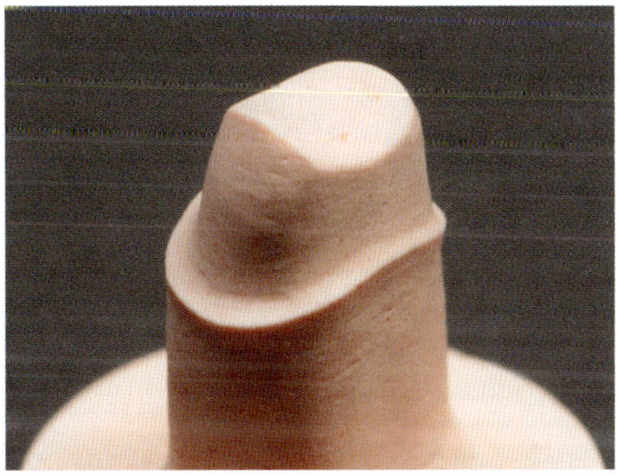

그림 16-2 레진전장관의 구치부 지대치 형성

3. 납형 제작

1) 치관형태의 재현

레진전장관은 일반적으로, 절연부를 일부 포함하여 금속으로 이장(backing)하기 때문에 강도와 심미성을 만족시키기 위해서는 충분한 공간이 필요하다. 따라서 절연이 얇은 증례에서는 술 전의 자연치와 동일한 형태의 전장관을 제작하는 것은 기술적으로 무리가 따른다. 따라서 완전납형의 단계에서 강도와 색조에 대해서도 충분히 검토하여 치관형태를 연구하고, 절연의 강도와 심미성이 얻어질 수 있을 만큼의 두께를 확보하도록 납형을 제작하는 것이 중요하다.

2) 외형선의 기입

Cut-back에 앞서 금속과 레진의 경계선을 표기한다(그림 16-3).

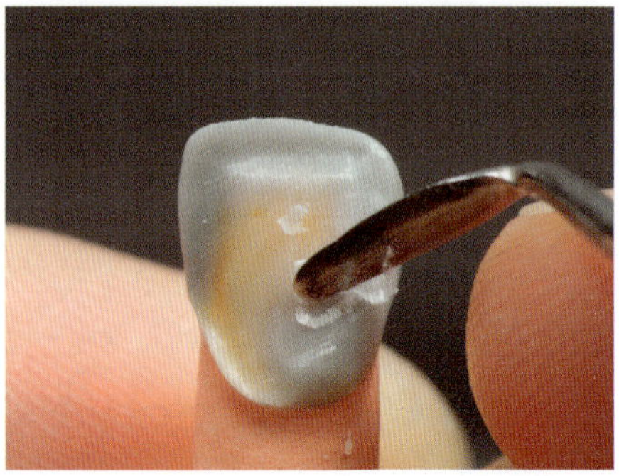

그림 16-3 레진전장관의 cut-back

(1) 절단

Backing의 금속이 보이지 않도록 하고, 절단의 색조를 재현할 수 있는 레진 공간(0.7~0.8 mm)을 확보한다. 우각부에서 금속이 보이기 쉬우므로 납형 조각된 치관을 잘 관찰하여 외형선을 표기한다. 또, 절단이 얇은 증례에서는 레진의 공간을 확보하기 위하여 외형선은 약간 설측으로 표기한다. 한편, 강도면에서는 가능한 한 절단근처까지 연장할 필요가 있기 때문에 절단부를 필요이상으로 얇게 하지 않는 것이 중요하다. 하악은 내마모성 측면에서 절연을 금속으로 피복할 경우에는 심미성을 고려하여 절연을 넓게 하며, 교모된 경우는 절단 전체를 반드시 피복할 필요는 없다.

(2) 인접면

인접면의 외형선은 절단 우각부에서 접촉점의 중앙을 지나 외관상 금속이 보이지 않도록 설측으로 돌면서 치경부에 이른다. 인접면에서 보이는 범위는 치은의 퇴축 정도와 절단 우각의 형태에 따라 변화하므로 납형 조각 시에 세심히 점검할 필요가 있다. 특히 치경부에서는 금속이 보이기 쉬우므로 주의해서 cut-back한다.

(3) 치경부

전장관의 치경부 처리방법에는 금속을 노출시키는 방법과 금속을 노출시키지 않는 방법이 있다. 일반적으로 심미를 요구하는 전치부는 금속이 보이지 않도록 처리하는 경우가 많다.

3) 유지장치의 부여

레진과 metal frame을 결합시키는 방법으로는 metal frame 표면에 기계적인 유지를 주는 방법(①), 금속과 레진을 화학적으로 결합시키는 방법(②), ①과 ②를 병용하는 방법 등 세가지 방법이 있다.

(1) 기계적인 유지장치를 이용하는 방법

기계적인 유지방법은 조작이 간단하고 실패가 적으며, 유지력은 장시간 동안 안정적이므로 일반적으로 임상에서 사용하고 있다.

기계적 유지장치로서는 구멍과 loop, 혹은 강판 등 많은 종류가 고안되고 있으나, 현재에는 지름이 0.2 mm 전후의 작은 유지구슬(retention beads)를 이용하는 방법이 보편적으로 이용되고 있다. 이 방법은 유지력과 변연봉쇄가 뛰어나며 납형에 부착하기 쉽다. 그러나 유지장치를 부여하는 과정에서 유지구슬(retention beads)이 벗겨지거나 겹쳐져서 메워질 수도 있다. 이러한 우려를 범하지 않으려면 유지구슬(retention beads)을 붙이는 접착제의 성질을 이해해야 한다.

유지구슬(retention beads)에 포함된 접착제의 성분은 용제에 methacryl 레진을 녹인 것으로, 접착면에 도포하면 용제 성분이 휘발되어 단단하게 된다. 따라서 경화는 표면에서 시작되고, 도포 후 곧 표층이 피막으로 덮여서 시간이 지날수록 유지구슬(retention beads)은 붙기 어렵게 된다.

또한, 충분히 경화되려면 비교적 장시간이 필요하나, 유지구슬(retention beads)을 부착 후 단시간에 매몰하는 경우에는 내부가 완전히 경화되지 않은 상태임을 고려해서 접착제는 얇게 도포한다(그림 16-4).

납형(pattern)에 도포된 접착제는 급속하게 표층이 피막화되고, 시간이 지날수록 유지구슬(retention beads)은 잘 붙지 않게 된다. 따라서 도포 후 접착제의 표면이 젖어 있는 시기에 가능한 한 빠르게 유지구슬(retention beads)을 뿌릴 필요가 있다. 유지구슬(retention beads)은 용기의 뚜껑을 열어 준비해 놓고, 접착제를 칠하기 시작하면서 유지구슬(retention beads)을 뿌리기까지 빠르고 긴밀하게 부착되도록 하며 각 각의 유지구슬에 함몰부위(undercut)가 형성되도록 하는 것이 중요하다(그림 16-5).

습윤제(wetting agent)는 접착제를 녹이므로, 레진전장관의 매몰에는 사용하지 않는 것이 좋다.

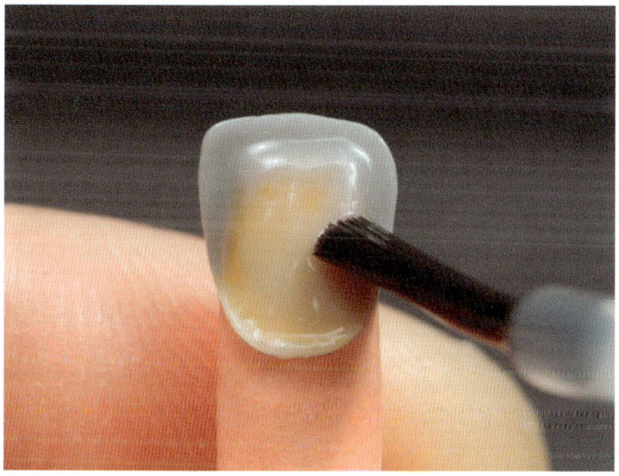

그림 16-4 납형에 접착제 도포

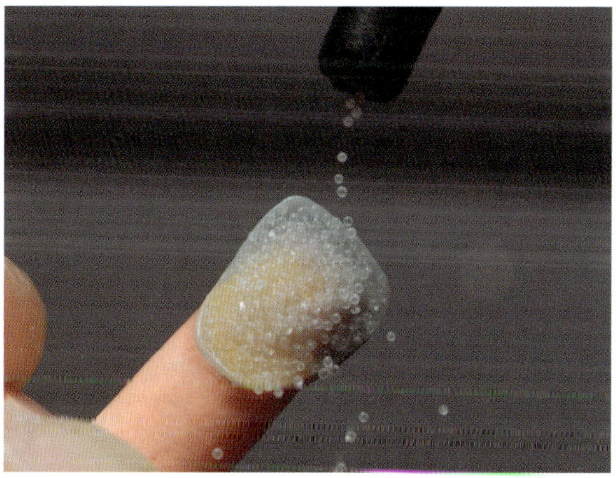

그림 16-5 유지공(retention beads)이 도포

(2) 화학적으로 접착시키는 방법

금속과 불투명(opaque) 레진의 화학적인 접착만으로는 안정적이지 못하다는 견해가 있고, 기계적 유지장치와 병용하는 것이 안전하다고 생각된다. 그러나 레진을 사용함으로써 변연 봉쇄성은 향상되고, 레진층이 얇게 된 곳의 유지구슬(retention beads)을 삭제할 수 있으며, metal frame의 조정에 융통성이 있는 등 효과는 크다.

① 접착성을 가진 치관용 경질레진과 전장관에 응용할 수 있는 접착성 레진

ⓐ New metacolor(sun medical)

가시광선 중합형의 치관용 경질레진이며 금속과의 접착에는 4-META를 포함한 접착성 liner를 병용한다. 사용 방법은 우선, 처리를 끝낸 전장면에 4-META를 함유한 bonding liner를 도포한다. 다음에 불투명 레진(opaque)을 도포하며, 불투명 레진(opaque)은 실린지에 들어 있는 점성이 높은 액체상태의 것으로서 촉매(catalyst)분말과 혼합하여 이용된다. metacolor는 광중합형 경질레진인데, 불투명 레진(opaque)은 가열중합형과 광중합형 두 종류가 있다.

ⓑ Cesead(kuraray)

가시광선 중합형의 치관용 경질레진으로서, 금속과의 접착에는 MDP monomer(인산 에스텔계)를 함유한 opaque primer를 병용한다. 사용 방법은 우선 처리를 끝낸 전장면에 opaque primer를 도포하고 건조시킨 후 opaque 레진을 도포하고, 광조사하여 중합시킨다.

광조사기는 α-light(morita), 또는 dentacolor-XS를 이용하여, 180초 동안 조사한다.

ⓒ Superbond C&B(sun medial)

치질과 금속에 대해서 접착성을 가진 보철물 장착용 레진이다. 색조가 다른 네 종류의 파우더가 있는데, 레진전장관에는 금속색의 차단 효과가 높은 아이보리 불투명 레진(opaque)을 이용한다.

사용방법은 소정의 처리를 한 전장면에 superbond C&B를 필적하는 법(brush on technique)에 따라 얇게 한 층을 축성하고, 10분 정도 방치하여 경화를 기다린다. 그 다음에 통법으로 소정의 색조를 가진 불투명 레진(opaque)을 도포한다.

ⓓ Panavia opaque(kuraray)

Panavia EX는 치질과 금속에 접착성을 가진 보철물 장착용 레진으로, 레진전장관에는 panavia opaque을 이용한다. 사용 방법은 처리를 끝낸 전장면 panavia를 도포하고, 그 위에 지정된 색조의 opaque를 도포한다. panavia는 공기에 닿아 있으면 경화하지 않는 성질(혐기성 경화) 때문에, opaque 레진을 도포하고 산소와의 접촉을 차단시킴으로써 경화가 이루어진다.

② 접착금속면의 처리

접착성 레진을 사용할 경우는 접착금속면 처리를 해야만 하는데, 합금의 종류에 따라서 처리 방법이 다르므로, 사용하는 합금에 따른 적절한 처리를 할 필요가 있다.

ⓐ 초음파 세정법

일반적으로 접착면의 전처리로서 깨끗한 면의 노출과 표면적을 증대시키기 위해서 하는 방법으로, 비귀금속 합금은 이 처리만으로도 접착성 레진과 유효하게 접착한다.

방법은 다음과 같다.

(가) 연필 형태의 모래분사기(sand blaster) 손잡이를 이용하여, 지름 50 μm의 alumina 분말을 4~5기압으로 모래분사(sand blasting)한다.

(나) 물속에서 초음파 세정하고, air blow로 건조시킨다.

수중에서의 세정은 알루미나(alumina) 분말의 제거와 동시에 합금표면에 부동태피막(주로 크롬의 산화피막)을 생성하기 위한 조작으로, 이 피막이 접착성 레진과 강하게 결합한다.

ⓑ 400℃ 가열법(개량법)

400℃로 유지한 도재용 및 주조용 로 안에서 가열하고, 합금표면에 산화피막을 석출시키는 방법이며, 금합금과 금, 은, 팔라디움 합금 등 동을 함유한 합금에 효과가 있다.

방법은 다음과 같다.

(가) 50 μm 알루미나(alumina) 분말을 이용하여 모래분사(sand blasting)와 초음파 세정을 한다.

(나) 400℃ 온도에서 가열하여, 산화피막을 생성시킨다.

이때 가열의 정도는 합금표면의 변색 정도에 따라 판단한다. 이전에는 합금표면이 산뜻한 진한 감색을 띌 때가 가장 적합한 산화피막이 형성되었다고 보았으나, 최근의 연구 결과에서는 계속 가열하여 회색을 띠게 되었을 때 보다 강한 접착을 얻을 수 있었다. 주조체의 크기에 따라 가열시간이 다르지만 통상적으로 3~4분 후에 짙은 감색이 되고 10분 경과 후에 회색이 된다

ⓒ 주석 전석법

합금표면에 주석 도금을 하는 방법으로, 거의 모든 합금에 효과가 있다. 합금표면의 주석은 대기 중에 산화하여 산화주석이 된다. 이 산화피막이 레진과 접착한다.

그 방법은 다음과 같다.

(가) 알루미나(alumina) 분말을 사용하여 모래분사(sandblast) 한 후, 초음파 세정을 한다.

(나) 보철물을 양극을 클립으로 고정하고, 음극의 금속막대 끝에 부착한 도금액을 묻힌 면구로 전류를 통하도록 처리면에 접촉시키며 주석을 전석시킨다.

ⓓ Silicoater법

Dentacolor를 metal frame으로 접착시키기 위해서 개발된 시스템이다. sandblast에 의한 미세한 요철을 기진 합금표면에 프로판가스 화염으로 열분해한 $Si(OC_2H_5)_4$를 융착시키고, 제 1 층 = SiOx − C를 형성한다. 이어서, silane coupling제를 도포하여, 제 2 층 = silane coupling층을 형성한다. 이 층이 레진과 화학적으로 결합하여, 금속과 레진의 접착계가 구성된다.

이 시스템은 접착성을 갖지 않는 레진에도 효과가 있으며, 어떤 합금에도 응용할 수 있는 점이 특징이다.

4. 매몰, 주조, 연마

1) 주입선 부착

레진전장관의 납형은 유지구슬(retention beads)이 붙은 얇고 넓은 전장면이므로 주입선의 부착은 설면부위가 적합하며 금속의 흐름이 좋은 방향을 선택해야 한다. 레진전장관은 유지구슬(retention beads)과

주입선, 레진 축성을 위한 knob 등이 붙어 있으므로 납형 분리 시 주의해서 분리한다.

2) 매몰

레진 전장관의 매몰은 유지구슬(retention beads)의 접착제가 용해될 우려 때문에 습윤제(wetting agent)는 사용하지 않는다. 그러므로 주조면에 기포가 생기지 않도록 처음부터 세심한 주의가 필요하다.

매몰시 유지구슬(retention beads)이 벗겨지지 않도록 납형의 하방에서 서서히 링의 기울기를 조정하면서 매몰재를 채워 넣는다(그림 16-6).

3) 주조

레진전장관의 주조는 통상적인 방법으로 실시한다(그림 16-7).

4) 연마

레진과 금속의 경계부분에 불투명(opaque)층이 노출되거나, 유지구슬(retention beads)이 그대로 보이는 것을 방지하기 위하여 금속 전장 변연부의 유지구슬(retention beads)을 삭제하여 각을 만들고 금속과 레진의 경계선을 명확하게 한다(그림 16-8, 9).

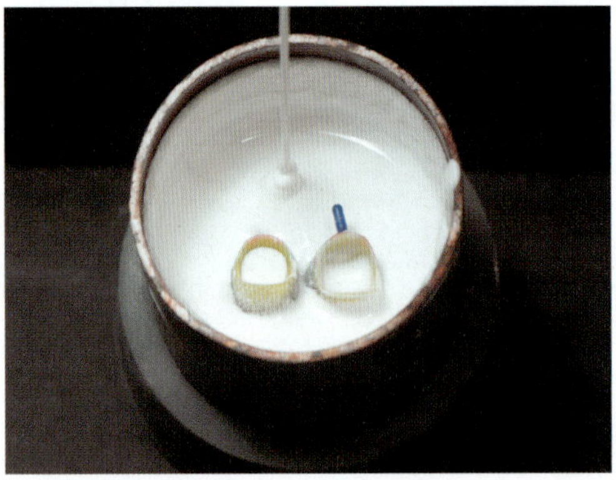

그림 16-6 매몰과정

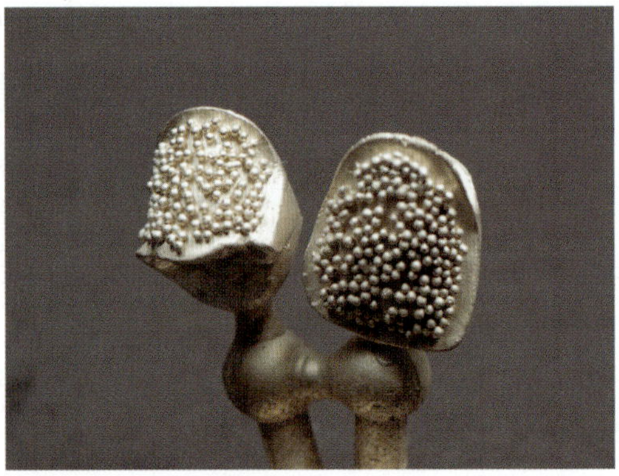

그림 16-7 주조체

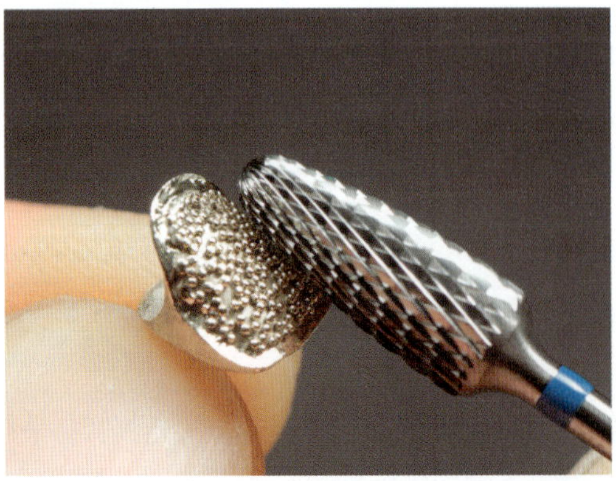

그림 16-8 주조체 연마

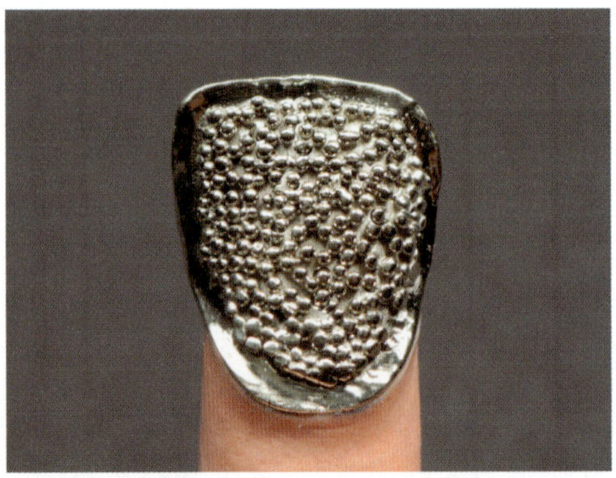

그림 16-9 완성된 주조체

16-3 광중합(복합) 레진관의 제작

광중합 레진의 축성과 중합에 있어서 광중합 레진의 경화 특성을 이해하고, 빛의 조사시간과 거리를 파악해야 한다.

전치의 레진전장관은 절단까지 금속으로 피복(backing)하는 것이 원칙이다. 그러나 이것이 색조 재현에 있어서 자연감을 감소시키고 금속도재관에 비해서 심미적으로 떨어지는 최대의 원인이다. 그러므로 색조 재현에 있어서 중합에 의한 색조의 변화와 중합수축이 적은 레진의 장점을 살려서 자연치와 유사한 색과 투명감을 얻기 위한 노력이 필요하다. 광중합형 경질레진의 특징은 조작성이 좋고 중합 시간이 짧은 장점이 있지만 중합의 불균일성과 금속과의 접착성 저하 등의 문제점이 있다.

따라서 광중합레진의 축성과 중합에 있어서 레진의 경화기구와 경화 특성을 이해하고 사용하여야 한다.

본 장에서는 임상에서 주로 사용하는 컴포짓트 레진인 TESCERA와 Visio. lign의 제작과정을 소개하고자 한다.

1. TESCERA crown의 제작과정

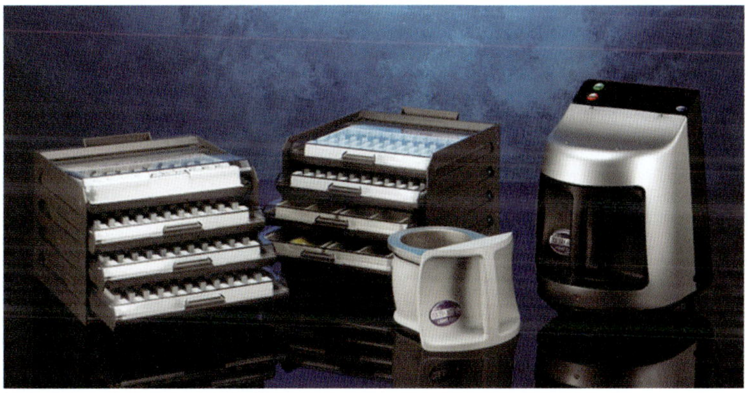

그림 16-10 TESCERA ATL kit

물 속에서 80 psi의 압력과 300 w의 광선과 132℃의 열에 의한 가장 이상적인 조건으로 중합이 일어나도록 하는데 열중합과 광중합을 동시에 시행하는 방법이다.

이는 대기 중에서 열중합 함으로써 일어나는 부작용을 개선하는 방법으로 많은 실험 결과에서,

중합이 되기 전에 압력을 가하는 것이 콤포짓트 레진 내부에 잔존할 수 있는 기포를 없애주어 수복물의 장기적인 마모와 내구성을 향상시키는 것으로 밝혀졌다. 주로 한 번에 모든 작업을 끝낼 수 있지만 필요에 따라 layer by layer로 작업을 할 수도 있으며, 이때에는 light-cup을 사용하게 되는데 먼저 60~80 psi의 압력을 가해서 기포를 제거한 후에 광중합을 한다. 한 번에 모든 작업을 마칠 때나 layer by layer로 작업을 할 경우에도 마지막 작업은 물속에서 열중합을 하는 heat-cup을 사용하게 되는데, 이때 oxygen scavenger를 사용하여 물속에 있는 산소를 모두 제거해 주어 수복물의 표면에 oxygen inhibit layer를 남

기지 않아서 매우 활택한 표면을 기대할 수 있다.

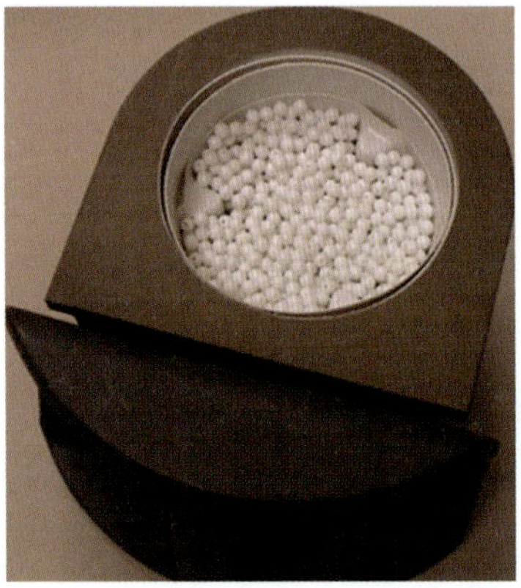

그림 16-11 light cup에서 광중합

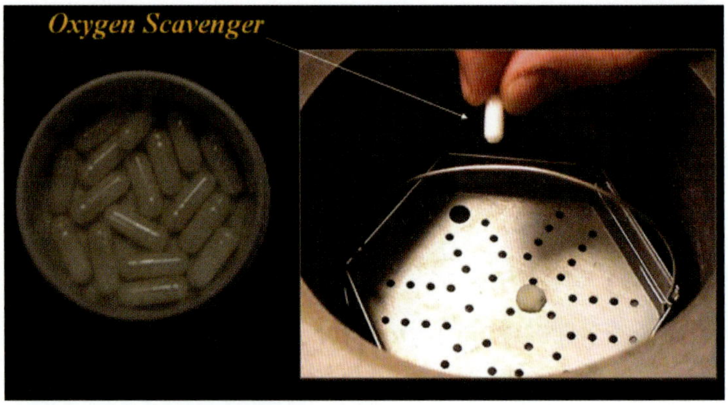

그림 16-12 heat cup에서 열중합

1) TESCERA crown 제작방법

제1소구치와 제1대구치가 지대치이며 상악 제2대구치가 결손된 3본 교의치(3 unit bridge)를 유지구슬(retention beads)을 이용하여 콤포짓트 레진수복물을 제작하는 과정이다.

(1) 지대치 삭제는 도재 자켓관의 치아형성법과 같고 변연 형태는 shoulder나 chamfer 형태로 한다(그림 16-13).

(2) 3본 교의치(3 unit bridge)의 준비된 모형과 유지구슬(retention beads)을 이용하여 metal facing을 제작한다(그림 16-14).

(3) 50 μm 산화알루미늄(aluminium oxide)으로 모래분사(sand blasting)한다(그림 16-15).

(4) 모래분사(sand blasting)한 다음 금속 표면을 깨끗이 세척한다. 그 후 one-step primer를 일률적인 두께로 2회 코팅한다(그림 16-16).

(5) 그 후 따뜻한 바람으로 말린 다음 light gun으로 20초 이상 광조사한다(그림 16-17).

(6) TESCERAFLO A2나 opaque A2를 이용하여 얇게 도포한 다음 광조사는 20초 이상한다(TESCERAFLO는 one-step 후 완충작용을 위해 얇게 도포한다.)(그림 16-18).

(7) 도표 완료 후 치경부(gingival)와 교합면에 orange color로 착색(stain) 처리하고 opaque 전·후에 TESCERAFLO를 도포한다(그림 16-19, 20).

(8) 그 후 한 면당 20초 이상 광조사 한다(그림 16-21).

(9) body를 축성하기 위하여 rubber separator를 인접면과 가공치 기저면(pontic base)까지 도포한다(그림 16-22).

(10) body를 축성하기 위해 opaque이 완료된 coping을 모형에 장착한다. 장착한 후 dentin paste resin, enamel paste resin, incisal paste resin을 단계적으로 축성한다. 가공치 기저면(pontic

base)은 TESCERA dentin paste를 이용하여 인접 지대치와 동일한 치은선이 되도록 부족한 부분을 보완하며 형성한다(그림 16-23).

(11) body와 incisal을 축성한 후 light cup을 이용하여 광중합 시킨 후 heat cup에 열중합과정을 거쳐 연마(polishing)하여 완성한다(그림 16-24).

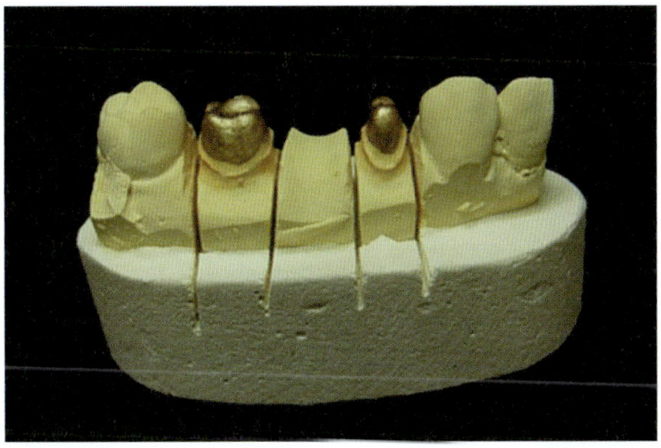

그림 16-13 Shoulder나 chamfer 형태 작업모형 제작

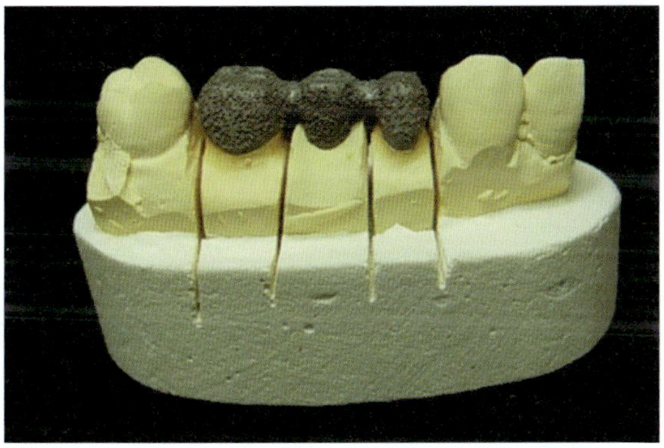

그림 16-14 유지구슬(retention beads)를 이용한 metal facing

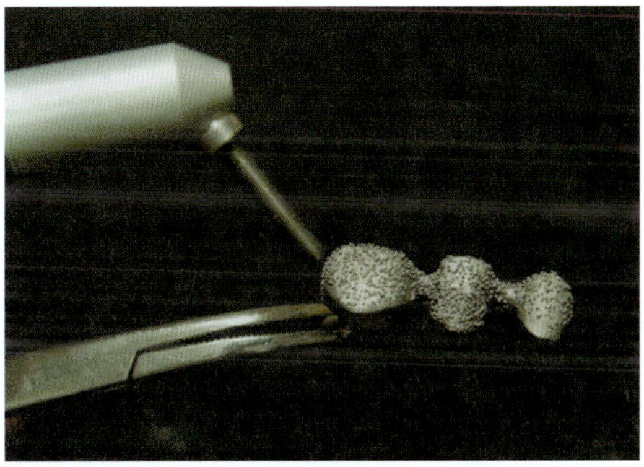

그림 16-15 모래분사(sand blasting)

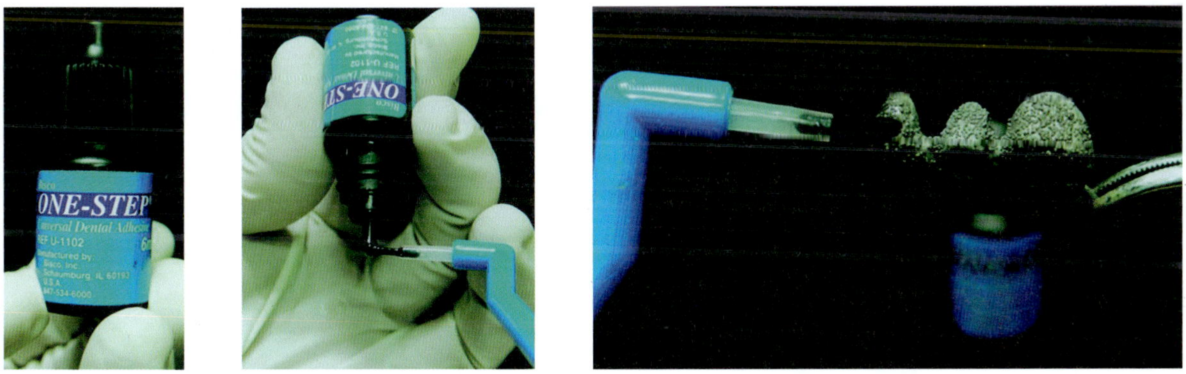

그림 16-16 One-Step primer를 일률적인 두께로 2회 코팅

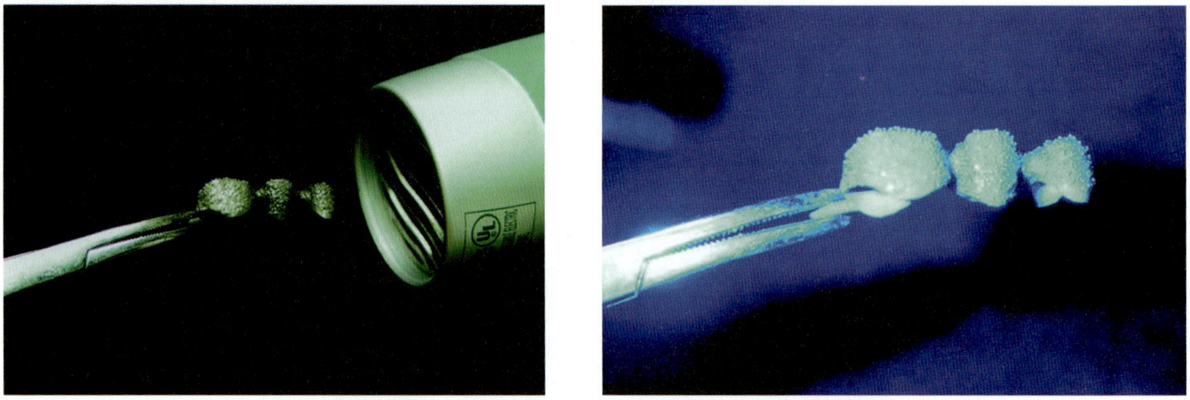

그림 16-17 건조 후 light gun으로 20초 이상 광조사

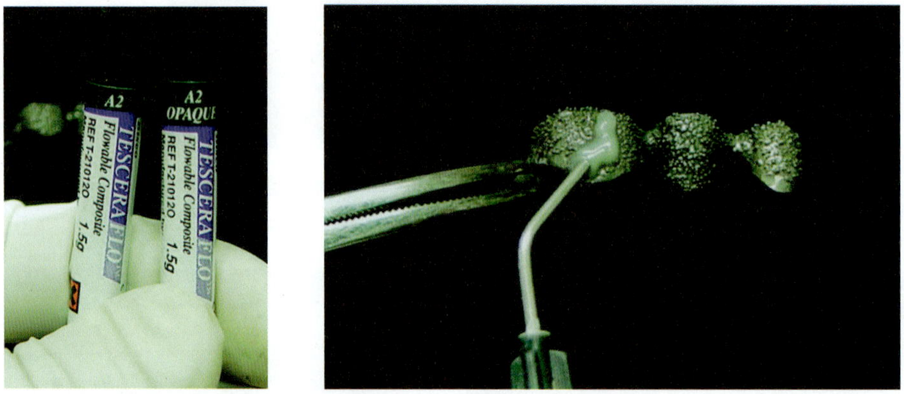

그림 16-18 TESCERAFLO A2나 opaque A2를 이용하여 얇게 도포

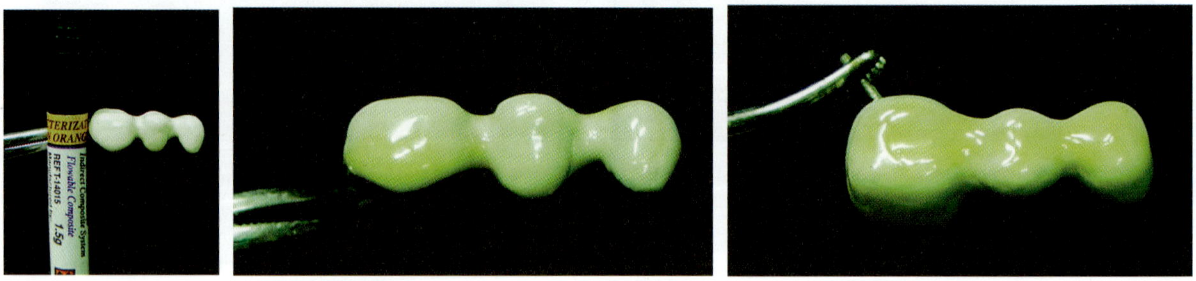

그림 16-19 opaque 후 orange color로 stain 된 상태

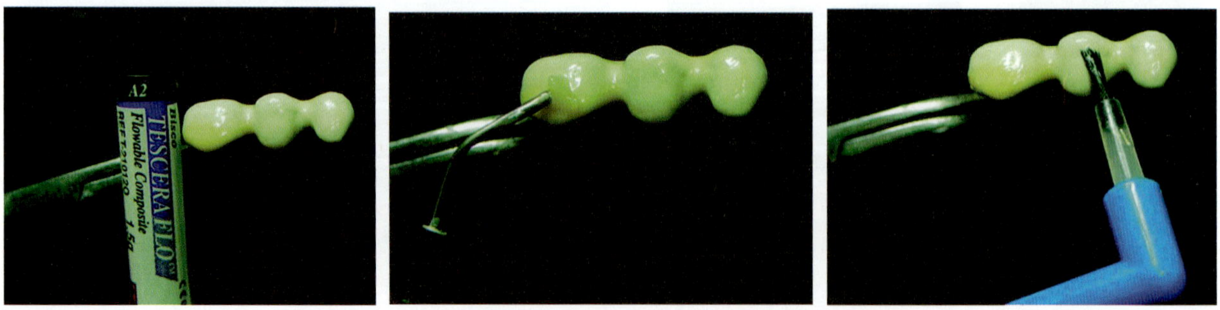

그림 16-20 opaque 전·후에 TESCERAFLO를 coating

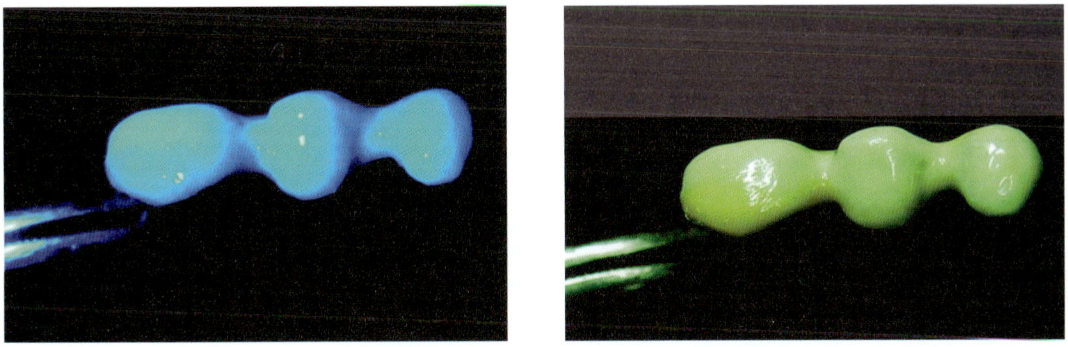

그림 16-21 한 면당 20초 이상 광조사

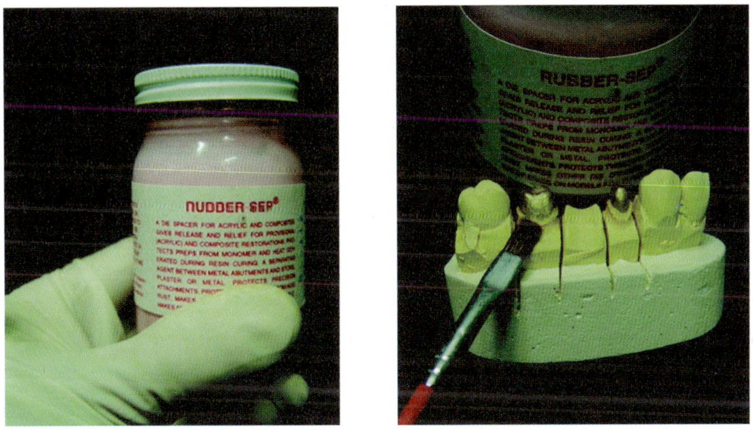

그림 16-22 rubber separator 도포

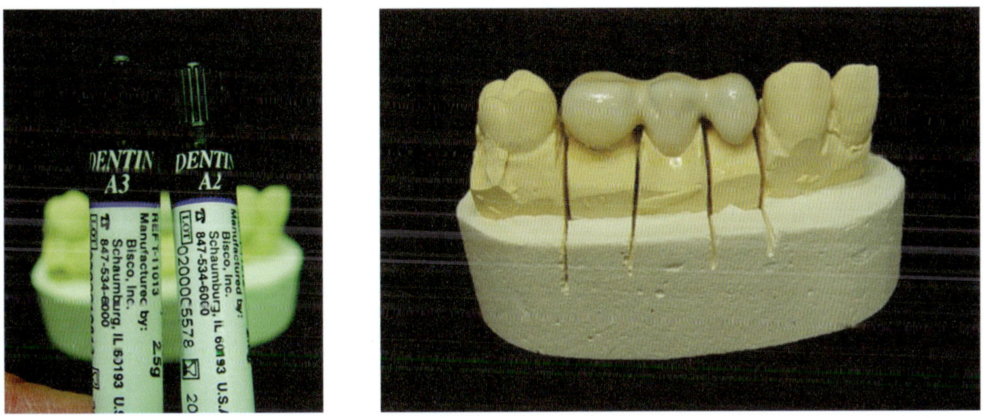

그림 16-23 body는 dentin, enamel, incisal 순으로 단계적으로 축성

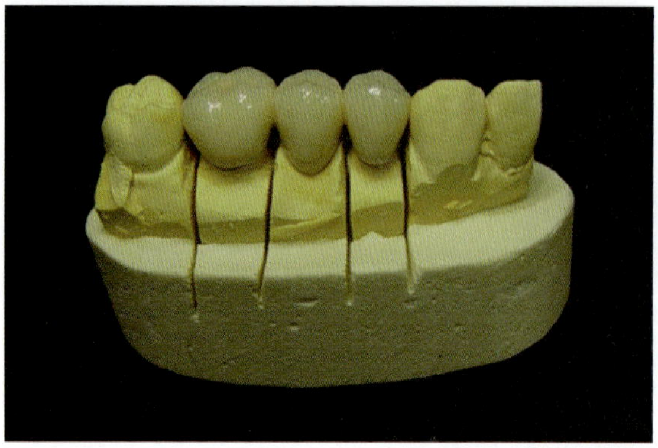
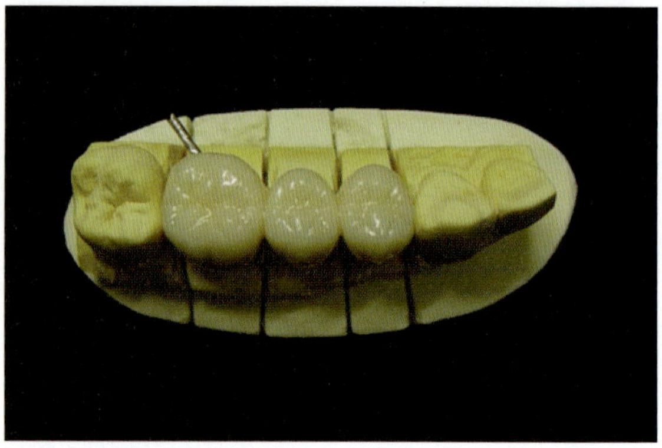

그림 16-24 최종완성된 협면과 교합면 상태

2. Visio. lign 제작과정

Visio. lign 광중합레진의 특징은 다공성인 글라스세라믹을 함유하지 않고 나노입자의 필러를 함유하고 있다. 나노필러의 특징은 입자가 치밀하며 중합수축률이 낮고 마모저항성이 높아서 컴포짓레진의 강도를 높일 수 있으며, 치태 축적과 변색에 대한 저항성이 높다. 또한 열중합을 하지 않고 광조사만으로 손쉽게 중합할 수 있다.

적용 가능 범위로는 프라이머를 사용하여 티타늄, Cr-Co alloy, 귀금속합금, 세라믹, 알루미나 등 다양한 성분과 결합이 가능하다.

Visio. lign의 제작기법은 통상적으로 사용하는 스파츌라를 이용한 레진 layering기법과 veneer 레진치를 이용한 방법, 그리고 완전납형의 index를 이용한 방법이 있다.

1) Visio. lign의 완전납형 index를 이용한 제작기법

index를 이용하여 전치부 3본 교의치를 콤포짓트 레진 수복물로 제작하는 과정이다.(made by vincenzo musella).

(1) 상악 좌, 우 중절치와 좌측 측절치를 지대치로 이용하여 교의치를 제작하고자 한다.
전체적으로 치근이 노출되었고, 전치부 치열 또한 고르지 못한 환자의 지대치를 삭제한 사진이다(그림 16-25).

(2) 치은의 형태를 심미적으로 재현하기 위하여 부치형식의 작업모형을 제작한다(그림 16-26).

(3) 전치부의 심미성을 고려하여 완전납형 제작을 한다(그림 16-27).

(4) 광중합 시에 빛의 장애가 적은 투명 실리콘을 사용하여 완전납형으로 제작한 순면의 index를 채득 한다(그림 16-28).

(5) 치아의 표면 부분 즉, 실리콘의 내면부터 미세한 붓으로 개개 치아의 특성에 맞게 stain 한다(그림 16-29).

(6) 작업 중간에 광중합으로 형태를 고정시킨다(그림 16-30).

(7) 축성순서는 도재 축성과 반대로 축성한다. 먼저 incisal resin을 축성하고 enamel resin, dentin resin 순서로 단계적으로 축성한다(그림 16-31).

(8) 완전납형을 제거한 작업 모형에 레진이 채워진 투명 실리콘 index를 제 위치에 놓고, 레진의 두께와 외형을 확인하는 과정을 거치면서 광중합 한다(그림 16-32).

(9) 최종 중합이 완료된 사진이며, 광중합 레진의 단점인 색의 불투명성이 많이 개선되었다. index를 이용하여 수복물을 제작함으로써 과다한 외형을 축성할 필요가 없이 기존의 diagnosis 납형의 외형과 일치한 심미적인 형태의 최종보철물 외형을 재현할 수 있는 장점이 있다(그림 16-33).

(10) 최종 중합 후 잔여 모노머가 남았을 시에 알코올을 이용하여 끈적한 질감을 없앤 다음, Abraso-fix brush를 이용하여 레진 면을 연마한다(그림 16-34).

(11) 치간 사이의 연마는 hexagon brush와 연마제(Abraso Star Glaze)를 이용하여 최종 광택내기를 한다(그림 16-35).

(12) visio.lign으로 레진 수복물을 최종 완성한 작업모형과 구강내에 장착된 수복물의 사진이다(그림 16-36, 37).

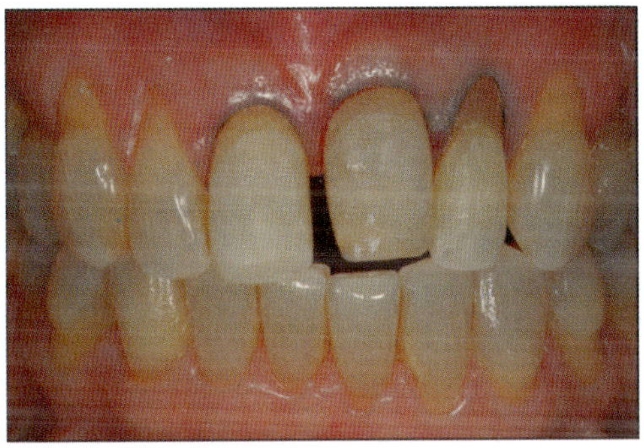

그림 16-25 지대치 형성

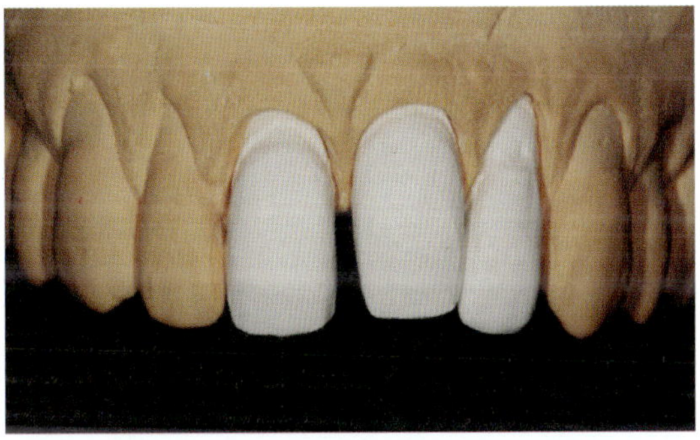

그림 16-26 부치형식 작업모형 제작

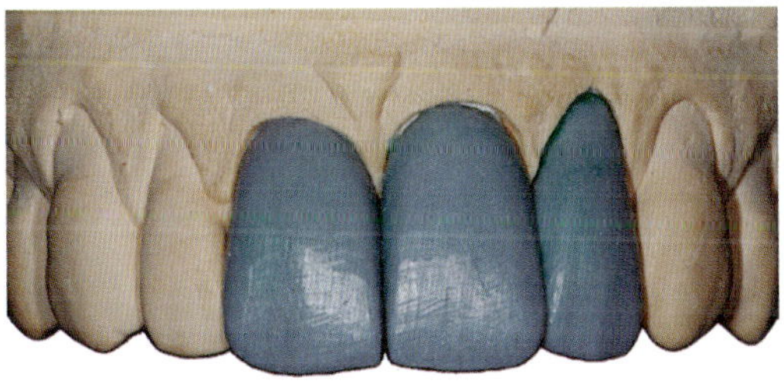

그림 16-27 완전납형 제작

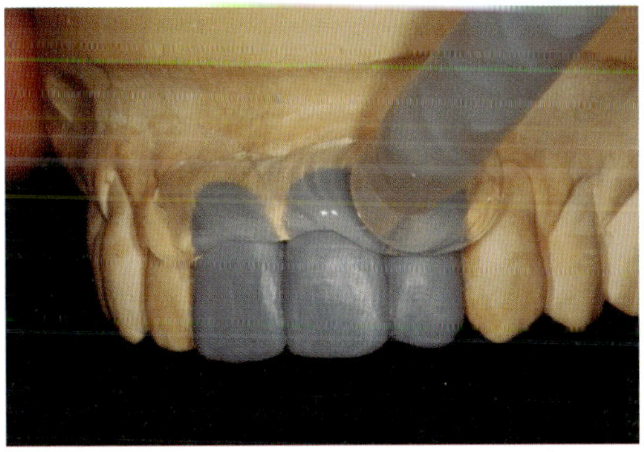

그림 16-28 투명 실리콘으로 index 채득

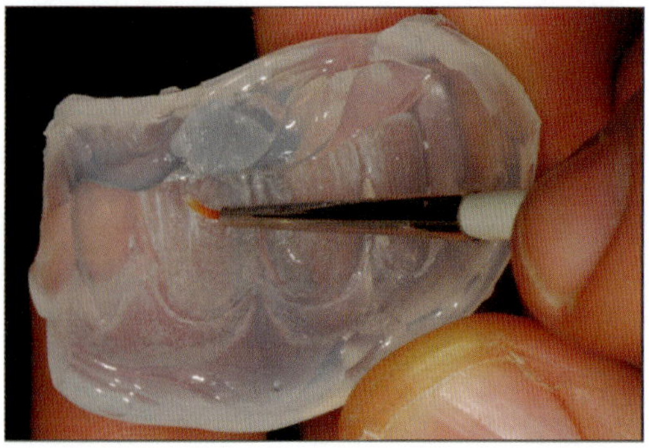

그림 16-29 실리콘 내면에 착색(stain)

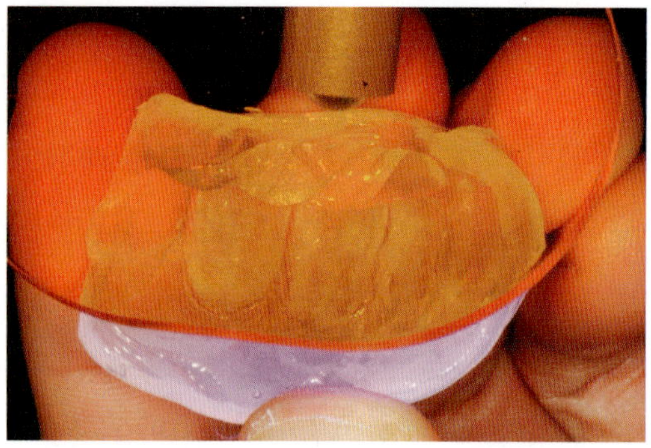

그림 16-30 광중합으로 형태고정

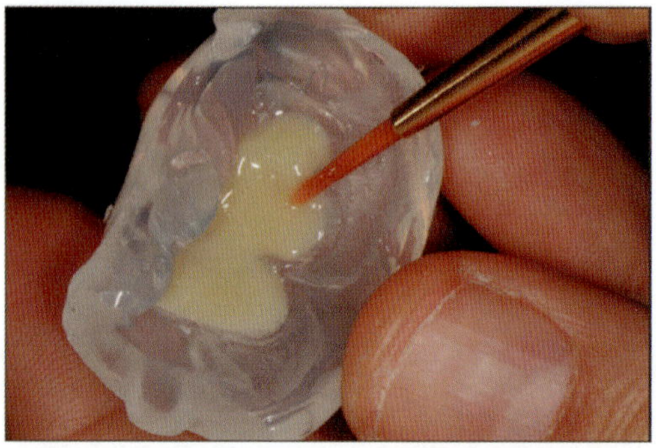

그림 16-31 body 축성

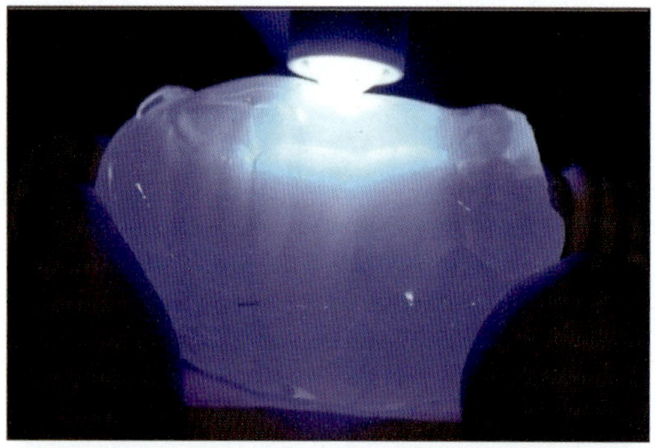

그림 16-32 축성된 body를 광중합

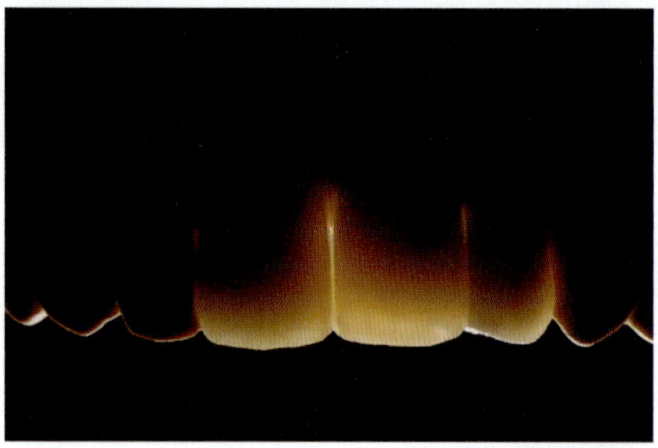

그림 16-33 투명도가 우수한 광중합이 완료된 사진

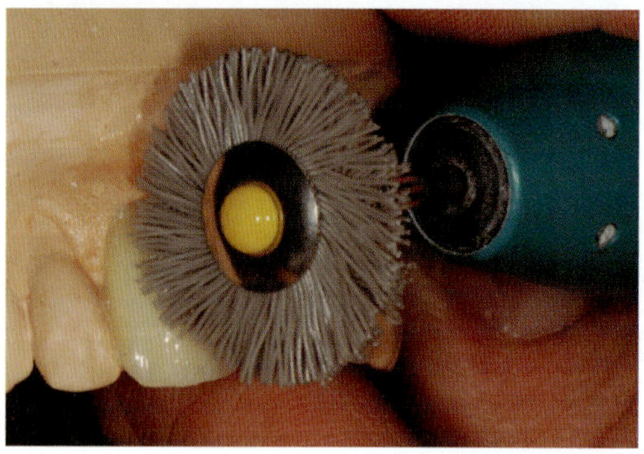

그림 16-34 Abraso-fix brush로 레진 연마

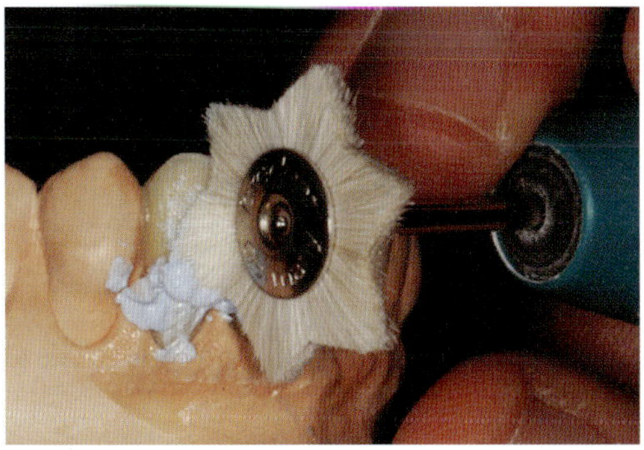

그림 16-35 hexagon brush로 최종연마

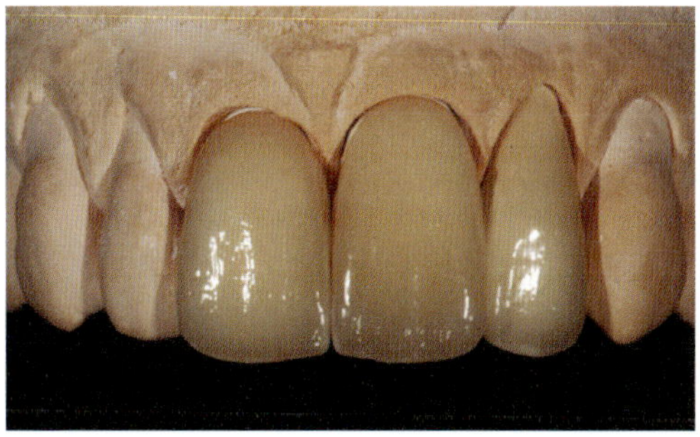

그림 16-36 작업모형에서의 최종보철물

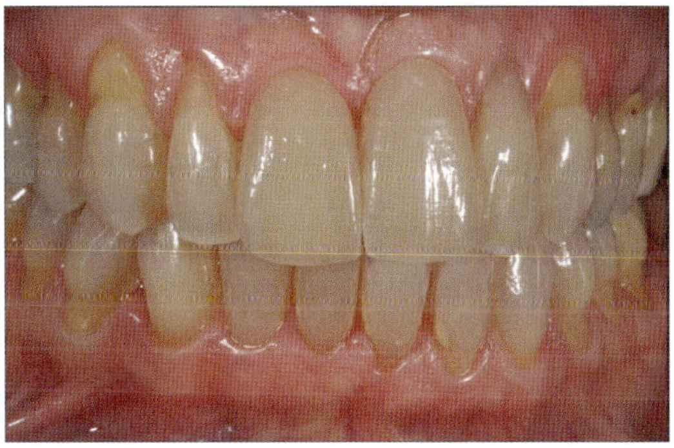

그림 16-37 구강 내 최종보철물 수복

17 접착성 교의치 (Adhesive Bridge)

17-1 접착성 교의치

1. 접착성 레진의 개요 및 보철법의 변화

전부 피복관이나 부분 피복관을 제작할 때 유지력을 높이기 위해 치아를 많이 삭제해야 한다는 결점이 있다. 접착성 교의치는 이러한 결점을 보완하는 차원에서 연구되고 개발됐다고 볼 수 있다. 특히 지대치가 건전하고 우식이 없으면 치질을 최대한 보존하면서 상실된 치아를 보존하는 것이다.

접착성 수지 응용에 의한 보철법의 변천은 1955년 Buonocore, M.G.가 산으로 부식시킨 법랑질에 레진이 접착되는 것을 발견함으로 인해 가공의치를 치아에 손상을 적게 주고 부착시키는 방법으로 증명되었다. 1973년 Portney, L.에 의해 처음으로 소수치 결손부위의 양 지대치의 인접면을 인산으로 부식시킨 후 레진 인공치를 심미성 충전재로 양지대치에 접착시켜 회복시켜주는 보철 기법이 소개되었다.

1974년에 Ibsen과 1975년에 Buonocore, M.G.가 계승하였다.

1973년에 Rochette A.L.이 발거치를 구강 외에서 근관충전하여 가공치형태로 수정한 후 전자와 같이 지대치와 발거치의 인접면을 인산으로 부식시켜 양 지대치에 복합레진을 가지고 접착하는 보철법이 소개되었다. 그러나 이런 기법은 모두 진료과정에 바로 정착할 수 있어서 빠르고 경제적이지만 영구적인 것이 아니라 주로 발치와(窩)가 치유될 때까지나 최종 보철처치를 하기 전까지의 임시적인 처치로 사용되었다.

이 방법과 병행하여 1973년 Rochette. A.L.은 동요치의 설면에 유지공이 있는 얇은 뒷받침판을 금합금으로 주조한 다음 PMMA계 심미성 충전재를 사용하여 동요치에 접착 고정시켰다. 1977년에 Howe와 Denehy가 소수치 결손이 있는 보철에 유지공이 있는 뒷받침판을 비귀금속으로 제작한 다음 복합레진으로 접착하는 교의치를 시도 발표했다. 그러나 일부 회의론자에 의해 비난을 받아 그다지 주목되지 않았다.

일본에서는 1979년에 Hada와 1980년에 Gojo에 의해 지대치 설면에 망목이나 유지공이 있는 금속 뒷받침판을 적합시켜 복합레진으로 접착시키는 접착성 교의치가 시도되었다.

1975년에는 Mastuhara에 의해 개발된 교정용 DBS용 MMA-TBB-O계 접착성 레진의 단량체(액)에 5%의 4-META(4-methacryloxyethyl trimelite anhydride)를 가함으로써 치아조직과 금속에도 강하게 접착되는 접착성 레진이 개발되었다. 이 접착성 레진을 가지고 교의치의 지대 장치에 유지공 없이 금속 피착면을 기계적 및 화학적 처리방법으로 처리 후 소수치 결손이나 동요치를 고정하는 기법을 개발했는데 이것이 바로 접착성 교의치(adhesion bridge)이다.

미국에서는 1981년 Thompson, V.P. 등도 지대장치부에 유지공없이 피착금속면을 전기적으로 산식(酸蝕)하여 금속과는 접착하지 않는 복합레진을 사용하여 레진을 기계적으로 결합시키는 접착 교의치법(etched cast resin bonded bridge)을 개발하였다. Thompson, V.P.는 미국 Maryland 대학에 소속되어 있음으로 이 방법을 메릴랜드 교의치(maryland bridge)라 부르기도 한다.

접착성 레진을 응용한 보철법의 종류와 내용을 정리해 보면 아래와 같다.

Rochette 교의치(perforated bridge)는 wing 같은 유지 장치를 처음 사용한 것으로 깔때기(funnel) 모양으로 천공(perforation) 시켜 레진의 유지를 증가시킨 것으로(그림 17-1) 1973년 Rochette가 개발했다. 그는 금속에 레진 접착을 위해 silane coupling agent로 기계적 유지를 증가시켰다. 천공된 유지 장치는 여러 해 동안 표준 설계가 되었고 전치와 구치부 가공의치 수복에 사용되었다. 이러한 접착성 교의치는 치아피착면을 인산용액으로 부식시키고 카아버런덤 분사법에 의한 기계적 및 전기화학적 처리에 의해 금속 피착면을 처리하고 접착제로는 치아조직과 금속에 접착되는 교정 DBS용 super bond C & B panavia를 사용한다.

Maryland 교의치는 치아 피착면을 인산 용액으로 부식시키고 전해산식에 의한 기계적 처리형태로 금속 피착면을 처리하고 접착제로는 치아조직과 금속에 접착되는 Bis-GMA계 비충전용 복합레진을 사용한다.

Livaditis와 Thompson은 레진 접착가공 의치용 천금속 유지 장치장치의 내면을 식각시키기 위해 250 mA/cm^2 전류와 3.5% 질산용액을 사용한 후 18% 염산 용액에 침적시켰다(그림 17-2). 이런 형태의 식각

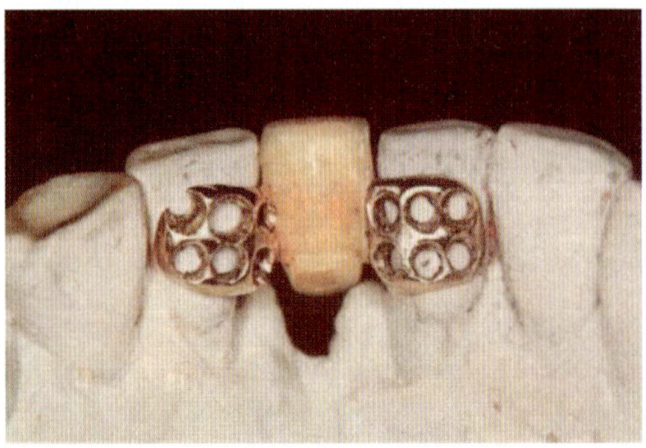

그림 17-1 Rochett교의치(perforated bridge) 진공형태의 유지 교의치

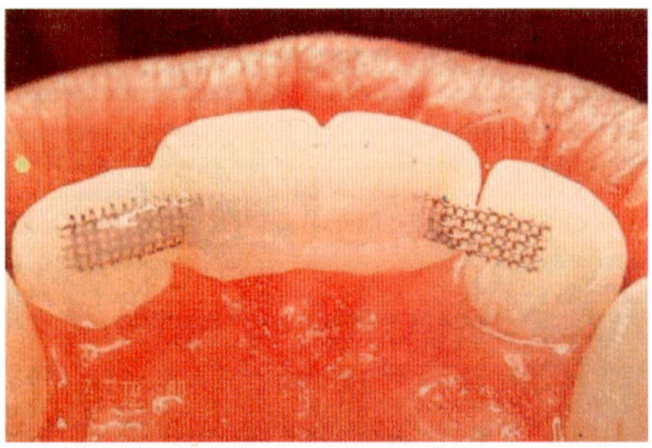

그림 17-2 Maryland 교의치(천금속 유지 장치 형태)

된 금속 보철물을 흔히 maryland bridge라고 부른다.

접착성 레진을 사용한 접착기법 중 벌써 일반화한 것이나 현재 임상적으로 사용되고 있는 주된 것을 들면

1) 교정치료 : 직접 접착기법(DBS) 교정치료 후의 금속 이장판(metal backing)에 의한 접착보정
2) 보존치료 : 전치의 심미충전, 구치의 단순 와동충전, 소와열구충전, 금속 충전물 접착
3) 치주치료 : 동요치 접착고정(adhesion splint)
4) 구강외과 : 악간고정, 동요치 접착고정, 재식치의 고정
5) 보철치료 : 접착성 레진에 의한 지대축조, 접착 교의치, 국소의치 지대치 보강에 사용한 접착보강 부목(splint), 악관절등 등 교합의 재구성에 사용하는 접착 metal bite plate 등이 있다.

이와 같이 종래의 합착용 시멘트를 대신하는 접착성 레진의 진보는 치과의료의 각 영역에 새로운 기술의 가능성을 가져오고 그 결과, 치료의 합리화, 능률화를 믿을 수 있게 되었다.

Maryland 대학의 Thompson과 Livadits는 Ni-Cr과 Cr-Co 합금의 전기적부식의 기술을 발전시켜 부식된 금속 유지 상치는 cast preforted 수복물보다 확실한 장점을 가지고 있다고 했다.

이와 같이 충전용 접착성 레진은 치질뿐만 아니라 금속에도 접착성을 가지기까시 발달한 것과 금속피칙면의 처리법의 연구가 진행됨에 따라 보존영역에 보철영역까지 응용 범위가 넓어져 종래의 치아 삭제 시멘트 합착에 의한 치료와는 기본적으로 다른 새로운 접착 개념을 받아들인 치료 술식이 전개하게 되었다. 현재 사용되고 있는 접착기법을 가진 보철법의 주된 것은 표 17-1과 같다.

표 17-1 접착성 수지를 응용한 보철법의 종류와 내용

명 칭	치아 피착면 처리	금속 피착면 처리	접 착 제	접착 또는 접합 대칭
Rochette 교의치	인 산 부식(etching)	유지공에 의한 기계적 유지	Bis-GMA계 충전용 합성레진	치질
접착성 교의치 (Adhesion bridge)	인 산 부식(etching)	강옥 blasting에 의한 기계적 및 전기화학적 처리	교정 DBS용 (super bond C&B panavia)	치질 금속
메리렌드 교의치 (maryland bridge)	인 산 부식(etching)	전해 산식화에 의한 기계적 처리	Bis-GMA계 비충전용 합성레진	치질 금속

17-2 접착성 레진에 의한 보철법의 특징과 접착의 기전 및 그 구성

1. 접착성 레진에 의한 보철법의 특징

치관 일부가 붕괴하거나 대부분이 결손되었을 때 치아의 일부 또는 전부를 삭제 형성하여, 주로 치과용 합금과 도재, 수지로 만든 보철물을 인산 아연 접착제로 합착하는 방법이 시행되어 왔다. 이 방법은 기능이

나 심미적 회복개선이라 하는 보철 본래의 목적이 달성되는 반면 건강 치질의 다량 삭제에 의한 치수의 악영향이나 보철물의 변연과 치질과의 차이에 기인하는 장해가 자주 일어날 수 있다. 예를 들면, 치관의 외형형태의 불량은 치태(plaque)의 축적을 가져오고, 치관 외형의 부적합은 접착제를 유출하여 치질의 붕괴나 치주병을 일으킬 수 있다. 또한 삭제 형성한 교합면을 인공재료로 회복할 경우 교합 접촉 관계의 간섭이 교합의 불균형을 가져와 구강악계로 악영향을 미칠 수도 있다. 뿐만 아니라 불량한 인공물과 환자의 구강에 위생관리의 어려움이 겹쳐서 단기간에 비참한 결과를 초래할 수 있다. 이런 위험성은 술자의 능력에 의해 어느 정도 피할 수 있지만 장기간 절대적으로 안전하다고는 말할 수 없다.

한편, 고분자 화학의 발달은 치과 분야에도 도입, 연구가 진행되어 1950년대에는 치질에 접착하는 레진이 개발되고 1970년대에는 치질뿐만 아니라 치과용 금속에도 접착하는 레진으로 발달했다.

이런 일연의 접착성 레진이 치질 및 금속과 높은 접착성을 나타내는 것에 주목하여 이 접착제를 응용함으로써 현행의 치아삭제와 시멘트 합착에 의한 보철 치료의 단점을 최소한으로 하는 새로운 보철치료법을 전개할 수 있게 되었다.

새로운 접착기법에 의한 접착성 교의치(adhesion bridge)나 치아고정(adhesion splint)은 종래법보다 치질 삭제가 적어 교의치의 유지부나 이장판을 치아와 금속에 강고하게 접착하는 접착제로 장착함으로써 유지 형태는 적어도 되므로, 비교적 장기간 기능을 유지할 수 있게 되었다. 접착 보철법 중 접착 교의치, 치아고정술의 특징을 들면 다음과 같다.

2. 접착성 교의치(adhesion bridge) 및 접착고정(adhesion splint)의 특징

1) 지대치를 거의 삭제하지 않아도 좋다. 그러므로 마취가 필요 없어 치수에 장애를 주지 않는다.
2) 지대치에 건강한 법랑질이 남아 있으면 무수치에도 사용할 수 있다.
3) 지대 장치를 치은연상에 만들 수 있어서 치주조직에 장애를 주지 않는다.
4) 비귀금속 합금으로도 제작이 가능하므로 가격이 저렴하다.
5) 치료회수 및 치료시간이 단축된다.
6) 환자에게 치아를 삭제한다는 정신적 충격을 안 준다.
7) 보철물이 탈락되어도 지대치의 손상이 적으므로 변형없이 탈락하였을 경우에는 재장착이 가능하다는 특징을 갖고 있다.

3. 접착의 기전(mechanism) 및 구성

1) 접착의 기전(mechanism)

치아와 치과용 금속을 어떻게 접착시키는가에 대해 말하기 전에 일반적으로 사용하는 접착이란 어떤 기전인가에 대해 말하기로 한다.

물체와 물체를 접합할 경우

(1) 기계적 결합

(2) 용접, 용착

(3) 접착

이처럼 세 가지 방법이 있다. 이 중에서 접착은 다른 방법과 달리 두 개의 피착체가 접착제인 제3 물질을 개입시켜 서로 접착하는 현상이며 접착 강도는 접착제에 의해 지배되고 있다. 그 접합의 기전을 다음과 같이 분류할 수 있다.

① 기계접착 : 피착체 접촉면의 요부나 미세공에 접착제가 들어가서 고체화하여 접착면이 서로 결합한다.

② 물리접착 : 피착체 접착면을 용제로 녹여 접착면을 밀접시켜 용제를 증발시킴으로써 결합한다.

③ 화학접착 : 피착체 접착면과 접착제 사이의 화학결합(1차 결합 : 이온결합, 공유결합, 금속결합) 한다.

또한 상기의 모든 기전에 관여하는 분자 간 인력, van der waalers force 및 분자 간 결합의 일종이지만 그 구조나 결합 에너지의 크기에 있어서 2차 결합과 1차 결합의 중간 성격을 가진 수소결합(2 원자 간에 수소 원자가 개재함으로써 만들어지는 결합)이 있다.

2) 접착 보철법의 구성

접착 보철법은 다음 요소로 구성되어 있다.

① 피착체 요소

② 접착제 요소

즉, 치아 및 인공물인 피착체 요소와 그 양자에 강고히 접착하는 접착제 요소이다.

피착체 요소는 네 가지 사항으로 분류된다.

① 치아 및 기존보철물의 피착면 처리

② 보철 재료의 선택

③ 금속 피착면의 처리

④ 유지 장치의 설계

피착체 요소는 접착요소와 같이 접착한 보철물이 탈락하지 않고 장기간 구강 내에서 기능을 발휘하기 위해 각 사항에 대해 엄밀한 수행이 요구된다.

다음으로 접착제 요소는 두 가지로 분류된다.

① 물리적, 화학적 성질

② 조작성

두 가지로 되어 접착한 보철물이 탈락하지 않고 장기간 구강 내에서 기능하기 위해서는 접착제의 물리적 화학적 성질이 우수하여 타액, 체온 및 교합력에 장기간 노출되어도 충분히 그에 저항하는 접착제라야 한다. 또 구강 내에서 접착 작업을 할 때 취급이 용이하며, 단시간으로 경화되며, 확실한 접착을 얻을 수 있는 등 조작성이 우수한 것도 필수 조건이다.

이상과 같이 접착 보철법은 종래의 시멘트 합착법에 따른 보철법과는 그 구성이 기본적으로 다른 것에 유의해야 한다.

17-3 금속피착면의 처리와 접착

1. 금속 피착면의 접착기전

접착 보철법은 사용하는 합금이 피착면 처리법의 차이에 따라 접착 강도에 커다란 차이가 생긴다. 치과용 합금 피착면에 고분자 접착제를 접착한 경우, 금속 피착면 처리법에는 ① 금속 피착면에 접착제를 기계적으로 결합하기 위한 처리와 ② 금속 피착면과 접착제를 화학적으로 결합해 더 강하게 접착(2차 결합)시키는 처리가 필요하다.

1) 기계적 처리법

기계적 처리법은 또 ① 역학적 제거가공법 ② 화학적 제거가공법으로 분류한다.

(1) 역학적 제거가공법

역학적 제거가공법은 산화 알루미나를 금속 피착면에 불어넣는 소위 분사가공법이다.

(2) 화학적 제거가공법

화학적 제거가공법은 왕수 등 약액에 의해 금속 표면에 복잡한 요철을 만드는 부식(etching)법과 산용액에서 금속을 양극으로 하여 전류를 흘려 전기화학적으로 금속의 성분을 선택적으로 용해하여 금속 표면에 요철을 만드는 전기부식(electrolytic etching)법 또는 전착(electrolytic forming)법이 있다.

2) 산화 처리법

고분자 접착제를 합금에 기계적으로 결합시키기 위해서는 기계적 제거가공법을 사용하지만 기계적 처리법만으로는 높은 접착강도는 얻어지지 않는다.

기계적으로 처리한 금속 피착면을 2차 결합이나 수소결합 등에 의해 화학적으로 결합시켜 접착강도를 향상시킬 필요가 있다. 이 2차 결합이나 수소 결합을 기대한 처리법에는 1) 화학처리법, 2) 전기화학적 처리법, 3) 가열처리법과 같은 세 가지가 있다.

(1) 화학 처리법

이 방법은 약액으로 금속피착면에 산화피막을 형성하는 것으로 합금의 금속면을 기계적으로 처리한 후 초산액(Ni-Cr계 합금)이나, 유산화 망간산 Kale액(귀금속 합금) 중에 침적하면 금속표면 접착에 유효한 산화피막이 생겨 접착 강도가 높아진다.

(2) 전기화학적 처리법

이 방법은 금속을 전해액에 접촉시켜 외부로부터 전위를 줌으로써 금속피착면에 양극을 생기게 하여 부식(etching)화와 부동태 피막을 형성하는 방법과 공기 중의 산소와 반응하여 안정된 산을 공급하는 금속을 금속 피착면에 전착시켜 접착 효과를 높이는 소위 도금법의 두 가지 법이 있다.

전자의 산화 환원 과정을 이용한 산화법은 접착 보철법을 위해 개발한 것으로 주로 Ni-Cr계 합금 처리에 사용하여 접착 강도와 내수성을 향상시킬 수 있다. 후자의 금속 피착면에 Sn 또는 Cr의 전착에 의해 금속 산화막을 형성하는 방법을 새로 개발한 방법으로 금 합금 등 이때까지 접착성 수지를 강고히 접착하지 않는 합금의 전처리로 사용해서 귀금속 합금에도 높은 접착강도와 내수성이 얻어진다. 이 법을 사용함으로써 접착 보철법에 거의 모든 치과용 합금 사용이 가능하게 되었다.

(3) 고온 가열 처리법

이 방법은 동은 함유한 귀금속 합금에 사용하는 방법으로 전기로에서 500℃ 전후인 범위로 가열하면 함유된 동이 금속표면에 확산하여 산화동의 피막이 형성된다. 여기에 접착제가 분자적인 결합으로 접착한다는 것을 이용한 것이다.

이 법은 피착 금속면 이외의 부분이 흑변화하거나 동 함유량이 적은 합금에는 사용 못하고 또 인공치에 수지 재료를 사용 못하는 등 임상에서 취급의 어려움이 문제가 되고 있다.

이상과 같은 접착 보철법에 사용하는 치과용 합금은 접착제와 강고한 접착 강도와 내수성을 가져야 하므로 필히 금속 피착면의 기계적 처리와 화학적 처리가 필요하다.

17-4 접착성 보철물에 사용되는 치과용 합금

접착 보철법에 사용하는 치과용 합금은 ① 접착 보철의 내용, ② 사용하는 접착제의 종류에 따라 선택해야 한다.

1. 접착성 보철의 내용에 의한 선택

접착 교의치(adhesive birdge)는 유지부를 지대치 교합면의 일부와 주로 설측 축면에 구하고 거의 치아를 삭제하지 않고 보철물을 접착 유지시키므로 유지부 금속은 가능한 한 얇게 만들어 과다한 풍융(ovcr contour)이 되는 것을 방지해야 한다. 얇게 만든 유지부는 결손부에 교합력이 작용할 경우 변형이 없는 강도 높은 합금이 바람직하다. 접착 부목은 설면에 이장판을 접착유지시키므로 접착교의치와 같이 과다한 풍융이 안되게 얇게 만들 필요가 있다.

연속 고정하는 동요치는 치조골이 흡수되어 있어서 치아에 가해지는 교합력에 따라 치아가 움직여 강인하지 않은 금속으로 아주 얇게 만들면 이장판 전체가 변한다. 그 결과 이장판 일부에 응력이 집중하여 부분적 이탈이 일어난다.

표 17-2 접착기법에 따른 치과용 합금

접착 보철의 내용	사 용 합 금
접착교의치 동요치 접착 고정 교정치료 후의 접착 보정장치 국소의치의 지대치 보강	초경질 금합금 경질 금합금 비귀금속 합금
접착 충전물, 접착 onlay 교합 재구성을 위한 접착 bite splint	금합금 비귀금속 합금 금은 파라디움 합금

이상에서 접착 교의치, 동요치 접착고정(adhesion splint)에 사용하는 금속은 경질의 금속이 가장 바람직하고 귀금속 합금을 사용할 경우 초경질(extra hard)인 type Ⅳ를 사용한다. 금-은-파라디움 합금은 금속의 두께가 충분히 얻을 수 있는 경우에는 사용하지만 일반적이지 않다.

접착 충전물이나 온레이(onlay)에 사용하는 금속은 교합력에 의한 변형은 거의 일어나지 않아 금, 은 파라디윰 합금, type Ⅳ 이상의 금합금, 연질(soft type)의 Ni-Cr계 합금이 바람직하다(표 17-2).

2. 접착제의 종류에 의한 선택

접착성 레진이 법랑질과 상아질에 강고히 접착해도 금속에는 접착하지 않는 것이 있다. 또 치질과 합금 양방에 접착하지만 금속의 종류에 따라 강고히 접착하는 합금과 낮은 접착 강도 밖에 나타내지 않는 것이 있다. 또 같은 접착제라도 금속면 피착면 처리의 방법에 따라 강고히 접착하거나 그렇지 않는 경우도 있다. 또 접착제의 종류에 따라 접착 시는 강한 접착 강도를 나타낸 합금이라도 시간이 지남에 따라 접착 강도가 아주 낮아질 수 있다. 접착 보철물을 장기간 구강 내에서 기능을 시키기 위해서는 접착제가 치아 및 합금에 강고히 접착하여 그 접착 강도가 장기간 지속하는 것이 필요하다.

현재 접착 보철법에 응용 가능한 접착제는 심미 수복용의 복합 레진인 Bis-GMA 레진, 예를 들면, comspan, 교정 치료시의 응용 4-META-TBB-O 레진인 super bond, super bond C & B, panavia인 4종류가 있다(표 17-3). 그러므로 사용하는 합금이 어떤 접착제와 금속 피착법을 어떤 방법으로 처리를 하면 강하게 접착하여 접착성, 내수성 시험 결과가 어느 정도인가를 충분히 조사한 후 선택하는 것이 중요하다.

표 17-3 접착성 레진과 접착하는 합금

Bis-GMA계 복합레진	comspan (Caulk)	주로 Ni-Cr 또는 Co-Cr계 합금에 기계적으로 결합한다.
4-META-TBB-O 레진	super bond super bond C & B (산메디칼)	주로 Ni-Cr계 합금, 표면처리를 바꿈으로써 귀금속 합금에도 접착가능.
복합수지형 접착제	panavia (크라레)	Ni-Cr계 합금의 특수표면처리에 의해 금합금 등 다른 합금에도 접착가능

17-5 접착성 교의치의 제작과정

레진접착가공의치를 위한 금속 구조물의 설계가 중요하다. 유지 장치를 위한 연장이 지대치 형성에 의해 결정되기 때문에 지대치 형성과 금속 구조물의 설계는 불가분의 관계에 있다. 그것은 변형이나 탈락(dislodgement)이 되지 않도록 완성된 수복물 내에 금속의 적절한 두께가 있어야 한다.

Caputo 등은 광탄성 스트레스 분석을 통해 스트레스는 retainer의 wrap around arms의 두께를 0.6 mm로 두껍게 하고 proximal extension을 시켜서 크게 감소시킬 수 있다는 것을 발견했다. 유지 장치의 arms내의 스트레스를 감소시키지 못하면 하부 레진 결합 재료가 교합하중으로 실패를 초래한다.

① 작업용 모형이 완성되면 모형상에서 치질의 삭제 범위를 연필로 표시한 후, 분리제를 도포한다. 이 경우 접착성교의치는 통상적으로 고착식 작업모형을 사용한다(그림 17-3).

② 날개부분의 납형을 제작할 때는 왁스 뿐만 아니라 패턴 수지(pattern resin)를 병용하는 것이 보다 정확하다(17-4).

③ 패턴 수지(pattern resin)의 경화 후, 그 위에 인레이 왁스(inlay wax)를 추가하여 조각한다. 날개의 가장 두터운 부분에는 1.0 mm 이상의 두께가 되도록 한다. Pontic부를 날개와 연결한다(그림 17-5).

④ 납형이 완성되면 주입선을 부착한다. 가공치의 전장부는 유지구슬(retention beads)을 부여 한 후 매몰재를 이용하여 매몰하고 주조한다. 주조금속은 베릴륨(Be)을 포함하지 않는 금속이 접착 효과가 크다(그림 17-6).

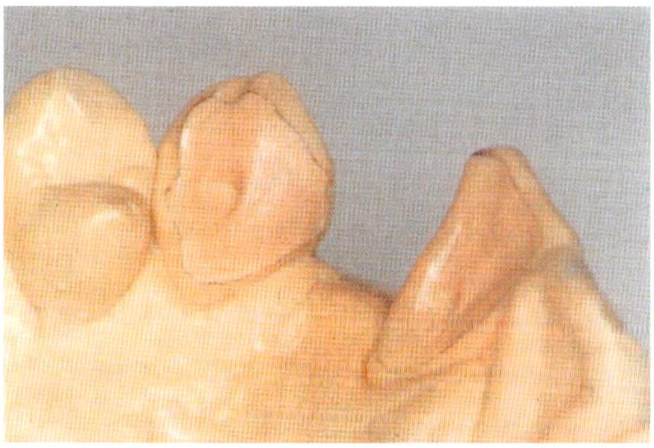

그림 17-3 작업모형

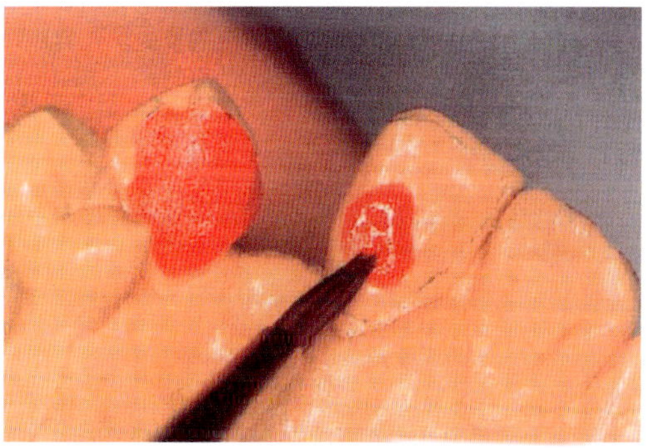

그림 17-4 납형제작과정

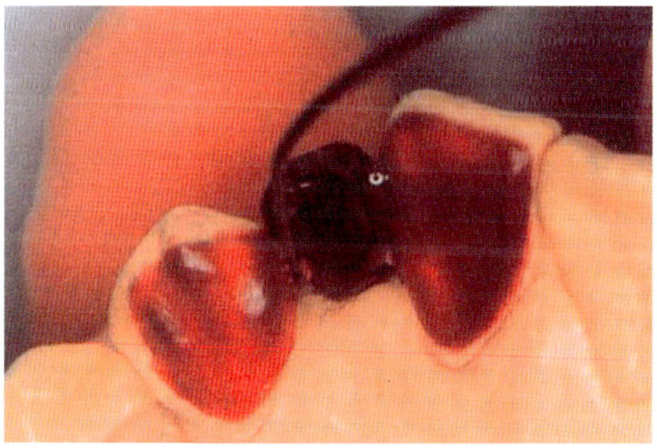

그림 17-5 완성된 납형

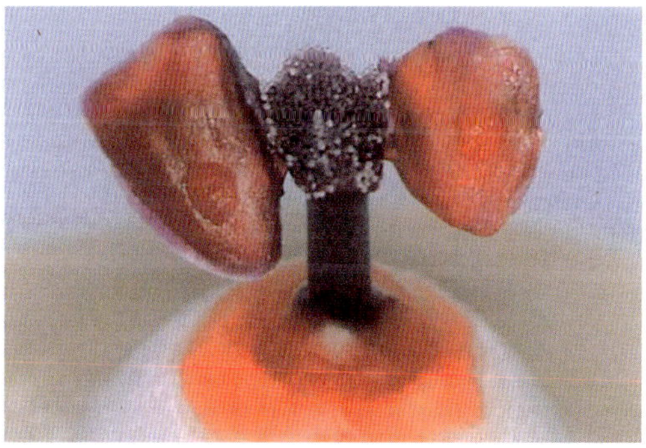

그림 17-6 주입선 부착

⑤ 주조 후 주입선을 절단하고 모래 분사기를 이용하여 주조체를 다듬는다(그림 17-7).

⑥ 광중합 타입의 경질 레진으로 opaque를 도포, 중합 후 치관색 레진의 축성과 중합을 완료한다.

⑦ 완성한 교의치는 구강 내에서 적합 상태를 확인한 후 최종 연마한 다음 접착을 위한 금속면을 처리한다. 모래분사로 인한 가공치 부분의 손상을 막기 위해서 보호 필름 등으로 감싸준다. 모래분사는 입자 지름이 50 μm의 알루미나 분말을 이용하며, 약 10~15초간 처리한다(그림 17-8, 9).

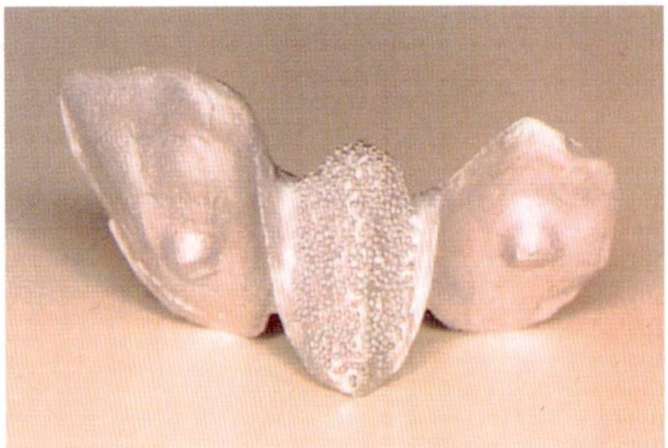

그림 17-7 완성된 주조체

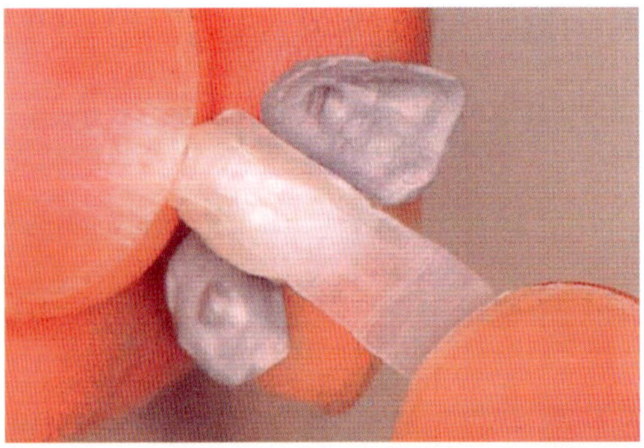

그림 17-8 모래분사 직전 수지관을 테이프로 감싸준다.

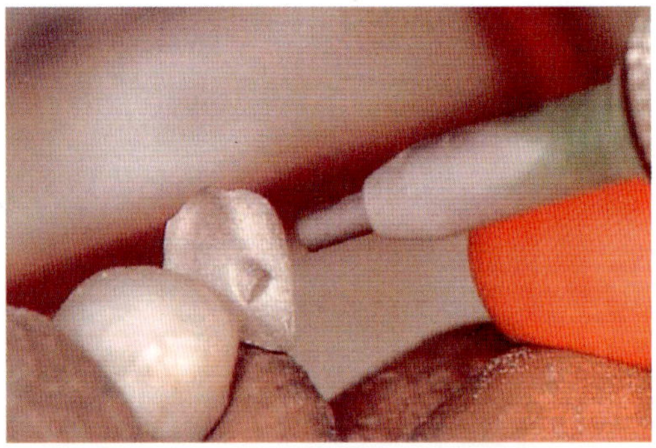

그림 17-9 50 μm의 알루미나 분말을 모래분사

⑧ 초음파 세척을 10초간 행한다. 이것은 물에 녹아 있는 산소를 이용하여 합금표면에 접착 효과를 더해주는 산화물층을 발생시키기 때문에 중요하다(그림 17-10).

⑨ 흐르는 물에 세척 후 물기를 공기로 불어낸다.

⑩ 지대치의 접착은 superbond C&B나 panavia EX의 접착성 수지의 opaque를 이용한다(그림 17-11).

⑪ 인산으로 에칭(etching) 처리한 지대치에 superbond C&B로 장착을 완료한다.
통상 설면 중앙부에 지대치 삭제 시에 ridge를 형성하는데 이것은 날개 내면에 ridge가 정확한 위치에 장착될 수 있는 안내자(guide) 역할을 한다(그림 17-12~14).

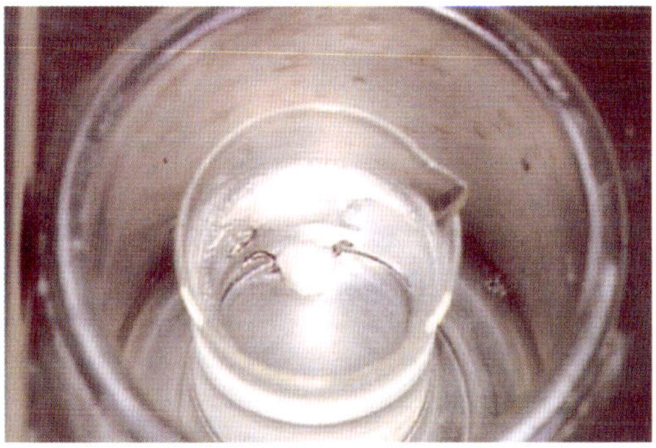

그림 17-10 초음파 세척을 10초간 시행한다.

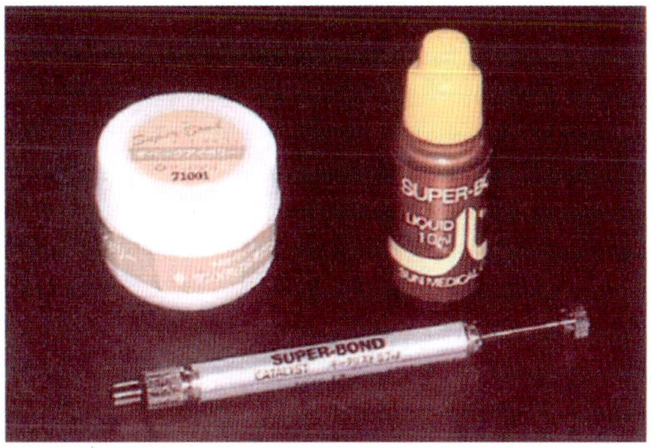

그림 17-11 지대치의 접착을 위한 superbond

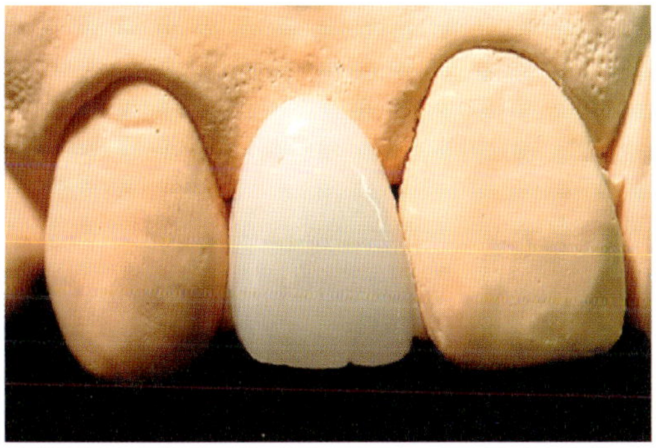

그림 17-12 모형에 장착된 접착성 교의치

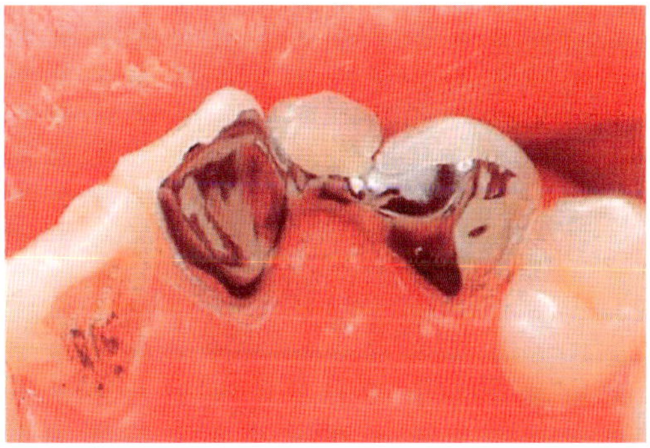

그림 17-13 접착 후 구강사진(설측)

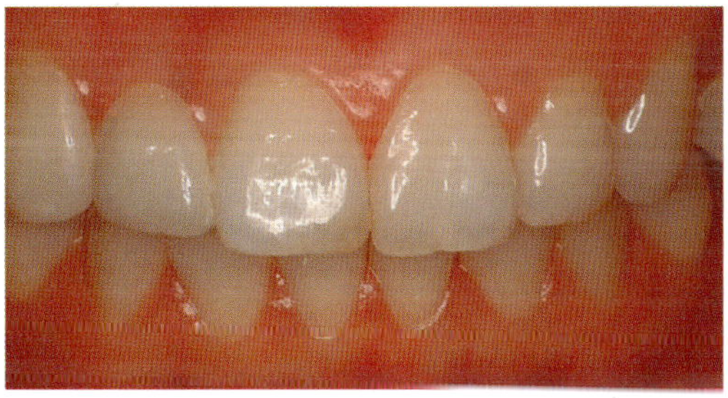

그림 17-14 접착 후 구강사진(순측)

18

이중치관보철
(Telescopic Crown)

18-1 평행형성기의 개념

일명 치과용 milling machine으로 불려지는 평행형성기는 정밀절삭 장비와 절삭공구 등을 이용하여 피절삭 보철재료인 금속이나 왁스를 축면 milling, drilling, grooving을 형성하는 가공장비이다. 최근의 치과용 보철물의 형태는 점점 정확하고 다양한 조건을 만족시켜주는 형태로 제작되고 있는데 그러기 위해서는 보철물 삽입 방향에 지장을 받지 않는 평행성과 정확한 적합성이 절실히 요구되어진다. 이 장에서는 평행형성기의 부품 및 사용방법과 이중치관보철물 제작방법에 대해 설명하고자 한다.

18-2 평행형성기의 구조와 용도

1. 평행형성기의 구조(그림 18-1~7)

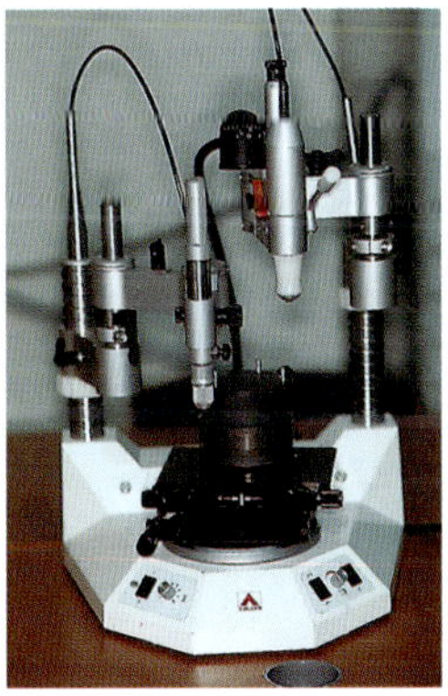

그림 18-1 Amann milling 기구

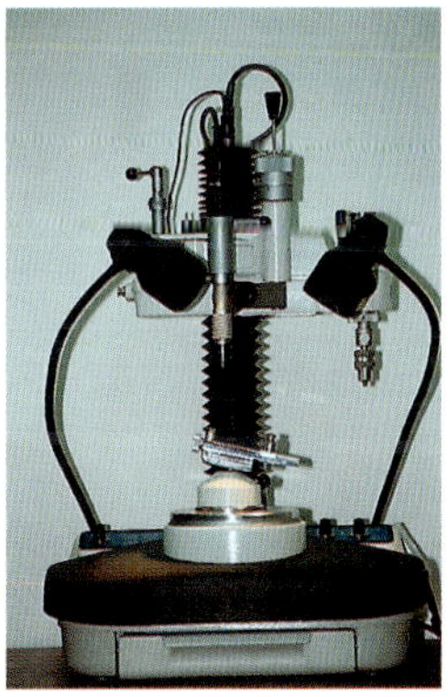

그림 18-2 Degussa milling 기구

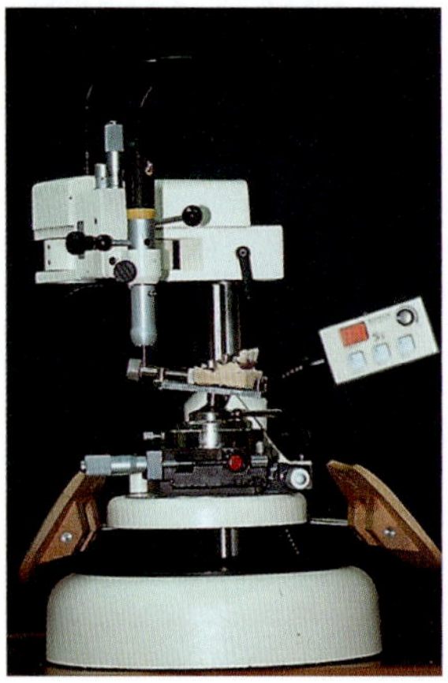

그림 18-3 Schick milling 기구

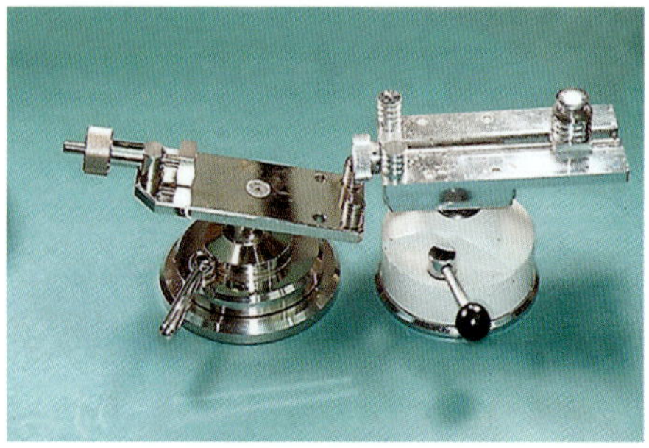

그림 18-4 Table

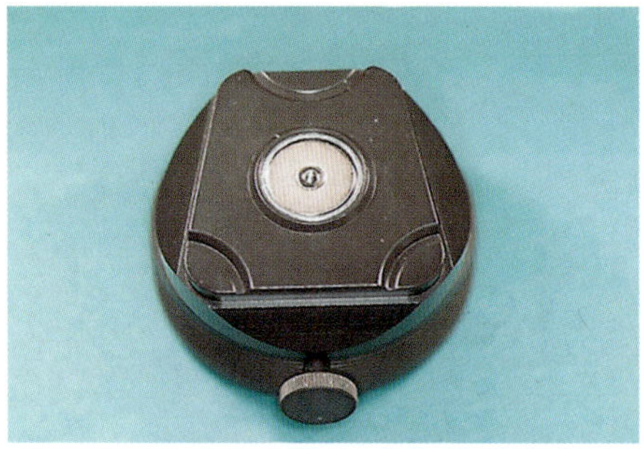

그림 18-5 교합기 mounting plate와 같이 제작된 table

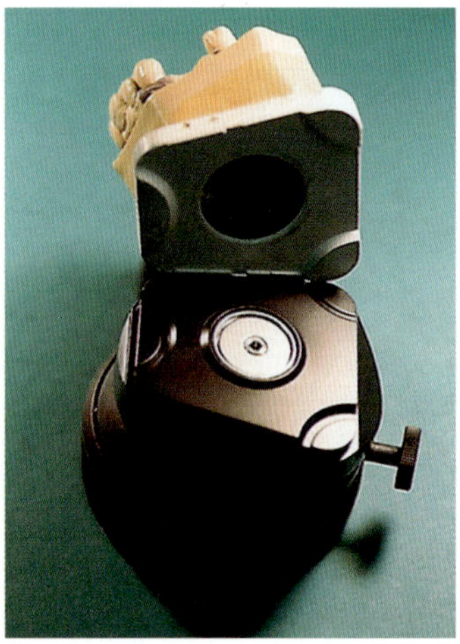

그림 18-6 교합기 mounting plate와 같이 제작된 table

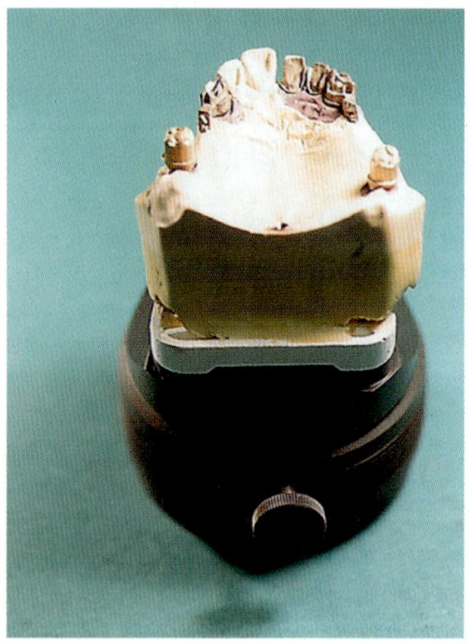

그림 18-7 교합기 mounting plate와 같이 제작된 table

2. 평행형성기의 용도

1) 보철물의 착탈 방향 결정
2) 구의 유지영역의 결정
3) 보철물 부분의 mount
4) 납형이나 주조체관의 내관 평행 형성
5) 축면 milling, drilling

18-3 평행형성기의 기본 원리

1. 정밀절삭재료에 의한 분류

1) 연질절삭(soft milling)

밀링 왁스(milling wax)의 절삭작업인 납형절삭으로 1차적으로 행하는 절삭작업이므로 이 과정을 1차 milling이라 한다. 연삭절삭은 납형에 의한 절삭으로 재료의 소모가 적고 절삭이 용이하며 실패시 재 제작이 용이하고 절삭시 치형에 무리한 힘이 작용되지 않으므로 모형 파손에 대한 위험성이 적다는 장점을 가지고 있으나 매몰, 주조과정에 발생하는 절삭재료의 변형이 크다는 단점을 가지고 있다.

2) 경질절삭(hard milling)

연질의 왁스(wax)나 패턴수지(pattern resin)로 만들어진 금속주조체를 절삭하는 방법으로 완전한 형태로 가공하는 과정을 말하는 것으로 2차 밀링(milling)이라고도 하는데 절삭재료는 type 4 gold alloy, titanium, Pd base alloy 등이 있다. 이러한 경질의 재료는 최종 구조물을 절삭하므로 절삭 후 변형이 없다는 장점을 가지고 있으나 절삭하는데 있어 무리한 마찰열이 발생하여 모형이나 치형을 손상시킬 수 있어 별도의 밀링용 모형이 필요하거나 마찰열을 줄이기 위하여 밀링오일을 뿌리며 절삭하므로 작업이 매우 거칠다. 또한 절삭공구의 소모가 납형에 비하여 크며 금합금의 경우 절삭에 의한 재료손실이 크다는 단점을 가지고 있다.

2. 정밀절삭 방법에 의한 분류

1) Free milling(free hand milling)

작업 팔(milling arm)을 고정시키지 않고 상-하, 좌-우로 자유롭게 움직일 수 있는 절삭 방법으로서 내관의 변연 부위를 round, shoulder로 형성할 때 사용하기 편한 방법이나 밀링 기구 작업팔을 자유자재로 움직인다는 것은 작업이 용이한 반면 숙련된 기술이 요구된다.

2) Program milling

작업팔을 일부 방향을 고정시키고 특정부위만 운동시키는 절삭방법으로서 drilling을 할 경우 밀링기구의 좌, 우 방향은 고정시키고 상, 하 방향에서 절삭구조의 정해진 수치만큼 운동을 제한함으로 원하는 깊이와 정확한 위치에 drilling hole이 가능하다.

3. 정밀절삭의 공구의 회전 방향과 작업팔 방향에 의한 분류

1) Down milling

절삭공구의 회전 방향과 작업팔이 같은 방향으로 움직이는 것으로 절삭압과 절삭열 발생이 적으므로 연질재료 절삭에 이용된다. 그러나 일부 밀링기구의 경우에는 회전 방향 변경장치가 없는 것도 있으므로 움직임에 의한 분류보다는 절삭공구와 구조물과의 저항성에 의한 분류가 올바르다고 할 수 있다.

2) Up milling

절삭공구의 회전 방향과 작업팔이 움직이는 방향이 반대로 진행할 경우 높은 절삭압과 절삭열이 발생하므로 금속과 같은 경질의 재료를 절삭할 때 많은 량의 절삭이 가능하다. 그러나 높은 절삭효과는 상대적으로 구조물의 지지구조인 치형에 무리한 힘을 가할 수 있다는 위험성을 간직하고 있다.

4. 절삭공구에 의한 분류

밀링 버(bur) 혹은 밀링 기구(milling tool)라고 부르며 절삭공구는 효과적인 절삭력과 적절한 표면가공, 작업의 편의성, 재질의 내구성 및 경제성이 요구되어지며 경질의 절삭공구는 주로 경도가 높은 절삭재료를 사용하며 작업날 형태는 나사와 같이 일정한 방향으로 감겨 올라가는 형태를 많이 사용한다. 연질 재료를 위한 절삭공구는 칼날 형태로 이뤄진 삼각형 칼날(blade) 형태의 절삭공구가 많이 이용된다.

1) 절삭공구의 표면 상태에 의한 분류

표면 상태는 절삭량을 높이기 위해 날의 방향이 양 방향인 것과 2차적으로 가공할 때 주로 사용하는 표면이 곱고 날이 한 방향으로 된 것으로 분류된다.

2) 절삭공구의 끝 모양에 의한 분류

절삭공구의 끝 부분은 둥근 형태와 평면 형태가 있다.

3) 절삭공구 표면 경사도에 따른 분류

절삭공구의 표면 경사도는 축면을 평행하게 절삭할 때 주로 사용하는 원통형과 절삭시 경사각이 요구될 때 주로 이용하는 원추형이 있다.

4) 굵기에 따른 분류

1.0 mm, 1.5 mm, 2.0 mm, 2.35 mm 등이 쓰인다(그림 18-8. 금속 milling bur 0.8, 1.0, 1.5, 2.0 mm).

5) 절삭 재료의 종류에 의한 분류

절삭재료는 크게 금속절삭과 왁스 절삭으로 구분할 수 있다. 금속재료는 왁스 절삭에 비해 주조체를 절삭하므로 절삭 후 변형이 없다는 장점을 가지고 있으나 금속재료를 절삭하는데 금속의 소모, 공구의 소모 및 지대치(치형)에 무리한 하중으로 인하여 치형의 파손을 초래할 수 있다는 단점을 가지고 있다. 또한 절삭의 공구는 절삭재료의 기계적 성질에 의해 서로 다른 형태를 가지고 있으며, milling 혹은 drilling의 사용 용도에 따라 다른 형태를 가지고 있다(그림 18-9~15).

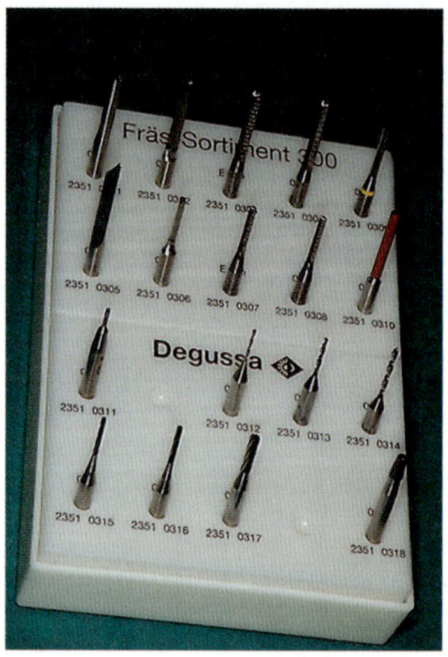

그림 18-8 금속 Milling bur

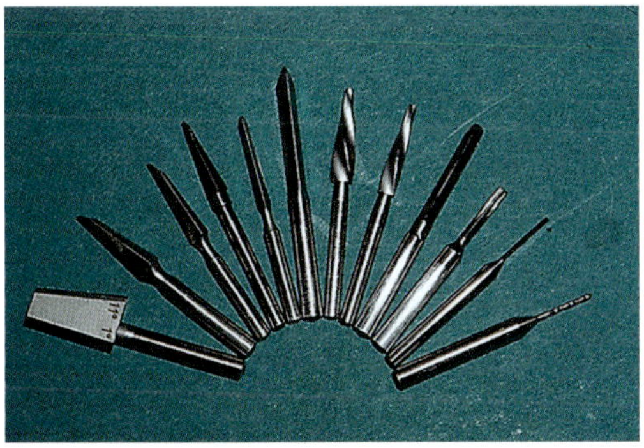

그림 18-9 Wax milling bur 종류

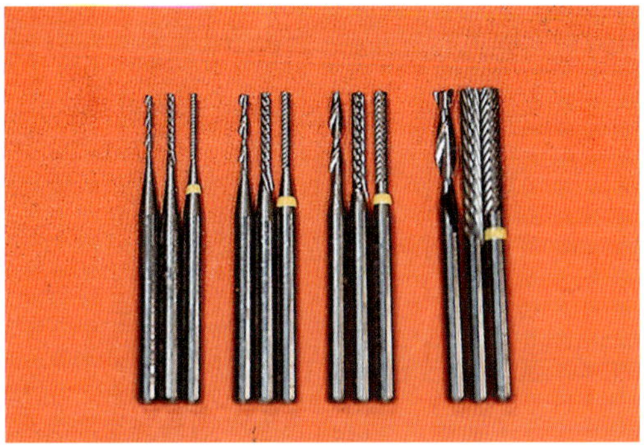

그림 18-10 금속 Milling bur 종류

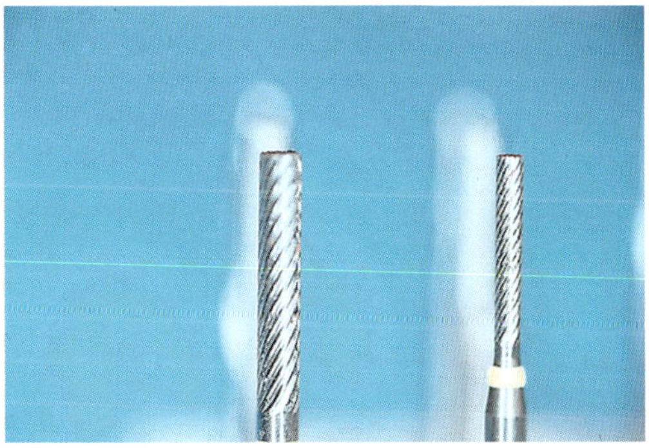

그림 18-11 Flat 금속 milling bur 종류

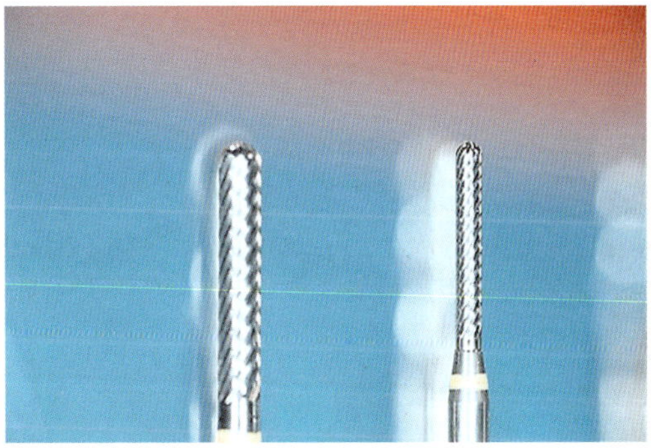

그림 18-12 Round 금속 milling bur 종류

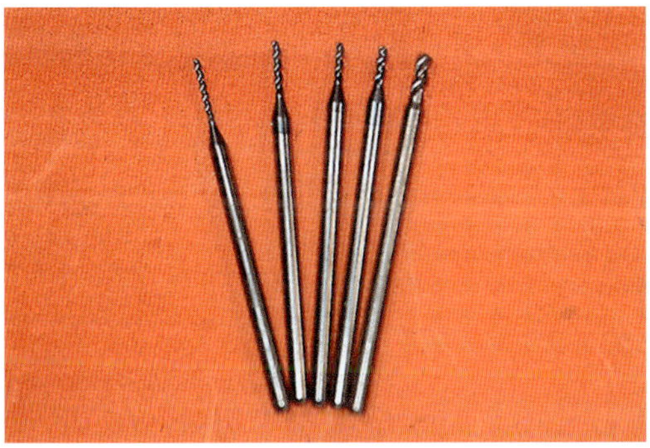

그림 18-13 Drilling bur 종류

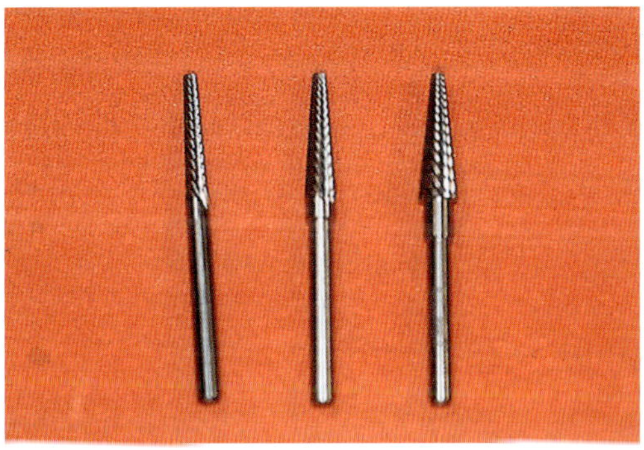

그림 18-14 Konus milling bur 종류 2°, 4°, 6°

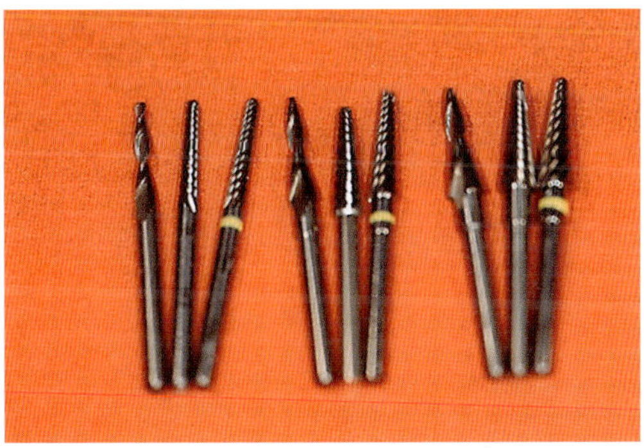

그림 18-15 2°, 4°, 6°를 형성하기 위한 Bar 종류 wax bur, metal bur, polishing bur(노란띠는 공통)

18-4 이중치관보철(telescope prosthesis)의 정의

이중치관보철은 내관과 외관으로 이루어진 이중 구조물로서 단일 구조로 이뤄진 통상적인 보철물과 달리 내관 축벽이 평행한 원통형이나 일정량의 각도를 형성한 원추형으로 제작한 구조물로 서로 결합하고 필요에 의해 분리시킬 수 있는 구조적 특징을 이루고 있는 복합적인 구조물을 말한다.

1. 이중구조물의 장점과 단점

이중구조물은 구조물이 복합체로 이루어져 있으며 제작시 주로 치아에 고정시켜 유지를 얻는 내관(primary part: inner crown)과 가철성 부분으로 이뤄져 있는 외관(secondary part: outer crown)을 별도로 제작해야하며 내관의 삽입로가 일정하지 않을 경우 일정한 방향으로 삽입로 형성하여 내·외관의 장착이 가능하게 조절하고 유지력은 단일 구조물에서 시멘트에 의해 얻는 유지보다는 서로간의 마찰력이나 유지력에 의해 합착되어 있으며 합착력을 향상시키기 위해 추가적인 합착요소인 box, groove, channel 형태를 형성해 합착력을 증가시킬 수 있다는 장점을 가지고 있으나 내관·외관 제작시 순차적으로 제작해야 하므로 제작기간이 길며 제작과정이 어렵고 숙련된 기술이 요구되는 단점을 가지고 있다.

2. 이중치관보철의 구조

1) 하부와 상부의 피복 범위에 의한 분류

(1) 전부피복 이중구조

내관이 외관에 의해 전혀 노출이 되지 않도록 제작한 것으로 초기에는 실린더 형태(cylindrical form)의 telescope system을 주로 사용했으나 내관과 외관의 결합이나 변연부위, 풍융 부위에 문제점으로 인하여 점차적으로 원추형(konuskrone, conical form)의 telescope system으로 변해가고 있는 추세이며 Bar형 이중구조 역시 전부 피복 이중구조에 일종이다.

(2) 일부피복 이중구조

상부구조(2차 구조)가 하부구조와 결합하여도 lingual arm이나 교합면 두께가 얇아 이중의 교합면을 형성하기 어려울 경우에는 ring type open telescope crown처럼 일부가 노출되는 이중구조를 말한다.

2) 하부, 상부의 결합면의 형태에 의한 분류

(1) 원추형(conical form) 텔레스코프의 특징

일정한 각을 형성한 내관에 외관이 결합하거나 착탈하는 형태를 말하는 것으로 상부와 하부의 결합이 유지력에 의한 것으로 종이컵 두 개를 합쳐 거꾸로 들었을 때 떨어지지 않는 성질과 유사한 것으로 생각할 수 있다. 대부분의 유지력은 외관의 아래쪽 부분에서 발생하므로 내관 형성시 변연부위에 함몰부위(undercut)가 생기지 않도록 세심한 주의가 요구되며 원통형에 비해 기공과정이 용이하며, 내·외관의 경사각도는 4~6° 경사각을 선택한다. 경사각과 유지력은 반비례 관계를 가지고 있으며 원추형의 경사각도는 치관의 길이에 영향을 받는다. 일반적으로 절삭면의 길이는 6~8 mm가 좋으므로 견치와 같이 절삭면이 짧은 경우에는 경사각을 줄여 유지력을 증가시키는 것이 유리하다. 외관과 내관이 형성된 이중관을 장착하고 저작을 하게 되면 저작력이 수직으로 작용하여 하부구조 아래쪽에 하중이 전달되어 하부구조물이 수평으로 확장하여 외관의 내면에 유지력이 증가되며 그 하중이 회복될 경우 탄성에 의해 원래의 형태로 되돌아가는 성질이 작용한다. 그러므로 이중금관의 구조물은 연마를 용이하게 하고 연마도구의 소모를 방지하며 유지력을 증가시키기 위해서도 내·외관 동일한 귀금속합금을 이용하는 것이 좋다. 또한 원추형은 내관과 외관이 서로 절삭면을 따라 평행성을 유지하다 끝 부위에서 서로 접촉하여 유지를 얻기 때문에 분리 시에는 초기에 내관과 외관의 변연부위가 이탈할 때만 제거 힘이 필요하며, 그 후로 구조물을 제거하는데 힘이 필요하지 않으므로 환자 자신이 이중구조물을 분리하는데 매우 수월할 수 있어 지대치에 무리한 힘을 가하지 않는 장점을 가지고 있다.

(2) 원통형(cylindrical form) 텔레스코프의 특징

내관의 절삭면과 외관의 접합면이 수직으로(0°) 형성되어 물체가 미끄러지는 현상에 저항하는 마찰력에 의해 유지를 얻는 것으로 내관과 외관의 평행성이 매우 중요하며 제작과정 역시 정확해야 한다. 이러한 형태는 초기의 마찰력은 우수하나 과다한 마찰력이 발생할 수 있으며 시간이 경과함에 따라 접합면 마모에 의한 유지력 감소를 야기시킬 수 있을 뿐 아니라 구강청소를 위해 외관을 탈착 시에도 환자는 큰 힘을 가해야만 가능하므로 지대치에 무리한 하중에 의해 지대치를 이완시키거나 탈락시킬 수 있는 단점을 가지고 있다. 그러므로 이러한 구조에서는 부가적인 유지력 보완장치를 설치해 주는 것이 보통이며 치경부의 형태는 shoulder나 knife 형태가 있는데 shoulder 형태는 접촉면적의 축소로 마찰력이 감소하나 내관과 외관의 경계가 치은변연부 상부에 위치하여 2차 구조물 장착시 정확한 위치에 놓였는지 확인이 가능하다. 이 외에 텔레스코프 시스템에는 이중구조형(원통형과 원추형 혼합) 및 타원형 등이 있다.

3. 이중치관보철의 제작과정

1) 내관 제작

이중치관을 제작하기 위해서는 먼저 내관을 형성해 주어야 한다. 내관을 형성하는 방법에는 디핑 왁스(dipping wax)를 이용하거나 플라스틱 캡과 왁스, 수지를 사용하는 방법이 있으나 디핑 왁스(dipping wax)를 이용하는 방법은 왁스 캡을 형성하기는 쉬우나 표면 전체를 균일하게 형성하기 위해서는 많은 경험이 요구되므로 플라스틱 캡과 왁스를 이용하는 방법에 대해 설명하고자 한다. 먼저 모형제작 및 치형을 제작하고 핀을 이용하여 지대치의 적절한 삽입로를 측정 및 설정한다(그림 18-16~19). 결정된 조건을 유지시키기 위해 밀링기의 transfer screw drilling을 이용하여 모형을 천공하고 직접 수지를 이용하여 고정을 시킨다(그림 18-20~22). 내관 표면에 균일한 두께를 형성해주기 위해 치형에 플라스틱 캡을 제작해 준다. 이중내관의 두께는 얇기 때문에 플라스틱 판을 이용하여 내관을 형성하는데 적색의 플라스틱 판은 0.1 mm이며, 치형 스페이서(die spacer) 역할을 하고 불투명한 것은 0.5 mm의 두께로 내관을 형성하게 되는데 불투명한 0.5 mm의 플라스틱 판을 집게로 잡고 알코올램프로 열을 가하면 점차 연화되면서 투명해지면 실리

콘이 들어 있는 원통에 연화된 플라스틱 판을 치형과 밀착시켜 내관을 형성하고 약 20초 이후 열이 식으면 분리하여 십자 방향으로 절단하여 지대치에서 플라스틱 캡을 분리한 후 변연 부위를 짧게 형성하고 두께를 측정하면 치형 표면의 밀착에 의한 늘어나므로 인해 두께가 0.3~0.4 mm로 감소한 균일한 두께와 고른 표면상태의 내관 지지형태를 얻을 수 있다. 그 후 변연 부위의 변형과 파절을 방지하기 위하여 치경부 왁스를 이용하여 변연부위를 형성해주고 외형을 밀링 왁스를 이용하여 형성해준다. 이 방법은 제작과정이 간단하며 견고하고 안정된 내관을 제작할 수 있는 장점이 있다(그림 18-23~37).

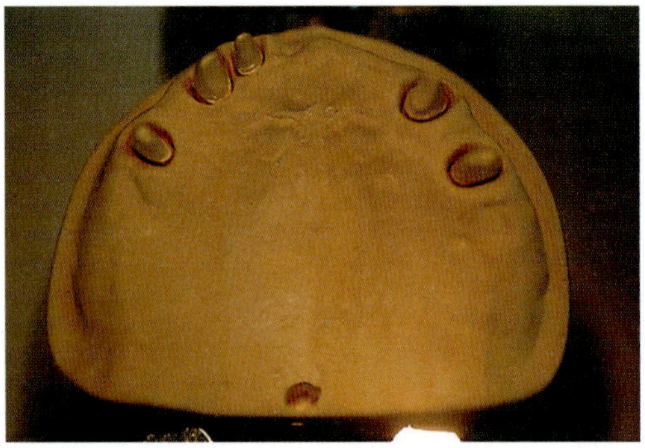

그림 18-16 작업모형 조건

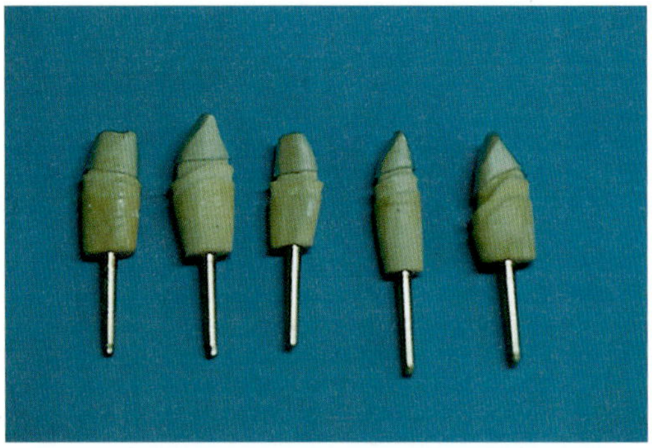

그림 18-17 분리된 치형

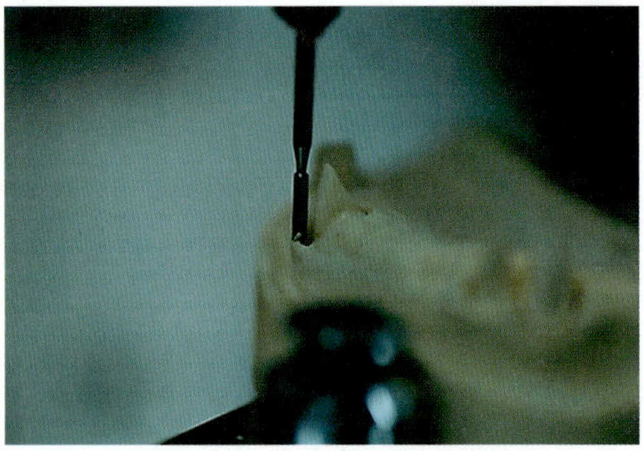

그림 18-18 전치의 삽입로 측정

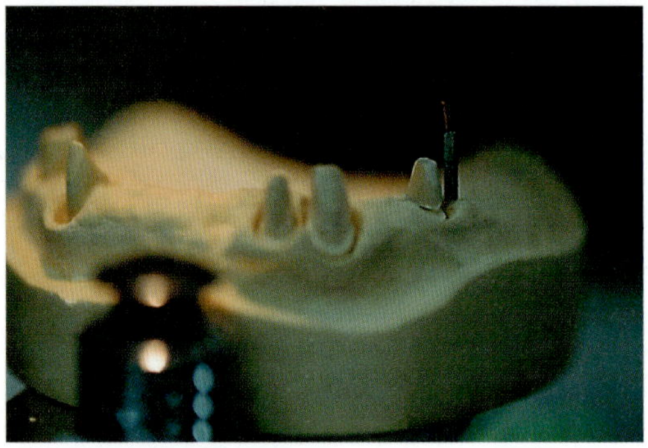

그림 18-19 구치의 삽입로 측정

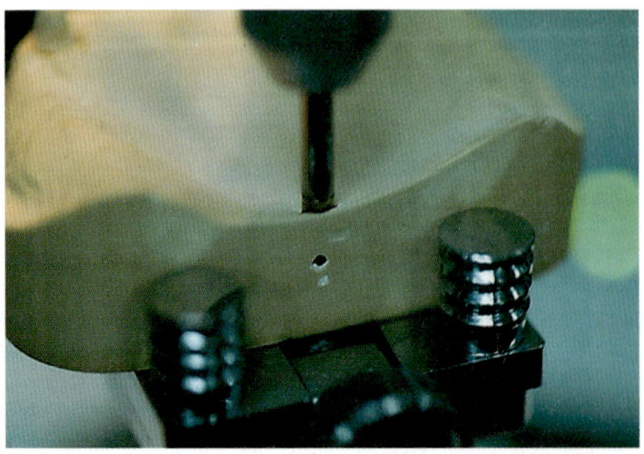

그림 18-20 Transfer screw drilling

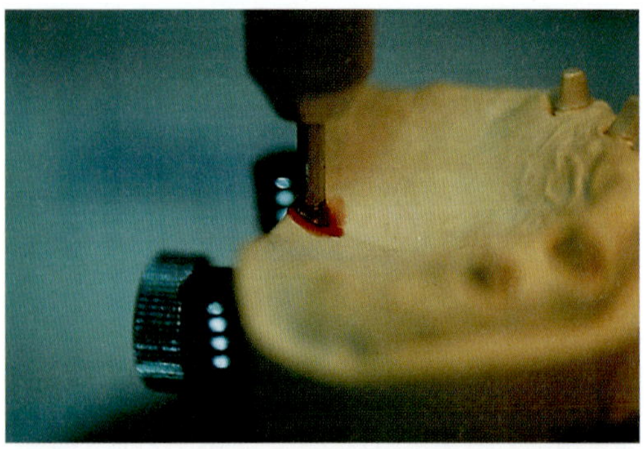

그림 18-21 Female 장착 후 직접수지를 이용하여 모형상에 고정

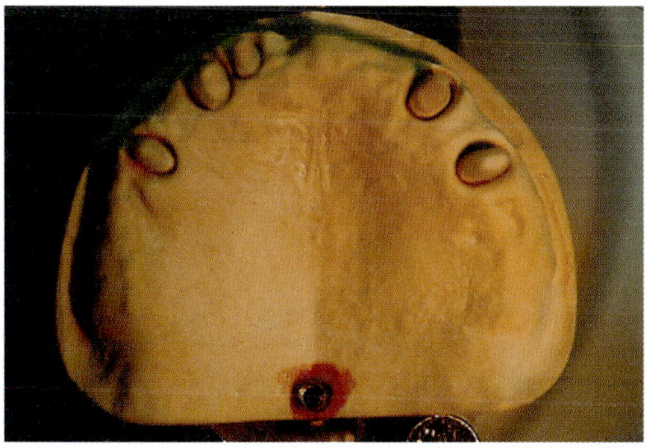

그림 18-22 모형에 장착된 female

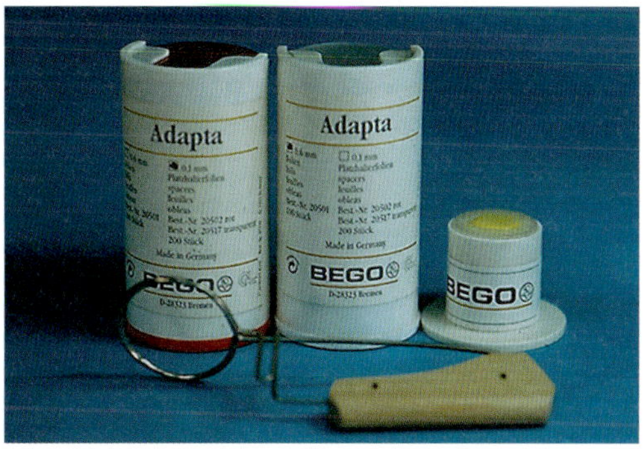

그림 18-23 BEGO adapta

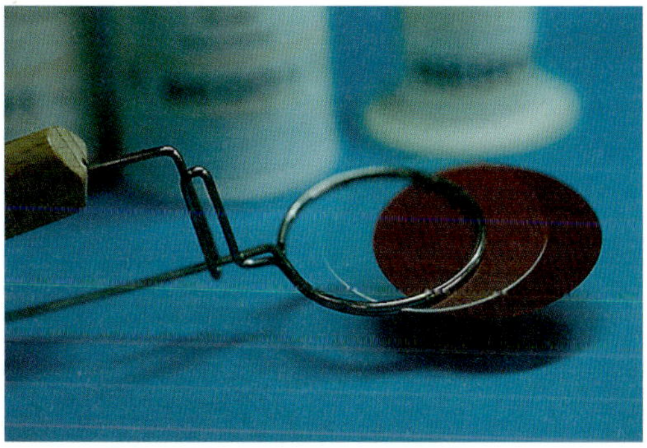

그림 18-24 0.5 mm 불투명 플라스틱 판, 0.1 mm 적색 플라스틱 판

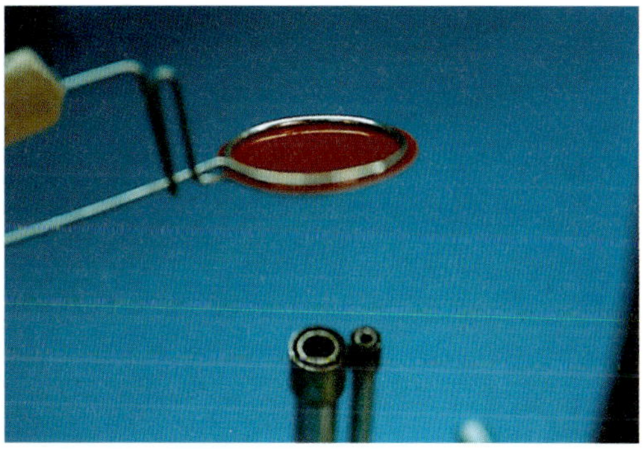

그림 18-25 적색 플라스틱 판은 시멘트 공간 부여 역할

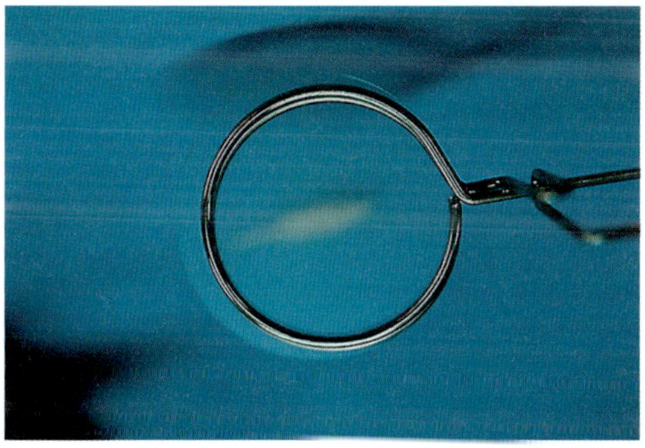

그림 18-26 2장을 함께 끼워 램프 위에서 연화시킨다.

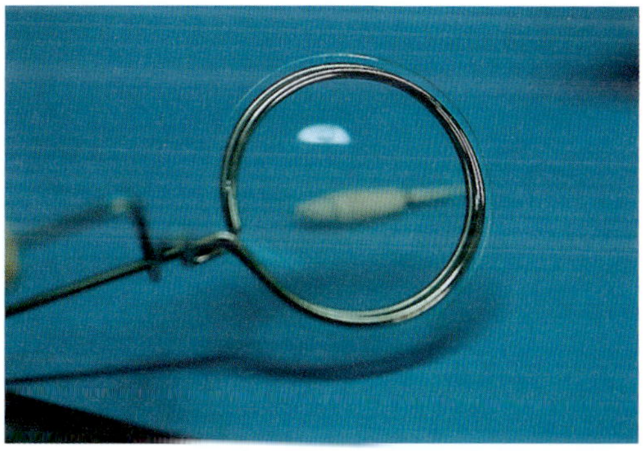

그림 18-27 불투명 판이 투명할 때까지 연화시킨다.

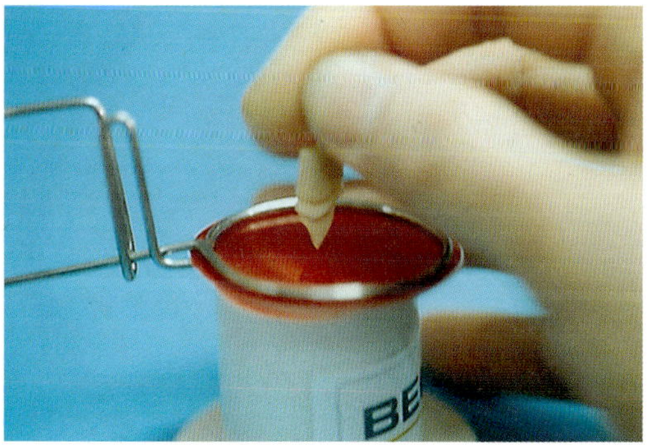

그림 18-28 지대치와 플라스틱 판이 밀착하도록 고무 틀 속에 밀어 넣는다.

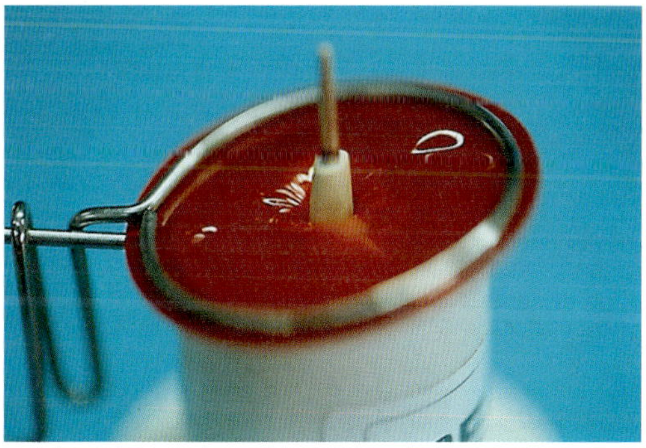

그림 18-29 고무 틀 속에 지대치가 함몰된 상태

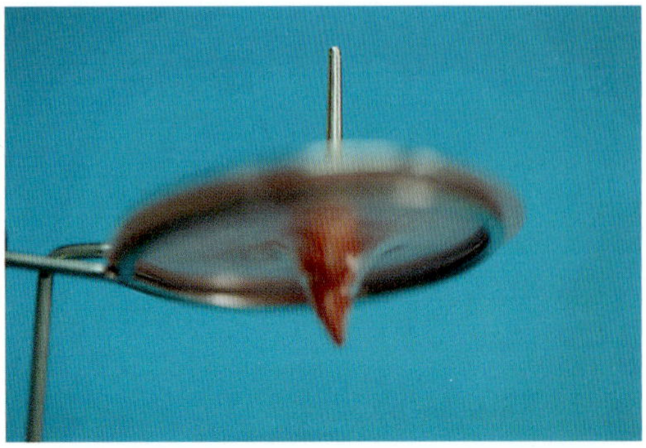

그림 18-30 약 20초 후 열이 식어 분리된 플라스틱 판과 집게

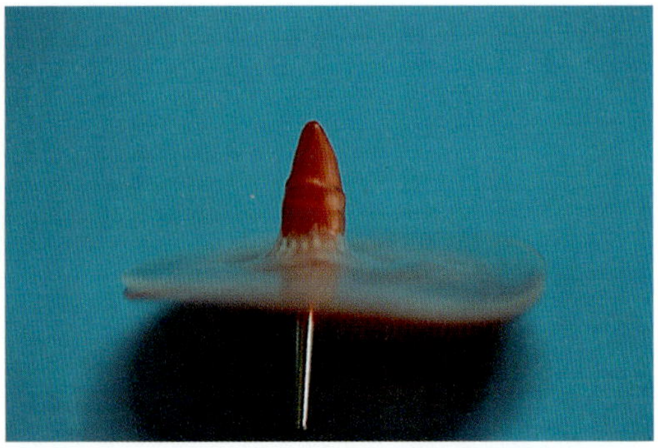

그림 18-31 분리된 플라스틱 판

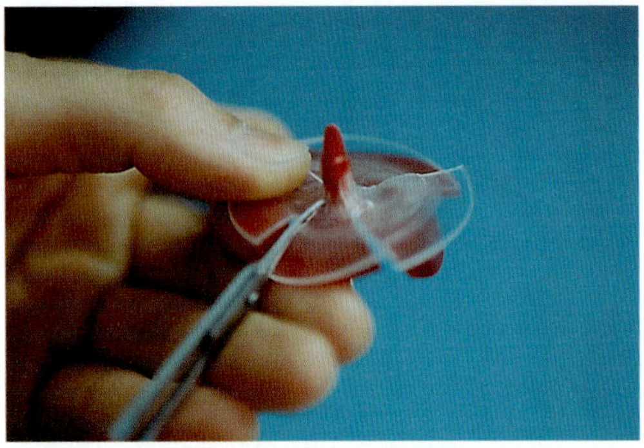

그림 18-32 플라스틱 분리를 위해 십자형태로 절단

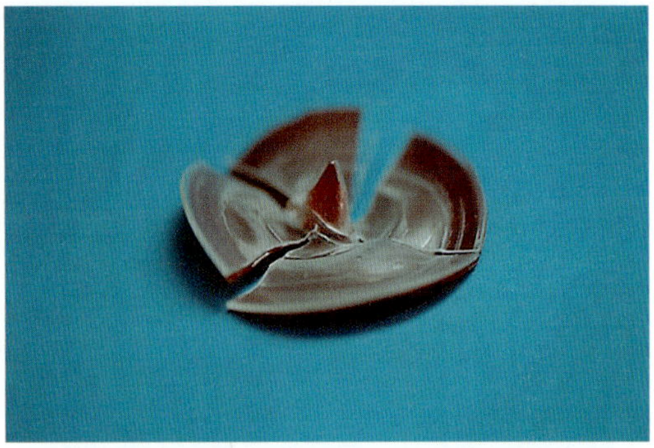

그림 18-33 지대치에서 분리된 플라스틱 판

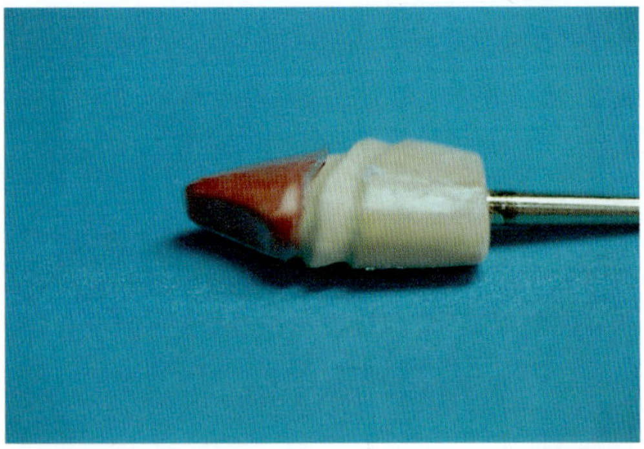

그림 18-34 치경부 변연부위는 margin wax 사용을 위해 0.5~1 mm 절단한다.

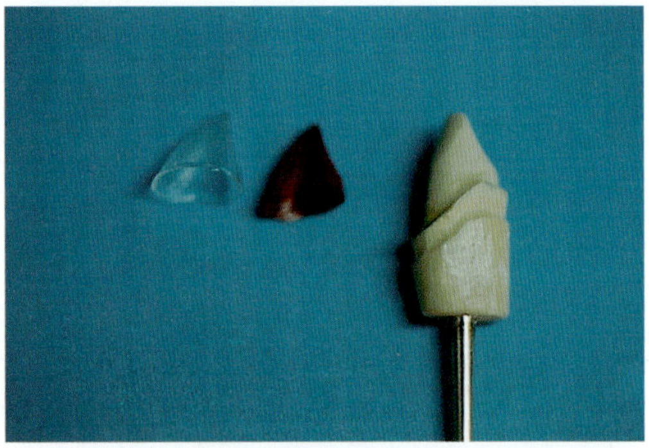

그림 18-35 Wax up시는 적색 플라스틱 판을 제거한 상태에서 한다.

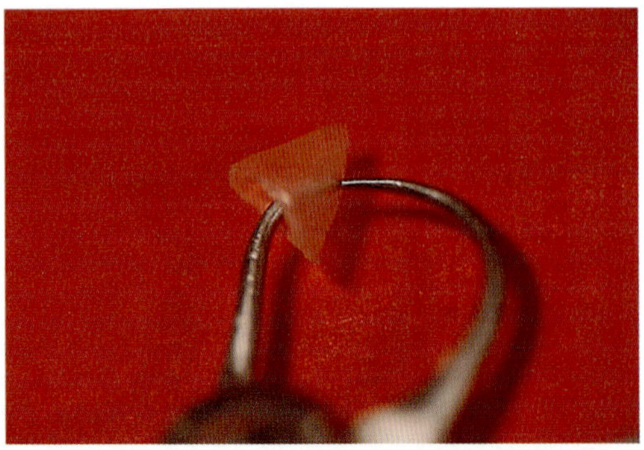

그림 18-36 플라스틱 판 두께 측정

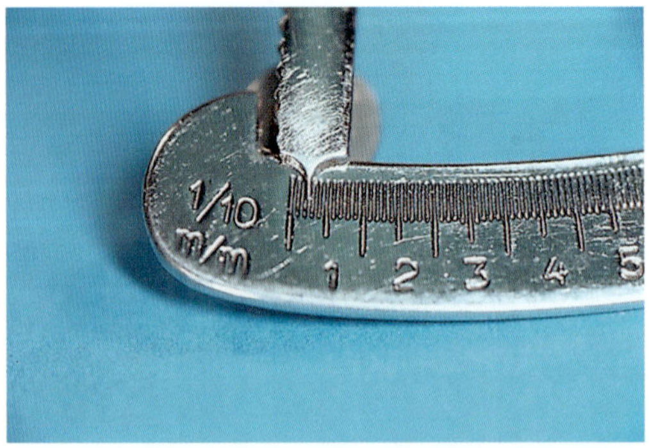

그림 18-37 치형에 늘어난 플라스틱 판의 두께는 약 0.3 mm를 나타낸다.

2) 모형 재부착 및 내관 밀링

모형을 konator system에 transfer screw를 장착시켜 삽입로를 재현시킨 후 내관의 축면을 순서에 따라 밀링하여 원하는 최대 마찰력 표면을 얻을 수 있도록 0~6° 범위 내에 있는 konator의 각도를 선정하고 만약 konator가 6°로 선정되었을 경우에는 밀링 버(milling bar)는 6°를 사용해야 하나 최대면에서 면의 각도가 0°가 되어 너무 평행해지면 착탈이 어려우므로 여러 개의 내관을 형성할 때에는 1° 정도 여유를 주기 위해 6°바를 사용할 경우에는 konator를 5°로 고정하는 것이 좋다. 각각의 내관 밀링이 끝나면 플라스틱 주입선을 이용하여 주입선을 부착한다. 주입선을 부착 후 매몰 및 주조는 일반적인 방법과 동일하나 이중치관 보철물은 정확한 매몰 및 정밀주조를 요구하므로 매몰재의 팽창과 표면상태에 영향을 미치는 혼수비를 정확히 지켜야 하며 납형의 위치는 주조체의 수축을 방지하기 위하여 열전대(thermal zone)를 피하며 습윤제(wetting agent)의 사용 및 정확한 주조를 행해야 한다(그림 18-38~55).

내관이 형성되면 모형상에서 밀링을 하기 전에 얇은 부위의 손상을 방지하기 위해서 미리 표시를 하여 내관의 손상을 방지하고 인접치가 있는 지대치는 밀링이 어려울 뿐 아니라 지대치의 손상을 초래할 수 있다. 그러므로 작업모형 및 치형을 보호하기 위해 저용융금속치형을 제작해야 하나 제작이 복잡하므로 작업모형상에서 내관을 이전하기 위해 밀링용 경석고 기저면(base)을 만든 후 다우얼 핀(dowel pin)이 장착되고 내관 내면에 자가중합 수지를 주입하여 치형을 만든다. 이어 주입선을 절단한 후 연마한다(그림 18-56~68).

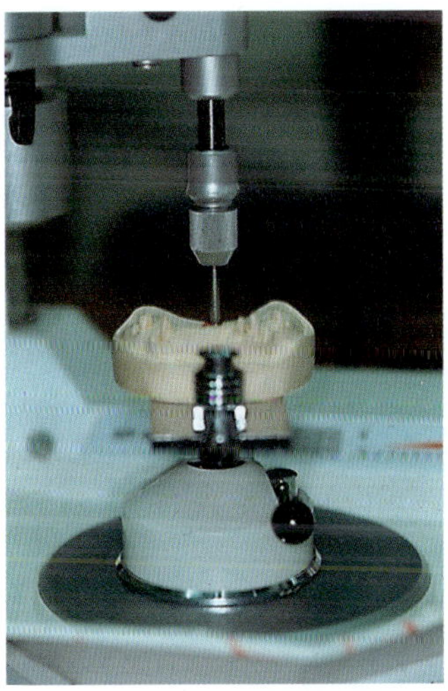

그림 18-38 Transfer screw를 이용해 삽입로 재형성

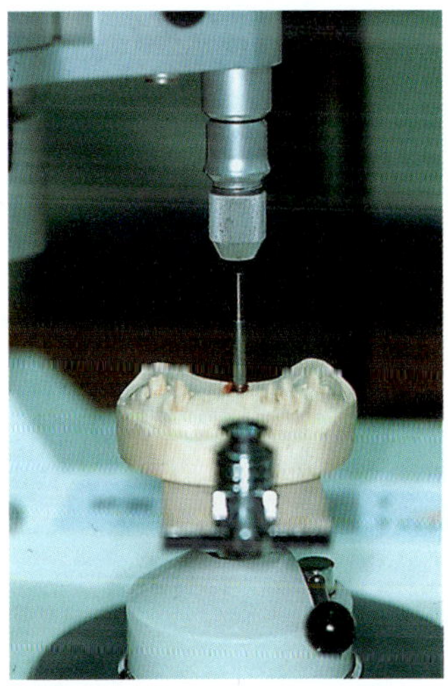

그림 18-39 Konator에 부착된 모형

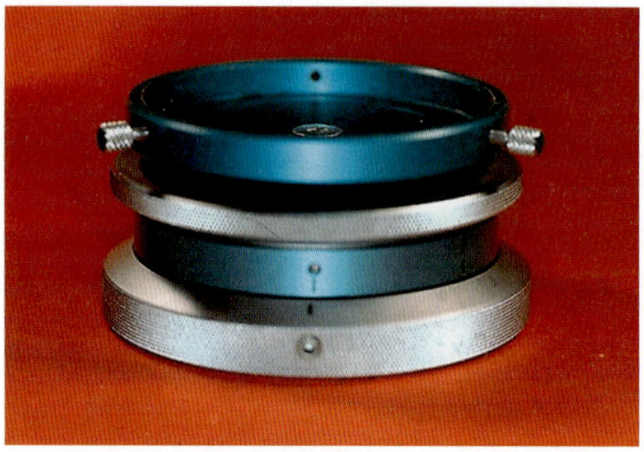

그림 18-40 0°를 나타내는 degussa konator

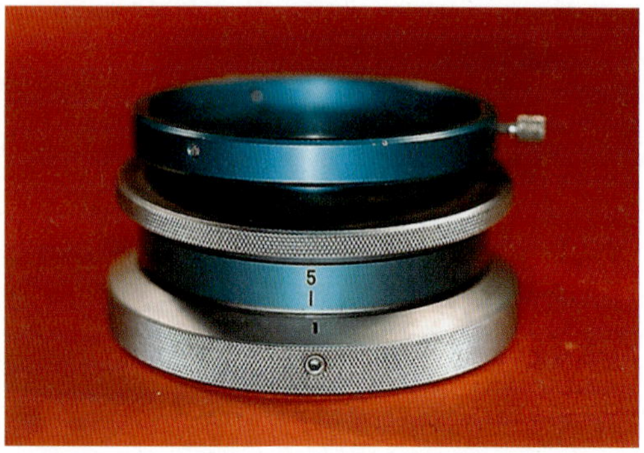

그림 18-41 5°를 나타내는 degussa konator

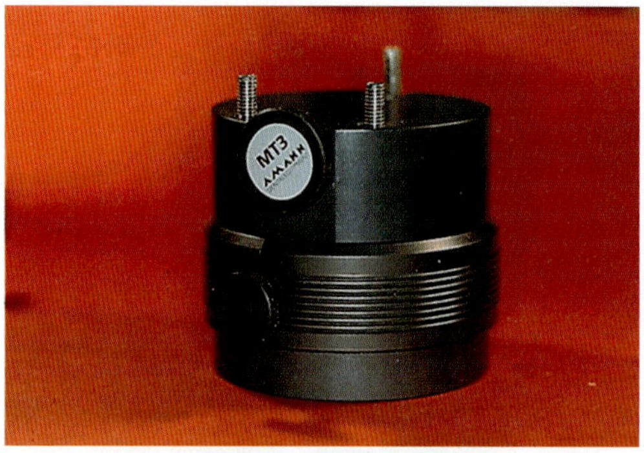

그림 18-42 0°를 나타내는 amann konator

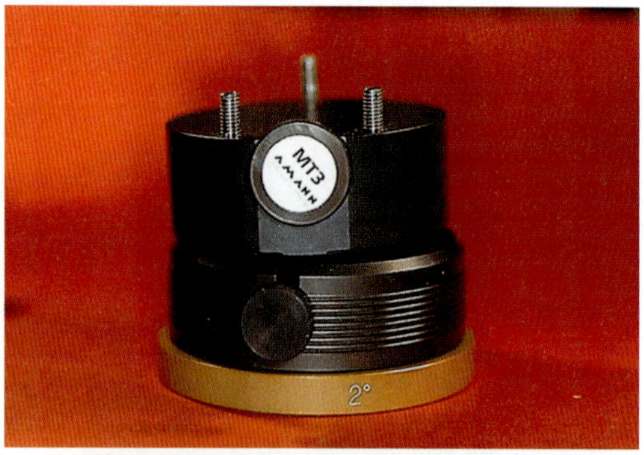

그림 18-43 2° 링을 장착한 amann konator

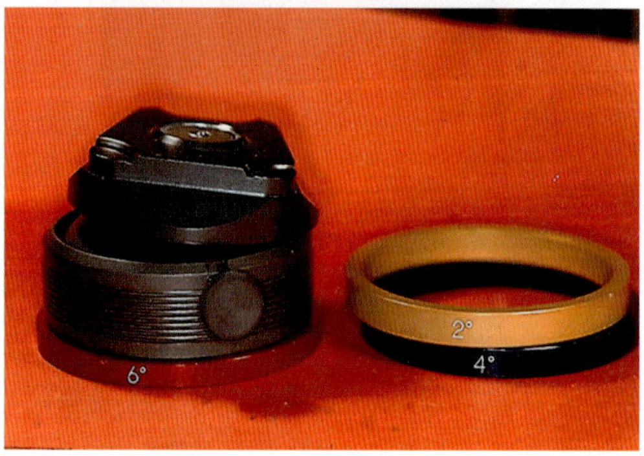

그림 18-44 6° 링을 장착한 amann konator

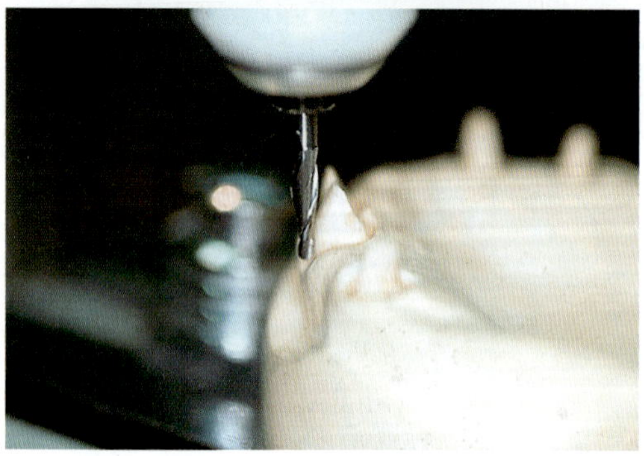

그림 18-45 각각의 지대치 삽입로 측정

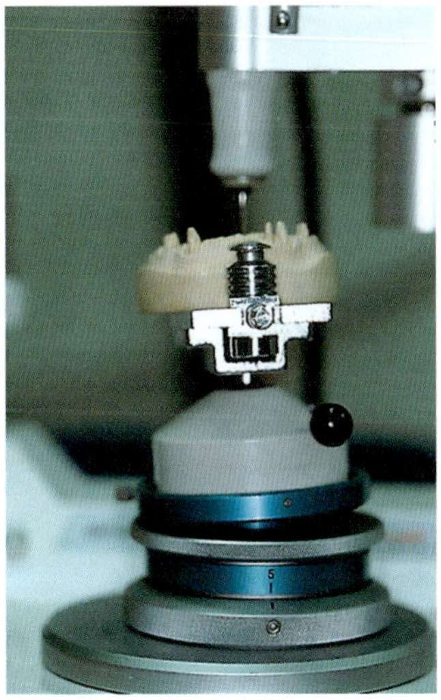

그림 18-46 5°로 설정한 degussa konator

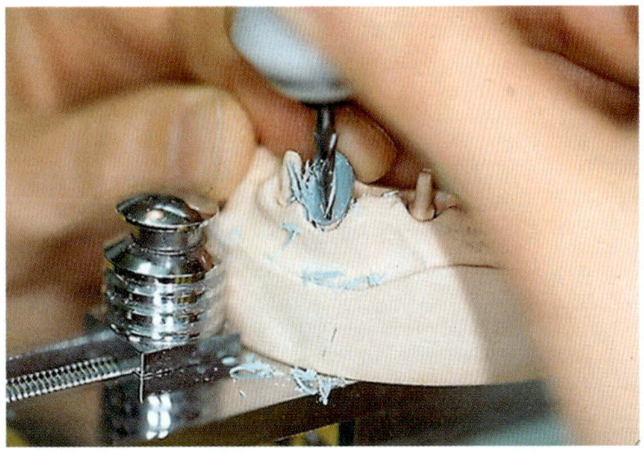

그림 18-47 내관을 wax carver를 이용하여 밀링

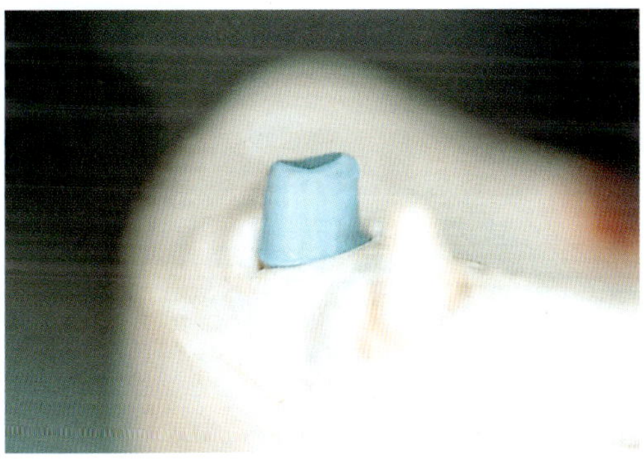

그림 18-48 밀링이 안료된 내관

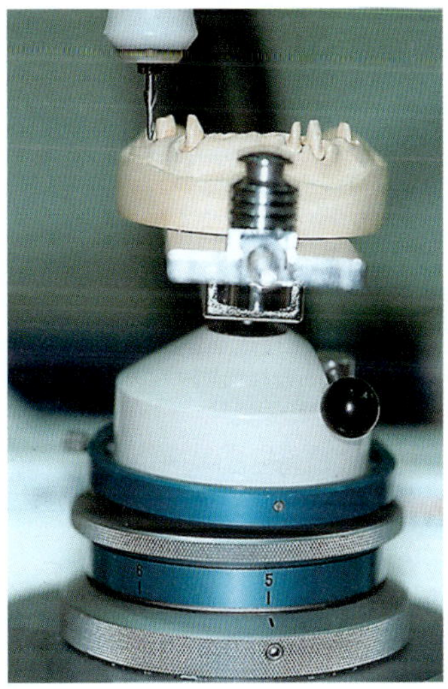

그림 18-49 주입선 설정 방향

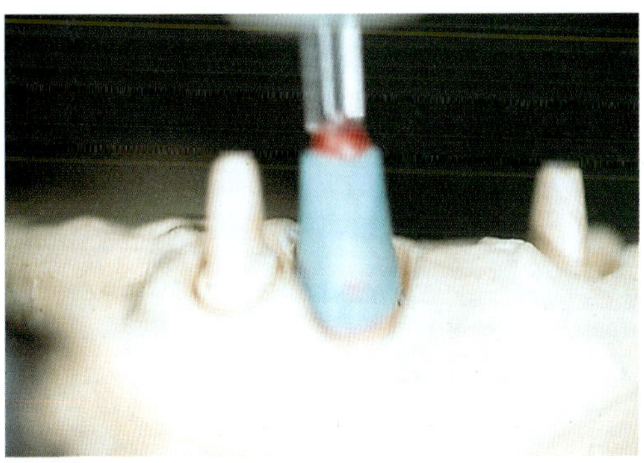

그림 18-50 수직 암(arm)에 플라스틱 주입선을 연결하여 납형에 부착한다.

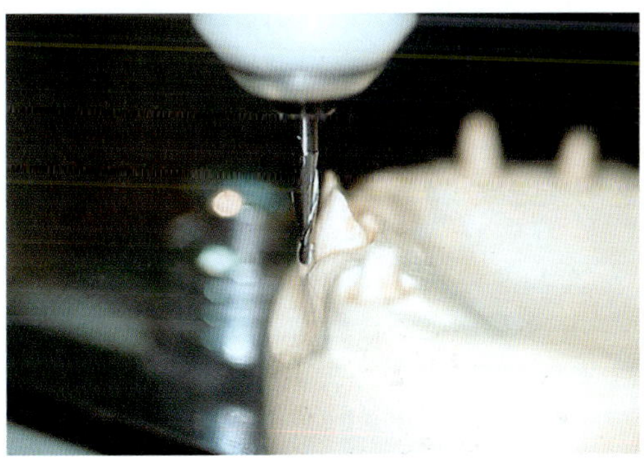

그림 18-51 각 납형을 주조한 주조체

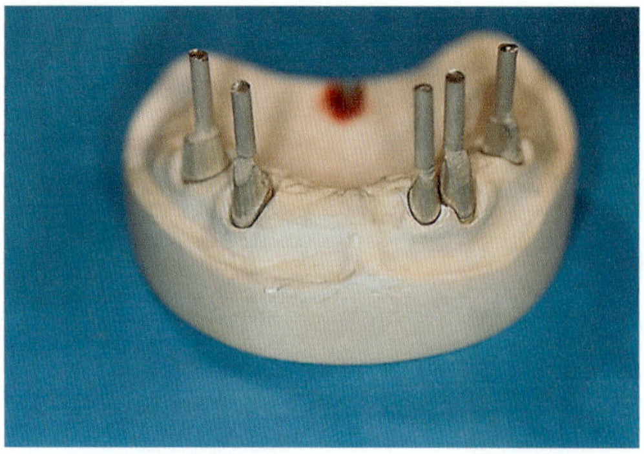

그림 18-52 치형에 부착시킨 주조체

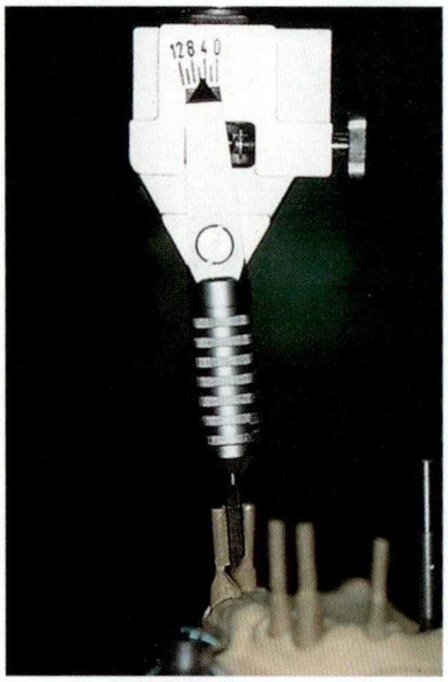

그림 18-53 지대치의 삽입로에 따라 주입선의 각도는 최대 5°, 면은 10°까지의 차이가 난다.

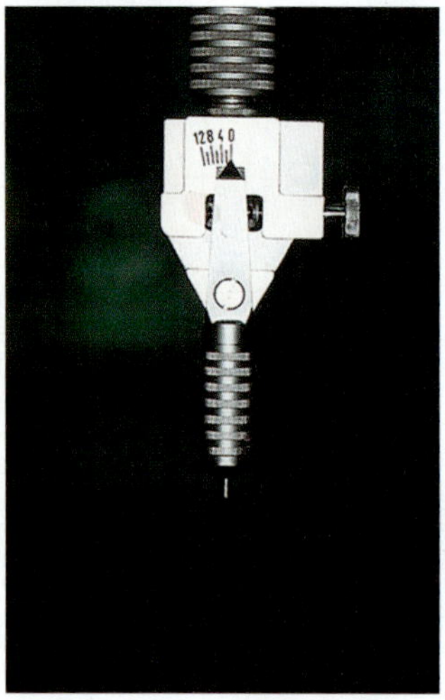

그림 18-54 0°를 보여주는 Konometer

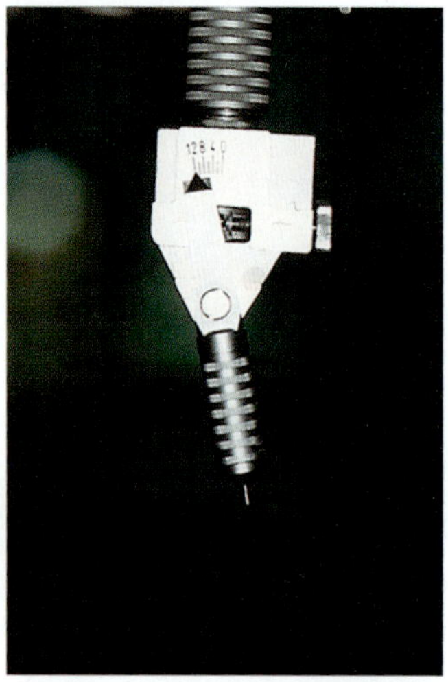

그림 18-55 12°를 보여주는 Konometer

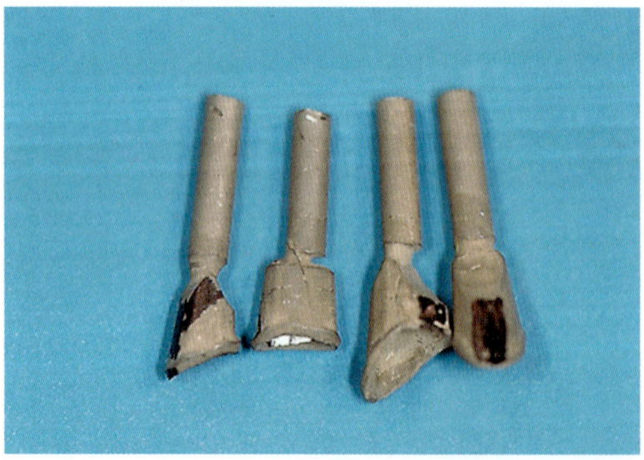

그림 18-56 두께를 측정하여 얇은 부위는 미리 표시하여 연마시 주의해야 한다.

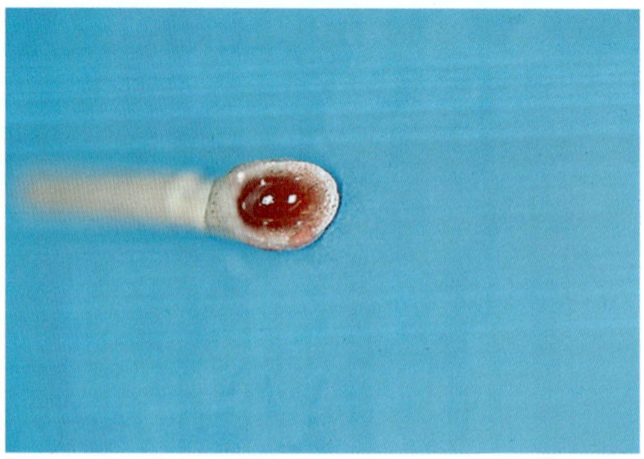

그림 18-57 주조체에 자가중합 레진을 주입하여 치형 제작

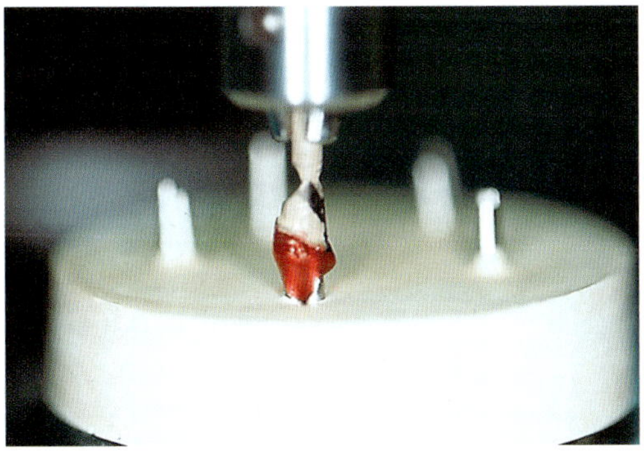

그림 18-58 Dowel pin이 장착된 이전 모형에 주조체 장착

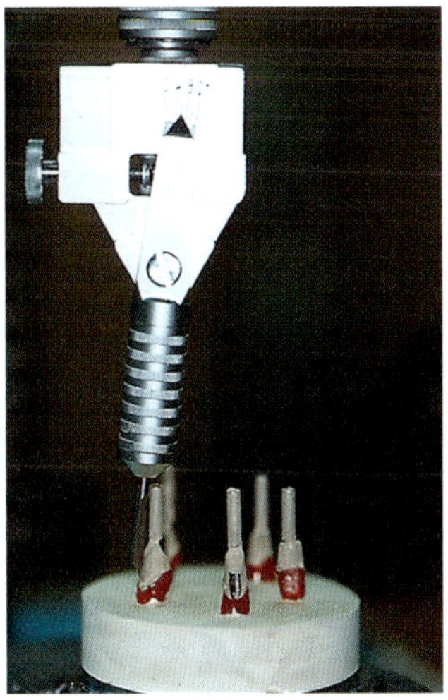

그림 18-59 확인 과정

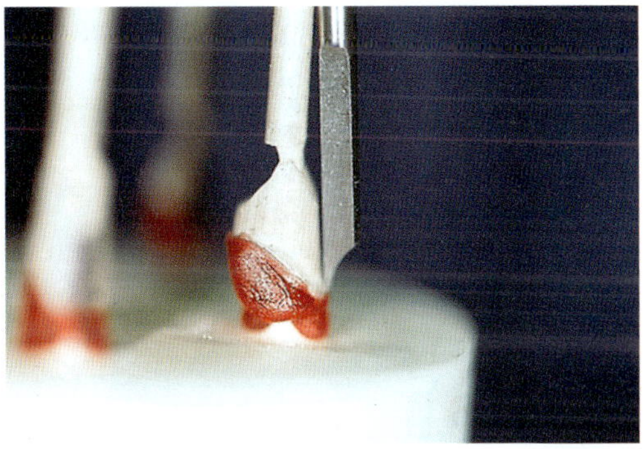

그림 18-60 내관의 모든 면은 사용한 밀링 버(milling bur)의 각과 일치해야 한다.

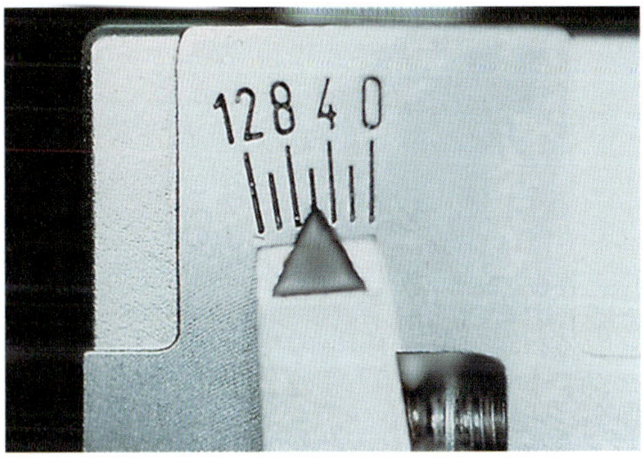

그림 18-61 Konometer 각

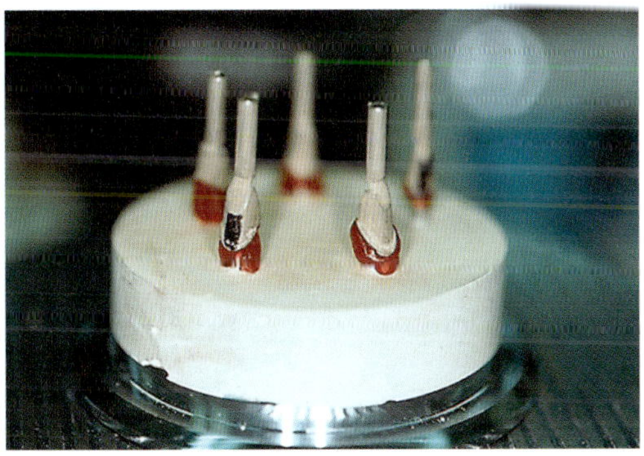

그림 18-62 연마를 위한 모든 내관 이전 완료 상태

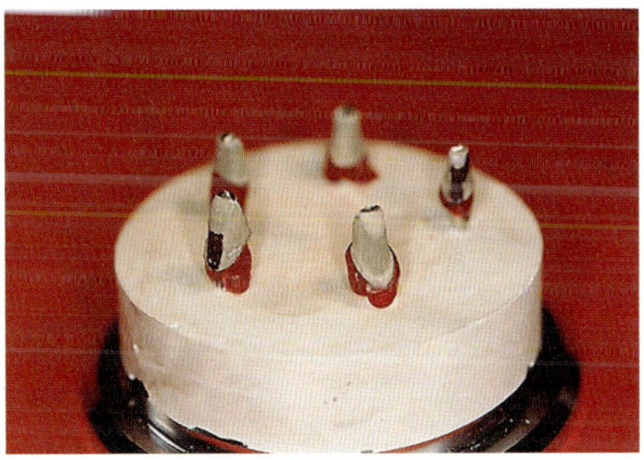

그림 18-63 주입선 절단 상태

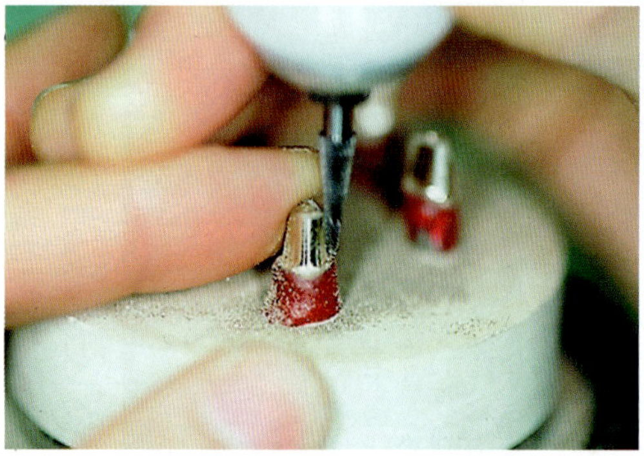

그림 18-64 1차 금속바를 이용하여 밀링(milling)한다.

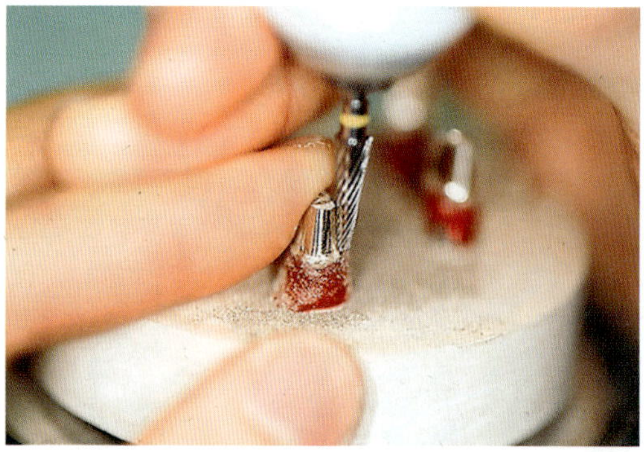

그림 18-65 노란색 띠의 polishing bar를 이용하여 연마한다.

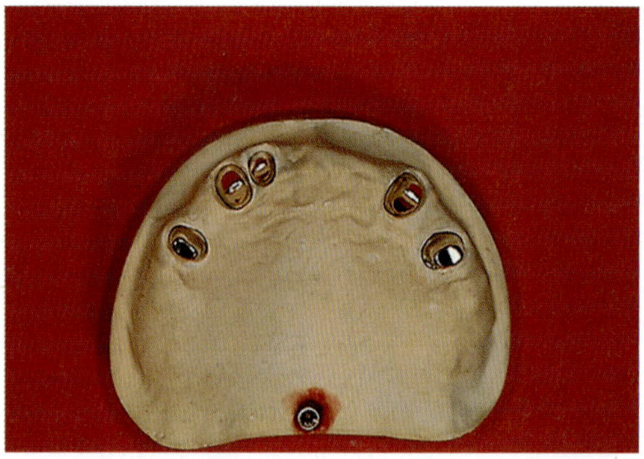

그림 18-66 완성된 내관

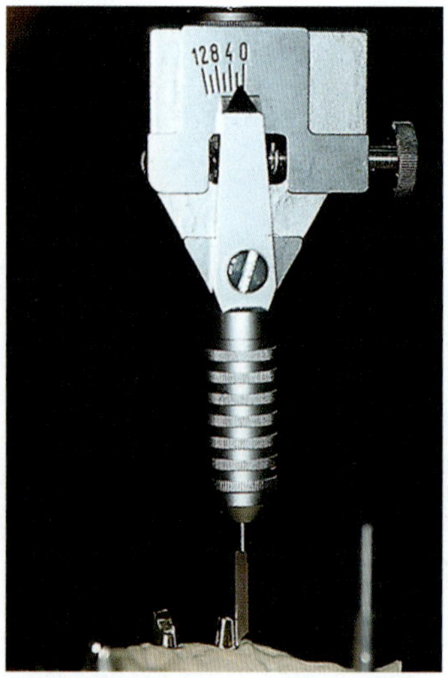

그림 18-67 작업모형상에 시적된 면의 각도 차이는 2～10°까지의 범위 안에 있다.

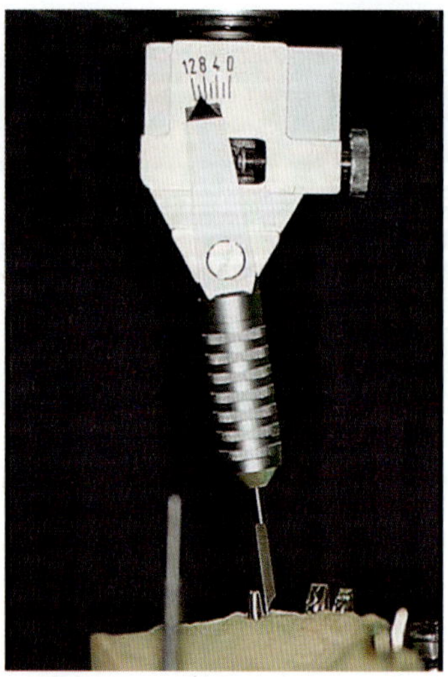

그림 18-68 작업모형상에 시적된 면의 각도 차이는 2～10°까지의 범위 안에 있다.

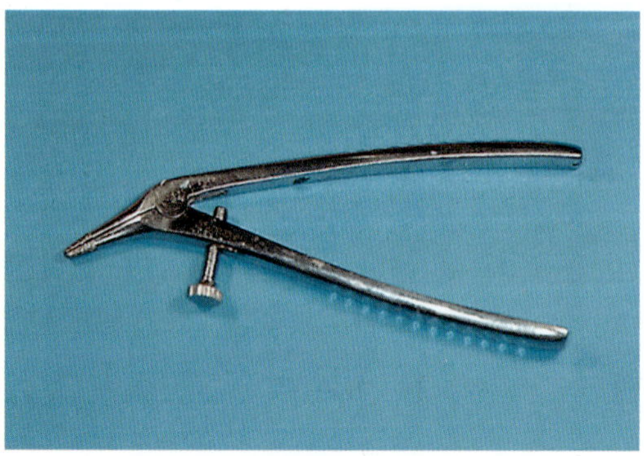

그림 18-69 내관을 분리시키는 집게

내관 연마가 완성된 후 외관을 형성하기 위해 패턴 수지(pattern resin)를 이용하여 cap를 제작한 후 가공치 부위와 함께 외형을 숙지하고 변연부위의 정확한 변연을 형성하기 위해 full wax up 상태에서 cut back 후 주조체를 완성한다(그림 18-70~75). 주조체가 완성되면 금속구조물과 연결시키기 위해 작업모형을 릴리프(relief) 하고 복제모형을 제작한 후 국소의치 구조물을 제작한다(그림 18-76~78).

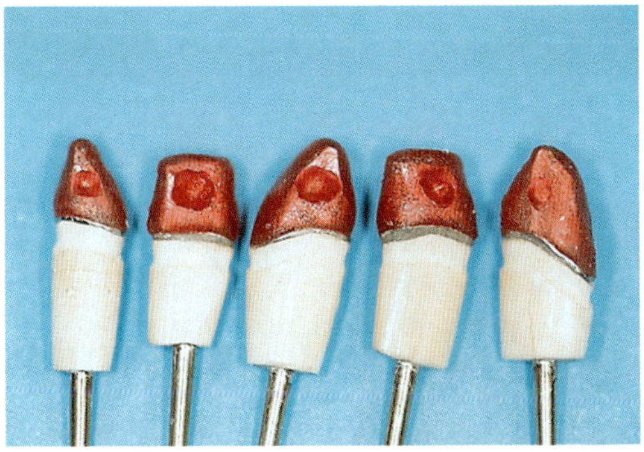

그림 18-70 Pattern resin으로 형성된 외관 cap

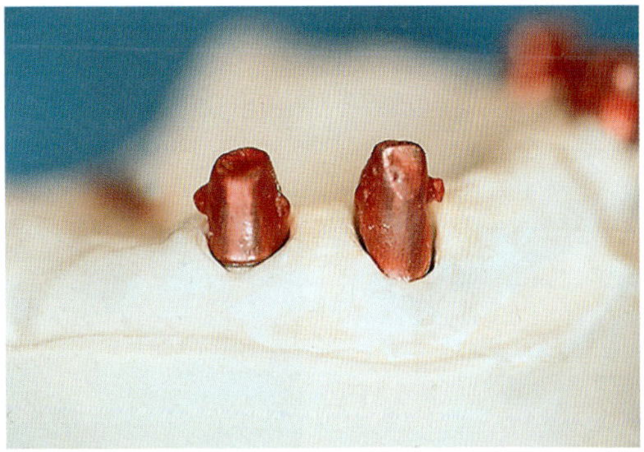

그림 18-71 Pattern resin으로 형성된 외관 cap

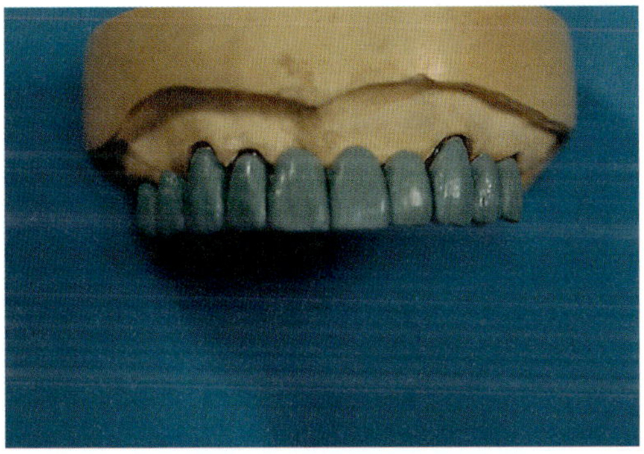

그림 18-72 외관 및 결손 부위 full wax pattern

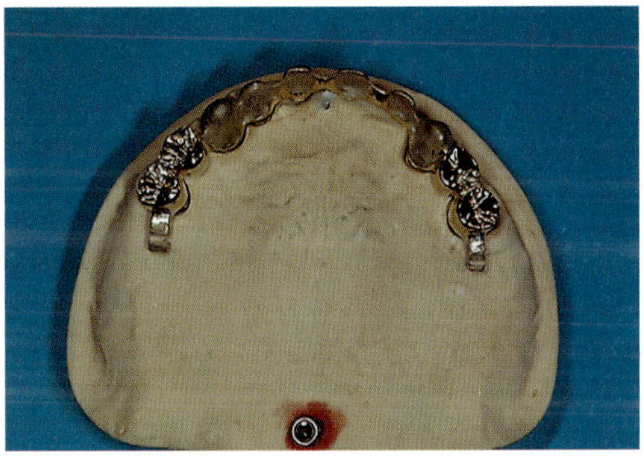

그림 18-73 Cut back이 완료된 형태

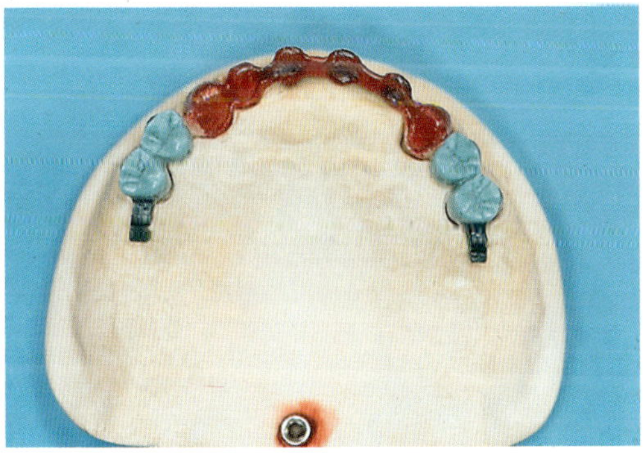

그림 18-74 국부의치 금속구조물과 연결할 수 있는 연결부위가 부착된 주조체

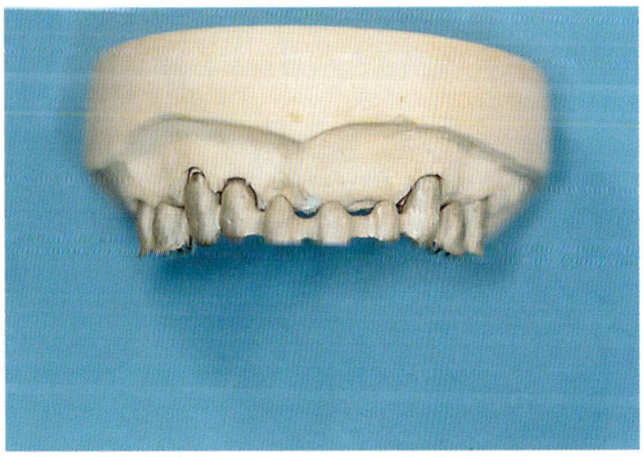

그림 18-75 도재가 형성될 협면 및 순면부위가 개창된 주조체

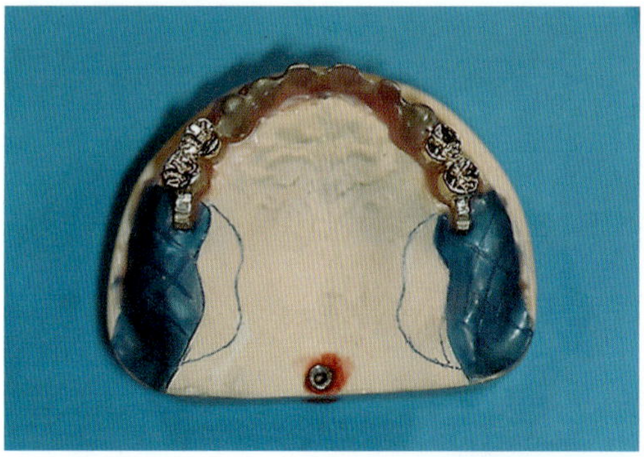

그림 18-76 Relief 과정

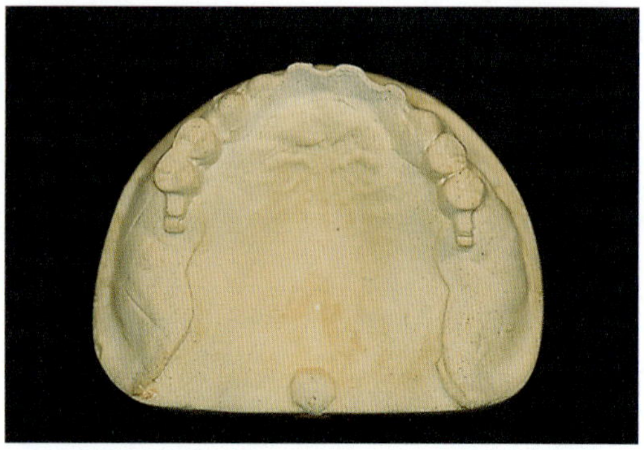

그림 18-77 내화성 복제 모형

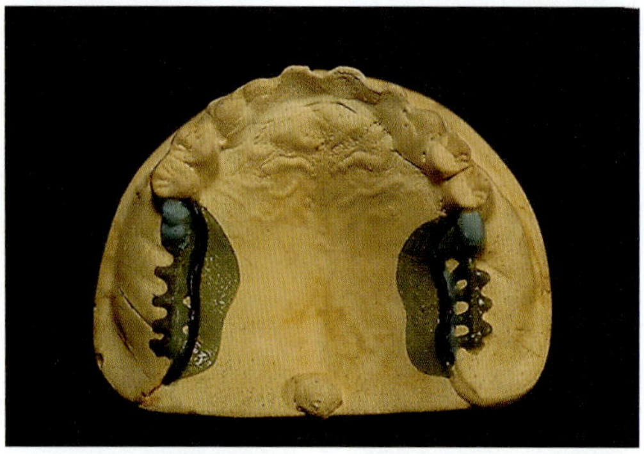

그림 18-78 국소의치 납형

18-5 Ring/Open telescope crown 제작

기본적인 제작과정은 일반적인 이중 치관제작 과정과 유사하나 치관의 길이가 짧아 이중으로 교합면을 형성하기가 어려울 경우 ring telescope crown를 제작해 준다. 여기서는 임플란트가 형성되어 있는 구치에 지대치 구조를 제작하고 밀링 후 ring telescope crown을 제작하며 전치에는 밀링 후 도재관을 형성해 주고 국소의치구조물을 제작하여 하나의 구조물로 연결시키는 과정으로 밀링에 대한 설명을 하고자 한다(그림 18-79~131).

1. Ring/Open telescope crown 제작과정

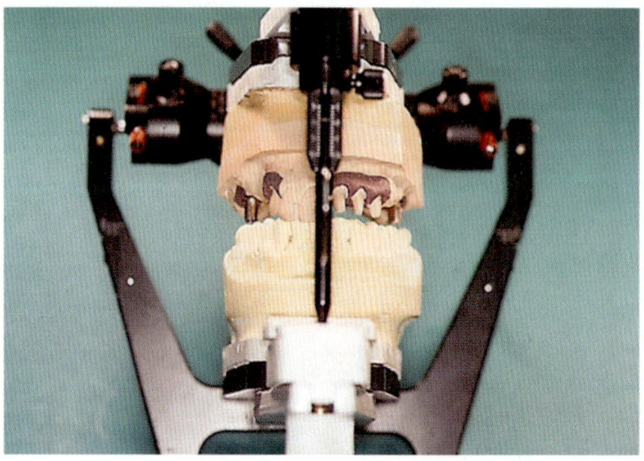

그림 18-79 작업모형 조건

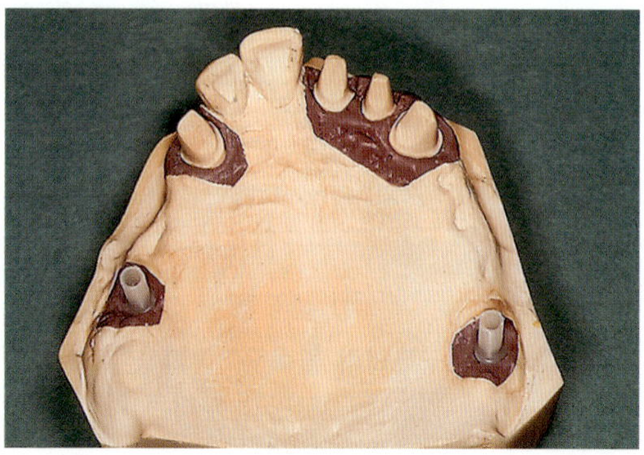

그림 18-80 교합면에서 본 작업모형 조건

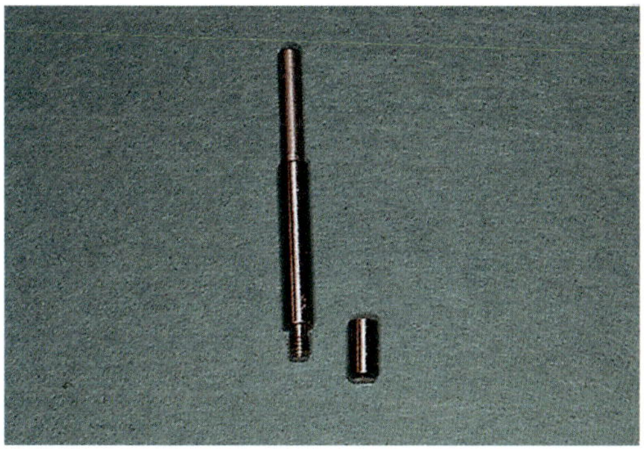

그림 18-81 삽입로 결정한 후 재 장착시 이용하는 transfer screw

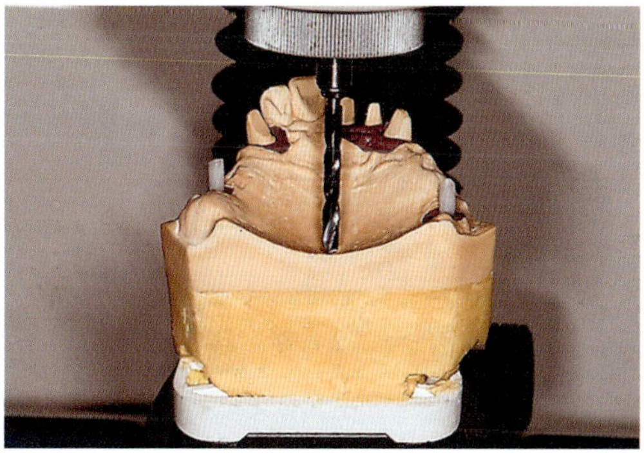

그림 18-82 Transfer screw를 장착하기 위한 모형상의 drilling

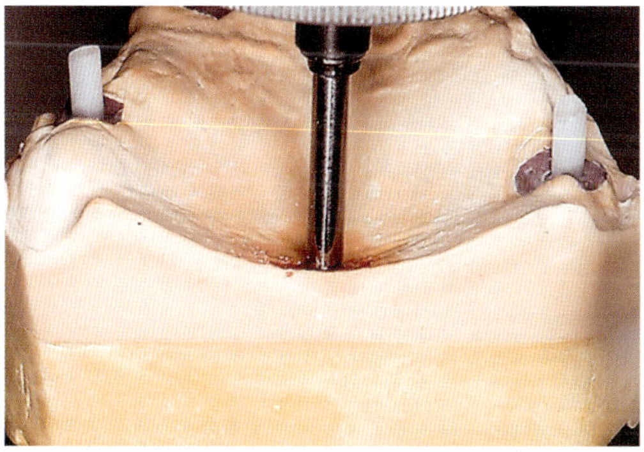

그림 18-83 평행형성기를 이용하여 모형상에 transfer screw 위치

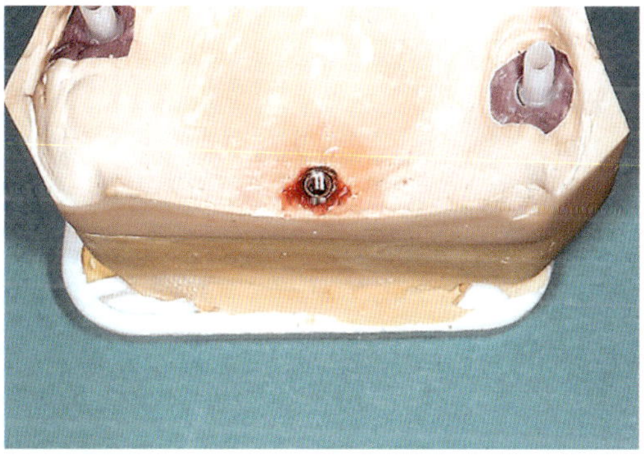

그림 18-84 Drilling 후 모형에 transfer screw를 고정시킨다.

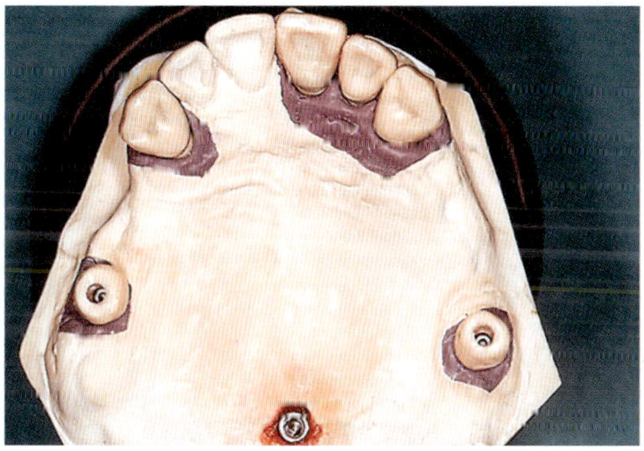

그림 18-85 교합면 상에서 본 full waxing up

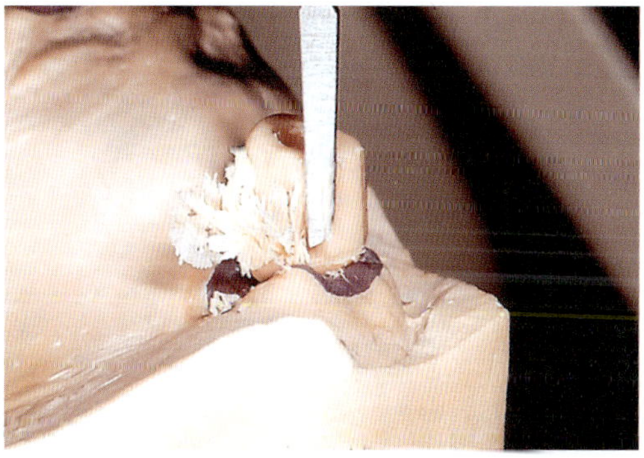

그림 18-86 2° Bur를 이용하여 implant 지대치 구조물 밀링(milling)

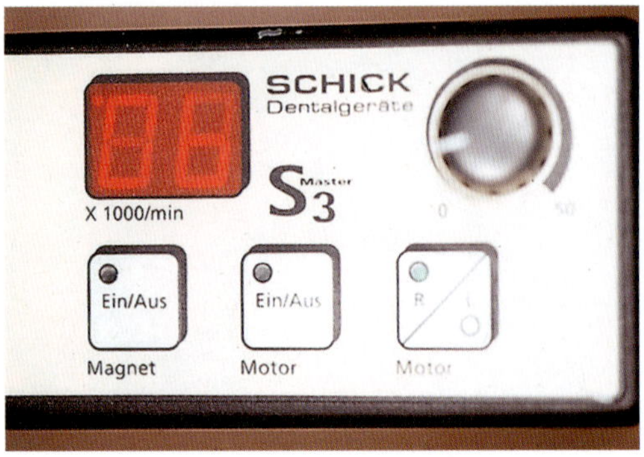

그림 18-87 왁스 밀링은 왁스 밀링 버(wax milling bur)를 이용하여 일반적으로 6,000 rpm으로 밀링한다.

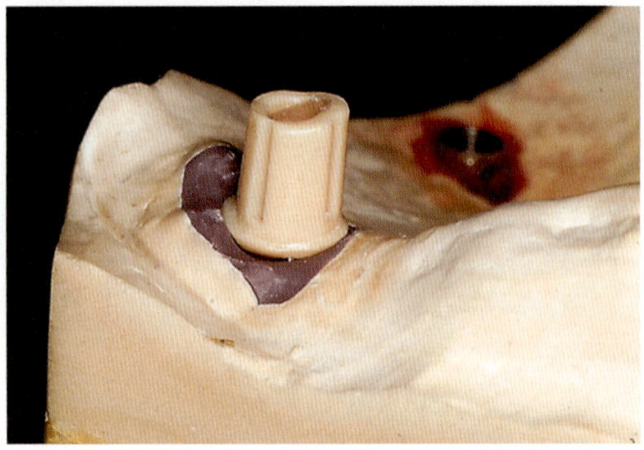

그림 18-88 완성된 임플란트 지대치 구조

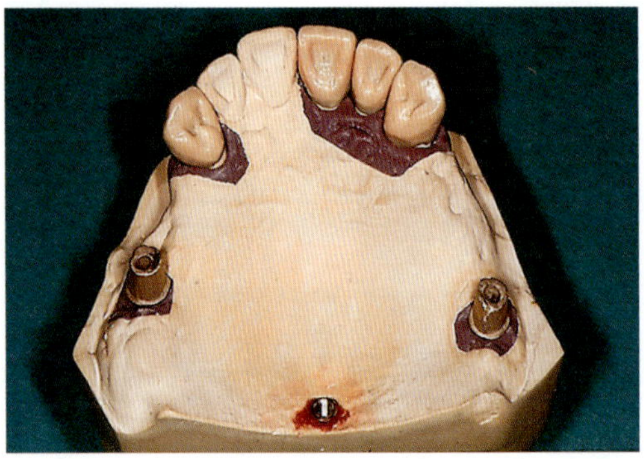

그림 18-89 주조체

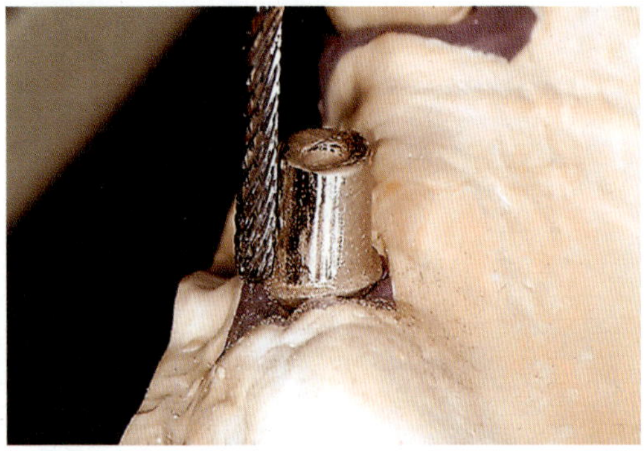

그림 18-90 임플란트 하부구조 금속 밀링

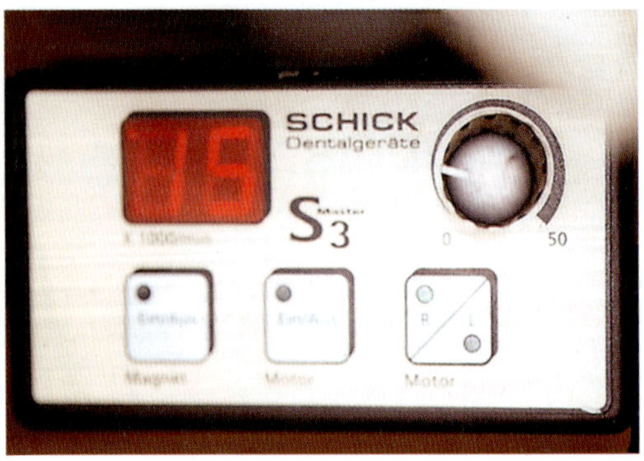

그림 18-91 금속 밀링은 15,000 rpm으로 한다.

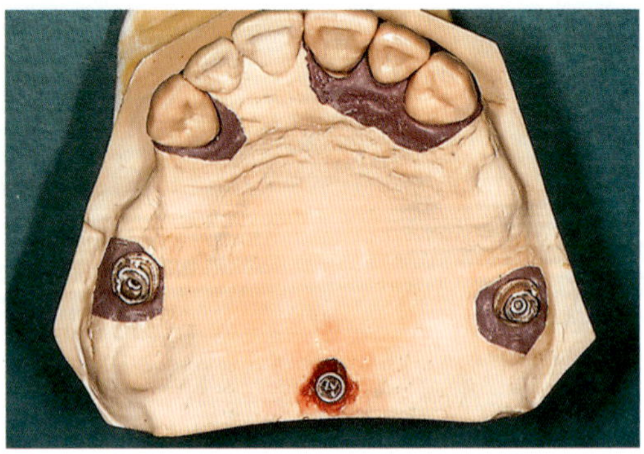

그림 18-92 금속 밀링한 구조물

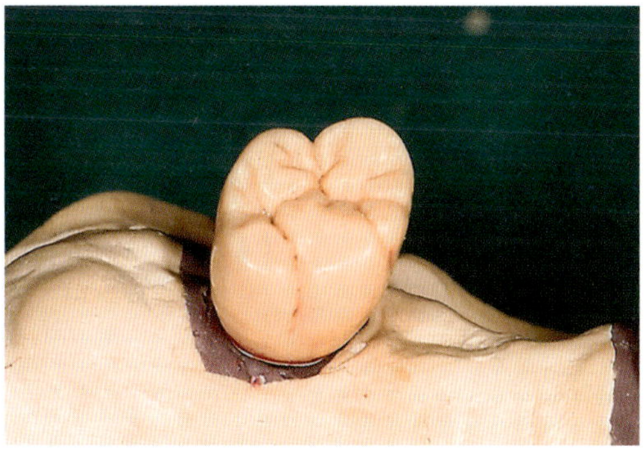

그림 18-93 링 텔레스코프 크라운 내관 full wax pattern 상태

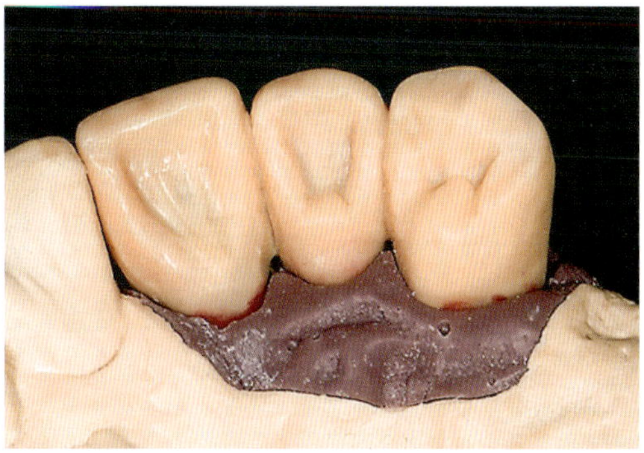

그림 18-94 전치부 full wax pattern 상태

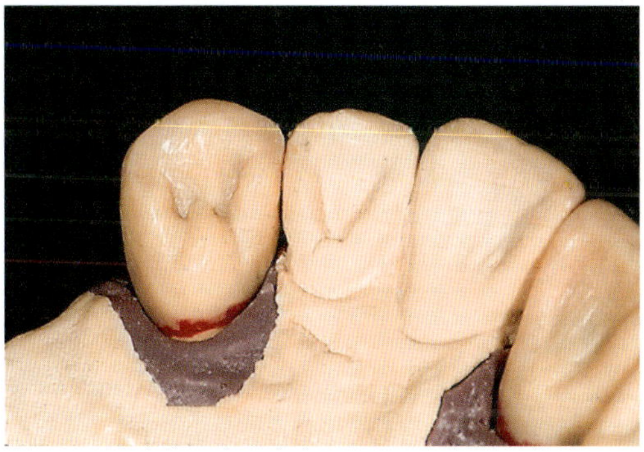

그림 18-95 견치 full wax pattern 상태

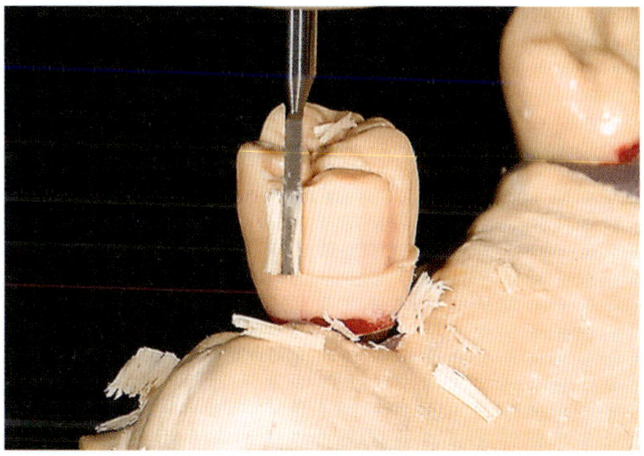

그림 18-96 Open telescope milling

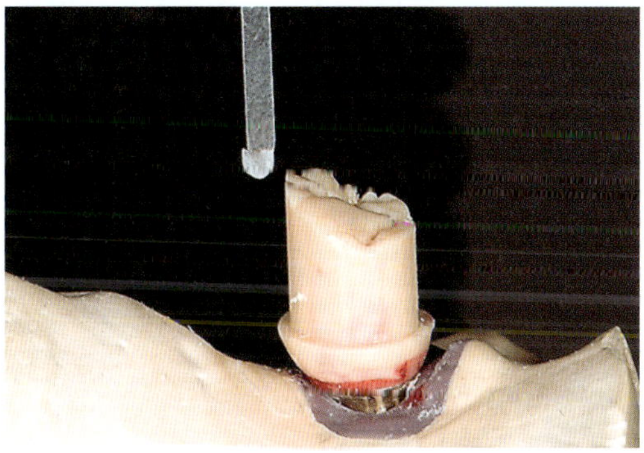

그림 18-97 Open telescope milling

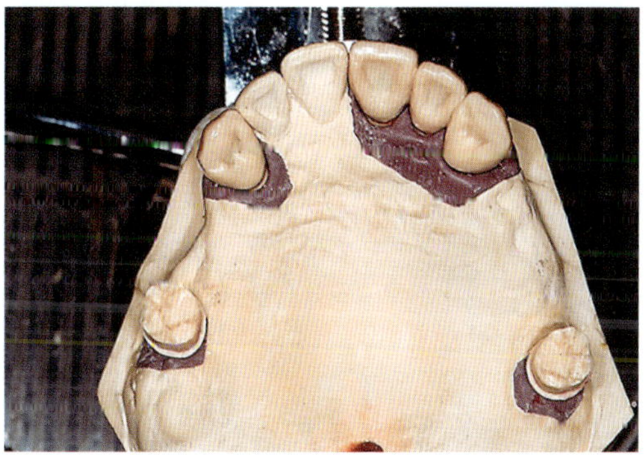

그림 18-98 Open telescope milling 완료

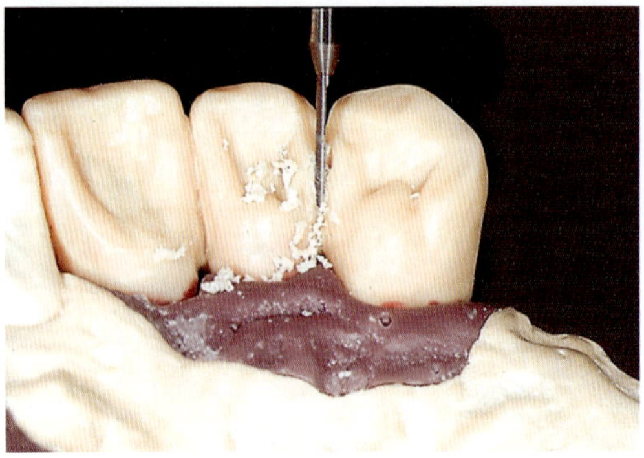

그림 18-99 Inter hole 형성

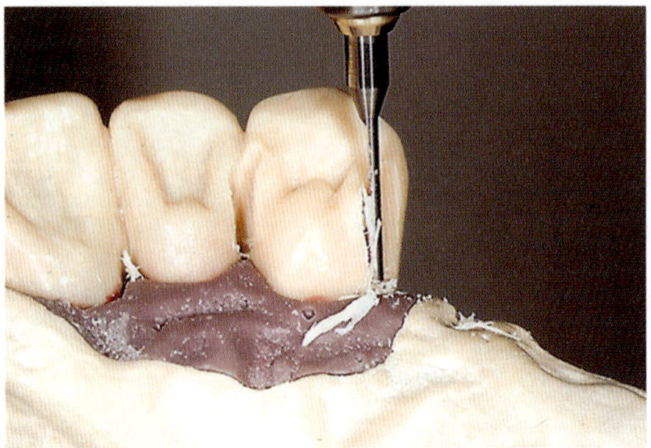

그림 18-100 Distal guiding channel 형성

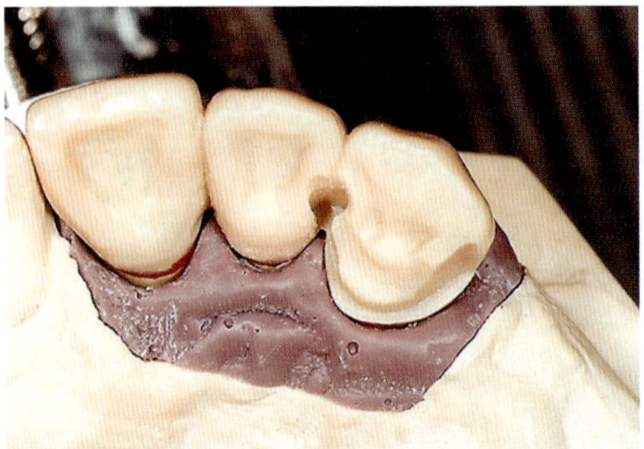

그림 18-101 Base step과 functional table 형성

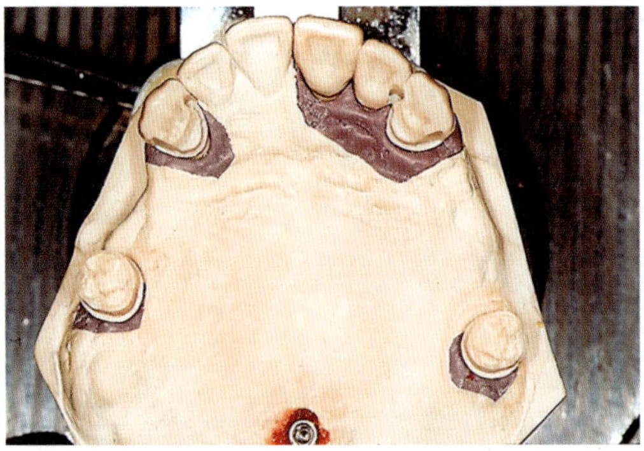

그림 18-102 납형의 밀링 완성

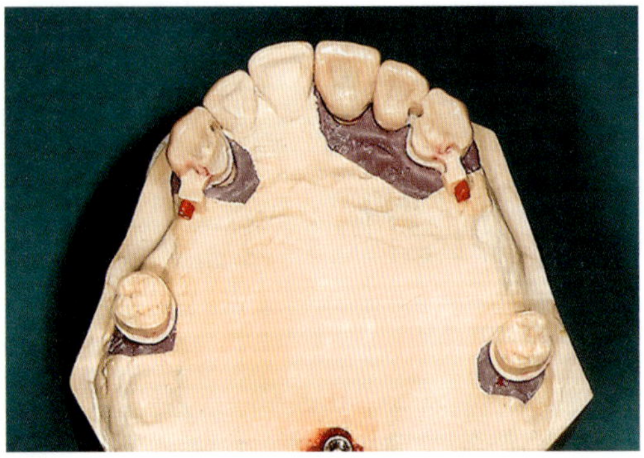

그림 18-103 국소의치 구조물과 연결을 위해 Plastic key slide 부착

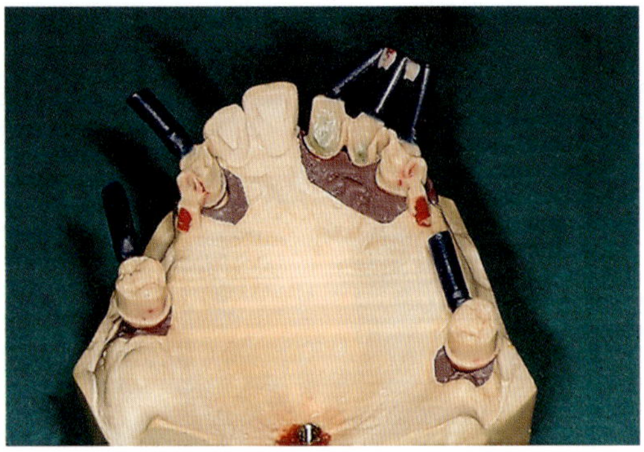

그림 18-104 주입선 부착

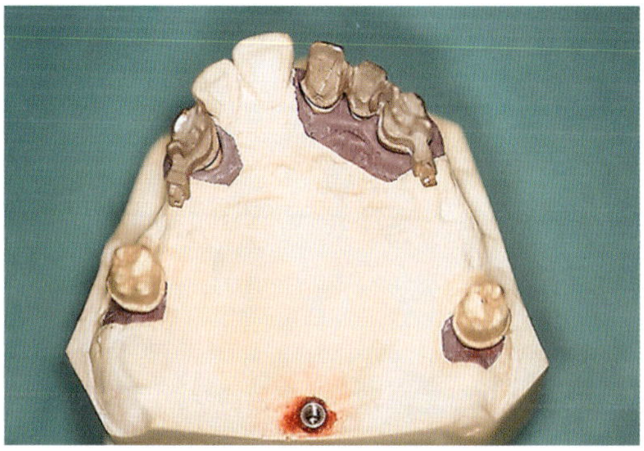

그림 18-105 주조체 완성

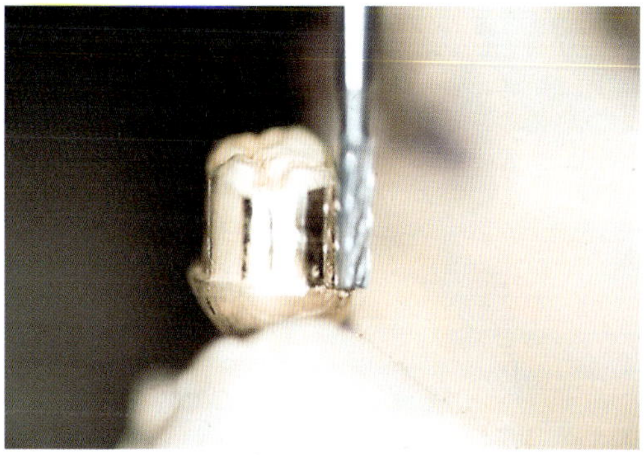

그림 18-106 1차 Parallel bur를 이용해 base step과 벽을 밀링

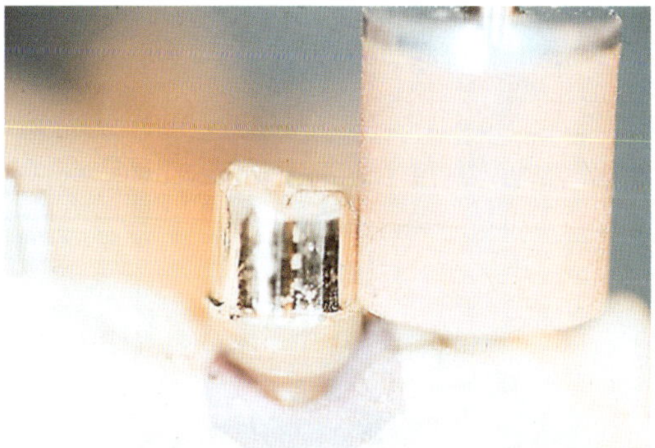

그림 18-107 240번 sandpaper cone을 이용해서 milling polishing

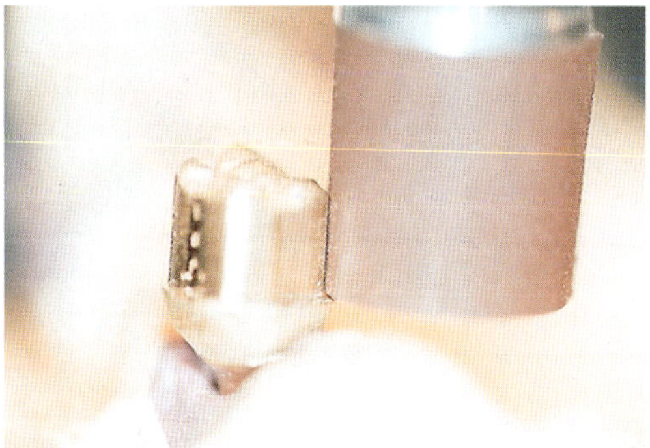

그림 18-108 600번 sandpaper cone을 이용해서 milling polishing

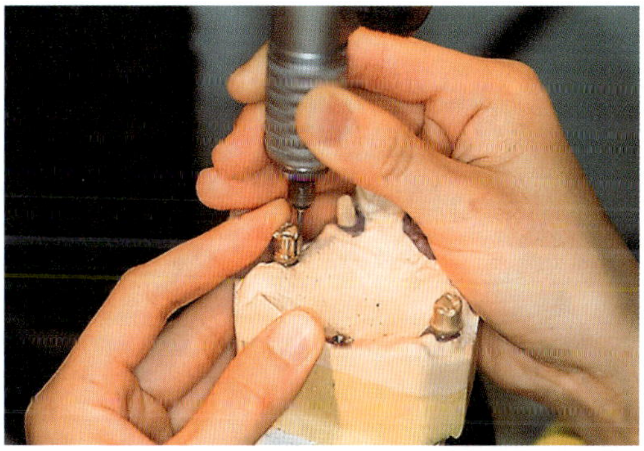

그림 18-109 굴곡이 있어 연마가 덜된 부위는 노란색 띠가 있는 연마용 버(polishing bur)를 이용해서 연마

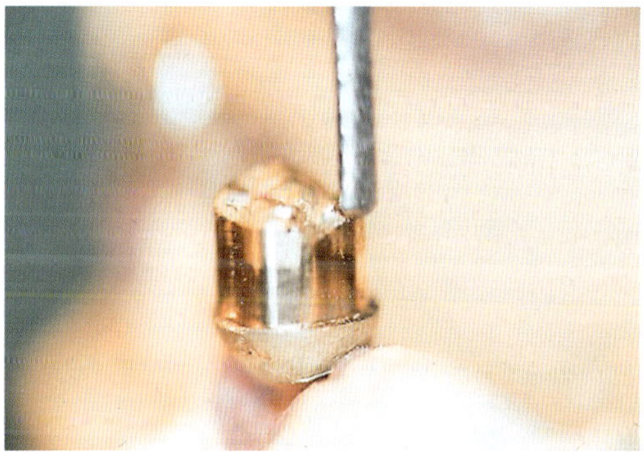

그림 18-110 Functional table은 왁스 밀링 버(wax milling bur)와 같은 크기의 연마 바를 이용해서 연마

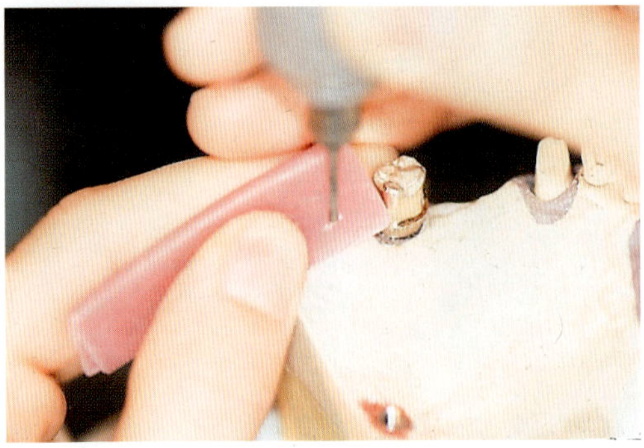

그림 18-111 연마용 버에 연마제나 왁스, 기름을 칠해서 high polishing

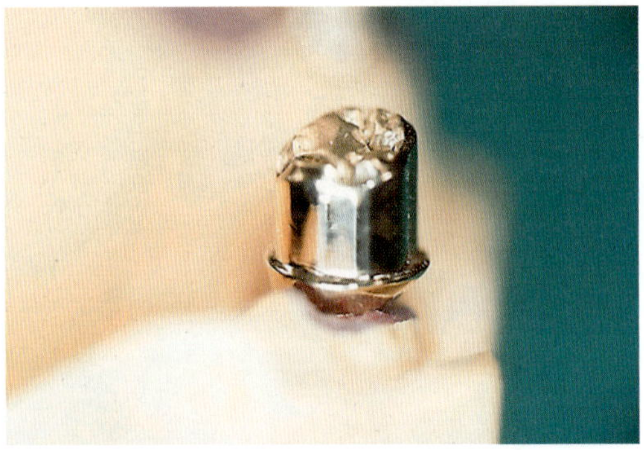

그림 18-112 최종연마가 된 구치 내관

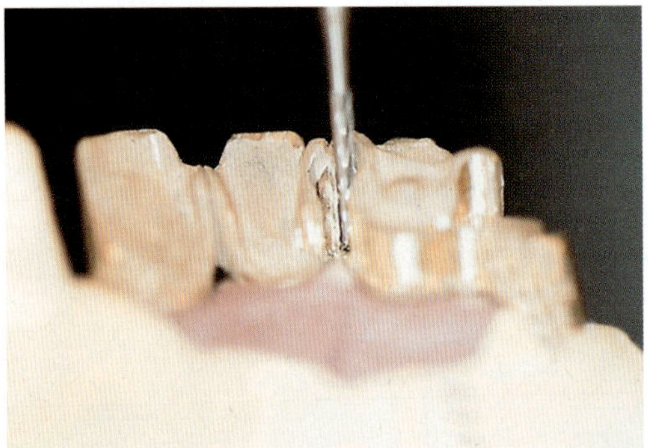

그림 18-113 도재가 축성될 부위는 왁스 밀링 버와 같은 크기의 금속 밀링 버를 이용하여 산화막을 위해 1차 milling만 한다.

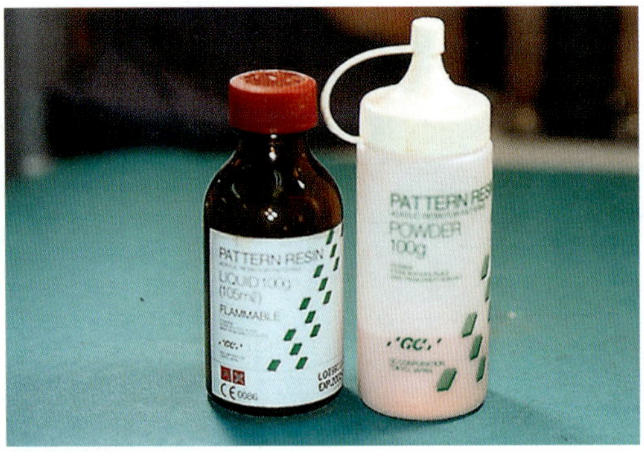

그림 18-114 외관을 형성하기 위한 pattern resin

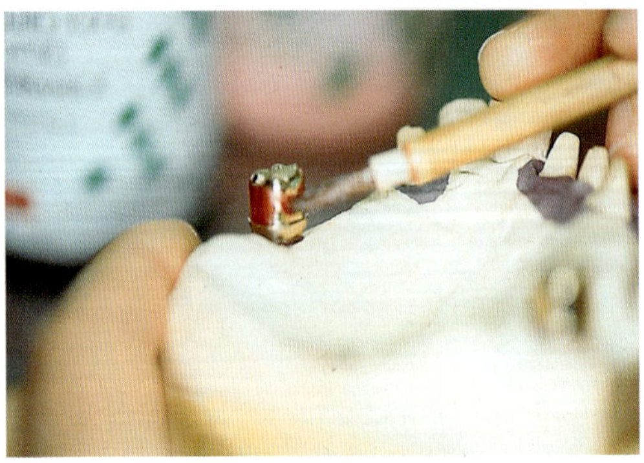

그림 18-115 Telescope의 외관은 변형을 방지하기 위해 수지로 1차 cap을 만들며 수지 수축으로 한 번에 180° 이상은 축성하지 않는다.

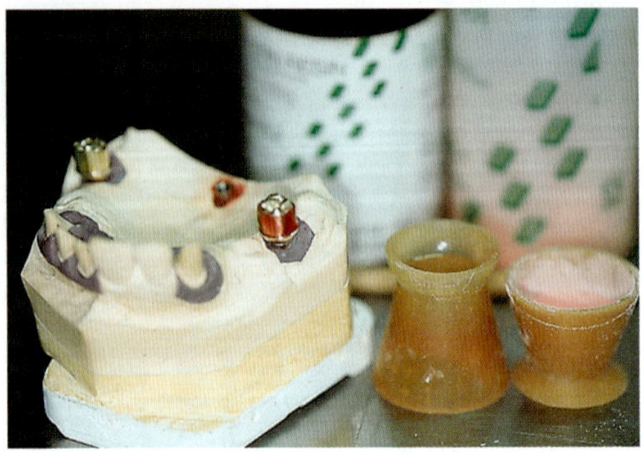

그림 18-116 1차 수지가 중합되면 나머지 부위를 축성한다.

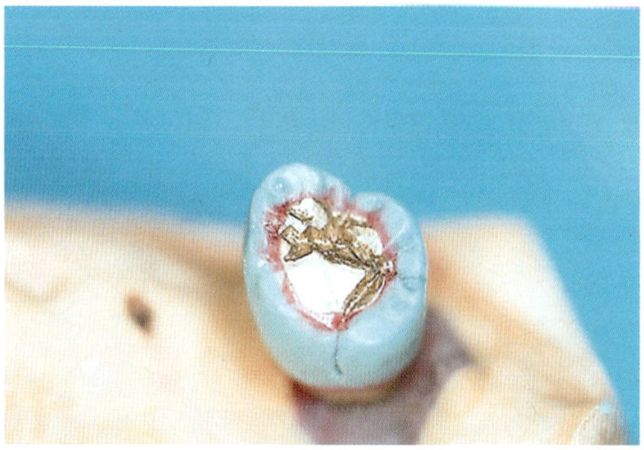

그림 18-117 납형왁스를 이용하여 외관 형성

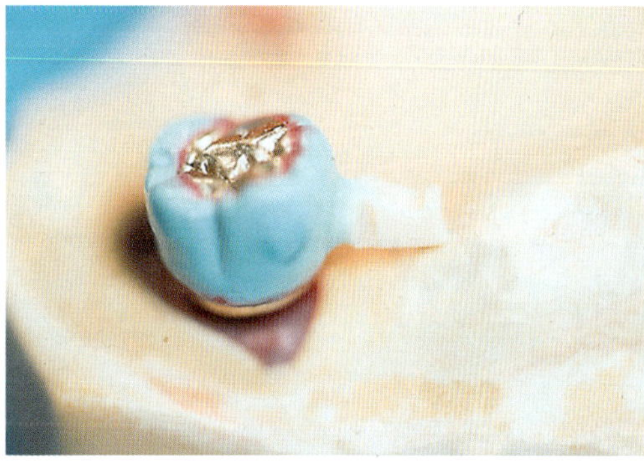

그림 18-118 외관에 wax joint 형성(나중에 frame에 연결할 것)

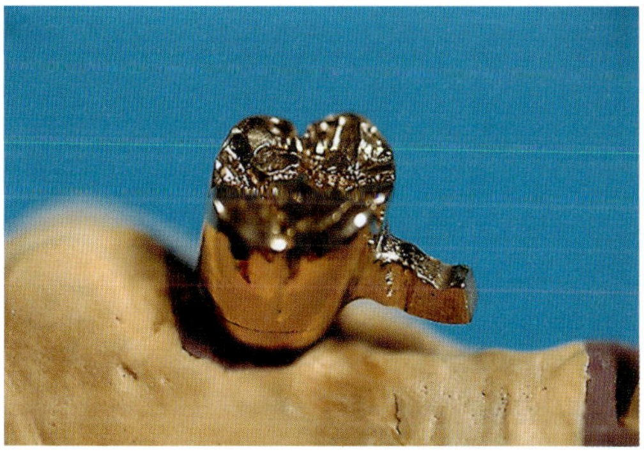

그림 18-119 Ring telescope 외관 형성

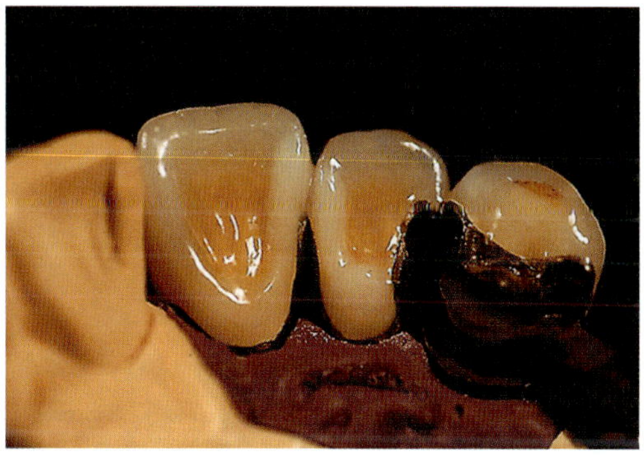

그림 18-120 전치부 도재 교의치 완성

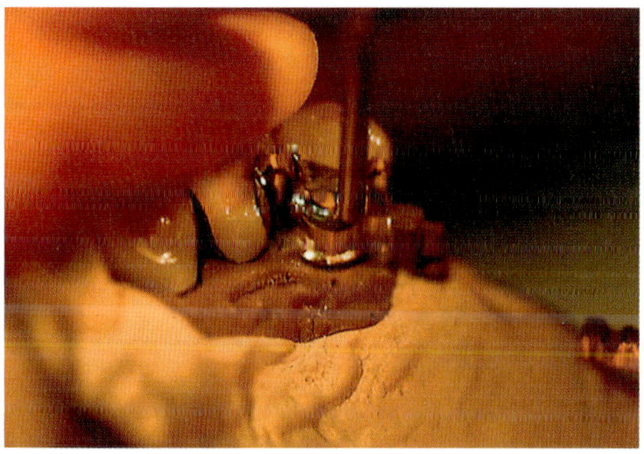

그림 18-121 연마용 버(polishing bur)를 이용해서 마무리한다.

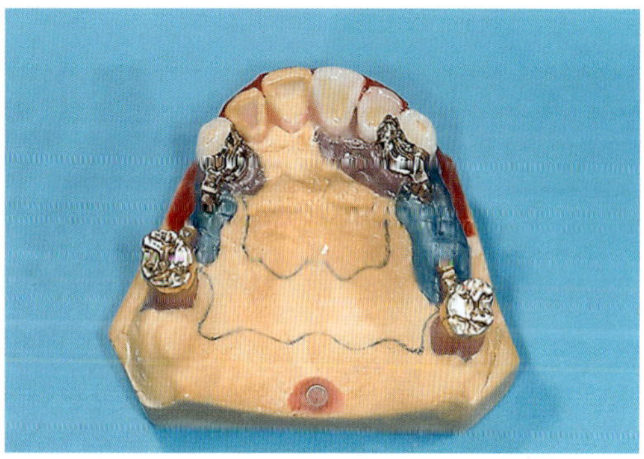

그림 18-122 복제모형 제작을 위한 릴리이프(relief) 및 블록아웃(blockout)

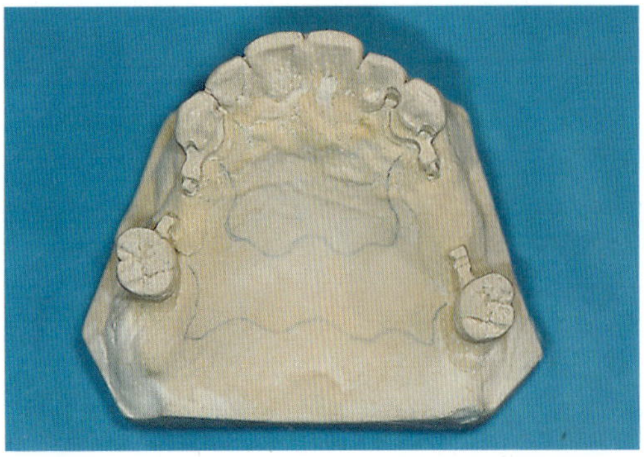

그림 18-123 내화성 복제모형

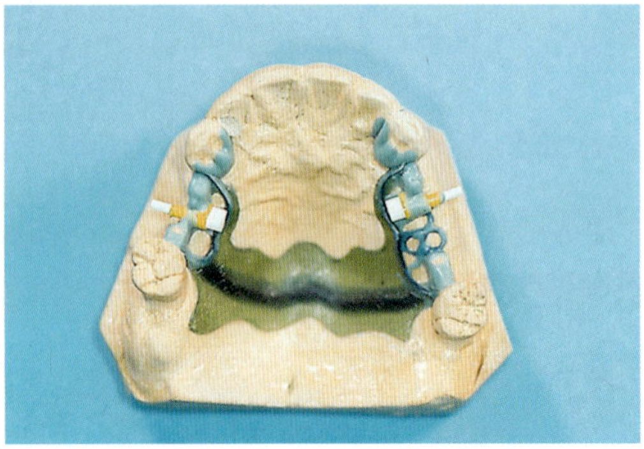

그림 18-124 국소의치 납형 설계

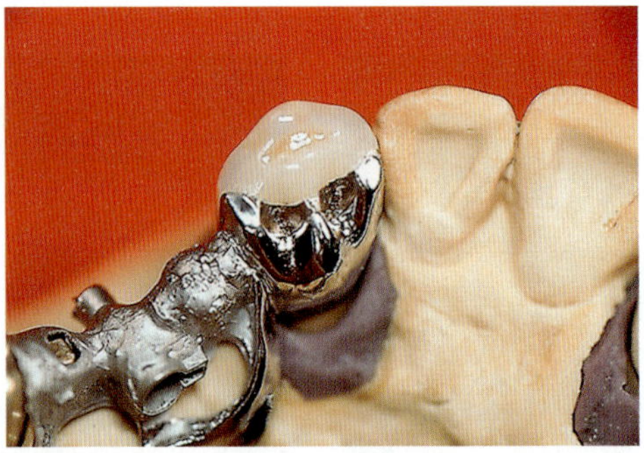

그림 18-125 국소의치 금속구조물과 밀링 구조물의 연결은 납착, 레이저, 합착 등 다양한 방법에 의해 연결시킬 수 있다.

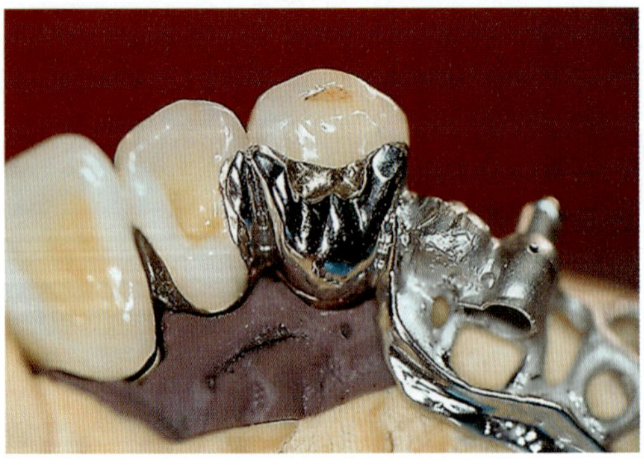

그림 18-126 국소의치 금속구조물과 밀링 구조물의 연결은 납착, 레이저, 합착 등 다양한 방법에 의해 연결시킬 수 있다.

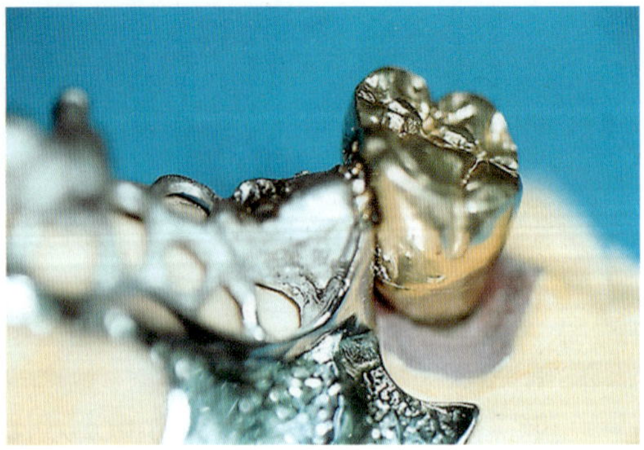

그림 18-127 국소의치 금속구조물과 밀링 구조물의 연결은 납착, 레이저, 합착 등 다양한 방법에 의해 연결시킬 수 있다.

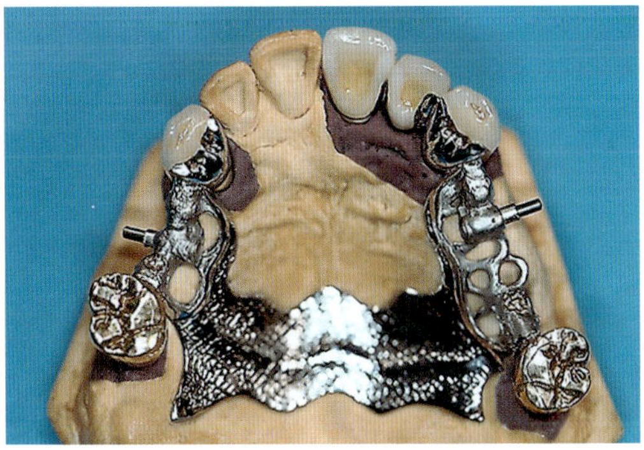

그림 18-128 연결된 금속 구조물

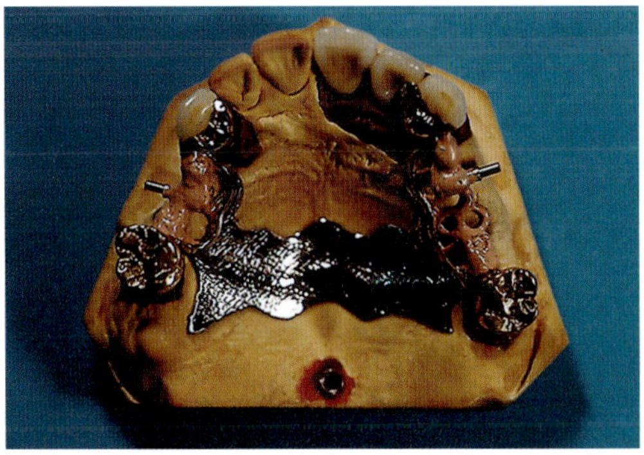

그림 18-129 치은 부위에 pink opaque 처리

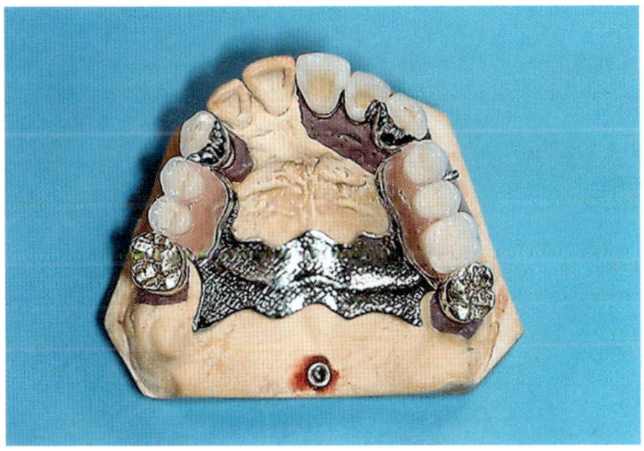

그림 18-130 결손 부위 인공치 배열 완성

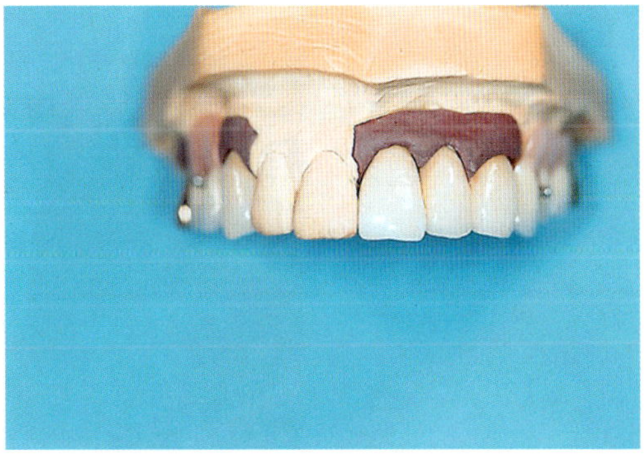

그림 18-131 완성된 보철물

18-6 Konuskronen telescope crown(일명 : Konuskrone)

Konuskronen telescope는 원통형에서 개선된 원추형 이중치관보철물로서 내관과 외관의 축벽을 평행하게 형성해주는 원통형의 문제점인 제작과정의 어려움과 감소하는 마찰력을 개선하기 위해 평행한 평행 축벽에 일정한 각도를 부여한 원추형을 말하며 여러 개의 지대치가 있을 경우 전체의 축이 6°로 설정되면 2차 구조물의 착탈 방향과 1차 구조물인 konus축이 일치하나 각 축 6° 형태의 축면 설정시 1차 구조물의 konus 축이 각각 다르므로 2차 구조물인 외관 착탈방향에 장해가 있는 것처럼 보일 수 있고 변연부위가 negative angle이 될 수 있으므로 내관 연마 시 세심한 주의가 요구된다(그림 18-132~163).

1. 원추형 치관보철(konuskrone crown)의 제작과정

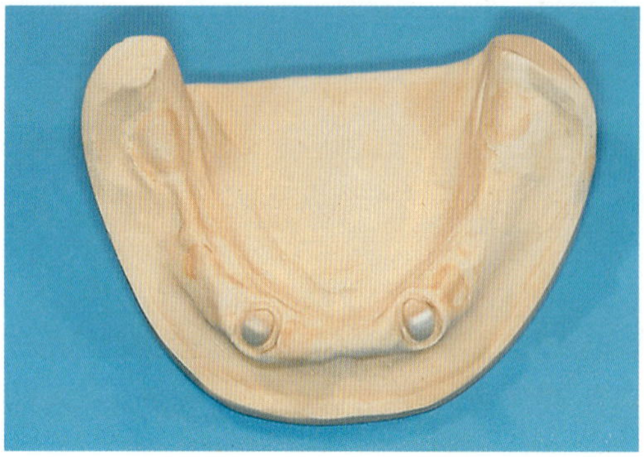

그림 18-132 작업모형 조건

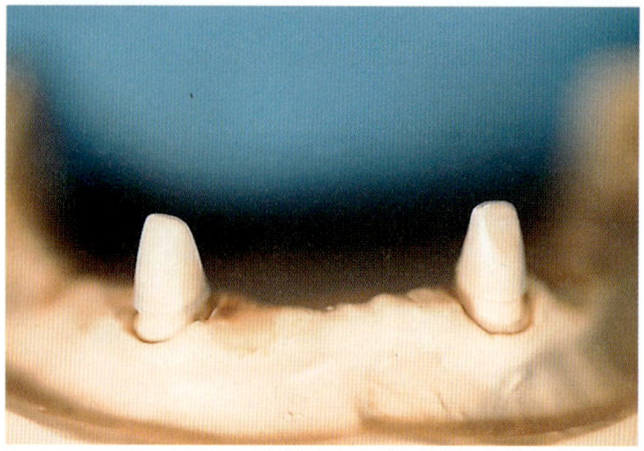

그림 18-133 플라스틱 코핑(plastic coping) 장착

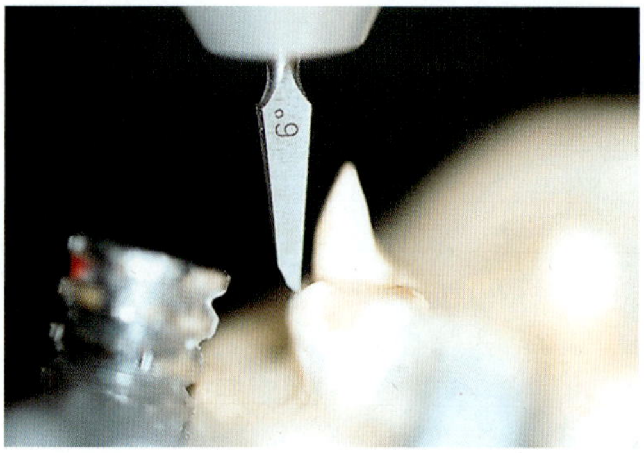

그림 18-134 삽입로 결정

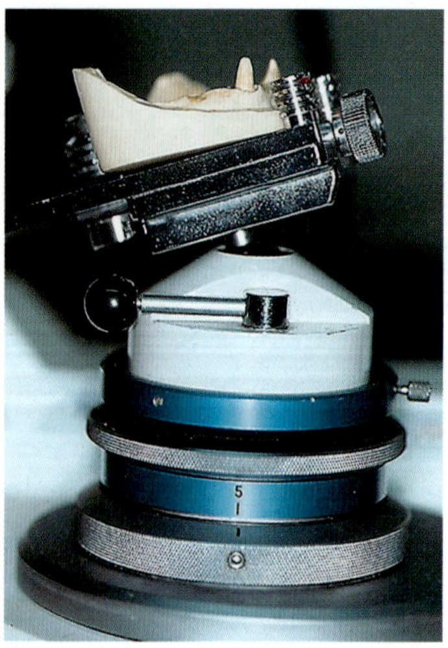

그림 18-135 Konator를 이용해서 각 지대치에 맞는 삽입로에서 밀링을 한다.

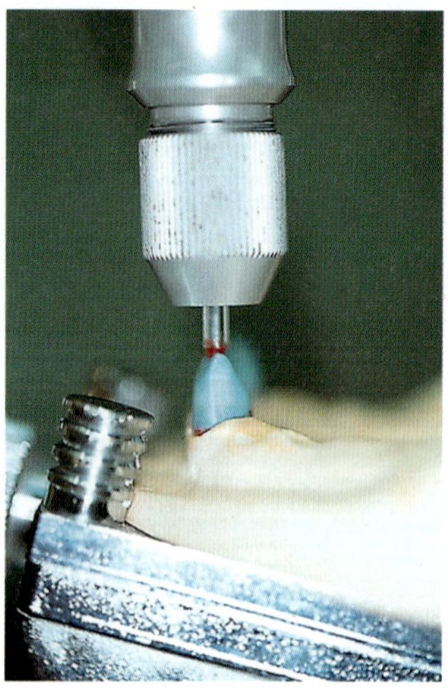

그림 18-136 주입선 부착

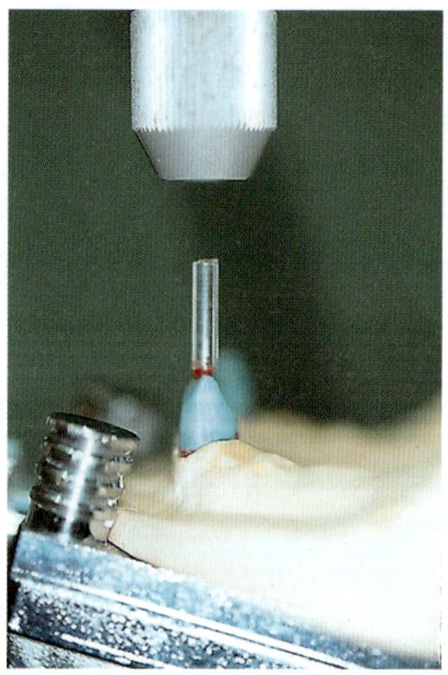

그림 18-137 수직암에서 분리

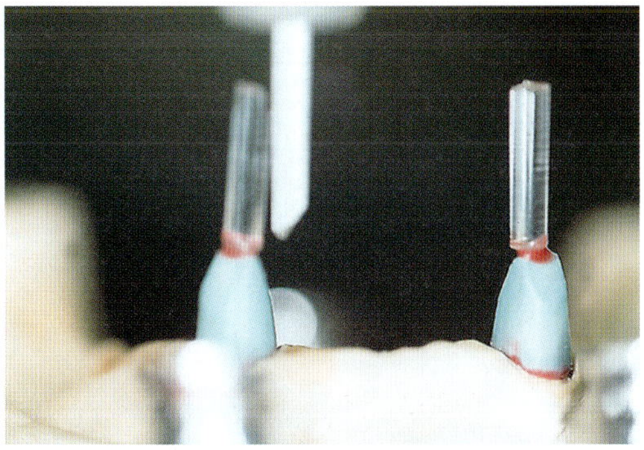

그림 18-138 인접치와 다른 konus 축 형성

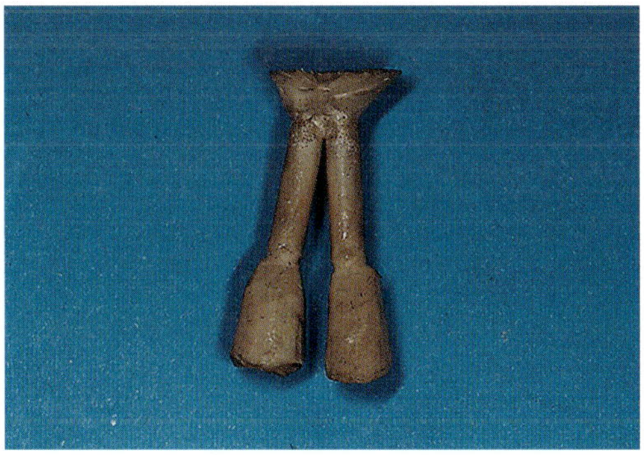

그림 18-139 주조체

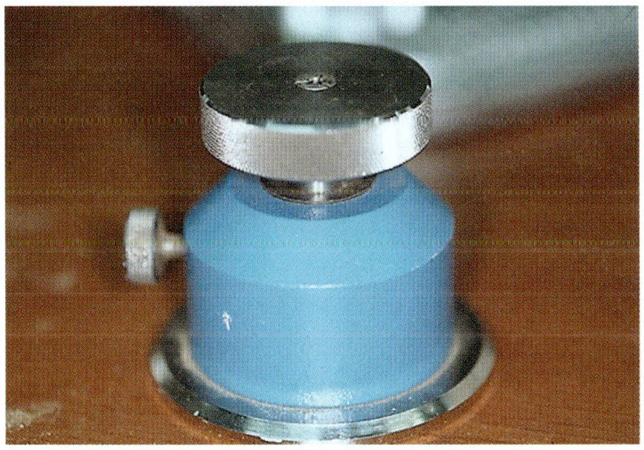

그림 18-140 내관 주조체를 고정시키기 위한 대구사 코너스 연마기구

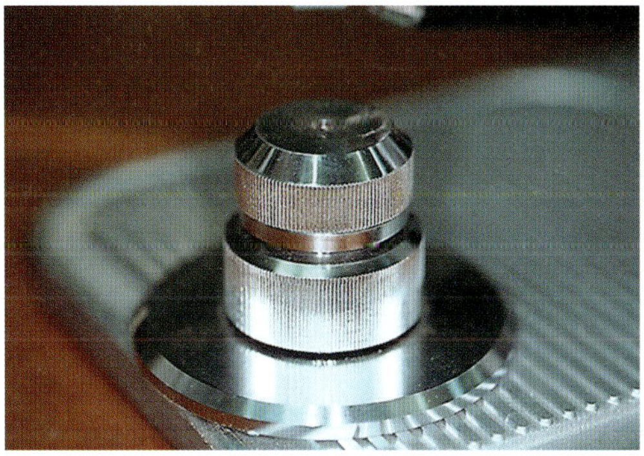

그림 18-141 내관 주조체를 고정시키기 위한 카보사 코너스 연마기구

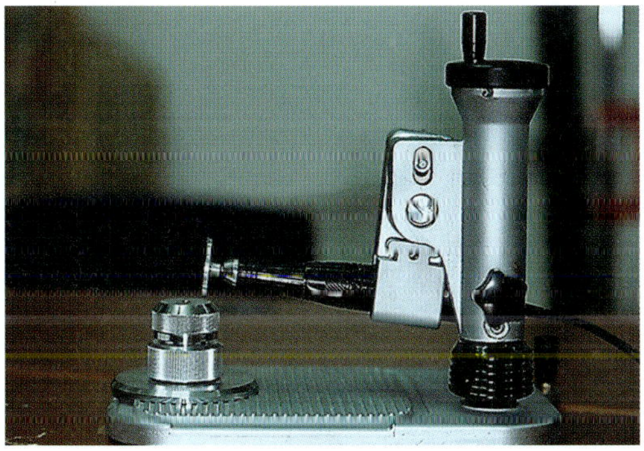

그림 18-142 카보사의 코니스 연마기구

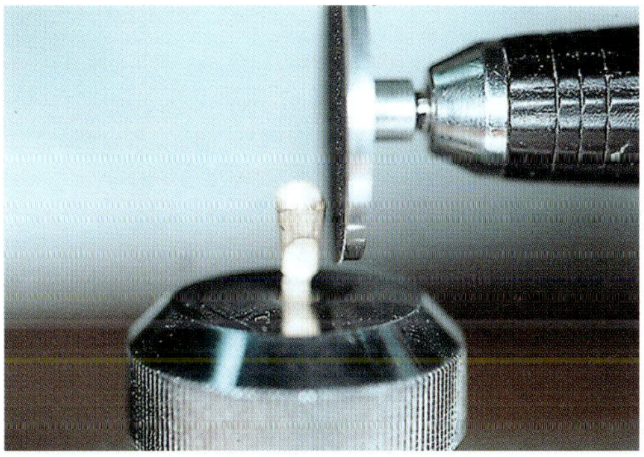

그림 18-143 핸드피스를 끼워 0~12°까지 각도를 조절할 수 있다.

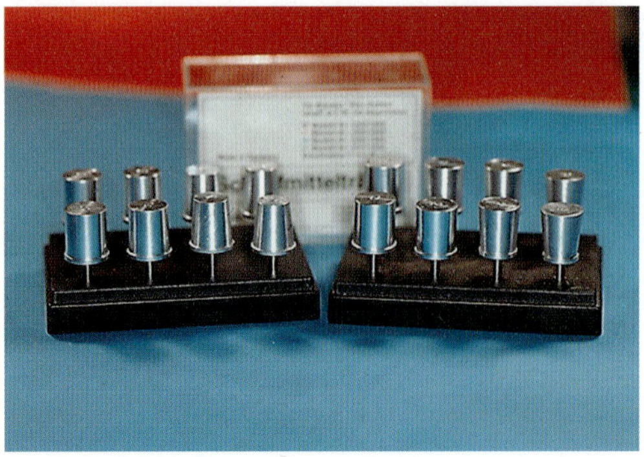

그림 18-144 0~6°의 유지 코너스 내관을 연마하기 위한 원추형기구

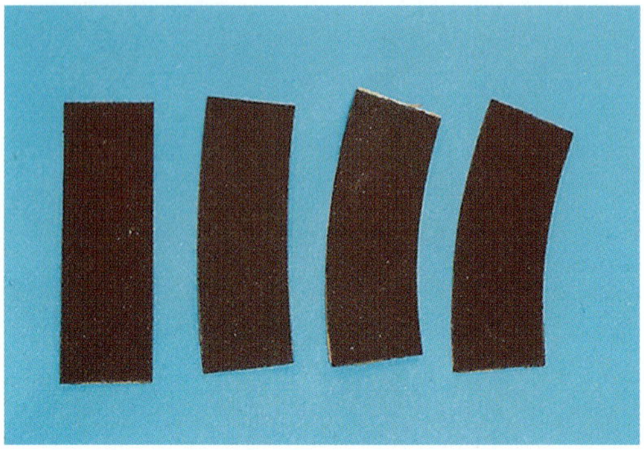

그림 18-145 0~6°의 샌드 페이퍼(sand paper)

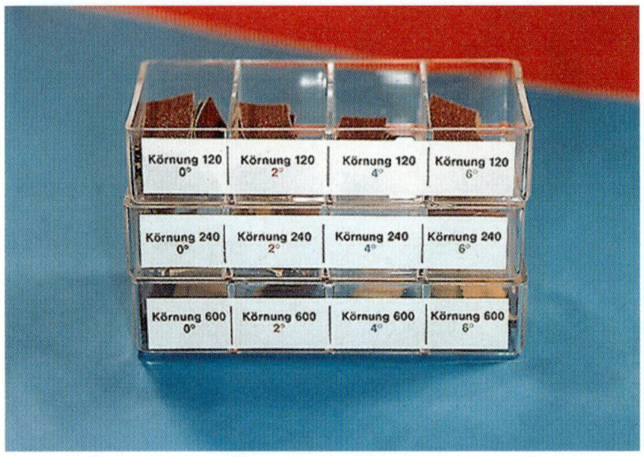

그림 18-146 120, 240, 600번 샌드 페이퍼(sand paper)

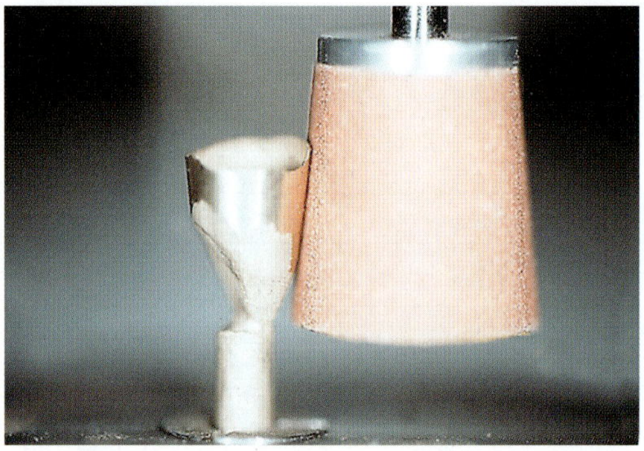

그림 18-147 240번 샌드 페이퍼(sand paper)를 이용하여 1차 연마과정

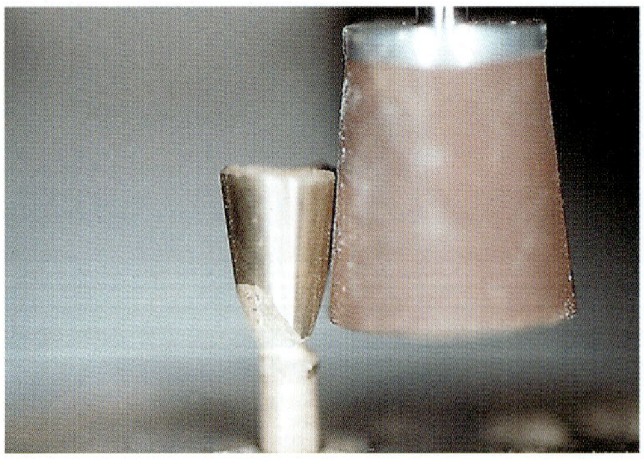

그림 18-148 600번 샌드 페이퍼(sand paper)를 이용하여 연마한 후 샌드 페이퍼(sand paper)에 루즈를 묻혀서 high polishing

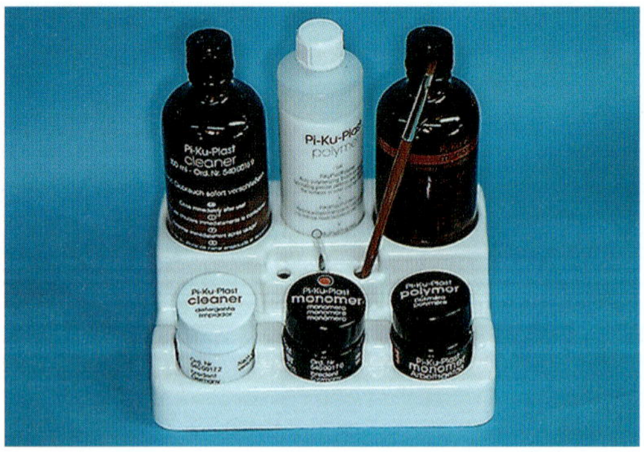

그림 18-149 외관용 패턴수지(pattern resin)

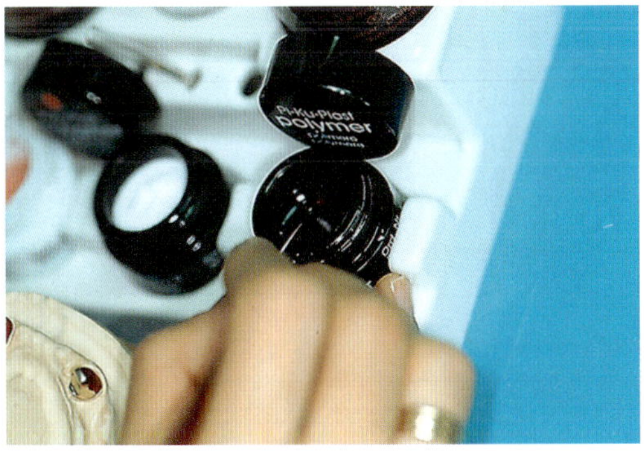

그림 18-150 붓 끝에 액을 조금씩 적신다.

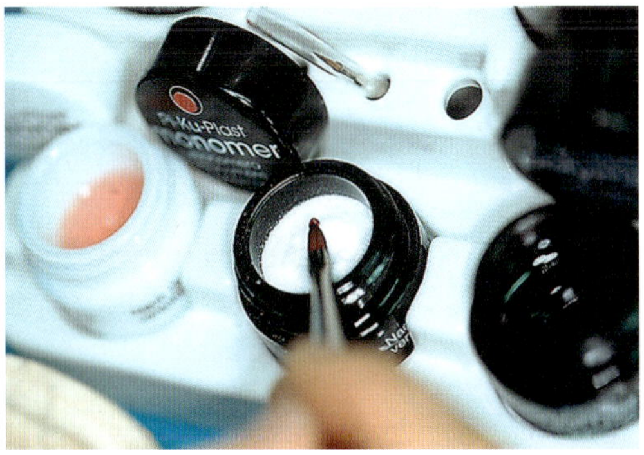

그림 18-151 액이 묻어 있는 붓 끝에 분말을 접촉시킨다.

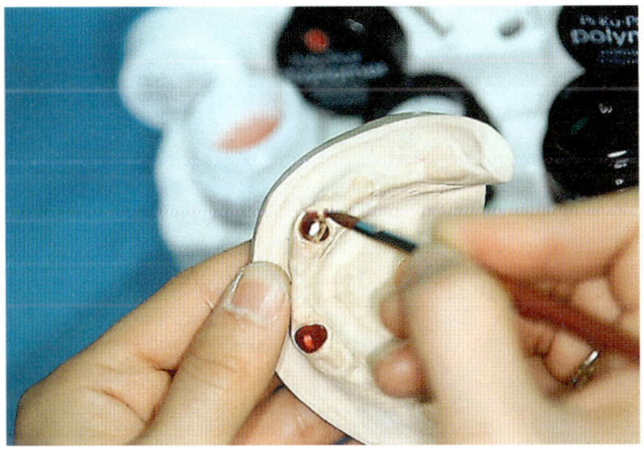

그림 18-152 패턴수지(pattern resin) 축성 과정

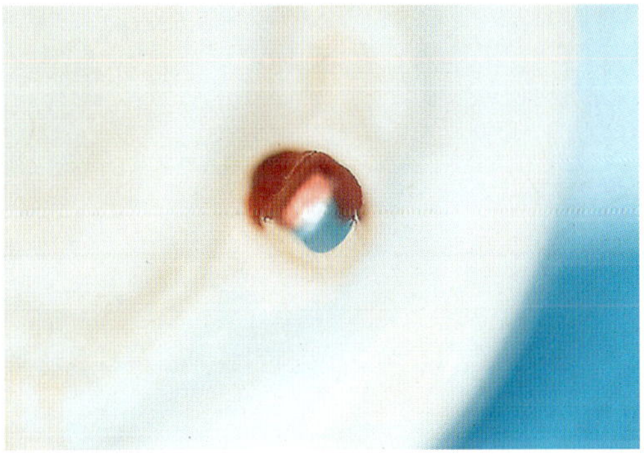

그림 18-153 1차 축성시는 180° 이상을 하지 않는다.

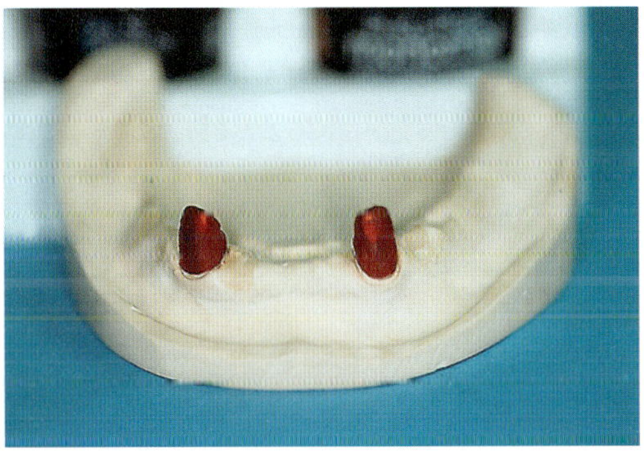

그림 18-154 외관 내면 축성완료

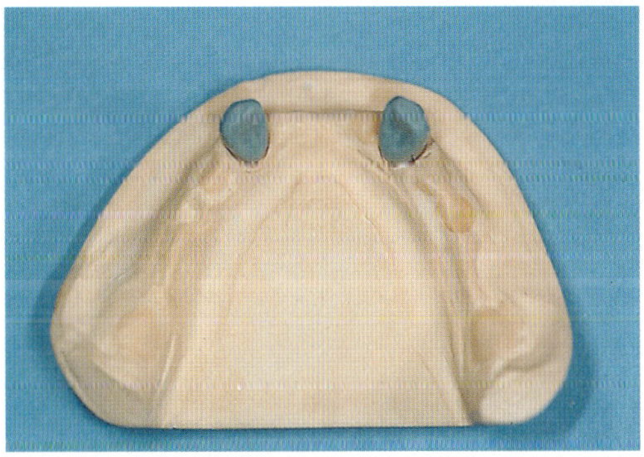

그림 18-155 Full wax up

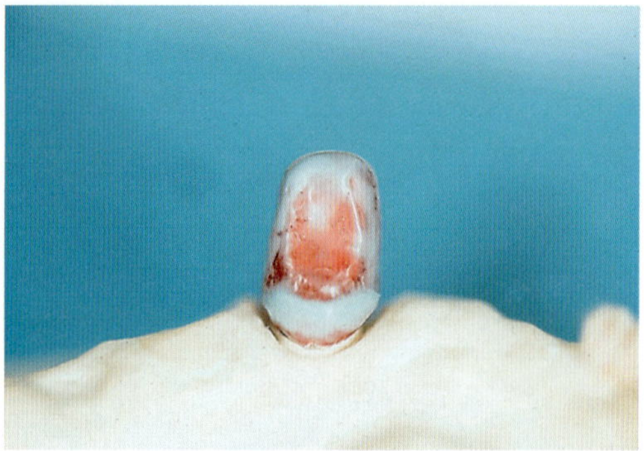

그림 18-156 시멘트를 이용한 연결 형태를 위한 cut back

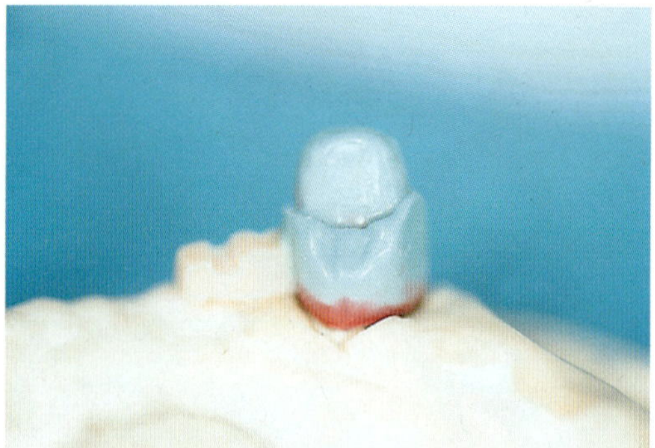

그림 18-157 수지로 접착이나 laser welding을 이용한 연결 형태를 위한 cut back

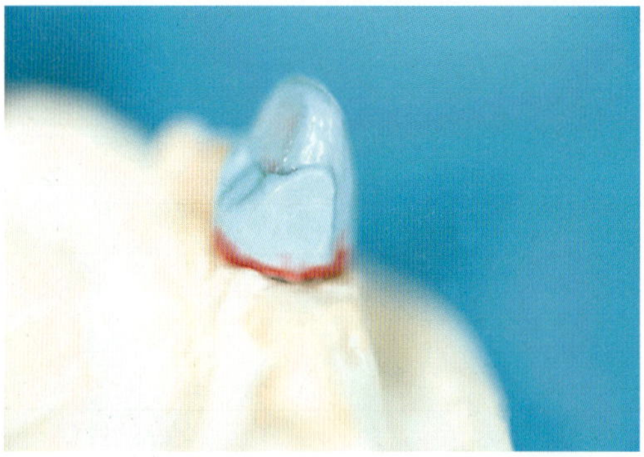

그림 18-158 금속납착법을 이용한 연결 형태를 위한 cut back

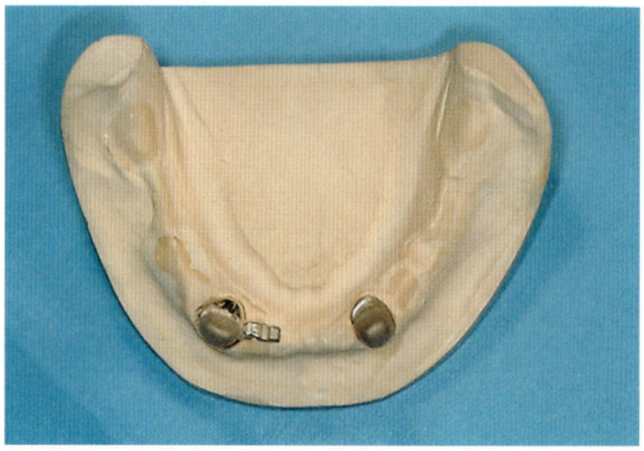

그림 18-159 주조체

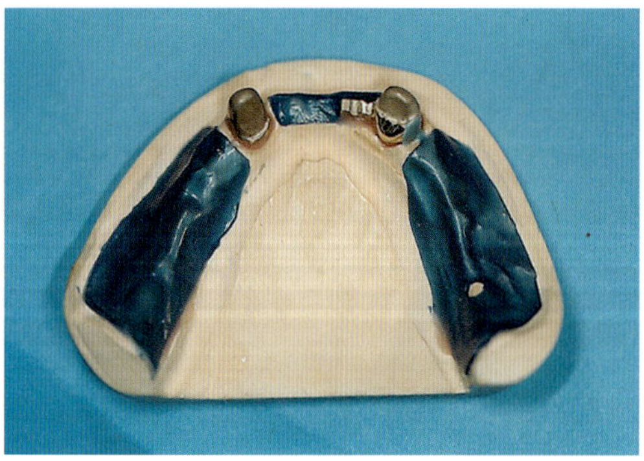

그림 18-160 복제모형을 제작을 위해 릴리이프(relief), 블록아웃(blockout)을 한다.

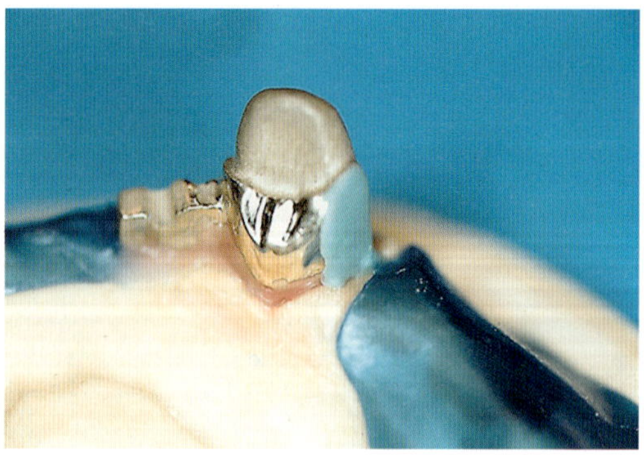

그림 18-161 납착간격을 위한 인접면 릴리이프(relief)를 해야 한다.

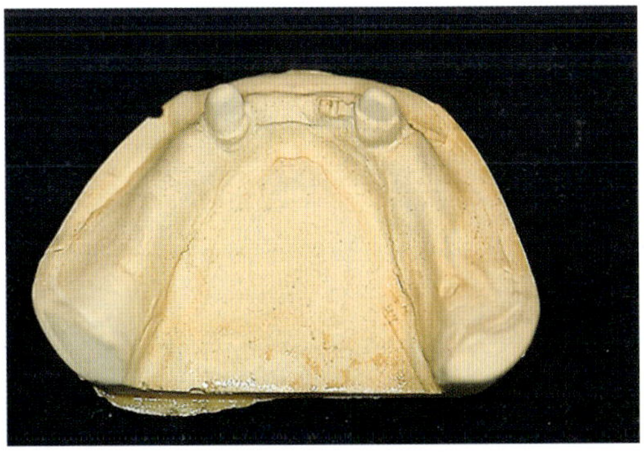

그림 18-162 내화성 복제 모형

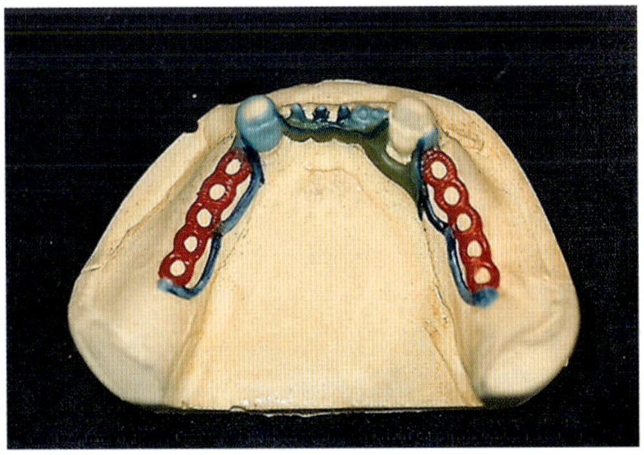

그림 18-163 국소의치 납형 형성

19

임플란트 보철 (Dental Implant)

19-1 개요

임플란트(埋植, 移植, implant)란 어원적으로는 'im(안에, 내부에)'과 'plant(심다, 이식하다)'의 복합어로 "꽂아 넣다, 박다, 심다, 이식하다, 매식하다" 등의 의미를 지니고 있으며, 의학적 의미로는 보철, 치료, 진단, 또는 연구를 목적으로 신체 속에 부분적으로 또는 전체적으로 삽입, 이식시킨 이물 성형재(異物成形材, alloplastic material), 혹은 방사성 물질(放射性物質, radioactive material)이나 조직 따위의 대상물이나 재료를 말한다.

치과 임플란트란 임플란트의 한 종류로서 국소의치, 또는 총의치에 대한 지지와 유지를 개선시키기 위해 점마(粘膜, mucosal layer)이나 골막(骨膜, periostal layer) 또는 치내(齒內) 및 골내(骨內)에 매식시킨 이물 성형재(異物成形材, alloplastic material)로 만든 치과 보철 상치물을 말한다.

예를 들어, 치과 임플란트 보철물은 구강 안의 자연 치아가 상실된 경우에 치은 등의 연조직과 치조골 속에 치근을 대신할 수 있는 인공 대치물을 이식한 후 그 위에 인공치 또는 인공치 및 의치상을 고정시킨 것이다.

19-2 역사

치과 임플란트는 현재 치의학 분야에서 가장 급속하게 발전하고 있는 치과 과학의 하나이다. 이러한 임플란트의 역사는 크게 osseointegration의 개념 확립 기간과 osseointegration의 개념 정착 단계로 구분할 수 있다. 이에 따른 정의를 표 19-1을 기준으로 다음과 같이 나타낼 수 있다.

표 19-1 임플란트의 역사

단계		연도	내용	비고
개념확립	고대	기원전	고대 이집트의 죽은 사람에게 시행된 임플란트	
		BC 3세기경	에투루리아인은 사람이나 동물의 치아로 만든 pontic을 납부착하여 대환(帶環 : 띠)이나 철사로 지대치에 연결하는 브릿지 제작	용도 : 장식
		AD 5세기경	두개 하악골 절치부에 조개껍질 세 개가 식립	목재드릴과 모래를 이용하여 손으로 시술
		AD 12세기경	아즈텍 부족에서 치아 임플란트 발견	시술의 목적 : 미신이나 심미를 위한 것
	중세	936~1013년	아라비아인 Albucasis에 의해 사람이나 동물의 이식과 재식	
		1510~1590년	프랑스 외과의사 Pare에 의해 의안, 의족, 의수, 의치의 도입	
		18세기경	치아 자체를 이용한 transplantation(이식)이 유행	19세기 초 쇠퇴 : 질병의 감염
		19세기 후반	금, 백금, 이리듐, 도재, 은 등을 이용한 골내 임플란트 시도	
		20세기경	수많은 형태의 임플란트 고안	초기에 금, 은, 백금이 이용
		1937년	CO, Cr, Mo합금의 Vitallium 개발	이후, Ni, Co, Cr합금의 ticonium, titanium, titanium합금 개발
	근대	1901년	Greenfield가 백금 이리듐을 이용한 원추 모양의 골내 임플란트 고안	1913년 실린더 모양으로 개량
		1940년	Alvin Strock과 Moses Dtrock에 의해 Vitallium에 의한 screw implant 고안	오늘날의 osseointegration
		1940~1960년대	Sandhaus : screw implant 고안	
			Formiggini : spiral implant 고안	
			Linkow : self-tapping의 ventplant 고안	
		1941년	Dahl : 골막하 임플란트(subperiosteal implant)	
개념확립	근대	1966년	Cranin : [anchor, blade, transosteal(staple), tripoidal needle, spiral, 치내골내] 분석	
		1967년	Linkow : blade implant, bladevent implant를 개발	
		1972년	가와하라 : bioceram sapphire implant, bioceram porous implant 개발	
개념정착	1970~1980년대	1974년	Biotes(Nobel pharma) 임플란트 : 여러 가지 osseointegrated implant system 개발	
		1974년	Sutter : ITI implant 개발	
			Kirsch : IMZ 임플란트 개발	titanium으로 만들어진 cylinder type
개념정착	1970~1980년대	1978년	하버드 의회 : dental implant가 과학적으로 검토	임플란트라는 용어가 알려지기 시작
		1982년	Niznick : titanim 합금으로 만든 Core-vent implant를 개발	선단이 평탄한 중공성 cylinder
		1982년 이후	Ster-Oss : 순수 titanium으로 만들어진 screw type	
			Flexiroot : 내부 치근막과 같은 작용을 하도록 polyethylene으로 만들어진 sleeve를 갖춘 titanium screw cylinder type	
			Integral : titanium 합금으로 만들어지고 hydroxyapatite로 coating	
			Frialit2 : titanium으로 만들어지고 cylinder 모양이 다단 원통형	
			POI : titanium 합금으로 만들어지고 양극 산호 처리를 함	

19-3 구성요소

"정상적인 생체골과 하중을 전달하는 임플란트 표면 사이를 직접 구조적 및 기능적으로 연결"하라는 골유착에 관하여 1985년 Brånemark에 의해 정의되기 시작하였다. 따라서, 본 장에서는 implant system의 구성에 대하여 Brånemark system을 예를 들어 살펴본다(그림 19-1).

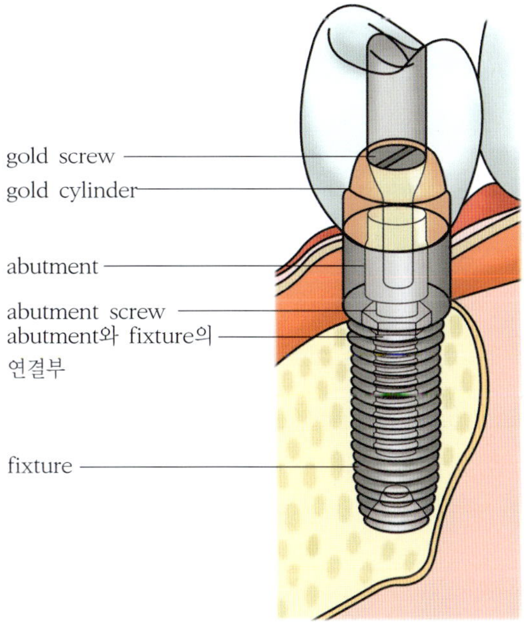

그림 19-1 Brånemark system에서의 각 구성 요소

첫째, fixture(임플란트체) : 1차 외과수술에 의하여 악골내에 매식 또는 고정

둘째, abutment : 2차 외과수술에 의하여 연조직(치은)을 관통하고 fixture와 상부구조와의 사이에 존재하여 양자를 연결하는 부분

셋째, abutment screw : abutment를 fixture에 연결하는 부분

넷째, gold cylinder : abutment에 완전하게 적합하는 형태를 가지고 있는 실린더로써, 일반적으로 상부구조를 제작할 때에 wax pattern에 편성되어 주조 시에 주접되는 부분

다섯째, gold screw : gold cylinder를 개입시켜 상부구조를 abutment에 연결 및 고정시키는 부분

Brånemark system은 위에서 설명한 것과 같이 다섯 가지의 구성요소로 되어 있는데 현재 수없이 많이 나오고 있는 그 외의 시스템 구성에서는 다소 간략화 되어 있는 것도 있다. 하지만 기본적으로 큰 변화는 없다.

19-4 적응증

1. 적응증(indications)

임플란트는 대부분의 사용자들에게 다음과 같은 좋은 결과를 기대할 수 있다. 첫째, 수술을 받을 수 있을 정도로 전신이 건강한 사람에게, 둘째, 정신적으로 안정되고 치료 술식이나 한계, 더구나 자신의 책임을 이해할 수 있는 경우, 셋째, 악골의 양이 충분하고 악골의 질이 좋은 경우, 넷째, 구강 상태를 위생적으로 적절한 수준까지 유지할 수 있는 경우를 대상으로 들 수 있다.

따라서, 본 절에서는 치과 매식학의 입장에서 임플란트의 적응증에 대하여 다음과 같이 중요한 사항을 기준으로 정리할 수 있다.

1) 하나 이상의 치아가 상실되었으나 인접 치아를 삭제하거나 처치하기를 꺼리는 환자의 경우
2) 통상의 국소 의치로 만족을 느끼지 못하는 부분인 무치악 환자의 경우
3) 통상의 총의치로 만족을 느끼지 못하는 완전 무치악 환자의 경우
4) 동요가 있는 치아를 보강하는 것이 좋은 환자의 경우
5) 통상의 의치 작을 위한 지대치의 수와 위치가 부적합한 환자의 경우
6) 부착 치은제이 적고 치조 점막이 많은 등 구강 점막 조건이 빈약한 환자의 경우
7) 저작, 발음 등의 기능적 습관이 비정상적이어서 통상적인 보철물로는 안정성에 문제가 있는 환자의 경우
8) 의치 착용 시 구역질이나 구토 현상이 있는 환자의 경우
9) 가철성 의치를 착용하지 않으려는 환자의 경우

2. 금기증(Contraindications)

임플란트 치료에 대한 금기증으로 환자 개인에게 있어서 다음과 같은 증상을 지니고 있는 경우 임플란트 시술시 악영향을 유발시킬 수 있다. 그러므로 다음과 같이 의학적 금기증과 치과학적 금기증을 유의할 필요성이 있다.

1) 의학적 금기증(medical contraindications)

첫 번째 금기증의 항목으로 의학적 금기증의 경우를 다음과 같은 내용을 통하여 알아볼 수 있다.

(1) 심혈관 질환[고혈압(hypertension), 울혈성 심부전(congestive heart failure), 관상동맥 질환(coronary heart disease), 류마티스성 심장 질환(rheumatic heart disease), 심각한 심장 판막 질환(severe valvular heart disease)] 환자의 경우
(2) 내분비 장애[칼슘(calcium), 철(iron), 무비타민증(avitaminosis), 여성의 에스트로젠 부족(low estrogen in females)] 환자의 경우

(3) 뇌졸중 등이 생길 수 있는 65세 이상의 고령자나 악골 성장이 일어나고 있는 15세 이하의 연소자인 경우
(4) 상처치유와 골 융합이 잘 안되는 다량의 방사선 피폭 환자의 경우
(5) 신장질환(renal disease)환자의 경우
(6) 조절이나 치료가 어려운 당뇨, 고혈압, 골다공증 환자의 경우
(7) 백혈병(leukemia) 환자의 경우
(8) 간염 등의 간질환자의 경우
(9) 면역 기능 이상 질환자(immunos uppressive disorders)의 경우
(10) 임신(pregnancy)인 경우
(11) 콜라겐 및 골 질환자(collagen and bone disease)의 경우
(12) 만성 알콜 중독증, 습관성 약물 중독증, 심각한 인격 장애, 강박 관념, 조울증, 정신 분열증, 편집증, 치매 등의 특정 정신 질환자의 경우

2) 치의학적 금기증(oral contraindic ations)

(1) 악골의 양이 부족하거나 악골의 질이 나쁜 등 악골의 상태가 나쁜 환자의 경우
(2) 교합 장애가 심한 환자의 경우
(3) 이갈이(bruxism), 손톱 깨물기(nail biting), 연필 깨물기(pencil biting), 혀로 떠밀기 등의 구강 기능에 대한 나쁜 습관을 지닌 환자의 경우
(4) 나쁜 흡연 습관을 갖은 환자의 경우
(5) 부실한 구강 위생 관리를 지닌 경우
(6) 임플란트 보철에 대한 비현실적 기대를 갖는 환자의 경우
(7) 보철물 설계 구조에 대한 거부감이 큰 환자의 경우
(8) 임플란트 부품에 대한 거부 반응이 있는 환자의 경우
(9) 재정 부담이 어렵거나, 치료에 필요한 장기간의 시간을 할당하기 어려운 환자의 경우

19-5 분류

1. Fixture와 abutment의 연결구조에 따른 분류

우선 fixture(임플란트체)와 abutment의 연결 구조를 검토해 보면, brånemark system은 각 구성요소를 서로 screw로 연결 및 고정하는 방법을 이용하고 있다. 이 방법은 screw가 쉽게 느슨한 문제점을 가지고 있다. screw가 느슨해짐에 따른 abutment의 동요는 screw 또는 fixture의 파절, 더 나아가서는 ossointegration이 파괴되는 원인이 될 수 있다. 이러한 이유 때문에 각 임플란트 시스템에서는 abutment 스크류의 완화를 방지하는 연구가 지속적으로 진행되고 있다.

Fixture(임플란트체) 상부에 최외곽 관상면을 fixture head라 부르고 이 head를 통해 abutment가 연결된다. 이 때 head부에는 외측이나 내측으로 회전방지 구조를 받는다.

먼저, 외부 회전방지 구조 fixture head의 상단에 돌출된 연결 구조를 가지고 있다. 그 밖에 calcitek사의 spline system은 외측 구조방지에 의해 micro movement나 screw의 완화를 위한 특수형태의 연결 구조를 가지고 있는 것도 있다(그림 19-2).

둘째, 내측 회전방지 구조는 fixture head의 상단에 함입된 연결 구조를 가지고 있는 형태로 fixture head 상단의 개구부에 female이 형성되어 있다. 이 내측 회전방지 구조에는 단순히 taper 형태로 되어 있는 경우와 hex 형태를 가진 것 등이 있다(그림 19-3).

즉, taper 형태에서는 fixture head의 개구부에 1~8°의 taper가 부여되어 있으며, 이에 의하여 abutment와의 결합시 "cone-screwjoint" 및 "friction-fit"이 된다.

반면에, hex 형태는 회전 방지용 육각구조를 가진다. calcitek사의 spline system과 연결구조가 유사하지만 fixture의 개구부 내측에 hex를 부여한 것으로써 IMZ twin plus system이 있다.

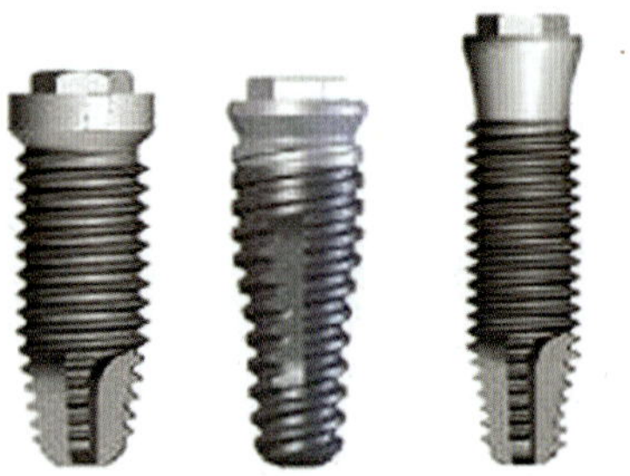

그림 19-2

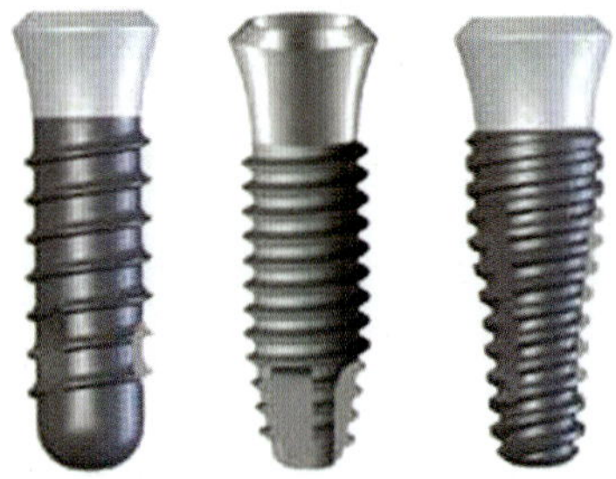

그림 19-3

표 19-2에서는 fixture head에 형성된 외측 회전방지 구조와 내측 회전방지 구조를 가진 시스템의 예를 분류하여 나타내었다.

표 19-2 Fixture와 abutment의 연결구조에 따른 분류

외측 회전방지 구조를 가진 시스템의 예	내측 회전방지 구조를 가진 시스템의 예
Brånemark system 3i Steri-Oss G-C system Implamed Inter pore Imtec Endo pore	- taper 형태 ITI Platon Ankylos Astra tech TG-Osseotite IMZ - hex 형태 Screw-vent POI IAT FIT Ⅱ Paragon taper lock

2. Abutment의 형태에 따른 분류

Fixture의 상부에 연결되어 치은을 관통하는 부분을 abutment라 부르고 있다. abutment는 분할(segmented)타입과 비분할(non-segmented) 타입으로 분류할 수 있다.

먼저, 분할타입 abutment는 fixture와 치은 관통부의 abutment가 분할된 것이며 abutment는 증례와 목적에 따라 여러 가지가 준비되어 있다. 즉, fixture의 매식방향과 상부구조와의 관계를 수정하기 위한 각도 부여 abutment나 상부구조와의 접합부를 치은연 하부에 설정하는 esthetic abutment 등이 있다. UCLA type abutment는 상부구조를 제작할 때에 abutment의 형태를 술자 자신이 설계 및 가공을 할 수 있는 custom abutment로써 이용할 수가 있다(그림 19-4).

둘째로, 비분할 타입의 abutment에서는 fixture와 치은 관통부의 abutment에 해당되는 부분의 일체화에 의하여 fixture로부터 직접 상부구조가 연결된다(그림 19-5).

표 19-3을 통하여 abutment의 형태에 따른 시스템을 분류하였다.

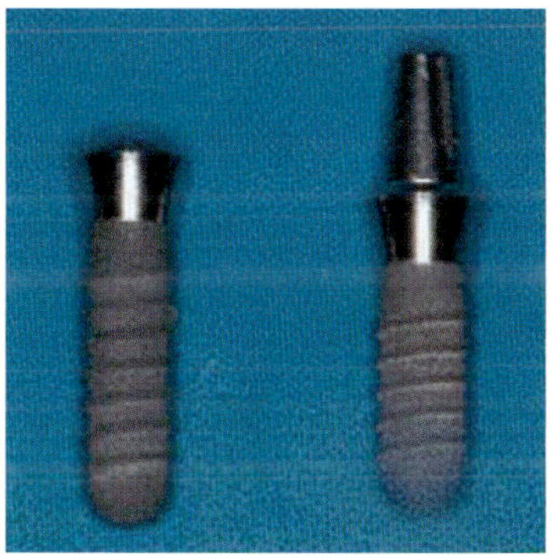

그림 19-4

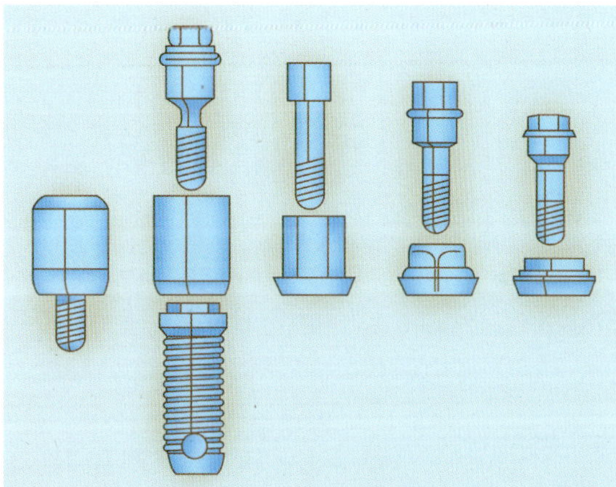

그림 19-5

표 19-3 Abutment의 형태에 의한 시스템 분류

분할 타입 abutment를 가진 시스템의 예	비분할 타입의 abutment를 가진 시스템 예
Brånemark system	AQB
3i implant system	POI 2 piece type
ITI	Platon
Steri-Oss	SMI
Implamed	OGA
Calcitek	Oratronix
Astra tech	Chercheve
Screw-Vent	
G-C system	

19-6 임플란트 치료순서 개요

치과병원의 치료과정에서는 외과, 치주치료, 근관치료, 보철치료, 교정치료 등이 포함되어 치료 후의 maintenance 및 병변의 진행이나 재발을 방지하기 위한 예방치료를 team approach로 진행한다. 본 절에서는 부분 결손 증례에 대한 치료순서와 chair side 및 labo side의 순서를 정의한다.

1. 수술 전 준비단계

	단계	내용
1	검사 (chair side)	- 구강내(잔존치, 치주조직)의 시진과 촉진 및 전신적인 건강상태에 대한 확인 - 연구용 모형을 간이 교합기에 장착
2	X-선 검사 (chair side)	- 파노라마를 이용(환자가 임플란트를 사용하고 있는 경우 단층촬영 실시)
3	list up (chair side)	- 병변이 진행되고 있는 부위 - 치료가 끝난 후 maintenance를 하기 쉬운 환경으로 만든 상태에 따른 문제가 되는 점
4	치료계획 (chair side)	- list up된 문제점을 해결하는 합리적인 방법이나 순서를 결정 - 최종적으로 고정성 또는 가철성 보철장치를 선택
5	진단용 wax up (labo side)	- 고정성 상부구조에서는 교합채득 후에 교합기에 장착된 모형상에서 진단용 wax up을 실시
6	치료 계획 제시 (chair side)	- 합병증 등을 포함하여 이점과 단점을 설명 - 환자가 망설일 경우에는 임플란트 치료를 적극적을 진행하지 말고 우선 의치에 의한 치료를 선택
7	stent를 이용한 CT 또는 단층 촬영 (chair side)	- 진단용 wax up 또는 납의치를 인상을 이용하여 진단용 스텐트를 제작 - CT에서는 stoppong, 단층화상에서는 금속구로 치관의 위치와 방향을 표시 - overdenture의 경우(우선 본 의치를 제작하고, 그것을 복제한 copy denture를 제작하여 스텐트에 이용)

2. 수술 단계

단계	항목	내용
1	상부구조 Type 결정 (chair side)	- 스텐트의 치관위치가 악골 및 연조직과 이상적인 위치에 있는 경우 : 나사고정 EH는 시멘트 합착의 고정성 상부구조 선택 - 방향에 문제가 있는 경우 : 시멘트 합착에 의한 상부구조를 선택 - 위치가 협설방향 미 수직방향으로 크게 어긋난 경우 : 가철성 브릿지 또는 overdenture를 이용
2	임플란드 위치 및 개수 결정 (chair side)	- 원칙 : 1치근 또는 1대 치아에 1개 - 악골의 협설경 및 결손부의 근원심폭 등을 기준으로 매식할 수 있는 임플란트의 개수를 결정
3	surgical stent와 surgical index의 제작(labo side)	- 진단용 스텐트에서 외과용 스텐트를 제작 - 분결손증례인 경우 : 진단용 모협상에서 pattern resin(GC사)을 이용하여 양인접치에 고정원을 구한 surgical index를 제작 - impression coping과 pattern resin을 준비
4	임플란트 매식수술 (chair side)	부분결손인 경우 : 외과용 스텐트를 이용하여 임플란드를 예징위치에 식립하고, 각임플란트에 impression coping을 고정 - coping을 surgical index와 pattern resin으로 연결하고 인덱스를 철거 - 통법에 따라 cover screw를 임플란트체의 상부에 장착하고 매식을 종료 - index는 coping에 기공용 analog를 고정하고, 이것을 altered cast법에 따라 진단용 모형에 복원시킨 뒤 provisional (임플란트 임시의치) 제작용 모형 (provisional은 temporary cylinder와 상온 중합래진을 이용하여 제작)
5	치료기간	- 2차 수술까지의 치유기간 동안은 temporary denture 및 temporary bridge를 사용 - temporary denture에서는 매식부위의 점막에 부하가 걸리지 않는 다름 부위에 확실하게 지지를 설정 - 또한 temporary bridge로써는 인공치를 인접치에 접착하는 방법을 이용
6	2차 수술시	- 통법에 따라 임플란트를 노출시키고 여기에 앞에서 기술한 provisional을 나사로 고정 - screw head에서 개구부까지의 부분에는 실리콘 인상체의 injection type을 주입하는데 내면의 undercut으로 쉽게 유지됨과 동시에 철거
7	최종적인 상부구조 제작(labo side)	- provisional을 장착하고 앞에서 기술한 각 항목을 평가하여 최종인상을 실시하고 상부구조를 제작 - 특히 연조직의 치유가 예측과 다른 경우 : 그 부위와 정도에 따라 결합조직의 이식 등과 같은 외과적인 치료 또는 적절한 abutment의 선택
8	상부구조의 장착과 maintenance (chair side)	- 상부구조를 장착한 후에는 정지적인 교합과 주위 조직의 maintenance를 실시 - 이상과 같이 심미성 및 기능성을 회복하고, 또한 그 회복된 상태를 장기적으로 유지하는 것을 목적으로 하여 team approach를 통한 임플란트 치료를 실시

19-7 제작개요

1. 기공용 component

각 임플란트 시스템마다 동일한 목적으로 사용하는 기공용 component의 명칭이 달라 혼동하는 경우가 있으므로 그림 19-6과 같이 정의한다.

2. 인상

Osseointegration type의 임플란트는 인상용 코핑(impression coping)을 사용해 인상한다. 작업할 때는 반드시 정밀도가 높은 인상재와 적절한 형태의 개인 트레이를 사용해야 한다.

인상법에는 보통 reseating technique, pick up technique를 이용한다.

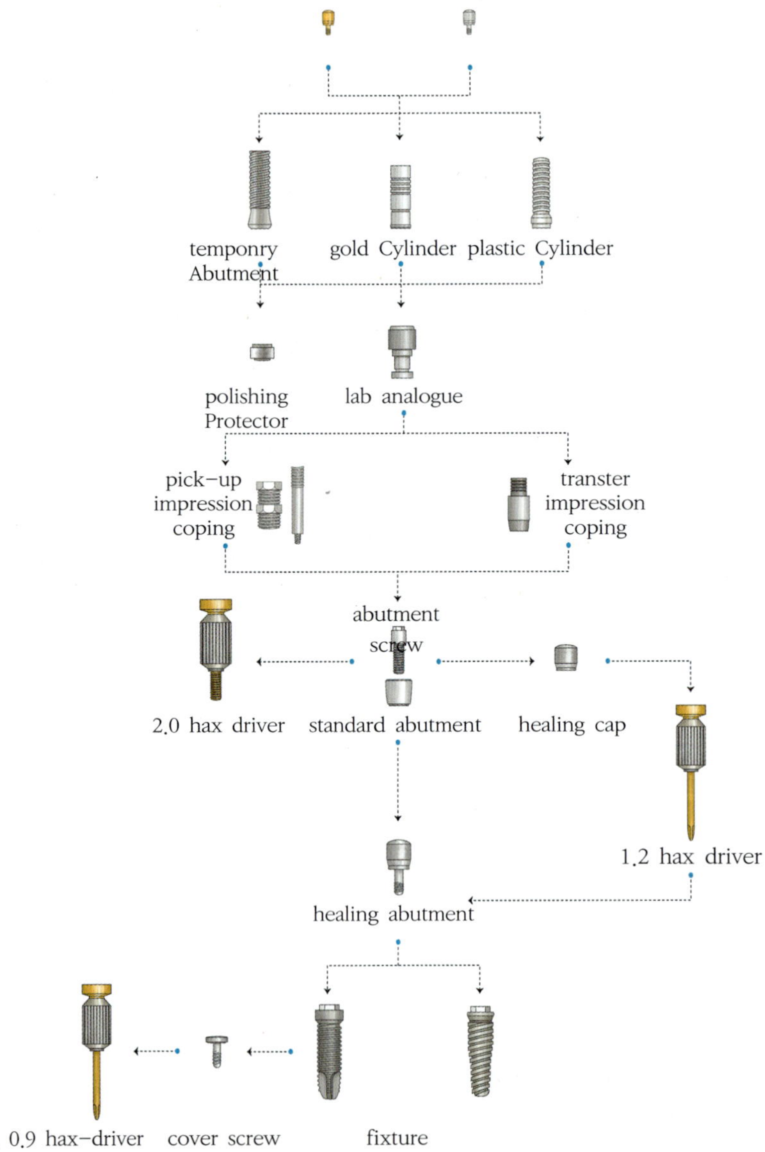

그림 19-6 임플란트 제작에 필요한 치료실과 기공실의 부품 및 기구의 flow chart(external type의 implant로 standard abutment를 사용하는 screw retained restoration)

3. 개인트레이

정밀한 인상을 채득하려면 적절한 형태와 개인트레이가 필요하고 우선 적합한 모형이 필요하다. 기본적으로 픽업인상법에 이용하는 개인트레이를 제작할 때는 analogue가 묻히는 모형을 사용한다(그림 19-7~23).

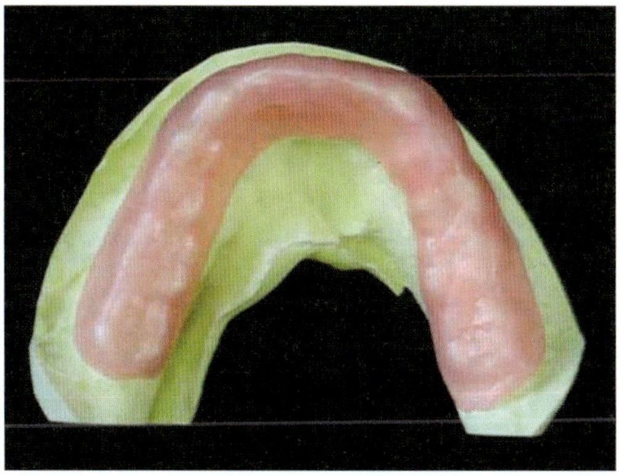

그림 19-7 Reif

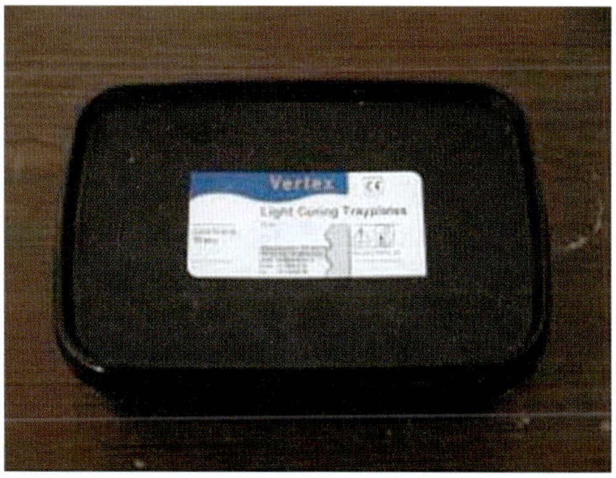

그림 19-8 Tray resin (light curing 用)

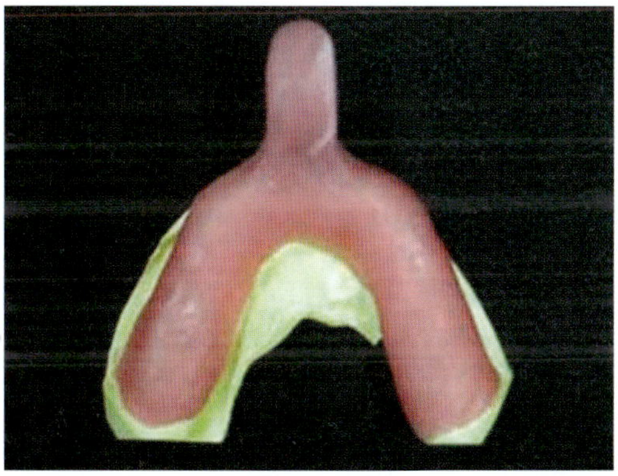

그림 19-9 Tray 완성

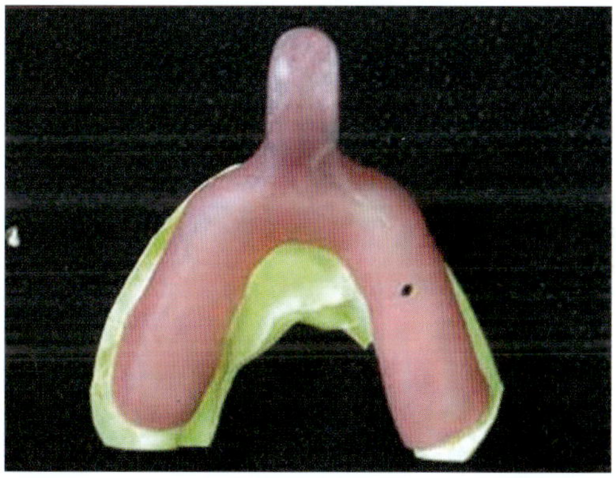

그림 19-10 Impression coping 위치의 hole을 형성

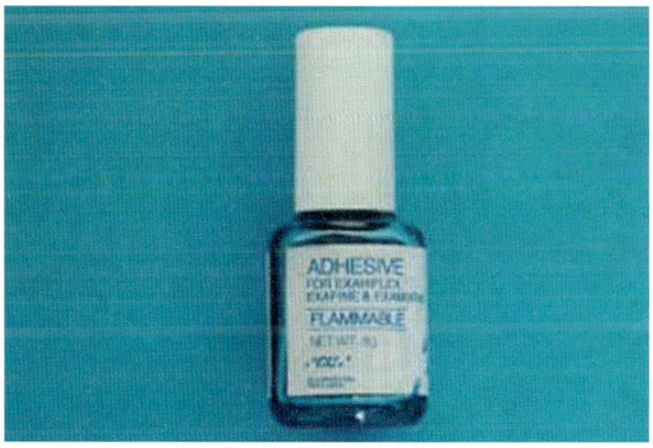

그림 19-11 Adhesive

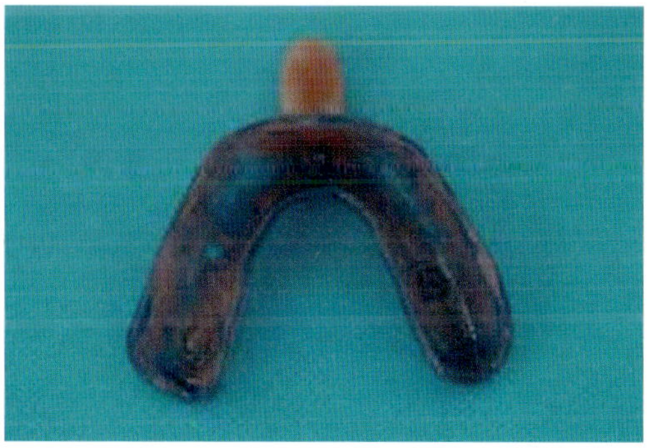

그림 19-12 Adhesive를 내면에 도포 하여 인상재와 분리되는 것을 방지

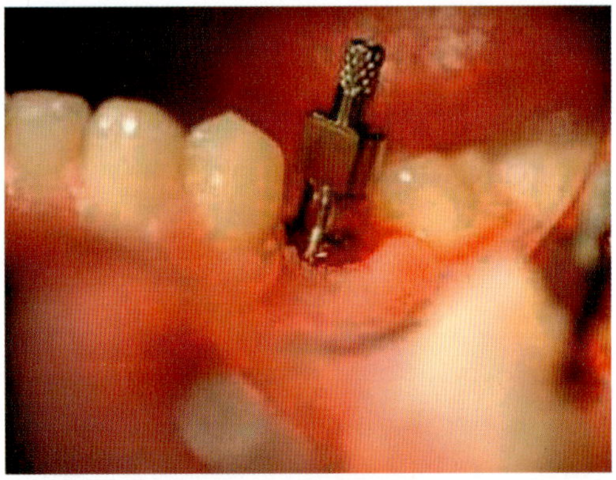

그림 19-13 인상용 코핑(impression coping) 위치

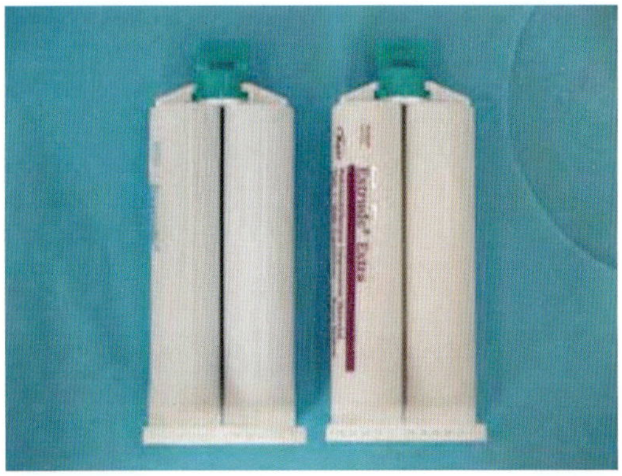

그림 19-14 인상재

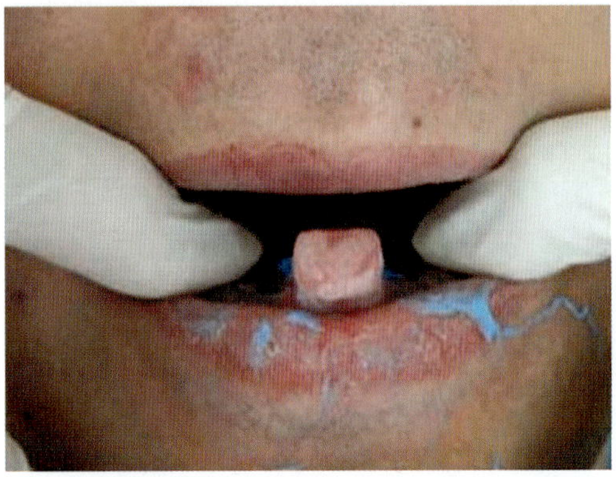

그림 19-15 환자 구강내 인상 채득

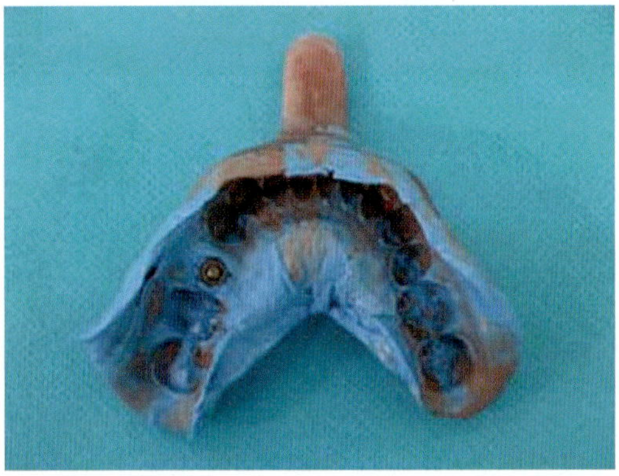

그림 19-16 채득한 인상체

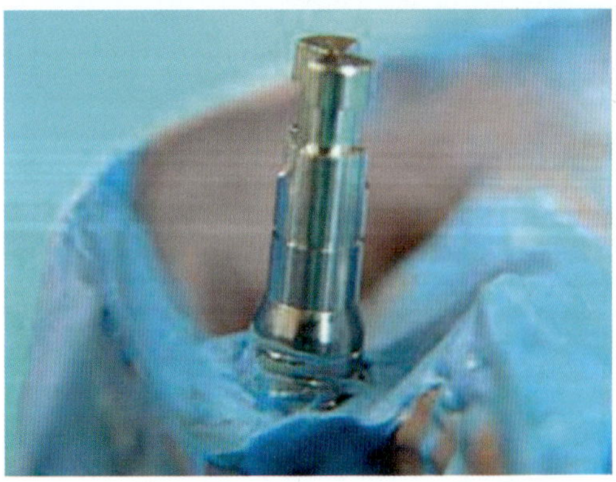

그림 19-17 인상체에 위치된 Analogue

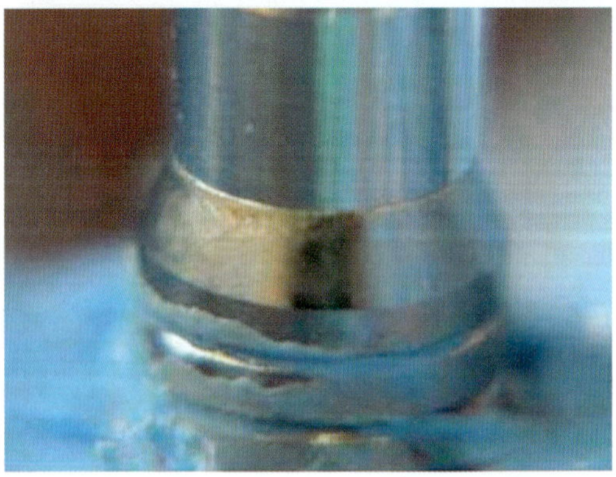

그림 19-18 정확하게 위치했는지 확인

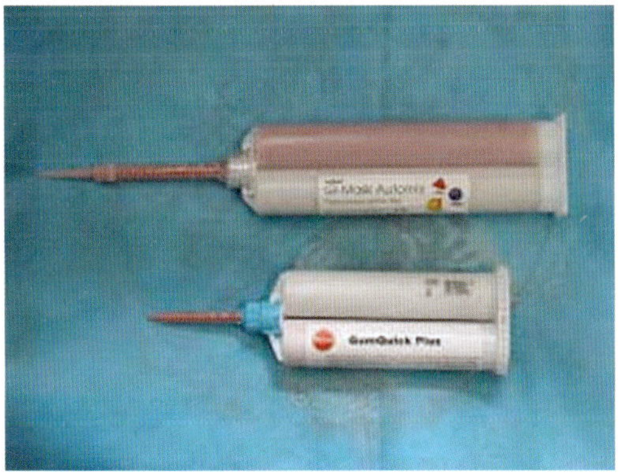

그림 19-19 Artificial gum 형성 재료

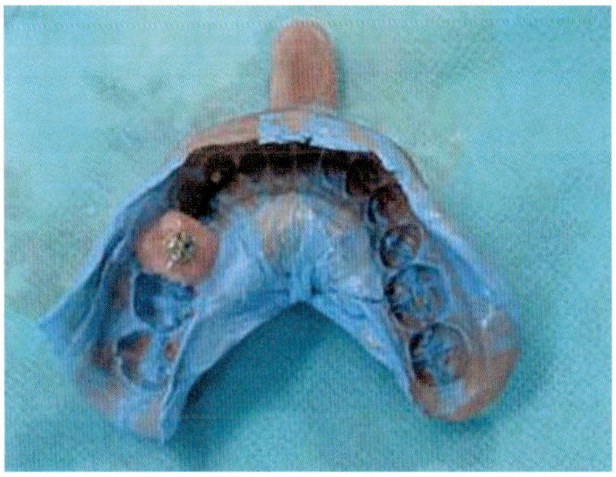

그림 19-20 Artificial gum 형성

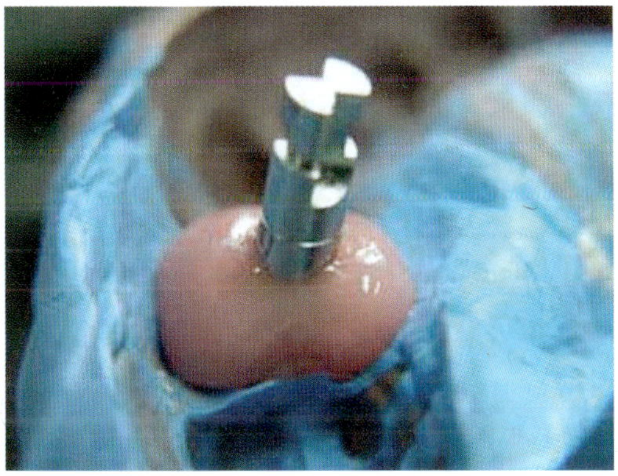

그림 19-21 Artificial gum 상태

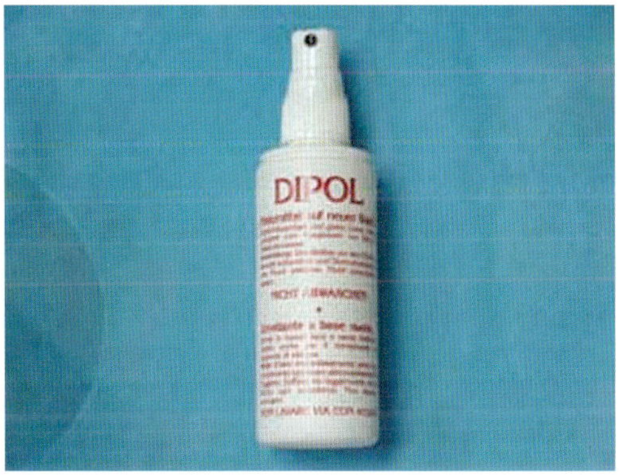

그림 19-22 분리재

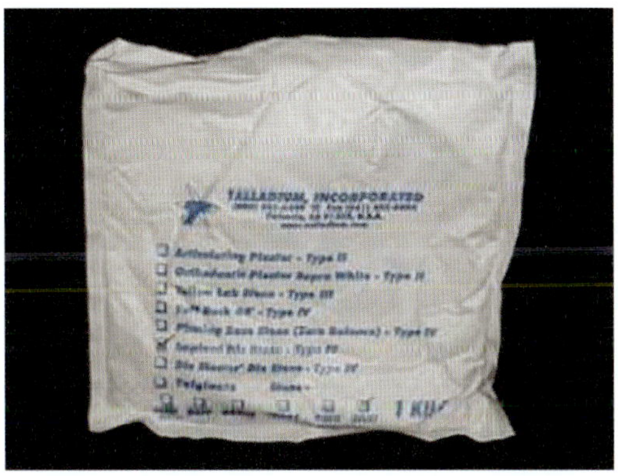

그림 19-23 Impression die stone

4. 작업모형

임플란트 보철은 왁스업 할 때 조작성을 고려하면 다웰핀을 사용하고 임플란트 모형을 분할해야겠지만, 임플란트 서로의 위치를 정확하게 재현하려면 analogue는 분할하지 않는 것이 좋다.

작업모형 위에서 상부구조와 analogue의 적합을 확인하려면 그 부분을 노출시켜야 한다. 그러나 모형을 트리밍하게 되면 기공용 analogue를 다치게 한다. 트리밍하지 않고 노출시키려면 인상면에서 impression coping과 analogue의 연결부위를 왁스로 커버링하거나 소프트검용 실리콘으로 주입해야 한다(그림 19-24~25).

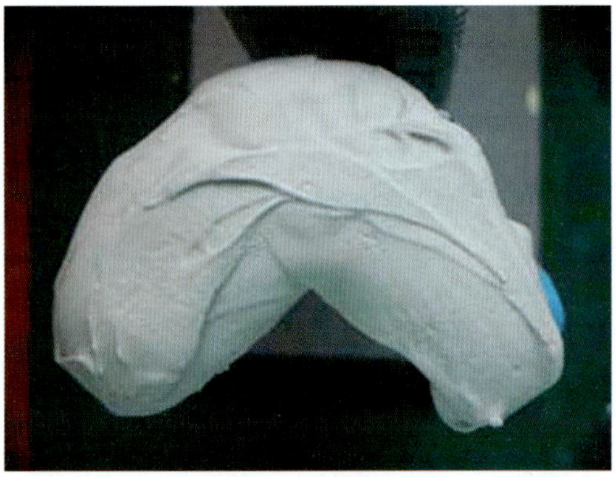

그림 19-24 작업모형 제작

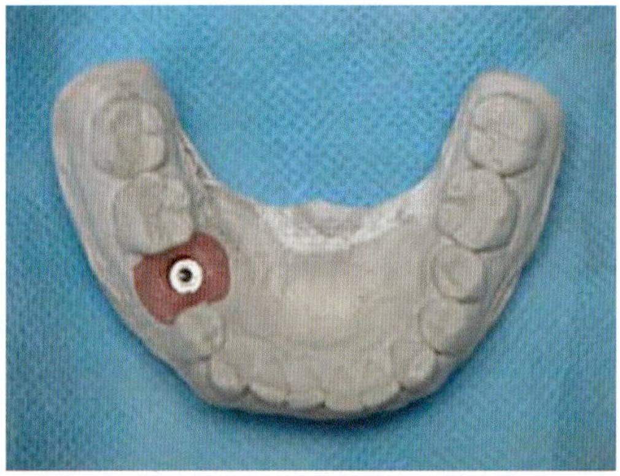

그림 19-25 작업모형 준비

5. 바이트 플레이트(bite plate) 제작, 교합채득, 교합기 장착

바이트플레이트 제작, 교합채득, 교합기 장착에 걸친 임상술식은 아래의 그림과 같다.

교합을 채득할 때 바이트플레이트를 구강 내에 설치하면 abutment의 위치관계가 모형 위에 정확하게 재현되었는지 확인할 수 있다. 재현되지 않았다면 재인상해야 한다. 그러므로 소수치가 결손된 증례에서도 바이트플레이트를 제작하는 것이 좋다(그림 19-27~36).

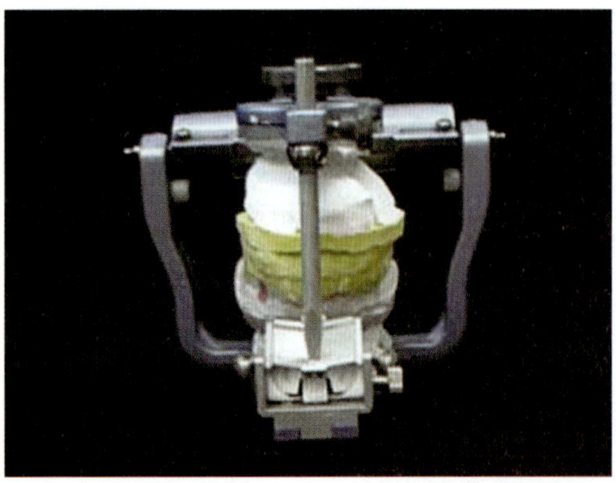

그림 19-26 Mounting (前面)

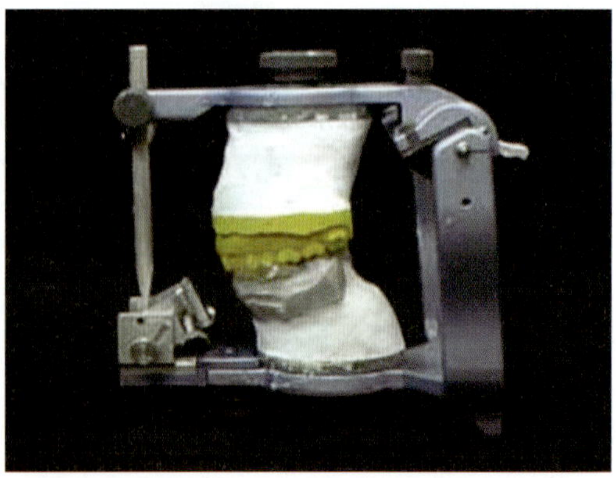

그림 19-27 Mounting (側面)

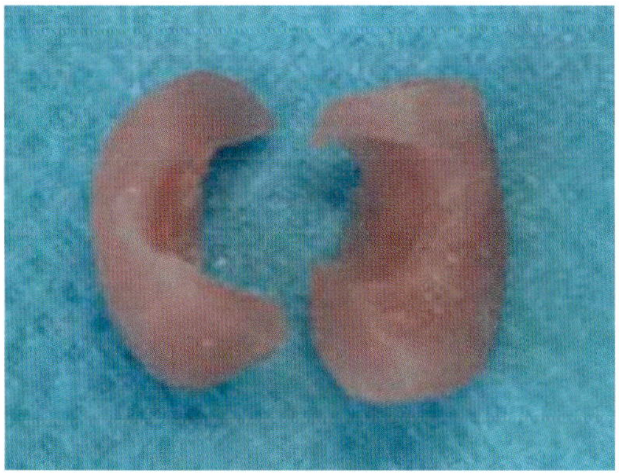

그림 19-28 제거된 gum

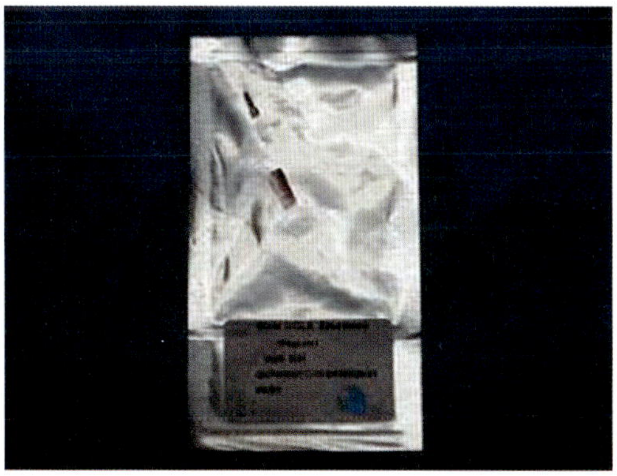

그림 19-29 UCLA abutment

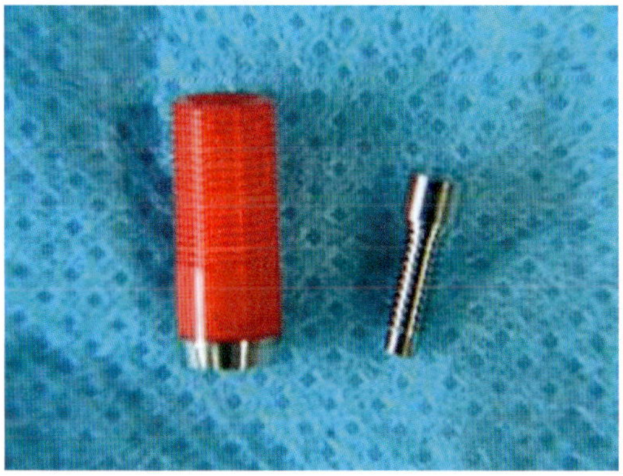

그림 19-30 UCLA abutment

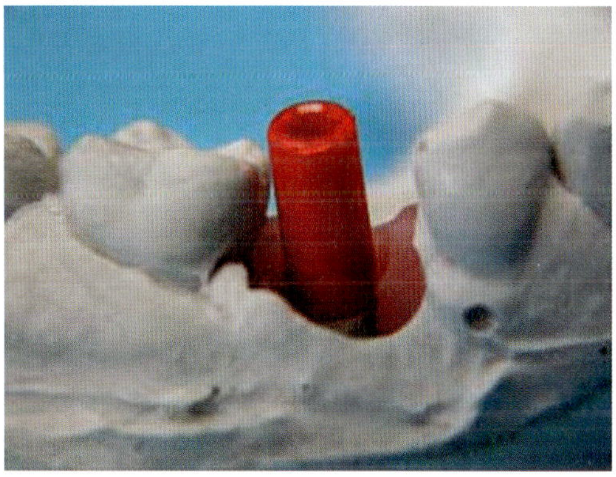

그림 19-31 Gum을 제거한 후 abutment fit

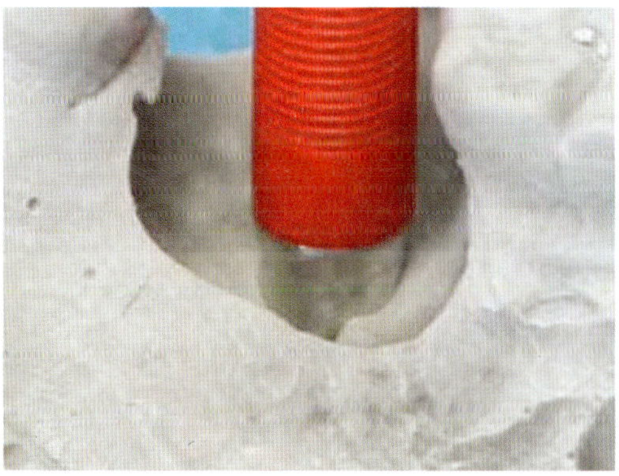

그림 19-32 Abutment fit

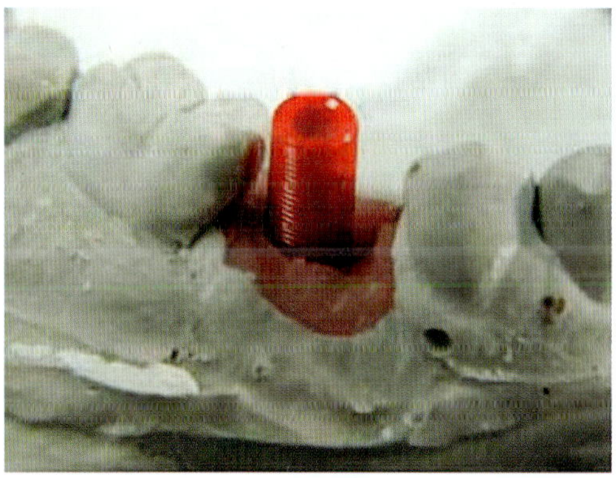

그림 19-33 Gum을 위치하여 abutment의 위치를 검토

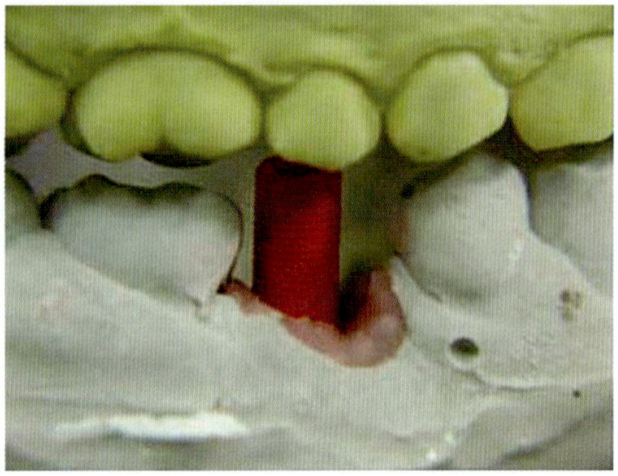

그림 19-34 교합의 높이를 조절

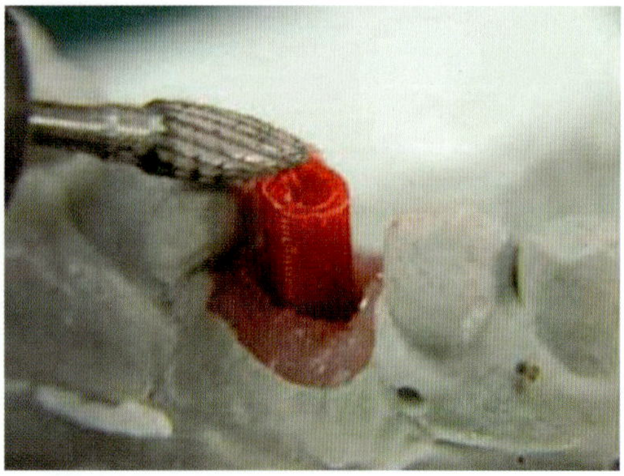

그림 19-35 덴쳐 버(denture bur)를 이용하여 높이 조절

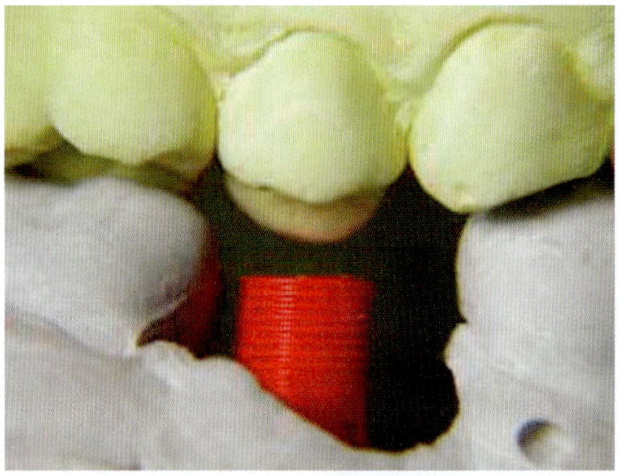

그림 19-36 Abutment에 조정된 상태

6. Wax-up

상부구조를 제작할 때 사용하는 coping에서는 각 implant system마다 plastic coping이나 casting joint용 metal coping이 바람직하다.

단, 매몰, 주조항목에서 서술했듯이 metal coping은 plastic coping보다 주조 시 문제 발생 소지가 높기 때문에 주의하도록 한다(그림 19-37~45).

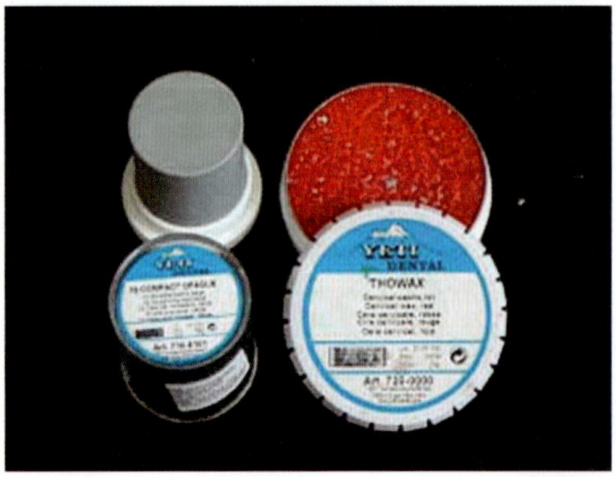

그림 19-37 마진 왁스(margin wax) 및 모델링 왁스(modeling wax)

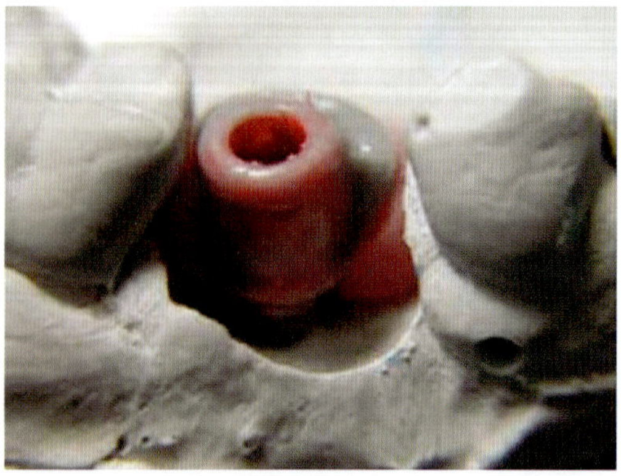

그림 19-38 Full wax up 後 cut back

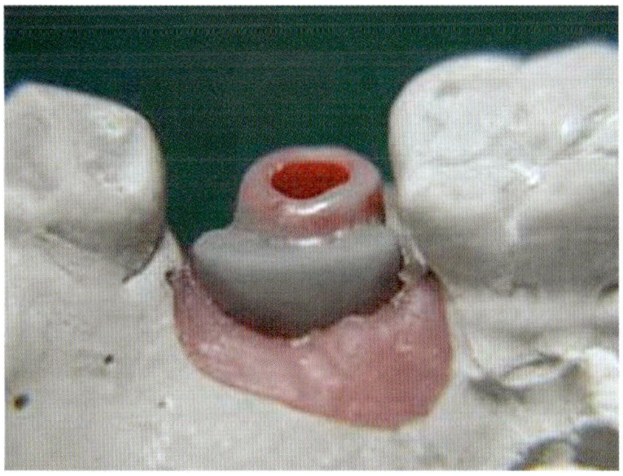

그림 19-39 Cut back(lingual side)

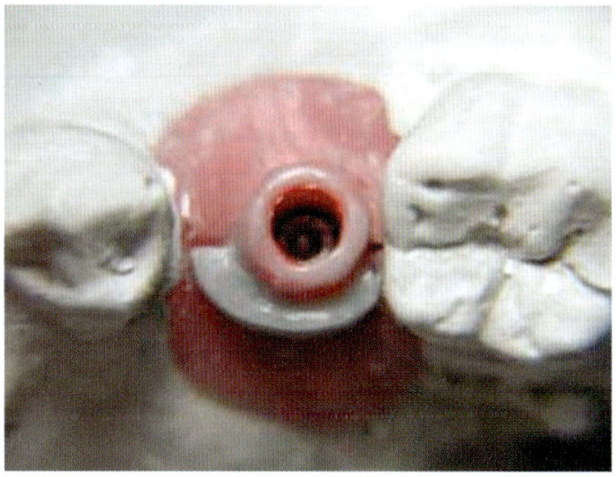

그림 19-40 Cut back(occlusal side)

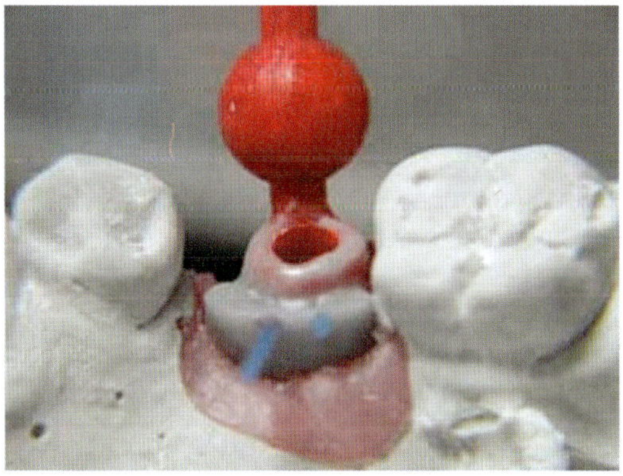

그림 19-41 주입선 부착(spruing)

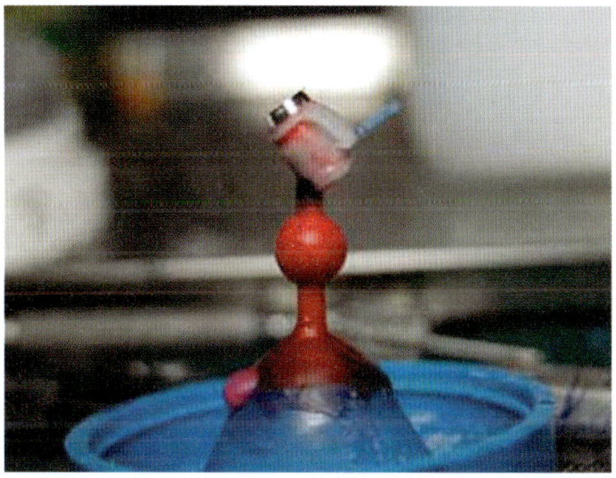

그림 19-42 습윤제(wetting agent) 도포

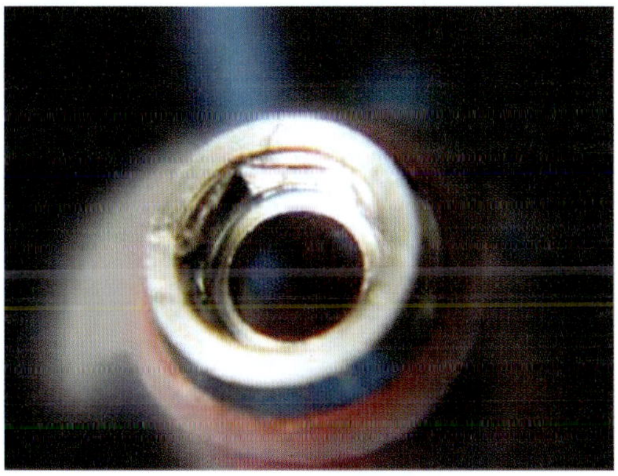

그림 19-43 Abutment의 내면을 주의하여 습윤제(wetting agent) 도포

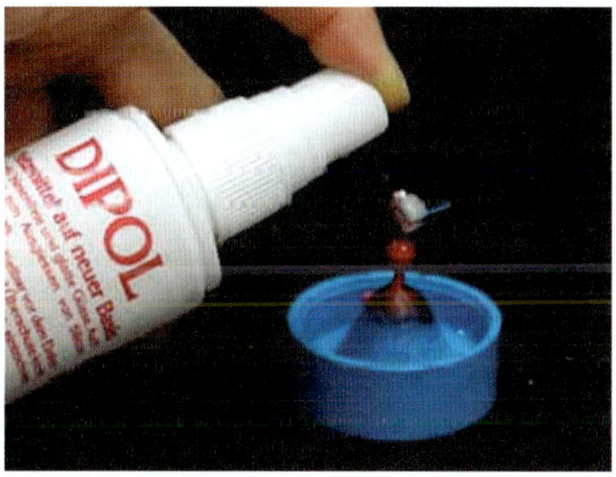

그림 19-44 전체적으로 습윤제(wetting agent) 도포

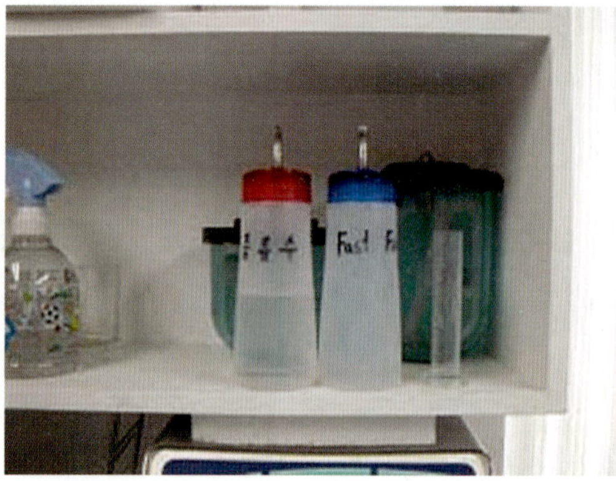

그림 19-45 실온수 및 증류수를 사용한다.

7. 매몰, 주조

매몰, 주조과정은 문제발생의 소지가 많기 때문에 신중히 작업하도록 한다.

매몰 시 상부구조의 바닥이나 access hole에 기포가 발생하지 않도록 주의한다. plastic coping을 사용할 때 특히 주의한다(그림 19-46~56).

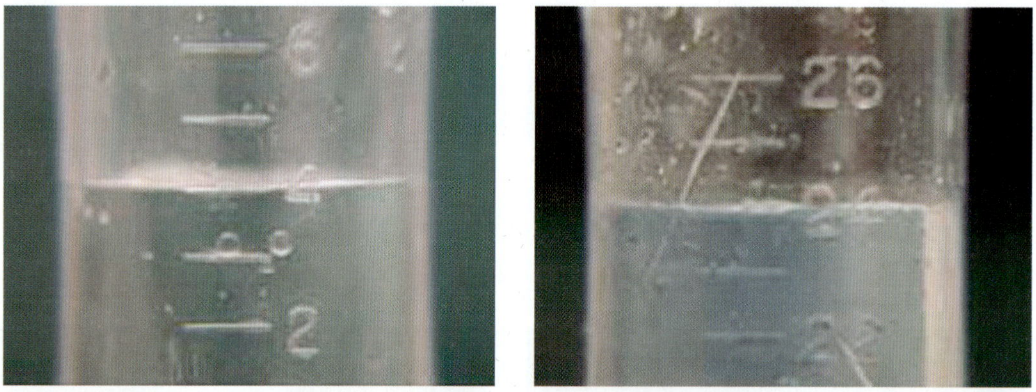

그림 19-46 혼수비를 정확히 계량하여 사용한다.

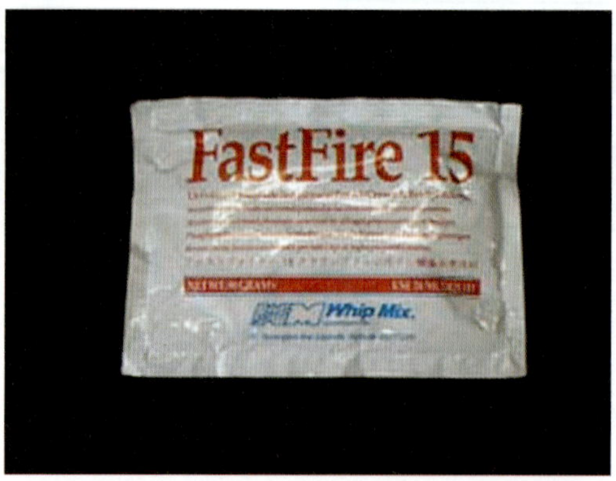

그림 19-47 급속 소환이 가능한 매몰재

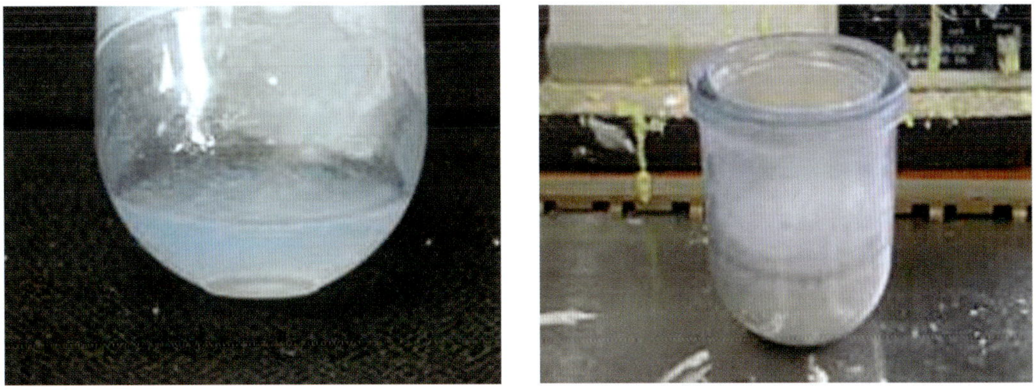

그림 19-48 특수용액(special liquid)을 먼저 계량한 후 분말을 혼합한다.

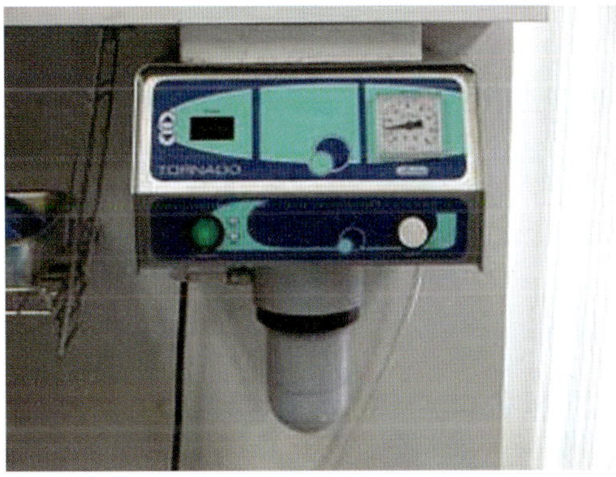

그림 19-49 진공혼합(vaccum mixing)

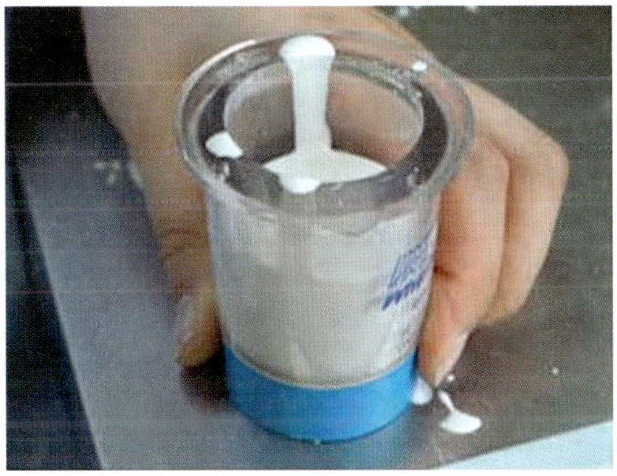

그림 19-50 매몰(investing)

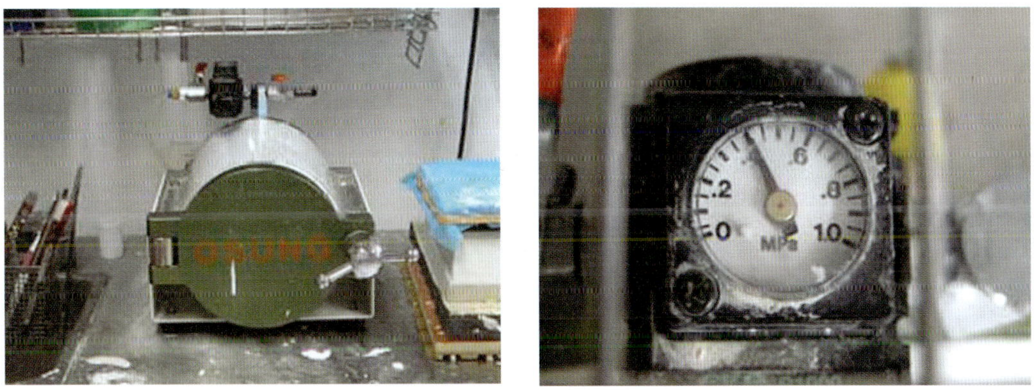

그림 19-51 압박 매몰기를 이용하여 매몰(4bar Mpa)

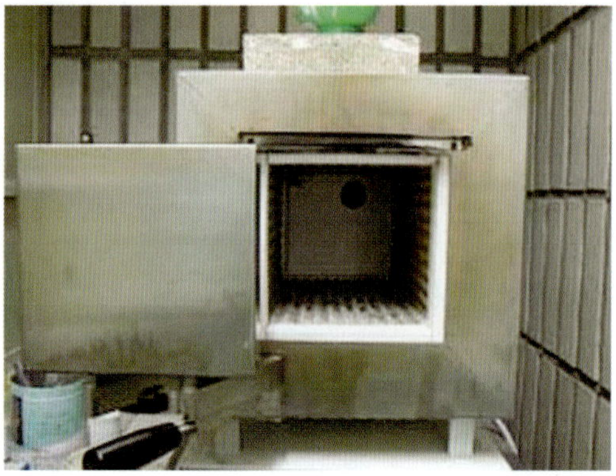

그림 19-52 소환(burn out) 시 소성용 전기료(furnace)의 온도는 열팽창에 있어서 중요한 과정이다.

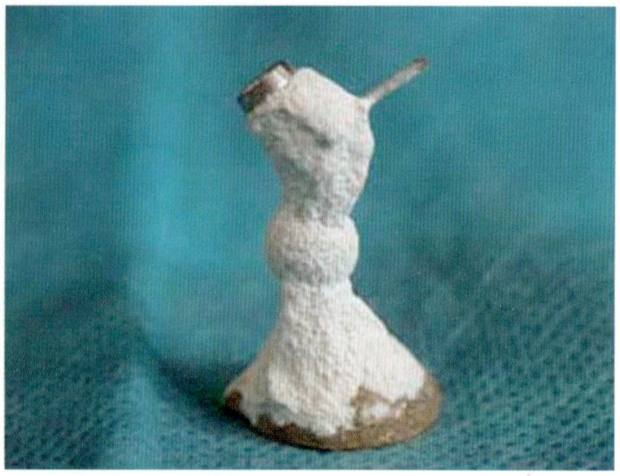

그림 19-53 주조체

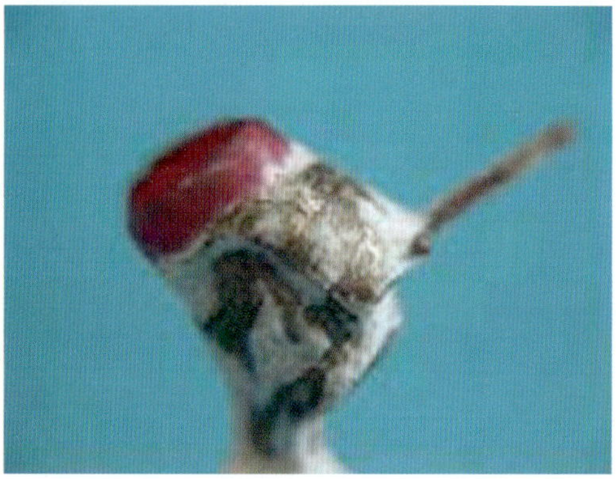

(a)

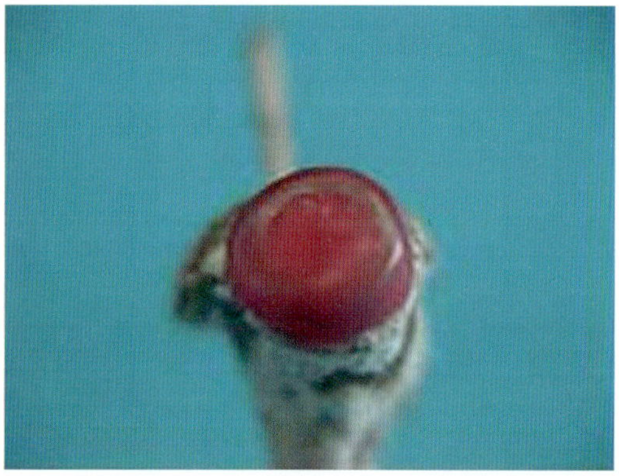

(b)

그림 19-54 Emergency profile의 금속부분은 왁스로 피복한 다음 모래분사(sand blasting) 한다.

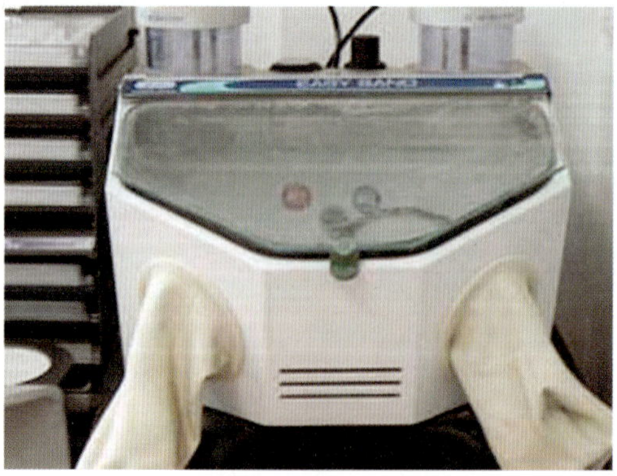

그림 19-55 Pen blaster

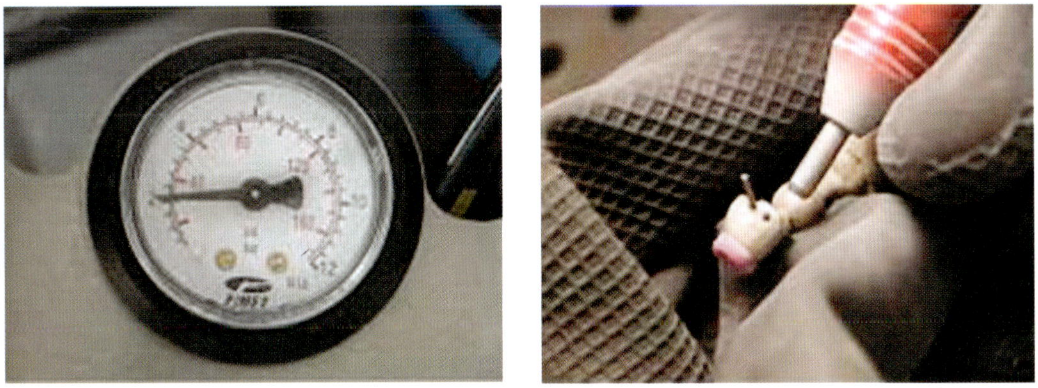

(a) (b)

그림 19-56 모래분사(sand blasting, 2bar Mpa)

8. 적합 · 조정 · 축성(build up) · 구강 내 시적 · 축성(build up)

주조 후 필요하다면 screw access area나 abutment와의 접합부를 조정한다. access hole 조정용 component에는 IMZ, #i, Steri-Oss, Integral 각 시스템에서 access hole reamer가 준비되어 있다. 그러나 plastic coping 전용이고 coping screw에 pattern resin을 사용해 제작한 access hole을 조정할 때는 사용할 수 없다(reamer의 직경이 다소 크기 때문이다)(그림 19-57~64).

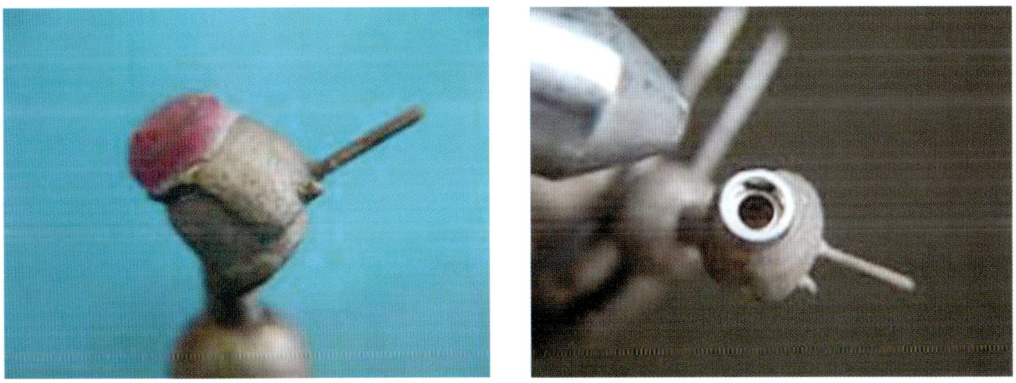

(a) (b)

그림 19-57 주의하여 내면 모래분사(sand blasting)

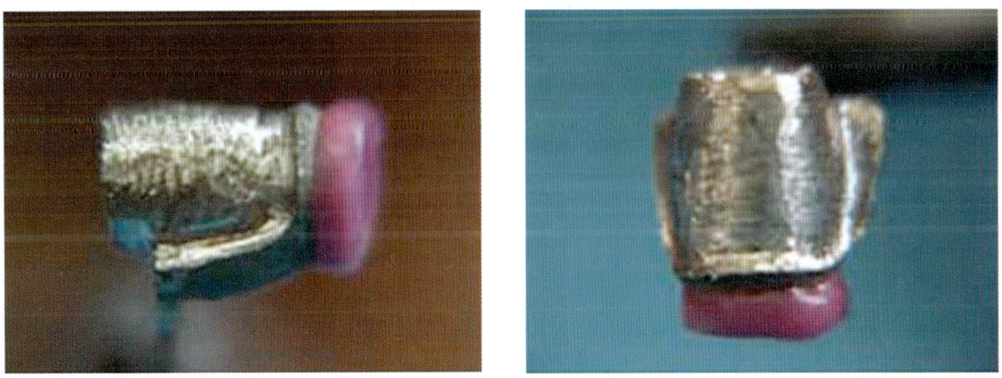

그림 19-58 표면처리(surface treatment)

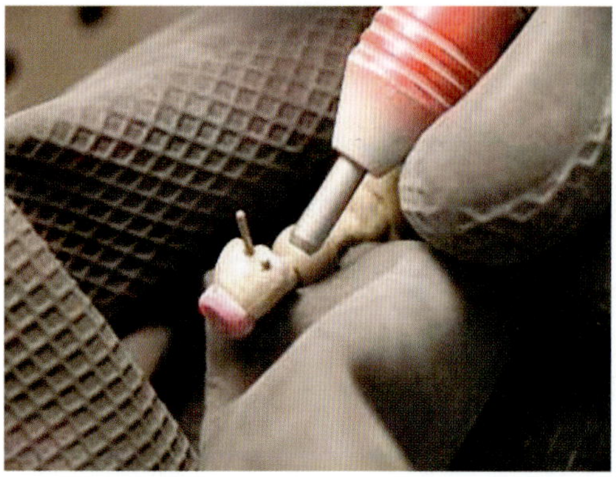

그림 19-59 알루미나 모래분사(alumina sand blasting)

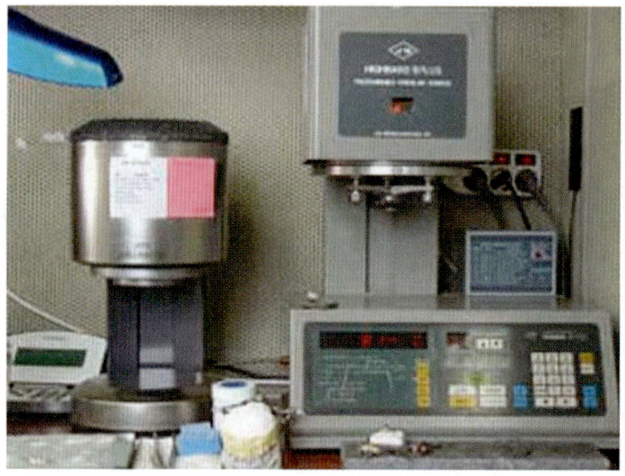

그림 19-60 탈 가스과정 디개싱(degassing)

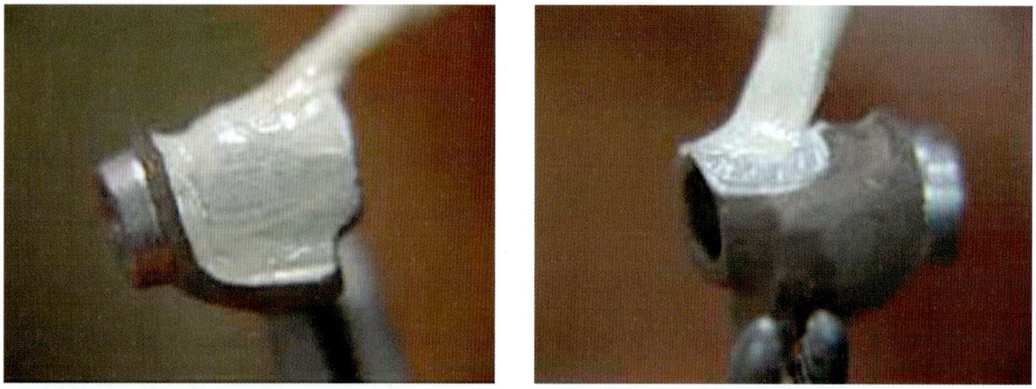

그림 19-61 Opaque 도포

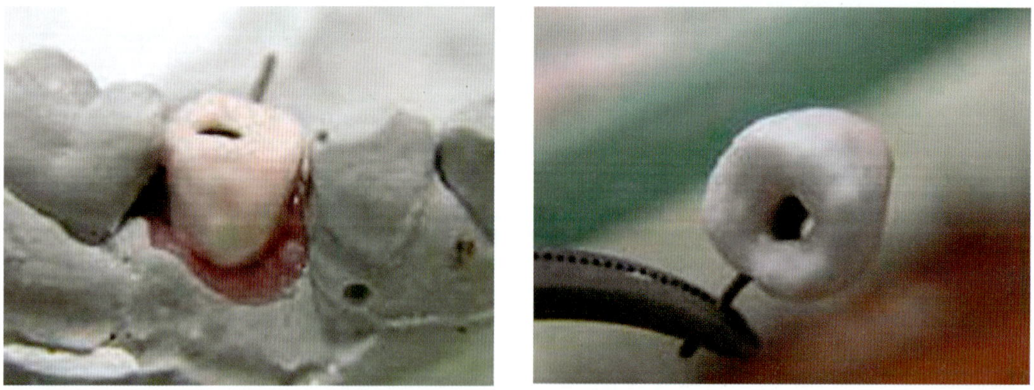

(a) (b)

그림 19-62 Build up(body incisal)

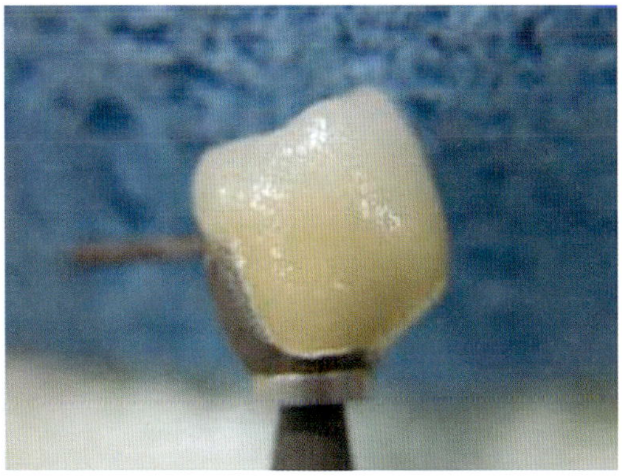

그림 19-63 소성(firing)

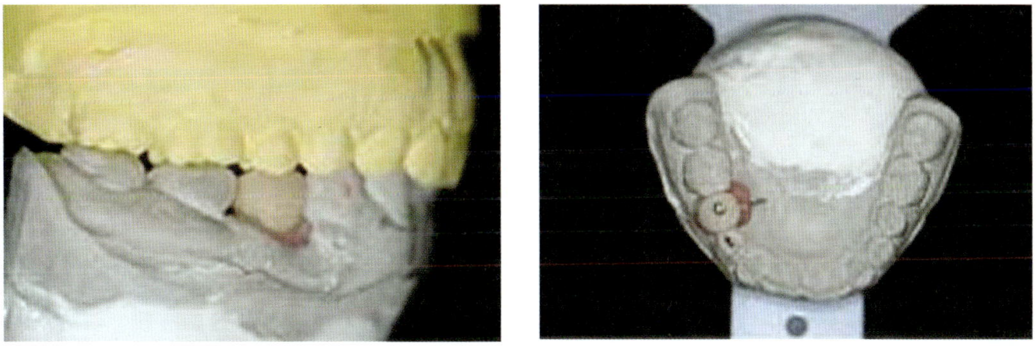

(a) (b)

그림 19-64 (a) 모델에 장착(buccal side), (b) 모델에 장착(occlusal side)

9. 형태수정, 연마수정

Abutment와 상부 구조체의 연결부위의 연마할 때 흠집이 생기지 않도록 주의한다(그림 19-65, 66).

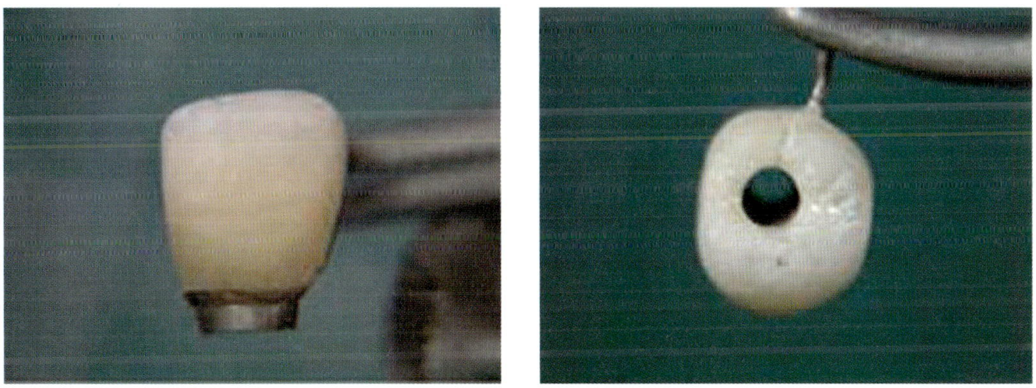

(a) (b)

그림 19-65 형태 수정(contouring)

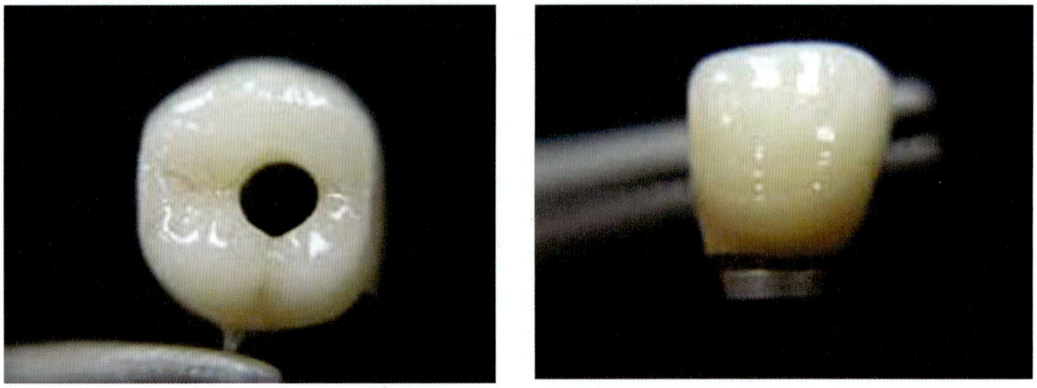

그림 19-66 글레이징(glazing)

10. 완성

완성된 증례의 일부를 소개하겠다(그림 19-67~73).

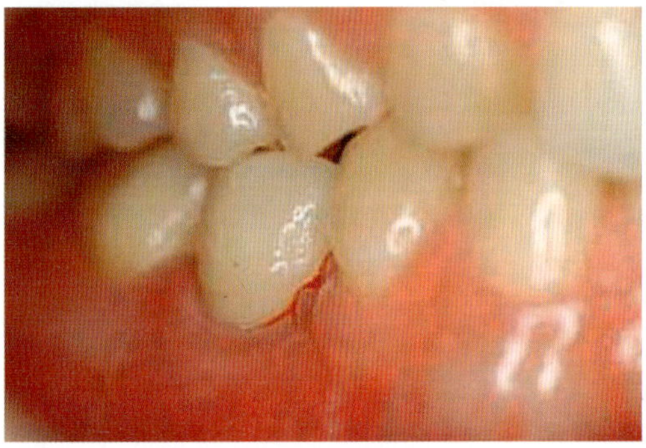

그림 19-67 구강 내 시적

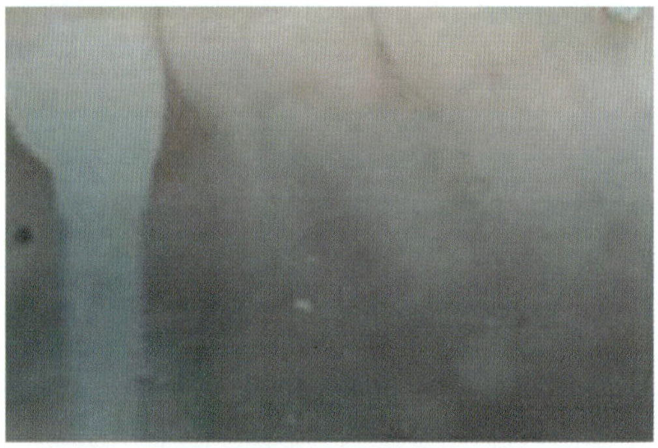

그림 19-68 x-ray 사진

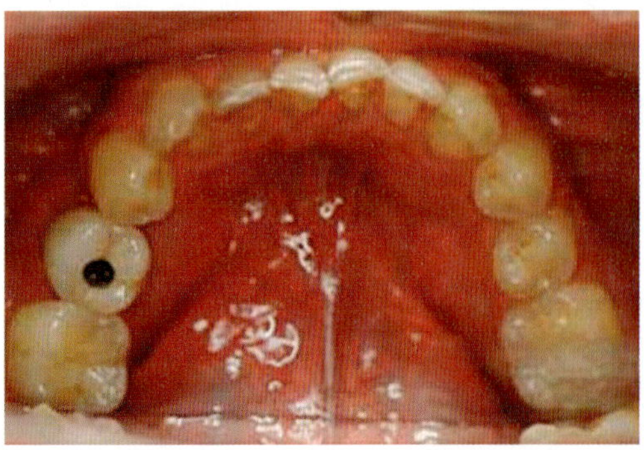

그림 19-69 구강 내 시적된 상태

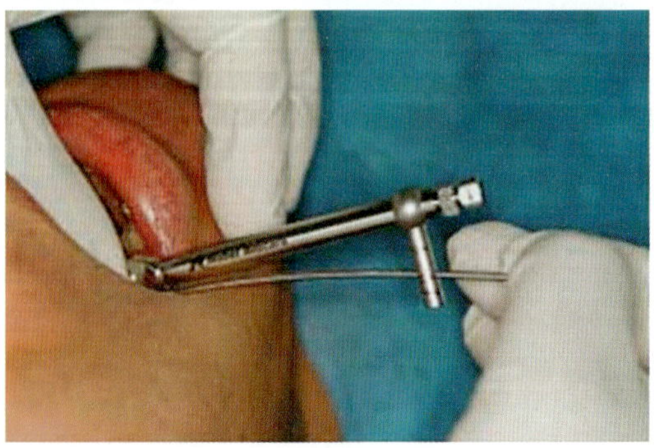

그림 19-70 Torque wrench(30 Ncm)

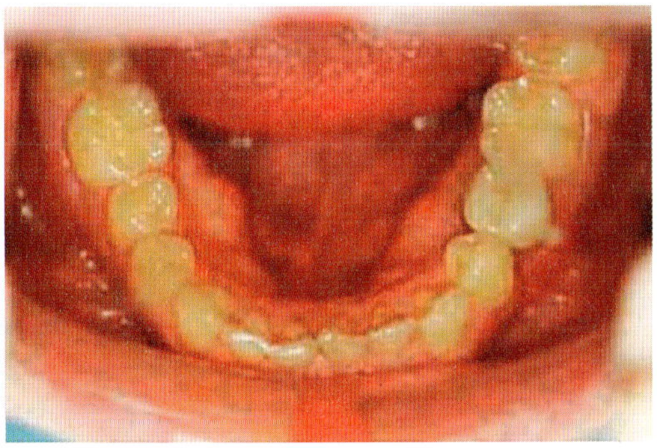

그림 19-71 구강 내 장착된 상태

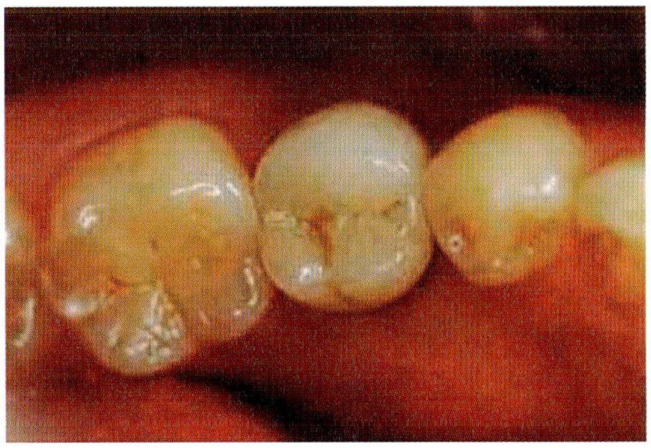

그림 19-72 완성(교합면관)

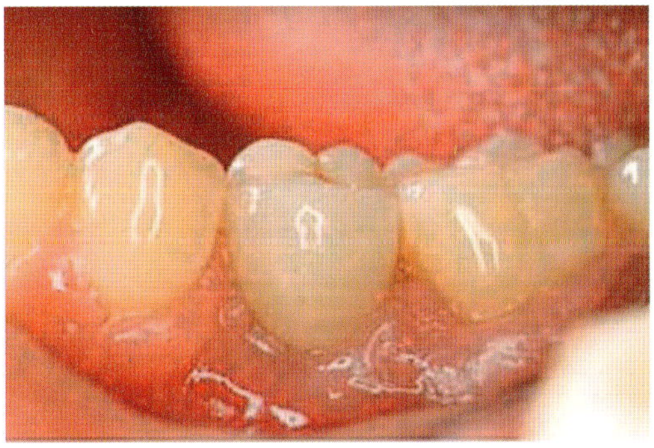

그림 19-73 완성(협면관)

20

치과 도재
(Dental Porcelain)

20-1 치과도재의 역사

도재(porcelain, ceramics)는 인간에 의해 최초로 가공된 무기물질이다. 그리이스 언어인 keramos는 도기류(pottery) 또는 불에 구운 물질을 뜻한다. 최초의 유약 융착법(glazed technique)은 기원전 약 4,000년경에 수메르인이 발명하였다. 고대 바빌로니아 시대에 건축 기술에서 응용되어, 점토의 덩어리를 태양열로 건조시켜 돌처럼 굳어지게 하여 건축재로 사용하였다. 우연히 건축 중 모닥불 불속에 떨어진 점토가 소성 물질로 탄생되는 것을 알게 되었다. 5~8세기경 당조시대 중국인에 의해 도자기 발명되었다. 12세기경 실크로드(silk load)를 통해 유럽에 소개되었다. 귀중품으로서 천황귀족에 진상되었다. 유럽 사람들이 도자기도 구워 보려고 시도하였으나 도토가 산출되지 않아 실현되지 못하였다. 그 후 500년 후 1708년 독일(드레스덴) 유럽제의 도자기가 완성되었다(중국보다 1000년 뒤짐) Pierre Fauchard(프랑스) ; 1728년 도재를 최초로 치과 영역에 이용할 것을 주장하고 도재를 이용해서 치관보철(crown)을 제작하려는 생각을 기술하였다. Alexis Duchateau(프랑스) ; 약제사로 1774년 도자기로 인공치를 제조하려 했으나 실현하지 못하였다(일생 소비). 최초의 도치(porcelain teeth)는 1808년 Fonzi(파리에서 개업하고 있던 이탈리아 치과의사)와 DuBois Foucou(프랑스)에 의해 제작되었다.

Samuel Stocken(미국) ; 1850년 미국으로 기술이 전달되어 도치를 공업적으로 생산하여 상품화 하였다. Charles H. Land(미국) ; 1889년 미국의 개업의가 임상에 적용해 도재분말을 축성·소성하여 도재자켓관을 제작하였다(최초 특허). Land가 제작한 도재는 소성과정에서 변화하여, 흘러내려 그 원형을 잃는 결점이 있다. 금속제의 Matrix(platina)를 사용하여 융착하였다. 그 결과 금속소성도재가 탄생하였다. 그러나 도재의 투명성으로 아름다운 색조를 재현치 못하였다(platina의 색조가 투과됨으로 회색으로 변한다). 그래서

Platina박을 사용한 후 Platina박을 없애주는 도재자켓관(porcelain jacket crown)을 제작하였다. 우리의 이웃인 일본은 1890년 특허신청에 의해, 1922년 송풍주식회사 설립하였다.

전기로(electro furnace)는 1894년 L. E. Custer에 의해 개발되었다. 1925년 'Ceramics in Dentistry' 라는 Albert Le Gro의 서적이 발간되었다. 이때 유럽에서 고온용융도재가 개발되었고 Jan Adriaansen(암스테르담)은 도재를 붓으로 축성하는 기술을 주창하였다. Swann, Felcher, Hovestad, Johnson, Lakermance, Gonod 및 Granger가 이리듐–백금합금(iridioplatinum)으로 도재 교의치를 제작하려는 노력을 하였고 오늘날의 금속·도재 재료가 개발되었다고 할 수 있다. 1962년 M. Weinstein, S. Katz 그리고 A. B. Weinstein이 도재와 결합되는 금합금의 사용에 관하여 미국에서 최초의 특허를 얻음으로써 금속·도재의 보편적 사용이 가능하게 되었다. 1963년 영국의 McLean과 Hughes에 의해 알루미나 보강 치관(alumina reinforced crown)의 제작을 위한 최초의 활용 가능한 방법이 개발되었다. 1976년에는 McLean과 Sced에 의해 백금 박과 결합되는 백금 결합 알루미나 치관(platinium bonded alumina crown)이 개발되었다. Vines, Semmelman, Lee와 Fonvielle이 미국의 Dentist's supply company에서 도재의 진공소성법을 개발하였다. 1980년대에 들어 저온용융도재인 주조성 유리 도재(castable glass ceramics)와 moldable aluminous core system이 개발되었다. 1990년대에 심미에 대한 욕구가 증대됨에 따라 all ceramic crown 등의 제작이 유행되었고 백금박이나 내화성 모형 위에서 도재를 소성하는 방법, 도재를 주조하는 방법, 컴퓨터를 이용하여 디자인(computer aided design, CAD)하고 컴퓨터를 사용하여 제작(computer aided manufacturing, CAM)하는 방법들이 개발되어 오늘날에 이르렀다.

20-2 금속·도재관의 제작개요

1. 도재보철물의 종류

1) 도재 전장주조관(porcelain veneered metal crown)
2) 도재 인레이(porcelain inlay)
3) 도재 온레이(porcelain onlay)
4) 금속·도재관(metal bonded porcelain crown)
5) 칼라레스 도재관(collarless porcelain crown)
6) 전부도재관(all ceramics crown)
7) 도재 자켓관(porcelain jacket crown)
8) 도재 라미네이트(porcelain laminate)
9) 선라이즈 도재관(sunrise porcelain crown)
10) 도재 매식체(porcelain implant)

2. 금속 · 도재관의 제작순서

1) 개형인상(snap impression)
2) 연구모형(study model)
3) (1) 지대치 삭제(preparation of abutment teeth)
   (2) 개인 트레이와 임시치관보철(individual tray and temporary crown)
4) 최종인상(final impression)
5) 작업모형과 대합치열모형(working cast and opposing cast)
6) 납형(wax pattern = wax coping)
7) 주입선(spruing)
8) 매몰(investing)
9) 소환과 주조(burn out and casting)
10) 주입선 절단과 주조체 마무리(sprue removal and metal coping finishing)
11) 주조체 세척(metal coping cleaning)
12) 주조체 가스 빼기(metal coping degassing)
13) 불투명도재의 축성과 소성(opaque build up and firing)
14) 치관색도재의 축성과 소성(body, incisal application and firing)
15) 외형형성(contouring)
16) 수정(patch bake)
17) 광택과 착색(glazing and staining)
18) 금속 칼라의 연마(metal coping collor polishing)
19) 적합(adaptation)
   (1) 치과기공소 및 치과기공실(laboratory)
   (2) 치과치료실(clinic)
20) 합착(cementation)

1), 3)-(1) , 4), 19)-(2), 20) : 치료실 과정

3. 치과용 도재의 제조공정

제조공정은 각각 회사의 특징에 따라 조금은 차이가 있다.

1) 장석(feldspar), 석영(quartz), 고령토(kaolin), 색소(coloring agent) 등의 원석 준비한다.
2) 원석을 원통분쇄기(drum mill)에 넣어 분쇄하고(aluminum oxide ball을 이용) 입자를 크기별로 분류한다(입자가 큰 것은 다시 분쇄한다). 분쇄된 것을 채로 걸러 입자 크기별로 수집한다.
3) 분쇄된 입자를 일정한 크기의 덩이로 만들어 fritting한다.

4) 망치로 조그만 조각으로 만들고 roller에서 입자 크기별로 분쇄한다. 그리고 입자 크기 별로 따로 모은다.
5) Grinding machine에 다시 분쇄한다.
6) 물에 섞어서 관으로 이동시켜(자석으로 아연성분 제거) 다시 수정한다.
7) 작은 입자로 만들기 위하여 국수 모양으로 만든다.
8) 국수모양을 frit하여 원하는 입자의 분말을 선별한다.
9) 선별된 입자를 혼합기에 착색제(stain)와 함께 넣고 혼합한다(혼합기 내면은 Al_2O_3로 coating 되어 있다).
10) Sample test : 도재와 착색제 혼합물(shade check)
11) 시험용 button 제작(도재를 press jip에 넣은 후 공기압축).
12) Sample을 baking한다. : Baking된 시편(크기 10~25 mm 원형).
13) Test 결과, DE 〈 1인 경우 합격이다(육안 식별 불가능).
14) 상품화를 위하여 많은 양을 혼합한다.
15) 컴퓨터(computer)를 이용하여 sample test결과를 비교, 기록한다.
16) 결과를 파일(file)로 작성하여 영구보관(sample 포함) ; 치과기공소에서 error 요청 시 확인용으로 사용한다.
17) 완성된 도재를 육안으로 색 식별한다(좌측에는 상품 sample, 우측에는 기본 sample).
18) 형광 수준을 checking한다.
19) 도재 실험용 bar(실험 sample)를 제작하고 실온과 가열시의 열팽창계수의 차이를 작성한다. 그리고 test 결과 자료수집, 보관한다.
20) 실험에 합격한 것은 합격표(녹색)를 부착한다.
21) 완성된 도재분말을 용기에 넣어 상품화한다.

4. 도재의 사용 취급방법

1) 도재 분말의 혼합

도재 분말은 저장 용기 안에서 가라앉게 되는데, 오래 보관한 것은 사용 전에 입자들이 고루 섞이도록 용기를 상·하로 여러 번 흔들어 적절히 혼합되도록 한다. 도재 분말의 혼합 후에는 뚜껑을 즉시 열어서는 안된다. 작은 입자가 용기 밖으로 날려 소실됨은 물론 작업자에게도 해를 줄 수 있다.

2) 혼합된 도재의 축성

적절히 혼합된 도재는 붓이나 금속 기구로 축성한다. 축성하는 동안에는 가아제(gauze)나 tissue paper 등의 흡습지를 준비하여 필요할 때 과잉의 수분을 제거한다.

3) 응축

액체를 표면에 떠오르게 하여 빨아내는 조작은 액체가 더 이상 표면에 떠오르지 않을 때까지 반복한다. 이 시점을 넘겨 과도하게 응축을 계속하면 도재 혼합물이 건조되기 시작하기 때문에 축성된 도재가 파열되는 등의 역효과가 생길 수 있다.

4) 건조와 소성

응축된 도재를 도재로에 넣기 전에 완전히 수분을 건조시켜야 한다. 잔여 수분이 잔존한 상태에서 소성하면 수분이 급격히 증기로 변하여, 그 팽창력으로 도재 축성물을 파열시킨다. 기포를 제거하기 위하여 진공 소성을 하여야 하고 소성 후에는 도재로에서 꺼내어 즉시 비이커 같은 유리용기로 덮어 주어 열충격에 의한 도재의 파절이 되지 않도록 주의해야 한다.

5) 도재의 추가 축성

여러 가지 이유에 의해 추가 축성을 하면 추가된 부위가 이전에 소성된 부위와 조화를 이루지 못하여 다르게 보일 수 있고, 기포가 많아지고 강도가 약화된다. 그러므로 추가 축성이 되지 않도록 처음 과정을 정확히 축성하도록 한다.

6) 외형형성

외형형성 시에는 도재 전용의 연마기구를 사용하여 오염이나 변색이 되지 않도록 한다.

7) 혼합된 도재의 보관

쓰고 남은 도재 혼합물은 뚜껑을 덮어 두어 대기 중에 떠다니는 오염물질이 들어가지 않도록 보관하여야 한다.

5. 도재의 심미성

1) 색과 색조의 선택

(1) 빛과 색의 관계

빛이 없이는 색은 존재하지 않는다. 색이라는 것은 광원(태양, 전등, 광선 energy)으로부터 나오는 빛이 물체에 비추어 반사, 분해, 투과, 굴절, 흡수될 때 안구의 망막과 여기에 따르는 시신경에 자극됨으로써 감각된 현상으로 나타난다. 인간의 눈에 빛으로서 느낄 수 있는 가시광선 영역은 380~750 nm이며 인간이 색을 느끼는 빛은 이 가시광선 안에서만 색상을 볼 수 있다. 태양빛이 프리즘을 통과하면 굴절되어 파장이 다른 빛은 각각 다른 방향을 향한다. 태양 빛은 모든 가시광선의 파장을 가지고 있다고 생각할 수 있으며 이러한 모든 색이 합쳐졌을 때는 흰 빛을 볼 수 있다.

색을 설명하는 가장 좋은 방법은 시각 색체계에서 많이 사용되고 있는 munsell color system으로 색이 있는 물체를 눈으로 볼 때 지각할 수 있는 색의 특성을 색상(hue), 명도(value), 채도(chroma) 등으로 구분하여 설명하였다.

Munsell은 측정색의 표시는 H V/C의 기호로 나타냈다(H는 색상, V는 명도, C는 채도). 이때 기호가 5R4/6이라고 표시가 된다면 5R 4의 6으로 읽으며 색상은 중간 빨간색 명도값은 4 채도값은 6이다.

Munsell color system에서는 10가지 색상이 있다. 색조는 10개의 등급인 yellow(Y), yellow-red(YR), red(R), red-purple(RP), purple(P), purple-boue(PB), blue(B), blue-green(BG), green-yellow(GY)로 분류한다. 10가지 군은 각각 세분하여 다시 10가지의 군을 이룬다. 따라서 중간 빨간색은 5R이라 표시한다. 자연치아에서는 상아질이 자연치아의 색상을 발현시키는 주원천인데 그 색상은 yellow와 yellow-red 사이에 위치한다. 1931년에 6,000개의 치아를 연구한 Clark는 자연치의 색조범위가 6YR에서 9.3YR이지만 그러나 이 범위 내에서의 치아의 분포는 전혀 균일하지 않다고 보고하였다.

명도는 색의 상대적인 밝음이나 어두움, 즉 밝은색과 어두운색의 차이이며 광도(brightness), 밝기(lightness), 광택(brillance) 등으로 부른다. 이것은 같은 색군 내에서의 구별이다. 각 색군 내에서의 밝고 어두운 것을 Munsell은 0에서 10까지로 나누고 검은색은 0이고 하얀 색은 10이다. 회색은 중간이며 낮은 수의 명도를 검은 색조계라고 부르며 높은 수의 색조계를 밝은 색조계라 부른다. 자연치에서 명도는 주로 법랑질의 질과 투명도에 의해 영향 받는데 그 명도 범위는 4~8로 밝은쪽에 속하고 지나치게 명도가 높은 보철물은 너무 밝아서 관찰자에 의해 쉽게 구별되므로 심미적으로 실패하게 된다. 자연치와 같은 색조 선택시에 가장 중요한 것은 명도이다. 왜냐하면 명도의 차이는 쉽게 구별될 수 있고 맞지 않는 명도는 환자에 의해 즉시 판단된다. 즉, 색상이나 채도는 거리가 멀어질수록 차이를 구별할 수가 없지만 명도의 차이는 거리에 상관없이 멀거나 가까운 거리에서도 쉽게 판별할 수 있기 때문이다. 채도는 강한색과 약한색을 구별할 수 있는 차이, 즉 색조의 강도나 색상의 포화량을 나타낸다. 다시 말해 색의 순수하고 탁하거나 흐린 정도의 차이를 말하며 색이 순수할수록 채도가 높고 탁하거나 흐릴수록 낮다고 한다. 채도의 단위는 무채색인 0에서 시작하며 숫자가 증가할수록 강한 색을 나타내며 자연치에서 채도는 상아질에 의해 결정되며 법랑질의 투명도나 두께에 의해 영향 받으며 채도범위는 0~7까지의 낮은 수치였으며 이는 치아가 강한색을 갖고 있지 않다는 것을 의미한다. 색료(色料)는 감산혼합으로 혼합하면 할수록 명도가 낮아지고 채도도 낮아진다. 이는 도재치과기공사가 색조를 재현할 때 특히 주의해야 할 사항이다.

(2) 색조선택

색조선택은 빛과 색의 원리에 대한 지식과 치과도재의 기술에 의해 좋은 결과를 얻을 수 있다. 그러기 위해서 일반적으로 다음과 같은 원칙을 지켜야 한다.

① 환자와 광원사이에 술자가 위치하고 환자는 술자의 눈높이에서 관찰되어야 하고 환자가 똑바로 앉아 있는 것이 가장 좋으며 색견본과 환자치아를 반사가 최소로 되게 위치시키고 색조를 대조해야 한다.

② 술자와 환자의 밝은색의 옷은 색조선택에 나쁜 영향을 미치며 환자용 앞가리개는 은은한 색이나 푸른색이 좋으며 립스틱은 지워야 한다.

③ 이상적인 배경색은 밝은 회색이나 중간 회색이 좋으며 Munsell 기록은 N7~N9이다. N은 중성

(neutral) 또는 무채색을 의미하고 숫자는 명도를 의미한다.

④ 색조선택에 기준이 되는 치아의 색과 투명도는 치태나 침착색소 제거 없이는 어려워 깨끗이 청소해야 한다.

⑤ 색조선택은 진단초기에 이루어진 후 지대치 형성 단계시 다시 확인할 수 있는 충분한 시간을 갖고 선택해야 한다.

⑥ 치아와 도재는 관찰조건에 따라서 색조가 달라지기 때문에 환자가 가장 많이 지내는 환경에서 선택되어지도록 해야 한다.

⑦ 색조선택에 있어 치아의 명도는 건조할 때(특히 rubber dam이 사용되었을 때) 증가됨으로 자연적인 수분함량이 유지된 상태에서 해야 한다.

⑧ 여러 조명 하에서 색조를 비교해야 한다. 정상적으로 백열등과 형광등 아래에서 먼저 선택한 후 자연광선 하에서 색을 정하도록 한다.

⑨ 금속·도재관과 색조표본을 배열하는 위치가 다르면 색이 다르게 보인다.
양안시차(兩眼視差)가 있어 좌·우측 눈의 강도가 서로 다르기 때문에 좌측에 배열한 경우와 우측에 배열했을 경우는 서로 색이 다르게 보인다. 그러므로 색조표본과 금속·도재관을 세로로 배열하여 관찰하여야 양안시차로 발생하는 오차를 줄일 수 있다. 또한 색을 확인할 때는 모형위에서 하지 말고 중간보다 약간 밝은 회색의 책상 위에서 작업을 해야 한다.

⑩ 색조를 선택할 때 계속 보고 있으면 점점 비슷해져 색을 판단할 수 없으며, 보색잔상이 일어나게 되어 물체의 본래 색을 알 수 없게 된다. 눈의 강도는 1/2초가 되면 최고조에 도달하고 1초 후에는 50%가 저하한다. 그러므로 순간적인 느낌으로 색조를 판단하고 이때 눈은 비교하기 전과 쉬는 동안은 치아의 색인 노랑과 보색 관계인 푸른색 카드를 본 후 색조 선택하는 것이 좋다. 색조를 선택한 후 칼라 슬라이드로 보관하는 것이 치아색조 뿐 아니라 환자의 표정까지 알 수 있어 좋다.

⑪ 먼저 치경부를 관찰하여 가장 가까운 색조를 선택한 후 그 다음에 채도를 선택하고 마지막으로 명도선택을 해야 한다. 기본 색조를 선택한 후 기본색조의 변이, 법랑질의 색조, 투명도 및 위치, 특수효과의 순서로 자세하게 치아의 특징을 표시해야 한다.

⑫ 자연치아의 색조가 두 가지 색견본 사이에 있다면 낮은 채도와 높은 명도의 색견본을 선택해야 한다. 채도의 증가는 색조를 더 첨가함으로서 쉽게 조정할 수 있고, 명도는 보색을 추가하므로 감소시킬 수 있다.

⑬ 이상적인 광원은 빛온도가 평균 6,500°k인 균형 잡힌 대낮의 상태이다. 그러므로 치과 진료실과 치과기공소 및 치과기공실은 모두 자연광으로 조정된 조명기구를 장치하여야 한다.

2) 도재 심미성의 회복

자연치아와 같은 자연스러운 심미적 치과보철물을 제작하기 위해서는 빛과 색깔의 현상과 시각의 착각을 일으키는 현상과 치아형태의 외형, 치아의 크기, 치아의 위치와 배열, 표면질감, 색에 대한 이론을 이해하는 것이 중요하다.

(1) 외형(outline form)

수복물의 외형은 환자의 얼굴형태, 성별, 환자의 성격과 잘 조화를 이루도록 형성해 주어야 한다. 치아의 외형 형성시 만곡은 유연성, 공손함, 균형성을 나타내며 각도는 강력함, 의지, 활동성을 나타내므로 환자의 개성에 맞도록 시행해야 한다.

(2) 크기

자연치아와 수복할 치아의 크기가 차이가 날 때는 능각의 형태 조절로 유사한 크기로 보이도록 조절할 수 있다. 근·원심 순면 능각 사이를 정상치아보다 좁게 하면 정상치아보다 더 작게 보이도록 조절할 수 있다. 같은 근원심폭경에서 정상치아의 순면을 튀어나오게 하면 더 좁아 보이고, 평평하게 형성하면 더 크게 보이는 착시 효과를 얻을 수 있다(절단 관찰시). 치관 중앙부분을 정상치아보다 튀어나오게 하면 정상치아보다 더 작게 보이고 평평하게 형성해 주면 더 크게 보인다(측면 관찰시).

(3) 위치와 배열

치아의 위치와 배열로 길이나 폭의 변화를 줄 수 있으며 상악치아를 순측 경사시키면 더 넓고 길어 보이며 설측으로 경사시키면 짧고 좁아 보이게 되고 하악전치를 순측 경사시키면 더 길어 보이게 된다. 또한 치아 위치와 색깔의 면형으로 인하여 좁혀진 부위를 시각적으로 넓게 보일 수 있게 한다. 즉 측절치와 견치의 원심면을 순측으로 돌리고 환하게 하면 넓은 미소선의 효과를 얻을 수 있다.

(4) 표면질감(surface texture)

도재관의 표면질감을 인접치아와 같은 빛을 반사하여 색조 선택시 어울리는 색을 만들어 낸다. 편평한 면은 주로 평행하게 빛을 반사한다. 오목한 면은 수렴성의 광선을 형성하는 반면 볼록한 면은 빛을 발산시킨다. 예리한 이행부는 선반사를 하고 부드럽게 경사진 면은 더 많은 면적의 반사양상을 보이므로 매끈한 수복물은 더 크게 보인다.

(5) 치아색

치경부는 상아질이 법랑질보다 많으므로 색이 다른 곳보다 진하며 절단측으로 갈수록 법랑질이 많아 색이 엷어지고 투명도가 증가된다. 자연치아와 같이 살아있는 것처럼 보이기 위해서는 항상 잘 보이는 절단부의 투명도를 재현시켜 주어야만 한다.

실제와 다른 크기와 형태를 느끼게 하기 위해서는 빛 반사 현상의 조절과 색대비에 대한 조절을 하여 착시효과를 얻게 한다. 즉 색 대비와 빛 반사가 증가되면 가시도가 증가하며 빛굴절이 증가되면 가시도는 감소된다. 그리고 밝은 면은 나와 보이며 어두운 면은 들어가게 보이는 착시현상을 느끼게 한다.

20-3 도재보철물의 제작 재료 및 기구

1. 비품 및 소모품

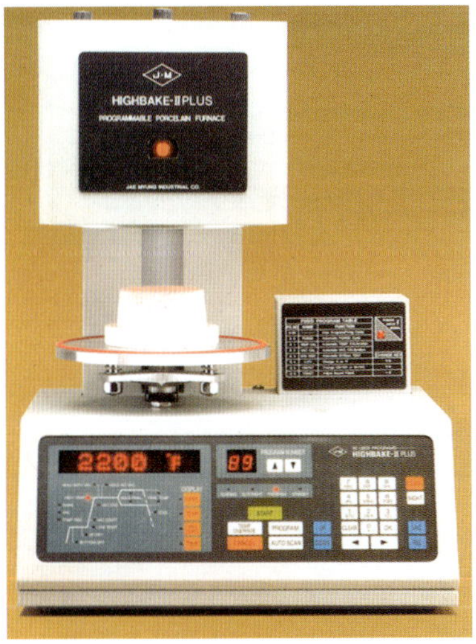

그림 20-1 도재로(porcelain furnace)

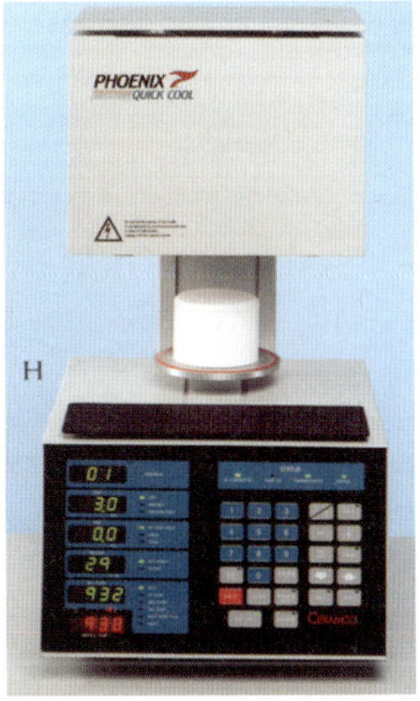

그림 20-2 도재로(porcelain furnace)

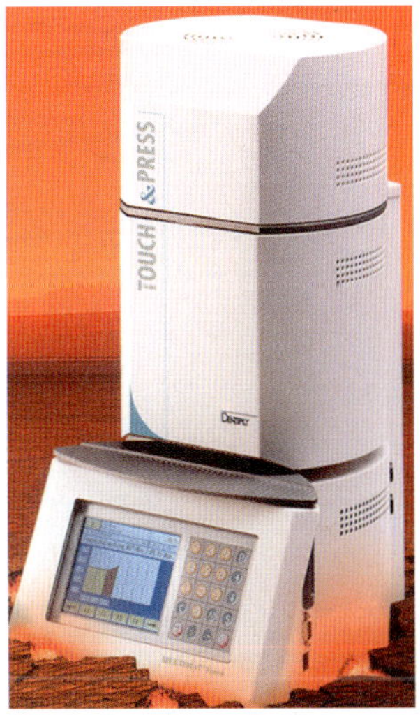

그림 20-3 도재로(porcelain furnace)

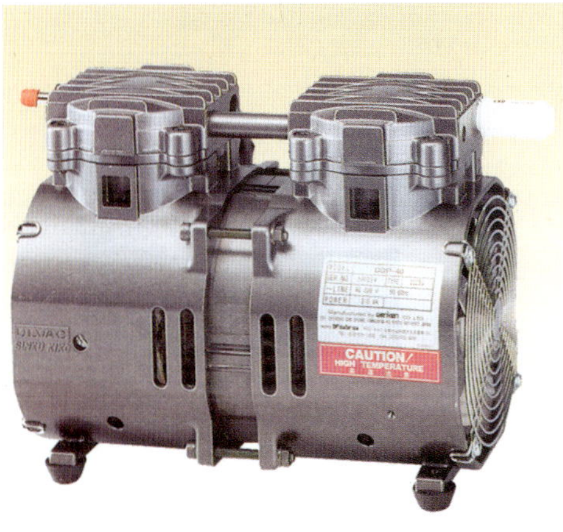

그림 20-4 진공펌프(vacuum pump)

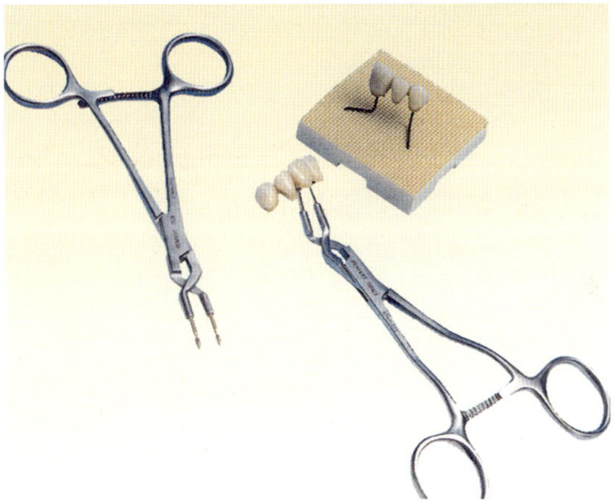

그림 20-5 도재축성겸자(porcelain build up grip)

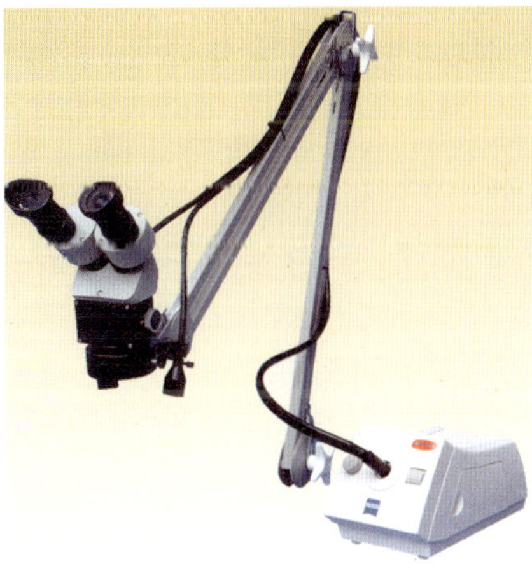

그림 20-6 현미경(microscope)

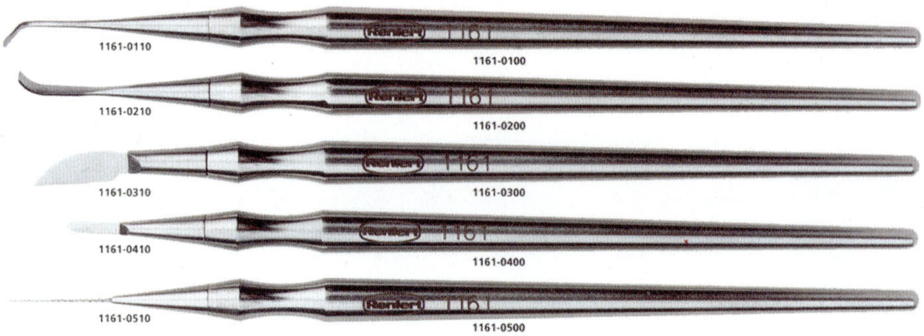

그림 20-7 도재용 기구 세트(porcelain instrument set)

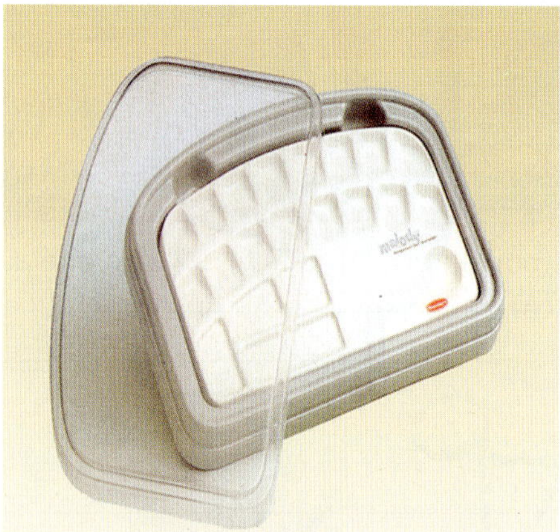

그림 20-8 혼합용기(mixing slab)

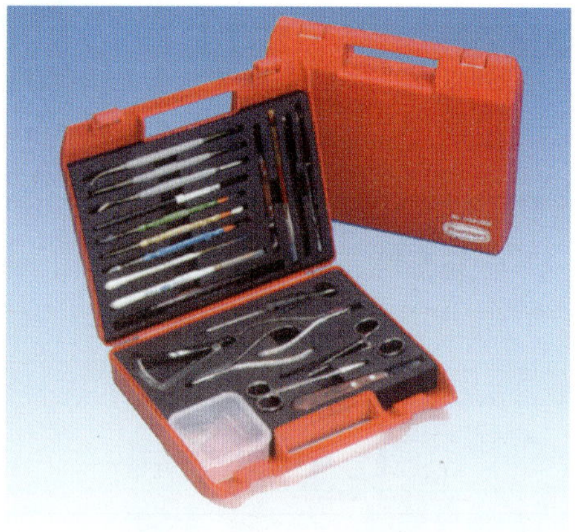

그림 20-9 도재용 기구 세트(pocelain instrument set)

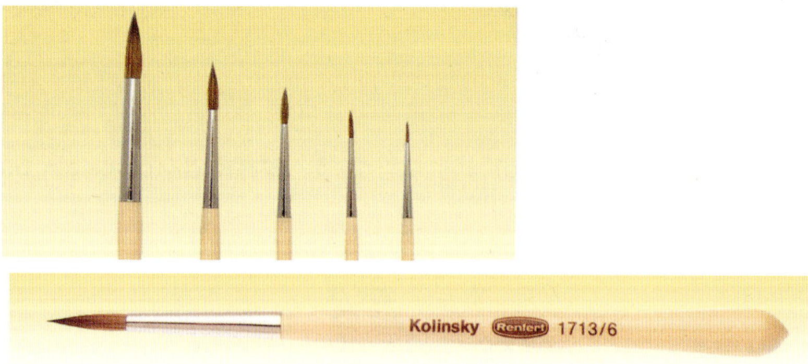

그림 20-10 도재용 붓(porcelain brush)

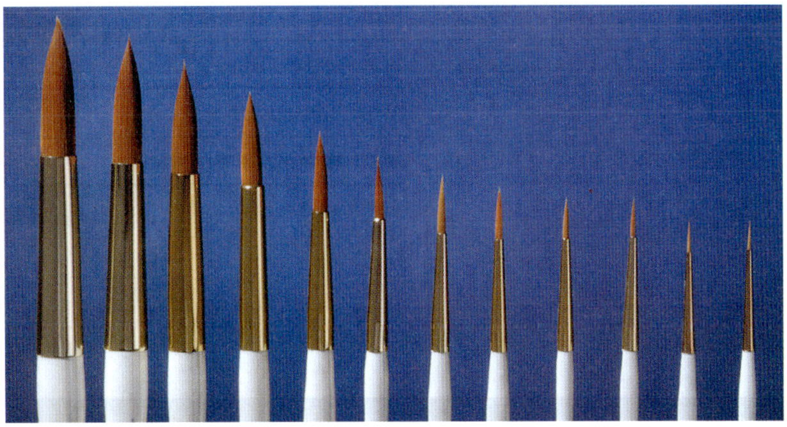

그림 20-11 도재용 붓(porcelain brush)

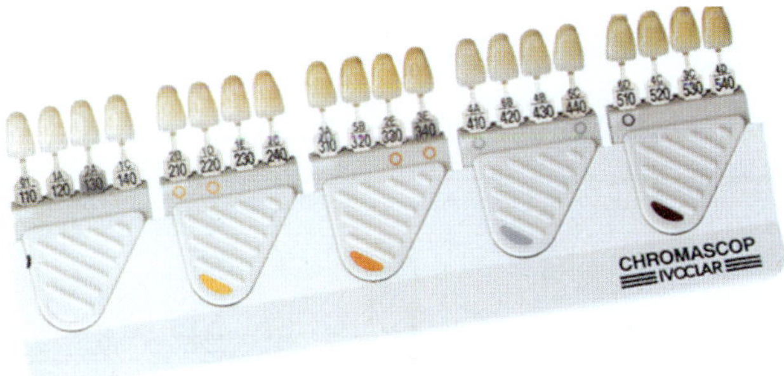

그림 20-12 색조표본(shade guide)

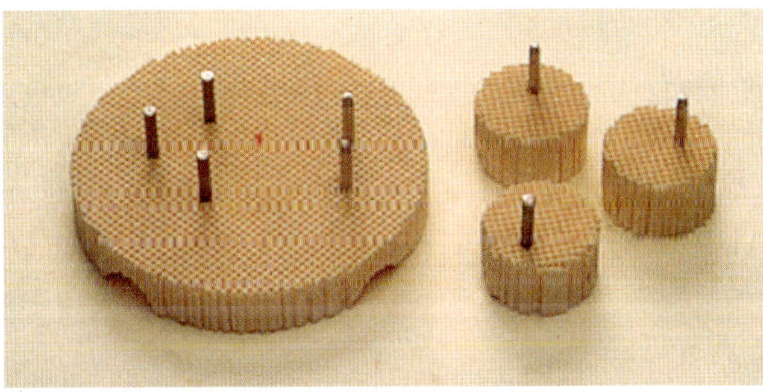

그림 20-13 소성 트레이(firing tray)

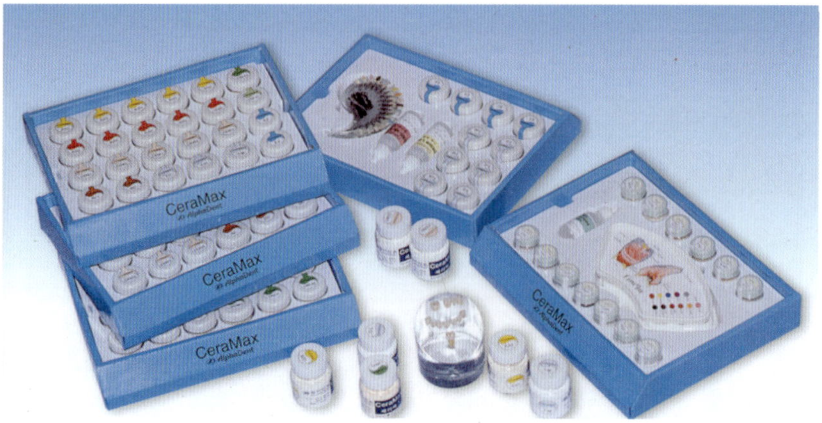

그림 20-14 도재 분말 세트(porcelain powder set)

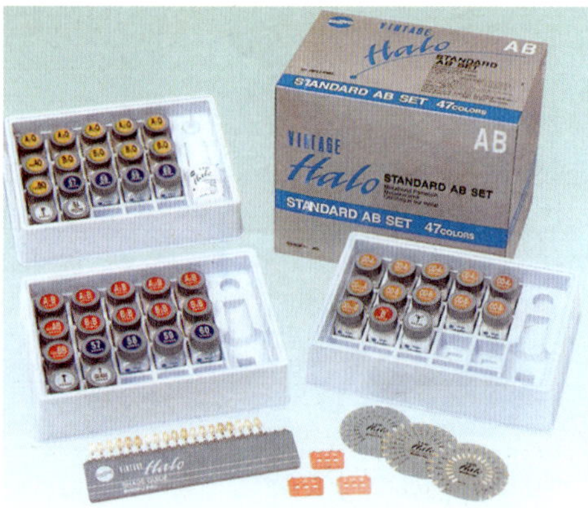

그림 20-15 도재 분말 세트(porcelain powder set)

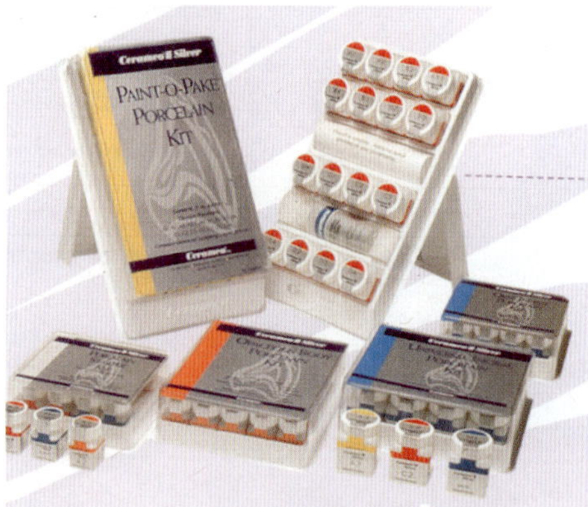

그림 20-16 도재 분말 세트(porcelain powder set)

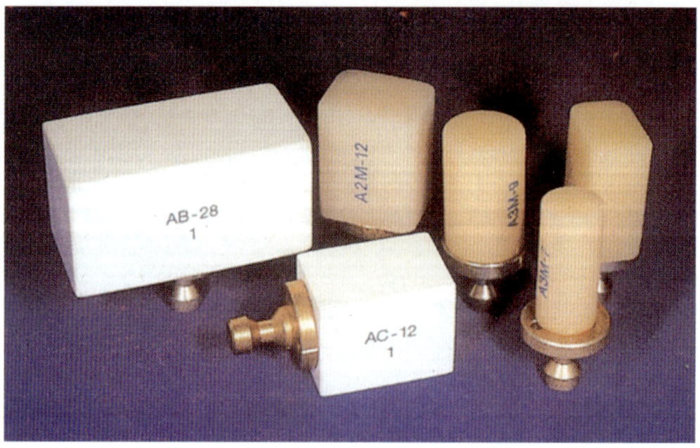

그림 20-17 알루미나, 세라믹 브랭크(alumina blanks, ceramic blanks)

1) 도재로의 종류

(1) 수평(횡형)식 도재로 : 삽입구가 전면에 붙어있고 가열강(muffle)이 수평으로 되어 있으며 platform이 움직이지 않는다.

(2) 수직(종형)식 도재로 : 삽입구가 하면에 있으며 platform이 수직으로 움직인다. 가열강이 원통형으로 되어 있어 열이 고루 전달된다. 수평식 도재로는 가열강을 감싸고 있는 전열선이 상·하면 및 양 측면에는 있으나 전면 및 후면에는 없다. 이에 반해 수직식 도재로는 전열선이 상·하면에는 없으나 원통형을 둘러싼 형태로 균일하게 되어 있어 비교적 균일한 온도분포를 얻기 쉬우며 피소성물과 열선과의 거리도 균등하기 때문에 수평식 도재로에 비해 수직식 도재로 쪽이 온도분포가 균일하다. 수평식 도재로는 로 내의 온도분포는 조금씩 달라 상하적으로는 40℃ 전후, 동일 평면 내에서는 20℃ 정도의 차이가 있다. 이러한 온도분포의 불균일성은 가열강이 클수록 일어나기 쉬우므로 가열강은 보철물의 소성에 지장이 없는 범위 내에서 작은 것이 바람직하다.

2) 도재로의 구조

(1) 가열강(muffle)

저항선의 종류

① 저온소성용 : Ni-Cr합금으로 된 니크롬(nichrome)선
② 중온소성용 : Fe-Al-Cr의 합금인 칸탈(kanthal)선
③ 고온소성용 : 백금(platinum)선

(2) 온도 지시계(pyrometer, indicating system)

가열강 내의 온도를 표시하는 것으로 온도표시는 ℃와 ℉로 읽을 수 있다. 온도지시계는 두 종류의 다른 금속이나 합금으로 된 열전대의 냉접점과 열접점 사이에 생기는 전위차에 의해 움직인다. 열전대의 열접점은 도재로 내부의 후 상방이나 중앙 상부에 설치되어 있으며 냉접점은 온도계에 접속되어 있다. 2,000℉까지의 온도를 사용하는 도재로는 chromel-alumel 합금의 열전대를 사용하며 그 이상의 온도를 필요로 하는 경우에는 백금-rhodium합금의 열전대(R열전대)를 사용한다. 열전대에 의해 가열강내의 온도를 표시하는 고온계의 표시 방법은 analogue meter에서 digital meter로 이행되어 정밀도의 향상을 가져왔다.

(3) 전류조절 장치

전류를 조절하는 가장 간단한 방법은 가열강의 저항선에 직렬의 가변 저항기를 사용하는 것이다. 이 밖의 조절 기구로는 가변 변압기가 사용되어진다.

(4) 진공 펌프(vacuum pump)

도재로의 진공펌프의 선택시 설정된 진공치에 빨리 도달하여 도재의 입자간 융착이 일어나기 전에 탈포할 수 있는가를 최우선으로 고려하여야 한다. 일반적으로 30 ℓ/min 이상의 진공 배기 능력을 갖는 진공 펌

프를 사용하는 것이 바람직하다. 도재 소성시 적정 진공상태는 27~28 inch (7,200~7,400 mm)를 유지시키는 것이 이상적이다.

3) 온도 조정법

가열강은 장기간 사용하게 되면 온도 지시계 상의 온도와 실제 로내의 온도 사이에 오차가 발생하게 된다. 이를 조절하는 방법으로는 sheet test, wire test, auto calibration test 방법이 있다. 순은의 용융 온도인 1,760°F와 순금의 용융 온도인 1,945°F를 이용하여 온도를 측정, 조정한다. 즉, 진공하에서 한 시간에 1,800°F까지 올려 가열강 내의 습기와 가스가 완전히 제거된 상태에서, L자형의 0.002~0.004 inch 두께의 순은편을 겹쳐진 소성트레이(firing tray)위에 놓고 1,760°F에서 용융될 때 온도계의 눈금을 확인하고 그 오차는 온도 조절 나사를 돌려 조절한다. 이 과정을 2회 이상 시행하여 정확한 온도조절이 이루어지도록 한다.

4) 관리법

(1) 가열강(muffle)의 취급시 주의사항

① 가열강 온도 상승 시 온도를 급격히 상승시키면 가열강 내부에 습기가 차서 수명이 짧아지므로 분당 10℃(50°F) 정도로 서서히 가열한다. 이 때 최초 1,000°F까지의 전류는 5A 정도로 하는 것을 원칙으로 하나 사용하는 도재로에 따라 온도 상승률이 다르므로 이 점을 고려하여 전류량을 조절하여야 한다.

② 온도 하강시에도 급냉은 피하고 서냉해야 하며 문을 연 상태에서 냉각하지 않는다.

③ 부주의로 2,500°F 이상으로 가열하는 일이 없도록 한다.

④ 내부는 항상 청결하게 하며 오염되지 않도록 한다.

(2) 가열강의 수명 연장과 건조 상태 유지

(3) 오작동의 발생 방지

아무리 뛰어난 성능을 지닌 컴퓨터 도재로도 전원, 잡음(noise) 등에 의해 오동작을 일으킬 가능성이 있다.

5) 색조표본(porcerlain shade guide)

(1) Trubyte bio-form shade guide

① Basic range : B59, B62, B65, B66, B67, B69, B77, B81.

② Characterized range : B64, B68, B70, B82.

③ Yellow range : B51~B56.

④ Grey range : B91~B96.

숫자가 클수록 색이 진하다.

(2) Lumin vacuum shade guide

현재 대부분의 도재 제조회사에서 채택하는 색조표본이다.

① A group(reddish/brown) : A1, A2, A3, A3.5, A4.

② B group(reddish/yellow) : B1, B2, B3, B4.

③ C group(gray) : C1, C2, C3, C4.

④ D group(reddish/grey) : D2, D3, D4.

(3) Vitapan 3D – master tooth guide

① 1 group : 1M(1), 1M(2)

② 2 group : 2L(1.5), 2L(2.5), 2M(1), 2M(2), 2M(3), 2R(1.5), 2R(2.5)

③ 3 group : 3L(1.5), 3L(2.5), 3M(1), 3M(2), 3M(3), 3R(1.5), 3R(2.5)

④ 4 group : 4L(1.5), 4L(2.5), 4M(1), 4M(2), 4M(3), 4R(1.5), 4R(2.5)

⑤ 5 group : 5M(1), 5M(2), 5M(3)

숫사가 클수록 value가 낮다.

L : more yellowish hue, R : more reddish hue, M : medium hue

(4) Customized tooth color guide

Hue, chroma, maverick, value 등 4개의 tooth color dimension에 맞는 4개의 customized tooth color guide를 수복물 제작하는 동일한 도재 분말로 제작하여 줌으로써 정확히 색조를 재현시킬 수 있다.

20-4 도재의 조성 및 성질

1. 조성(composition)

치과 도재는 자연 치아 구조에 가까운 색이 나도록 착색시킨 미세한 장석질 연자기 도재 분말이다. 이 도재 분말은 치아 모양을 유지할 수 있는 전성을 이루도록 액체와 섞는다. 도재 분말을 응축시키거나 치밀하게 다진 다음 높은 온도에서 소성하면 입자가 녹아서 반투명한 치아같은 물질이 형성된다. 치과 도재는 내구성이 뛰어나고 심미성이 우수한 수복 재료이며 적절한 광택내기(glazing)가 되었을 때는 색소나 치태를 쉽게 제거할 수 있다.

1) 석영(quartz)

가강재(strengthner)와 내열성 골격(refractory skeleton)의 역할을 한다. 융해 온도가 매우 높아 소성 중에 다른 성분들이 녹아 흐를 때 도재 소성물이 그 형태를 유지토록 한다.

2) 장석(feldspar)

치과용 도재의 성분 가운데 함유량이 가장 많다. 장석은 sodium aluminum silicate와 potassium aluminum silicate의 혼합물이거나 또는 calcium aluminum silicate이다. 장석의 종류 가운데에서도 정장석이 가장 좋다. 열을 받으면 화학적으로 분해되어 유리상(glass phase)과 결정물질(crystalline material)로 변한다. 치과용 도재에 고유의 반투명도를 부여한다.

3) 고령토(kaolin)

도재의 축성(build up)시 작업성을 부여하는 역할을 한다. 즉 고령토는 진득진득한 성질이 있기 때문에 다른 입자들을 결합시키는 결합재로 작용하므로 도재 축성물의 붕괴를 방지하고 적절한 형태로의 조각을 가능케 한다. 강력한 불투명소로 작용하는 것이 단점이다.

4) 하석 섬장암(nepheline syenite)

하석 섬장암은 50%의 나트륨 장석, 25%의 칼리 장석, 25%의 하석으로 조성되어 있으며, 장석 대신 사용된다. 도재의 한 성분으로 함유되려면 반드시 예비소성(prefiring)이나 예비 열처리를 거쳐야 한다.

5) 산화 알루미나(alumina)

Al_2O_3로 도재의 강도는 증가시키는데 반해 투명도는 감소시키므로, 통상의 반투명도재에 있어서는 core로만 사용될 수 있다.

6) 유리(glass)

투명도를 높이고 열 충격에 의한 도재의 파절 방지를 위해 사용한다.

7) 융제(fluxes)

소성온도와 열팽창 계수를 적절히 변화시키기 위해 사용하며 산화리듐(litia, Li_2O)과 칼륨 규산염(potassium silicate)이 사용된다.

8) 색소(coloring agents)

도재 분말에 첨가하여 소성하는 색소는 본질적으로 금속 산화물이다. 도재 고유의 흰색은 산화지르코늄으로 내며, 경우에 따라서는 이산화 알루미늄과 이산화규소를 사용하기도 한다. 노랑색은 바나듐을 포함하는 색소를 내는데 소량의 크롬과 섞기도 한다. 티탄은 소량의 크롬 불순물이 함유되어 노랑색을 야기하는 경우도 있기는 하지만 산화지르코늄과 마찬가지로 흰색을 내는 좋은 착색제 가운데 하나이다. 분홍색은 색을 내기가 무척 어려운데 colloidal gold라는 것이 있다. 검정색은 산화철을 합성하여 만들며 파랑색은 코발트염으로 만든다. 녹색은 chromium oxide로 회색은 iron oxide, platinum으로 만든다.

9) 형광제(fluorescrnce)

형광성을 띄게 하기 위해 사용되는 주된 물질은 우라늄인데, 우라늄에 보다 자연치에 가까운 백청색 형광빛을 띠는 세륨(Ce)을 첨가하거나, 붉은 빛을 띠는 사마륨(Sn)을 첨가하기도 한다.

10) 착색제(stain)

도재 수복물의 색을 변화시키기 위해 사용하는 짙은 농도의 색제로서, 도재 수복물의 내부와 표면 모두에 적용할 수 있다.

11) 광택제(glaze)

도재 수복물의 성숙 온도보다 낮은 온도에서 소성하면 매끄러운 광택면을 나타낸다.

2. 화학적 성분과의 관계

치과 도재는 고온에서 융해되어 치아 같은 반투명성을 나타내는 비결정성 이산화규소의 유리 기질에 석영같은 결정성 물질이 분산되어 있는 것이다. 도재학적 용어로 유리화란 반응이나 융해에 의해 액체 상태가 되는 것을 일컫는데, 이 액체는 냉각되면 유리상(glass phase)을 나타낸다. 유리에서 임의의 망상구조를 형성한다. 그러므로 이러한 원소는 유리형성자(glass former)라 부른다.

3. Fritting

도재 분말의 제조 과정에서 적어도 한 번은 소위 'Fritting'이라고 불리는 예비소성 과정을 거친 것이다. fritting을 하면 도재의 열화학적 반응이 조절되며 소성 온도가 낮아진다. 또한 열화학 반응을 미리 거쳤기 때문에 소성 일정이 단축되고 고령토 같은 함수 무기질이 소실되므로 소성 중에 수축이 감소되며 건조 시간이 단축된다. 나아가 열화학 반응 중에는 도재 속에 있는 유해한 가스가 빠져나간다.

4. 성숙 단계

도재의 성숙 단계는 다음과 같이 분류된다.

1) 제 1단계 : 비스킷 단계(biscuit stage) – 소성물은 수축이 거의 없으며 기포가 많고 불투명한 흰색을 띤다.
2) 제 2단계 : 성숙기(maturity) – 도재 고유의 색과 반투명도를 보이고 수축이 일어나며 그리고 표면에 광택을 띤다. 저성숙기 · 중간성숙기 · 고성숙기로 구분되며 표면으로부터 빛 반사에 의한 광택이 난다.
3) 제 3단계 : 광택기(stage of glaze) – 심미적인 관점에서만 본다면 저광택기가 적절하다. 그러나 대부분의 경우에는 중간 광택기나 또는 고광택기의 초기 단계까지 소성한다.
4) 제 4단계 : 유착기(coalescence) – 광택이 많이 나고 각진 부분이 둥근 형태로 변한다.

5. 도재의 분류

도재를 소성 온도에 따라 분류한다.

1) 고온용융 도재(high-fusing porcelain) ············ 2,350~2,500°F
2) 중온용융 도재(medium-fusing porcelain) ············ 2,000~2,350°F
3) 저온용융 도재(low-fusing porcelain) ············ 1,600~2,000°F

고온용융 도재는 인공도치 제조에 사용되며 금속·도재관 제작에는 저온용융 도재를 사용하여 제조한다. 또한 도재자켓관과 전부도재관은 중온용융 도재나 저온용융 도재를 사용하여 제조한다.

6. 각종 도재 분말의 특성

1) 치과용 도재 분말의 종류

(1) 불투명 도재(opaque porcelain)

금속의 색을 차단하기 위한 목적으로 제작된 불투명색의 도재이다. 회복될 수복물 자체의 기본적인 색조에 직접 영향을 준다. 또한 이 불투명 도재에 alumina 결정 입자를 40~50% 함유시켜 강도를 증대시키면 core porcelain 재료로 사용이 가능하다.

(2) Opaque modifier porcelain

불투명 도재의 색을 조절하기 위하여 사용하는 불투명한 착색도재이다. 그러나 경우에 따라서 상아질 도재에도 특수한 색조를 나타낼 목적에 사용하기도 하나 기포발생 가능성이 크다.

(3) 상아질 도재(dentin porcelain)

자연치아의 상아질을 표현하는 도재로써 색조를 가지고 있으며 반투명하다. 제조회사마다 명칭이 조금씩 차이는 있으나 body porcelain 등으로도 상품화되어 있다.

(4) 법랑질 도재(enamel porcelain)

자연치아의 법랑질 색을 표현하는 도재로써 투명감이 있으며 거의 무채색이다. incisal porcelain 등으로도 상품화되어 있다.

(5) 투명 도재(translucent porcelain)

자연치아의 투명도를 재현하기 위하여 사용한다. 이외에도 transclear, transparent 등이 있으며 투명한 정도를 조절하여 사용할 수 있다.

(6) 치경부색 도재(margin porcelain)

금속·도재관(porcelain fused to metal crown) 제작시 순·협측 치경부를 금속 대신 도재로 회복시에 사용되는 불투명 도재로써 도재용착주조관 제작시 단점인 금속노출을 보완하는 목적으로 사용하여 매우 심미성이 높다. shoulder porcelain으로도 불린다. 모형에서 분리시 도재와의 분리제가 필요하다.

(7) Dentin modifier porcelain

상아질 도재의 색조를 조절하기 위하여 사용하는 착색 도재이다. 또한 자연치아의 특징(enamel의 crack, incisal 석회화)을 표현하기 위하여 사용하기도 한다. 불투명 도재에는 사용하지 않는다.

(8) Add on porcelain

형태 수정 후에 부족 부위를 소량 축성하여 광택내기와 동시에 소성한다.

(9) Repair porcelain

Collarless 금속·도재관의 최종 소성 후 변연부 적합이 나쁠 때 변연부에 소량 축성하고 소성한다.

(10) 착색 도재(stains porcelain)

도재를 자연스럽게 해주기 위해 표면에 착색을 하거나 도재 내부에 삽입하여 사용한다. 제조회사에 따라 차이는 있으나 12종 내지 25종으로 제조된다.

(11) 광택 도재(glaze porcelain)

저온용융 도재로써 완성된 도재의 표면에 도포하여 표면의 기포를 제거하고 광택을 나게 하는 도재이며 glazing액 속에는 글리세린이 포함되어 있다.

2) 도재자켓관용 도재(jacket crown porcelain)

고강도 코아 도재를 만들 때에는 저용 유리 기질에 40~50%의 산화 알루미나 입자를 섞는데, 기질을 위해 선택된 저용 유리는 산화 알루미나와 열팽창 계수가 같아야 한다.

일반적으로 97% 이상의 고순도 산화 알루미나를 사용하면 수복물의 강도는 훨씬 더 높아진다.

3) 금속 – 도재용 도재(metal–ceramic porcelain)

도재의 열팽창을 금속 주조체와 양립되는 수준으로 높이고 소성 온도를 합금의 용융 온도보다 낮추려면 유리질 도재에 많은 양의 소오다(탄산나트륨의 별칭)와 칼리(탄산칼륨의 속칭)를 추가할 필요가 있다. 필요 이상으로 도재를 반복 소성시 불투명해지고 강도가 낮아진다.

4) 특수 도재(special types of porcelain)

도재가 수복 재료로서 선택되는 중요한 이유는 심미성이 높아 인접 치아와 반투명도나 색을 조화시킬 수 있기 때문이다. 금속 산화물과 이들이 내는 색은 다음과 같다 : 철이나 니켈의 산화물은 살색, 동의 산화물은 녹색, 티타늄의 산화물은 노란 살색, 망간의 산화물은 엷은 자주색, 코발트의 산화물은 청색이다.

7. 응축(condensation)

도재의 수축을 감소시키고 강도와 반투명도를 높이기 위해 도재 축성물 속에 있는 공간이나 기포를 줄여 줄 수 있는 방법을 응축이라 한다. 응축은 1) 도재 분말 입자의 크기와 형태, 2) 도재 입자를 다지거나 채우는 방법, 3) 도재 입자 사이에 있는 액체의 제거 등에 성공여부가 따른다.

1) 입자 크기

한 가지 도재 입자를 사용하면 입자 사이의 공간이 45%가 되고 두 가지이면 25%이며 도재의 불투명도에 영향을 미치는 것은 기포의 용적보다는 그 수에 있다는 것을 명심해야 한다. 도재 분말 입자의 크기가 감소되고 다양해지면 기포의 수가 증가한다.

2) 응축법(condensation technigue)

(1) 진동법(vibration technique)

주조체를 잡고 있는 지혈 겸자를 도재 조각도의 우툴두툴한 손잡이 부분으로 가볍게 한 쪽 방향으로 긁으면 진동이 일어난다. 진동이 일어나면 과량의 물이 도재 혼합물 위로 스며 올라오는데 진동을 주어도 표면에 더 이상의 물이 스며 나오지 않을 때까지 이러한 동작을 반복한다. 그러나 도재 입자의 위치를 이동시킬 수 있는 정도의 습도는 유지되어야 하므로 이 정도 이상의 진동을 주어서는 안 된다. 최근에는 도재 혼합물의 진동용 기구로서 초음파 진동기가 개발되었다.

(2) 압력법(pressure t.)

진동법의 부수적인 방법으로, 진동을 주었을 때 도재 혼합물이 표면으로 떠오르는 물기를 빨지 등으로 가볍게 눌러 주는 방법이다.

(3) 도재 주걱 이용법(spatulation t.)

도재 조각도의 판판한 날로 도재 혼합물을 가볍게 문질러 올리고 토닥거리면서 형태를 부여하고 물기를 표면으로 유도하는 응축법이다. 단점은 도재 축성물이 말랐을 때에도 이런 조작을 계속하면 조각도 날의 압력에 의해 눈에 띄지 않는 잔금이 생길 수 있다.

(4) 휘젓는 법(whipping t.)

도재를 붓이나 조각도의 날로 축성한 다음 과잉의 물기를 빨지 등으로 빨아낸다. 이어서 No.10 등의 담비 털로 만든 붓으로 가볍게 휘저으면 부드럽게 진동이 생기며 도재가 응축된다.

(5) 붓 적용법(brush application t.)

젖은 분말을 올리고 이어서 건조한 도재 분말을 붓으로 젖은 분말의 표면에 뿌린다. 이렇게 되면 젖은 분말 속에 있는 수분은 모세관 현상에 의해 빨려 나오며 건조한 분말은 붓 끝에 의해 밀쳐진다.

(6) 중력 이용법(gravitation t.)

먼저 통법에 따라 도재 혼합물을 축성하고 물기를 빨아낸다. 이어서 도재 혼합물의 표면에 물을 첨가하면 도재 입자가 움직여 보다 유리한 곳에 정착된다. 따라서 이와 같은 과정을 반복하는 것이 중력 이용법이라고 할 수 있다.

8. 소성(firing)

도재 소성의 목적은 열화학적 반응이 아니라 소결(sintering)이라고 부르는 과정을 통해 도재 분말의 입자가 서로 적절히 녹아 붙도록 하는 것이다. 도재 축성물이 충분히 예열되었으면 도재로에 넣고 도재의 소성을 시작한다.

1) 수축(shrinkage)

수축의 원인은 수분의 소실과 소결 과정을 통해 도재의 밀도가 증가하기 때문이다.

직접적인 원인은 분말 입자가 녹아 서로 융착되기 때문이다.

2) 기포(porosity)

대부분 소성 중 공기의 혼입 때문에 생긴다.

3) 소성 중의 농축화(densification)

도재 소성 과정 중 대부분의 기포를 제거할 수 있는 소성 방법을 농축화라고 한다.

(1) 가압소성(pressure firing)

도재가 숙성 온도에 도달하였을 때 도재로 속의 압력을 약 10기압 정도로 높인다. 압력을 높이면 기포가 압축되어 크기가 적어지는데 압력은 도재가 단단하게 냉각될 때까지 계속 유지하여야 한다.

(2) 확산 가스 소성(firing in a diffusible gas)

도재로 속에 있는 공기를 확산성 가스로 바꾸어 주는데, 확산성 가스는 도재 입자 사이의 공기를 대치한다. 따라서 도재가 성숙되면 직경이 적은 가스는 도재를 구성하는 원자 사이로 확산되어 퍼진다. 유리화 과정에서 도재로 섞어 채워 넣을 수 있는 확산성 가스로는 헬륨, 수소, 수증기가 있다.

(3) 진공 소성(vacuum firing)

도재를 진공 상태에서 소성하면 도재로 속에 있는 공기가 빠져나가므로 도재 입자들이 서로 끌리면서 유리질이 도재 입자 사이의 공간으로 흘러들어 간다. 그러므로 진공소성을 하면 기포의 수와 크기가 감소된다.

4) 착색(glazing)

도재의 표면에 overglaze를 적용시키는 방법이 있고 도재 본체를 별도로 소성하는 autoglazing법이 있다.

9. 잔금(crack)과 파절

유리(glass)는 압축 강도가 높고 또한 이론적으로는 인장 강도도 높으며 전단 강도는 낮다. 그러나 도재는 표면에 미세한 잔금, 기포, 불규칙이 존재하므로, 실제적으로는 인장강도도 매우 낮다. 잔금이나 표면 불규칙성은 아주 미세한 경우가 많다. 잔금은 응력 집중 때문에 생긴다. 금속에 있어서 이러한 응력은 금속의 연성 때문에 생기는 성형 변형에 의해 완화될 수 있지만, 유리는 연성이 없기 때문에 응력 완화가 이루어지지 않는다. 만일 도재 구조물이 인장 응력을 받는 상태에 있게 된다면 집중된 응력은 도재 본체의 강도를 쉽게 초과하게 되므로 잔금의 깊이는 증가하게 된다. 따라서 잔금이 깊으면 응력 집중이 커지고 파절은 더욱 쉽게 일어난다.

잔금은 도재가 냉각되는 동안에 형성되는 것으로 알려져 있다. 즉 도재의 냉각 속도와 관계없이 도재의 외층 또는 표피는 내부보다 신속히 식는다. 이렇게 되면 표피는 압축 상태에 있고, 이미 고체화된 딱딱한 표피에 의해 표피의 열 수축이 부분적으로 방지되므로 내부는 인장 응력을 받는다. 이와 같이 서로 다른 크기 변화는 표피를 파괴시키거나 파열시킬 수 있는데, 반대되는 응력이 표면에서 중화하려고 할 때에는 미세한 잔금이 생길 수 있다. 유리의 표면을 약화시키는 임상적으로 중요한 요인은 수분 오염의 효과이다. 수분은 유리를 파열시키는 응력을 유발하는 중요 인자로 작용하여 시간 경과에 따라 강도의 감소를 초래하게 된다. 이러한 과정은 유리에 있는 알칼리 이온이 수소 이온으로 바뀜으로써 일어나는데, 수소 이온은 알칼리가 차지하고 있던 원래의 공간에 물분자를 끌어들이게 된다.

10. 도재의 수축(shrinkage)

도재 분말에 증류수를 섞어 크림(cream)狀으로 혼합하여 주조체에 축성한 후 충분히 건조한 다음 도재로에 넣고 온도를 차츰차츰 높여 가면 처음의 도재의 입자 표면이 약간 녹아 소성이 되고 거듭 온도를 올리면서도 충분히 녹아 유리상으로 구워진다. 이때에 수축이 일어난다. 수축의 직접적인 원인을 고체였던 도재 분말 일부의 성분이 용해되어 용적이 적어진다. 따라서 미리 입자와 입자 사이의 간격을 서로 긴밀하게 하면 수축은 적어진다.

도재의 체적은 선수축으로는 10~20%, 체수축으로는 40~50%의 수축을 일으킨다. 그러므로 도재 축성할 때에는 자연치아보다 약간 크게 축성하여야 하고 수축도와 수축방향에 대여 알고 있어야 한다.

1) 수축도

(1) 제조회사의 조성(성분)에 의해 다소 다르나 일반적으로 입자가 치밀한 것보다 거친 것이 수축이 크다.
(2) 용해온도에 따라 다르다. 고온 용융의 도재보다 저온 용융의 도재가 수축이 크다.
(3) 축성할 때의 응축(condensing) 정도에 의하여 차이가 나는데 응축이 적을수록 수축이 크다.

2) 수축방향

(1) 도재의 용적이 큰 쪽으로 수축한다.
(2) 고온부 쪽으로 향하여 수축한다.
(3) 금속에 부착하고 있으면 그 방향으로 향하여 수축한다.
(4) 경도가 높은 쪽을 향해서 수축한다.

11. 강도(strength)

도재는 깨어지기 쉬운 것이 가장 큰 단점이므로 강도에 대하여 충분한 지식을 알고 있어야 훌륭한 보철물을 제작할 수 있다. 강도는 근본적으로 도재 제조회사의 조성에 관계되지만 지대치 형성, 기포, 축성법, 열처리 온도 및 도재 표면의 완성정도와 불규칙, 금속 구조체 설계(metal design) 등에 의하여 영향을 받는다. 도재의 강도는 인장강도가 발생하지 않고 압축강도만 발생한다.

1) 강도에 미치는 영향

(1) 도재 제조회사의 조성

(2) 축성

도재를 축성할 때에는 가급적이면 응축을 많이 해서 입자사이의 공간을 좁게 하여 줌으로서 강도를 증가시켜 주고 색도 원하는 색에 가깝게 나타난다. 그러므로 초보자는 응축을 충분히 하여야 한다.

(3) 소성온도

소성은 제조회사의 설명서대로 사용해야 하는데 소성을 할 때 낮은 상태의 온도에서 하면 도재는 비교적 약하다. 반대로 높은 온도에서 소성하면 도재는 강하다. 온도상승은 급격하게 온도를 상승시켜 소성한 도재는 저온에서 서서히 상승시켜 소성한 도재에 비하여 강도가 약하다. 그리고 소성을 반복해서 계속 하면 오히려 강도는 감소된다. 소성이 끝난 후 냉각시킬 때도 강도의 영향을 받으므로 반드시 유리 덮개(glass cover)를 덮어서 실온에서 서냉시키는 것이 강도가 강하다. 유리덮개를 덮지 않고 그대로 냉각시키면 눈에 보이지 않는 미세한 잔금이 일어나는 경향이 있어 강도가 약화된다.

(4) 도재의 표면 상태도

Diamond disk와 diamond point, carborundum point, carborundum disk 등을 사용하여 해부학적 형태를 형성시키는데 교합이 되는 부위는 각진 부분이 없어야 되고 순면과 설면은 함몰부위(undercut)가 없도록 활택(smooth)하고 둥글게 해주는 것이 강도가 강하며 항상 광택(glazing)된 면으로 구강 내에 장착되도록 해야 한다. 광택되지 않은 도재를 구강 내에 장착하면 음식물의 잔사가 침투되어 시간이 흐름에 따라 강도가 약해진다.

(5) 금속 구조체 설계(metal design)의 영향

삭제된 지대치의 형태와 금속 구조체 설계에 의해 크게 영향을 받는데 치과기공사는 설계에 대하여 충분한 지식을 숙지하고 있어야 한다. 금속 구조체의 설계는 함몰부위(undercut), 요철(凹凸)부위를 피해야 하고 활택하고 둥근 면을 유지하도록 해야 되며, 금속의 두께는 저작 교합압에 인장응력이 발생하지 않도록 최소한 0.3 mm 이상은 되어야 한다. 그리고 도재의 두께로 일정하게 유지될 수 있도록 설계하는 것이 강도가 강하다.

(6) 기포

기포는 도재의 축성과 응축에 관계된다. 도재를 축성할 때는 도재 내부에 기포가 발생하지 않도록 증류수를 첨가하면서 축성하든지 또는 진동을 주어 증류수가 표면에 올라왔을 때 축성하고 응축을 많이 하여야 한다. 기포는 금속의 오염과 도재의 두께가 두꺼운 곳에서도 일어나므로 오염시키지 않도록 하고 응축할 때 도재의 두께를 측정하여야 한다.

12. 열충격(thermal shock)

열충격은 갑작스런 불규칙적인 가열이나 소성된 도재관의 냉각시에 일어난다. 도재의 표면은 내부와 열팽창이 달라 쉽게 늘어나고 수축하므로 응력이 발생한다. 금속과 도재간의 열팽창률이 맞지 않은 것도 원인이 되지만 도재와 금속의 두께가 불균일한 것이 더 큰 원인이 된다. 또한 금속면은 항상 볼록(convex)해야 하고, 오목(concave), 요각(re-entrant angles, 凹角)을 형성해서는 안 된다. 왜냐하면 장력이 발생하여 파절(crack)이 일어난다. 모든 도재는 장력보다도 압력하에서 더 강하다는 것을 알아야 한다. 도재관을 냉각시킬 때 표면이 내면보다 더 빨리 냉각되어 표면은 내면보다 더 먼저 수축이 일어난다. 그러나 일반적으로 core porelain이나 금속·도재관(metal bond porcelain crown)의 구조체(metal coping)는 높은 열팽창에 압력하여 놓이게 된다. 도재관을 착색하기 전에 갑작스럽게 도재로 속에 넣으면 열을 직접받아 도재 표면이 내부보다 빨리 팽창하게 되므로 내부표면이 장력을 받아 바깥표면까지 균열이 생긴다. 광택내기 할 때 간혹 냉각시 생길 균열이 없어지기도 하지만 재가열시에 다시 나타나는 경우도 있다. 그러므로 술자는 다음과 같은 주의사항을 숙지하여야 한다.

1) 열충격은 냉각할 때보다 재가열하고 광택내기 할 때 더 심하게 일어나므로 도재로 속으로 천천히 넣고 미리 가열시킨 도재로 속으로 넣어야 한다.
2) 도재관을 도재로 입구에서 서서히 냉각 식히고 유리그릇(glass jar) 밑에 두어야 하고 갑작스럽게 냉각시켜서는 안 된다.
3) 도재와 금속의 두께가 적절하게 균형을 이루도록 조각을 해야 하며 금속구조체(coping)는 각이 지지 않도록 해야 한다.
4) 뜨거운 도재를 직접 잡지 않도록 주의해야 한다.

20-5 금속·도재관의 이론적 고찰

1. 도재와 금속의 재료학적 요구조건

1) 도재와 금속의 용융 온도 차이

금속과 도재의 용융 온도 차이는 최소한 금속이 도재보다 300~500°F 정도 높아야 하며 전납착을 할 때에는 납착 금이 모 금속보다는 100°F 정도 낮아야 하지만 도재보다는 300°F 정도 높아야 하며 후납착시에는 도재보다 용융 온도가 낮아야 한다.

2) 도재와 금속의 열팽창 계수

도재와 금속의 조합을 양자의 열팽창의 관계 측면에서 구분하면 1) 도재와 금속의 열팽창이 일치하는 경우, 2) 도재의 열팽창이 금속보다 작은 경우, 3) 도재의 열팽창이 금속보다 큰 경우의 3가지로 대별할 수 있다. 도재와 금속간의 열팽창차가 있으면 쌍방에 열팽창 차에 대응하는 어떤 응력이 발생하며, 허용 범위를 넘을 경우 금속은 기계적 성질이 우수하므로 문제가 발생하지 않으나 도재측 만이 crack이나 박리 등의 문제를 발생시키게 된다. 도재의 응력 발생 온도 범위에서 각 제조회사의 소성용 도재와 금속의 열팽창을 일치시키는 것이 바람직하다. 금속의 열팽창계수는 15.1~17.4×10^{-6}/℃(20~900℃)이며 일반 도재는 6.4~7.8×10^{-6}/℃ 정도로 양자 간의 차이가 너무 크게 난다. 이러한 열팽창계수의 차이를 줄이기 위해 금속은 그 조성을 변화시켜 보아도 큰 차이가 나지 않으므로 도재를 일반 도재의 2배 정도의 Lithium carbonate와 같은 알카리성 금속을 함유시켜 열팽창계수를 조절하여 1.08×10^{-6}/℃ 이하가 되도록 한다.

3) 금속의 강도

구강 내에서 기해지는 교합압에 의한 변형이 일어나지 않을 금속의 강도가 필요하다. 일반적으로 B.H.N이 130 이상의 금합금이면 금속·도재관용으로서 적합하다고 보고되고 있다.

2. 도재와 금속의 결합

1) 도재와 금속의 결합 기전

도재와 금속의 결합력에 관해 vickery, badinelli 등은 화학적 결합(van der Waals force 포함) – 52%, 기계적 결합 – 22%, 압축력에 의한 결합 – 26%의 비율로 표시하고 있다.

(1) 화학적 결합

금속·도재관용 합금에 첨가되어 있는 미량의 금속 원소들이 가스 빼기(degassing) 및 도재 소성시의 가열에 의해 금속 표면에 산화물 층을 생성하고 이 층과 도재 성분의 산화물이 비결정성 유리질과 반응하여 화학적으로 결합하는 것으로 도재와 금속의 결합에서 가장 강한 결합력으로 작용하는 결합이다. 산화막과 금속은 열팽창률이 다르기 때문에 산화막이 두껍게 형성될 경우 박리 현상이 일어나게 되고 그 결과 산화막이 금속 또는 도재에 부착된 상태로 박리가 일어난다.

(2) 기계적 결합

금속구조물의 연삭 기구에 의한 표면 조정 후 존재하는 금속 표면의 요철에 의한 함몰부위(undercut) 속에 도재가 함입되어 감합효과를 얻게 되는 결합이다. 표면 조정 후 형성되는 금속 구조물 표면의 아주 작은 함몰부위는 충분히 감합효과를 얻을 수 있으며 반대로 함몰부위가 크게 형성되면 도재의 완전한 함입이 이루어지지 않거나 이물질의 함입에 의한 가스의 발생으로 기포 발생의 원인이 된다. 실험결과 50~70 μm의 알루미나(alumina)를 이용하여 모래분사(sand blasting)했을 때 가장 양호한 결과를 얻는다.

(3) 압축력에 의한 결합

도재와 금속간의 열팽창률은 가급적 유사하여야 하며 도재의 열팽창률은 금속보다 낮게 만들어 도재가 가벼운 압력을 받는 상태로 해줌으로써 결합을 증가시켜 줄 수가 있다.

(4) Van der waals force에 의한 결합

분자가 가까이 접근할 때 상호간에 인력이 미쳐서 서로 끌어당기는 현상에 의한 결합력으로 도재와 금속의 원자가 상당히 접근한 시기에 발생한다고 생각된다.

3. 금속 · 도재관용 금속의 종류와 특성

1) 금속 – 도재관용 금속의 종류

(1) 귀금속계 합금

① High gold 합금(귀금속 합금)

ⓐ Au–Pt–Pd 합금 ⓑ Au–Pt–Tantalum 합금

② Low gold 합금(준 귀금속 합금)

ⓐ Au–Pd–Ag 합금 ⓑ Au–Pd 합금

③ Gold free 합금(준 귀금속 합금)

ⓐ Pd–Ag 합금 ⓑ Pd–Cu 합금

(2) 비귀금속계 합금

① Ni–Cr 합금

② Co–Cr 합금

2) 금속 – 도재관용 금속의 특성

(1) 귀금속계 합금

① 귀금속 합금

귀금속 합금은 Au–Pt–Pd의 3원소가 주가 되어 있으며 미량 첨가 원소로 Sn, In, Ag, Cu, Ir, Ru, Rh 등이 함유되어 있다. 귀금속 합금은 도재와의 결합력이 우수하고 주조성이 높아 변연부의 적합이 양호하며 연마가 용이하고 구강내에서 산화, 변색 및 부식에 대한 저항성이 우수하며 생체 적합성이 뛰어나다는 장점을 가지고 있으나, 가격이 비싸고 항복강도와 탄성계수가 낮아 긴 교의치(long bridge)의 경우에는 변형 우려가 있다는 결점을 가지고 있다.

② 준 귀금속계 합금

귀금속 합금보다 강도가 크고 도재 소성 시의 변형이 적은 장점이 있으나 백색이 강한 금속의 색이 도재를 통해 반사되기 때문에 치경부 부근이 검게 보이기 쉬운 결점이 있다.

(2) 비귀금속 합금

합금의 기본 성분 중에 귀금속을 함유하지 않은 합금을 칭하는 것으로 천금속 또는 비금속이라고도 불려진다. 도재와의 결합 강도가 크다는 이유로 현재 Ni-Cr계 2원합금을 기본으로 하는 것이 주류를 이루고 있다. 이 Ni-Cr계 합금은 귀금속 합금에 비해 강도가 커서 소성시의 변형이나 교합압에 의한 변형 등이 적다. 따라서 금속 구조물의 두께를 얇게 할 수 있으며 긴 폭경의 교의치(bridge) 제작에 적합하다는 장점이 있으나 주조성이 나빠 적합성이 떨어지며 도재와의 결합에 약간의 문제를 가지고 있다는 결점이 있다.

(3) 귀금속계 합금에 함유되어 있는 원소의 역할

① Au(gold)

내식성, 내변색성, 생물학적 안전성 등이 우수하여 연성이 좋아 이것을 다량 함유한 금속은 가공이 쉬운 특징을 가지고 있다. 또 융점이 1,063℃로 낮고 다른 원소와의 합금화가 용이하며 합금 속의 함유율이 증가함에 따라 금색이 뚜렷해진다.

② Pt(platinum)

융점이 1,773.5℃로 높아 Au에 Pt를 첨가하면 융점을 높일 수가 있다. 또한 Au에 Pt를 첨가하면 기계적 성질(경도와 인장 강도)이 증대되고 열팽창 계수가 8.9×10^{-6}/℃로 Au의 14.1×10^{-6}/℃에 비해 작기 때문에 열팽창 계수를 낮추기 위해 투입된다.

③ Pd(palladium)

열팽창 계수가 11.8×10^{-6}/℃, 융점은 1,552℃이기 때문에 이것을 Au에 첨가하면 열팽창계수를 낮추고 융점을 올리게 된다. 또한 기계적 성질을 향상시키게 된다. 비중은 12로 Au의 19.32, Pt의 21.45에 비해 작기 때문에 합금의 경량화를 가능하게 하며 Pt의 작용과 유사하고 가격이 저렴하므로 Pt 대신으로 첨가하기도 한다. 용해 시에 수소와 산소, 질소, 탄소 등을 흡수하기 때문에 Pd의 함유량이 많은 합금은 도재 소성 후의 냉각 시에는 용해 시의 가스가 방출되는 문제점이 있다.

④ Ag(silver)

원가의 절감, 납착 강도의 보상이라는 효과가 있으나 Ag를 첨가하면 경도와 인장 강도 등의 기계적 성질을 저하시킬 뿐만 아니라 첨가량의 증대에 따라 합금의 유동성이 악화되며 도재의 황변 등의 문제점을 야기시킨다. 융점이 960.5℃로 Au에 비해 낮기 때문에 Ag의 첨가는 합금의 융점을 낮추고 열팽창 계수는 19.7×10^{-6}/℃이므로 합금의 열팽창계수를 높이는 역할을 한다.

⑤ Cu(copper)

함유량이 많은 준 귀금속 합금에 10% 정도 함유되어 있으며 융점을 낮추고 기계적 성질을 증가시키는 역할을 한다. 그러나 Cu의 함유량이 많은 준귀금속 합금은 가열 시에 CuO라는 흑색의 산화막을 생성시키고 이 산화막은 도재에 용해되어 도재의 색조를 흑변시키는 문제점이 있다. 융점은 1,083℃로 Au의 1,063℃보다 약간 높고 Au에 Cu를 미량 첨가하면 응고 온도 범위가 좁아지고 편석이 작은 합금으로 만들 수가 있다.

⑥ 미량 첨가 원소의 역할

ⓐ Sn(stannum), In(indium)

탈산제로 작용하여 합금의 유동성을 향상시키며 입도를 균일하게 한다. 또한 이러한 원소의 첨가로 Degassing시에 Sn, In이 선택 산화되어 SnO_2, In_2O_3의 산화막이 형성되어 도재에 함유된 SnO_2, In_2O_3의 성분과 화학적 결합을 하여 결합력을 증진시키며, 특히 Sn은 합금을 강화시키는 역할도 한다.

ⓑ Ga(gallium), Ge(germanium)

Ga, Ge의 미량 첨가는 Pd에 대해 많은 역할을 한다. Ga, Ge의 융점은 각각 29.8℃, 937.4℃이므로 합금의 융점을 낮추고 합금의 유동성을 향상시킨다. 또한 합금의 기계적 성질을 향상시키기 위해 첨가된다.

ⓒ Ir(iridium), Ru(ruthenium)

Ir, Ru의 융점은 대략 2,454℃, 2,500℃로 높고 합금의 결정을 미세화하기 위해 첨가된다. 또한 Au에 대한 고용도가 아주 낮아 다량 첨가할 수 없으며 일반적으로 1.001~ 0.005% 첨가에 의해 균질 핵 형성에 의한 금합금 결정 입자의 미세화가 이루어져 미세화되지 않은 합금에 비해 인장강도와 신장률이 증가한다.

(4) 비귀금속 합금에 함유된 원소의 역할

① Ni(nickel), Cr(chromium)

Ni은 양호한 기계적 성질을 가지고 있으며 융점은 1,455℃로 Cr과 공존할 경우 내식성이 강해진다. 또한 열전도성이 양호하여 적당한 인장강도와 경화성도 가지고 있어 Cr을 첨가하면 내식성의 증가와 함께 단단한 합금이 된다. Cr은 합금 첨가 원소로 사용되며 융점은 1,875℃이지만 Cr의 첨가량이 50%까지 되면 합금의 융점이 Ni의 융점보다 낮게 하는 것이 가능하여 Cr을 50% 첨가하게 되면 1,340℃로 융점이 내려간다.

② Co(cobalt)

Co의 융점은 1,493℃로 Cr의 융점보다 낮다. 연성이나 전성, 가공성이 좋으나 C, Mn 등을 함유시키면 약해지는 경향이 있다. 주로 내열성 합금의 성분으로 사용되고 있다.

③ Mo(molybdenum)

융점은 5,687℃로 대단히 높지만 이것을 5% 정도 Ni에 첨가하면 1,450℃까지 융점을 내릴 수 있다. Mo의 열팽창 계수는 5.3×10^{-6}/℃로 Ni의 13.3×10^{-6}/℃보다 낮아 합금의 열팽창 계수를 낮추는데 사용된다. 또한 고온 강도, 마모성이 우수하여 Ni에 Mo를 첨가함으로써 합금의 기계적 성질을 향상시킬 수 있다.

④ 미량 첨가 원소의 역할

ⓐ Mn(manganese), Si(silicon), Al(aluminum)

탈산제로 사용되며 합금의 융점을 낮추어 유동성을 향상시킨다.

ⓑ Ce(cerium), Nb(niobium)

고온에서 내산화성을 향상시킬 목적으로 첨가되며 이들 원소를 첨가한 합금의 고온하에서 생성되는 산화막은 합금과의 밀착성이 좋다. 또한 Be을 대신하는 원소로 사용 가능하나 합금화에 있어 원소가 휘산하기 쉬워 목적량을 첨가하는 것이 어려운 문제가 있다.

ⓒ Be(beryllium)

Ni-Cr합금에 Be을 첨가하면 합금의 융점을 낮추고 결정을 미세화하여 기계적 성질과 주조성을 향상시킨다. 첨가량이 1.5% 이상이 되면 고온에서의 내산화성이 급격히 향상되어 합금 표면에 형성되는 산화막이 치밀하여 합금과의 밀착성이 좋아진다. 또한 생성된 산화막의 색조가 도재에 영향을 미치는 경향이 적다. Be을 2% 정도 첨가한 합금에 도재를 용착시키면 양호한 결합을 얻을 수 있어 금속·도재관용 비귀금속 합금에는 가장 이상적인 미량 첨가 원소라고 할 수 있으나 인체에 대한 유해성이 문제가 되고 있다.

20-6 금속·도재관의 제작법

1. 전치부 금속·도재관의 제작법

1) 금속 구조물의 제작과정

(1) 지대치 형태

금속의 두께는 도재소성시 변형을 막기 위해 전치부는 0.3 mm 이상이어야 한다. 그러므로 전치부 지대치 삭제량은 1.5 mm 정도된다. 절단부는 치축과 45° 각도로 상악의 절단연은 설측으로 하악의 절단연은 순측으로 경사지도록 형성해 주어야 한다. 순면의 치경 변연부 형태는 편평한 shoulder나 깊은 chamfer 형태가 좋으며 beveled should는 금속구조물의 강도와 치경 변연부의 적합이 매우 양호한 편이다. 설측은 금속으로 제작할 수 있으므로 깊은 chamfer 형태로 형성하는 것이 좋다. 지대치 형성시 치경부의 변연각도가 50° 이상(한계가도)이어야 심미적으로 만족할 수 있는 금속·도재관의 제작을 제작할 수 있다.

(2) 금속구조물의 설계

금속·도재관은 도재의 피복정도에 따라 부분도재피복(partial porcelain coverage, partial bake)되는 경우와 전부도재피복(full porcelain coverage, full bake)되는 경우로 나눈다. 그리고 금속구조물 설계는 다음과 같이 설계되어야 한다.

① 금속구조물에 예리하거나 모가 난 부위가 있으면 응력이 집중되어 도재가 파절되기 쉬우므로 도재로 피복되는 부분은 둥글고 완만한 볼록면으로 형성한다.

② 도재는 금속구조물에서 강도와 지지를 얻으므로 도재의 두께가 균일하게 1.0~1.2 mm 정도가 되도록 금속구조물을 설계한다. 도재 두께가 너무 두꺼우면 소성 수축이 크게 되어 정확한 형태로 제작하기

어렵고 도재에 금이 가거나 파절이 생기기 쉽다. 그러므로 전치부 금속의 두께는 보통 0.3 mm 이상이며 설면의 응력을 받는 부위는 0.5 mm 정도가 필요하다.

③ 도재와 금속의 연결부는 직각이나 butt joint가 되도록 하여 도재를 금속에 겹치지 않도록 해야 하며 지지부(supporting area)를 확보하여 도재와의 결합강도를 높이고 불투명도재가 노출되지 않도록 해야 한다.

④ 인접치아와의 접촉되는 부분은 도재로 회복할 수 있도록 접촉점을 피해서 설계하고 설측면의 금속·도재 연결부와 자연스럽게 이행되도록 한다.

⑤ 도재와 금속의 연결부위는 중심교합위와 편심운동시 대합치와 닿지 않도록 해야 한다. 도재는 전단강도가 약하므로 전단응력이 발생하는 대합치와의 접촉, 활주하는 부분에 연결부위를 피한다.

⑥ 부분도재 피복의 경우 도재와 금속 연결부위(finishing line)가 대합치의 접촉 부위에서 1.5~2.0 mm 이상 떨어지도록 설계한다.

⑦ 인접면에서 도재와 금속 연결부위는 가능한 한 설측으로 치우치게 하여 금속이 순면에서 보이지 않도록 하여 인접면에 광선이 투과되어 자연치와 잘 어우러지도록 한다.

⑧ 지대치가 파절되었을 경우 도재가 일정한 두께로 올라가도록 치관의 2/3까지 금속으로 치아의 외형을 회복한다.

⑨ 도재로 금속구조물을 감싸는 형태로 설계하여 금속과 도재의 결합을 높이고 절단부의 도재파절이나 박리를 방지한다.

⑩ 금속구조물의 두께는 가능한 한 두껍게 형성하여 강도를 확보한다.

⑪ 설면의 완전금속 피개는 교합력에 의해 절단부의 금속이 굽어 도재의 파절이 오므로 피한다.

⑫ 설측 금속 collar는 도재의 응력을 감소시키므로 형성한다.

3) 납형 제작

① 납형 제작법

Sheet wax technique(sheet wax 이용), wax dipping technique(침적용 기구 이용), full wax contour technique의 3가지 방법이 있다. 이중 완전납형 형태 부여법이 가장 정확한 방법으로 응용되고 있다.

ⓐ 완전 납형 형태 부여법(full wax contour technique)

Sheet wax technique와 wax dipping technique는 금속의 균일한 두께를 얻기 위해서 사용되나 도재의 두께가 균일하지 못하므로 도재가 적절히 지지되지 못하기 때문에 도재 파절이 증가되고 만족스러운 치관의 색조도 얻기 힘들다. 완전납형 형태 부여법은 수복할 치관의 형태를 완전하게 형성한 후 도재를 올릴 공간만큼 깎아내는 방법으로 인접치와 대합치와의 정확한 교합관계를 알 수 있고 도재와 금속과의 정확한 변연(finishing line)을 형성할 수 있으며 또한 수복될 치아의 크기, 배열, 도재가 올라갈 정확한 두께 등을 알 수 있다.

모형제작이 끝나면 실리콘(silicone) 고무 인상재를 이용하여 index를 제작한 후 치형을 삭제(trimming)를 한다. 그 후 고무 인상재로 soft gum을 제작한 후 교합기에 모형을 장착시킨다. 치형 표면의 조정 및 보호와 주조물의 적합도를 증진시키고, 접착제(cement)의 공간을 확보하기 위하여 변연부 상방 1~2 mm까지 30 μm 정도의 두께로 균일하게 치형 스페이서(die spacer)를 도포한다. 치형 스페이서(die spacer)가 완전히 마른 후에 왁스 분리제를 도포하고 치관의 형태를 반대측 동명치를 보며 인접치와 조화되는 형태로 완성한다. 이때 치아의 형태를 충분히 파악하여 도재 형성시 정확한 치관을 형성할 수 있어야 한다. 그리고 치관형성이 끝난 후 silicone core를 만들어 금속·도재관 제작시 왁스 삭제량, 도재 축성량, 풍융부(axial contour) 점검, 형태수정 작업시 용이하게 정확한 보철물을 제작한다.

② 도재전장부위 형성

완전납형 조각이 끝나면 도재가 올라갈 부위와 범위를 정하여 왁스를 깎아 주는데 이를 납형의 되깎기(cut back) 또는 개창(opening)이라고 한다.

ⓐ Silicone index 채득

완전납형제작이 끝나면 도재전장 부위를 형성하기 전에 putty상 silicone을 이용하여 순측면, 설측면에서 core를 채득한다. 이것은 납형 되깎기 할 때 납형 제거량이 균일하게 삭제되었는가를 측정할 때 사용되며, 주조 후 금속 구조물 조정시와 형태수정시 사용하여 정확한 보철물을 제작하는데 중요한 역할을 한다.

ⓑ 금속과 도재 경계부 설정

Silicone index 제작이 끝나면 금속과 도재의 경계부(metal-ceramic junction, finishing line)를 설정한다. 부분 도재 회복일 경우 교합력을 많이 받는 부분은 될 수 있는 한 금속으로 하고 금속·도재 경계부는 대합치와 닿지 않도록 하며 2.0 mm 이상 떨어지도록 해야 한다. 이때 인접치와의 접촉점은 도재로 회복하도록 설계한다.

ⓒ 납형되깎기(cut-back, opening)

먼저 절단부를 1.5~2.0 mm 정도 삭제되도록 표시하고 예리한 조각도나 칼로 삭제한 후 금속도재 경계부를 따라 되깎기를 한다. 이때 silicone index를 이용하여 일률적인 두께로 도재가 올라갈 수 있도록 정확하게 제거한다. 납형의 두께가 너무 얇아지면 주조체가 실패되므로 0.3 mm 이하가 되지 않도록 주의한다. 금속도재 경계부위는 지지부(supporting area)를 확보하여 butt joint의 형태가 되도록 하며 도재가 올라간 부위는 둥글고 완만한 곡선이 되도록 형성하며, 접촉점은 도재로 회복되도록 한다. 인접면에서는 가능한 한 설측으로 치우치게 하여 금속이 순면에서 보이지 않도록 하며 인접면의 도재에서 광선이 투과되어 인접치와 자연스럽게 되도록 해준다. 납형 되깎기가 끝나면 silicone index를 이용하여 도재가 균일하게 올라갈 수 있도록 왁스가 삭제되었는지를 확인한다. 그 후 변연부 재적합을 해야 한다. 변연부를 일률적으로 1.0 mm 정도 자른 후 경질의 인레이 왁스(inlay wax)로 다시 압접하여 형성한 후 현미경을 이용하여 적합도를 관찰한다. 그 다음 도재 제작과정 중 손잡이로 활용할 수 있는 handle을 부착시킨다.

(4) 주입선(sprue) 설치

금속·도재관의 납형은 약 0.3 mm 정도로 매우 얇고 통기성 및 주조성이 나쁜 인산염 결합 매몰재를 사용하므로 주입선의 위치, 길이, 굵기, 부착부위 및 위치 등을 주의하여 주입 부족, hot spot, 주조 표면의 거칠음 등의 주조결함을 방지하도록 해야 한다. 원추대와 납형 사이를 연결하는 주입선의 설계는 주조의 성패에 큰 영향을 미친다. 주입선에 의해 생기는 주입로는 납형의 소환단계에서 왁스의 배출로로 작용하며 주조시에는 용융금속의 길잡이가 된다. 특히 주입로는 용융금속이 주형안으로 흘러들어갈 때 방해를 해서는 안 된다. 또한 주형안에 주입된 용융금속이 주형안으로 흘러들어갈 때 방해를 해서는 안 된다. 또한 주형안에 주입된 용융금속이 냉각되면서 고체화될 때 수축류(reservoir) 역할을 할 수 있어야 한다.

주입선은 굵기가 10 gauge 이상이며 길이가 18 mm 이하인 둥근왁스(round wax) 교의치의 경우 8 gauge를 사용한다. 부착부위는 얇은 부위에 금속이 우선 흐르도록 절단부의 순면에 수직방향으로 부착하거나 치경결절(cinglum) 부위에 달고 절단부위에 통기공(air vent)을 달아준다.

수축류를 따로 형성하지 않고 납형과 만나는 부분의 직경을 1/2로 감소시켜 달아서 직경이 큰부분이 수축류로 작용하며 직경이 작은 부분이 용융 금속의 되빨림(suck back)현상을 방지하도록 하기도 한다.

금속·도재관 제작시에는 통기성이 나쁜 인산염 결합 매몰재를 사용해야 하므로 통기공(air vent)을 달기도 한다. 통기공을 다는 목적은 주조시 주형안에 있는 가스를 신속하게 배출시키므로 주조체에 함몰(pin hole)이 생기고 주입선에 되빨림(suck back) 현상이 생기는 것을 방지할 수 있으며, 특히 비귀금속이나 팔라디움 합금 사용시에는 18 gauge의 왁스를 이용하여 통기공을 달아주는 것이 좋다.

납형을 모형에서 제거시 먼저 새 rubber dam을 이용하여 납형의 측면을 엄지와 검지를 사용하여 상방으로 압력을 주어 치형으로부터 분리시킨다. 이때 주입선을 잡고 조심스럽게 빼야 한다. 납형을 치형으로부터 한번에 잡아당기거나 처음부터 주입선을 잡고 제거하면 치경선부위의 변형을 초래할 수 있으므로 주의하여야 한다.

이제 주입선을 원추대에 부착시켜야 하는데, 이를 위해서는 먼저 원추대와 매몰용 링(ring)을 준비한다. 핀셋 등으로 주입선을 잡고 원추대의 상부에 주입선의 끝 부분을 올려놓아 봄으로써 매몰용 링(ring)과의 높이 관계를 점검한다. 주조링(ring)의 끝과 납형의 끝과의 거리는 1/4 inch 정도이어야 하고, 링(ring) 안에서 납형은 고열대의 외곽에 있어야 한다. 따라서 만일 주입선의 길이가 길면 적절한 부위를 절단한다. 주입선과 원추대의 연결부위는 깨끗한 곡선이 되도록 해야 한다.

(5) 매몰(investing)

원추대에 납형을 부착한 후 오염물질이나 분리제를 제거하기 위해 H_2O_2와 비눗물을 50%로 혼합하여 세척한 후 물로 씻은 다음 표면장력 감소제(wetting agent)를 도포하고 인산염결합 매몰재를 사용하여 매몰한다(표면장력 감소제를 과량 도포하면 안 된다).

표면장력 감소제를 바른 다음에는 약 10분 정도 건조시키고 매몰하여야 한다.

금속 링(ring)을 사용할 경우에는 물에 적신 석면띠를 내장한다. 석면띠는 링(ring)의 양끝보다 3.0 mm 정도 짧게 한다. 금합금을 사용할 경우에는 한 장 두께의 석면띠로 충분하지만 비귀금속 합금을 사용할 경우에는 매몰재의 보다 많은 팽창이 요구되므로 두 장 두께의 석면띠를 사용하는 것이 좋다.

인산염 결합 매몰재는 거의 모든 종류의 금속·도재 합금의 주조에 사용된다. 탄소는 청결한 주조체를 얻는데 도움을 준다. 따라서 탄소가 함유된 인삼염 결합 매몰재는 금이 주성분인 귀금속 합금의 주조에 적적하지만, 팔라듐의 함량이 높은 합금이나 비귀금속 합금의 주조에는 부적절하다.

제조회사가 제시하는 혼수비에 맞추어 인산염 결합 매몰재의 분말과 특수액(경우에 따라서는 증류수나 수돗물)을 계량하여 혼합한다. 매몰재를 붓에 적셔 납형의 내면에 물감 칠하듯 바르는 것 보다 소량의 매몰재를 납형 내면과 접촉시키고 진동을 통해 납형의 내면에 조금씩 채워 넣는 방법이 내면에 기포 형성 가능성이 낮다.

(6) 소환과 주조(burn out and casting)

매몰이 끝난 후 매몰재의 습기제거, 납형소각, 열팽창에 의한 주조수축 보상, 주조에 적합한 주형의 온도를 얻기 위해서 약 1시간 지난 후 로(furnace)에서 링(ring)의 한쪽을 올려서 가열한다. 가열 팽창이 큰 홍연석(cristobalite)의 변태점 300℃ 부근에서는 약 30분간 계류시켜 팽창이 충분히 되도록 해야 한다. 온도의 상승속도와 계류시간은 주조링(ring)의 크기나 수에 따라 조절해야 한다.

인산염 결합 매몰재를 사용하여 소환하면 암모니아, 일산화탄소, 탄화수소 등의 유해가스가 발생하기 때문에 소환로의 가스 배기구에 크린에이스를 설치하면 배기까스가 제거된다. 용융방법에는 gas-oxygen torch, 전기용해, 고주파 융해 등 여러 가지가 있다. 용융점이 1,300℃ 이하인 귀금속, 준귀금속 합금은 gas-oxygen torch로 주조를 하고 1,300℃ 이상인 준귀금속, 비귀금속 합금은 전기융해와 고주파 융해 방법을 사용한다. 주조할 때는 고온에서 주조하면 주조성은 향상되나 주조수축이 크므로 합금의 용융온도보다 약 10%(100℃ 전후) 정도 높은 온도에서 주조하는 것이 좋다. 금속·도재용 합금을 녹일 때에는 눈의 보호를 위해 용접용 안경(welding goggle)같은 보안경을 착용한다. 주조체의 교차 오염을 방지하려면 주조용 도가니는 금속·도재용 합금 전용의 도가니를 사용해야 한다. 비귀금속 합금은 무광택 상태로 각진 부위가 둥글게 녹아들어 갈 때가 적합한 주조시기이다.

(7) 매몰재 제거(devesting) 및 주조체 세척

주조된 링(ring)이 식으면 주조체를 추출해야 하는데 인산염계 매몰재는 석고결합용 매몰재에 비해 압축강도가 5배 정도 강하므로 주조체의 변연부위에 손상이 가지 않도록 주조링(ring)의 botten 쪽으로 석고분할겸자를 사용하여 주조체를 꺼낸다. 또 다른 방법으로는 매몰재 제거기(devester, ring press)를 쓸 수도 있다. 주조후 내면의 매몰재를 제거하기 전에 금속구조물의 내부에 잔류한 응력을 없애기 위해서는 980℃로 5~10분간 계류한 후 도재로에서 꺼내어 방냉하는 전가열 처리를 하면 좋다.

주조체 표면에 부착된 매몰재 찌꺼기나 산화물 등의 잔유물은 여러 가지 방법으로 제거한다. 첫 번째 방법은 주조체를 초음파 세척기에 있는 세제 용액에 담그고 15~20분간 초음파 세척하는 방법인데 세척효과가 낮으므로 임상에서의 활용도가 낮다. 두 번째 방법은 50 μm 정도의 산화 알루미늄 분말(aluminium oxide particle)로 모래분사(sand blasting)하는 방법이다. 세 번째 방법은 52%의 불화 수소산(hydrofluoric acid)이 담긴 용기에 넣고 10~15분간 초음파 세척하는 것이다.

불화 수소산은 중화제를 마련하지 못한 경우에는 사용해서는 안 된다. 그리고 산 용기를 만진 다음에는 매번 손을 물로 잘 닦아 주어야 한다. 그러나 만일 접촉되었을 경우에는 그 부위를 물로 닦고 마그네시아 유액(milk of magnesia)을 발라준다. 주조체를 산용액에 넣거나 꺼낼 때에는 플라스틱 집게(plastic tongs)를 사용하고 특히 산용액이 튀지 않게 주의하여야 한다.

(8) 도재의 작업과정을 위한 금속구조물의 조정

도재와 금속의 결합을 위해서 금속구조물을 조정해야 되는데 그 목적은 깨끗하고 오염되지 않은 표면을 만들고 이상적인 표면처리는 기계적 결합을 증진시키며 도재와 금속 사이의 응력을 감소시킨다. 도재가 피복될 부위의 금속 두께를 측정하고 필요하면 0.2~0.3 mm 두께로 삭제 조정하며 도재가 축성될 면의 삭제는 근원심 방향으로 하는 것이 이상적이다. 금속의 두께를 감소시키기 위해 가장 흔히 사용하는 기구는 abrasive stone과 카아바이드 버(carbide bur)이다. Abrasive stone은 산화 알루미늄(aluminum oxide)과 같은 비오염물질로 만드는 것이 이상적이며 연마입자는 아교 따위의 접착제로 접착시키기보다는 가열을 통해 융합시켜야 한다. 일반 합금의 연마에 사용했던 연마 기구를 금속·도재용 합금의 연마에 사용해서는 안 된다. 연마가 끝난 금속 주조체의 도재 피복부위는 전체적으로 둥근 형태이어야 한다. 금속도재 연결부위는 직각이나 butt joint가 되도록 하며 지지부(supporting area)가 정확하도록 형성해 주어야 한다. 연마에 의한 주조체 표면처리가 끝나면 그 표면이 도재와 적절히 반응할 수 있도록 완전하게 세척해 주어야 한다. Au-Pt-Pd합금과 Au-Pd합금의 경우에는 주조체를 52%의 불화 수소산이 담겨진 밀폐된 용기에 넣고 20분 동안 초음파 세척하는 것이 가장 효과적이다. 또 다른 방법으로는 주조체를 50 μm 정도의 고운 분말인 산화 알루미늄(aluminum oxide)분말로 모래 분사하고 증류수에 넣어 20분 동안 초음파 세척하는 방법이 있다. 특히 이 불화 수소산을 사용할 수 없는 합금(비귀금속 합금)은 이 방법으로 세척하는 것이 좋다.

가스 빼기(degassing)의 목적은 금속에 있는 오염 물질이나 가스를 제거하는 것 뿐만 아니라 금속 표면에 적절한 산화막을 형성하는 것이다. 가스 빼기(degassing) 시의 온도는 통상적으로 사용하고 있는 도재의 최고 소성온도보다 약 28℃(50℉) 정도 높아야 한다.

은이 포함되지 않은 금-팔라듐(Au-Pd) 합금, 팔라듐(Pd) 함량이 높은 합금, 그리고 모든 비귀금속 합금은 소성시 표면 산화의 양이 많아 이것이 금속-도재의 결합을 방해하는 경향이 있으므로 귀금속 합금과는 다른 방법으로 취급하여야 한다. 이를 위해 먼저 주조체를 일차적으로 소성한다. 이어서 주조체를 모래 분사하여 주조체 표면에 형성된 산화막을 제거하고 증류수는 넣어 20분 정도 초음파 세척한 다음 불투명 도재를 도포한다.

2) 도재의 작업과정

(1) 불투명 도재의 축성과 소성

불투명 도재 소성시 윤기있는 면보다 약간 거칠은 면(egg sheen)이 되도록 소성해야 한다. 불투명 도재는 치관의 기본색이므로 근래에는 2~3가지 종류의 색을 사용한다. 예를 들어 선택된 색상이 A2일 경우 치경 1/3부는 더 짙은 A3를, 중앙 1/3부는 A2를, 그리고 절단부는 blue gray색 계통인 C1 색상을 축성하여 자연치와 유사한 색상을 얻도록 한다(그림 20-18).

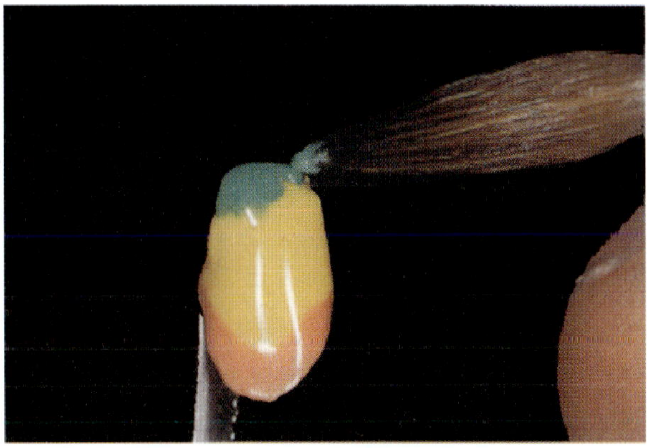

그림 20-18 불투명 도재의 축성

① 산화막이 형성된 금속 주조체 표면을 증류수나 불투명 도재 혼합용액으로 적셔준다.

② 불투명 도재를 크림상태로 혼합한다.

③ 최소의 두께로 균일하게 하기 위해서는 불투명 도재를 구슬 모양으로 떠서 붓과 금속 표면 사이에 불투명 도재가 미끄러지듯이 발라져야 한다. 〈1차로 불투명 도재를 아주 얇게 도포하여 소성을 한 다음, 2차로 불투명 도재를 도포하여 소성을 함으로써 금속의 색을 차단함은 물론 불투명 도재 층의 두께를 효율적으로 조절한다 : 불투명 도재를 묽게 혼합하여 1차로 얇게 도포(wash opaque), 짐싱으로 제조된 1차 불투명 도재를 도포(paste wash opaque)〉

④ 치관의 중앙부에 기본색 도포, 치경부에 치경부색 불투명 도재 도포, 절단부에 절단부색 불투명 도재를 도포한다.

⑤ 불투명 도재가 도포된 수조체는 도재 소성용 tray에 얹고 2~5분 정도 건조시킨다. 소성이 끝난 불투명 도재는 표면이 egg sheen 상태이어야 한다(소성이 끝난 불투명 도재의 두께는 0.1~0.2 mm 정도가 적당하다).

불투명 도재의 도포 방법으로는 분무기 분무법(압축공기를 이용하여 미리 혼합된 불투명 도재를 금속표면에 분무한다)과 산포법(점성의 불투명도재를 얇게 도포하고 구슬모양의 미세결정을 뿌려준다)도 있다.

(2) 치경부색 도재의 축성과 소성

도재·금속관의 치경부는 도재가 가장 얇은 부분으로 자연치아의 반투명감을 나타나는데 가장 어려움이 있다. 이 문제를 해결하기 위해 선택된 상아질 도재색보다 짙은 도재를 치경부위에 축성하여 불투명 도재의 직접적인 빛의 반사를 감소시켜 치경부의 좋은 색조를 얻도록 한다. 치경부 도재는 대부분 회사에서 만들고 있으나 없을 경우에는 원하는 색상보다 짙은 특수색 도재와 상아질 도재로 혼합하여 사용한다.

축성 방법은 눈물방울 모양으로 약간 크게 축성하여서 소성 후 변연부에 정확히 맞도록 한다. 치경부 도재는 젊은 환자일수록 적게 올리고 나이가 많은 환자일수록 중앙부로 더 많이 축성한다.

(3) 치관색 도재의 축성과 소성

① 상아질 도재의 축성

상아질 도재축성은 가장 중요하므로 정확하게 축성을 하여 자연스러운 색상을 얻도록 해야 한다. 크기는 반대측 동명치와 같은 크기로 축성하고 절단두께로 2 mm 정도 두껍게 하여 법랑질 도재 축성시 무너지지 않고 받쳐주는 역할을 할 수 있도록 한다(그림 20-19).

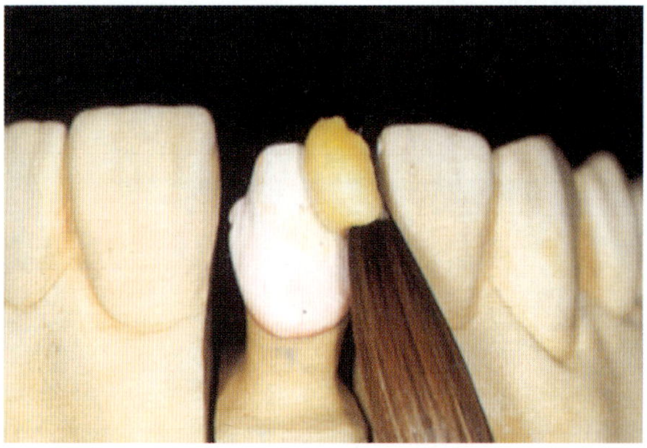

그림 20-19 상아질 도재의 축성

ⓐ 인접치아를 증류수로 적셔주든지 도재 전용의 분리제를 바른다.

ⓑ 큰 붓을 이용하여 도재를 많이 떠올려서 치경부에 축성하고 동명치아와 같은 크기로 상아질 도재를 축성한다(상아질 도재를 축성하는 동안 무너지지 않도록 여러 번에 걸쳐 응축을 실시하여 수분을 적당히 제거한다).

ⓒ 상아질 도재 축성이 완성되면 자연치와 같은 표피효과(wrap around effect)와 opal 효과를 얻기 위하여 법랑질 도재가 올라갈 부분을 형성하는데 이때 날이 탄력성이 있는 도재용 칼(porcelain cutter)을 이용하여 도재를 기준선에 의해 순측 → 인접면 → 지상구조(finger like structure) 순서로 정확하게 깎아낸다.

상아색 도재 축성이 완성되면 절단 1/3을 삭제하고 상아색 도재의 중앙 1/3도 삭제한다. 그리고 도재 축성 붓을 이용하여 자연스럽게 연결되도록 순면을 매끄럽게 해준다(그림 20-20).

ⓓ 인접면의 반투명감이 증가하여 인접치아와 자연스럽게 표피효과가 나도록 깎아야 한다.

ⓔ 절단부의 절단결절(mamelon)이 나타날 때는 손가락 모양처럼 깎아서 상아색 도재를 축성한다.

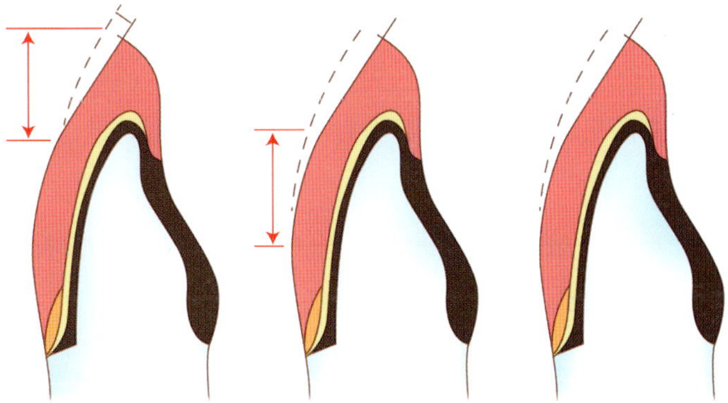

그림 20-20 상아색 도재 되깎기(cut back)

② 법랑질 도재의 축성

상아질 도재를 축성한 후 소성하지 말고 그 위에 감싸듯이 지상구조 형태와 같은 모양으로 법랑질색 도재를 축성한다. 법랑질 도재가 올라간 치관의 크기는 원래 치아의 크기와 같거나 약간 작아야 하며 절단에서 중앙부로 갈수록 얇게 올라간다(그림 20-21).

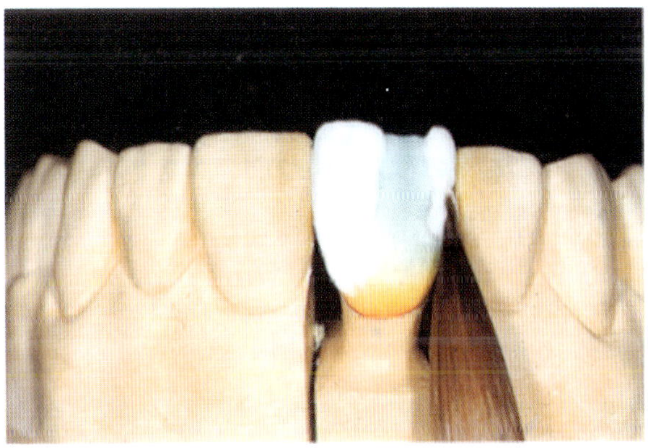

그림 20-21 법랑질 도재의 축성

③ 투명 도재의 축성

법랑질 도재 축성이 끝난 후 치관 전체를 덮듯이 축성하여 원래 치아 크기보다 15~20% 정도 크게 축성한다. 도재를 축성하는 동안 응축을 하면서 작업을 하는데 이때 도재가 흘러내리거나 형성된 도재 층이 서로 이동되면 다른 층 구조가 무너져서 원하는 색상을 얻을 수가 없으며 응축 조작은 필요 이상으로 하면 좋지 않으므로 주의해야 한다.

ⓐ 투명 도재의 설측 부분은 자연치와 같은 모양으로 축성한다.

ⓑ 치형을 모형에서 분리하여 인접면을 수정하고 접촉점을 추가 축성한다.

ⓒ 변연부를 수정하고 확인한다.

④ 치관색 도재의 소성

도재를 소성할 때는 건조시간은 치관보철일 경우 5~7분 정도, 교의치일 경우 10~15분 정도 충분히 건조시켜야 하며 상아질 도재의 연화온도보다 낮은 온도에서 시작하여 소성하면 도재의 투명감이 자연스럽게 나타난다.

소성시 분당 상승온도는 40~50℃/min이 적당하다(진공펌프의 성능은 도재내의 기포 제거와 투명도에 관여하므로 중요하다). 여러 번 소성하면 수복물의 파절강도 저하와 투명도가 떨어지므로 정확하게 축성하는 것이 중요하다.

(4) 형태수정(contouring)

반대측 동명치아의 특징을 연필로 그려서 비교한 후 도재 전용의 기구를 사용하여 다음과 같은 순서로 형태를 수정하는 것이 좋다.

① 모형에 적합하여 보면서 접촉점부터 형태 수정한다.

② 절단연의 길이를 반대측 동명치아보다 약간 길게 조정한다.

③ 순면의 형태를 인접치와 같도록 절단측, 인접측, 치경측 등 여러 방향에서 관찰하여 over contouring 하지 않도록 silicone index를 이용하면 좋다.

④ 순면의 근심과 원심의 능각을 조정하여 순면의 폭을 정한다.

⑤ 치아의 자정작용이 잘 되도록 접촉점을 중심으로 embrasure를 동명치아와 같도록 조정한다.

⑥ 절단연의 폭을 연필로 그리면서 같은 폭과 형태가 되도록 다시 다듬는다.

⑦ 기본적인 형태조정이 끝나면 반대측 동명치아와 같은 표면특성, 즉 발육구, 동선, 주파조, 표면의 거칠기 정도 등을 자세하게 부여해 준다. 주파조는 대단히 가느다란 선으로 형성되어 있으므로 inverted 형의 다이아몬드 포인트(diamond point)나 카바이드 버(carbide bur)를 사용한다.

⑧ 도재의 형태조정이 끝나면 러버 휠(rubber wheel)이나 도재 전용의 경석(pumice) 등을 사용하여 표면을 부드럽게 연마한다. 광택내기(glazing) 하기 전에 증류수를 초음파 세척기를 이용하거나 증기세척기로 깨끗하게 세척해야 한다.

(5) 착색 및 광택내기(staining and glazing)

광택내기를 하는 목적은 도재 표면을 매끄럽게 하여 음식 찌꺼기나 치태의 침착을 억제시키기 위함이고 수복물의 경도를 높이고 내마모성을 향상시키기 위함이고 적절한 광택내기를 하여 표면 형상을 조절하고 빛의 반사를 이용하여 자연치와의 조화를 이루는데 있다. 광택내기는 self-glazing(auto-glazing)과

artificial glazing, 도재 연마재를 사용하는 기계연마 광택내기 등이 있다. 보통 artificial glazing방법이 많이 응용된다.

먼저 치과기공용 colorident나 color box를 이용하여 색조표본(shade guide)과 색조를 비교한다. 형태 수정이 끝난 도재 수복물의 색이 색조표본과 다르거나 불만족스러운 경우에는 착색(staining)을 실시한다. 착색 방법은 일반적으로 치경부에는 밝고 옅은 orange brown을, 치경부 인접면, hair line 등을 부여할 때는 어둡고 짙은 orange brown을 사용하며 투명도와 명도 조절시에는 gray, 부분적 투명감에는 blue, 백반 부위에는 white 등을 사용하여 자연치와 조화되도록 착색을 한다.

(6) 완성

광택내기를 위한 소성이 끝나면 노출된 금속의 표면에는 소성 과정 중의 열로 인한 산화현상 때문에 통상 검은색의 막이 생긴다. 이러한 산화막은 fine sandpaper나 rubber point 등의 기구로 곱게 연마한다.

① 광택내기 소성 후 러버 포인트(rubber point)를 이용하여 금속표면을 연마한다.
② 스톤 휠(stone wheel)이나 디스크(disc)로 handle를 제거하고 스톤 포인트(stone point)로 연마한다.
③ 러버 포인트(rubber)를 이용하여 매끄럽게 다듬는다.
④ 트리폴리(tripoli)와 루즈(rouge)를 이용하여 최종 연마를 한다.

2. 구치부 금속 · 도재관의 제작법

1) 금속 하부 구조물의 제작과정

(1) 지대치의 형태

구치부 금속·도재관도 도재의 피복 정도에 따라 부분 도재 피복되는 경우와 전부 도재 피복되는 경우로 나뉜다. 부분 도재 피복관의 경우 지대치의 협측은 주로 shoulder를 부여한다. 이 경우 협측 shoulder의 폭은 최소 1.0 mm로 하고, 심미성을 증진시키려 할 때에는 1.5 mm로 한다. shoulder는 인접면 쪽으로도 충분히 연장시켜서 금속을 감추고 적절한 도재색을 얻도록 하여야 한다. 설측과 인접면의 설측에는 주로 chamfer를 부여한다. chamfer의 폭은 0.3~0.5 mm 정도이며 교합면은 1.0~1.5 mm 정도 삭제한다. 전부 도재피복관의 경우 지대치 협측에는 폭 1.0~1.5 mm의 shoulder를 부여한다. 그리고 설측과 인접면은 폭 0.8 mm 정도의 heavy chamfer를 부여한다.

(2) 금속 하부 구조물의 설계

① 도재는 선석으로 금속에 의해 지지되어야 한다.
② 치아의 일부 파손 시나 외형이 불완전할 때는 금속 하부 구조물로 정확한 형태를 부여해야 한다.
③ 예리한 변연, 요각, 첨와가 생기지 않도록 한다.
④ 금속과 도재의 경계부는 가능한 butt joint가 되도록 한다.
⑤ 부분 도재 피복의 경우 교합 접촉은 금속에서 이루어지게 하고 교합 접촉부는 금속 도재 경계부에서 2.0 mm 이상 띄운다.

⑥ 도재 응력의 감소를 위해 설면에 metal collar를 부여한다.

⑦ 인접면 접촉은 도재 접촉으로 한다.

⑧ 금속·도재 경계부는 인접면보다 설측으로 한다.

(3) 납형 제작

치형의 변연 경계선으로부터 약 1.0 mm 상방에 25 μm 정도의 치형 스페이서(die spacer)를 도포하고 납형을 제작한다. 자세한 내용은 전치부 금속·도재관 제작법의 납형 제작과정을 참조한다.

① 완전 납형 조각(full waxing up)

치관의 치경부를 정확히 재현할 수 있으며 앞으로 수복될 치아의 크기, 배열 및 교합 등 에 관한 정보를 제공한다. 그리고 완성된 납형의 두께를 측정해보면 치아 삭제가 잘 되었는지 또는 치아 삭제를 어느 정도 더 해야 하는지도 가름할 수 있다.

② 도재 전장 부위(veneering area)의 형성

완전 납형 조각이 끝나면 도재를 전장하기 위한 부위와 범위를 정하고, 납형의 외면을 적절한 두께와 형태로 깎아주는데 이를 납형의 되깎기(cut back) 또는 개창(opening)이라고 한다(그림 20-22).

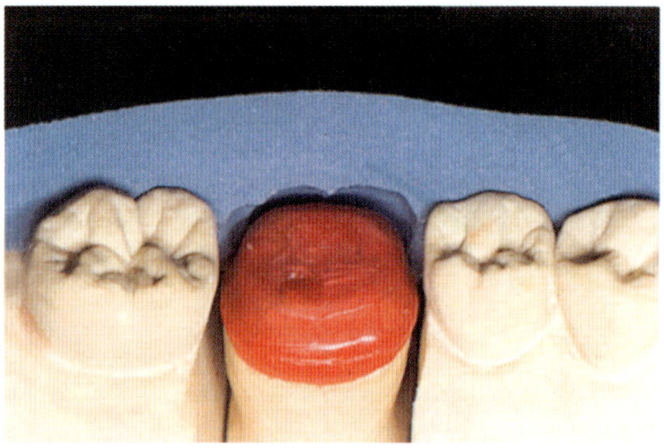

그림 20-22 구치부 전부 도재피복을 위한 납형의 되깎기(교합면관)

ⓐ Silicone index(core)의 채득

납형을 되깎을 때 기준(index)으로 활용될 뿐만 아니라, 주조 후 금속 하부 구조물의 수정, 도재의 축성 시 축성량 확인 등에 활용된다.

ⓑ 금속·도재 경계부의 설정

ⓒ 납형 되깎기(cut back)

가) 협측 교두부를 2.0 mm 정도 삭제하고 협측면에 2~3개의 유도구를 부여한다. 그리고 이를 기준으로 협면과 인접면을 되깎기 한다. 또한 silicone index로 도재가 덮힐 공간을 점검한다.

나) 직경이 2.0~3.0 mm인 excavator나 끝이 둥근 spoon-shaped excavator 또는 discoid carver 조각도로 교합면과 인접면에 설정한 금속·도재 경계부를 형성한다.

다) 되깎기의 순서는 정해진 것이 아니라 술자의 취향에 따라 좋은 결과를 얻는 것을 택하면 된다. 협측면과 양 인접면을 삭제하고, 이어서 교합면을 삭제한 다음 마지막으로 설측면을 삭제하는 방법이 일반적인 방법이다.

가), 나) : 부분 피복 도재관, 다) : 전부 피복 도재관

③ 변연부 재적합

납형의 변연부를 일률적으로 1.0 mm 정도 절단하고 치형의 변연부에 납형분리제를 도포한다. 다시 납형을 치형에 끼운 상태에서 색이 다른 경질의 인레이 왁스(inlay wax)를 첨가하여 최종 완성한다. 변연부를 다듬을 때 현미경을 이용하면 정확하며 마지막으로 설측에 wax handle을 부착시킨다.

(4) 주입선(sprues) 설치

(5) 매몰, 소환 및 주조

(6) 매몰내 제거 및 주조체 세척

(7) 주조체의 전처리

(4),(5),(6),(7) : 전치부 금속·도재관의 제작법 참조

2) 도재의 제작과정

(1) 불투명 도재(opaque porcelain)의 도포 및 소성

불투명 도재의 사용 목적은 금속 하부 구조물의 색조를 차단하여 원하는 도재의 바탕색조를 얻는 것과 도재가 금속과 단단하게 결합되도록 하는 것이다. 불투명 도재의 도포 및 소성 역시 전치부 금속·도재관의 제작 과정에서와 같은 방법으로 실시한다.

① 색조표본에 맞추어 불투명 도재를 선택한다.
② 금속 구조체의 표면을 증류수나 불투명 도재 혼합 용액으로 적셔준다.
③ 불투명 도재는 일반적으로 점도가 높게 혼합한다.
④ 불투명 도재는 붓 끝으로만 찍어 올려야 한다.
⑤ 응축을 하면 불투명 도재의 위치가 고정된다.
⑥ 치관의 내부나 변연 안으로 들어온 불투명 도재는 작고 뻣뻣한 붓으로 제거하고 소성한다.

(2) 치관색 도재(상아질 도재와 법랑질 도재)의 축성 및 소성

불투명 도재 위에 축성하는 도재는 기본적으로 상아질 도재와 법랑질 도재의 2층으로 구성되지만 심미성을 높일 목적으로 이 두 가지 도재 외에 치경부색 도재(cervix-colored porcelain)와 투명 도재(transparent porcelain)를 적용하는 등 3~4층으로 구성할 수도 있다(그림 20-23). 나아가 최근에는 절단연이나 법랑층의 심미성을 더욱 높이기 위해 다양한 색이나 특성을 갖는 여러 가지 법랑층 도재를 적용하는

경우도 있다. 여기에서는 도재를 3층(치경부색 도재, 상아질 도재, 법랑질 도재)으로 축성하는 방법을 기준으로 살펴보기로 하겠다.

① 소성된 불투명 도재층의 표면을 증류수나 또는 도재 혼합용 용액으로 적신다. 이렇게 되면 불투명 도재와 그 위에 축성될 도재와의 점착력이 좋아진다. 치경부색 도재를 통법에 따라 혼합하여 치경부 주위에 도포한다. 축성의 양과 범위는 각 증례에 따라 적절히 결정하여야 한다. 경우에 따라서는 교합와(occlusal fossa)부위에도 치경색이나 orange-brown 계통의 도재를 얇게 도포할 수도 있다.

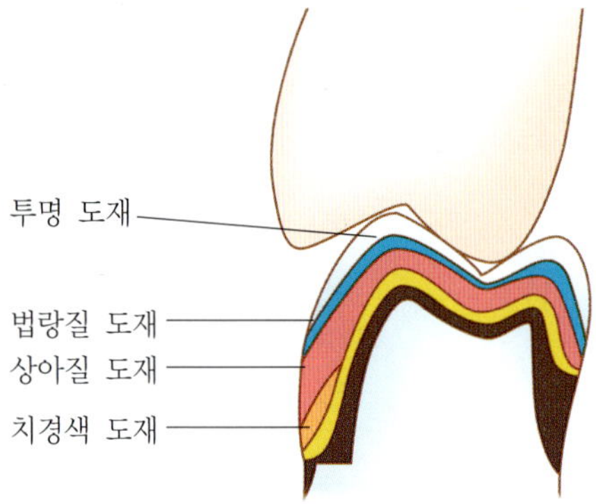

그림 20-23 **4층 구조 도재 축성법**

② 상아질 도재를 축성할 때에는 많은 양의 도재 혼합물이 소요되므로 붓보다는 spatula를 쓰는 것이 편리하다. 상아질 도재는 장차 완성될 치관의 형태대로 축성하는 것이 좋다. 상아질 도재를 장차 완성될 치관의 형태보다 크게 축성하면 도재의 되깎기(cut-back) 양을 결정하기가 어렵고, 상아질 도재의 양을 결정하기가 어려우며, 색조에도 영향이 따르는 등의 문제가 발생된다. 그러므로 상아질 도재를 축성할 때에는 납형의 조각 후 채득하였던 납형의 음형(silicone index)을 참고로 하는 등의 노력이 필요하다.

③ 완성될 치관의 형태와 유사하게 상아질 도재를 축성하였으면 법랑질 도재를 축성할 공간을 확보하기 위해 상아질 도재의 되깎기를 한다. 상아질 도재의 되깎기는 먼저 교합면부터 시작하여 협·설부 및 근·원심부로 이행케 하는 것이 좋다.
교합 변연부를 따라 치경부 쪽으로 1.0 mm 정도의 간격을 두고 기준선을 긋는다. 기준선에 맞추어 교합면의 되깎기를 한다. 이때 도재 절단용 조각도는 교합면의 중앙을 향하게 하는 것이 좋으며 도재에 무리한 응력이 작용되지 않도록 한다. 교합면 되깎기가 끝나면 협·설부 및 근·원심부의 되깎기를 한다. 앞서의 방법과 마찬가지로 교합 변연부를 따라 교합면 중앙부 쪽으로 1.0 mm 정도의 간격을 두고 기준선을 그은 다음 협·설부 및 근·원심부의 되깎기를 한다. 이제 되깎은 면을 젖은 붓으로 가볍게 쓸어줌으로써 윤곽이 부드럽게 이행되도록 한다. 교합기를 닫고 법랑질 도재가 축성될 공간이 충분하고 적절한지 점검한다.

④ 상아질 도재의 되깎기가 끝났으면 법랑질 도재를 축성한다. 상아질 도재와 법랑질 도재는 소성 후 통상 10~20% 수축한다. 따라서 도재의 소성 수축을 보상하기 위해서 법랑질은 최종적으로 원하는 크기보다 10~20% 크게 축성하여야 하고 특히 교합 고경은 1.0~2.0 mm 높혀 주어야 한다. 그러므로 법랑질 도재의 축성에 앞서 교합기의 절치 유도봉을 1.0~2.0 mm 정도 올려주고, 법랑질 도재는 이 교합 고경에 맞추어 축성한다(그림 20-24). 법랑질 교두의 축성은 기능 교두인 협측 교두부터 시작한다. 협측 교두의 협면부를 축성하고 협측 교두의 내사면을 축성한 다음, 설측 교두의 설면부, 설측 교두의 내사면 순서로 축성한다. 법랑질 도재를 축성할 때에는 도재의 사용량이 적고 교합면의 형태가 정교히 이루어져야 하므로 spatula보다는 도재 축성용 붓을 쓰는 것이 좋다. 법랑질 축성이 끝나면 교두를 분할하는데 주요한 역할을 하는 중심구(main groove)를 부여한다. 중심구를 부여할 때에는 붓의 끝을 뾰족하게 하여 사용하는 것이 좋다. 이제 모형에 진동을 가하면서 도재를 조심스럽게 응축(condensation)시킨다. 도재 축성물을 모형으로부터 분리한 다음 접촉점과 인접면 부위에 법랑질 도재를 추기 축성한다. 초음파 진동기(ceramsonic condenser) 등을 이용하여 도재의 최종 응축하고 도재의 소성 일정에 따라 소성한다.

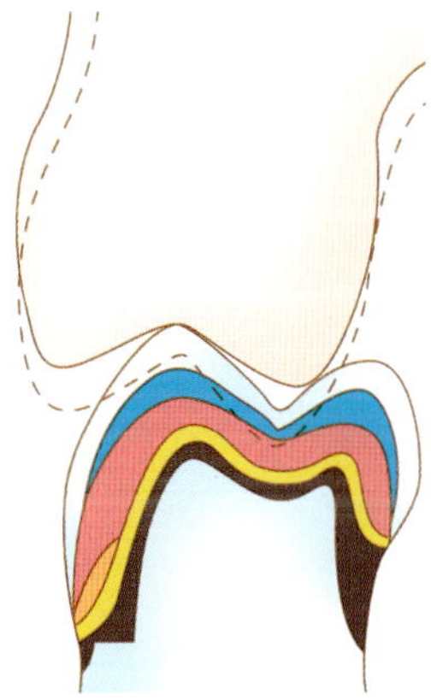

그림 20-24 **법랑질 도재는 1.0~2.0 mm 정도 높게 축성한다(10~ 20% 정도 크게).**

(3) 형태 수정

소성이 끝난 도재 수복물은 ceramic bonded abrasive stone이나 diamond instrument로 깍아 다듬어 줌으로써 형태 수정을 한다. 특히 도재 오염의 문제를 최소화하려면 도재용의 연마 기구를 쓰는 것이 중요하다. 구치부 도재를 깎아 다듬는 데에는 상당한 기술이 요구된다. 구치부 도재를 깎아 다듬을 때에는 형태를 재창조하는 것이 아니라 이미 설정해 놓은 형태를 자세하게 다듬는 것이 주 목표하는 것을 잊어서는 안 된다. 따라서 도재를 깎을 때 grinding stone과 point는 가볍게 움직여야 하고, 특히 교합면 형성 시에는 부위에 따라 다양한 형태의 stone이나 point를 사용하여야 한다. 실제로 교합면 열구(fissure)는 끝이 뾰족한 point로, 와(fossa)는 small round stone으로 다듬는 것이 좋다. 한편 금속·도재 경계 부위가 깨끗하고 명확하게 이루어지도록 하려면 금속 쪽으로 흘러넘친 과잉 도재는 입자의 크기가 작은 fine stone으로 삭제한다. 그리고 노출된 금속 표면은 러버 휠(rubber wheel)로 연마한다.

구치부 도재 수복물의 형태 수정은 다음과 같이 한다.

① 수복물을 교합기에 부착된 작업모형에 끼우고 접촉점을 조절한다. 접촉점 조절 시에는 가능한 두께가 얇은 교합지를 활용하고, 인접치의 접촉점이 손상되지 않도록 세심한 주의를 기울인다.

② 치경부를 조절한다. 치경부의 형태는 특히 치주 건강과 밀접한 관련이 있으므로 중요하다. 따라서 도재 수복물이 모형의 치은 조직을 압박하지 않도록 하고, 동시에 도재와 치은 조직 사이에 너무 많은 공간이 생기지 않도록 주의한다.

③ 교합면을 조절한다. 먼저 중심 교합 관계가 적절히 이루어지도록 조절하고 이어서 편심교합 관계를 조절한다. 교합면을 조절할 때에는 가능한 얇은 교합지를 사용하며, 중심 교합의 점검 시에는 빨강색의 교합지를 편심 교합의 점검 시에는 파랑색의 교합지를 사용하는 것이 좋다. 이 단계에서 교합 접촉점을 정확히 부여하는 것은 물론이고 구, 교두, 융선 등의 형태도 적절히 이루어지도록 한다(그림 20-25).

④ 최종 형태 조정 및 표면 특성을 부여한다. 각 방향에서 치관 형태를 점검하여 필요한 부분은 조절하고 마지막으로 인상 배열선(imbrication line) 등 치아 표면의 미세한 선들을 부여한다.

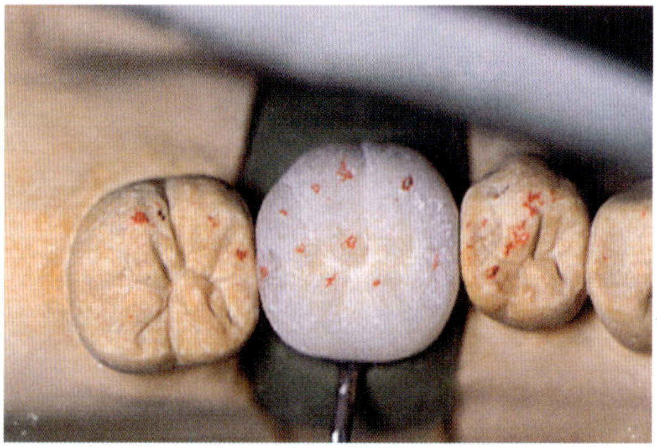

그림 20-25 중심교합점의 채득

이러한 조절이 끝나면 인접치나 치열 전체와의 형태적 조화, 교모의 정도나 표면 성상의 특징, 풍융 정도, 치간공극(embrasure) 상태, 청소성, 접촉점의 크기와 위치, 중심교합 상태, 편심교합 상태, 색조 등의 사항들을 점검한다.

(4) 착색(staining), 광택내기(glazing) 및 완성

전치부 금속·도재관의 제작법 참조한다.

3. 교의치 금속 · 도재관의 제작법

교의치 금속·도재관은 앞에서 전치부 단관 금속·도재관과 구치부 단관 금속·도재관의 제작법을 자세히 설명되었기에 여기서는 다루지 않은 연결부(connector)와 가공치(pontic)에 대하여 설명하기로 한다.

1) 연결부(connector)의 설계(design)

금속·도재관 교의치의 구조체(framework)에서 가장 중요한 요소로 연결부의 설계를 들 수 있다. 특히 전치부 교의치는 강도성, 기능성, 청소성이 있음은 물론 심미적 회복을 주된 목적으로 하기 때문에 금속의 노출을 최대한 피할 수 있는 설계가 필요하다. 그러나 청소성이나 심미성을 중시한 설계를 하면 아무래도 연결부가 작아지기 쉽고 강도가 약해지고 만다. 만일 청소성이 있고, 또 심미적으로도 자연치와 다름없게 만들었다고 할지라도, 구강 내에 장착하여 파괴되면 아무런 의미도 없는 것이다. 그러므로 금속·도재관 교의치에서는 심미적으로도, 강도적으로도 문제가 없어야 하며 동시에 우수한 청소성을 지닐 수 있는 연결부의 설계가 필요하다.

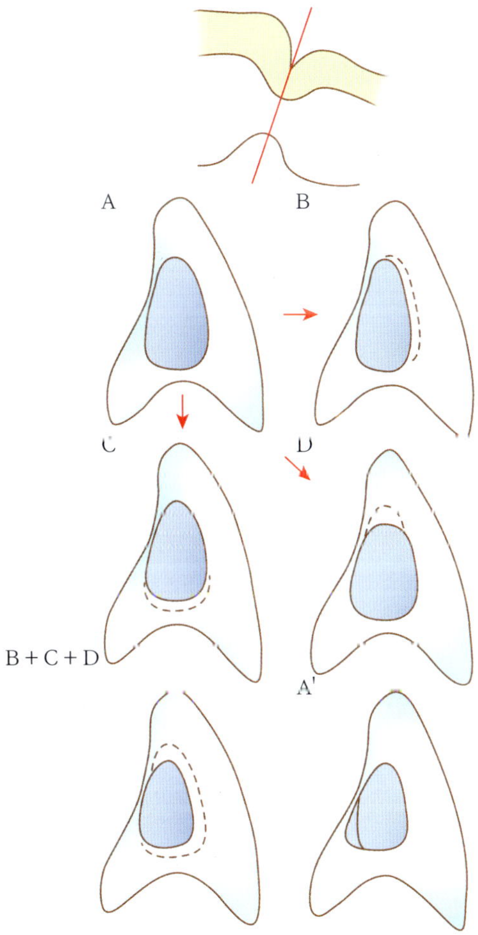

그림 20-26 전치부 연결부위의 단면형태

A : 충분한 두께와 폭을 갖는다.

B : 순측으로부터 파고들어간 공간 때문에 폭이 감소

C : 청소성을 고려하면 두께가 감소

D : 상부 치간공극(embrasure)의 공간 때문에 두께가 감소

B + C + D : 심미적, 청소적으로 우수하나 강도에 문제가 있다.

A' : 강도면에서 보강된 상태

(1) 연결부 설계의 원칙

금속·도재관 교의치의 연결부는 치아의 장축에서 본 경우 치은에 닿지 않도록 될 수 있으면 두껍게 제작하는 것이 필요하다. 다만 이 경우 연결부의 치은쪽에 청소가 가능하도록 치간공극(embrasure)을 갖게 한다. 또 연결부의 하부(치은쪽)는 가급적 도재로 피개되도록 하는 것이 위생상 좋으나 강도에 의문이 있는 경우에는 금속으로 회복한다. 특히 구치부처럼 수직방향의 두께가 작은 경우에는 하부는 물론, 교합(절단)면 쪽까지 금속으로 회복할 필요가 있다.

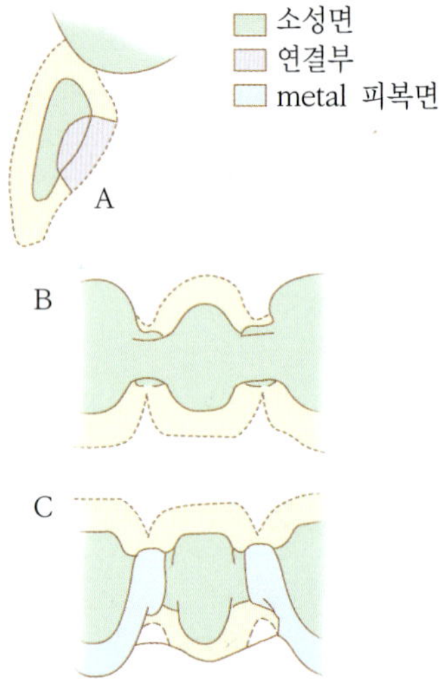

그림 20-27 전치부 가공치의 full bake형
A : 가공치 단면도
B : 순면
C : 설면

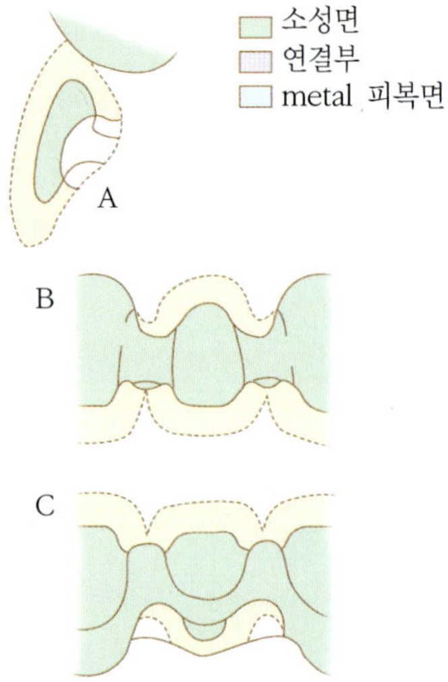

그림 20-28 전치부 가공치의 full bake형(설면에 금속 노출부를 설정한 형태)
A : 단면도, B : 순면, C : 설면

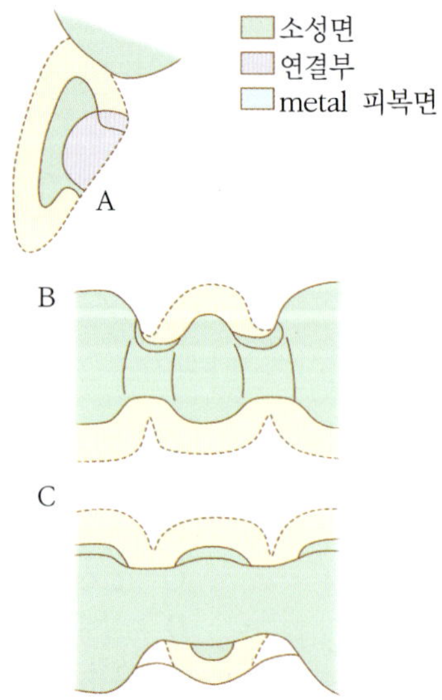

그림 20-29 전치부 가공치의 veneer형
A : 단면도, B : 순면, C : 설면

순(협)설로 본 경우 연결부의 두께는 대합치와의 교합관계에 지장이 없는 범위 내에서 가급적 설측을 두껍게 한다. 이는 특히 전치부 교의치에서 중요하다. 순측은 심미적으로 분리감을 나타내기 위해 인접부(연결부)를 깊게 파기 때문에 금속 연결부의 두께를 순측에서 얻을 수 없기 때문이다. 그러나 심미적으로 별 영향이 없는 부위(주로 구치부 교의치)라면 연결부는 금속으로 제작하는 편이 무난하다(그림 20-27~29).

(2) 연결부의 재료학적 원칙

① 연결부의 크기와 강도와의 관계

ⓐ 두께(치아의 장축) : 교의치가 하중을 부담할 경우 가장 중요한 요소는 연결부의 두께이다. 교의치 연결부의 강도는 두께 변화량의 3제곱에 비례한다. 즉 연결부의 두께가 2배가 되면 강도는 8배가 된다.

ⓑ 폭(순, 협설경) : 교의치 연결부의 강도는 폭의 변화량에 비례한다. 즉 연결부의 폭이 2배가 되면 강도는 2배로 되는 것이다.

ⓒ 길이 : 교의치 연결부의 강도는 길이 변화량의 3제곱에 반비례한다. 예를 들면 한 치아가 가공치인 교의치와 가공치가 2개인 교의치를 비교한 경우(길이를 1 : 2로 한 경우), 가공치와 연결부의 설계가 같은 조건이라면 2개 가공치인 교의치가 1개인 경우에 비해 8배나 완곡하기 쉽다는 것을 의미한다.

② 연결부의 단면형태

연결부의 단면형태는 강도, 청소성, 심미성 등을 고려하면 둥근 삼각형 같은 형태(주로 전치부의 연결부)나 둥근 장방형 모양의 형태(주로 구치부 연결부)가 된다. 전치부에서 연결부의 단면형태는 그림 20-26에 나타낸 바와 같이 변한다. A는 충분한 두께와 폭을 갖는 연결부의 단면형태인데, 분리감을 나타내기 위해 순측에서 깊이 파고 들어간 결과 폭이 감소되어 B처럼 된다. 상부 치간공극(embrasure)에서도 깊이 파고 들어간 치아의 분리감을 표현할 수도 있다. 그 때문에 두께가 감소하면 D처럼 된다. 또 청소성을 고려하여 두께를 줄이면 C처럼 된다. 그러나 치아의 장축에 대한 두께는 가급적 큰편이 좋다. 그러므로 두께를 줄이는 것은 최소한으로 할 필요가 있다. 심미적이며 청소성이 우수한 연결부의 단면형태는 그림에서 B + C + D가 된다. 그러나 강도에서 문제가 있다. 이 강도를 보강한 것이 A′이다. 즉, 심미성, 청소성에 영향이 없는 설측을 보강하는 것이다. 다만 이 경우 당연히 교합관계에 지장이 없는 부분(하부)을 보강하도록 한다(그림 20-26).

(3) 연결부의 크기(예)

연결부의 형태, 크기는 전치, 구치에 따라 달라짐은 물론, 가공치의 수 또는 개개 치아의 크기차이 등으로도 달라지게 된다. 여기서는 한개 치아 결손된 3본 교의치에서 귀금속계 합금을 사용한 경우의 연결부 단면크기의 예를 들겠다. 비귀금속계를 사용하는 경우에는 이 크기에서 약 0.5 mm를 줄인 크기로 한다. 또한 치아 결손이 아니라 두 치아 결손처럼 결손부위 길어지면 각 크기를 늘릴 필요가 있다(각 0.5 mm씩). 반대로 결손부는 없고 단관끼리 결합시키는 경우에는 각 크기를 줄여도 상관없다(각 0.5 mm씩).

① 전 치 부 : 순설경 ——— 2.0 mm, 장축경 ——— 2.5 mm

② 소구치부 : 협설경 ——— 2.5~3.0 mm, 장축경 ——— 2.5 mm

③ 대구치부 : 협설경 ——— 3.5 mm, 장축경 ——— 3.0 mm

2) 가공치의 설계

금속·도재관 교의치에서의 구조체 설계는 기본적으로 단관과 크게 다르지 않으나 가공치라는 요소가 추가되므로 그 설계는 더 복잡해진다(물론 가공치와 지대장치를 연결하는 연결부의 설계도 중요하다).

(1) 구조체(coping frame)의 축소화

일반적으로 가공치의 구조체은 커지기 쉬우므로, 주조결함(주소 등)이 발생되기 쉽다. 그러므로 가공치의 구조체는 강도에서 문제가 없다면 납형의 단계부터 작게 할 필요가 있다. 이는 귀금속을 사용하는 경우에는 환자의 비용부담을 줄이기도 한다.

(2) 점막 접촉부분은 도재로 제작

가공치의 점막 접촉부는 도재로(glaze된 상태) 제작하도록 한다. 이는 도재가 치과재료 중 구강조직과의 친화성이 가장 좋고, 치태가 잘 부착하지 않기 때문이다.

(3) 금속과 도재의 경계부를 점막면에 설정하지 않는다.

금속과 도재의 경계면에서는 도재가 다공질이 되기 쉽고, 또 연마하기도 어렵기 때문에 불결해지기 쉬운 부분이다. 따라서 금속의 강도에서 문제가 없는 한, 가급적 치조점막면에서 떨어져서 절단쪽으로, 혹은 교합면쪽으로 경계부를 설정해야 할 것이다.

(4) 상악 구치부 가공치에서 설면은 교합압에 저항할 수 있는 설계로 한다.

하악 구치부의 가공치에서는 완전한 full bake형 설계가 가능하다. 그러나 상악 구치부 가공치의 경우에는 full bake형으로 하면 설측교두(기능교두)의 도재가 파절될 위험이 있으므로 피하는 것이 좋다.

3) 가공치의 구조체 설계(frame design)

여러 가지 가공치의 구조체 설계를 전치, 구치군으로 나누어 그 형태를 본다. 특히 연결부와의 연결에 주의한다.

(1) 가공치를 full bake형으로 한 것

Full back으로 한 경우에는 연결부가 약해지기 쉬우므로, 설측에 강도를 증가시킨다.

(2) 가공치의 설면에 ledge를 형성한 것

Full back형과 그다지 구조적으로 차이점은 없다.

(3) 가공치를 veneer형으로 한 것

교합관계로 설측면에 도재층을 확보할 수 없는 경우 등에는 금속으로 보완한다.

(4) 구치부 가공치를 full bake형으로 한 것

교합면의 연결부도 도재로 덮이도록 되어 있다. 다만 이 유형은 상악 구치부에서는 사용하지 않는 편이 좋다(그림 20-30).

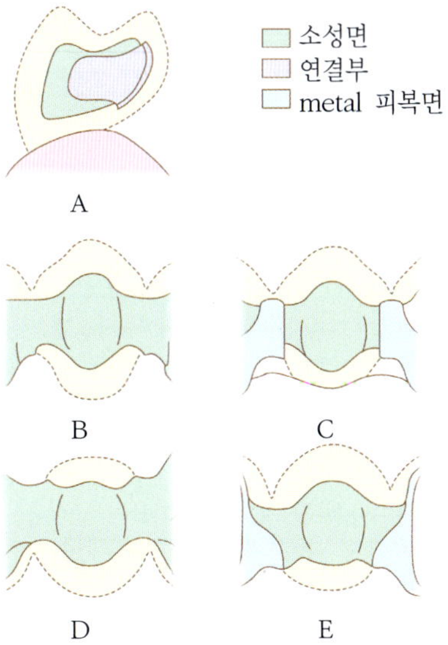

그림 20-30 구치부 가공치 full bake형
A : 단면도, B : 협면, C : 설면
D : 교합면, E : 기저면

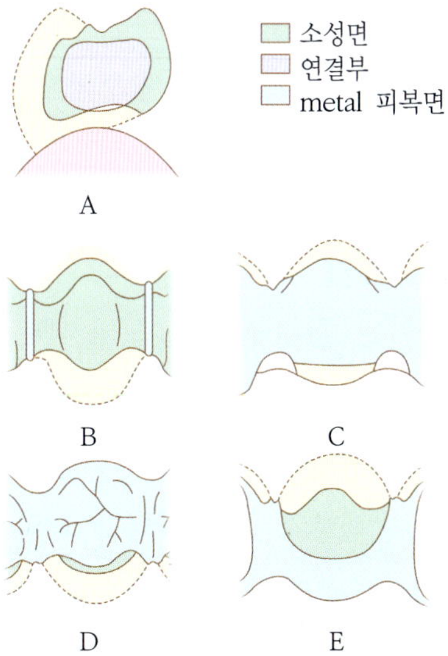

그림 20-31 주치부 가공치 facing형
A : 단면도, B : 협면, C : 설면
D : 교합면, E : 기저면

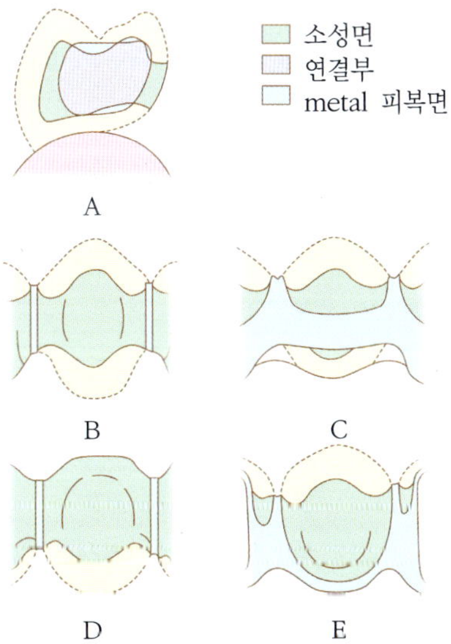

그림 20-32 구치부 가공치 full bake형의 설면에 교합압에 저항하기 위한 ledge를 설치한 형
A : 단면도, B : 협면, C : 설면
D : 교합면, E : 기저면

(5) (4)의 설면에 교합압에 저항하기 위한 ledge를 설치한 것

이 유형은 상악 구치부에도 사용된다. 연결부는 교합면까지 금속으로 만들어지기 때문에 강도면에서 (4)보다 우수하다(그림 20-32).

(6) 구치부 가공치의 facing형

교합관계로 교합면에 도재층이 확보되지 않는 경우 등에는 금속으로 보완한다(그림 20-31).

4) Hollow 가공치

(1) Hollow 가공치

Hollow 가공치는 금속·도재관 교의치의 구조체 제작시 가공치의 용적이 커져서 생기는 제반 문제점들을 해결하는 방법으로 고안된 것이다. Hollow란 "중간의 구멍 혹은 움푹 파여진"이라는 뜻인데 그래서 이 가공치의 형태에는 기저부(경우에 따라서는 다른 부분)에서 파여 들어간 공동의 형성되어 있다. 이 결과 주소(수축공) 등의 발생방지 뿐만 아니라 교의 치의 경량화, 금속사용량의 경감이라는 장점을 얻을 수 있다. 공동 안은 도재로 채우고 가공치 기저부를 형성한다. 또, hollow 가공치법은 다른 방법보다 구조적으로 간단하여 제작하기 쉽고, 응용범위도 넓으므로 임상적으로 꽤 유용한 방법이라 할 수 있다(그림 20-33).

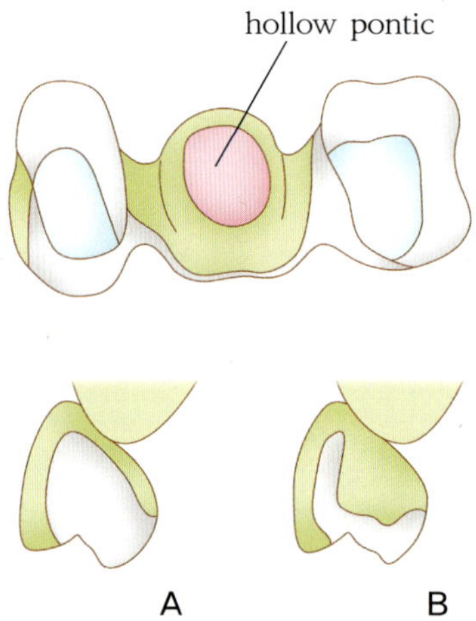

그림 20-33 Hollow 가공치
A : 일반 facing형
B : Hollow 가공치로 한 것

(2) Hollow 가공치의 제작법

① 통법에 따라 왁스로 교의치의 치관형태를 회복한다. 이 경우 왁스는 공동 형성시에 변형을 줄일 수 있는 경질 왁스(hard wax)를 사용한다.

② 도재층이 균일하게 되도록 왁스 버(wax bur) 등을 사용하여 유도구(guiding groove)를 형성한다.

③ 가공치의 기저면과 치조면의 사이에 약 0.8 mm의 공간을 확보한다.

④ 되깎기(cut back)를 완료한 가공치 납형의 기저면에 공동 개구부의 외형선을 그린다. 이때 협측의 두께는 약 1.0 mm로 하고 근원심 인접부는 교의치의 강도에 영향을 미치므로 연결부에서 약 2.0 mm를 확보한다.

⑤ 공동 안에 채워진 도재가 공간없이 양호하게 소성되기 위해서는 개구부에서부터 가급적 함몰부위(undercut)가 없도록 공동을 형성하는 것이 중요하다.

⑥ 공동을 형성하면 공동 안은 가급적 매끈한 면으로 마무리한다. 또, 공동 개구부에 예리한 우각이 형성되지 않도록 하는 것이 도재의 파절방지를 위해 중요하다.

⑦ 도재의 축성

통법으로 금속체 표면의 도재 소성면에 불투명 도재를 한층 도포하고, 이어서 공동 안에도 같은 두께로 도포하여 1차 소성을 한다. 2차 불투명 도재에서 부족부분, 또는 균열부분에 추가 축성을 한다. 2차 축성, 소성에 의하여 표면의 금속색 투과를 차단하고 공동 안에서 일어나는 균열도 봉쇄토록 한다.

⑧ 3차 축성시에는 상아색 도재(불투명도재보다 응축에 의한 흡수가 용이하며, 치밀하게 채워 넣을 수 있기 때문이다)를 공동 안에 채운다.

20-7 도재자켓관의 제작법

도재자켓관은 금속·도재관(도재 용착 주조관)과는 달리 도재만을 사용하여 제작하는 보철물로 금속·도재관보다는 강도가 약해 파절이 잘 된다는 단점을 갖고 있으나 금속면의 노출에 의한 심미성 결여 같은 문제점은 없기 때문에 심미성에 있어서 뛰어나며 매우 반투명하다. 그래서 심미성이 중요시되고 응력이 낮은 전치부 회복에는 가장 적절한 보철물이라 할 수 있다. 과거에는 영구적인 도재보철물로 제작되었으나 파절의 이유로 현재는 금속·도재관이 많이 유행되고 있다. 요즈음 다시 도재 재료의 개발과 제작법의 발달로 전부도재관의 제작 유행이 높아지고 있는 추세이다.

1. 치형 삭제(die trimming)

1) 변연부에 홈 또는 함몰부위가 생기지 않도록 조심하여 유리치은 부분을 삭제한다.

2) 치형에 시아노 아크릴 시멘트(cyanoacrylate cement)를 도포한다. 압축 공기를 가해 시멘트가 경석고 치형에 스며들도록 한다. 이와 같이 치형에 시아노 아크릴 시멘트를 도포하는 이유는 치형의 강도를 증대시키기 위함이다. 만약 동·은 전착 치형을 제작했을 경우에는 이 조작은 생략된다.

2. 백금박(platinum) matrix의 제작

Matrix 제작은 도재자켓관에서 특수한 치기공 조작으로 도재의 축성 및 소성시에 도재를 지지하고 앞으로 제작될 보철물의 적합성에 크게 영향을 주므로 정확하게 제작해야 한다. 현재 사용되고 있는 matrix로는 1/1,000 inch(0.025 mm)의 두께를 갖는 백금박(platinum foil, 융용점 1,550℃)이 있다. matrix를 압접하기 전에 알코올 램프 불꽃이나 gas burner 불꽃에 소둔(annealing)을 해주고 도재로에서 2,450℉로 가스 빼기(degassing)하는데 절대로 불순물에 오염시켜서는 안 된다. 박(foil)의 양끝을 접합하는 방법에는 tinner's joint법과 solder법이 있고, tinner's joint법에는 설면 또는 인접면에 접합시키는 2가지 방법이 있다.

1) 설면 tinner's joint법 (그림 20-34~37)

(1) 백금박을 만드는데 기본적인 기구로 0.001 inch 백금박, 특수한 핀셋, 예리한 가위, 나무막대(burnisher), plastic matrix former(인접면 tinner's joint법 응용시) 등이 필요하다. 마름모꼴의 matrix를 왼손 엄지와 검지로 구부려 잡고 치형이 matrix의 중앙에 오도록 하고 오른손 검지 또는 burnisher로 순면을 압접한다.

(2) 절단부는 양 우각에서 외방으로 wedge 모양으로 잘라낸다.

(3) 절단 상부에 있는 matrix 조각을 설면으로 압접한다.

(4) 양익(兩翼)은 근·원심을 교대로 서서히 손가락이나 burnisher로 인접면에서 설면으로 향하여 압접을 해나가 설면에서 양익을 잘 결합시킨다.

(5) 인접면과 shoulder 부분을 잘 압접시켜 설면에서 결합시킨 후 박(箔)을 2 mm 남겨놓고 잘라준다.

(6) 양측 중 한쪽의 끝을 1 mm 잘라낸다.

(7) 긴쪽이 짧은 쪽을 덮도록 접어준다.

(8) 설면에 돌출된 1 mm의 결합부를 설면에 잘 압접시켜 tinner's joint를 완성한다.

(9) 손가락이나 burnisher로 matrix를 다시 설면에 잘 압접한다.

(10) Matrix를 치형에서 빼내는데 shoulder 밑에 남아 있는 matrix 부분을 apron이라고 하고 소성할 때에는 중요한 의미를 갖는다.

2) 인접면 Tinner's joint법

(1) 백금박 위에 matrix former를 놓고 예리한 기구로 잘라 재단한다.

(2) 손가락으로 치형에 백금박을 적합시키고 근심 또는 원심면의 양 끝이 만나도록 한다. 손가락으로 치형 주위에 힘을 가하고 인접면과 절단면 부위에 핀셋으로 양끝을 누른다.

(3) 여분의 백금박을 인접면과 절단면에 평행하게 자른다(2 mm 정도 남겨준다).

(4) 치형에서 조심하여 백금박을 제거하고 가위로 약 1 mm씩 인접면과 절단부를 제거한다. 약 1 mm 정도를 치아주위를 덮을 수 있도록 marginal apron을 절단한다.

(5) 치형에 matrix를 위치시키고 핀셋으로 인접면과 절단면에 edge를 재형성한다. 각 면의 짧은 edge 위에 긴 edge가 접하게 한다. 핀셋을 이용하여 백금박을 잘 접는다. 근심과 원심측 양쪽 절단부에 경사진 부위를 만든다.

(6) 백금박의 접혀진 끝을 치형에 압접한다. 오렌지 막대기(orange wood)로 절단부에서 shoulder쪽으로 burnishing하여 치형에 밀착시키는데 주름이 지지 않게 한다.

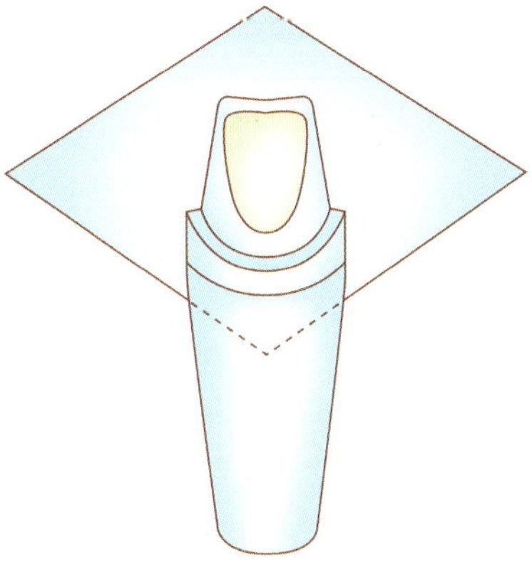

그림 20-34 설면 Tinner's joint법(순서 1)

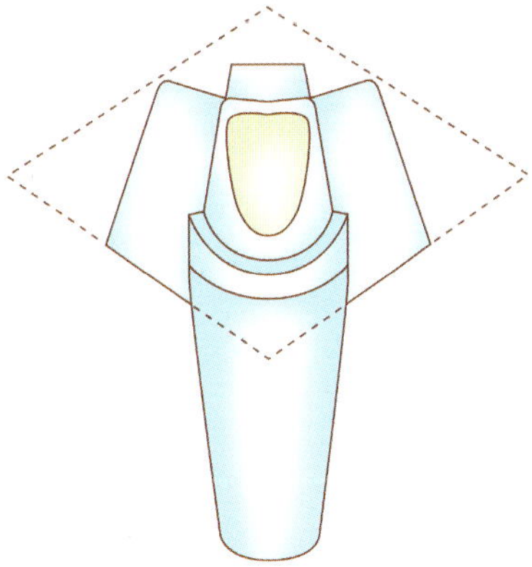

그림 20-35 설면 Tinner's joint법(순서 2)

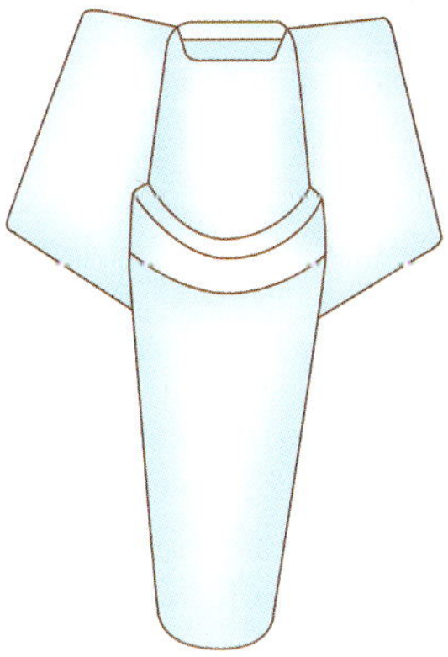

그림 20-36 설면 Tinner's joint법(순서 3)

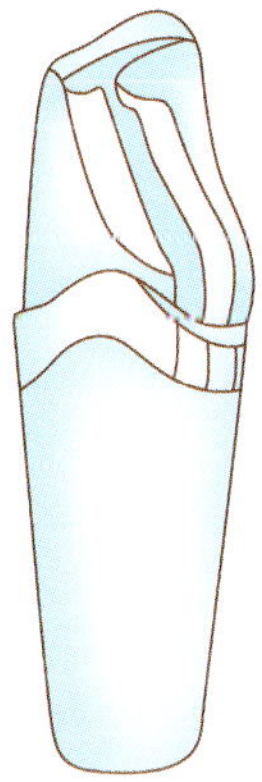

그림 20-37 설면 Tinner's joint법(순서 4)

20-8 Collarless porcelain crown의 제작법

보통의 도재용차주조관은 전체면을 금속으로 제작한 후 도재를 용착시켜 제작하기 때문에 주조체의 금속색이 도재를 투과하여 치경부의 변연이 검은색으로 변하는 경우가 많고 불투명 도재층이 표면 가까이에 위치하게 되거나 도재의 두께가 얇기 때문에 변연부의 투명도가 충분치 않은 경우가 있다. 이와 같이 변연부를 도재로 축성하여 제작하는 도재 치관 보철을 collarless porcelain, shoulder porcelain, margin porcelain이라 한다. 이 제작기법은 내화매몰재법, 백금박법, direct life법, margin porcelain법, porcelain wax법 등이 있고 margin porcelain기법은 margin porcelain 전용 도재 분말을 치형의 변연부에 직접 축성하여 소성하는 방법으로 현재 임상에서 많이 사용되는 기법이다. 불투명도재의 소성이 완료된 후 변연부 전용 도재 분말을 변연부에 축성하여 도재 분리제를 바른 치형의 변연부에 적합시켜 가면서 축성하고 소성한다. 변연부가 정확하게 맞을 때까지 2~3회 추가하고 반복 소성한다.

1. Margin porcelain법에 의한 제작법

경석고로 모형을 제작했을 경우에는 도재가 직접 접촉되는 변연부에는 경석고 치형 및 보통석고 경화제 시아노 아크릴 접착제를 도포한다. 이런 재료는 표면 경화제로 경석고 표면의 경도를 증대시키기 위해 사용될 뿐만 아니라, 수분 흡수에 의해 모형의 변연부의 강도가 약해지는 현상도 방지해 준다. 그리고 축성된 도재가 모형의 변연부에 달라붙는 현상도 방지해 준다. 이런 표면 경화제를 사용함으로써 표면의 경도증가 뿐만 아니라 작업의 효율성도 높일 수 있다(그림 20-38, 39).

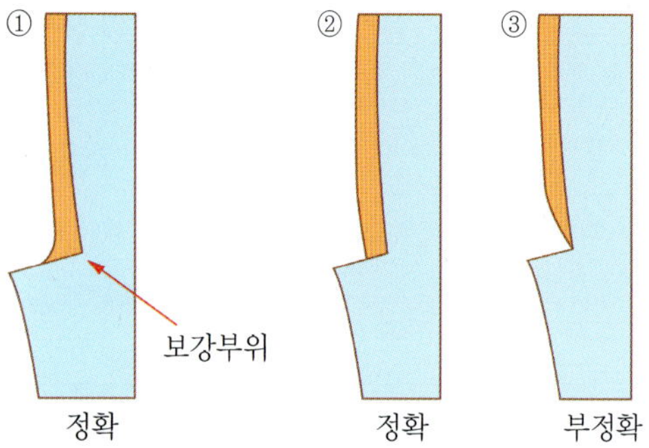

그림 20-38 금속 하부 구조물의 단면도

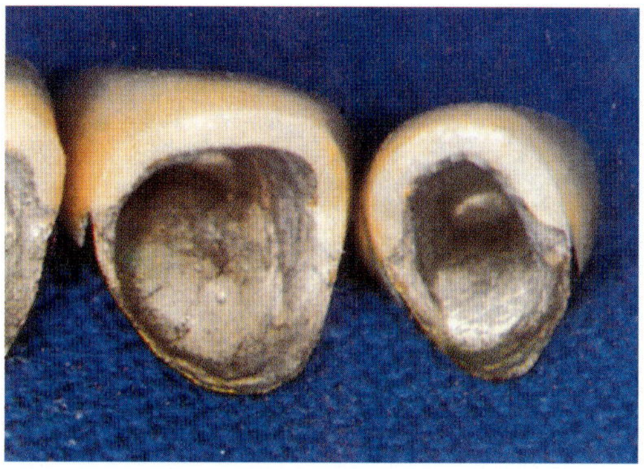

그림 20-39 완성된 변연부의 형태

1) Margin porcelain법의 제작 순서

(1) 금속 하부구조의 제작은 변연부(shoulder)를 0.5~0.7 mm 노출시키는 것을 제외하고는 금속·도재관(도재용착주조관) 제작과 동일하다.

(2) 그림 20-38의 ③과 같이 변연부의 금속두께가 얇을 경우에는 도재 변연부의 강도가 약하다. ①과 같이 보강된 형태가 가장 좋다. 그러나 변연부의 두께가 얇을 경우에는 ②와 같은 형태가 바람직하다.

(3) 금속 구조체가 제작되면 불투명 도재를 축성하기 전에 결합강도와 색조 재현을 용이하게 하기 위해 변연부에 금접합재를 도포한다.

(4) 불투명도재를 축성하고 소성한 상태의 변연부를 확인하여 완성시킨다.

(5) Margin porcelain법에 사용되는 도재는 보통 사용되는 도재보다 높은 온도에서 소성 된다. 불투명도재를 소성한 치관의 치경부에 변연부 도재를 약간 길게 축성하고 적당히 응축한 후 치형의 변연부에 압박을 가하여 적합하는 방법을 반복하여 적합성을 재현한다. 이 작업시에는 도재가 완전히 건조된 상태보다 약간 습윤된 상태가 좋다.

(6) 1차로 치경부에 도재를 축성하여 치형에 적합시키고 lecron 조각도를 사용하여 젖은 도재에 가볍게 압박을 가해 변연부에 압접한다.

(7) 치형에서 치관을 분리시 치형에 도재 분말의 잔여 부분이 부착되어 있는 지를 확인한다.

(8) 적합이 양호하면 치형에 재 적합하여 화장지로 과잉의 수분을 제거하고 건조된 No. 6 붓을 사용하여

고른 표면이 되도록 다듬는다.

(9) 치형에서 치관을 조심스럽게 잡고 약간 좌우로 흔들며 수직 방향으로 분리하고 도재로 형성한 변연부위가 날카로우면서 명확하게 재현되어 있는지를 확인하고 소성한다. 소성 후 변연부는 소성 수축에 의해 변연부와 0.2~0.3 mm 정도 뜨게 된다.

(10) 2차로 변연부 도재를 No. 3 붓을 사용하여 치관의 변연부에 첨가 축성한다. 이때 치형의 변연부에 정확하게 압접하고 과잉 도재를 제거하여 변연부를 정확하게 재현한다(이 과정이 가장 중요하면서도 매우 어려운 과정이다). 치관을 치형에서 분리시켜 본다. 그리고 부족한 부위가 있으면 도재를 첨가하여 수정한다.

(11) 치형에 다시 장착시킨 후 응축시켜 수분을 제거하고 붓을 사용하여 과잉의 도재 분말을 활택하게 다듬는다.

(12) 치형에서 분리하여 2차 소성한다. 변연부 도재부위를 기공용 확대경으로 변연부가 정확하게 적합되고 있음을 확인한다.

(13) 변연부 조정과 만곡도의 재조정이 끝난 변연부 도재를 소성한 후 변연부 도재부위를 다시 확대경으로 관찰해 보면 변연부가 부분적으로 약간 짧아진 것을 확인할 수 있다.

(14) 수정을 위한 도재 분말을 이용하여 적은 양의 수정 분말을 수정 용액과 혼합하여 변연부에 축성하고 가볍게 응축하여 수분을 제거한다.

(15) 변연부에 수정 도재를 축성한 치관을 치형에 압접하여 과잉의 도재가 흘러나오게 한다. 그리고 과잉의 도재 분말을 붓으로 제거한다.

(16) 3차 소성(최종 소성)후 변연부를 도재용 실리콘 포인트를 사용하여 최종 연마한다.

(17) 광택내기를 한다. margin porcelain 기법에 의해 완성된 변연부(shoulder)의 형태(그림 20-39).

20-9 All ceramic crown의 제작법

1. IPS empress system(injection molded glass ceramic)

IPS empress 시스템은 수복물을 lost wax 기법으로 제작한다. 즉 원하는 수복물의 형태를 모형상에서 왁스를 사용하여 조각한 다음, 전용의 고온용 매몰재를 사용하여 매몰하고 소환시킨 후 특별히 제작된 압축기(empress EP 500 furnace)에서 가열시킨 도재를 압축하여 성형하는 방법이다. 이 방법은 백류석(leucite)으로 강화시킨 도재를 사용하므로 feldspathic porcelain은 물론이고 castable glass ceramic보다 강도가 높고, 미리 착색된 세라믹 코어 위에 베니어링 도재를 축성하여 수복물을 제작하므로 심미성이 높은 수복물을 제작할 수 있다. 또한 소결(ceraming)과정이 필요없고 내화치형상에서가 아니라 작업치형상에서 직접 수복물을 제작하므로 인접 접촉이나 교합 접촉을 정확하게 재현할 수 있다. 제작법은 착색처리기법(staining technique)과 층축성기법(layering technique)을 사용하여 특성 묘사를 한다. 요약하면, 착색

처리기법 ; 심미성이 덜 요구되는 구치부나 라미네이트, 인레이, 온레이에 사용되는데 백색의 세라믹 코어 위에 착색 페이스트를 사용하여 도색한 후 850℃에서 2분간 진공 소성시킨다. 적절한 색조를 얻을 때까지 3~5회 시행한 후 광택내기 한다. 층축성기법 ; 심미성이 요구되는 전치부에 사용되는데 상아색과 동일한 색의 세라믹 코어를 제작하여 베니어링 될 부분을 선택적으로 제거한 후 베니어 도재를 축성하여 투명도와 색조 등이 재건된 수복물을 제작하는 기법이다(그림 20-40, 41).

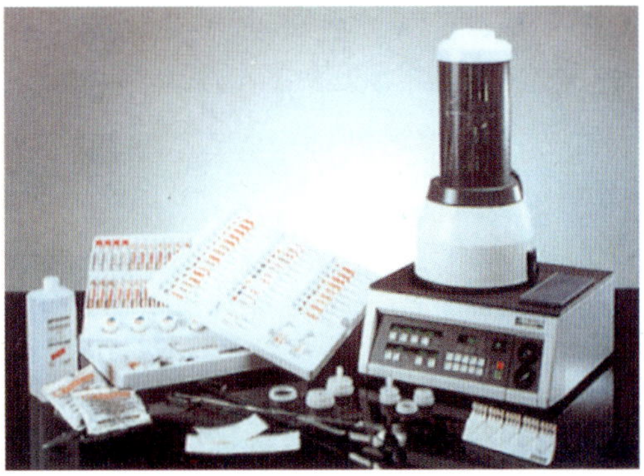

그림 20-40 IPS empress system

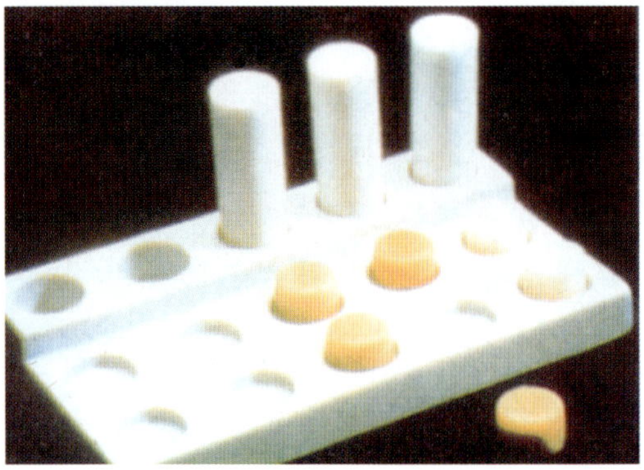

그림 20-41 Ceramic ingots와 plunger

1) Empress system의 제작 과정

(1) 지대치 삭제는 도재자켓관의 치아형성법과 같고 변연 형태도 견각(肩角, shoulder)형태나 깊은 chamber 형태로 형성한다. 삭제한 치아의 상아색조와 근접한 치형 재료의 색조를 정한다.

(2) 정밀 인상을 체득하여 작업모형을 제작하고 작업모형의 치형에서 납형을 제작한다.
그리고 납형을 IPS empress 시스템의 전용 원추대(crucible former)에 부착시킨다.

(3) 매몰은 특수 매몰재를 사용하여 매몰하는데 매몰재는 진공상태에서 연화하고 압축상태에서 매몰하여야 기포의 크기를 줄일 수 있다. 매몰재의 원활한 팽창을 위하여 ringless 매몰법을 사용한다. 매몰재가 경화하면 전용 원추대와 링도 함께 제거한다.

(4) 내화용 트레이에 위치한 ceramic ingots와 ceramic plunder(ceramic ingots는 2종류의 무색 ingots와 27종의 유색 ingots가 있다).

(5) 소환로에 매몰된 링과 empress ceramic material(ingots), press cylinder(Al_2O_3 plunger)를 위치시킨다. 소환은 1분에 6℃ 상승시켜 280℃에서 60분 계류시키고 850℃에서 60분간 계류시킨다.

(6) 소환된 매몰재 링에 ceramic ingots와 plunger를 위치시켜 700℃까지 예열되어진 pressing oven에 위치시킨 다음 1분에 60℃씩 상승시켜 1,150℃에 이르면 20분간 계류시킨 후 3.5 bar의 압력으로 압박을 가한다. 이와 같은 작동은 자동으로 이루어지며 압박이 완료되면 자동으로 멈춘다.

(7) 실온까지 냉각시킨 후 모래분사기나 카아버런덤 디스크를 사용하여 매몰재를 제거한다. 그리고 다이아몬드 디스크를 사용하여 주입선을 잘라낸다.

(8) 수복물의 내면을 선택 삭합하여 작업모형에 완전히 장착되도록 수정한다. 수정이 완료되면 미리 정한 색조의 치형재료를 짜내 수복물 내면에 채워 넣은 후 광중합시켜 색상 확인용 치형을 만들어 색조를 맞춘다.

(9) 다이아몬드 바를 사용하여 표면을 재형성하고 초미립자 다이아몬드 바를 사용하여 다듬어 준다. 특성 묘사를 위한 착색처리와 광택내기를 하여 완성시킨다.

2. Celay system

미리 제조회사에서 제작된 도재 블록으로부터 적합도가 좋은 도재 수복물을 제작하는 것이다. 최적화된(optimized)된 물성을 가진 균질의(homogenous) 도재 재료를 사용함으로써 일반 치과기공소에서 제작되는 도재에 비해 커다란 장점을 가질 수 있다. 현재 이 시스템은 inlay, onlay(vita celay blank이용)를 제작할 수 있고 단일 치관보철과 전치부 교의치(vita celay alumina blank 또는 spinell framework이용)를 제작하고 celay in-ceram과도 함께 제작된다(그림 20-42, 43).

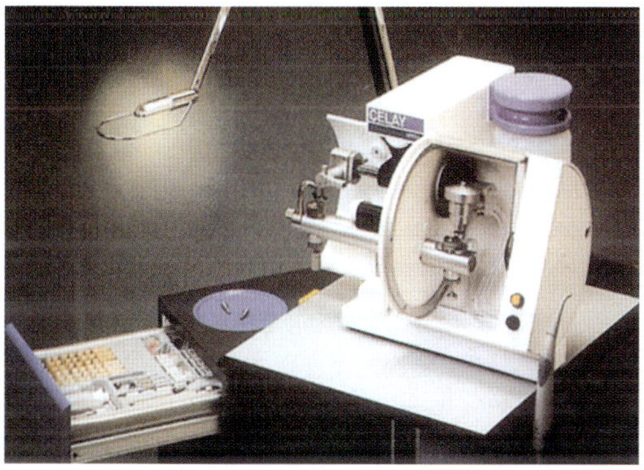

그림 20-42 Celay system

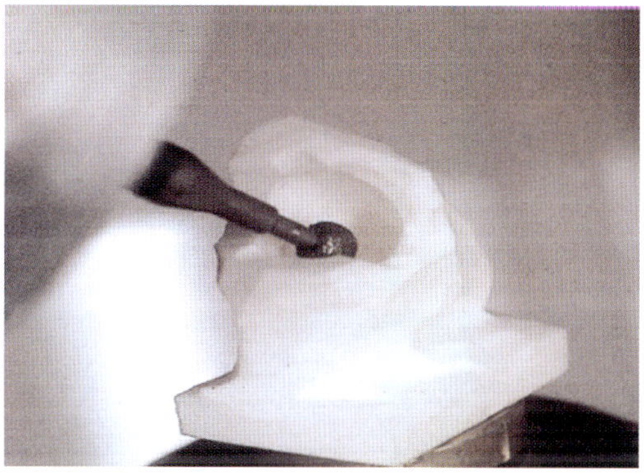

그림 20-43 Milling 작업과정

1) 카피-밀링(copy milling)과정

Cerec system은 광학 인상법(optical impression)을 사용하여 얻어진 데이터를 컴퓨터가 처리하여 milling machine으로 보낸다. 그러나 celay system은 수지형(pro-inlay 또는 pro-onlay, pro-crown)들이 작업모형상에서 광중합 수지로 미리 제작된다. 수지형들은 특수 부착 유니트에 고정되고 3차원 구조물은 기계적 센서링과 동시-밀링을 통해 도재 블록(vita celay blank 또는 vita celay alumina blank)을 원하는 형태로 복제된다. 카피-밀링기는 에어 터빈에 의해 작동된다(4.2 bar, 80 m/sec).

(1) 수지형의 크기에 맞는 기성의 도재 블록을 선택한 후 밀링 유니트에 고정시킨다(vita shade A4, A3, A3.5의 3종류가 선택 가능하다).

(2) 스캐닝 유니트에 부착된 수지형의 기계적 작업은 다른 스캐닝 도구들에 의해 스캐닝작업이 이루어진다. 이 도구들은 형태상으로 다이아몬드 처리된 도구이다.

(3) 세라믹 플랫폼을 향해 맞추어져 있는 3개의 노즐에서 계속적으로 공급되는 냉각수에서 절삭도구(124 μm)를 사용한 1차 절삭작업이 이루어진다.

(4) 밀링 다이아몬드들이 그에 상응되는 보다 미세한 연마용 디스크 또는 실린더(64 μm)로 교체되고 도재수복물의 최종적인 형태가 터치 콘트롤(touch control)을 통해 완성된다. 터치 콘트롤은 아주 얇은 층의 흰색 분말을 도재 블록 위에 도포하여 작업하는 것으로 스캐닝과정의 총체적인 윤곽을 제공하는 역할을 한다.

(5) 완성된 도재수복물을 작업모형에 최종 적합하여 정확도를 확인한다.

3. In-ceram system

In-ceram system은 미립형의 산화 알루미늄을 사용하여 코어(core)를 제작하므로 강도를 크게 보강한 도재보철기법이다. 모세관 현상에 의해 유리가 코어내로 침투됨으로써 색상과 강도를 보강하는 독특한 방식을 취하고 있으며, 완성된 코러상에 자연치아 색조와 같은 베니어 도재를 축성하여 완성한다. 특수장비가 필요하고 시간과 경비가 많이 들지만 현재 사용되고 있는 전부도재치관보철(all porcelain crown) 중에서는 전치부의 결속부위가 짧은 교의치 제작에 사용할 수 있을 정도로 충분한 강도를 갖고 있는 것으로 평가되고 있다(그림 20-44, 45).

1) In-Ceram을 이용한 교의치 제작 과정

(1) **환자의 증례분석** ; 상악 좌·우 측절치가 결손되어 내원한 환자로 전치는 In-ceram을 사용하여 3本 교의치를 제작하고 양측 제 1, 2소구치와 제 1대구치는 In-ceram을 사용하여 단관 형태로 제작하고자 하는 경우로 3本 교의치 제작에 관한 내용만을 소개한다.

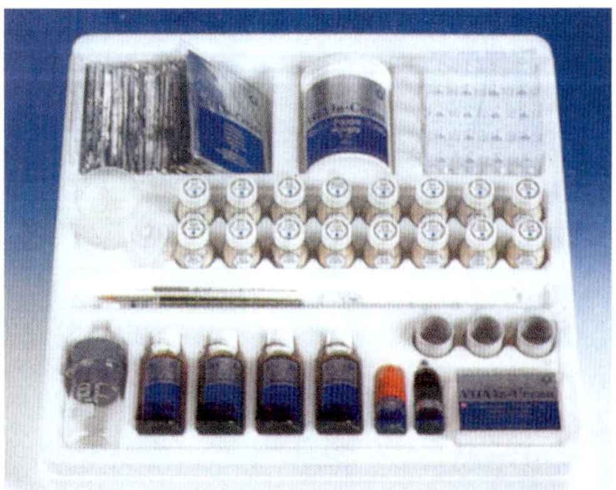

그림 20-44 In-ceram basic assortment

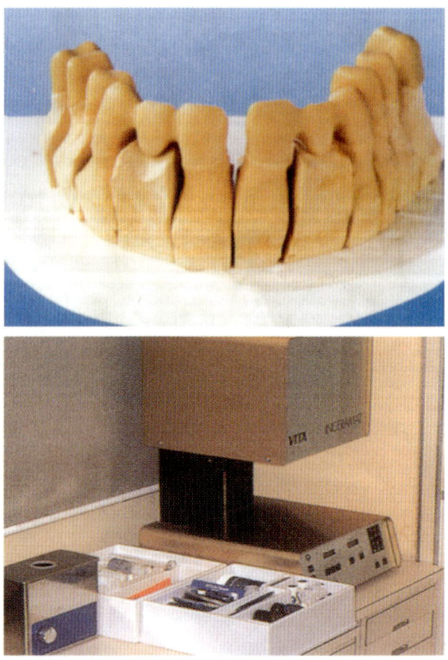

그림 20-45 완성된 코어(상), In-ceram oven(하)

(2) **지대치 삭제** ; 순측을 1 mm 삭제하고 그 외 부위는 약 0.5~0.7 mm 정도 삭제한다. 변연부의 형태는 heavy chamfer나 shoulder 형태로 삭제한다. 교합면은 약 1.5~2.0 mm 정도 삭제하므로 금속·도재관을 위한 지대치 삭제보다는 지대치 삭제량이 적다.

(3) 실리콘 고무인상재로 인상을 채득하고(약 30분 후에) 통법으로 작업모형을 제작한다.

(4) 치형의 준비

① 치형면에 발생된 함몰부위나 결손부위를 왁스로 채우고 치형의 변연부의 경계를 연필로 표시한다.

② 교의치를 제작할 경우에는 결손부의 치조 융선에 왁스로 가공치를 정확하게 제작할 수 있는 위치에 가공치 받침대를 제작한다. 함몰부위가 없어야 하고 치조골 정상에서 설측 방향으로 0.5 mm 정도 위치에 세우고 순면은 75° 정도 경사지게 만든다.

③ 스페이서의 도포 ; 경석고 치형일 경우에는 2~3회(45 μm) 에폭시 수지 또는 전착 치형일 경우에는 4회(60 μm) 정도 도포한다.

(5) **복제인상 채득** ; 부가 중합형 실리콘 고무인상재를 사용하여 putty/wash 기법으로 작업모형을 복제한다. 제조회사의 설명에 따라 인생체 내면에 습윤제를 도포하고 공기를 불어 넣어 건조시킨다.

(6) 복제모형의 제작

① 혼수비는 특수석고 20 g/증류수 4.6 ml로 한 포를 혼합하고 혼합시간은 진공하에 20초간 시행한다. 그리고 인상체에 주입시켜 완성한다.

② 변연부의 경계를 연필로 정확히 표시한다. 그리고 치형의 수분 흡수량을 조절하기 위해 치형 표면에 전용 분리제(sealent)를 얇게 도포한다.

③ 분할용 디스크를 사용하여 모형의 기저면을 부분적으로 분할한다. 그리고 기저면만 할시킨 모형을 강력접착제를 사용하여 산화 알루미늄 판에 부착시킨다. 약 10분 경과 후에 날카로운 기공용 톱을 사용하여 완전 분할시킨다. 이 작업은 소성시 석고모형의 수축에 의한 교의치 하부구조의 손상을 방지하기 위해서 한다.

(7) 슬립(slip)의 혼합

38 g의 분말에 5 ml의 혼합용액과 첨가제(additive) 한 방울 비율로 혼합한다. 혼합 유리용기에 혼합용액과 첨가제를 담아 초음파 진동기 상에 수초간 위치시킨다. 유리용기를 진동기에 위치시켜 38 g의 분말을 한 번에 첨가하여 혼합한다. 혼합 도중에 혼합을 멈추고 유리용기를 초음파 진동기에 2분간 위치시켰다가 다시 혼합기를 3회 반복한다. 혼합용기를 초음파 진동기에 7분간 위치시킨다.

(8) 슬립의 축성

① No. 4 아크릴 붓을 사용하여 1/2 크기의 가공치부위를 제일 먼저 축성하고 지대치부위를 축성하면서 가공치부와 연결시키는 방법으로 한다. 슬립의 축성은 균일한 조건이 되도록 하는 것이 중요하므로 먼저 도포한 것이 건조하기 전에 다음 도포가 이루어져야 한다. 가공치와 지대치의 연결부위는 가능한

한 두껍게 형성한다(사용하고 남은 것은 밀봉이 잘되는 플라스틱 통에 슬립을 보관하여 다음 날까지 사용이 가능하다).

② 슬립을 약간 과잉되게 축성한 후 날카로운 외과용 칼을 사용하여 조심스럽게 다듬는다. 치간 공간은 U자 형태로 활택하게 다듬는다. 전체 만곡은 자연치아의 만곡보다 약간 작게 조각한다. 하부구조의 두께는 최소한 0.5 mm 이상이어야 하며 소성 후에는 두께가 감소하므로 약간 두껍게 축성한다.

(9) 안정제(stabilizer)의 도포

하부구조에 안정제를 도포해 준다(주의점 ; 안정제는 하부구조에만 한 번 도포하고 석고모형에는 도포해서는 안 된다).

(10) 하부구조의 소성

① Vita inceramat 도재로를 사용하며 6시간에 걸쳐 120℃까지 온도를 높인다. 이 상태에서는 치형의 수분이 제거되고 수축하게 되어 하부구조로부터 분리된다. 그 후 온도를 2시간에 걸쳐 1,120℃까지 상승시키고 2시간 유지시킨다. 이때 산화알루미늄 결정이 서로 접촉하게 된다.

② 그 후 서서히 냉각시키는데 냉각방법은 소성로의 문을 닫은 상태에서 400℃까지 냉각시킨 다음 소성로의 문을 연 상태에서 실온까지 냉각시킨다. 소성 후 하부구조는 약 0.3% 수축하지만 치형 재료의 팽창과 스페이서 두께 등으로 보상되기 때문에 별문제는 없다(특수 석고모형은 수축되므로 소성된 하부구조를 쉽게 제거할 수 있다).

(11) 하부구조의 적합 및 수정

① 소성된 하부구조를 작업모형에 재위치시켜 변연부의 적합 등을 검사한다(이때 큰 힘을 가하면 파절되므로 주의한다).

② 만곡을 조절하기 위하여 고운 입자의 다이아몬드 포인트를 사용하며(저속). 하부구조의 두께를 검사한다(최소 두께는 설측 0.5 mm, 교합면 0.7 mm). 만곡과 기능적 수정은 유리침윤소성 후에는 불가능하므로 이때 수정이 완벽하게 되어야 한다.

③ 소성이 완료된 하부구조에 미세한 균열이 있는지를 확인하기 위해 푸른색 실험용액을 도포한다. 만약 미세한 균열 부위가 확인되면 하부구조를 다시 제작하여야 한다.

(12) 유리의 침윤소성

① 유리 침윤소성을 통하여 하부구조의 최종 색조와 투명도, 강도가 부여된다. 원하는 색조의 in-ceram 유리분말을 증류수로 혼합하여 하부구조의 외면에 도포한다. 이때 변연부는 도포하지 않는다. 그리고 교의치의 경우 가공치 기저면에는 도포하지 않는다(유리의 침윤소성시 하부구조 내부의 공기가 잘 빠져나가도록 하기 위함).

② 도포가 완료되면 하부구조를 0.1 mm 두께의 백금박(Pt/Au 95/5, 크기 ; 60×100×0.1 mm 또는 50×50×0.1 mm)에 위치시켜 유리의 침윤소성 전에 약 600℃의 도재 소성용 전기로에서 예열시킨다.

그리고 vita inceramat에 위치시켜 30분만에 1,100℃까지 온도를 올리고 그 온도에서 4시간 계류시킨다. 교의치 경우에는 6시간 계류시킨다. 그리고 냉각은 소성로의 문을 닫은 상태에서 400℃까지 냉각시키고 400℃에 도달하면 문을 연 상태에서 실온까지 냉각시킨다.

③ 침윤과정을 통해 색이 있는 유리가 용해되어 산화 알루미늄 사이로 침투해 들어가게 되는데 안으로 커피가 서서히 스며들어가 각설탕 전체가 커피로 채워지는 것과 같은 현상이다.

④ 잉여 유리는 거칠은 입자의 다이아몬드 포인트를 사용하여 조심스럽게 제거한다(주의점 : 유리가루는 날카롭기 때문에 마스크를 착용하거나, 방어용 막을 설치하고 작업하거나, 분진집진기를 사용하여야 한다). 남은 부위는 35~50 μm의 산화 알루미늄의 분사압력을 6 bar(치경부 3 bar)로 조절한 소형 모래분사기를 사용하여 제거한다.

⑤ 잉여 유리의 제거가 끝나면 960℃의 도재 소성용 전기로에서 10분간 소성한다. 소성 후 만약 잉여 유리가 존재하면 소형 모래분사기를 사용하여 제거하고 재차 소성하여 하부구조를 완성한다.

(13) 치관색 도재를 축성 · 소성하여 도재치관보철을 최종 완성한다.

4. CAD/CAM

이론적으로 현대의 기계식 감지법(예 : dentiCAD and digitizing computers system [DCS])은 광학 시스템보다 우수한 해상도를 제공한다(Schlegel 등, 1991). 또한 구강내 세부까지 읽어낼 수 있으므로 지대치 삭제시 치은연하부위의 위치를 알려줄 수 있다. 일반적으로 기계적 계수(digitizing) 유니트는 아직 구강내에서 직접 쓰일 수 있을 만큼 소형화되어 있지 못하다. 더욱이 계수화 과정(digitizing procedure)동안 감지장치가 턱에 부착되어 있어야 한다. 또 한 가지 문제는 지지치아(supporting teeth)들의 생리적 동요(mobility)이다. 이것은 무접촉(touch-free) 광학 데이터 기록 시스템을 사용했을 때 피할 수 있는 오류들이다. 그러므로 기계식 판독기(reader)를 장착한 오늘날의 컴퓨터 시스템만이 배타적으로 모형상에서 사용된다(becker and heidemann, 1993)(그림 20-46, 47).

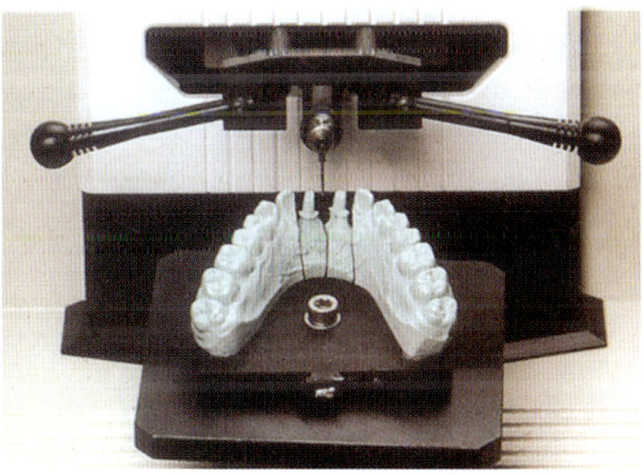

그림 20-46 모형을 부착하는 받침대가 있는 DCS 시스템의 계수기(digitizer)

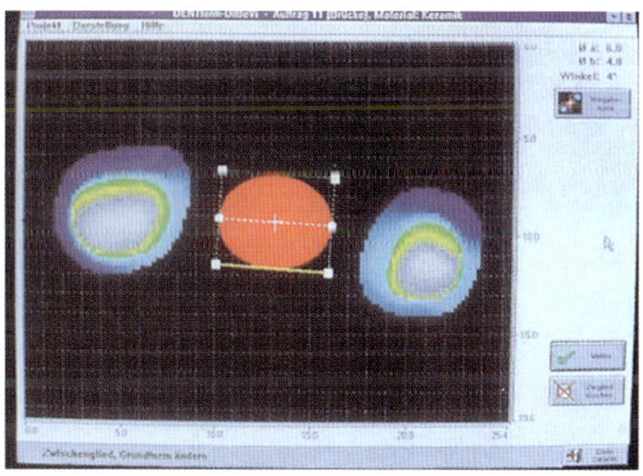

그림 20-47 화면상에서 단일 또는 여러 개의 가공치의 위치와 형태 설정하기

1) 컴퓨터 조작방식 제작기술의 가능성과 제한성

Cerec 시스템 사용시 실험실 조건하에서의 인레이 합착전 평균 Gap의 크기는 100~150 μm이다(Hahn, 1990 ; Peters와 Dieniek, 1991 ; Rose 등, 1990). DentiCAD 시스템은 단일 치관보철의 경우 평균 23 + 23 μm의 gap을 가능케 한다. 측정치는 1부터 49 μm의 분포를 보였다(Rekow 등, 1991). 최근의 생물실험에서 티타늄으로 제작된 DCS(DentiCAD system) 치관보철 골격은 47.0 + 31.5 μm의 평균 변연 적합도를 나타냈다. 수치는 0부터 220 μm의 분포를 보였다. 측정치들 중 6.8%가 100 μm을 넘어섰고 이는 치관보철 변연부에서의 티타늄 파절로 인한 것이었다(Besimo 등, 1995).

2) 계수화(digitizing)컴퓨터 시스템

오늘날 계수화 컴퓨터 시스템(DCS Production AG. Allschwill, Switzerland)은 컴퓨터 조작방식으로 치관보철 또는 짧은 교의치의 골격을 제작하는 것을 가능케 했다. 삭제된 지대치의 3차원적 형태가 모형상에서 계수기(digitizer)를 사용한 기계식 표면 스캐닝에 의해 기록된다. 자유롭게 움직일 수 있는 받침대에 모형을 부착한 후, 텅스텐 프로브를 사용하여 교의치를 지지하는 모든 지대치의 삭제면들이 감지(sensing)될 수 있도록 위치시킨다. 삭제된 변연의 형태가 한 번에 기록되고 스크린을 통해 확인된다.

3) 디지털 데이터 레코딩과 컴퓨터 지원방식(computer - aided)의 디자인

앞서 서술한 바와 같이 모형의 형태가 3차원적으로 기록된다. 계수화된(digitized) 데이터의 양을 조절하기 위해 화면상에 변연 내측으로 눈금(grid)표시가 생긴다. 각 정사각형은 3차원 모형을 만들기 위해 CAD/CAM 프로그램에 의해 사용된 많은 초첨(point)들로 이루어진다. 각 정사각형은 화면상에서 컴퓨터에 의해 특정한 색으로 표시된다. 변연 외측의 스캔된 표면들은 기록되지 않는다. 삭제된 표면은 충분한 데이터가 얻어질 때까지, 다시 말해서 모든 정사각형이 표시될 때까지, 높이에 맞게 체계적으로 감지된다. 구상화(visualization)는 화면상에서 지대치들의 형태와 그들간의 관계를 3차원적으로 보여주며 이루어진다. 이것이 단일 치관보철 또는 교의치의 컴퓨터 방식 제작을 가능케 하며 CAD/CAM 프로그램이 밀링 머신을 제어한다.

설계(디자인) 술식

(1) 표면 스캐닝

(2) 화면상에서의 데이터 기록 검사

(3) 계수화된 지대치의 3차원 구상화(visualization), 그물 모양의 그래프를 나타낸다.

(4) 치관보철 골격의 설계

(5) 화면상에서 단일 또는 여러 개의 가공치의 위치와 형태 설정한다.

(6) 연결부의 부착

(7) 교의치 골격의 3차원 그물 모양 그래프 완성

4) 도재 재료의 기계적 처리

컴퓨터 지원방식 제작법은 최적화된 생물학적, 물리적 성질을 갖도록 미리 제조된 재료들의 사용을 가능케 했다(Graber and Besimo, 1994). DCS법을 사용하여 단일 금속·도재관 또는 금속·도재 교의치를 위한 티타늄 골격을 제작하는 것이 가능해졌다. 알루미나(in-ceram)와 고강도(high-strength) 산화 지르코늄 도재 처리도 또한 가능하다. 하지만 실제 임상에서 이러한 DCS 도재를 사용할 수 있는 것은 단일 치관 보철의 경우 뿐이다. 공장에서 미리 소성된 알루미나 도재 블록을 기계적처리(기계적 Celay 시스템과 전자식 DCS 시스템으로 가능한)함으로써 기존의 in-ceram 기법보다 향상된 강도를 얻을 수 있다. 더욱이 특수 오븐에서의 silp-sinter 소성작업(10시간 소요)과 유리 침윤(glass infiltration) 소성작업(4시간 소요)이 단 40분으로 줄어들 수 있다는 점에서 상당한 시간 절약을 얻을 수 있다.

5. Cerapress system

특허권을 가지고 있는 도재 압축방법인 cerapress는 지난 10년 동안 사용되어져 왔다. 독일의 치과의사인 Dr. Droge가 제안한 후에 치과기공사인 A. Schmidseder에 의해 개발되어진 이 방법은 높은 심미성과 적합성 그리고 낮은 가격과 함께 치관보철, 인레이, 그리고 베니어 등의 제작에 적당하다. 도재부분을 압축하는 것은 이미 산업분야에서는 오랫동안 시도되고 실험된 단순한 방법이다. 그러나 산업분야에서는 거대한 생산물을 만드는데 비해 치과기공사들은 매번 독특한 것을 만들어 내야 한다. 이것이 왜 치과기공사들이 각각의 독특한 것을 위한 특별한 형태를 만들어 내야 하는가에 대한 이유가 된다. 전부 도재관을 사용하는 치과의사들은 많은 경우에 있어서 전부도재 포스트-코아를 만들어야 하는 경우를 종종 생긴다. 현재로서 가능한 것은 복합수지에 의해 피개되고 산화지르코늄(zirconium oxide)로 만들어진 고강도 포스트이거나, 기존의 금속 축조물에 불투명한 층을 피개하는 것이다. Cerapress 방법이야 말로 전부 도재 포스트-코아를 만들기 위해 적절한 색조의 도재가 압축된 산화지르코늄(zirconium oxide) 포스트를 만들 수 있는 유일한 방법이다. Cerapress 기술은 전치부와 적은 압력이 가해지는 구치부에 적당하다(그림 20-48, 49).

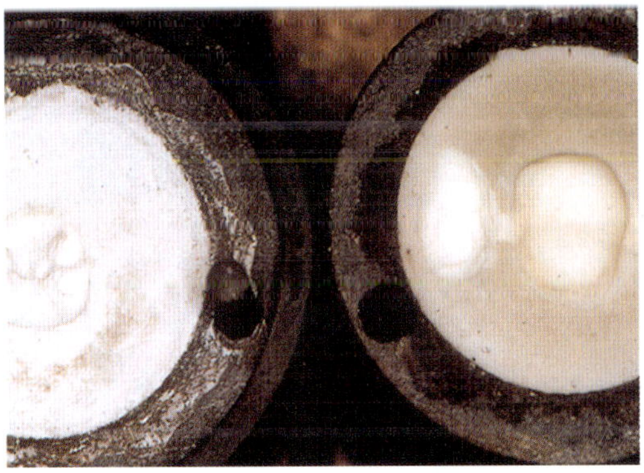

그림 20-48 납형을 flask에 매몰하고 도재를 그 빈공간에 layering 시킨다.

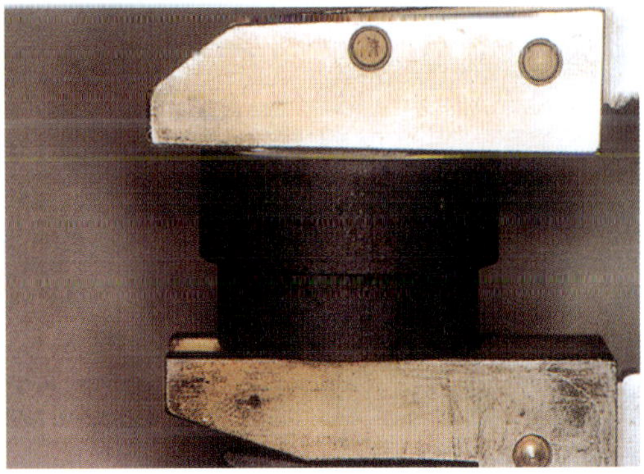

그림 20-49 도재가 충분히 성형되면 상·하 flask를 압축기계를 이용하여 압축한다.

IPS empress와 OPC방법과 비교해서 cerapress 방법이 가지고 있는 장점들은 1. 값이 비싼 장비를 필요로 하지 않는다. 어떠한 치과기공소에서도 구성할 수 있는 방법이다. 2. 새로운 오븐과 재료가 필요치 않다. 3. 제작방법이 매우 간단하다(이 과정은 매우 숙련된 기공사가 필요치 않다. 약간의 훈련만 받으면 치관보철제작하는 치과기공사도 훌륭한 결과를 만들 수 있다). 4. 최대의 장점은 수복할 치아의 요구사항에 따라 도재를 혼합할 수 있다는 것과 내화 치형상에 축조할 수 있다는 것이다. 인레이, 온레이, 치관보철 그리고 비니어 등에서 좋은 심미성을 얻을 수 있다. 5. 다른 압축방법에서처럼 압축된 수복물위에 부가적으로 도재를 추가할 수 있다.

1) Cerapress 치관보철의 제작법

(1) 작업모형이 제작되고 내화 치형을 제작한다.

(2) 작업모형상에서 납형을 제작한다(충분히 두꺼운 die spacer 도포되어야 한다).

(3) 납형을 내화 치형 위로 옮긴다. 그리고 내화 치형과 납형을 함께 특별한 flask에 매몰한다. 이 주형 안에서 도재는 layering된다. 이 기법의 장점은 치과기공사가 도재를 축성하고 요구하는 대로 layering을 할 수 있다는 것이다(다른 가압성형 도재 기법에서처럼 치관보철이 소성된 뒤 다시 layering하고 소성할 수 있다).

6. Optec Opc(optimally Pressable Ceramic) system

실리케이트유리(silicate glass)로부터 추출된 백류석 결정체(leucite, $K_2O \cdot Al_2O_3 \cdot 4SiO_2$)의 혼합물로 되어 있다. 이 도재는 opec 도재와 유사하지만 유리 기질이 더 거칠다. 이 도재는 IPS empress 기법에서처럼 매우 미세한 입자들을 함유하고 있다. IPS empress 기술과 비교한 OPC 기술의 장점은 가격이다(그림 20-50).

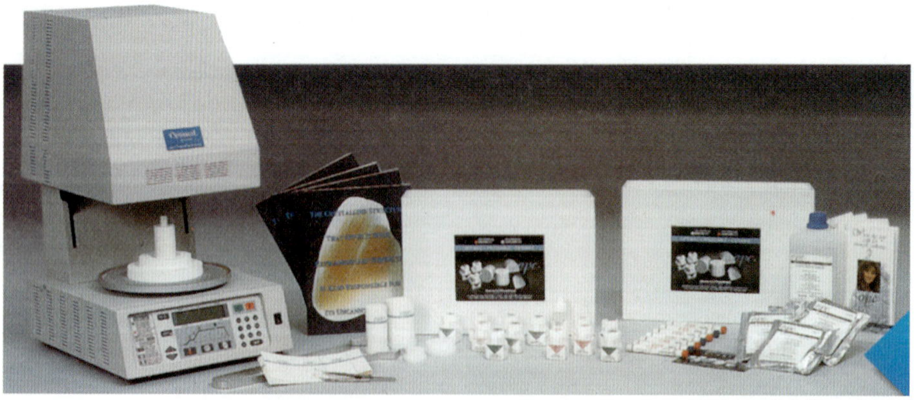

그림 20-50 Optec OPC system

1) Opc기법의 제작법(IPS Empress와 유사)을 요약한다.

(1) 수복물은 작업모형상에서 제작된다.

(2) 납형을 매몰한다.

(3) 도재로 안에서 간접가열기의 온도를 서서히 900℃까지 올린다.

(4) 압축과정을 하기 전에 optec ingots들을 간접가열기 안으로 넣는다.

(5) 도재를 압축한다.

(6) 주형안에서 수복물을 제거한다.

(7) 치관보철과 베니어는 추가적인 optec으로 피개하고 소성시킬 수 있다.

7. Procera all-ceram system

이 시스템은 압축 주입과정에 의해 만들어진 알루미나 도재에 기초를 두고 있으며 이 방법에 의해 약 99.5%의 밀도와 약 600 MPa의 굴곡 강도가 만들어진다. 전치부에서 단일 치관보철을 위한 모든 경우와 인레이, 온레이, 그리고 베니어 등에 사용될 수 있다.

합착을 위해서는 어떤 종류의 합착제도 가능하다. 그러나 구치부에서는 보다 높은 피절 지항성을 얻을 수 있는 수지에 기초한 합착법이 추천된다. 코아의 기본 재료는 하나의 Al_2O_3 상태로 되어 있기 때문에 도재에서 적절한 부식을 얻을 수 없다. 다른 백류석이 많이 들어 있는 도재들은 둘 혹은 그 이상의 상태로 되어 있기 때문에 부식 후 수지 합착제를 사용할 경우 더 나은 기계적 유지를 얻을 수 있다.

치형이 기계적으로 스캐닝(scanning) 되고 자료는 컴퓨터에 저장된다. 이 자료에 의해 연삭에 의해 완성시킨다. 교합조정은 물로 냉각시키면서 고운 다이아몬드(fine diamond) 혹은 부드러운 표면을 가진 스톤(stones)으로 하고 최종적인 연마는 유연한 러버 디스크(rubber disk) 혹은 cup으로 하고 felt cone과 diamond polishing paste로 마무리하고 완성한다(그림 20-51, 52).

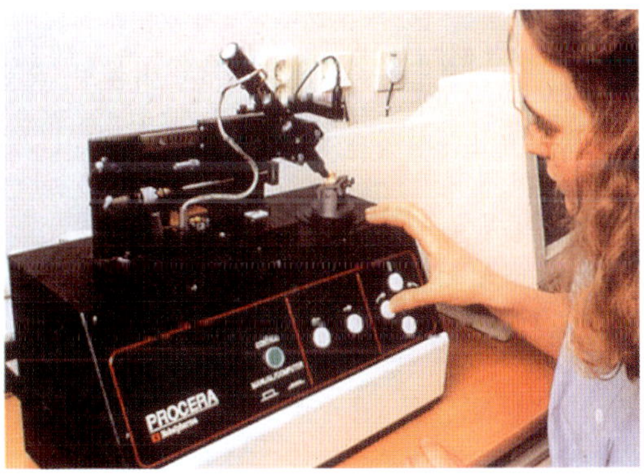

그림 20-51 Procera system

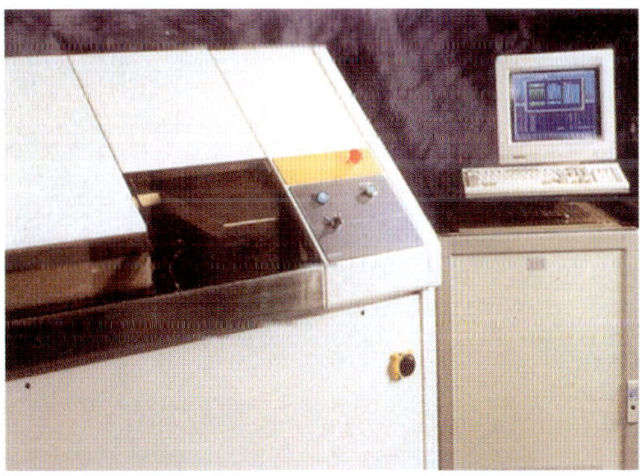
그림 20-52 Procera scanning computer

8. In-ceram spinell

In-ceram의 중요한 단점 중의 하나는 높은 불투과성이다. 그렇기 때문에 높은 투명도를 가지고 있는 In-ceram spinell이 개발되었다. 제작과정은 코아가 glass infiltrated magnesium alumina(spinel, $MgAl_2O$)로 만들어진 것을 제외하고는 in-ceram과 유사하다. 그러나 in-ceram 치관보철에 비해 파절에 대해 더 민감하다. 그 이유는 굴곡강도가 약 100 MPa 정도 낮기 때문이다. In-ceram spinell 치관보철의 적응증은 더 많은 투명도가 요구되는 오직 전치부 하나의 치관보철을 수복하는 경우이다. In-ceram spinell 치관보철의 접착과 조정과정은 in-ceram 치관보철의 경우와 같다(그림 20-53).

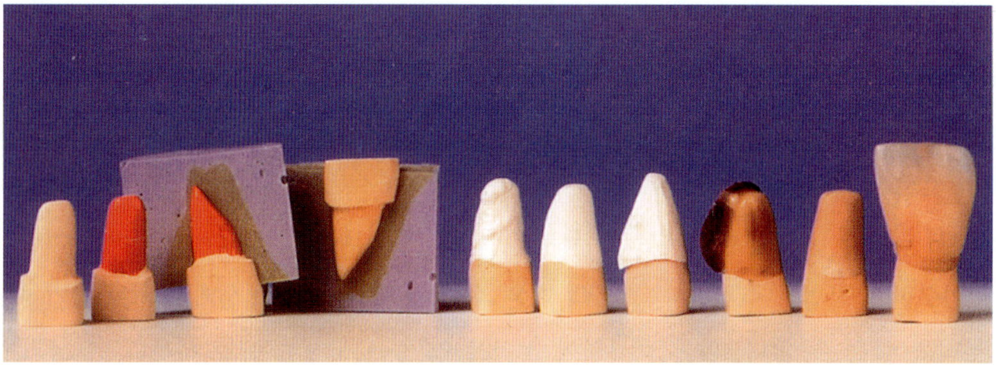

그림 20-53 In-ceram crown의 제작법

1) In-ceram spinell 치관보철의 제작법

(1) 작업모형과 내화치형 제작 : 작업모형은 실리콘 인상을 채득하여 제작한다(기능적인 제한 요소를 고려하기 위해 상·하악의 완전한 재현이 필요하다). 치형에 충분한 두께의 die spacer를 도포(합착과정을 위해)한다. 다른 합착제보다 수지 합착제는 충분한 인장 결합강도치에 도달하기 위해 어떤 일정한 두께를 필요로 한다. 이제 치형을 실리콘 인상재로 복제하고 내화치형을 제작한다.

(2) Slip-주조와 소성 : 두꺼운 slip은 spinell 분말과 혼합액의 혼합물이다. 정확한 비율로 혼합한 뒤 초음파(vita sonic Ⅱ)를 사용하여 압축한다. slip-주조는 내화치형을 slip혼합물에 집어넣는 것이다. slip-주조 골격은 약 0.5 mm의 두께가 되어야 한다. 나머지 slip 덩어리들은 날카로운 칼을 가지고 변연부로부터 제거한다. 그런 다음 소성을 하고 이어서 소성된 shell은 내화치형로부터 빼낸 뒤 작업모형 위에 위치시킨다.

(3) Spinell 유리 분말의 도포와 소성 : 유리 분말을 증류수로 혼합한 뒤 절단연으로부터 1 mm 떨어지도록 알루미나 골격위에 도포한다. 유리의 가장 적당한 색조를 사용한다. 소성과정은 진공상태에서 일어난다. 이어서 표면은 알루미나 분말(50 μm 입자크기)로 모래분사(sand blasting)한다. In-ceram 골격은 소성 과정을 통해 그것의 전형적인 광학 성질을 얻게 된다. 골격이 모형 위에 맞춰진다.

(4) 치관보철의 재제작 : 골격 위에 vitadur alpha로 축성하고 이미 결정된 layering 계획으로 소성된다. 치아처럼 보이는 표면 구조를 만들기 위해 치관보철 표면과 작업모형 상에 은(silver) 분말을 가미하는 것이 도움이 된다. 마지막으로 광택내기 소성을 한다.

20-10 Porcelain laminate veneer의 제작법

세라믹 베니어, 즉 라미네이트 베니어 치관보철은 심미성이 요구되는 전치 순면에 얇은 세라믹 베니어를 광중합 복합수지를 사용하여 접착시켜 심미성을 회복시켜 주는 보철기법이다. 지대치 삭제량은 보통 0.5~0.8 mm 이내로 금속·도재관보다 적어 환자에게 좋다. 베니어의 내면과 수복 치아의 법랑질을 산식화(etching)시키고 베니어의 내면에 실란(silane)을 도포하고 건조시킨 후 광중합형 복합수지를 사용하여 구강 내에 합착한다. 세라믹 베니어를 제작하는 방법으로는 내화치형 기법(refractory die technique)과 백금박 기법(platinum foil technique)이 있다. 현재는 내화치형 기법이 정확하여 많이 응용되고 있다(그림 20-54, 55).

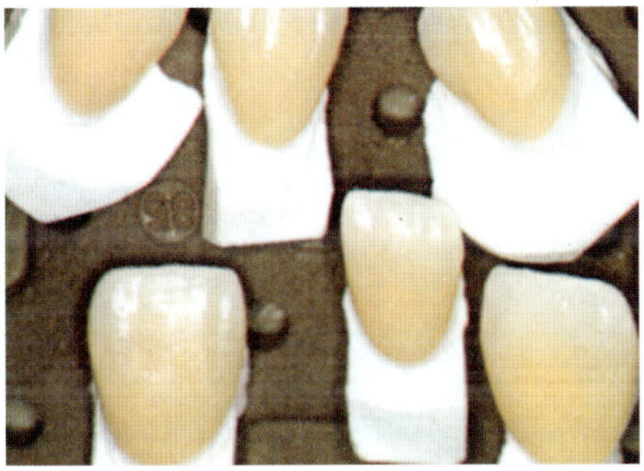

그림 20-54 Laminate의 소성

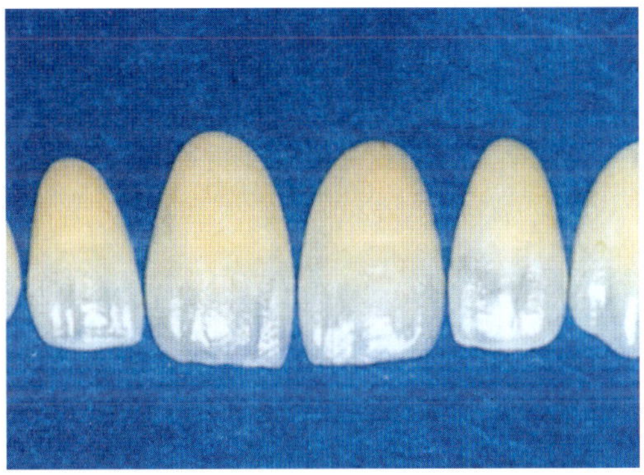

그림 20-55 완성된 laminate veneer

1. 내화치형 기법(refractory die technique)

1) 내화치형 기법의 제작 순서

(1) 지대치 형성 후 통법에 의해 인상을 채득하고 경석고를 사용하여 작업모형을 제작한다. 치형을 가철하고, 치형의 변연부를 조정하고, 치형 스페이스를 도포한 다음 복제용 인상제를 사용하여 작업모형을 복제한다. 사용할 도재의 열팽창 계수와 일치하는 내화 치형재료를 진공매몰기를 사용하여 혼합한 후 복제한 인상체에 주입하여 내화모형을 제작한다. 이때 내화모형을 가철시키기 위하여 도재 다우얼 핀(ceramic dowel pin)을 사용한다.

(2) 내화모형을 소환용 전기로에서 700℃까지 예비 가열하여 내화모형내의 가스를 제거한다. 예비가열이

끝나면 도재로에 위치시켜 매분 50~60℃로 1,000℃까지 상승시킨 다음 대기압 상태로 5분간 계류시킨다. 내화모형내의 가스를 제거하는 과정이 끝나면 내화모형을 수중에 침수시켜 기포가 올라오지 않을 때까지 3~5분간 충분히 담가둔다. 그 후 여분의 수분을 제거하고 불투명도재를 축성한다.

(3) 불투명도재를 0.2 mm 두께로 축성하고 예비건조를 10~15분간 해주고 진공상태로 650~960℃까지 올린 다음 60초 동안 계류시키는 방법으로 소성한다.

(4) 상아질도재와 법랑질도재 그리고 투명도재를 통법에 의해 축성한다.

(5) 650℃로 예열된 도재 소성로 입구에서 10~15분간 건조시킨 후 진공상태로 940℃까지 가열한 후 30~60초간 계류시키는 방법으로 소성한다.

(6) 소성이 완료되면 다이아몬드 포인트를 사용하여 외형형성을 하고 대기압에서 광택내기를 행한다.

(7) 외형형성이 완료되면 디스크, 스톤 포인트를 사용하여 내화 치형과 베니어를 분리시킨다. 그리고 베니어에 붙은 잔존 내화 치형재료를 산화 알루미늄이 담긴 모래분사기를 사용하여 완벽하게 제거한다.

(8) 완성된 베니어의 변연부 적합성과 접촉점 등을 조정한 다음 고무 세라믹 광택용 휘일을 사용하여 조정면의 광택을 낸 후 작업모형에 장착시켜 보고 정확도를 확인한다.

(9) 불화수소산(HF)을 사용하여 베니어의 접착 부위를 산식화하고 초음파세척기나 흐르는 물을 사용하여 깨끗이 세척하여 완성한다.

21 치과 캐드캠

21-1 CAD-CAM 총론

1. CAD/CAM의 개념

치과영역에 처음 CAD/CAM system을 도입한 시기는 1980년대 초 제작시간과 비용을 절감하기 위해 개발되었다. 일반 도재 수복물의 제작과정에서 발생되는 오차를 줄이고 입력, 설계 및 가공과정을 획일화하여 수복물의 일정한 두께 및 외형을 정확히 조절할 수 있고, 고강도 치과용 소재(zirconia)로 보철물의 제작이 가능하기에 CAD/CAM을 치과분야에 도입하였다.

Metal frame에 도재를 용착하는 기술과 재료는 수 십년에 걸쳐 개량되고 오늘의 수준에 도달했으며 collarless, 용착용 도재의 질적 개량, opal effect, 형광효과 등으로 광학적 성질이 개선으로 심미성을 재현하게 되었다.

하지만 환자의 덴탈 IQ가 증가함에 따라 고도의 심미성과 고강도 생체친화적 소재, 정밀한 테크닉을 요구하는 치과의원은 치과 metal을 대체하고 본질적인 기술개발을 원했다. 치과기공소는 all ceramic의 수작업 보철제작 방식에서 발생하는 고가의 최종보철 가격과 파절에 따른 재작업 비용, 정밀한 보철제작방식에 항상 부담을 안고 있었다.

All ceramic 보철의 혁신적인 변화는 강도가 약한 장석질 도재, 프레스 성형방식부터 시작하였고, IT 기반의 인프라 구축으로 CAD/CAM system의 자동화 공학발전이 치의공학으로 전해진다. 자동화의 발전과 더불어 치과재료적 발전이 동시에 이루어져 고강도의 알루미나와 지르코니아를 가공하기에 이른다.

국내 CAD/CAM의 발전은 지르코니아 같은 치과재료 개발, 국가성장, 덴탈 IQ성장, 미(美)의 변화, IT 산업발전, 응용 소프트웨어의 성장이 동시에 이루어져 가능한 것이다. 이 장에서는 자동화 방식의 장비 및 용도를 소개하고 제작 방법에 대해 설명하고자 한다.

2. 지르코니아와 CAD/CAM의 결합

지르코늄(zirconium)은 지표면의 가장 오래되고 풍부한 재료 중에 하나이며 산화지르코늄(zirconium oxide: zirconia: yttrium stabilized zirconium dioxide)의 기초가 되는 물질이다. 지르코니아는 뛰어난 내부식성, 생체친화성으로 정형외과의 인공관절에 사용되어 의료분야에서는 수십 년 동안 사용되어졌다. 하지만 치과영역에서는 완전 소결된 지르코니아가 너무 단단하여 맞춤형 보철제작과정에 어려움이 있었다. 하지만 정보기술 발달 및 CAD/CAM의 등장과 반소결 지르코니아 소재의 탄생으로 맞춤형 지르코니아 보철제작기법이 완성되었다. 반소결 지르코니아란 완전소결이 이루어진 상태가 아닌 반소결 상태로 강도가 약하고 절삭이 자유로운 지르코니아 블록상태다. 보급형 CAD/CAM장비의 출시로 다양한 보철물 제작이 현실화된 것이다. 최초의 지르코니아는 백색의 특유성질로 심미적 접근이 다소 미비했지만 소비자의 욕구에 발맞춰 빛 투과성과 16가지의 ·color liquid로 심미성을 최대한 끌어올렸다. 또한 세월이 흘러 치은이 퇴축되었을 때 금속 수복물에서 일어날 수 있는 black margin이 생기지 않기 때문에 보철의 수명을 연장한다. 산 저항성이 뛰어난 재료로 오염물질의 흡수를 막아줘 생체친화적인 소재이다.

3. 스캐너

1) 직접스캐너(구강)

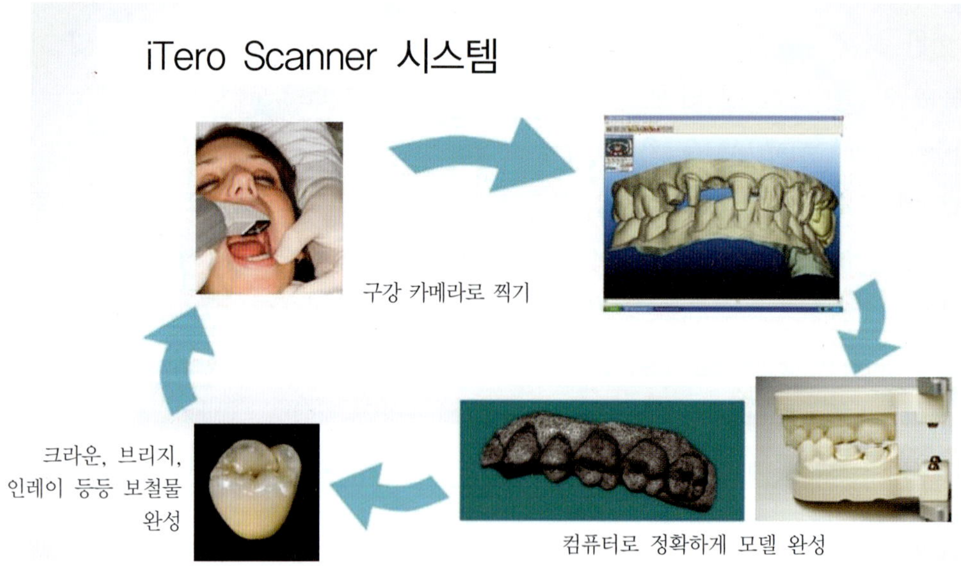

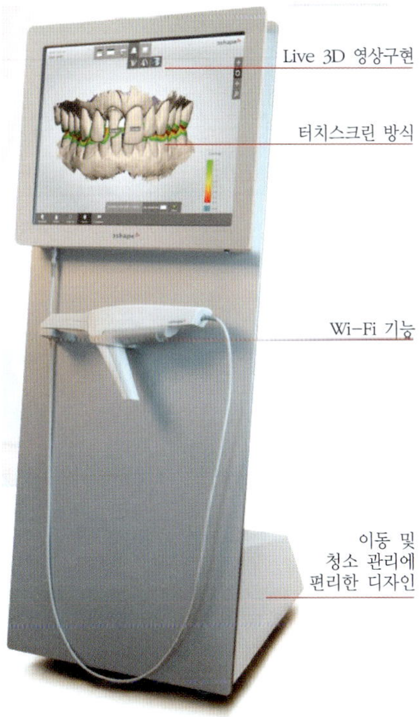

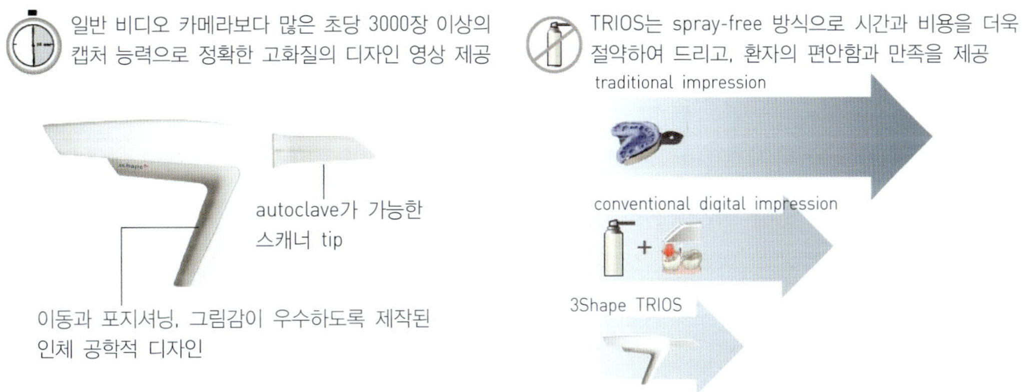
일반 비디오 카메라보다 많은 초당 3000장 이상의
캡처 능력으로 정확한 고화질의 디자인 영상 제공
TRIOS는 spray-free 방식으로 시간과 비용을 더욱
절약하여 드리고, 환자의 편안함과 만족을 제공
traditional impression
autoclave가 가능한
스캐너 tip
conventional digital impression
3Shape TRIOS
이동과 포지셔닝, 그립감이 우수하도록 제작된
인체 공학적 디자인

환자의 구강 내에서 직접 스캔하는 방식에서 환자에게 가장 큰 장점은 아날로그식 인상 채득 방식에서 불편했던 이물감과 구토를 개선하여 편안하게 인상채득할 수 있다. 작업자는 인상체 수거, 정확한 모델로 인하여 재작업 감소, 정밀성, 데이터 사전확인, 교차감염 방지로 구강스캐너는 치과계의 큰 변화에 중심에 있다. 하지만 작업모델을 자동화방식으로 출력하는데 있어서 발생하는 보철제작비용 상승과 고가의 출력장비 투자로 인해 일반기공소는 모델제작투자에 접근하기가 어렵다.

2) 간접스캐너(인상체, 모델)

간접적으로 채득한 인상체나 석고모델의 지대치 정보를 데이터로 저장하는 방식이다.

CAD/CAM system을 이용한 보철제작은 일차적으로 형상입력 단계를 거친다.

간접 입력법은 감지 방식에 따라 터치를 이용한 접촉방식과 레이저 스케너나 카메라를 이용하는 비접촉식으로 구분된다.

3차원 형상 입력 후 수복물의 설계는 변연 설정과 내면 및 외면 형성으로 이루어진다. 내면 공간은 합착재 공간이 최종보철의 중요한 변수가 되며, 외형적인 부분은 인접치와 대합치, bite 채득관계, wax design 등이 올바른 최종보철을 완성한다.

(1) 접촉식 스캐너

접촉식 스캐너의 대표적 예는 procera에서 운용되는 장비다. 작업모형에 직접 닿게 하여 최초 점-선-면의 형태로 읽어 작업모형을 data file로 완성한다. 초경질석고로 된 작업모형을 활용하여 스캔해야 작업모델 파손을 방지하며 스캔시간 및 범위는 지대치의 형태 및 크기에 따라 다르다.

(2) 비접촉식 스캐너

비접촉식 스캐닝 방식은 작업모형을 스캐너 내부에 장착하여 회전하는 작업모형을 레이저가 조사하고 양쪽의 카메라가 인식한다.

3-D scanner(3Shape scanner, 3Shape co, denmark) 크기는 34*29*33(W*H*D)이며, 작업모형과 대합치열의 형태를 판독하며 STL, VRML, ASC, XYZ, PTS file로 생성된다. 일대일(1:1) 3D data로 채득하고 20 μm의 정밀한 형태를 인식한다. one line laser가 선형의 laser로 조사하여 물체의 형상을 2대의 camera가 data로 저장한다. scan table의 작동은 tilting, rotation의 기능과 laser축이 평행으로 이동하여 입체적으로 치아형태를 scan하며 scan 가능한 범위는 80 mm × 90 mm이다.

레이저 광이 스캐닝 시 반사광이나 흑색계열은 인지하지 못해 wax, 검은색계열로 표시한 부분은 반드시 스프레이로 지대치를 도포하여 차단하고 스캔한다.

비접촉식 스캐너도 시간 및 범위는 지대치의 형태 및 크기에 따라 다르다. 편리성과 속도 때문에 대부분 스캐너는 비접촉식 스캐너 방식을 택한다.

4. Milling 방식

1) 건식가공방식

지르코니아 소재를 절삭유 및 물이 첨가되지 않고 가공하는 방식이다. 가공방식이 오직 지르코니아만 가공하기 위한 방식이라면 건식장비가 적당하다. 습식가공방식에 비해 절삭 후 건조과정 없이 shade 용액처리가 가능하여 신속하다. 절삭과정에서 발생하는 미세먼지를 집진방식으로 흡입하기 때문에 주기적으로 청소를 해야 한다.

2) 습식가공방식

왁스(wax), 티타늄(titanium), 수지(resin), Cr-Co, Ni-Cr alloy 및 지르코니아(zirconia)까지 모두 절삭 가능한 방식이다. 다양한 소재를 가공할 수 있어 장점이 많다. 반소결상태의 지르코니아 소재는 다공성으로 오염인자에 민감하고 절삭유가 혼입되거나 절삭 후 건조량이 부족하면 shade 용액처리의 불균형을 초래하였다. 하지만, 지르코니아 제조기술의 발달로 현재는 균일한 shade 조절이 가능하다.

가공방식은 소재에 따라 건식, 습식가공방식을 선택해야 하며 소재선택에 맞는 적정한 절삭공구 사용해야 한다. 왁스(wax), 수지(resin), 지르코니아(zirconia)는 같은 절삭공구를 사용해도 무난하지만 금속류 절삭공구는 제조사의 기준에 따른다. 소재에 따른 가공방식은 절삭공구, 밀링 머신의 스핀들 용량, 이동(feed)과 절삭량에 따라 가공방식을 설정한다.

5. 디지털방식의 변화

1) 수작업 방식

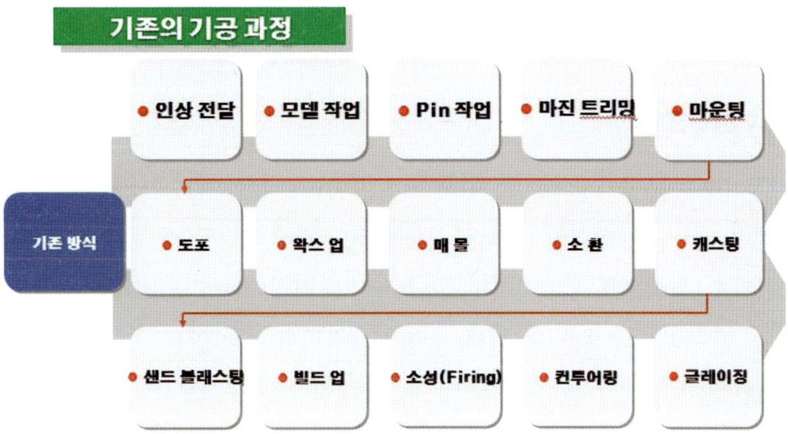

2) 자동화 방식(zirconia core)

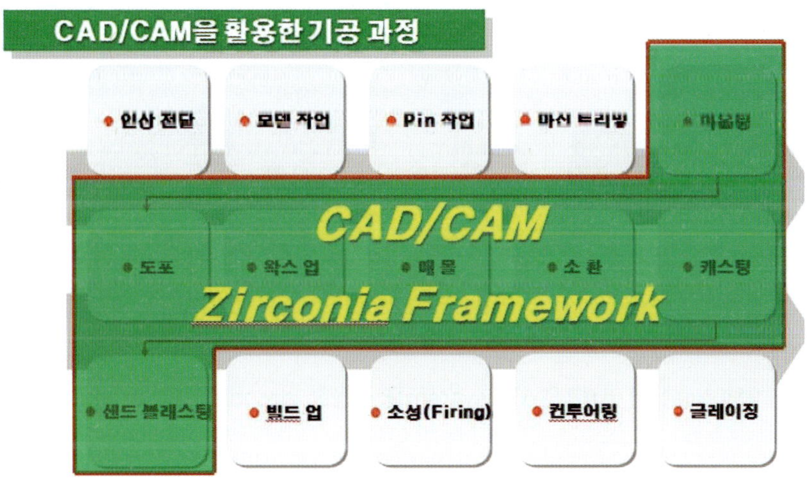

3) Full crown 제작방식(zirconia)

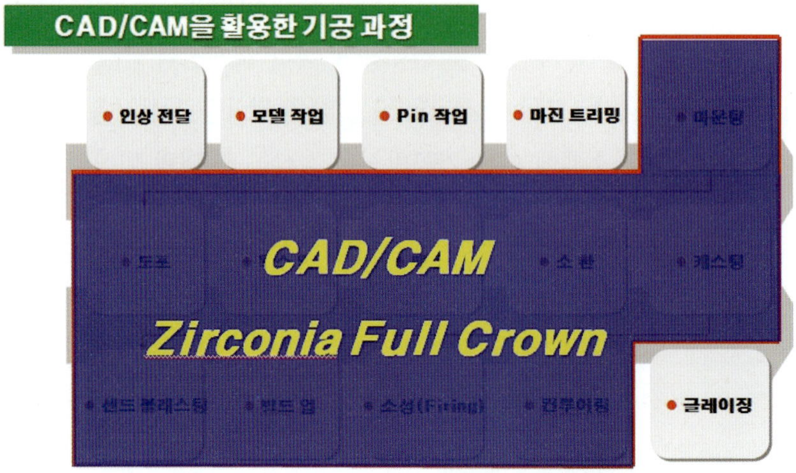
CAD/CAM을 활용한 기공 과정
• 인상 전달
• 모델 작업
• Pin 작업
• 마진 트리밍
CAD/CAM
Zirconia Full Crown
• 글레이징

6. CAD/CAM system

치과 CAD/CAM system은 환자의 구강 및 모형을 scanning하여 3차원 입체 그래픽으로 재현한 후 디자인(CAD)과 생산(CAM)을 거쳐 안정적인 온도를 제어하는 지르코니아 소결로에 sintering하는 과정이다. 의료공학의 발전과 IT 기술 성장으로 입력장치(scanner), 출력장치(milling machine), 지르코니아 소결로, 각종 소재가 개발되고 있으며, 다양한 증례의 적용과 신뢰할 수 있는 임상결과가 더해져 CAD/CAM system의 안정화를 도모하고 있다.

Zmatch CAD/CAM

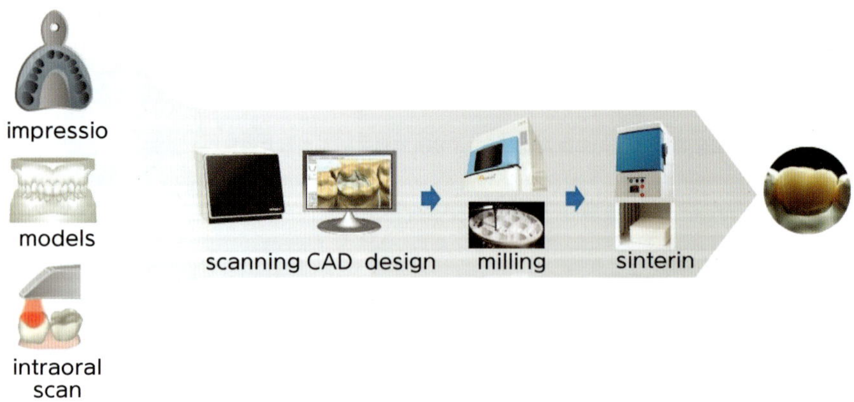

지매치(Zmatch) CAD/CAM system을 이용한 zirconia all ceramic 제작

1) Zmatch CAD/CAM system

밀링머신				스캐너		
소재	가공시간(size에 따라 변화)		가공범위	방식	스캔시간	스캔 가능 범위
Soft zirconia	5~10분 (싱글)	15~30분 (3units)	소재기준	laser	2~10분 (보철범위)	80 mm×90 mm

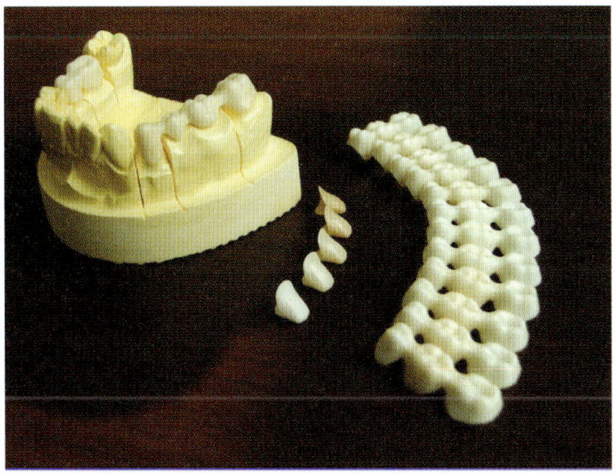

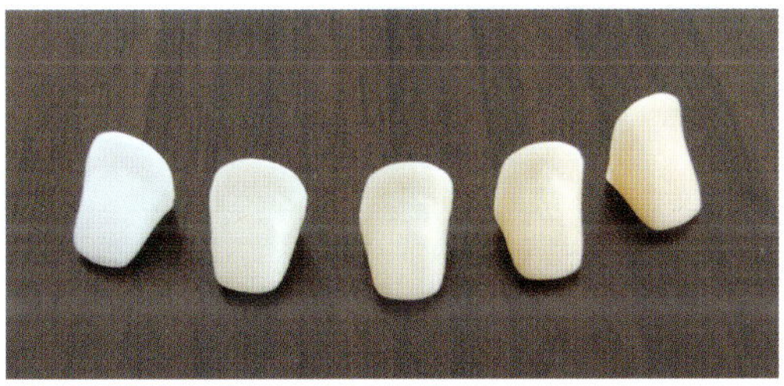

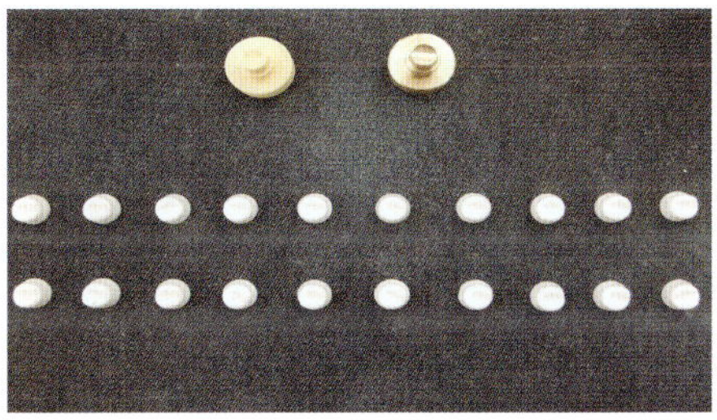

2) 구성

Zirconia CAD/CAM system은 입력장치(scanner), 출력장치(milling machine), 소결로(furnace)로 구성되어 있으며 모든 시스템은 open형과 close형으로 구분된다.

- Open type: 개방형 시스템으로 입력장치, 출력장치, 소결로, 소재를 별도로 구입하여 운용할 수 있다. 맞춤형으로 소비자 구매에 맞게 장비를 구성할 수 있다는 강점이 있다. 오픈형 장비는 사용자의 조합능력에 따라 멀티생산라인 구축이 가능하다.

- Close type: 모든 시스템이 입력장치, 출력장치, 소결로 등이 일체형으로 이루어져 있어 open system과 조합하기 어렵다. 소재 및 공구의 활용이 자유롭지 않고 제한적이지만 교육 및 관리가 일괄적이다.

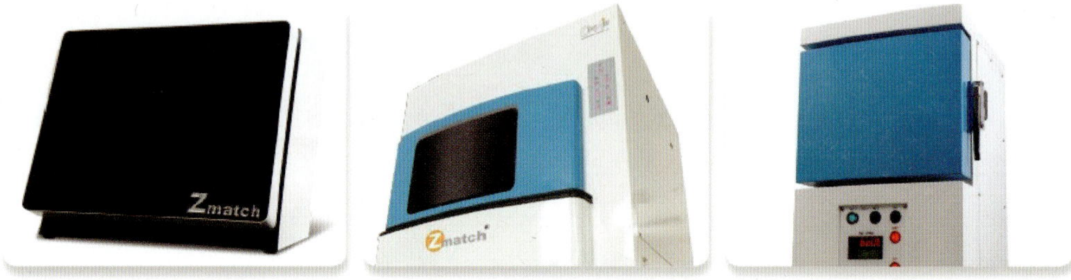

Zmatch CAD/CAM system

(1) 입력기

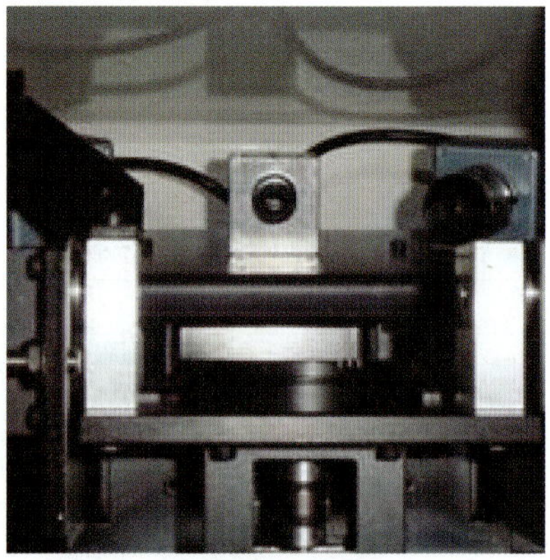

Ez-scan 내부

디지털 1:1 3D 작업이 가능하도록 20 μm의 정밀도로 석고 모형을 scanning data화하고 1개의 line laser와 2개의 CCD camera로 측정을 하며 wax-up, full cast, wax bite 및 antagonist 등의 scan으로 정확한 대합관계 설정이 가능하다. 또한 사용자 중심 설계의 CAD software는 사용자가 쉽고 빠르게 scan을 할 수 있도록 디자인되어 있으며 core와 connector의 디자인을 간편화할 수 있다.

구분	Single	3 Units	Wax Bite	대합치
스캔시간	20 sec	90 sec	100 sec	150 sec
스캔포인트	150,000	300,000	300,000	1,000,000
	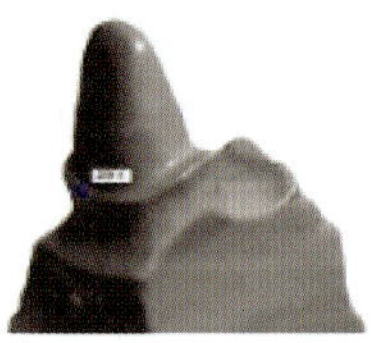	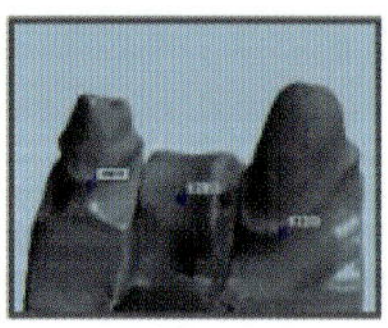	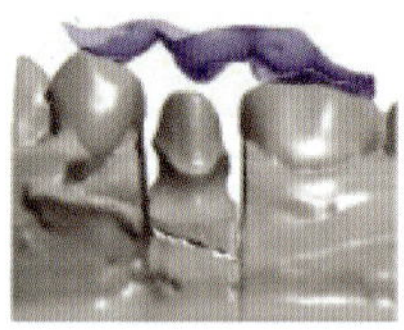	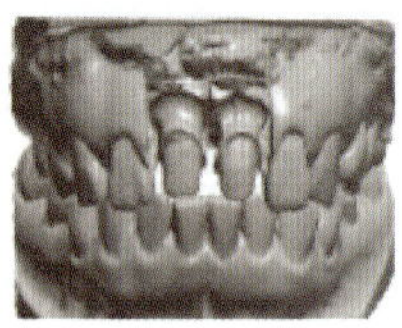

- 1 Line Laser + 2CCD camera로 정확한 측정과 넓은 스캔범위(상하악) 제공

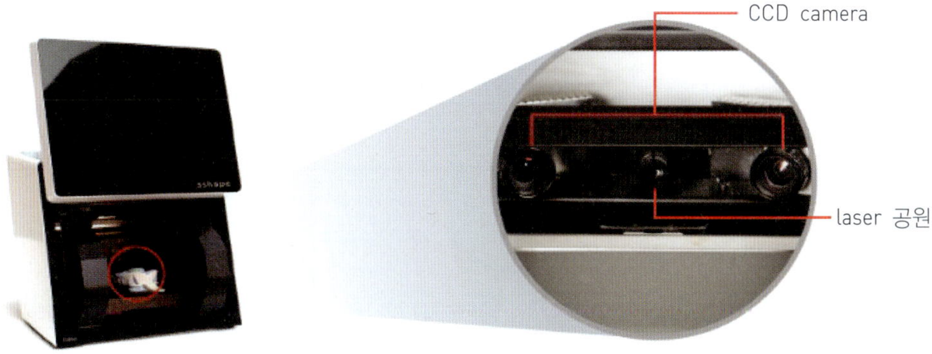

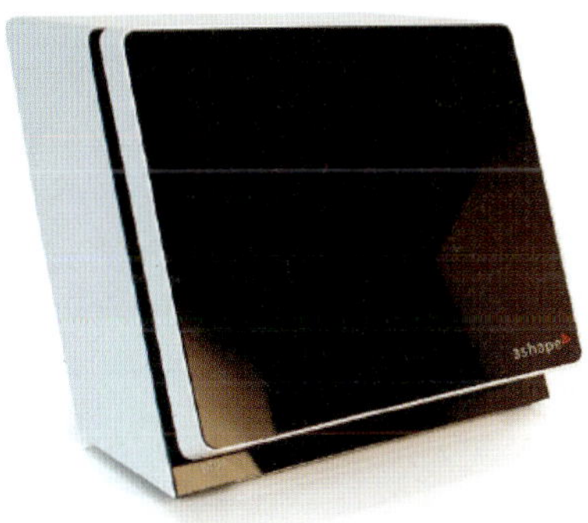

D700의 특징

크기(W×H×T)	340×290×330
중량	14 kg
카메라/센서	2/1
인터페이스	Ethernet
입력기능모델	single-die, full casts 14 units, inlay, onlay, was bite
국제인증	
한글 CAD software 제공	

- Max 20 micron 이내의 정확한 측정
- bite 대합치 scan으로 정확한 대합관계 설정

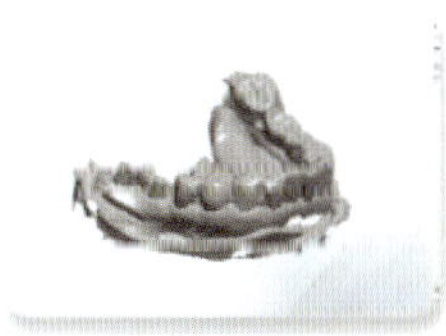
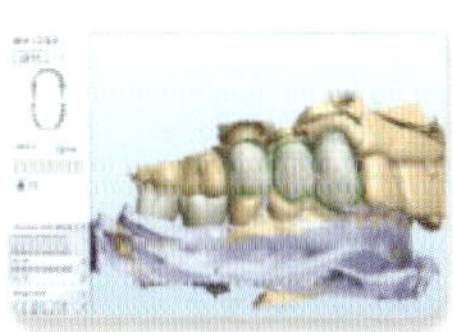
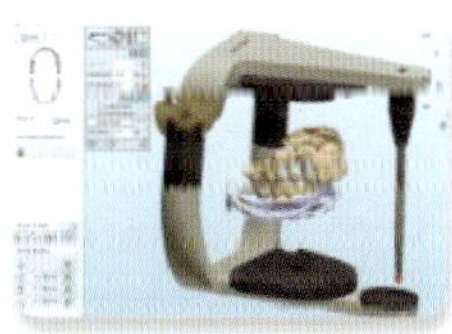
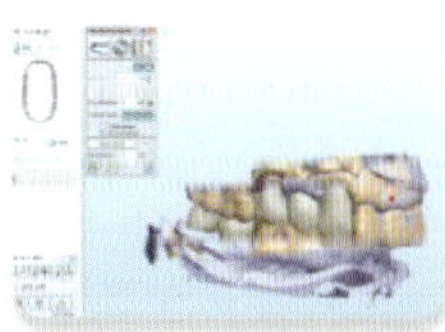

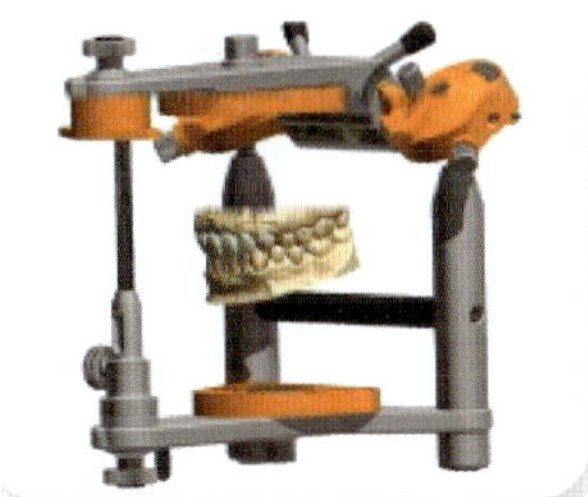
SAM®2P

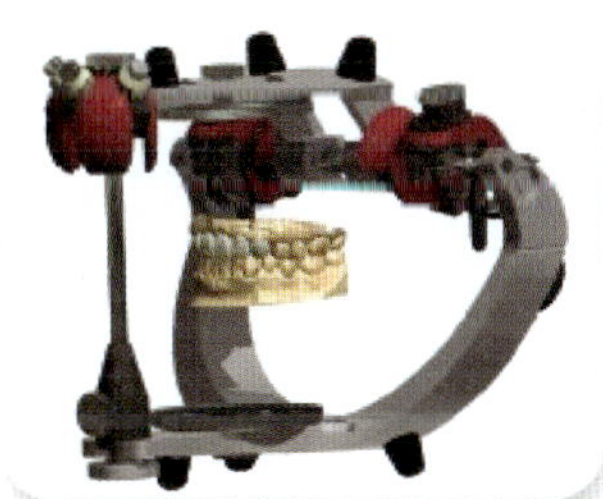
KaVo PROTAR®EVO

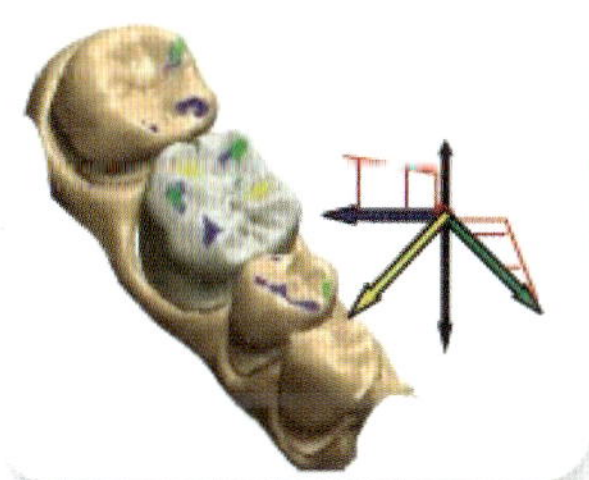
occlusion compass

Virtual articulator – 실제 교합기 같은 조작을 느낄 수 있다.

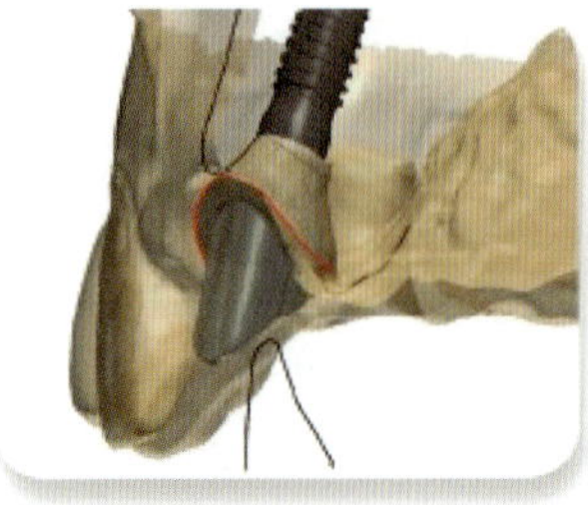

Easy design

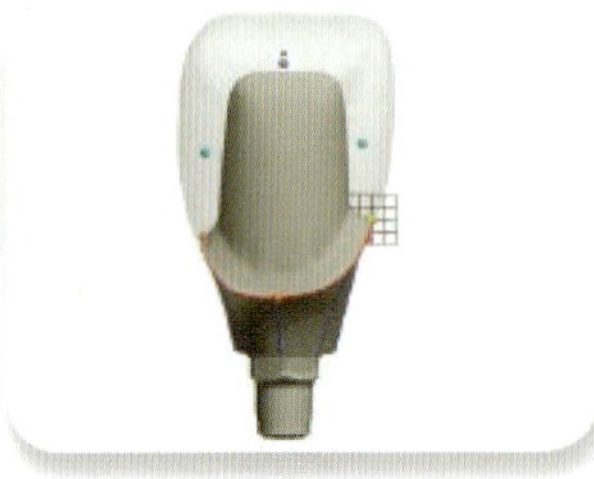

cut-back design

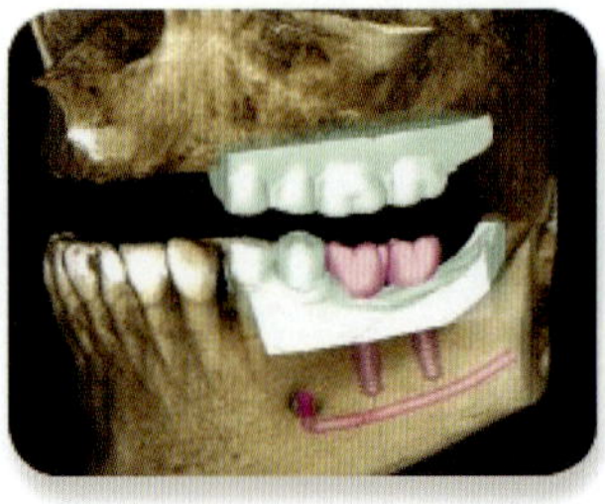

CT scan export/Import

custom abutment design

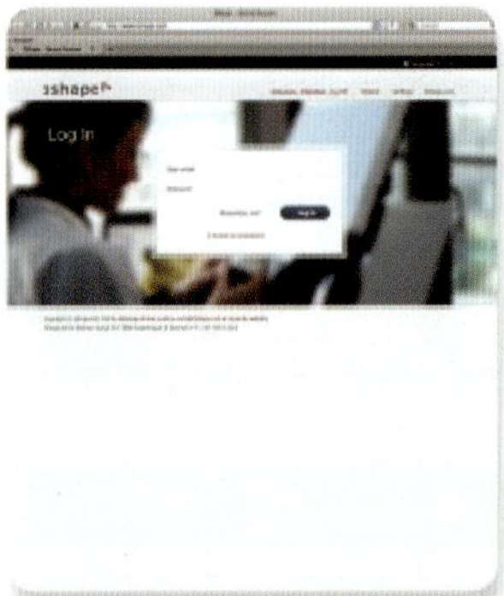

login

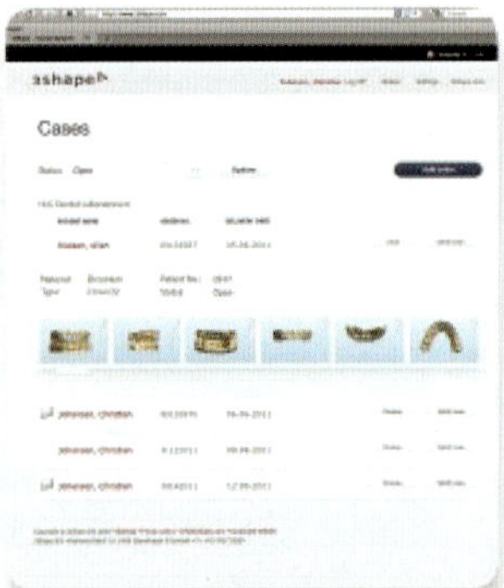

case list

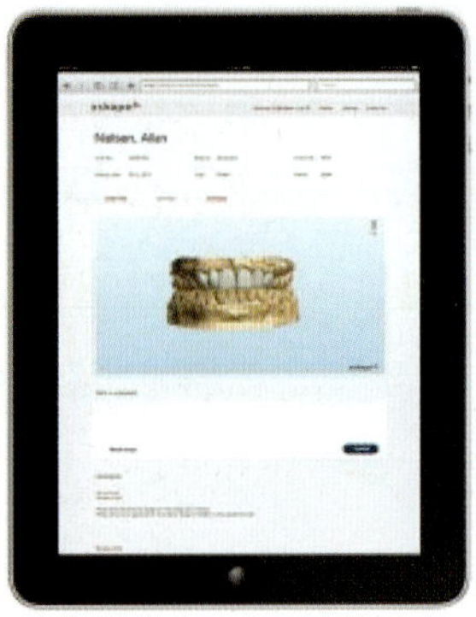

real time view

치과기공소와 치과병의원의 소통 web site

– 3Shape : 3Shape communicate

– Medit : Medit link

3shape design software

1) scan의 기능

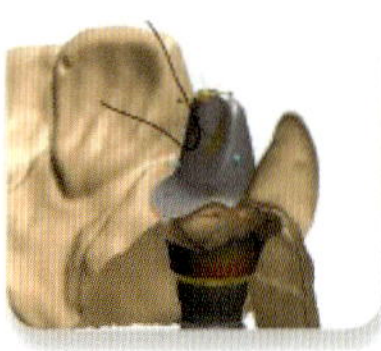
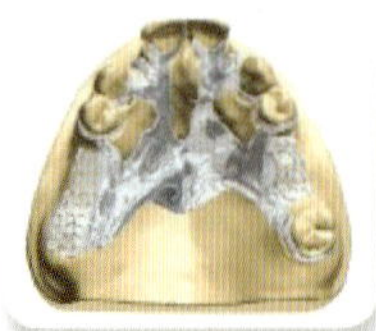
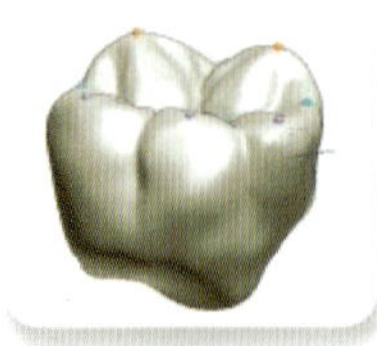
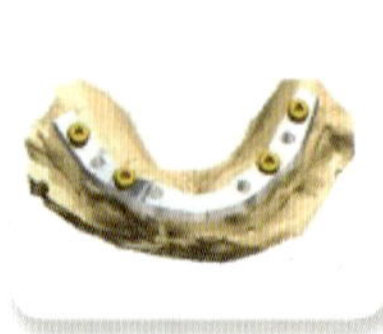
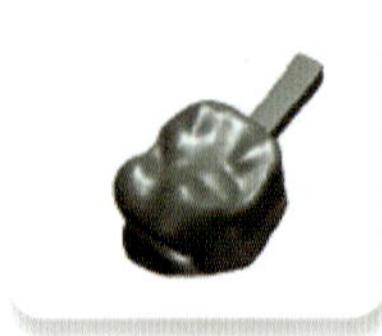
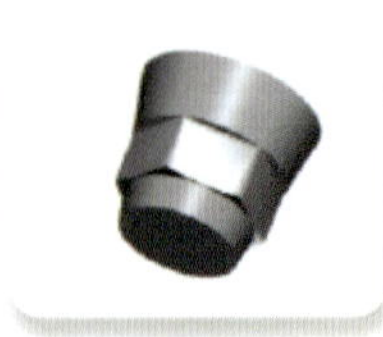

2) scan의 편리성

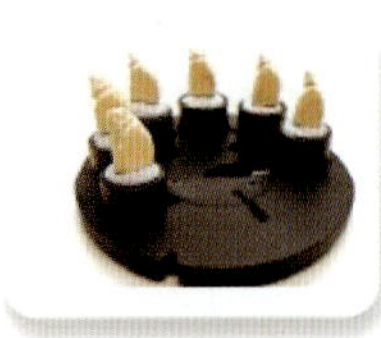
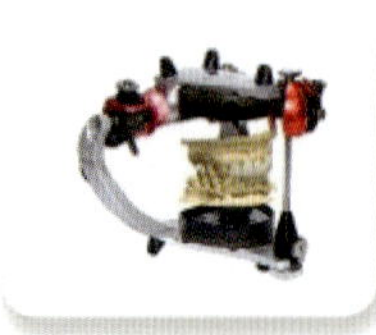
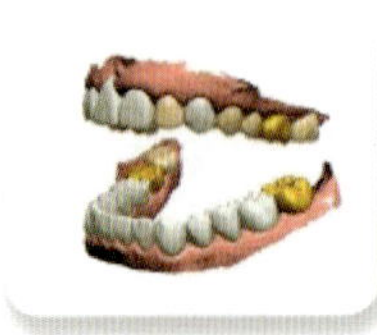
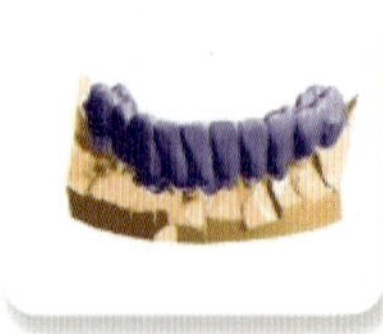
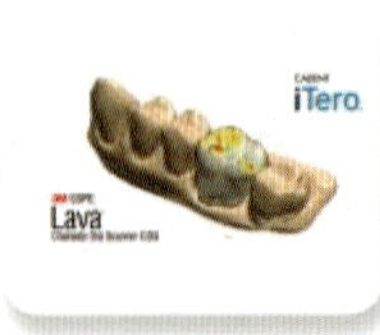

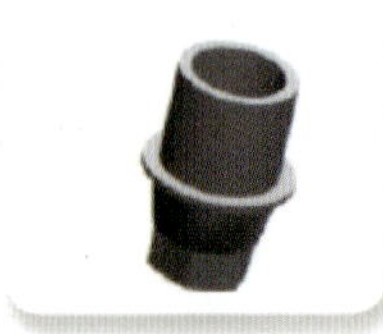

(2) 가공기(milling machine)

초기설정에서부터 간단한 조작으로 쉽고 간편하게 사용이 가능하며 동시에 제어되는 3axis + 1rotation 기술 및 생산 중에 발생할 수 있는 진동을 최소화하였으며 정전이나 user에 의한 정지등, 유사시에도 직전 진행과정을 기억하는 absolute 제어방식으로 안정성을 높였으며 ATC(automatic tool changer) 적용으로 시간 단축 및 작업자의 조작에 따른 번거로움을 최소화하였다. 또한, CAM data에 의한 효과적인 tool path를 생성하여 생산 특성에 맞는 최적의 데이터를 생성, 정확한 마진 및 교합면 형상표현이 가능하다.

Zmatch milling machine spec

Spindle 회전수(rpm)	2,000~6,000
ATC	7
제어방식	PC-NC
인터페이스	Ethernet
크기(W×H×D,mm)	850×850×800
중량	250 kg
전원	220 V, 50 Hz
Servo motor	absolute 방식
Spindle power	3,000 W

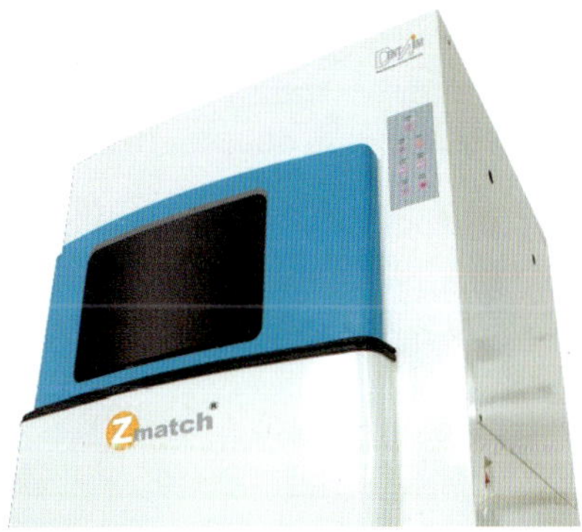

① 안정성

- Tool 진단 가능(detecting broken tool)
- 17bit absolute 방식(정전시 직전 진행과정 기억)
- 수동 제어 가능
- 자동 tool 교환 기능(7개의 automatic tool changer)

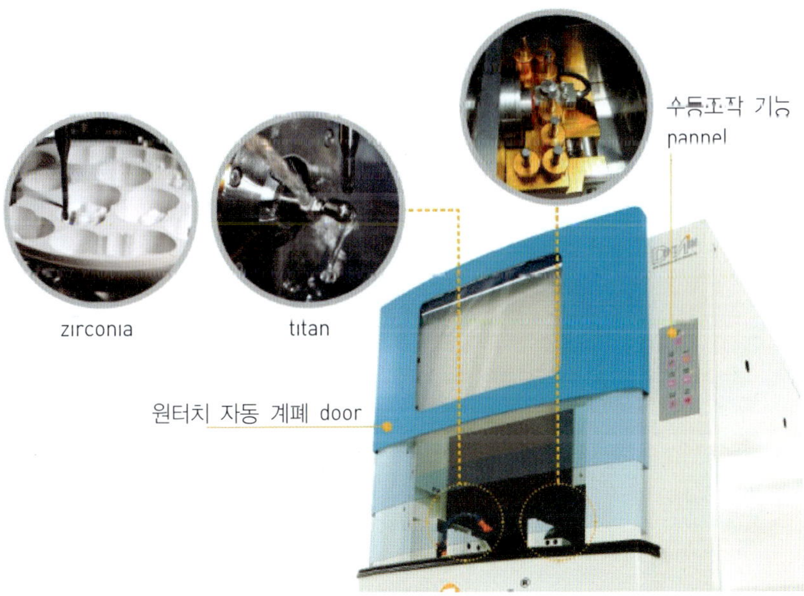

② 정밀성

- 정교한 4축 가공으로 정확한 마진 및 교합면 형상을 신속히 표현
- 이송속도와 회전속도의 조화로 최고의 절삭력 발휘
- CAM software의 가공특성에 맞는 최적의 데이터 생성

④ 활용성

- 다양한 소재, disk 및 case의 적용
  (zirconia, resin, wax, PMMA, titan abutment rod, core, full arch, full crown, custom abutment)
- Open system으로 3 shape, dental wings, exocad, delcam 등
  모든 표준형 덴탈 CAD 소프트웨어 솔루션과 호환

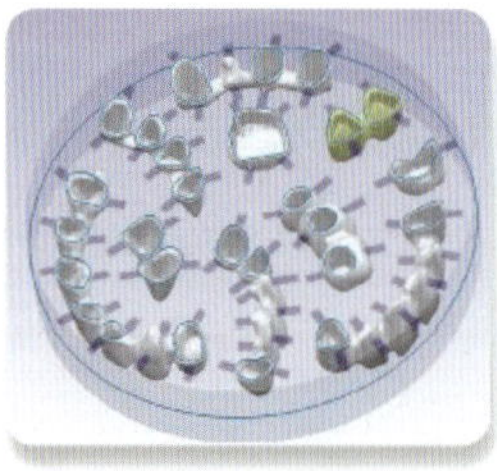

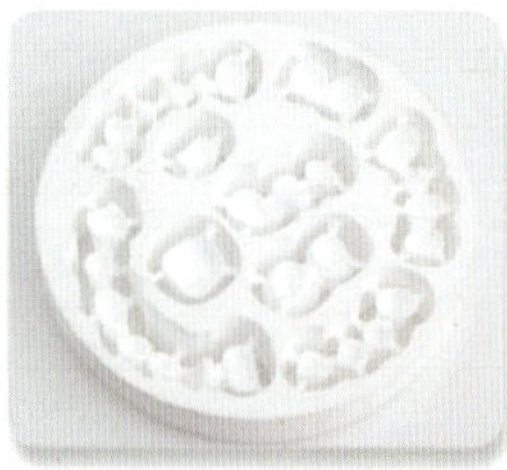

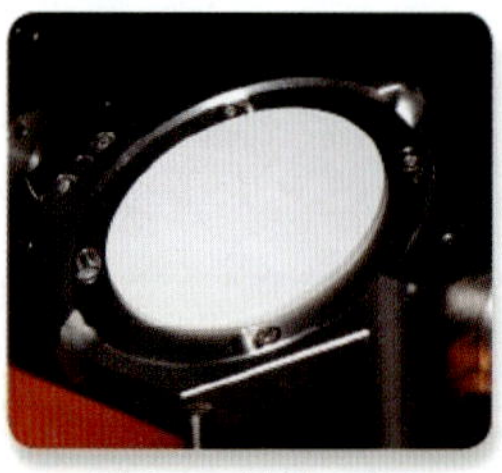

디스크, 블록 가공

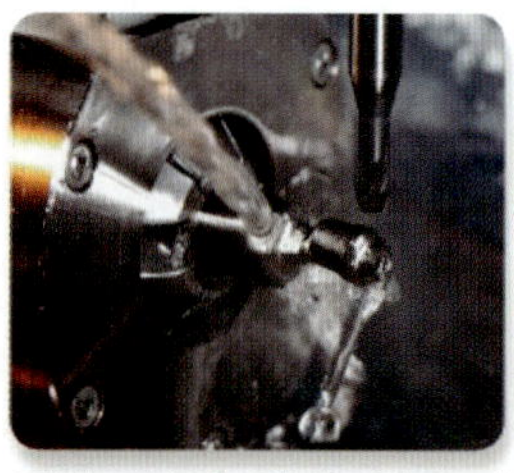

티탄 커스텀 어버트먼트 가공

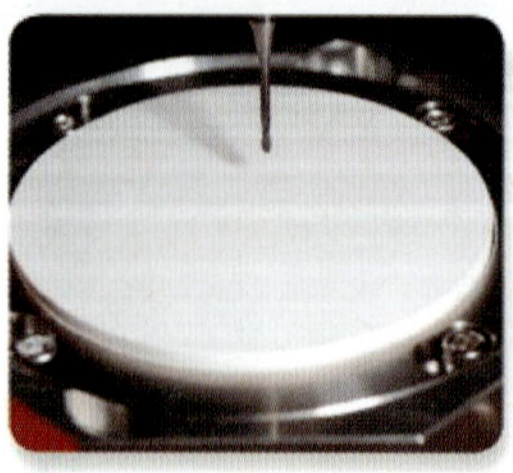

⑤ 가공 프로그램

CAM software

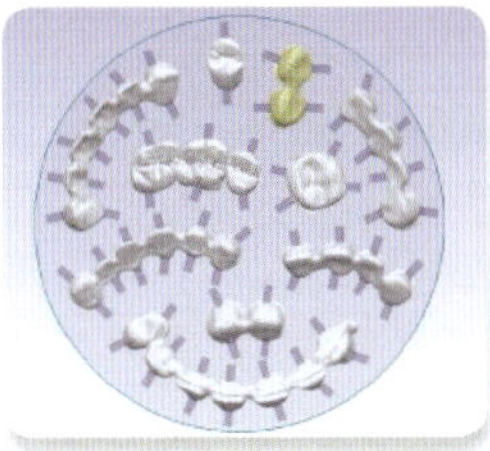

효율적인 블록 공간 활용

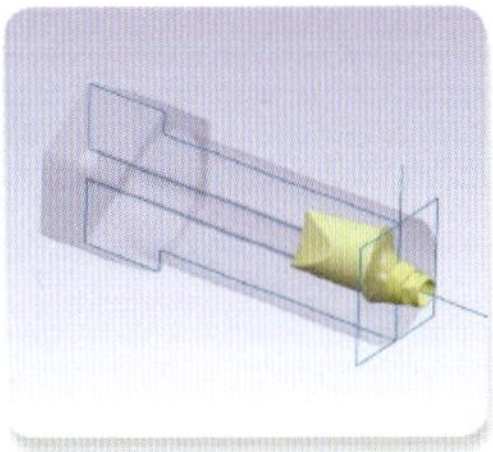

titan custom abulment 배치

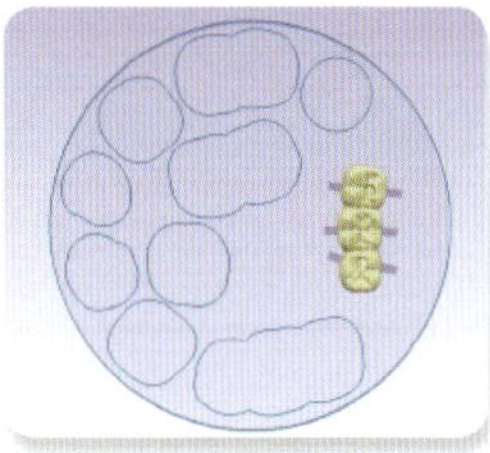

nesting 기능(기존 배치 기억 기능)

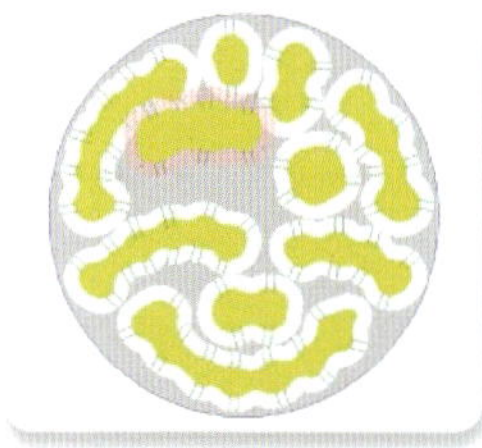

마우스 drag & drop으로 쉽고 빠르게 배치

- CAD software는 milling machine의 가공 특성에 맞는 최적의 데이터를 생성하며 간단한 조작으로 효율적인 가공이 가능하도록 지원
- 기구(tool) 및 블록(block)을 설치 후에는 작업자가 더 이상 제어하지 않고 모든 과정이 자동으로 이루어짐

(3) 소결기

소결로의 핵심인 안정적인 온도 제어 및 원터치 조작으로 사용이 가능하며 최대 100개의 소결용량을 가지고 있다.

지르코니아 소결조건에 따라 3가지 프로그램을 지원하며 균일한 열복사를 위한 내부 디자인으로 최상의 결과물을 생산한다.

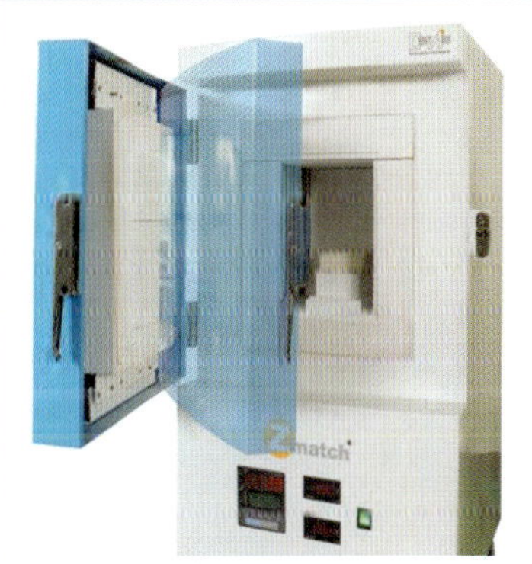

eco-therm

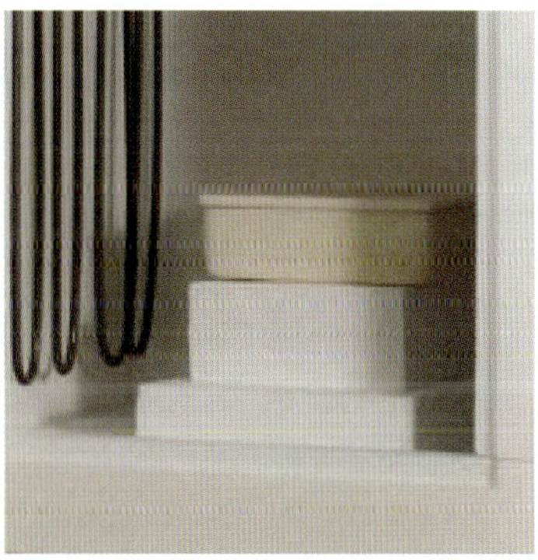

eco-therm 내부

Zmatch sintering furnace

Eco-therm ET spec

Max temp	up to 1,800℃
소결 공간(W×H×T)	100×90×100
소결	20개
Heating element	2ea
온도제어	pid Controller
프로그램	2가지(1,500℃/1,600℃)
전원	220 V
냉각용 팬 부착	

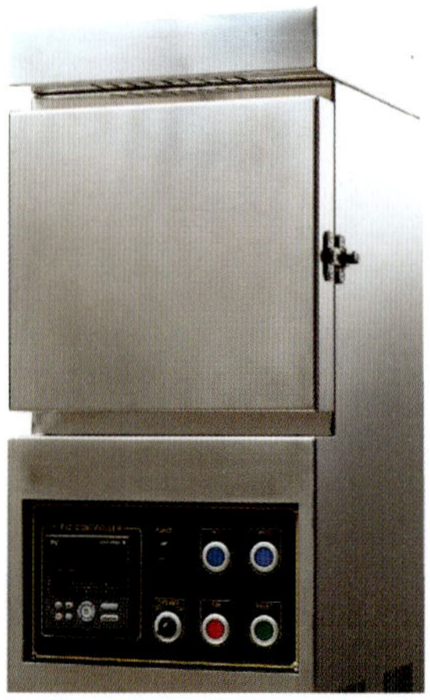

Eco-therm G spec

Max temp	up to 1,800℃
소결 공간(W×H×T)	145×130×180
소결	대용량 70개 이상
Heating element	6ea
온도제어	pid Controller
프로그램	3가지
전원	220 V
냉각용 팬 부착	

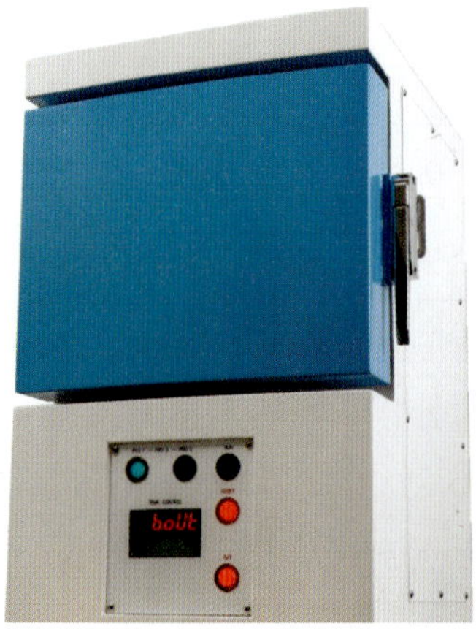

(4) 블록과 기구(block & tool)

① 블록(block)

블록은 의료기기로서 유효성, 안정성, 및 안정성 등의 품질확보를 위해 원자재 구입부터 제조, 포장, 출하에 이르는 생산공정 전반에 걸친 품질관리체계를 구축하였다.

또한, 다양한 색조(shade)의 표현이 가능하며 빛의 투과성이 우수하다.

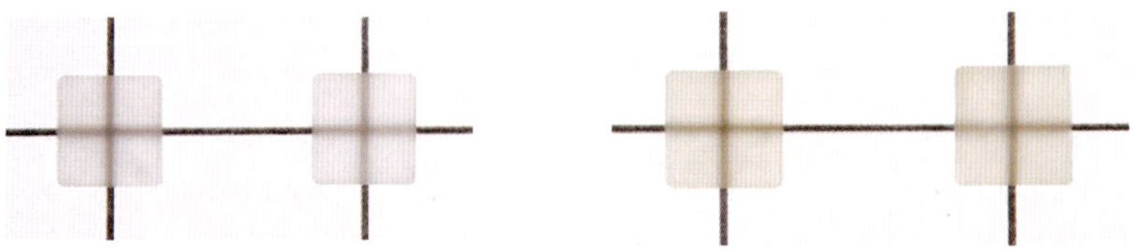

무색 유색

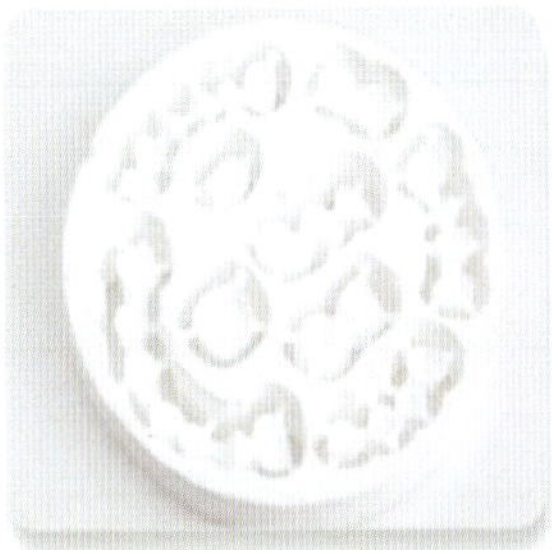

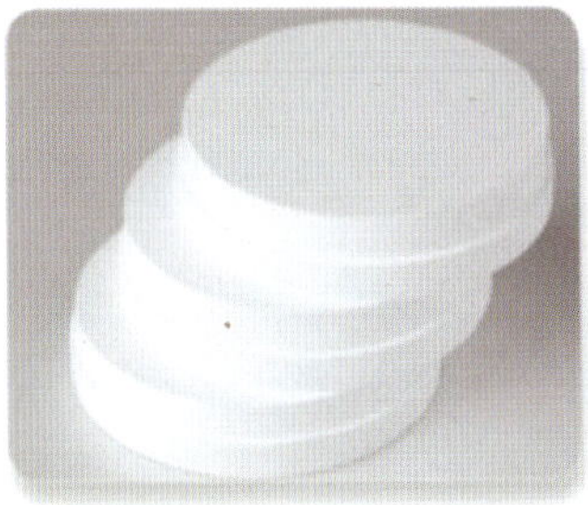

Zmatch block의 크기
10T(∅100×10 mm)
12T(∅100×12 mm)
14T(∅100×14 mm)
16T(∅100×16 mm)
18T(∅100×18 mm)
20T(∅100×20 mm)
22T(∅100×22 mm)
25T(∅100×22 mm)

Zmatch block의 종류	
A type	일반적인 반투명 core
B type	높은 강도의 long bridge 또는 불투명 core
S type	투명 및 full crown(1,500℃)
ET type	투명 및 full crown 제작용 (1,600℃)

Zmatch block 물리적 성질 및 성분

◉ Best ◎ Better ○ Good

	A Type	B Type	S Type	ET Type
물리적 성질				
강도	○	◉	◎	◎
투명도	◎	○	◉	◉
Bending strength	1,000 Moa~1,250 Moa			
Vickers hardness	1,250 Hv10			
Fracture toughness	5MPam$^{0.5}$			
성분(wt%)				

성분	
$ZrO_2 + HfO_2 + V_2O_2 + Al_2O_2$	〉99.9
Y_2O_3	5±0.2
Al_2O_2	≤0.25

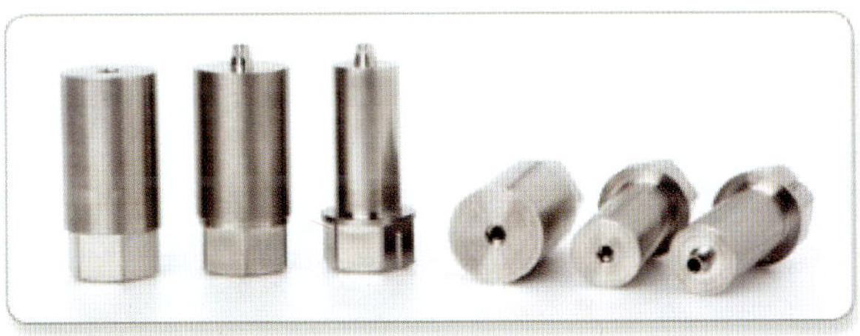

② 기구(tool)의 특징

- 자유 곡면 절삭을 위한 기능적 설계
- 최고의 경도를 가진 소재로 절삭력 극대화
- 다양한 3종류의 tool로 기능적 역할 분담 ⇛ 비용 최소화
- 다이아몬드 코팅으로 tool의 안정성 향상(zirconia)
- 기구(tool)의 종류 (5종류)
  - Zirconia : Ø2 Ø1 Ø0.5
  - Titan : Ø4 Ø3 Ø2

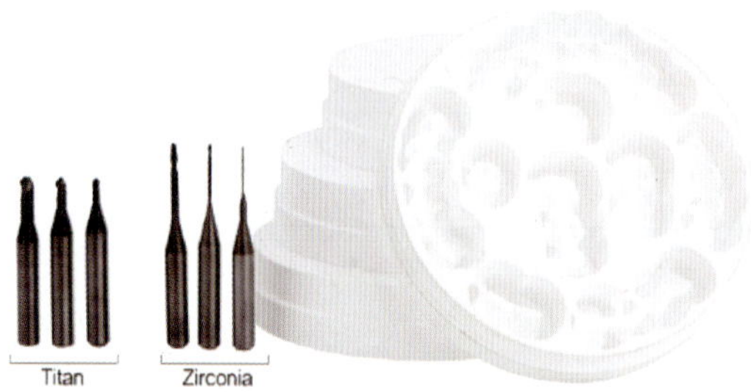

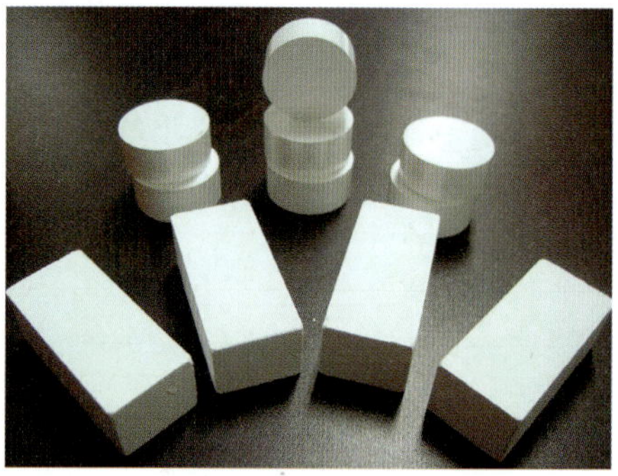

치아 형태에 따른 다양한 블록

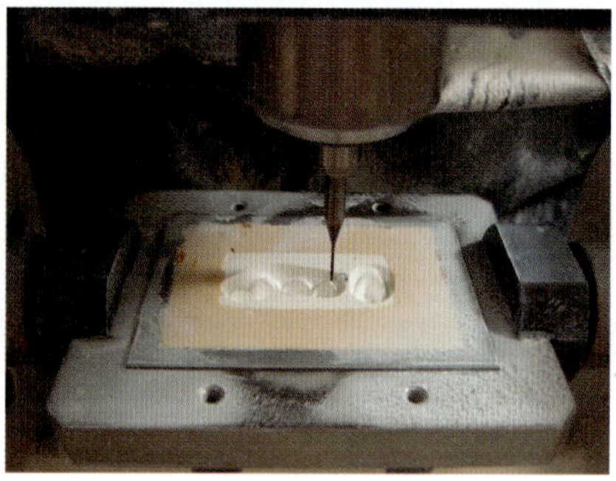

Milling 가공

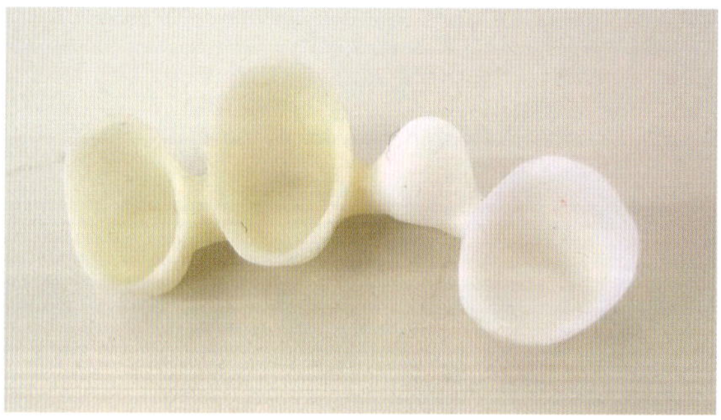

일부분만 용액 처리한 core

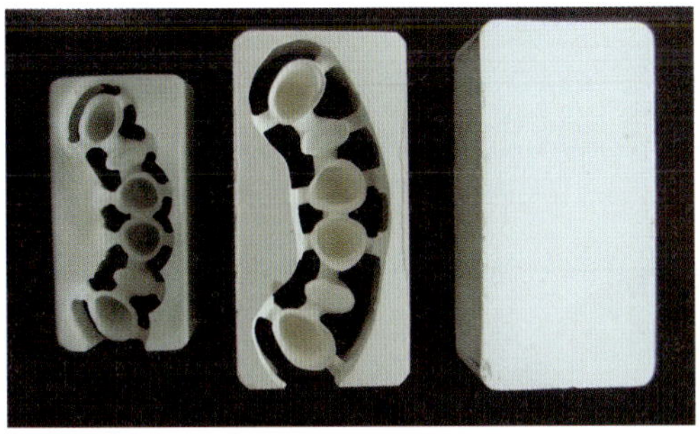

소결 후 체적 변화

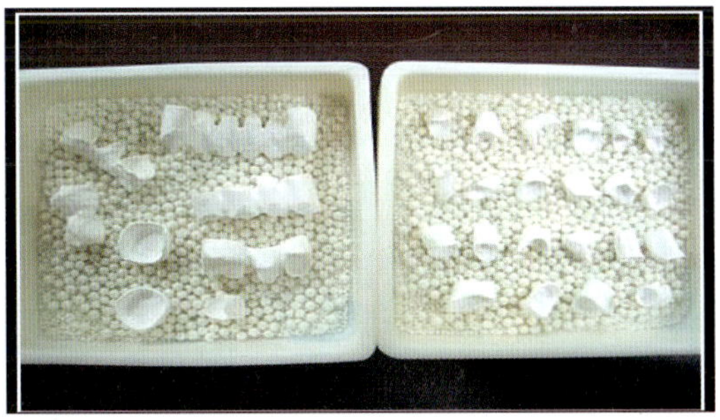

소결 전 도가니에 위치한 zirconia

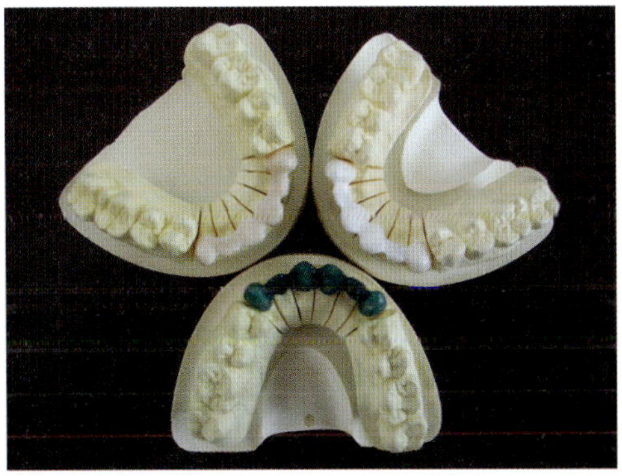

(5) 작업과정

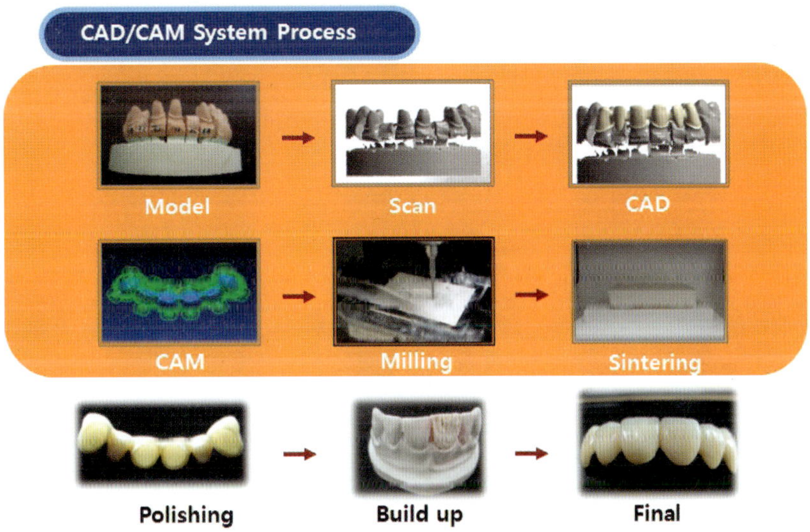

<table>
<tr><td colspan="3">작업과정 (CAD)</td></tr>
<tr><td>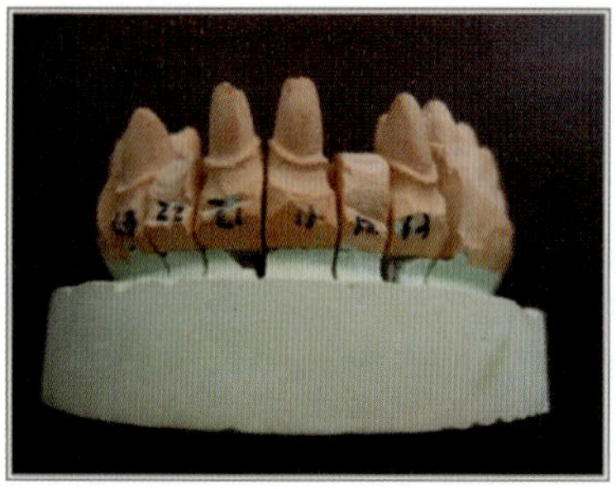</td><td>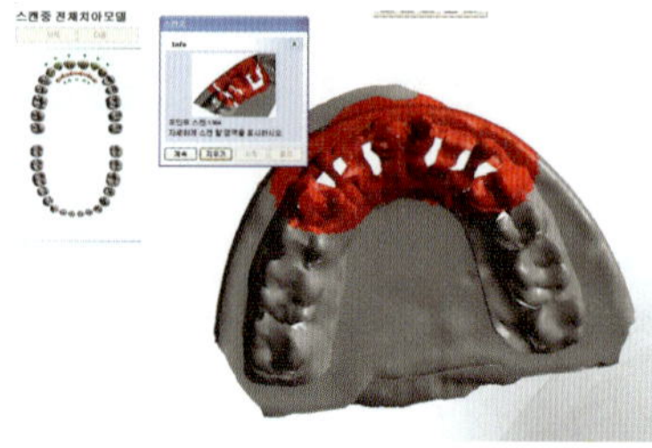</td><td>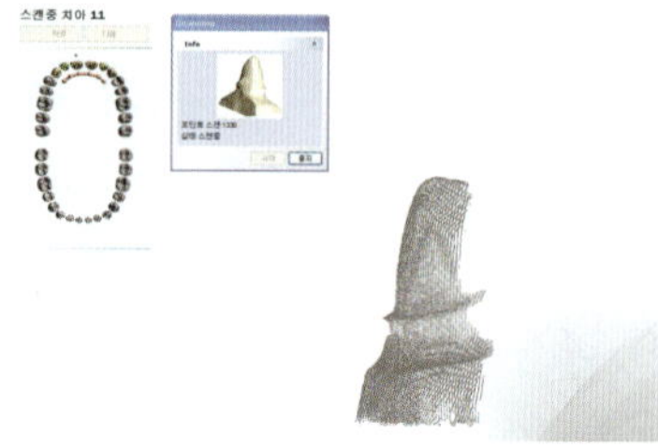</td></tr>
<tr><td>① 사전작업
석고 모형 → pin작업 및 sawing → margin ditching
※ Margin ditching 정확도에 따라 CAD design 및 작업 효율성을 높임</td><td colspan="2">② Single 또는 bridge 제작인지를 판별하여 scan single 및 bridge scan 방식은 동일
※ Wax scan은 3D spray 도포 후 scan</td></tr>
<tr><td>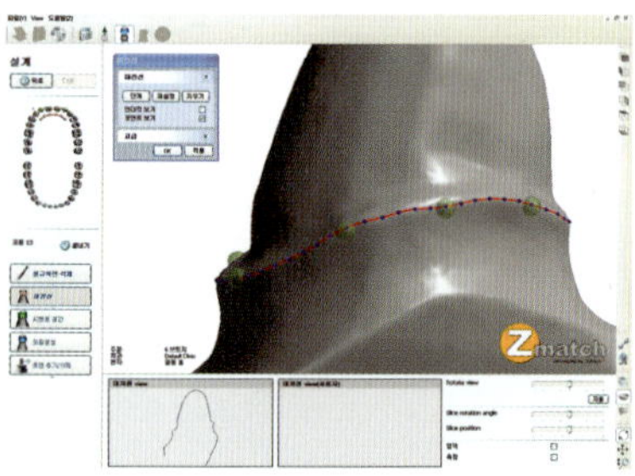</td><td>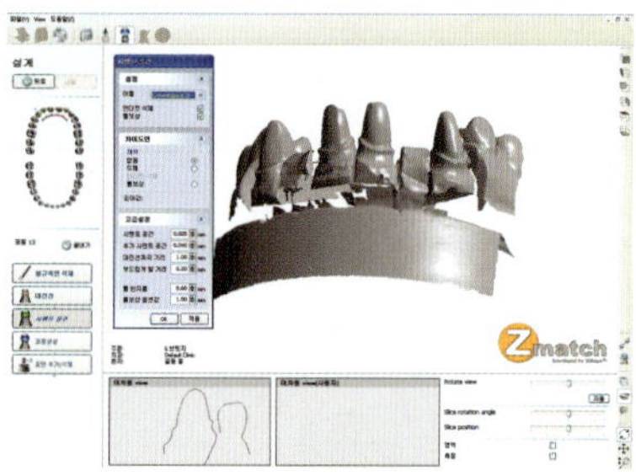</td><td>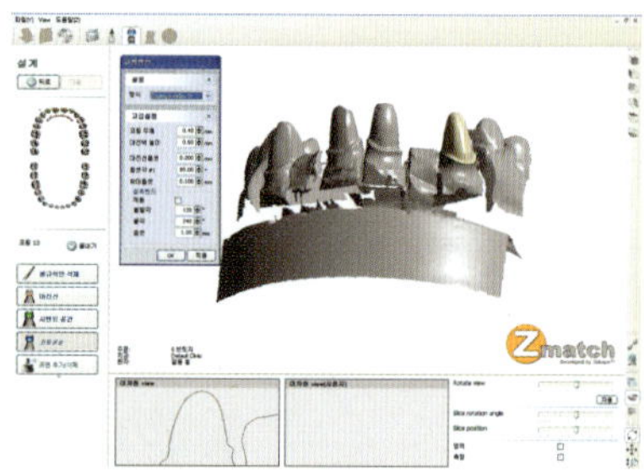</td></tr>
<tr><td>③ Scan data 자동으로 margin 생성(수동설정가능)</td><td>④ Cement space 설정(margin에서부터 단계적 적용)</td><td>⑤ Core 두께 설정 및 표면 추가/삭제</td></tr>
<tr><td>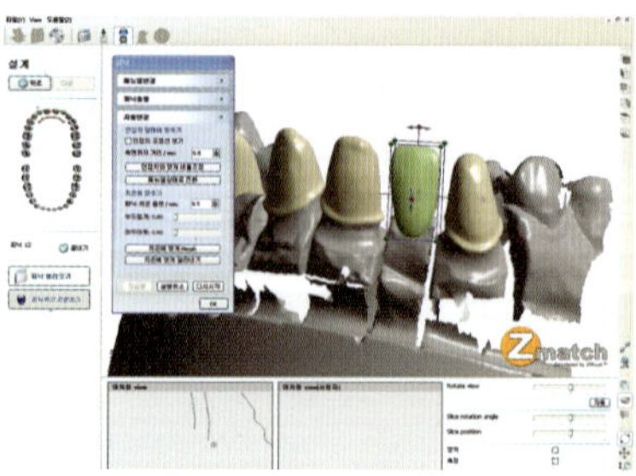</td><td>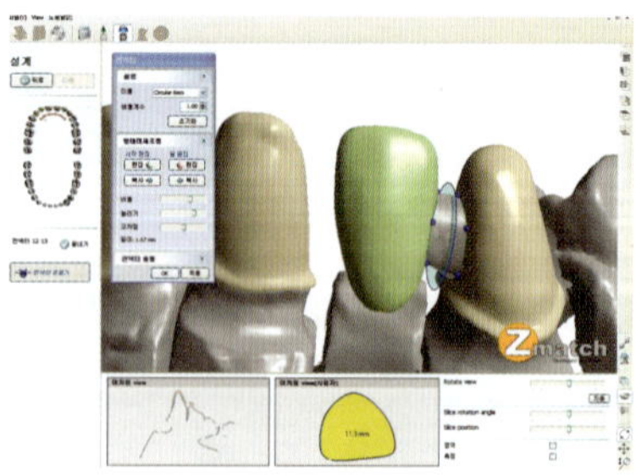</td><td>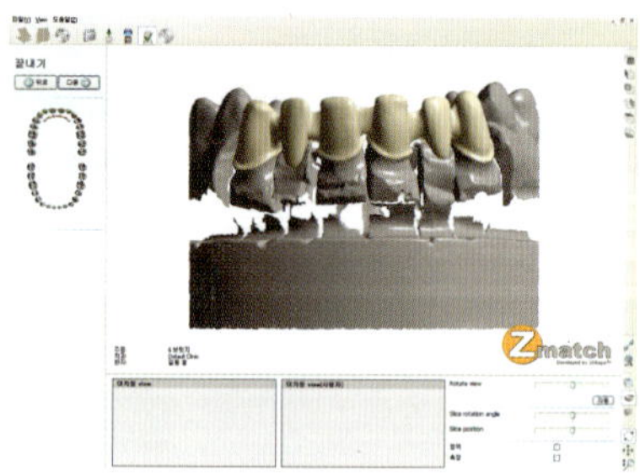</td></tr>
<tr><td>⑥ Pontic design</td><td>⑦ Connector design</td><td>⑧ CAD 완료</td></tr>
</table>

작업과정 (CAM)		
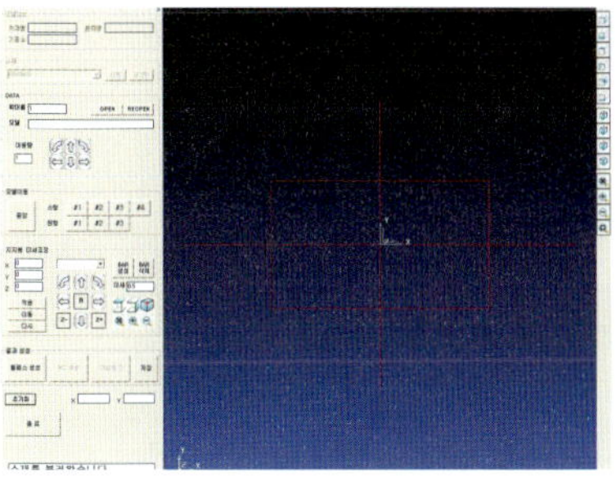	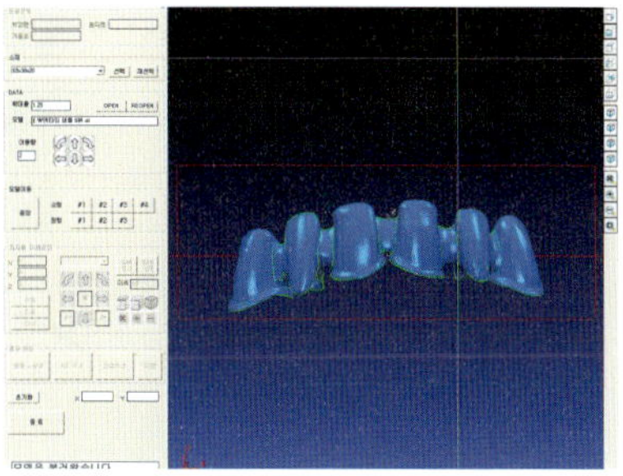	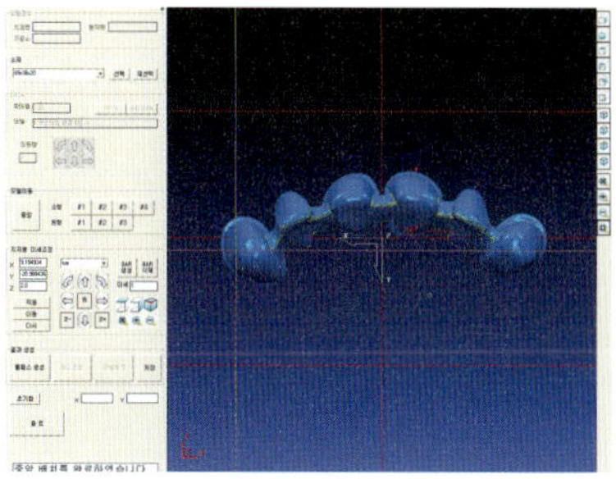
① Block 크기 선택	② CAD data 불러오기	③ Model을 이동하여 block에 배열
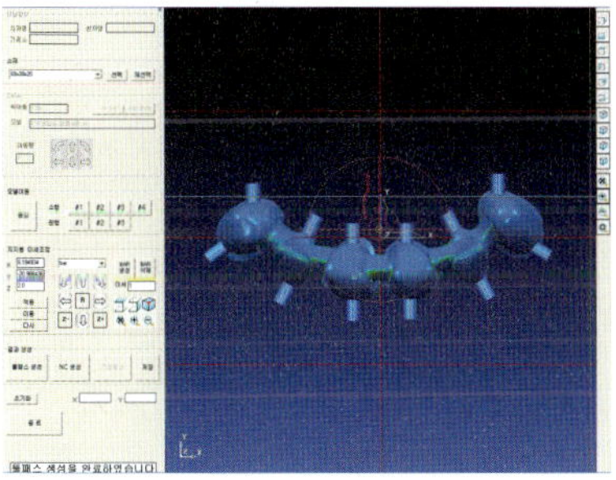	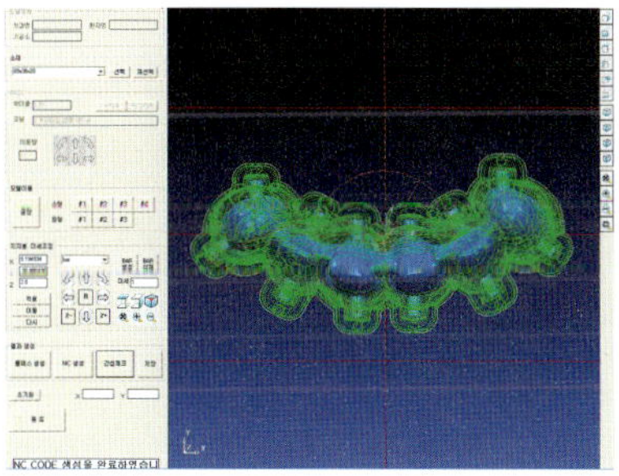	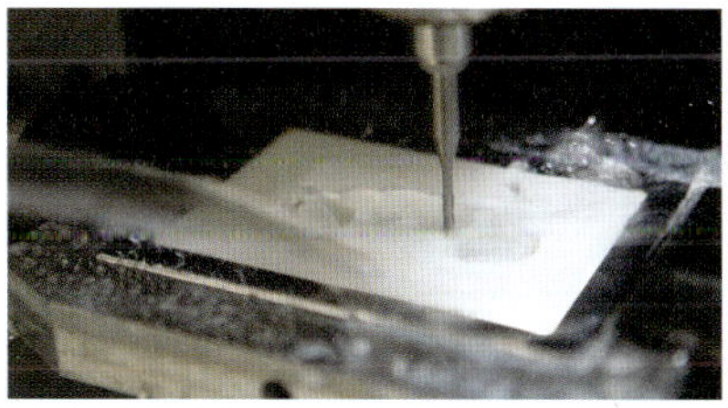
④ Core를 지지하는 bar 생성	⑤ CAM data 생성	⑥ CAM data에 의해 자동으로 tool 교환 및 생산 진행

21-2 구강 스캐너

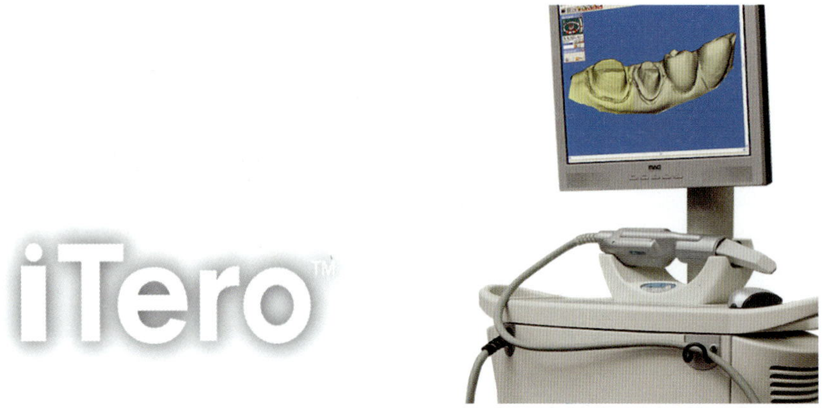

1. 구강스캐너의 변화

기존 인상채득 과정은 인상체의 변형, 뒤틀림, 기포 발생 등 많은 물리, 화학적 요인을 통한 오차가 발생한다. 하지만 디지털 인상채득의 정밀한 스캔 방식으로 remake율 감소로 효율성 증대된다. 또한 아날로그 인상채득 시 턱을 움직일 수 없어 악관절의 고통도 준다. 1회용 cover로 감염 예방과 tissue 재현으로 emergence profile 확보되어 기공작업에도 도움을 준다. open CAD/CAM과 호환되어 선진 디지털 작업 과정에 구강스캐너는 중심이 될 것이다.

2. 구강스캐너를 활용한 맞춤형 지대주(customized abutment)

구강스캔용 abutment를 이용한 인상채득으로 식립 방향와 위치를 파악하여 맞춤형 상부 임플란트를 개별 환자에게 맞게 최적의 abutment를 제작한다.

스캔 data는 정확한 tissue 재현으로 emergence profile 확보하여 기공작업에 도움을 준다.

3. Laboratory procedures working with iTero model

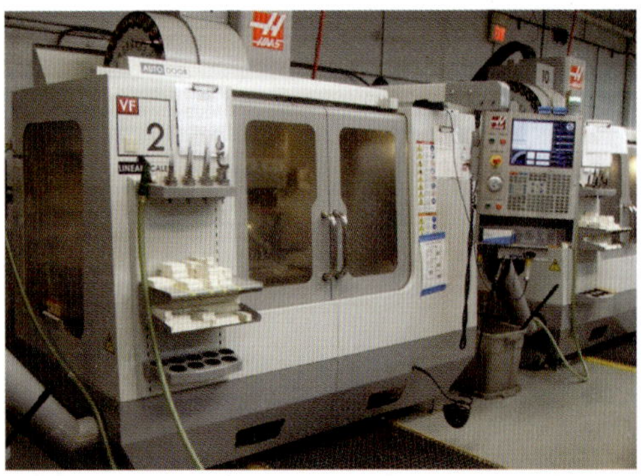

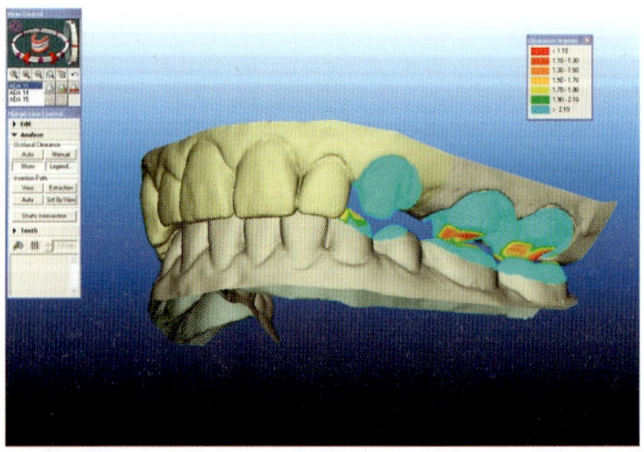

1) i-Tcro modcl: i Tero model로 작업하는 것은 치과기공소에 새로움과 혁신을 가져다 줄 것입니다. 치과의사는 i-Tero 스캐너를 사용하여 환자로부터 보다 정확한 데이터를 얻을 수 있습니다. 기공사가 원할 경우 디지털 인상 데이터를 디오의 CAD workstation을 통해 함께 화면을 보며 재검토할 수 있으며 본사 milling center에서 모델 제작 후 치과기공소로 배송됩니다.

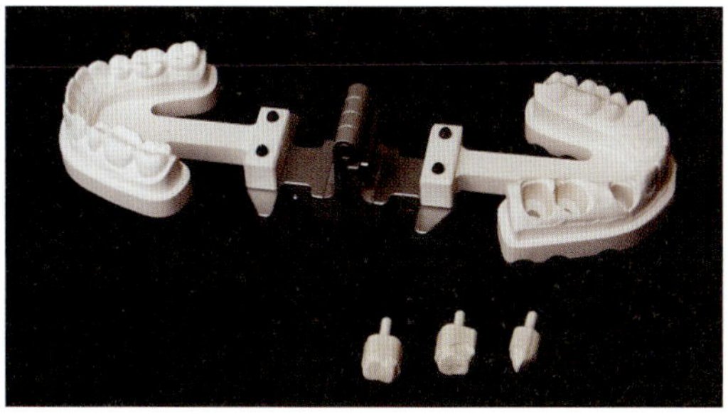

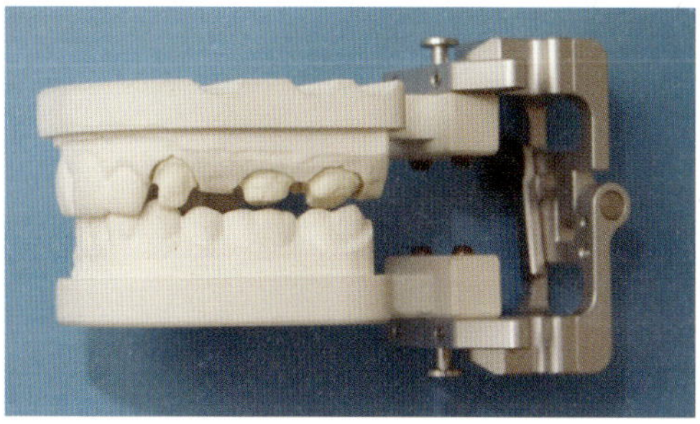

2) iTero model은 폴리우레탄 블록을 5축 milling machine으로 빌링하여 제작합니다. 잇몸 조직부위는 밀링(milling) 하는 동안 보호되므로 gum 작업이 불필요하며 보철물을 제작하는 동안 emergence profile이 확보됩니다. 모형(model)에서의 정확한 정보는 보철의 질을 높이며 구강 내에서도 정확한 적합이 이루어진다는 것을 의미합니다.

3) 보철물을 제작하기 전에 모형에서 치형이 안정적으로 착탈되는지를 확인하여야 합니다. prepped die pin의 base가 편평한 평면에서 보았을 때 정확히 안착되어야 합니다.

bridge work: 지대치는 wax framwork를 제작하는 동안 모델에 제대로 안착되어 있어야 한다.

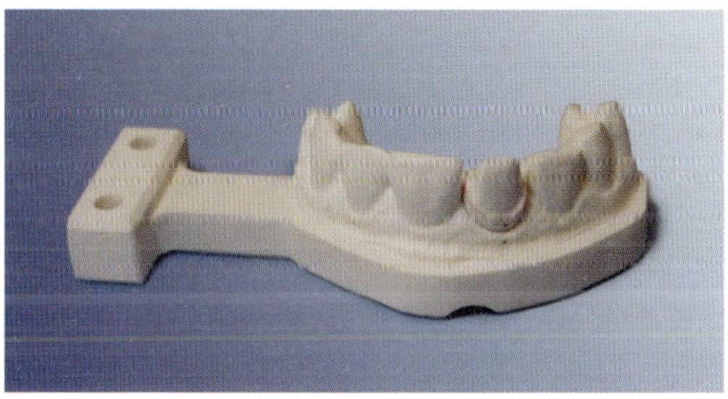

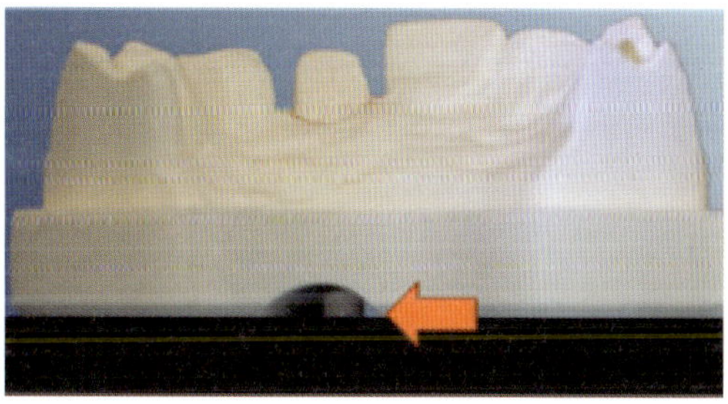

4) Contacts: iTero model은 구강을 대신하여 정확한 occlusal contact과 interproximal contact을 제공합니다. over contoured porcelain and contact은 구강 내에서 seating하는 동안 추가적인 조정 시간을 필요로 하게 하지만 iTero model은 seating 시간을 단축시키며 치과의사가 구강에서 치실로 contact check 하는 것을 iTero model에서도 적용할 수 있습니다.

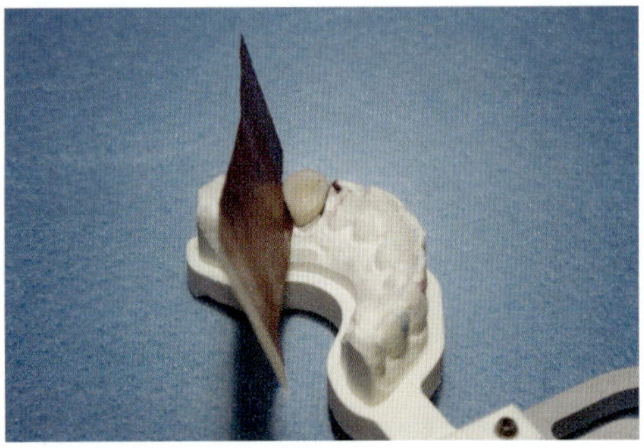

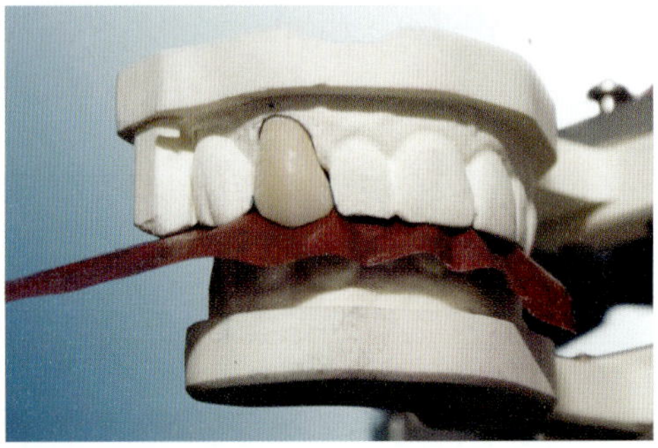

5) Preparing the prepped die

- Margin mark는 red or blue pencil로 석고 치형과 동일하게 합니다.
- 폴리우레탄으로 제작되었기 때문에 파절에 대한 우려는 없습니다(die seal을 하고자 하실 때에는 기존에 사용하시던 치형 경화제(die hardener)를 사용해도 무방합니다.)
- 납형 조각과 blockout 시 기존에 사용하시던 왁스를 그대로 사용하시면 됩니다.

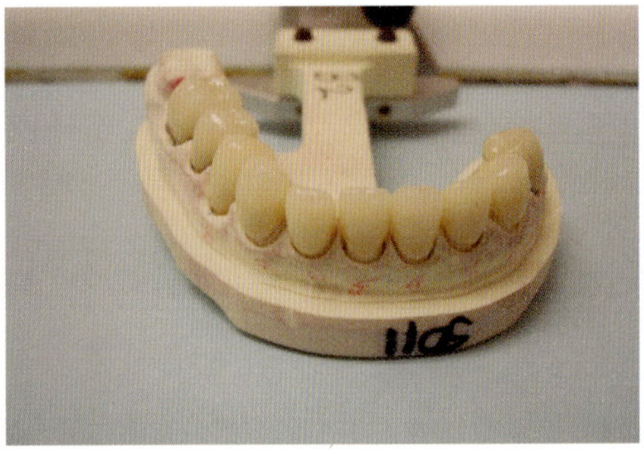

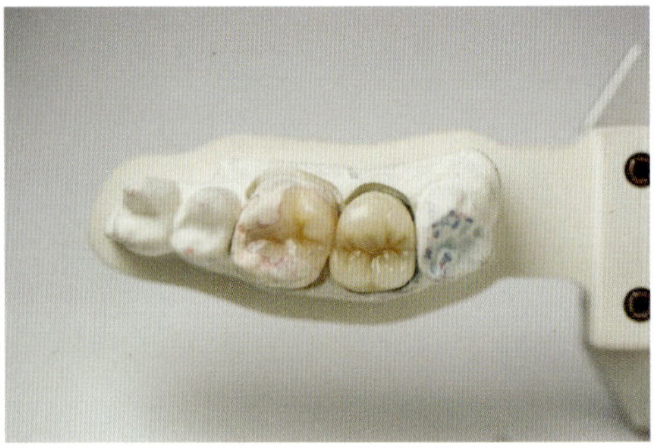

6) 교합기는 모든 iTero model에 centric occlusion을 제공합니다. 모델이 적절히 부착(seating) 되었을 때는 교합기와 수평을 이루는 모습이며 부적절하게 부착(seating) 시에는 모델과 교합기 사이에 공간이 생긴 것을 알 수 있습니다(그림 21-1, 2). 화살표가 가리키고 있는 black wing nut는 모든 치아가 prepped되거나 occlusal stop이 필요할 때 중심교합이 제자리에 고정되도록 유지시켜 줍니다(그림 21-3).

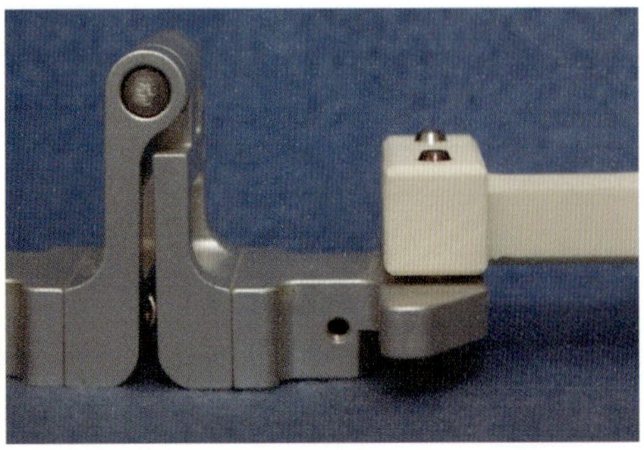

그림 21-1 부적절한 교합기 장착

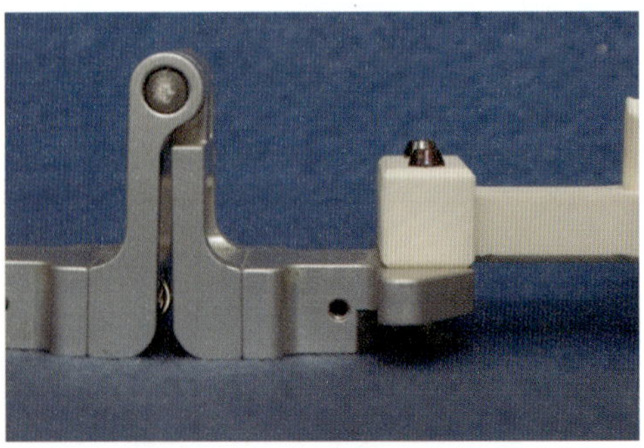

그림 21-2 적절한 교합기 장착

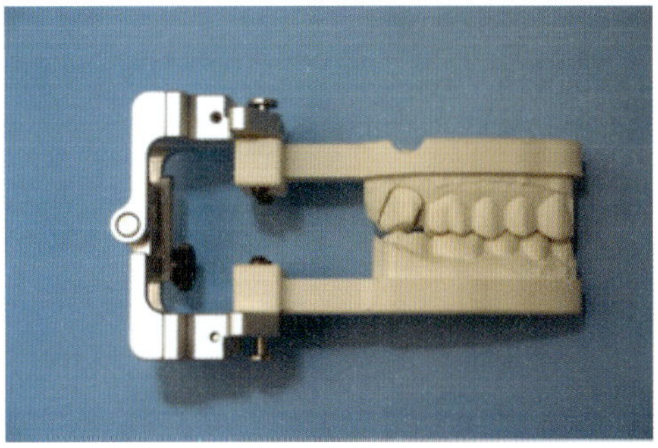

그림 21-3 중심교합 상태 확인

4. 구강스캐너 I-tero를 이용한 제작과정

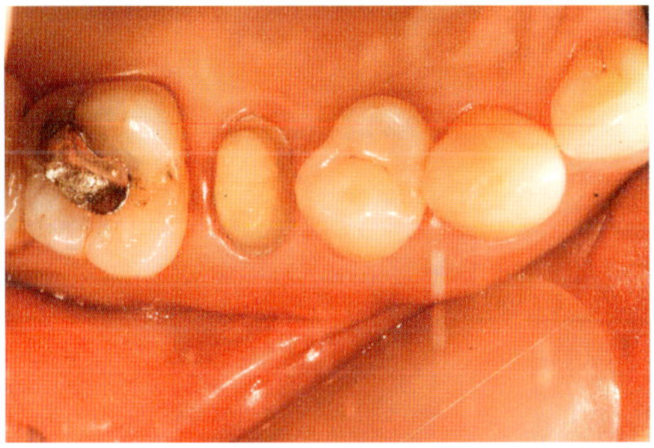

그림 21-4 치아삭제

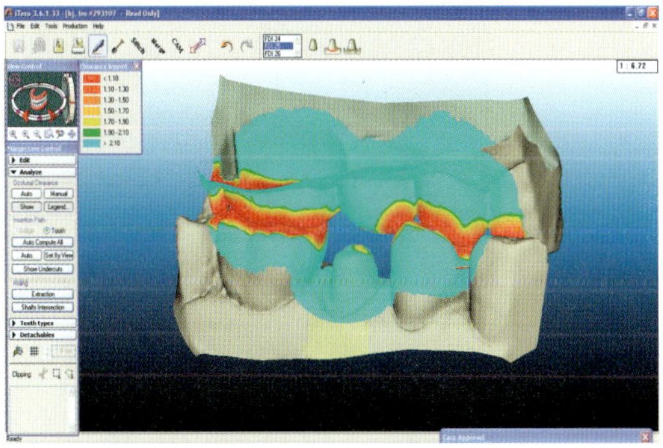

그림 21-5 구강 스캔 후 확인

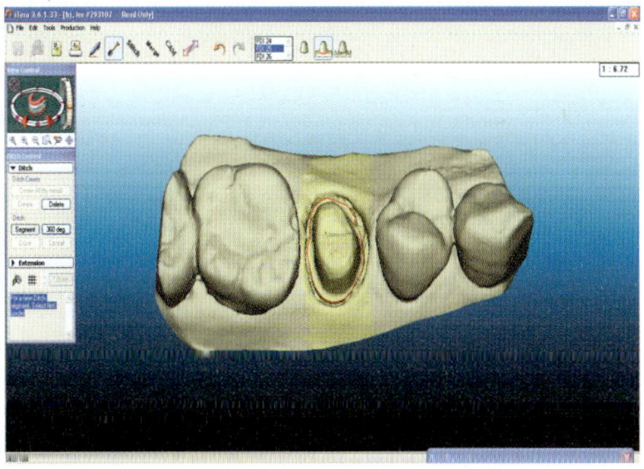

그림 21-6 삭업시대지 변연 설정

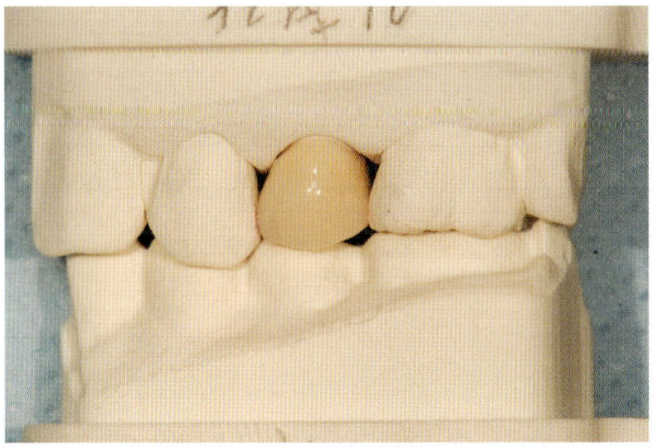

그림 21-7 I-tero 모형을 이용한 보철제작

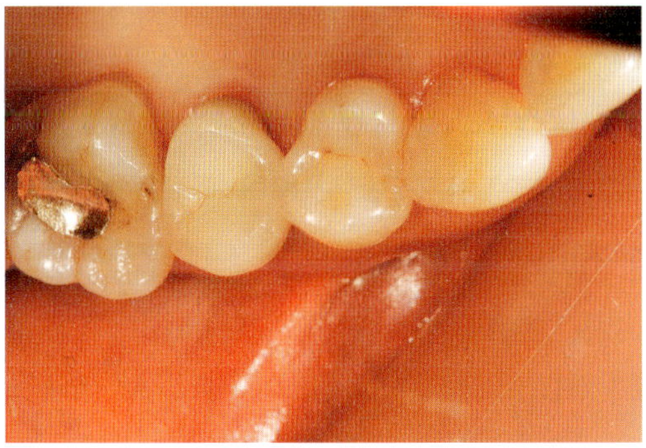

그림 21-8 환자 구강 내 시적

21-3 Zirkonzahn CAD/CAM system

1. Zirkonzahn 5-TEC system

Zirkonzahn 5-TEC system은 치과분야에서 치아를 제작함에 있어 가장 적합한 장비를 개발해야겠다는 덴탈 테크니션들의 염원과 열정이 만들어낸 시스템이다. 이것은 scanner와 CAD software, milling machine 그리고 각종 재료에 이르기까지 여러 회사 제품의 개별 조합이 아닌 zirkonzahn total solution으로 제공되는 시스템이다.

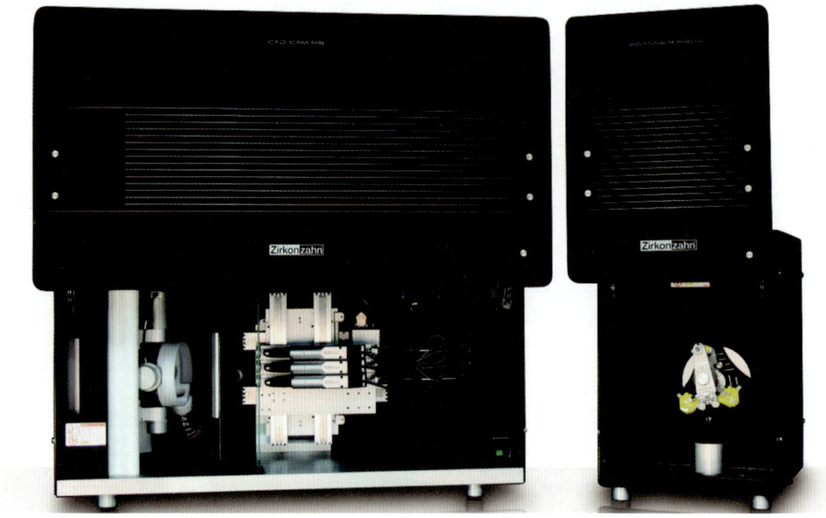

Zirkonzahn CAD/CAM

1) 적응분야 및 가공 소재

Zirkonzahn 5-TEC system은 지르코니아 coping과 crown & bridge, zirconia full crown (prettau), inlay/onlay, veneer, telescopic, attachment, zr-milled bar, hybrid type의 overdenture, implant custom abutment, screw retained bridge 등 모든 분야의 보철에 적용할 수 있는 시스템이다. 밀링 가능한 소재로는 지르코니아, PMMA(composite resin), 왁스, 크롬코발트, 티타늄, 알루미나, wood 등이 있다.

2) 스캔방법 및 스캔시간

스캔방법은 두 대의 정밀 카메라에 의한 optical scan(strip-light projection)방식을 취하고 있다. rotation과 tilting을 이용한 5축 스캐너이므로 모든 언더컷을 스캔할 수 있으며, 스캔 시간은 1~2 min/unit 정도 소요된다.

3) 소프트웨어 기능

Zirkonzahn system의 CAD software는 작업의 편의를 위한 다양한 기능들을 갖추고 있다.

첫째, 기본기능으로써 자동마진설정, cement gap 및 정밀도 설정, 조각도 기능, 자동파닉(pontic) 설정, 가공치와 치은과의 거리설정, 다양한 형태의 연결장치(connector) 설정, coping의 단면도 및 두께 측정기능 등이 있다.

둘째, 특수기능으로써 zirconia full crown(prettau) 제작, anatomical tooth library, 교합 운동 및 마모치아 재현, shrinkage 및 cut back, 브릿지의 삽입로 설정, tilting 방지용 받침대 생성, 내면 언더컷 인식 후 밀링각도 계산, 밀링할 크라운의 표면성상 선택기능 등이 있다.

셋째, 교합 및 인접치 관계에서는 접촉되는 모든 면은 항상 색으로 표시되며 그 정도를 색상의 차이와 수치로 확인할 수 있다. 접촉면 모두를 자동 삭제함으로써 교합관계상의 마모치아를 재현할 수 있으며, 인접치와의 관계에서는 surface contact을 유도할 수 있다.

넷째, 치아자료실을 무한대로 활용할 수 있다. 즉 자료실 내의 두 가지 기본모델 이외에 모델링이 잘된 크라운을 저장해 놓은 후 사용할 수 있으며 mirror scan으로 환자 본인의 동명치아를 불러올 수도 있다. 또한 스터디 모델이나 왁스 조각한 크라운을 네이터 베이스화하여 사용할 수도 있다.

다섯째, mesh 기능을 활용함으로써 광학스캔의 문제점을 극복할 수 있다. 즉 일반적으로 sawing을 하지 않는 임플란트 케이스의 경우 광학스캔의 한계상 스캔작업에 문제가 발생할 수 있으나, 메쉬기능을 활용하면 이러한 문제들을 손쉽게 해결할 수 있다.

4) 가공방식

Zirkonzahn modellier를 통해 만들어진 zzn 파일을 CNC 파일로 변환시키면, automatic으로 CNC 밀링기에 내장된 PC 보드로 전송된다. 이때 사용자가 원하는 재료와 형태의 블록을 장착시키면, 컴퓨터가 연산한 밀링 전략파일의 경로를 따라 밀링이 이루어진다.

5) Milling bur 종류/밀링시간 및 정밀성

Milling bur는 사용되는 재료별로 지르코니아용과 레진용, 그리고 왁스용으로 나뉘어진다. 지르코니아용은 다시 C&Br. 밀링용 4종(Ø2, Ø1, Ø0.5, Ø0.3)과 임플란트 밀링용 3종(Ø2, Ø1.5, Ø0.6)으로 나뉘어지는데, 레진용 밀링 버 또한 지르코니아용처럼 모두해서 7가지 종류가 있다. 다만 왁스용 밀링 버는 3종(Ø2, Ø1, Ø0.5)만이 있다.

밀링시간은 단순한 coping의 경우 12~15 min/unit 정도 소요되며, 지르코니아 풀 크라운처럼 큰 사이즈를 밀링할 경우 bur의 이동거리가 멀어지는 관계로 평균 17~20 min/unit 정도 소요된다. 이때 밀링의 상태는 5 μm/micron 이내의 고정밀성을 갖는다.

6) 블록 특징

지르코니아 블록의 경우 biaxial pressing과 iso-static pressing으로 만들어졌으며, block의 형태는 원

판(∅95 mm)이다. 투과도 및 용도별로 두 종류(trans block, prettau block)로 나뉘어지며 각각의 블록은 다시 두께별로 5종류(10 mm, 14 mm, 18 mm, 22 mm, 30 mm)로 구분된다.

참고로 trans block은 coping용으로 사용되며, prettau block은 지르코니아 풀 크라운용으로 사용되며 고투과성을 가진다.

PMMA(temporary) block의 경우 long/short term용으로 나뉘어지며, 이는 다시 shade 별로 구분된다. 또한 X-ray가 투과되는 재료인지 여부에 따라서 다시 세분화되며 다양한 종류가 출시되고 있다.

왁스 블록(wax block)은 색상별로 3종이 있으며, 각각의 색상에 두 종류의 두께(10 mm, 16 mm)가 있다.

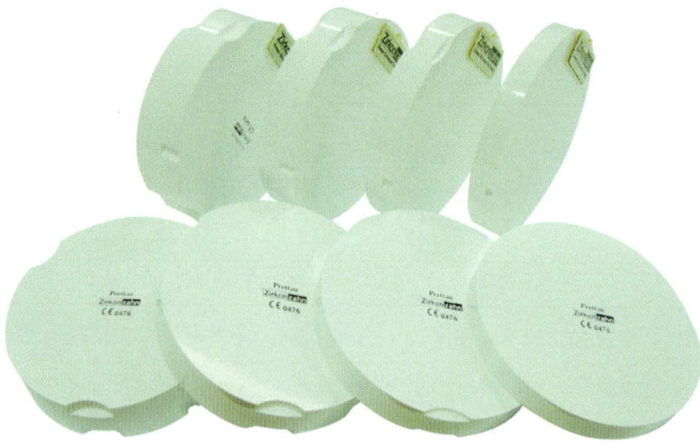

Zirkonzahn block

7) Core shade 종류 및 소결 방식

기본적으로 zirkonzahn의 block은 원하는 vita shade를 모두 재현할 수 있다. 하지만 블록의 종류에 따라 shade 구현방법이 다르다. 먼저 trans block의 경우 재현하고자 하는 color liquid에 dipping을 함으로써 shade를 재현한다. 하지만 prettau block의 경우는 좀 다르다. 왜냐하면 prettau block는 지르코니아 풀 크라운을 재현해야하므로 크라운의 부위별 색을 재현해야 한다. 따라서 brush를 이용하여 special liquid로 도포횟수를 통해서 색을 구현한다.

그런 다음 일정시간 건조 후에 thermal sintering furnace로 소결한다.

8) Zirkonzahn CAD/CAM system의 특징

한글버전으로 지원되는 다양한 프로그램 옵션이 있으며, zirconia full crown 형태로 자유자재로 cut back할 수 있음은 물론 동시에 전악(full mouth)까지 제작할 수 있다. 이때 치아자료실의 다양한 모델뿐 아니라, 환자본인의 동명치아를 불러올 수도 있고(mirror scan), 자신이 모델링한 크라운을 저장해 놓은 후 언제든지 불러서 사용할 수도 있다. 또한 스캔 데이터 상의 인접치도 저장해 놓은 후 치아모델로 사용할 수도 있다. 그리고 왁스나 레진으로 조각한 크라운을 교합관계까지 그대로 재현할 수 있는 double scan 기능을 활용하면 hybrid type의 over denture까지 작업할 수 있다.

특히 5-TEC는 임플란트 프로그램과 교합기 프로그램이 보강되면서 강력한 무기를 장착하게 되었다. 우선 임플란트 프로그램과 관련해서는 전 세계 유명 임플란트 제품의 데이터가 모두 들어가 있으며 이들 데이터를 활용하여 customized abutment를 자유자재로 제작할 수 있으며, custom abutment와 full crown의 동시작업이 가능해졌다. 이러한 abutment를 지르코니아로 밀링할 수 있을 뿐 아니라, 기성의 titan base 위에 실린더 형태로도 밀링이 가능하다. 5-TEC는 screw retained bridge를 full crown 형태 뿐 아니라 수축시킨 형태로 전악(full mouth)까지 제작할 수 있음은 물론이다. 또한 인레이(inlay)와 attachment, 그리고 zr-milled bar 프로그램도 구비하고 있다.

여기에 덧붙여 articulator program은 교합운동 시뮬레이션으로 웬만한 교합기 운동을 재현할 수 있지만 이 프로그램은 여기가 끝이 아니다. 향후 face bow 기능까지 추가될 계획이기 때문이다.

Open system이라 구강스캐너의 스캔데이터(STL 파일)를 메일로 전송받아 곧바로 작업이 가능하며, 이를 5+5축 동시밀링 시스템으로 밀링하게 된다. 지르코니아 밀링을 기본으로 wax, PMMA, Cr-Co 금속까지 밀링가능하며, titanuim block과 ceramic block이 출시된다. 특히 soft Cr-Co block을 사용할 수도 있는데, 스핀들에 무리를 주지 않고 손쉽게 밀링할 수 있는 재료이며, 확대 밀링 후 소결과정을 거쳐 수축시킬 수 있는 블록이다. Cr-Co의 특성상 산화막이 형성될 수도 있으나 소결로에 진공과 아르곤 가스 충전 기능이 있어 걱정할 필요가 없게 된다.

2. Zirkonzahn archive procedure

1) "치과정보"란에 거래 치과명을 입력한다. 치과명은 한번만 입력해 놓으면 다음부터는 다시 입력할 필요가 없게 된다.
2) "환자정보"란에 환자명을 입력한다. 이때 이 환자 케이스에 사용할 대합치의 종류도 입력한다. 실리콘 바이트를 대합치로 대신할지, 아니면 대합치 자체를 스캔 데이터로 활용할지, 아니면 교합기 프로그램

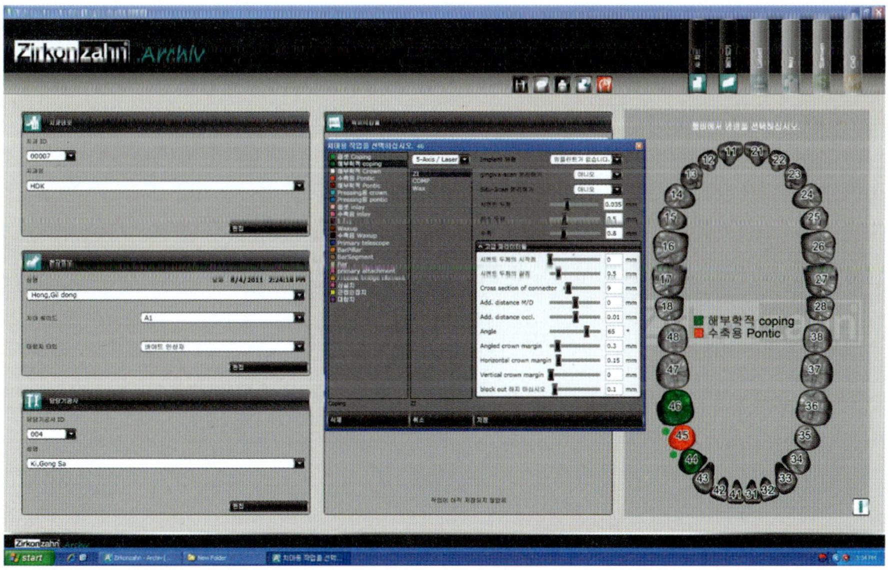

을 사용할지를 결정한다. 그런 다음 치료할 보철물의 shade도 입력해놓는다.

3) "담당기공사"란에는 작업자의 이름을 한번 입력해 놓으면 계속 사용할 수 있게 된다.

4) 제작의뢰서에 기재된 작업상 주의사항도 입력해놓을 수 있으며, chair side에서 촬영한 각종 사진데이터를 옮겨 놓을 수 있다.

5) 치식을 설정한다. 이 단계에서는 보철물의 종류(프로그램의 종류 선택)를 선택하고 작업방향을 결정한다. 치식의 여부에 따라 스캔작업물이 결정되므로 gingiva를 스캔할지 안할지, 더블 스캔을 할지 하지 않을지 등이 결정된다. 또한 거래 치과에서 주로 선호하는 적합도 관련 각종 데이터를 성향에 맞게 미리 설정해놓으면 CAD 작업 시 그 치과의 성향을 그대로 나타낼 수 있다.

3. Zirkonzahn SCAN procedure

1) 챠트에서 작업할 치식이 모두 결정되면 상부작업줄의 "저장"을 누른다. 이때 "scan" 아이콘이 활성되고 그 아이콘을 누르면 스캔과정으로 넘어간다.

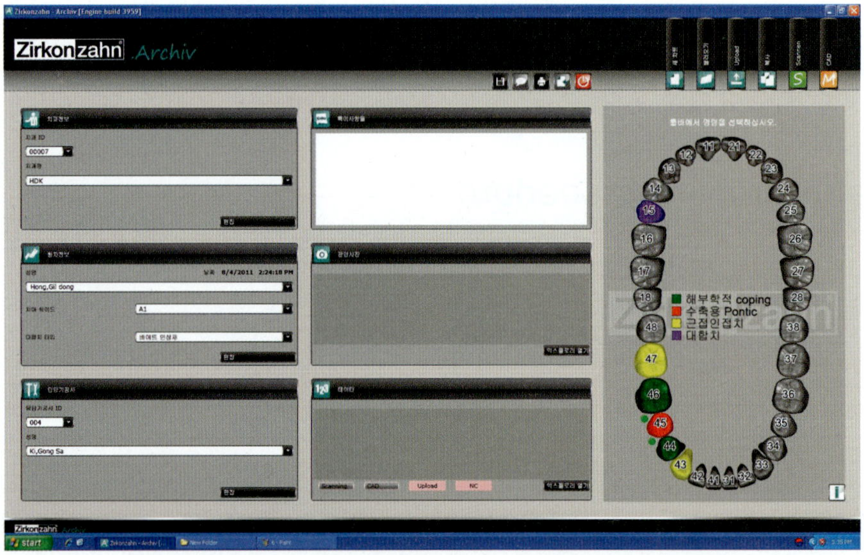

2) Scan 프로그램의 화면구성

화면구성은 크게 네가지로 구성되어 있다. 첫째는 화면 오른쪽에 절반 가까운 큰 화면으로 "camera live view"가 있다. 이는 스캐너 내부의 실제 모습을 보여준다. 둘째는 화면 왼쪽 상단에 작은 화면으로 "3D preview"가 있다. 이는 스캔결과물을 보여주는 화면이다. 셋째는 화면 왼쪽 하단에 있는 "information window"창이다. 이것은 스캔대상물들을 나열하고 보여주는 화면이다. 넷째는 상부작업줄에 있는 각종 아이콘들이다. 이 아이콘들을 클릭해줌으로써 소프트웨어에게 스캔대상물을 재확인하고 스캔방법을 결정하게 된다.

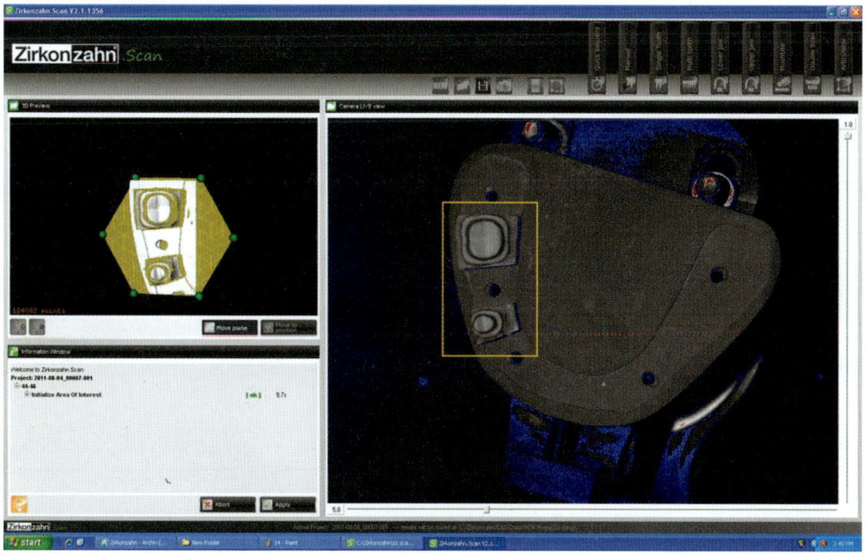

3) 스캔절차

(1) 먼저 “information window” 창에서 스캔하고자 하는 대상의 빈 박스에 클릭을 하면 체크 표시가 뜬다. 그러면 상부작업줄 상의 여러 아이콘들 중에서 소프트웨어가 스스로 판단하여 필요한 아이콘만 활성시켜 준다.

(2) 상부작업줄상의 아이콘을 클릭한 후 스캔할 부위의 수평영역을 설정하고 한 컷을 찍는다.

(3) 한 컷을 찍으면 사진의 결과물이 화면 왼쪽 상단의 “3D Preview” 화면에 나타나며 plne을 움직여 수직적인 스캔 영역을 결정한다. 그 다음 “Apply”를 클릭하여 스캔을 시작한다.

(4) 스캔결과물이 “3D Preview” 화면상에 붉은색과 초록색으로 나타나는데 초록색은 항상 마지막에 찍힌 사진을 의미한다.

(5) 광학 스캔의 특성상 빛이 방해받는 곳은 사진이 잘 안나올 경우도 존재한다. 이 경우 “Move to position”을 클릭하면 재촬영이 필요한 부분을 찍을 수 있도록 스캐너 내부의 모델 위치를 자동으로 움직일 수 있으며 추가 한 컷을 더 찍을 수 있다.

(6) 원하는 모든 부위의 촬영이 끝나면 하나의 데이터로 병합시킨다.

(7) 병합된 결과물의 데이터 량이 많을 경우 추가로 데이터를 줄일 수도 있다.

(8) 이러한 방법으로 지대치, 인접치 그리고 대합치를 모두 스캔하고, 저장하면 모델링단계로 넘어갈 수 있다.

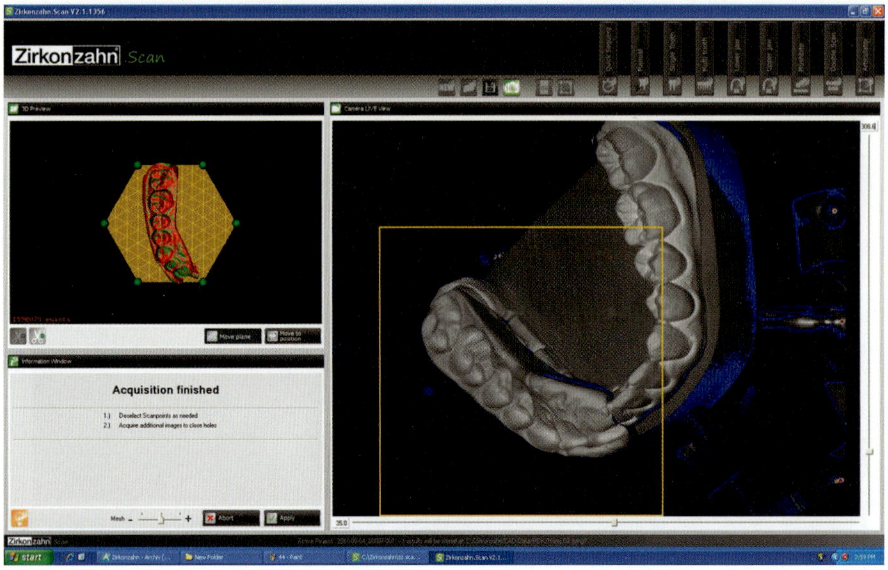

(9) 대합치 스캔은 3가지 방법이 있다. 첫째는 마운팅된 모델상에서 silicone bite를 이용하여 이 bite만을 스캔하는 방법이 있다. 이렇게 하면 모델링 단계에서 음형이 양형으로 나타나게 된다. 두번째는 "Manual articulator"를 이용하는 방법이 있다. 지대치와 인접치를 모두 스캔한 후 대합치를 단독으로 스캔한다. 그런 다음 마운팅 관계를 또 다시 스캔한다. 모델링 화면에서 지대치, 인접치, 대합치를 마운팅 관계를 스캔한 데이터 위에 mesh fuction을 이용하여 정확히 위치시키면 bite만을 스캔한 결과물 보다 훨씬 많은 정보를 확인할 수가 있다. 셋째는 "Articulator program"을 이용하여 교합기채 스캔하고 모델링 프로그램에서 교합운동까지 재현할 수가 있다. 이 경우는 별도의 프로그램을 설치해야만 가능하다.

4. Zirkonzahn modellier procedure – "Prettau 프로그램"

1) 마진설정 단계

Software가 지시하는 치아번호 순으로 차례대로 마진을 설정한다. 일차적으로 마진 부위에 클릭만 하면 붉은 색의 마진이 자동으로 그려진다. 그런 다음 "수정/그리기" 기능을 이용하면 섬세한 수정이 가능하다. 수정을 할 때는 "매직랜턴" 기능을 이용하여 음영을 만들면 쉽게 마진부위를 찾을 수 있으며, 각 포인트들을 움직일 때 실 모양과 화살 표시로 마진을 찾아주는 기능을 활용할 수도 있다.

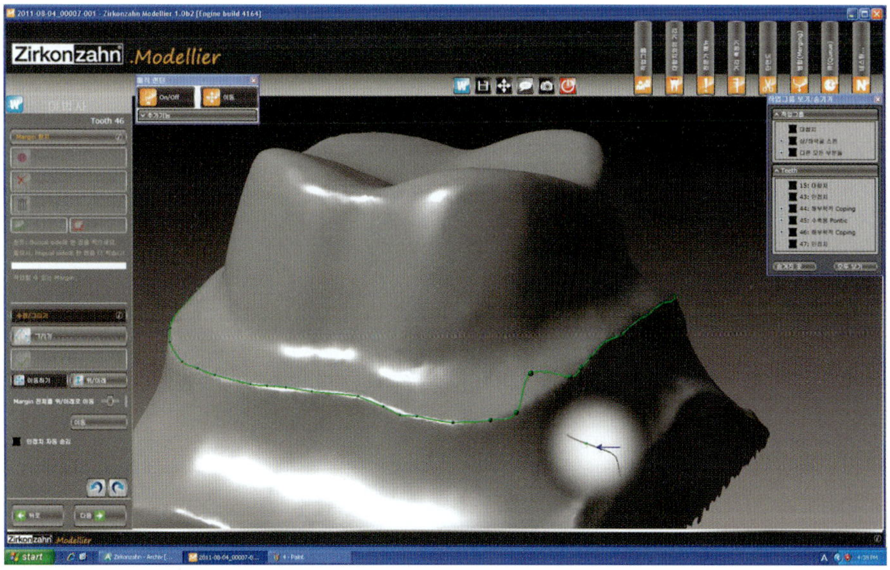

2) 적합도 조절 단계

마진설정이 끝나고 "다음"을 클릭하면 적합도 조절단계로 들어간다. 이 단계는 크게 다섯 가지 내용으로 구성된다.

첫째, cement gap을 조절한다. 원하는 cement gap을 툴바를 움직이거나 수치를 직접 입력하여 조절한다. 또한 cement gap의 시작지점과 끝지점을 설정할 수 있어 개별적인 크라운의 유지력과 적합도를 사용자가 마음대로 조절할 수 있다.

둘째, 마진의 형태를 조절한다. 크라운 마진의 형태와 두께를 수치를 이용하여 마음대로 조절할 수 있다.

셋째, 삽입로와 블록아웃(blockout)의 범위를 결정한다. 삽입로를 결정할 때는 브릿지 전체를 메인축 방향으로 설정함으로써 소결후 아무런 저항없이 삽입되도록 할 수도 있으며, 치아축 방향으로 설정하여 개개 지대치별로 삽입로를 설정할 수도 있다. 이 경우 마진 근처에 블록아웃(blockout) 금지구역을 설정할 수도 있으며 이를 해제할 수도 있다.

넷째, 날카롭게 각진 부위를 블록아웃(blockout)하는 기능이 있다. 이는 software에게 자동으로 블록아웃하게 함으로써 밀링의 사각지대가 발생하지 않도록 함이다. 수치를 이용하여 블록아웃의 강도 원하는 대로 조절이 가능하다.

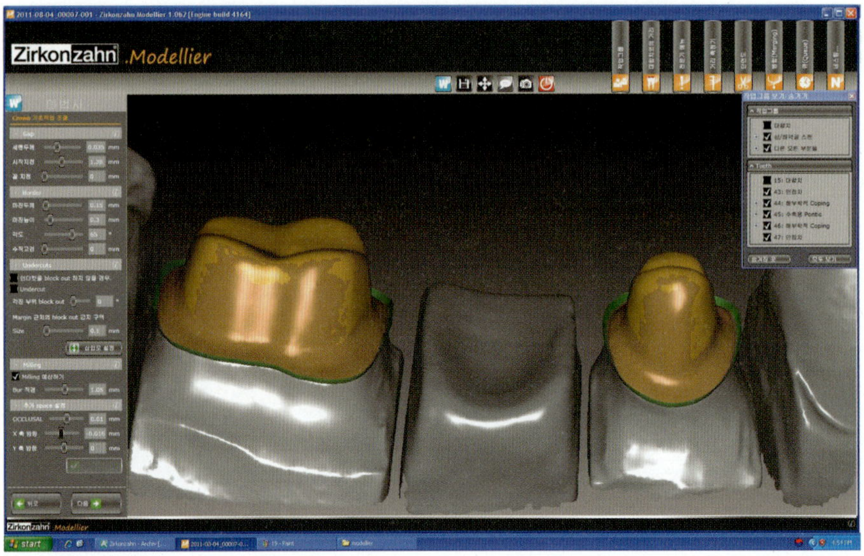

다섯째, 필요한 곳에 추가적으로 공간을 부여할 수 있다. 교합면 뿐 아니라 근/원심, 협/설측등으로 −100 μm에서 + 500 μm까지 추가조절이 가능하다. 그 결과 사용자가 원하는 적합도를 언제든지 얻어낼 수가 있다.

3) 치아배열 단계

이 단계는 지대치 위에 치아모델을 불러와 배열하는 단계이다. 먼저 치아자료실로 들어가서 원하는 형태의 치아모델을 불러온다. 그 다음 치아의 크기와 교두의 아치, 그리고 최대 풍융부 라인 등을 고려하여 배열한 후, 대합치를 띄워서 교합점이 적절히 나타나도록 해야 한다. 이러한 배열을 위해서는 단축키를 활용하면 편리해진다. shift key는 치아의 사이즈를 원하는대로 조절할 수 있으며, ctrl key는 치아를 원하는 각도로 회전시킬 수 있다.

모든 치아의 배열이 끝나고 “다음”을 클릭하면 치아모델이 자동으로 마진을 찾아서 결합되며 모델링 단계로 넘어간다.

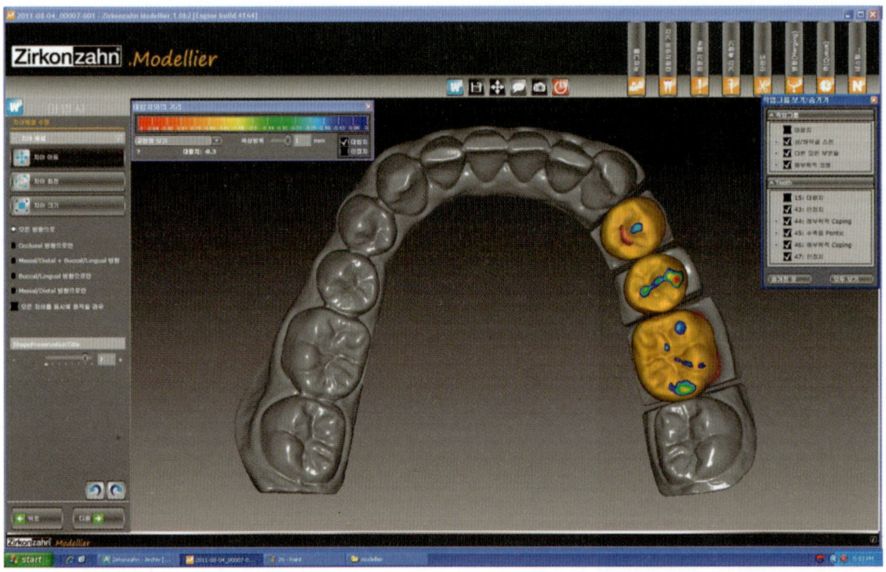

4) 모델링 단계

이 단계는 크게 세 부분으로 나뉘어진다. 첫째는 보다 넓고 많은 부분을 한 번에 변화를 줄 수 있는 아이콘들이 있다. "전체치아"를 클릭하면 치아 전체를 한꺼번에 원하는 방향으로 움직일 수 있다. "일부분"을 클릭하면 치아모델 중 일부분만 원하는 방향으로 늘리고 줄이거나, 내리고 올릴 수 있다. "교두"를 클릭하면 교두만을 원하는 곳으로 움직일 수 있다. "융선"을 클릭하면 융선만을 움직일 수 있다. 둘째는 세부적인 모델링 작업을 위한 브러쉬 기능이 있다. 먼저 "첨가/삭제"를 할지, "부드럽게"를 할지를 결정한 후, 브러쉬의 형태를 정한다. 브러쉬의 형태는 "기본 타입", "포인트 타입", "실린더 타입" 세가지가 있으며, 기본 타입의 브러쉬는 가능 크고 넓은 부위의 작업에 유용하다. 실린더 타입은 중간형태의 크기이며 세부적인 모델링에 가장 많이 쓰인다. 포인트 타입의 브러쉬는 가장 작은 브러쉬로써 groove 형성이나 각을 잡을때 주로 사용한다. 이들 브러쉬들을 사용할 때는 브러쉬의 크기를 결정짓고 터치의 강도를 규정지은 뒤 사용하면 원하는 모델링을 할 수 있게 된다. 셋째, 치은과 가공치와의 관계 설정 기능이 있다. 즉, 가공치기저면(pontic base)과 잇몸과의 거리를 "−" "0" "+" 관계로 원하는 수치를 입력함으로써 규정지을 수 있다.

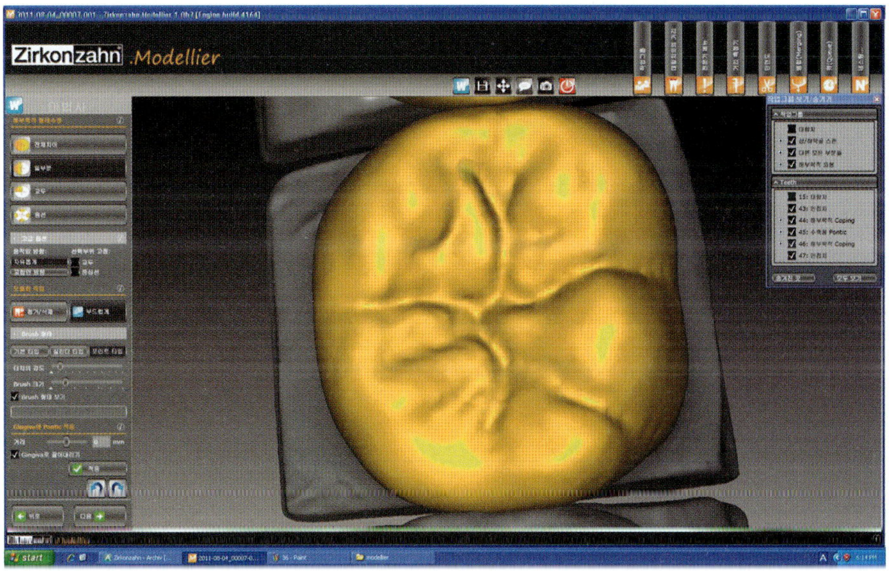

그외에 "거리 측정기"를 이용하여 크라운의 두께와 원하는 부위간의 거리를 알아볼 수도 있으며 "단면도"를 이용하여 작업 중인 크라운의 내부 모습도 확인할 수 있다. 또한 "작업그룹" 창을 이용하여 원하는 부위를 나타나게 하고 사라지게 할 수도 있어 모델링 작업 시 유용하게 사용할 수 있다.

모델링 작업 시 형태학적 지식을 기반으로 모델링을 하되, 대합치를 불러와서 대합치와의 관계 뿐 아니라 인접치 관계도 고려하면서 모델링을 한다. 특히 "대합치와의 거리" 창을 띄우면 대합치 혹은 인접치와 맞닿아 있는 부분은 색으로 표시되어 확인하기가 용이하다. 닿아있는 정도에 따라 붉은색에서 파란색까지 다양한 색으로 표시되며, 교합면 위에서 커서를 움직이면 움직임을 따라서 대합치와의 거리가 자동으로 밀리미터 단위로 즉각적으로 표시된다.

5) 교합/인접치 관계설정 단계

교합관계를 설정하는 데는 두 가지 기능이 있다. 첫째는 "교합점 삭제" 기능이다. 이것은 모델링 단계에서 다양한 색으로 표현된 교합점 부분을 무조건 삭제함으로써 마모치아를 재현할 수 있는 기능이다. 둘째는"형태유지형 교합점 삭제" 기능이다. 이는 색으로 표현된 교합점 부분을 삭제하되 크라운이 기본 형태를 갖추도록 하는 기능이다.

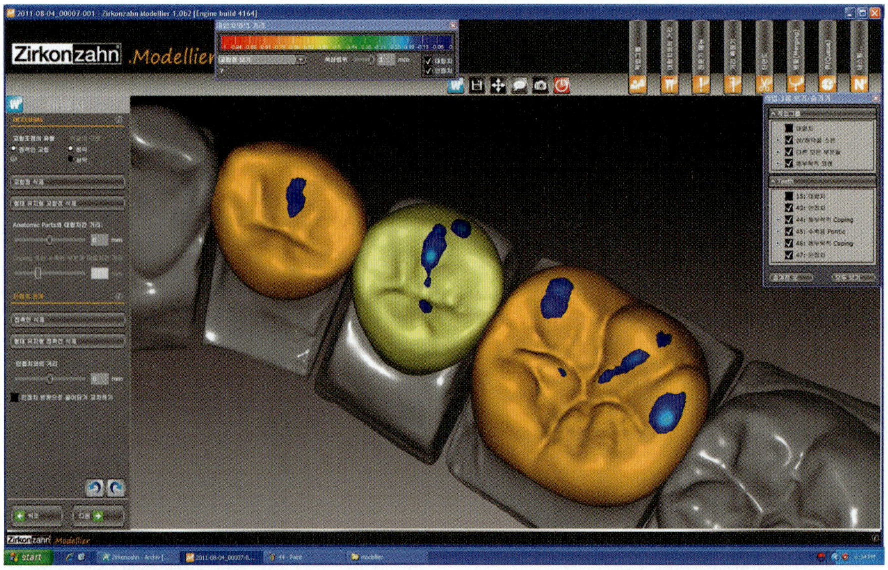

교합관계를 적용할 때는 대합치를 실리콘 바이트를 스캔하여 사용하였기 때문에 이의 대략적인 오차를 입력하여 위 기능을 적용하면 정확한 교합관계를 얻어낼 수 있다.

인접치 관계도 교합관계처럼 "접촉면 삭제"와 "형태유지형 접촉면 삭제" 기능이 있으며 인접치와의 거리를 수치로 입력하여 원하는대로 설정할 수 있다.

6) 수축 단계

이 단계는 모델링한 크라운을 원하는 부위에 원하는 양만큼 수축(cut back)할 수 있는 부분이다. 풀 크라운의 형태로 모델링을 완성한 후, 풀 크라운의 형태 그대로 밀링하려면 수축량을 "0"으로 입력하면 된다. 그러나 부분적으로 cut back하고자 한다면 먼저 수축량을 입력한 후 다양한 아이콘을 이용하여 치아 전체에 파란색으로 설정한 후 원하는 cut back 부위에 브러쉬로 지워주면 지워진 부분만 수축량 만큼 수축시킬 수 있다. 이외에도 lingual band를 형성하고자 한다면 아이콘을 이용하여 쉽게 형성할 수 있다.

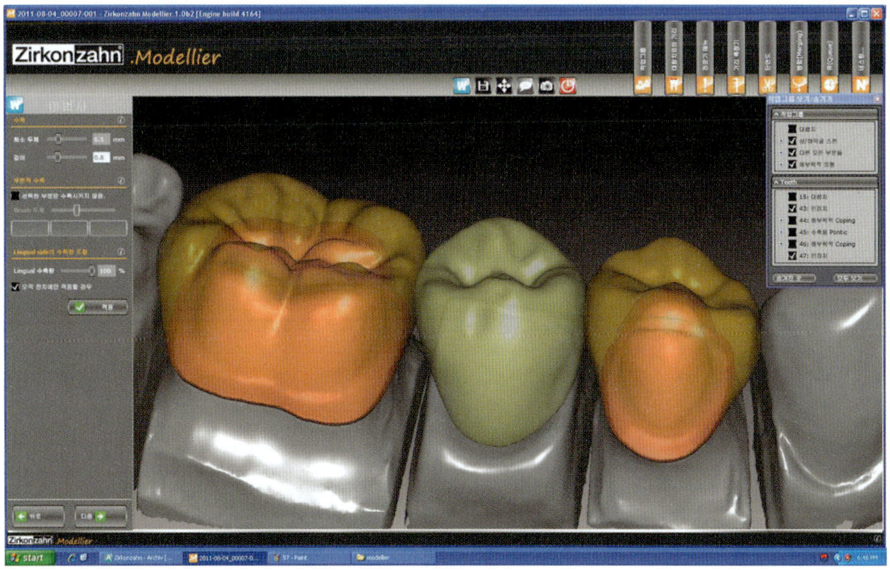

7) 모델링 단계

이 단계는 수축 이후 추가적으로 모델링 수정사항이 있을 경우에 주로 사용한다. 수축 전의 해부학적 외형을 동시에 봐가면서 추가 모델링이 가능하다.

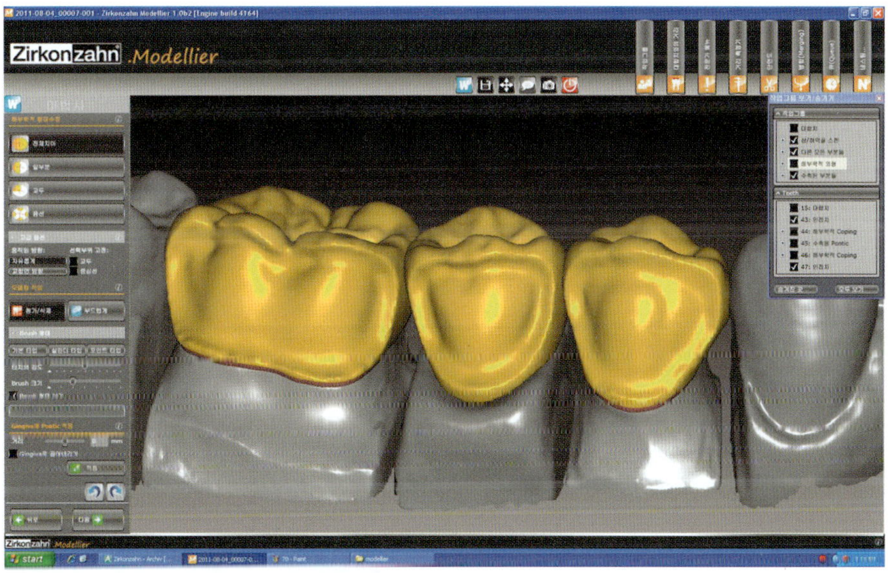

모든 기능은 전술한 모델링 단계의 기능과 동일하다.

8) 연결장치(connector) 설정 단계

연결장치(connector)의 단면적을 직접 설정을 할 수도 있지만, 브릿지의 높이와 폭을 직접 입력하여 단면적을 설정할 수도 있다. 연결장치의 모양은 다섯가지의 다양한 모양이 있으며 원하는 부위에 원하는 모양을 설정할 수 있다.

일단 형성된 연결장치(connector)는 "자유형태" 기능을 이용하여 개별적으로 모양을 변경시킬 수도 있으나 병합 이후에 모델링 기능을 이용하여 별도의 모델링을 할 수도 있다.

만들어진 연결장치(connector)는 굴곡강도 산출 프로그램을 이용하여 몇 kg의 힘을 견뎌내는지 사전에 파악할 수도 있다.

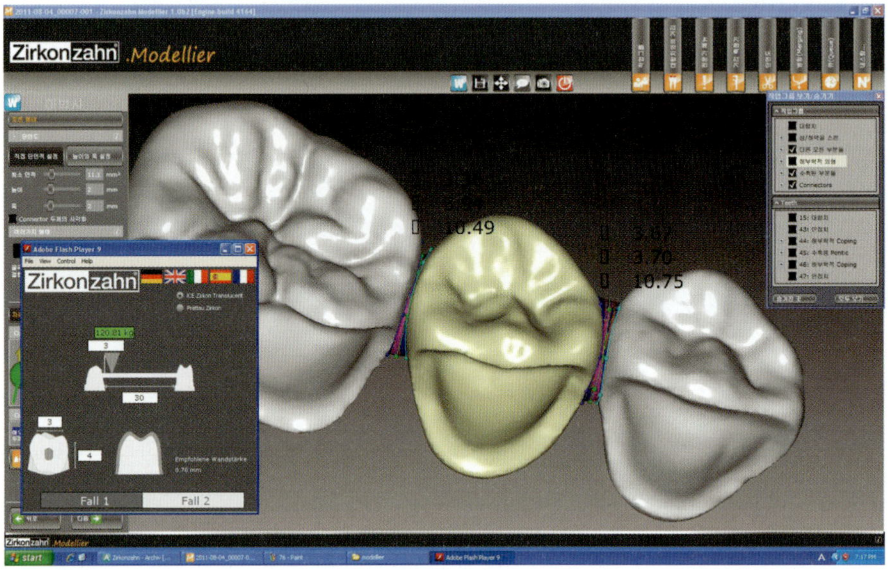

9) 병합 단계

마진 설정단계에서부터 연결장치(connector) 형성단계까지 각각의 프로그램이 따로따로 작업한 것을 하나의 데이터로 만드는 과정이 병합과정이다. 이 단계를 거치면 곧바로 모델링한 크라운을 네스팅 프로그램에 올릴 수 있게 된다.

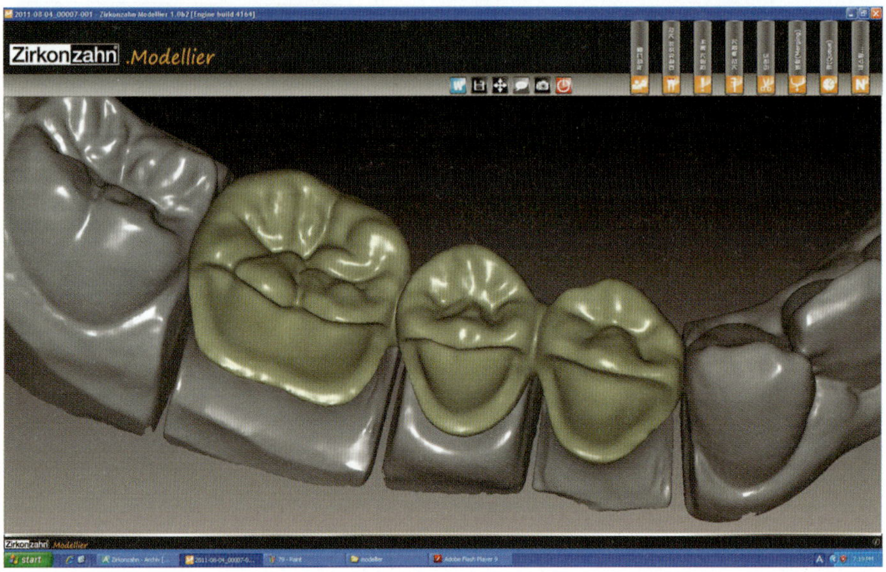

10) 수정단계

만약 병합까지 마친 브릿지에 수정사항이 있다면 이 단계에서 즉각적으로 수정이 가능하다. 예를 들어 마진을 수정해야 한다면 작업을 처음부터 다시 해야 하는 것이 아니고 이 단계에서 해당 마진 부분만 불러와서 별도로 수정을 하면 끝이 난다.

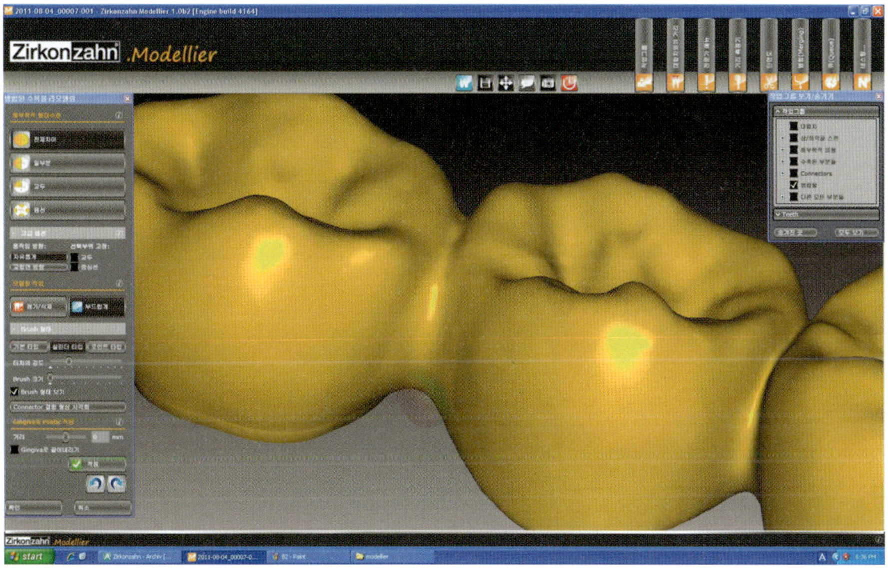

11) 저장

작업물을 챠트 내의 환자 폴더 안에 저장을 해놓는다. 이렇게 저장을 해놓으면 나중에 언제라도 필요할 시 마지막 모델링 한 결과물을 바로 볼 수 있을 뿐만 아니라, 이 환자의 스캔 데이터를 불러와서 처음 마진 단계부터 다시 작업할 수도 있다.

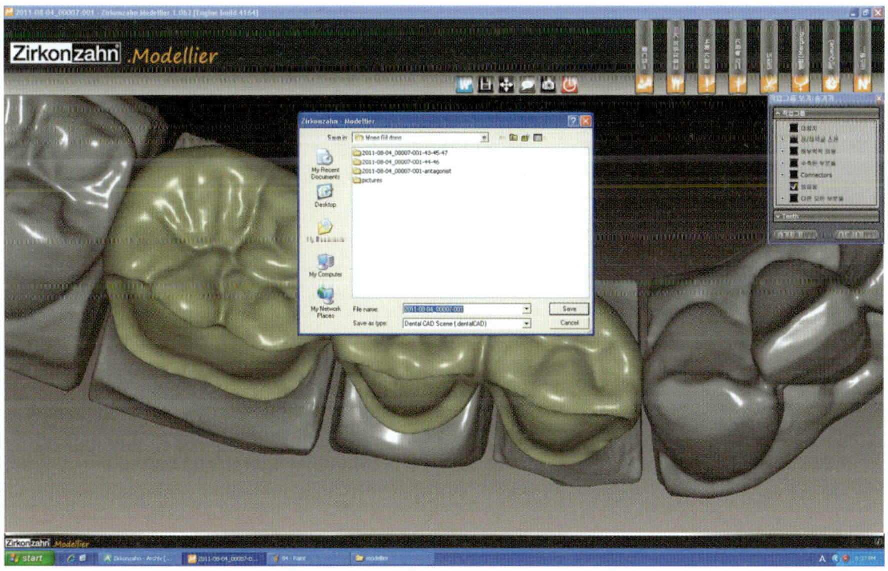

12) 큐(Queue)

"큐(Queue)"는 대기행렬로써 모델링한 브릿지를 밀링하기 위해 모아두는 방을 의미한다. 이 방 안에 데이터를 저장해 놓는다.

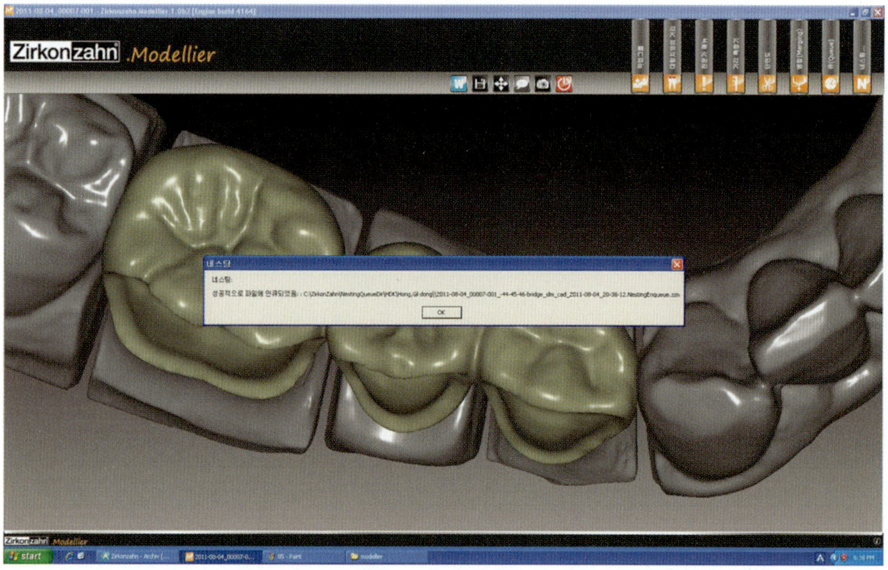

13) 네스팅

데이터를 저장해 놓은 후 네스팅 프로그램으로 들어간다. 네스팅은 작업물을 블록 위에 위치시킬 수 있는 프로그램을 의미한다.

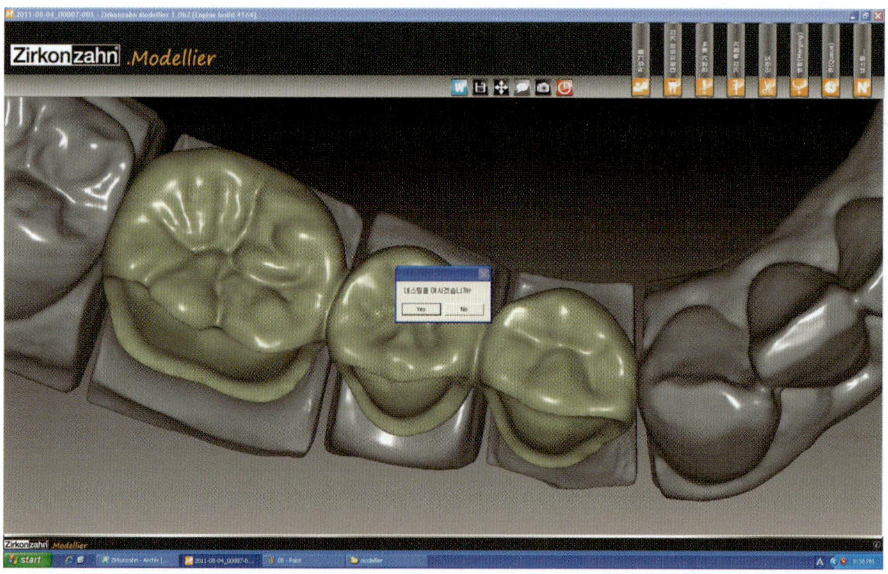

5. Zirkonzahn system의 program 종류

1) Reality mode

리얼리티 모드는 기존 모델링 프로그램과는 달리, 보다 현실감을 제공하는 프로그램을 말한다. 즉 기존 프로그램의 경우 지대치를 포함한 인접치의 경우 회색빛을 띠며, 크라운의 경우 노란색으로 나타난다. 물론 작업의 편의를 위한 색상이긴 하지만 실제 치아의 색은 아니다. 하지만 리얼리티 모드로 들어가게 되면 작업 중인 모델과 크라운을 마치 실물처럼 볼 수 있다. 실제와 같은 스톤 모델, 세라믹이 있는 실제 크라운을 볼 수 있다.

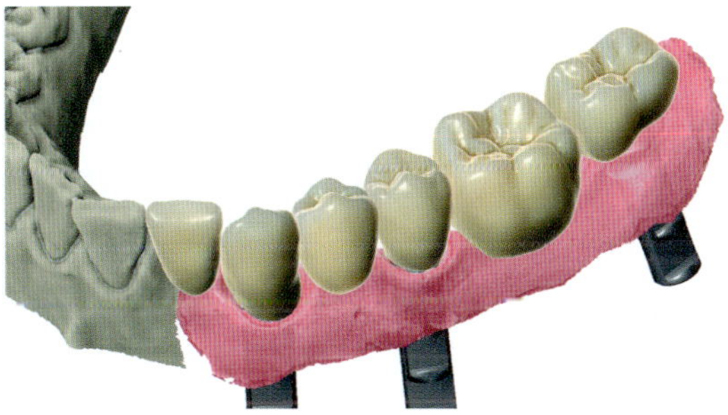

2) Inlay/onlay program

지르코잔은 inlay/onlay프로그램을 구비하고 있어 프로그램상에서 손쉽게 인레이 모델링 작업을 할 수 있다. 이렇게 디자인한 인레이를 지르코니아로 밀링할 수도 있으며 세라믹으로 밀링할 수도 있다.

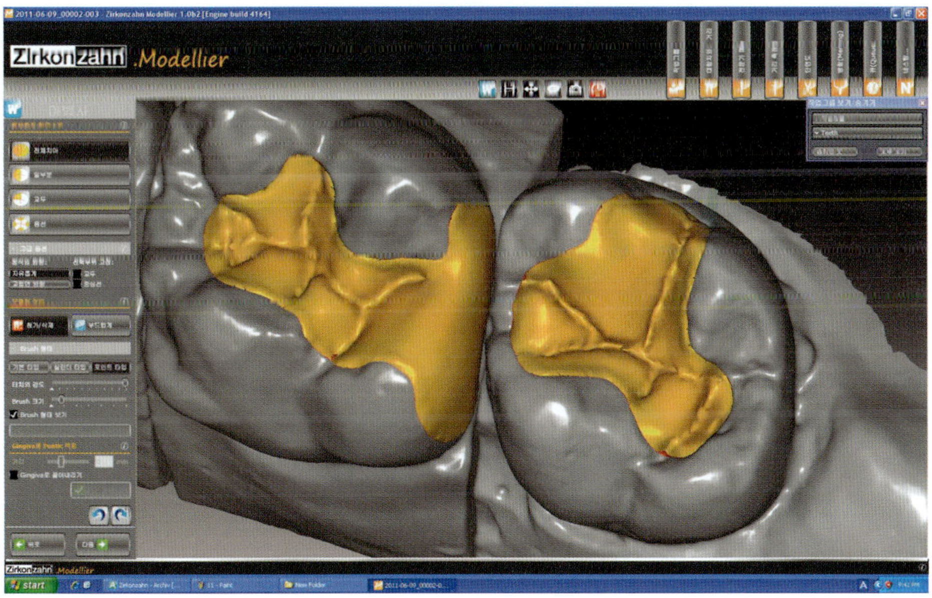

3) Mirror scan & double scan program

지르코잔 CAD 프로그램 중 "mirror" 기능을 활용하면 환자 본인의 반대측 동명치아를 그대로 사용할 수가 있다. 치아 자료실에 있는 두 가지 기본 모델 이외에 환자 본인의 치아모델을 사용하므로 결과물에 대한 거부반응이 없다.

"Double scan"의 경우 "wax up scan"과 "situ scan" 두 가지로 나뉘어진다. 일반적인 경우는 지대치를 스캔(한번 스캔)하고 그 위에 치아모델을 불러와서 모델링을 하는 것이 보통이지만, 더블 스캔의 경우 지대치를 스캔한 후 그 위에 조각해 놓은 크라운이나 먼저 밀링해 놓은 크라운을 놓고 다시 스캔(두번 스캔)함으로써 모델링 프로그램 상에서 크라운을 분리시킬 수 있는 프로그램이다. 이때 형태 뿐 아니라 정확한 교합관계까지 그대로 반영되므로 prettau 작업시 특히 유용하게 사용된다.

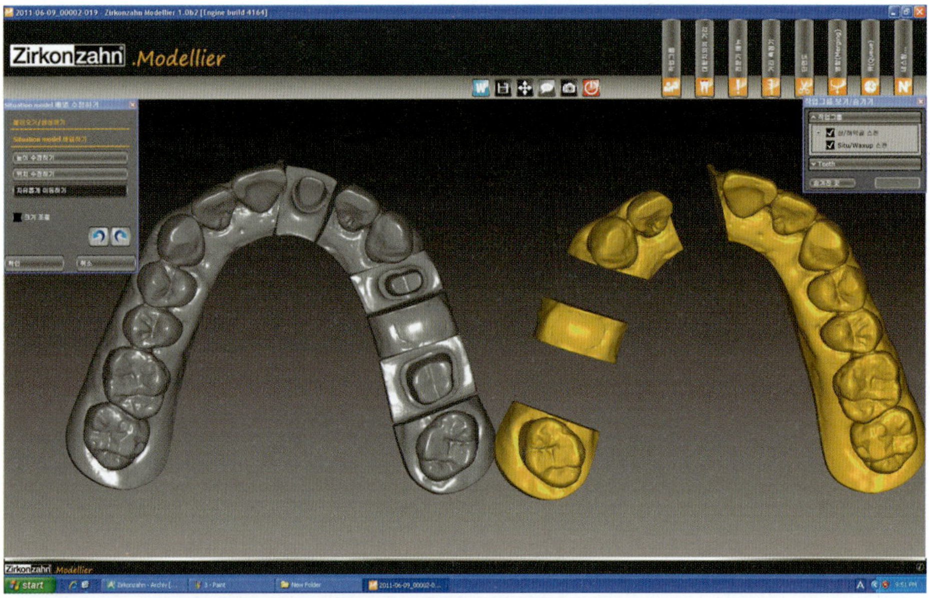

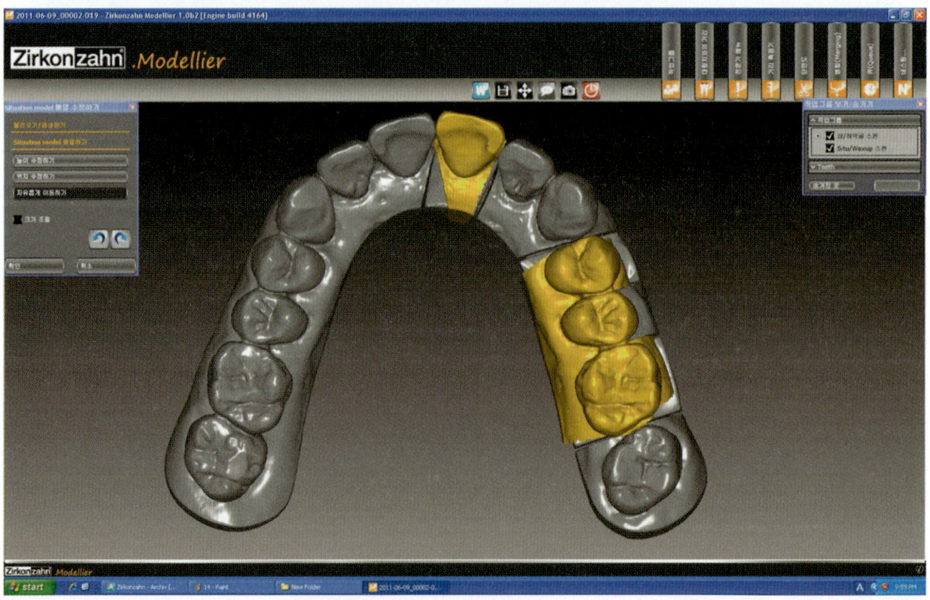

"Wax up scan"은 가장 간단한 더블 스캔 기능이다. 이를 활용하면 앞서 작업해 놓은 크라운을 간단히 복제할 수 있으며, 약간의 수정이 가능한 프로그램이다.

하지만 "situ scan"을 활용할 경우 형태와 교합 등을 그대로 복제할 수도 있지만, 보다 많은 부분에서 수정이 가능하며 다용도로 활용할 수 있는 프로그램이다.

4) Implant program – custom customized abutment & screw retained bridge

지르코쟌의 임플란트 프로그램은 크게 두 가지로 나뉘어진다. customized abutment 프로그램과 screw retained 프로그램이 그것이다. 임플란트 라이브러리에는 전세계 유명 메이져 임플란트 제품들이 모두 저장되어 있다.

첫째, customized abutment 프로그램을 활용하면 환자 맞춤형 어버트먼트를 자유자재로 제작할 수 있다. 잇몸에 맞닿는 어버트먼트 하부를 마음대로 디자인할 수 있으며, 상부 디자인 형성 시 프로그램 상에서 유지 홈을 형성하거나 크라운의 모양에 맞게 어버트먼트를 밀링할 수도 있으며, 사용자가 원하는 모양으로 제작이 가능하다. 또한 이 프로그램은 단순히 어버트먼트만 제작하는 것이 아니라 위에 올라갈 상부 크라운까지 함께 제작할 수 있는 프로그램이다.

둘째, screw retained 프로그램을 활용할 경우 screwed type의 브릿지를 자유자재로 제작할 수 있다. 교합면의 형태를 full crown의 형태로도 할 수 있고, 수축시킨 형태로도 제작할 수 있다. 수축시킬 경우 스크류 채널을 해부학적 크라운의 경계와 일치시킴으로써 도재를 올렸을때 스크류 채널로 도재가 넘치지 않도록 하고 있다.

이들 임플란트 프로그램으로 internal type, external type 등 다양한 종류의 임플란트 어버트먼트를 제작하여 zirconia나 PMMA, titanium으로 밀링할 수 있다. 또한 원할 경우 titan base를 사용하고 지르코니아 실린더 형태로도 밀링할 수 있다. 이 경우 titan base를 사용하겠다고 입력하면 소프트웨어가 그 형태에 맞게 자동으로 실린더를 형성해준다.

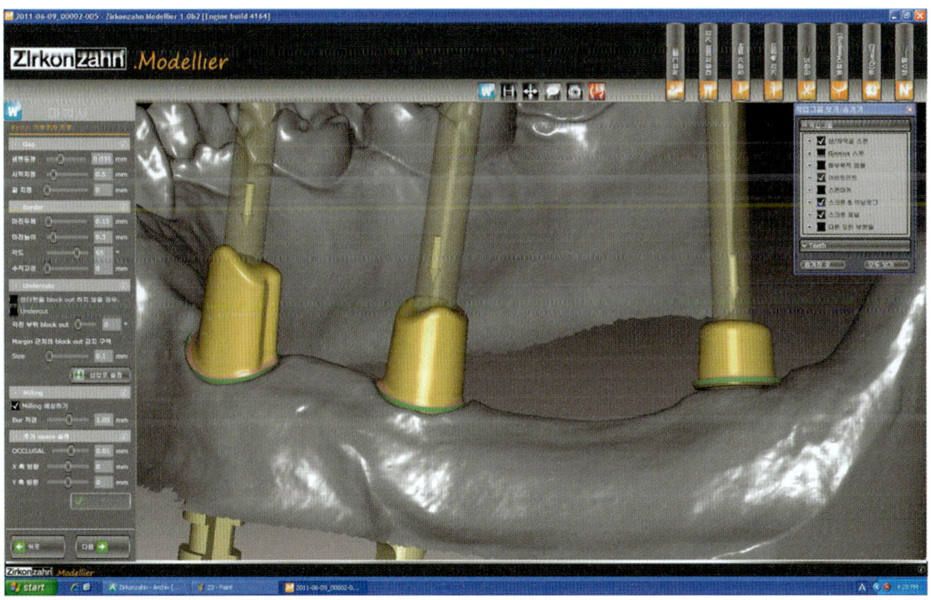

5) Virtual articulator program

버츄얼 아티큘레이터 프로그램은 프로그램 상에서 교합운동을 재현할 수 있는 프로그램이다.

스캔과정에서 입력한 교합기의 값을 그대로 반영하여 모니터 상에서 교합기를 띄운다. 그런 다음 스캔해놓은 지대치와 대합치를 교합평면 위에 올리고 전방운동 및 측방운동을 시뮬레이션 한다. 이러한 움직임을 소프트웨어가 기억하게 되고 대합치 관계에서 다이나믹한 움직임으로 보다 정확한 교합운동을 재현할 수 있다.

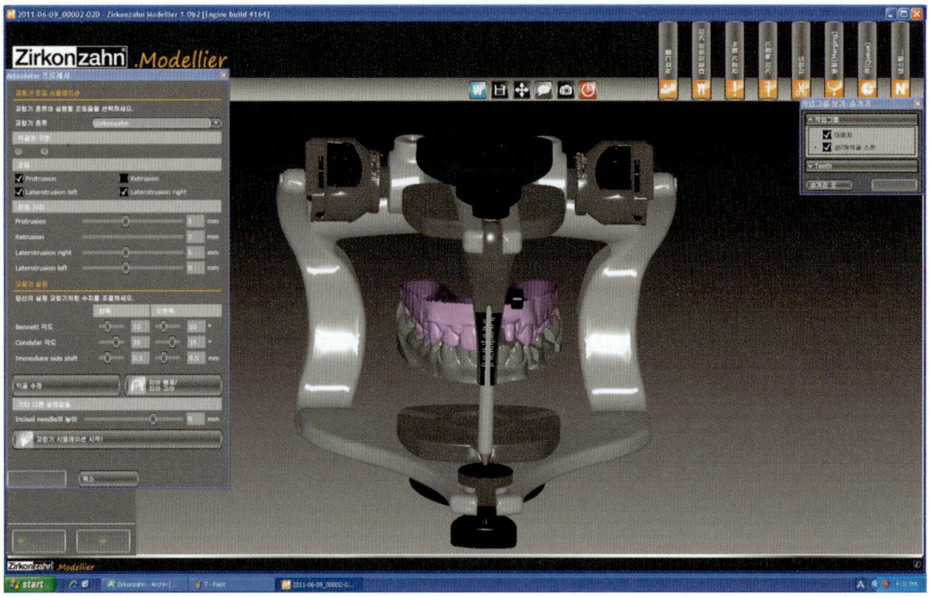

6) Attachment program

어태치먼트 프로그램 속에는 전세계 유명 어태치먼트 데이터가 입력되어 있어 자유자재로 원하는 제품의 male part를 제작할 수 있다.

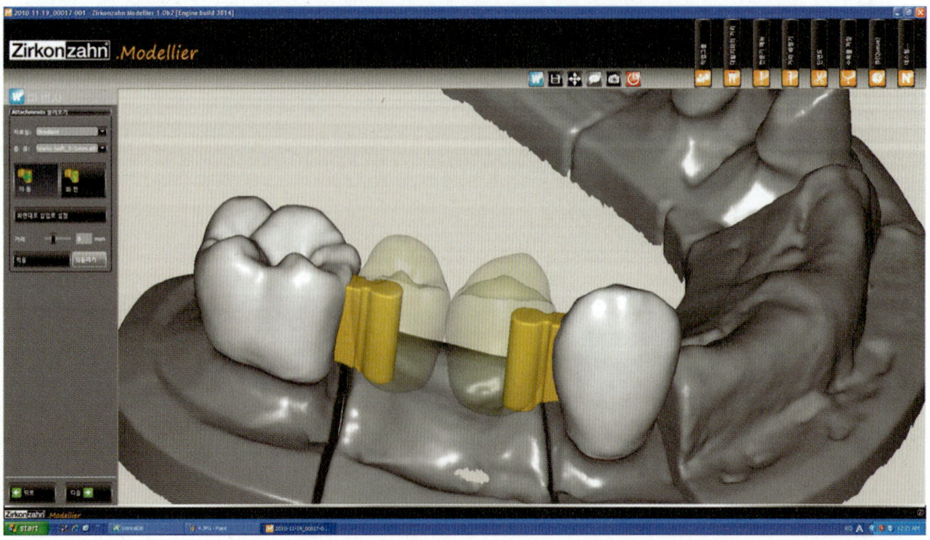

7) Bar program

바 프로그램은 단독으로 사용하는 것보다 다른 프로그램과 혼용해서 사용하는 것이 일반적이다. 특히 telescope 프로그램이나 implant 프로그램, 혹은 attachment 프로그램과도 함께 사용된다. 그 속에는 다양한 형태의 바 디자인이 저장되어 있으며, 사용자가 인위적으로 만든 디자인도 저장해 놓은 뒤 재 사용할 수도 있다. 바의 모양뿐 아니라 직경과 높이 등 모든 것을 조절할 수 있는 아이콘들이 나열되어 있다.

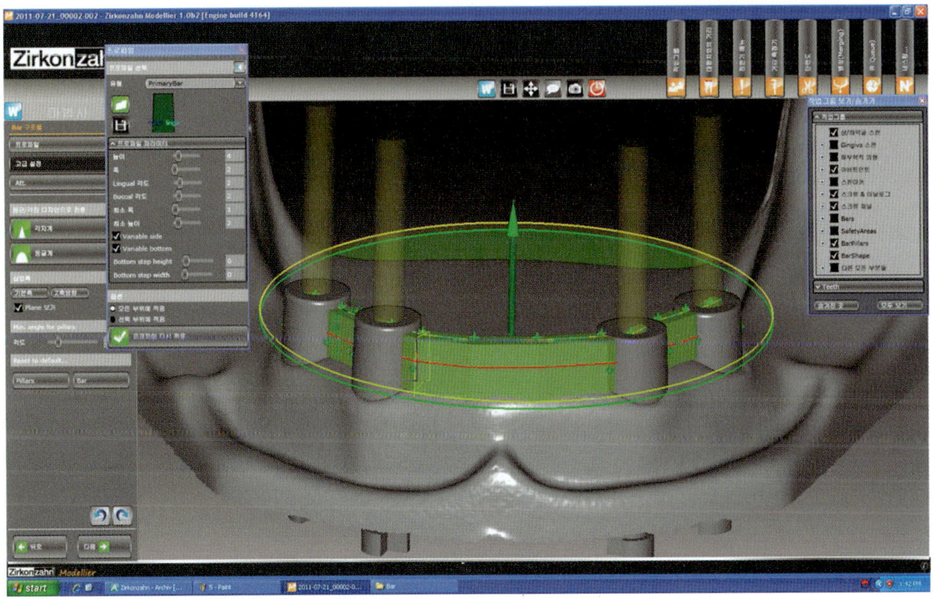

8) Primary Telescope program

Primary telescope 프로그램은 사용자가 원하는 부위에 원하는 각도를 자유자재로 결정할 수 있도록 되어 있다. outer crown과의 거리를 조절할 수 있으며, 마찰되는 부위의 시각화, 삽입로에 따른 각도 형성 등 다양한 기능을 가지고 있다.

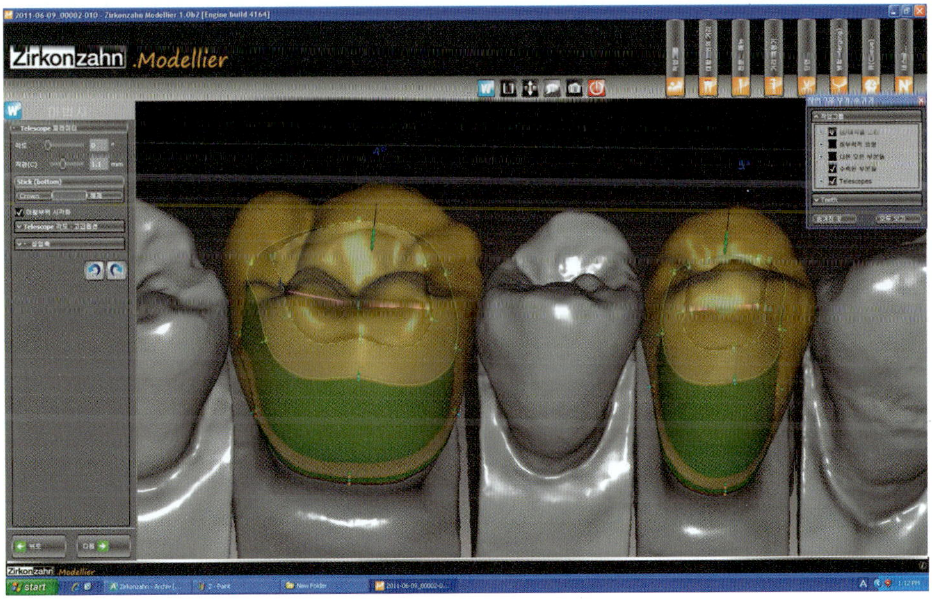

6. Zirkonzahn NESTING procedure

1) 상단 작업표시줄의 "큐 보기"를 눌러서 큐(queue) 행렬 안에 밀링할 내용물들이 제대로 저장되었는지 확인한다. 그런 다음 수복물의 높이를 결정한 후 블록을 등록한다.

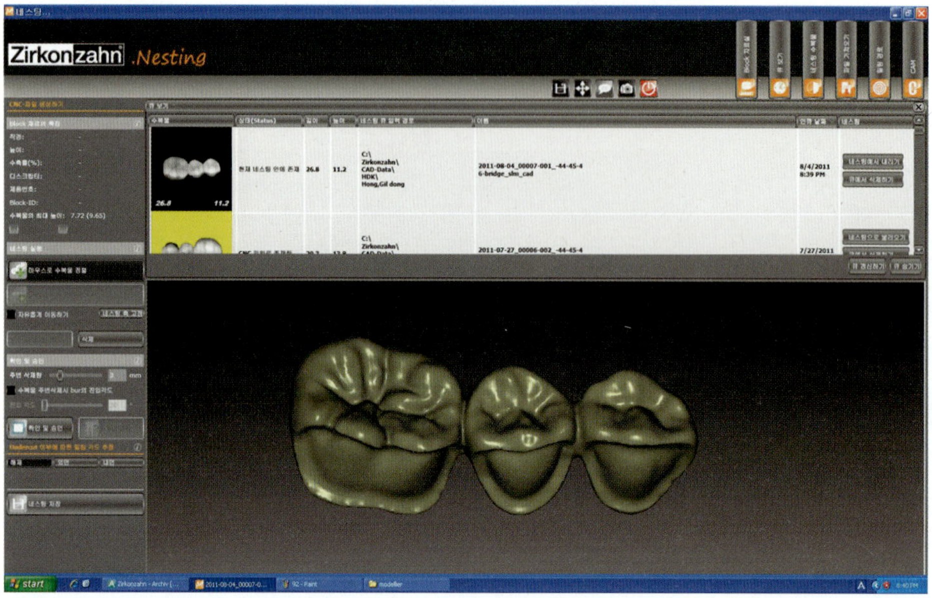

2) 블록을 등록할 때는 상단 작업표시줄 상의 "새로운 block 등록"을 선택하여 원하는 block을 등록한다. 이때 "block-ID/제품번호(LotNr)/수축률"을 입력하면 된다. 먼저 등록하여 이미 사용했던 블록 중에서 적당한 것이 있다면 새로 등록할 필요없이 바로 불러내서 사용할 수 있다.

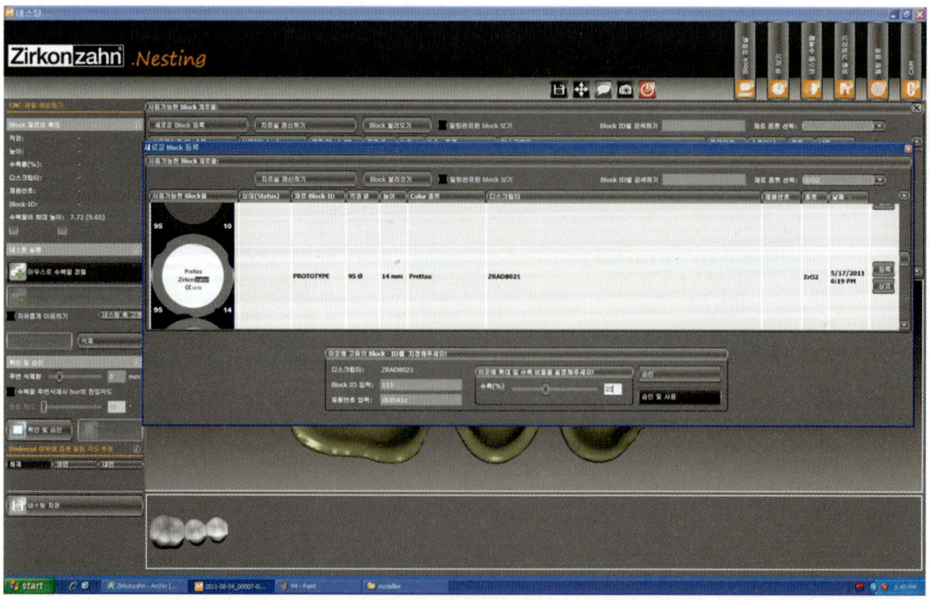

3) 교의치(bridge)를 블록(block) 상에 불러와서 위치시킨다. 이때 support의 직경과 결합부위, 그리고 주변 삭제량을 원하는대로 조절할 수 있으며, 필요시 받침대도 생성할 수 있다.

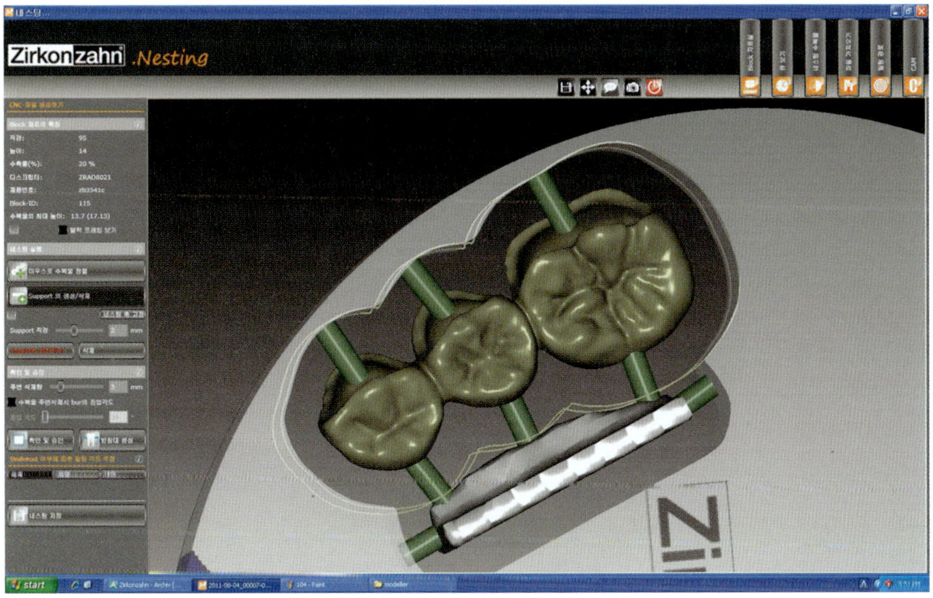

4) 네스팅이 결정되면 "저장"을 하고 변경될 CNC 파일명을 입력한다. 그런 다음 CAM-software를 작동시킨다.

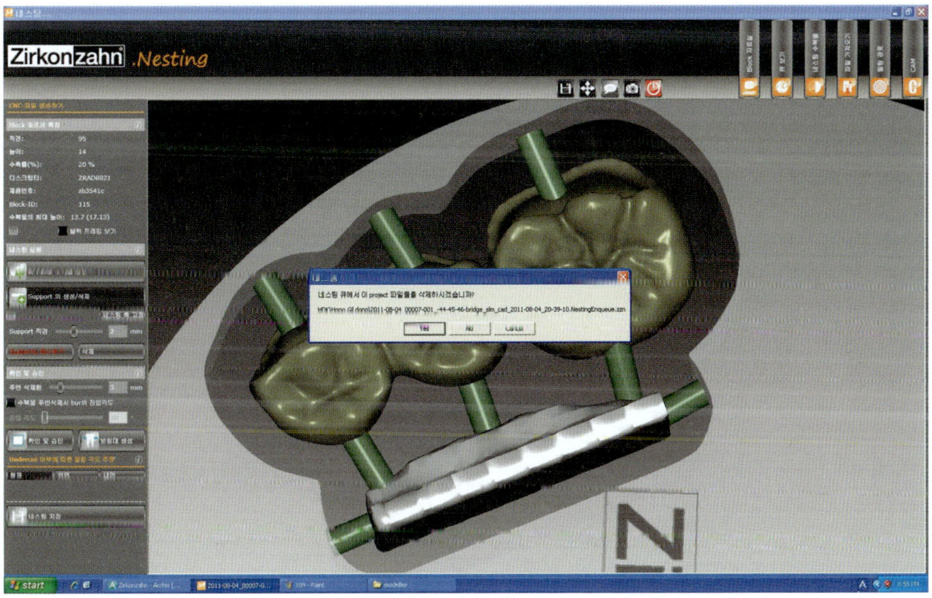

7. Zirkonzahn CAM 변환 procedure

1) 마진부위(board), 크라운 내면(inside), 크라운 외면(outside)의 밀링될 표면 성상을 결정짓는다. 마진부위와 크라운 내면은 fine/superfine 중 선택할 수 있으며, 크라운 외면은 크게 3축 밀링과 5축 밀링 중

선택할 수 있으며, 세부적으로 coarse/medium/fine/superfine으로 다시 선택할 수 있다.

2) 변환을 시작한다. 변환이 마무리되면 자동으로 밀링 프로그램으로 넘어갈 수 있다.

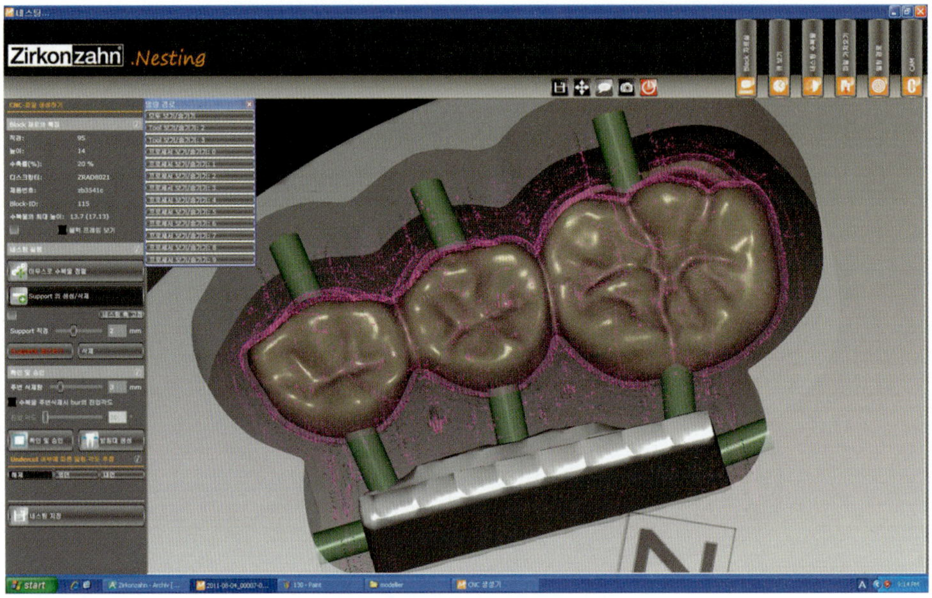

8. Zirkonzahn milling(frasen) procedure

Zirkonzahn 5-TEC system의 밀링기는 M5와 M3 두 가지로 나뉘어진다. M5/M3 두 시스템 모두 5축 밀링 시스템이다. M5는 금속을 포함한 모든 종류의 재료를 가공할 수 있는 것이 특징이다. 하지만 M3의 경우 대부분의 재료는 밀링할 수 있지만 금속만 밀링할 수 없다. 그러나 모든 tool의 교체는 automatic으로 이루어지며, M5의 보급형으로 출시된 것이 특징이다.

1) Frasen을 열고 시운전(reference drive)을 한다.

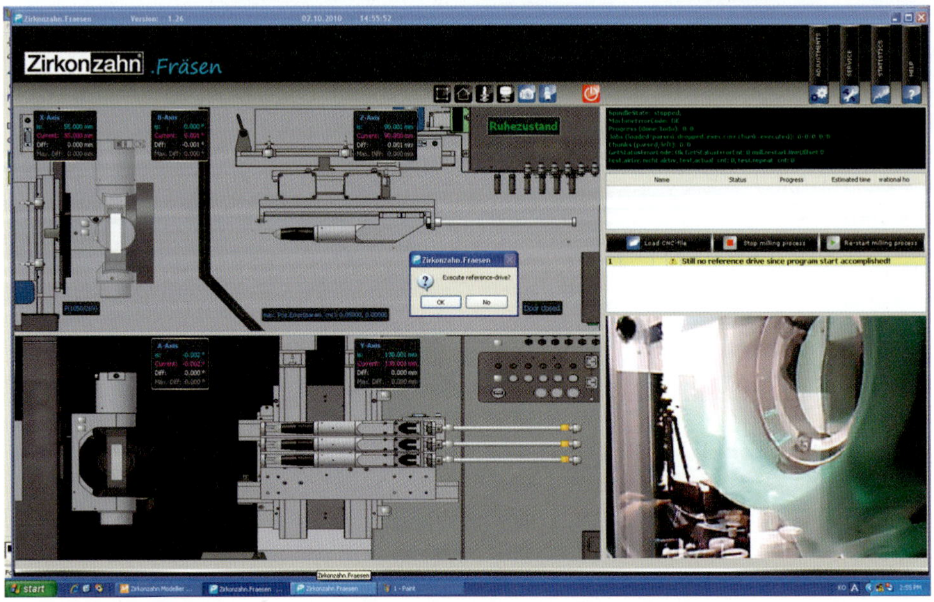

2) CNC 파일을 불러와서 밀링을 시작한다. 이때 예상되는 밀링시간과 실제 밀링시간을 동시에 확인할 수 있다.

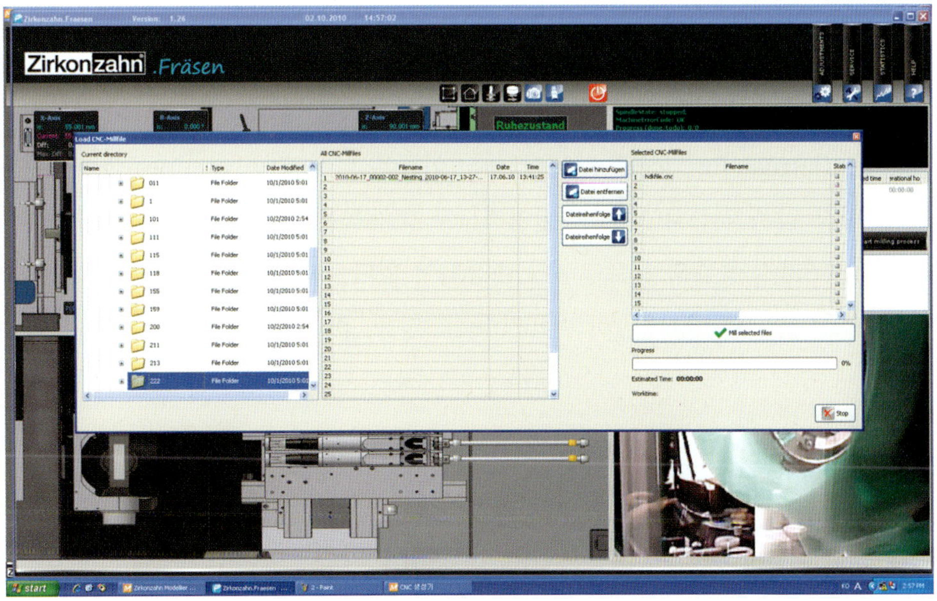

3) 각각의 스핀들에 원하는 종류의 밀링 버(milling bur)를 장착할 수도 있으며 버(bur)의 수명은 자동으로 체크된다. 또한 밀링을 시작할 때는 항상 거리센스에 터치해줌으로써 bur 장착 시 발생할 수 있는 오차까지 완벽하게 고려하여 밀링을 마무리 한다. 또한 밀링 중 예기치 않은 변수로 밀링이 중단될 경우 "restart milling process"를 활용하면 밀링을 처음부터 다시하는 것이 아니라 멈춘 지점부터 곧바로 밀링을 할 수 있다.

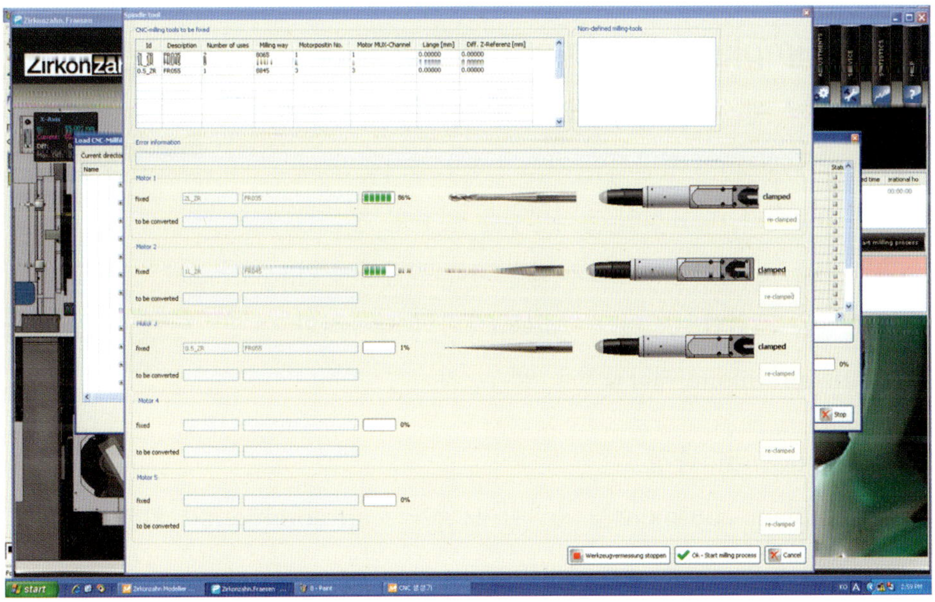

9. Zirkonzahn sintering procedure

밀링 가공된 교의치(bridge) coloring 하고 건조시킨 다음 소결과정을 거치게 된다. zirkonzahn의 sintering furnace는 프로그램의 다양성 만큼이나 다양하게 구성되어 있다.

1) 퍼낸스는 20개의 크라운을 소결할 수 있는 소용량 퍼낸스와 60~100개의 크라운을 소결할 수 있는 대용량 퍼낸스로 나뉘어지며, 대용량 퍼낸스도 두 시간내 소결할 수 있는 microwave furnace와 10시간 정도 소결하는 thermal furnace로 나뉘어진다. 이들은 다시 진공(vacuum)과 알곤가스를 주입할 수 있는 것과 그렇지 않은 것으로 다시 나뉘어지므로 고객들은 원하는 형태의 퍼낸스를 구입하면 된다.
2) 각각의 퍼낸스는 5가지 종류의 프로그램이 내장되어 있다. trans block 전용, trans block을 opaque block으로, trans block(Fast)용, prettau block 전용, prettau block(fast)용이 그것이다.

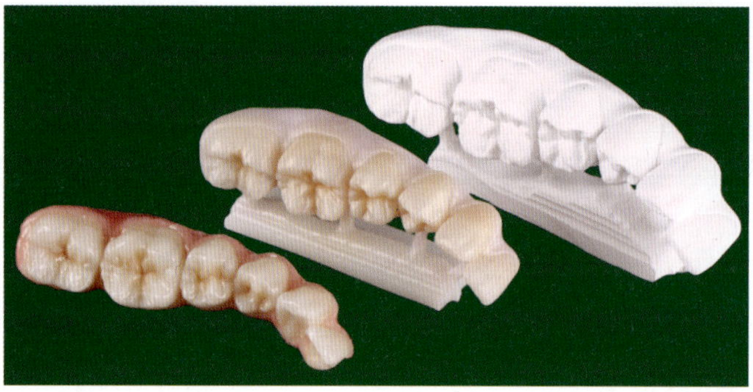

21-4 ARUM milling machine

1. Customized implant abutment 제작과정

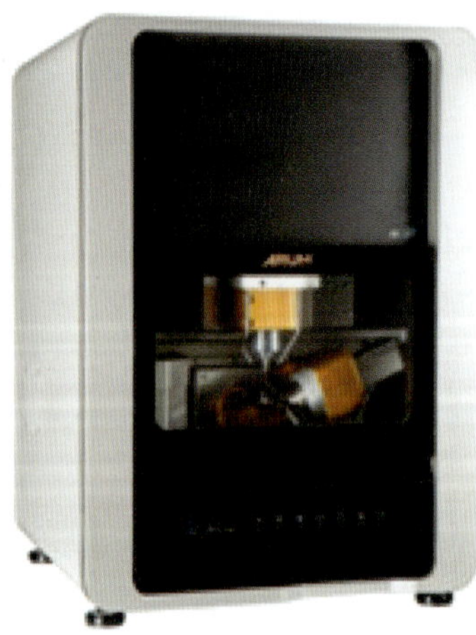

우리나라 두원산기에서 제조된 치과용 ARUM은 동시 5축 open형 장비다. CAD/CAM system의 일반적인 지르코니아 절삭뿐만 아니라 metal 밀링이 가능하다. 대표적인 절삭밀링은 맞춤형 임플란트를 제작할 수 있어 3축 및 선반형태의 4축 밀링, 5축 밀링까지 가능한 폭넓은 가공형상을 재현할 수 있다. ARUM장비의 대표적인 customized implant abutment 제작과정을 알아보자.

1) Scan 및 CAD design 과정

(1) Customized implant abutment를 제작할 모델을 scan abutment와 함께 스캔

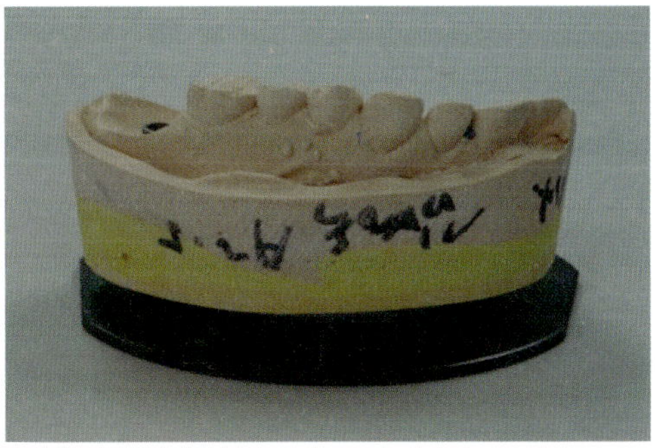

(2) Implant fixture의 식립위치와 깊이를 알기 위한 scan abutment를 채결

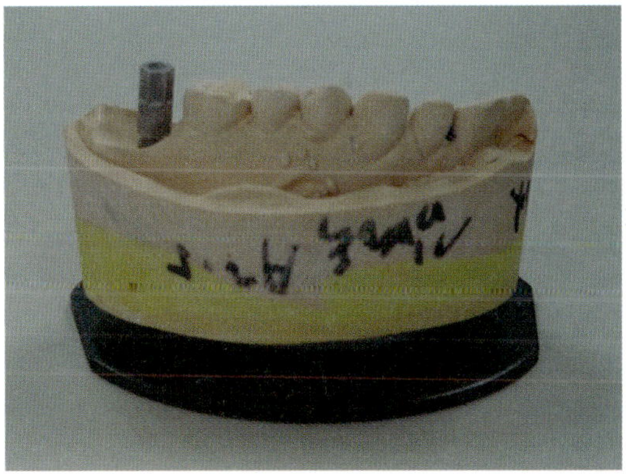

(3) Scan abutment를 채결한 주 모형을 스캐너에 삽입 후 스캔을 시작

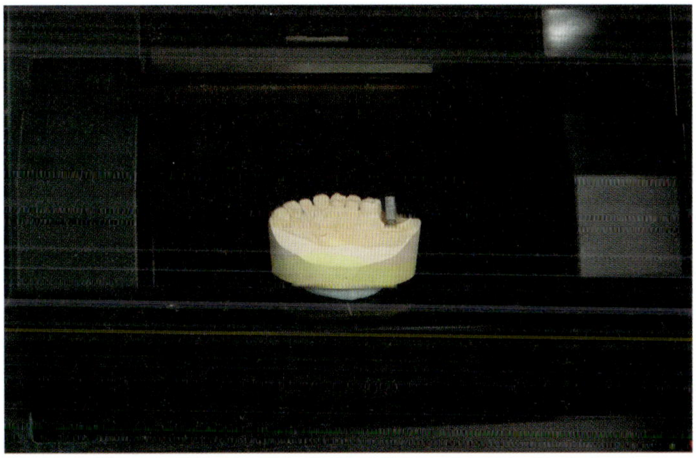

(4) 초기스캔 중인 모습

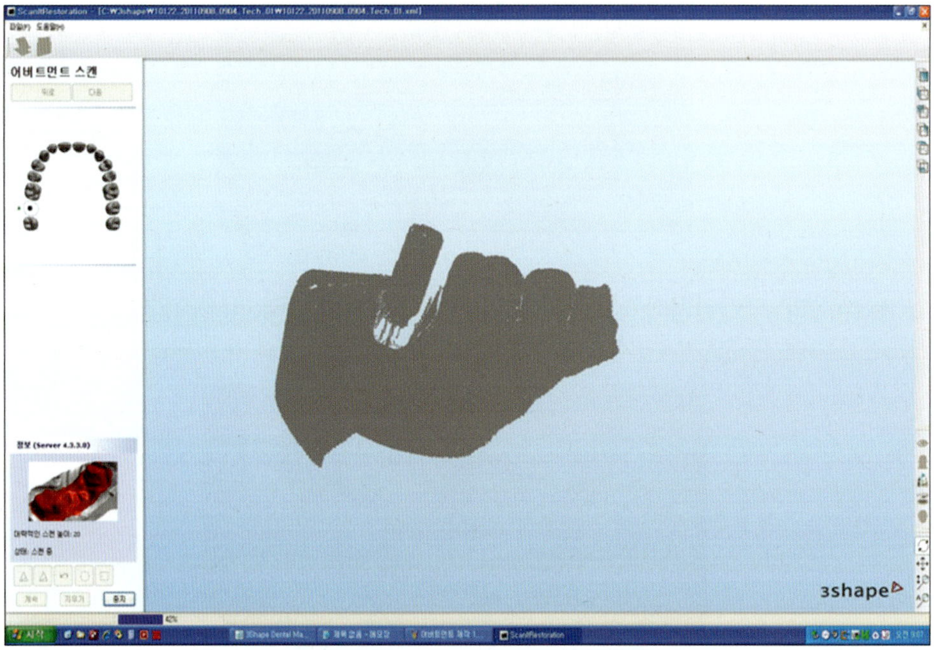

(5) 스캔이 된 모델에 CAD 모델을 정렬(동일한 위치에 점을 찍어서 정렬하는 방식)

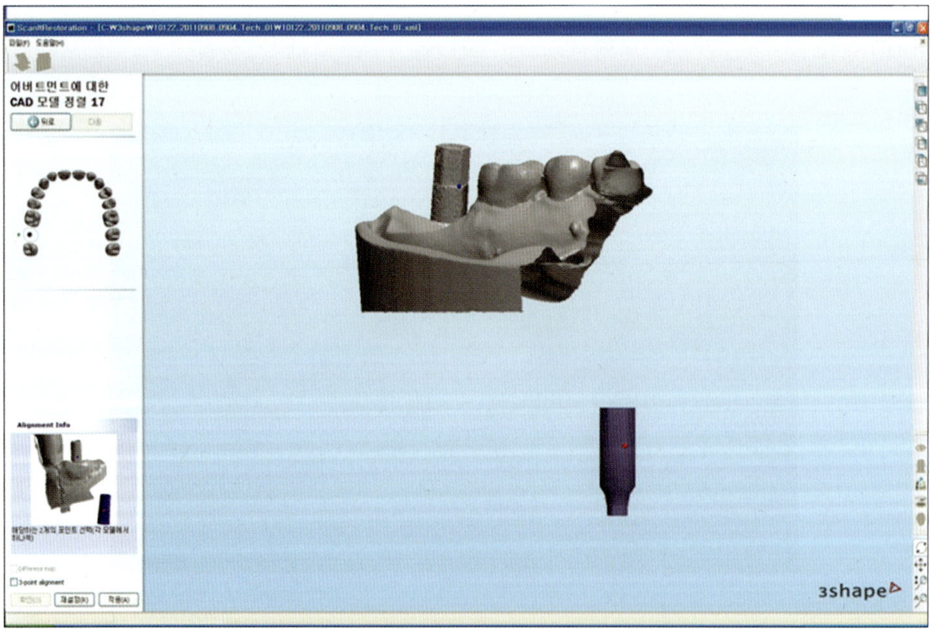

(6) 정렬을 완료시킨 모습

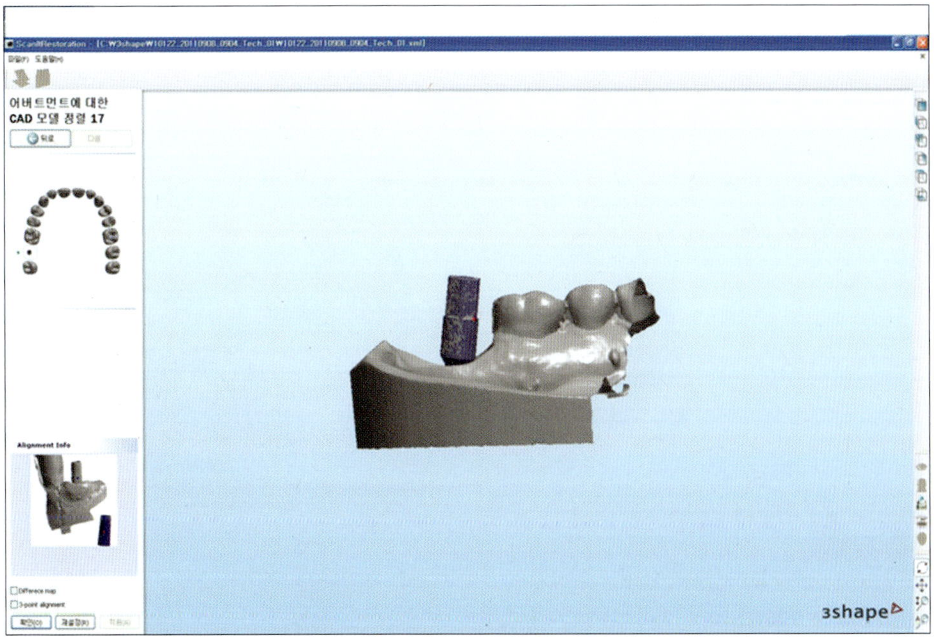

(7) Scan abutment를 모델에서 제거한 후 인공치은(gingiva)를 삽입, 한번 더 스캔을 실시

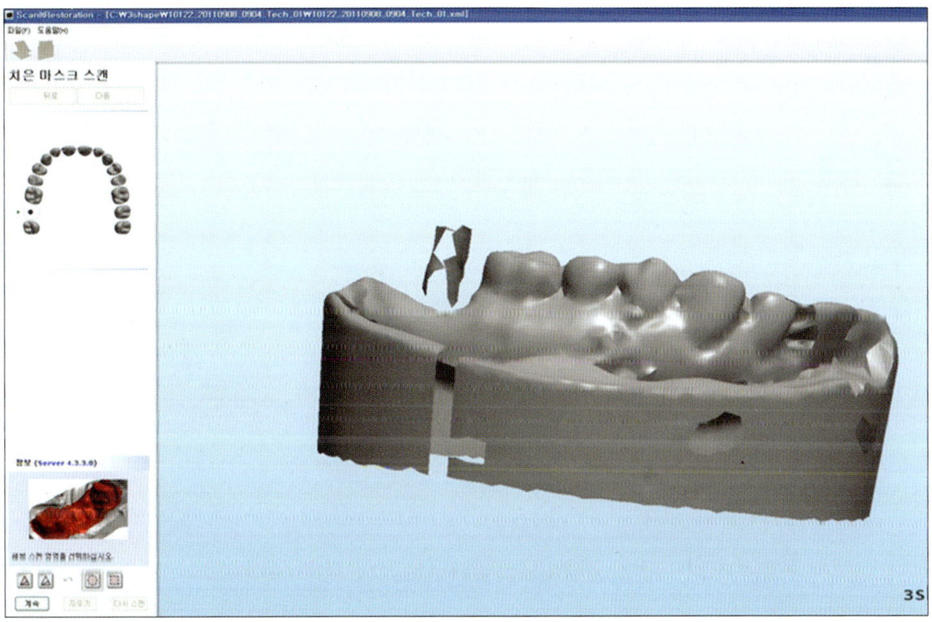

(8) 인공치은(gingiva)을 스캔 완료한 후 abutment가 생성될 부분에 마킹을 한다(이 점을 기준으로 abutment가 생성됨).

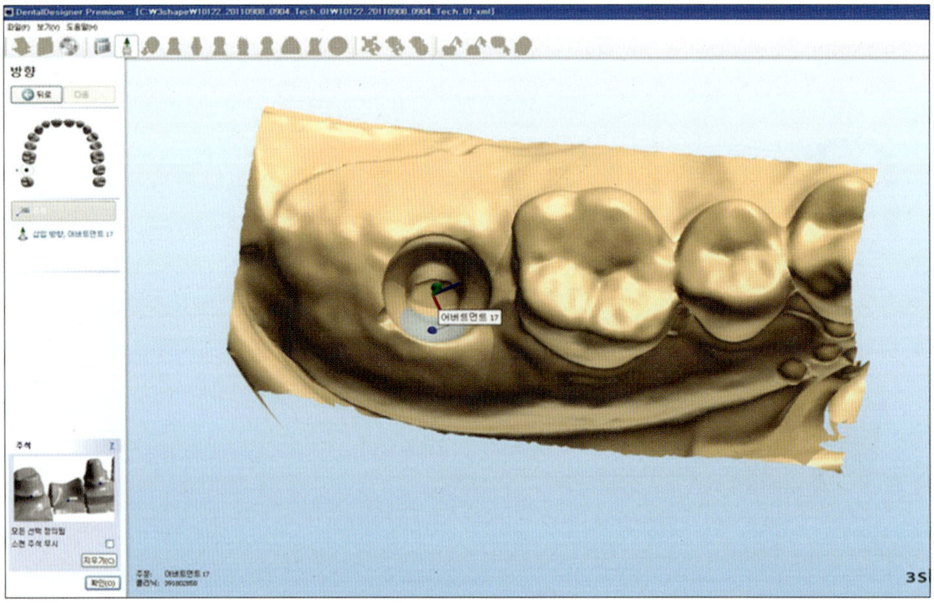

(9) 기본값을 가진 abutment가 생성된 모습

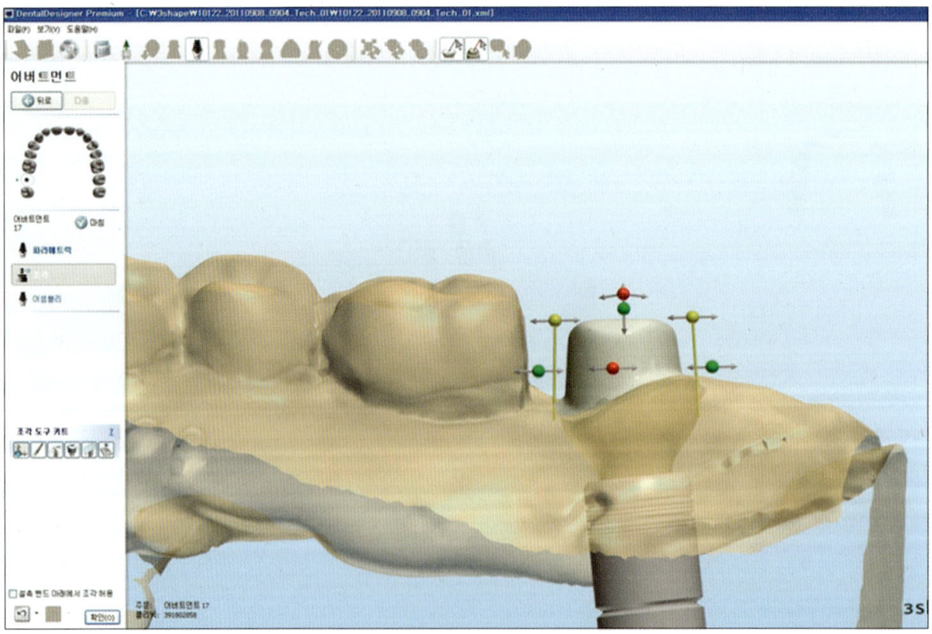

(10) 다양한 시점으로 모델의 방향을 전환시켜 인접치, 교합 등을 고려해 abutment를 디자인

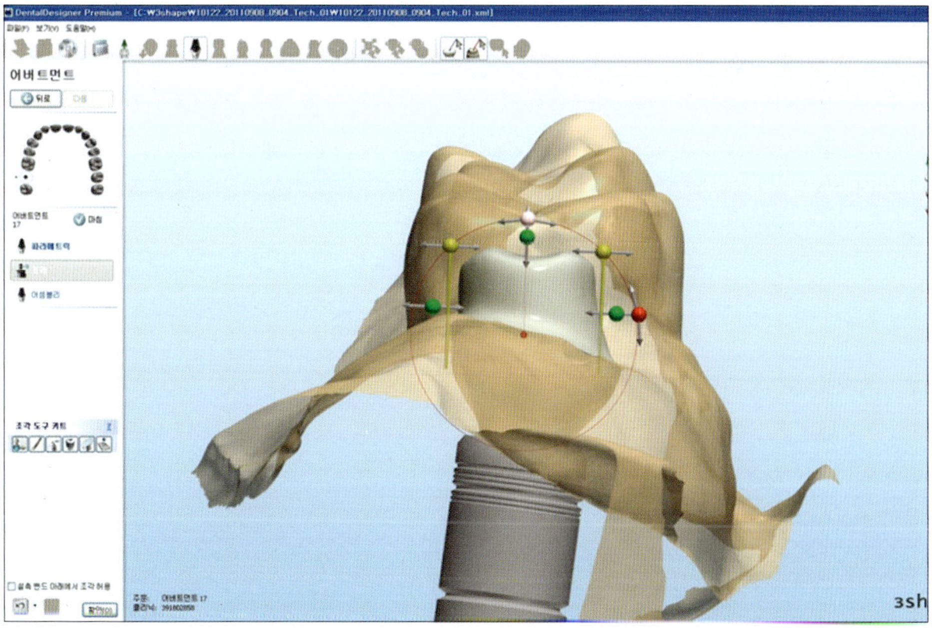

(11) 디자인 완료 data

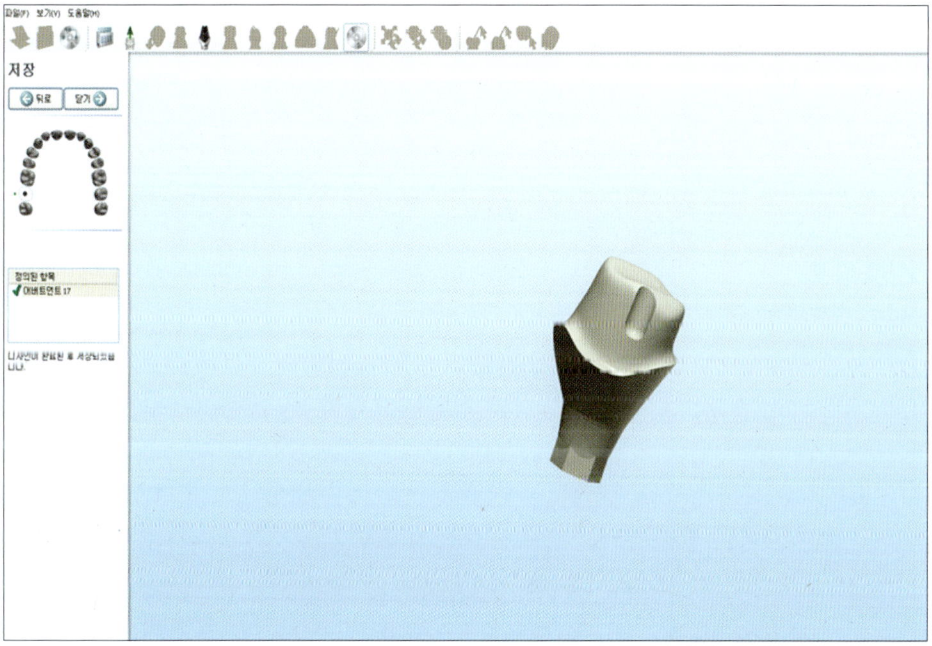

2) CAM software 과정

Cam을 통한 NC file 생성(cam: 디자인된 cad file을 기계어로 변환시키는 연산 프로그램)

(1) 먼저 사용될 소재를 선택

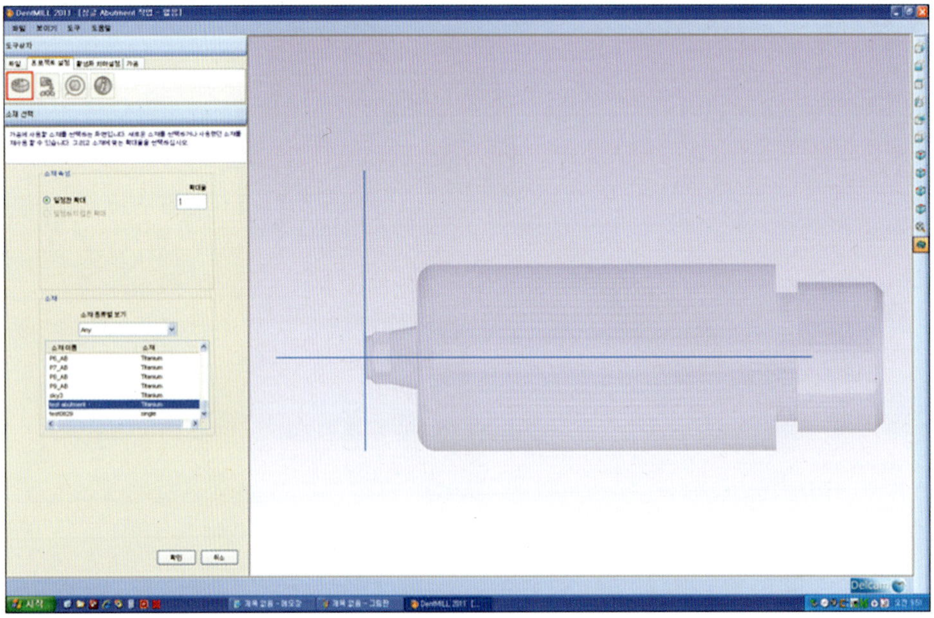

(2) 디자인한 cad file을 불러온다.

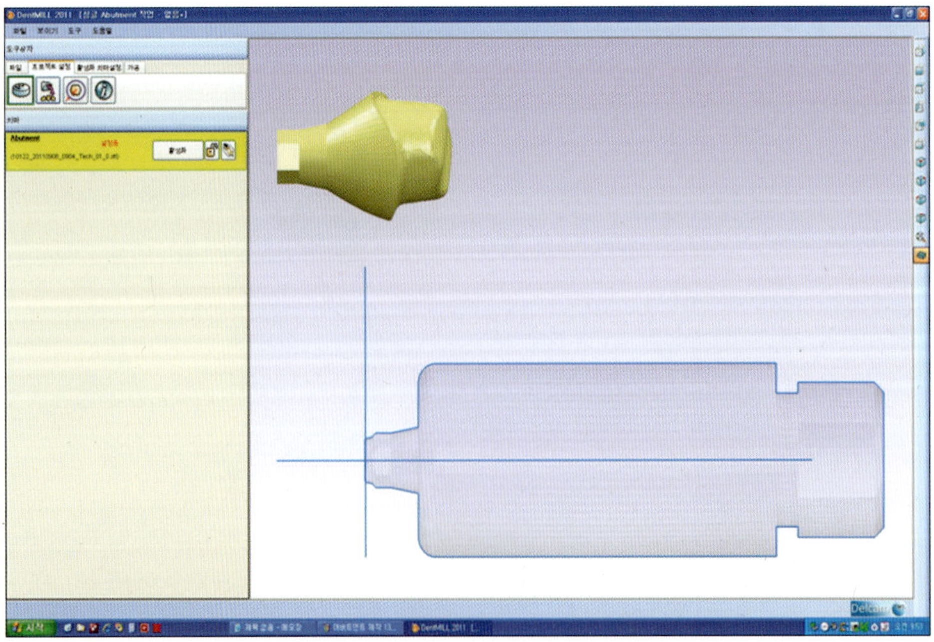

(3) 가공할 소재에 cad file을 배치

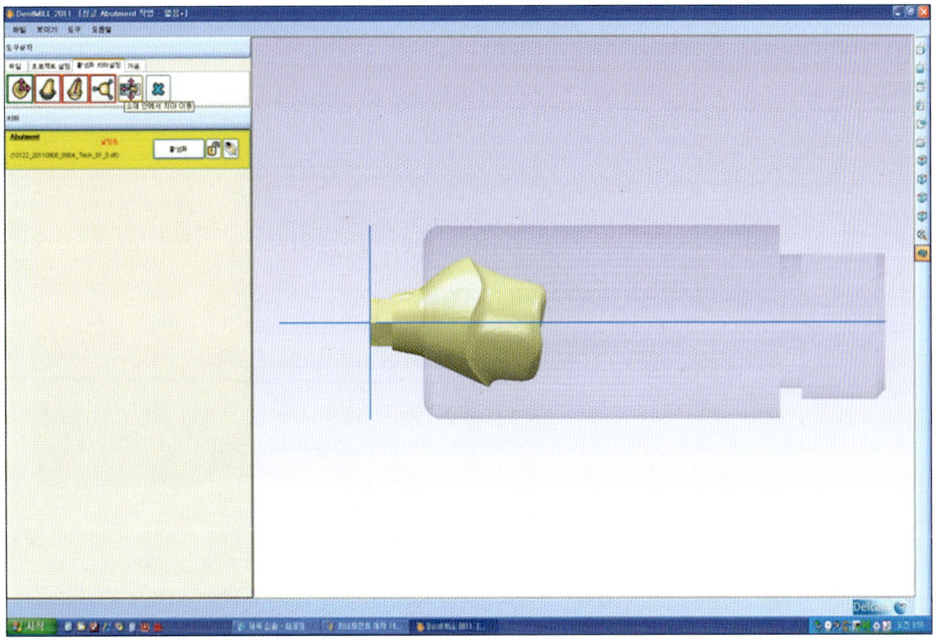

(4) Abutment의 margin line을 설정

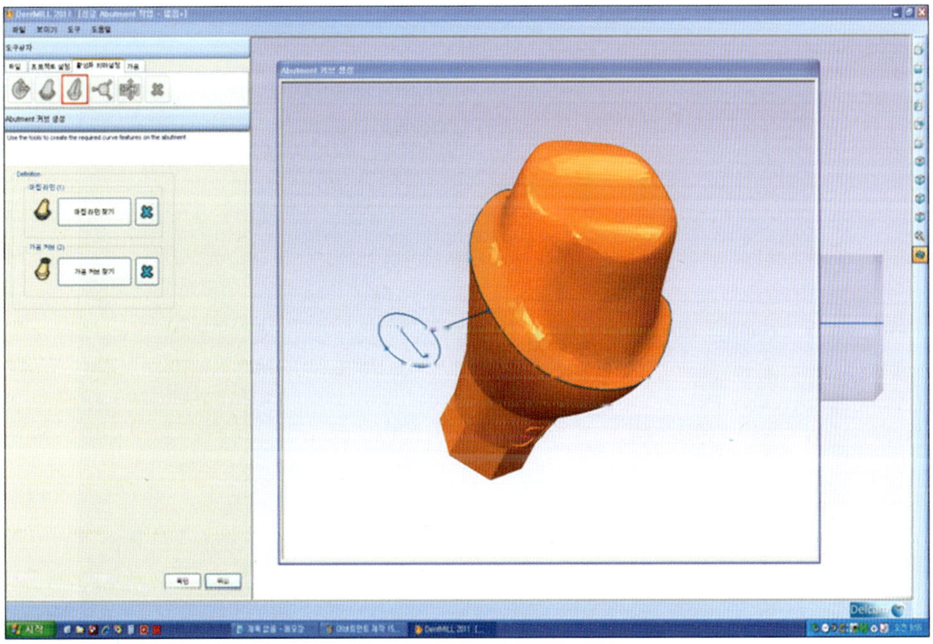

(5) 디자인된 abutment를 기계어로 연산하는 과정

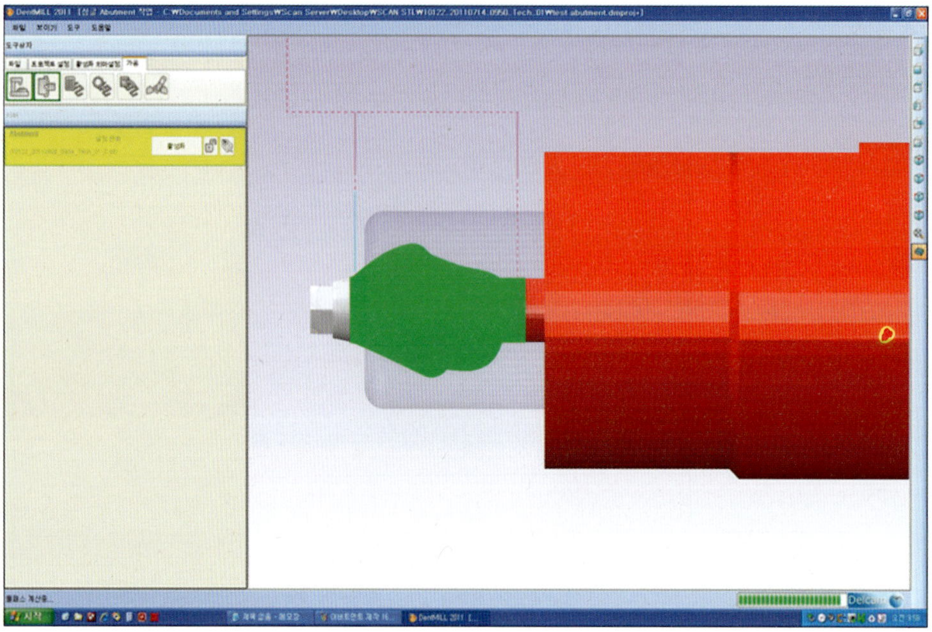

3) Milling process

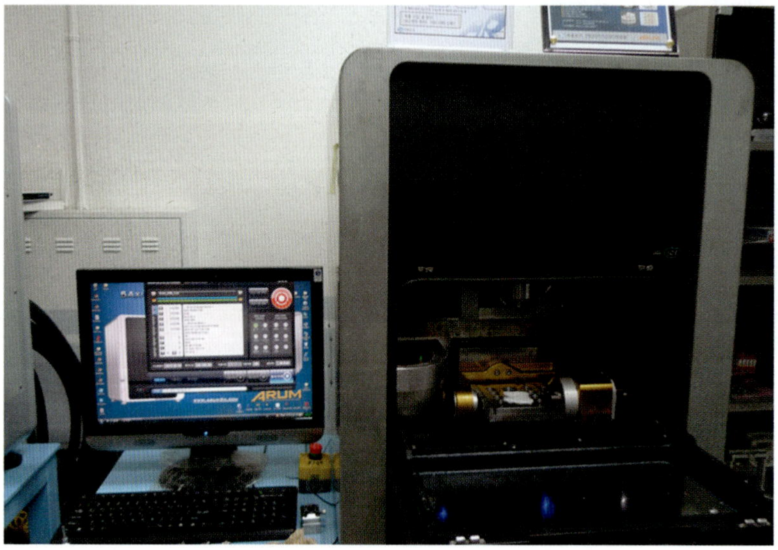

Milling machine

(1) Customized abutment를 가공하는데 쓰이는 소재.(fixture와 연결되는 부분은 미리가공 되어져 나온 형태)

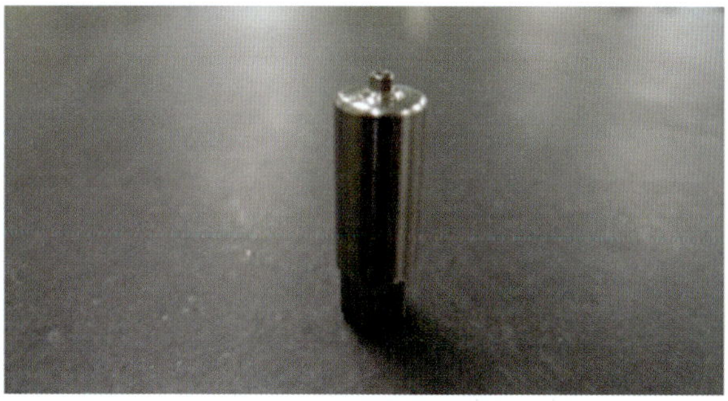

(2) 소재와 기계에 장착하는 데 필요한 지그(zig) 및 소재연결

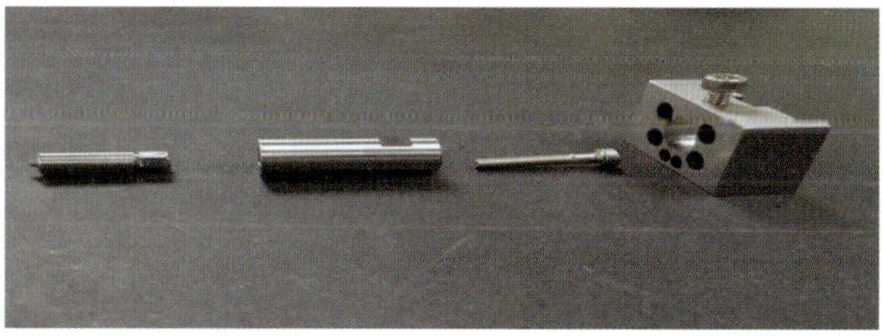

(3) 소재와 지그(zig)를 결합

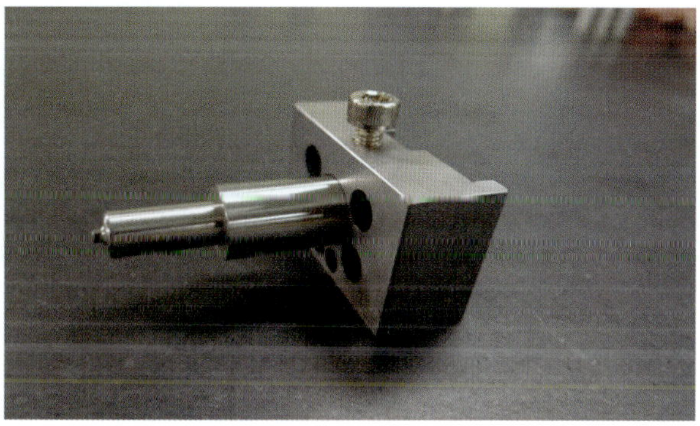

(4) Milling machine의 arm에 지그(zig)를 채결하고 소재를 장착

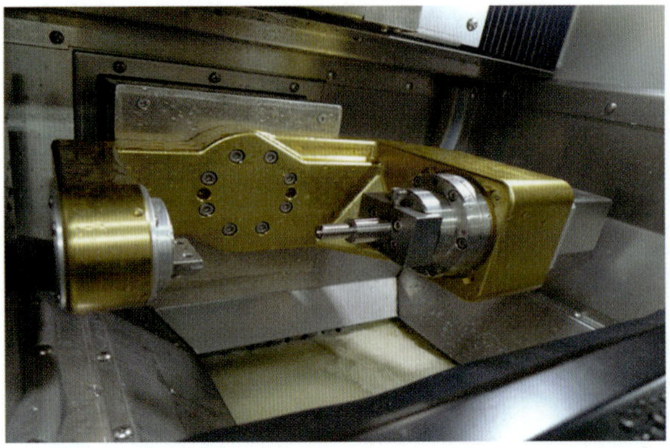

(5) 가공 준비가 완료되면 기계를 제어하는 프로그램에서 해당 NC file을 불러와 가공을 시작

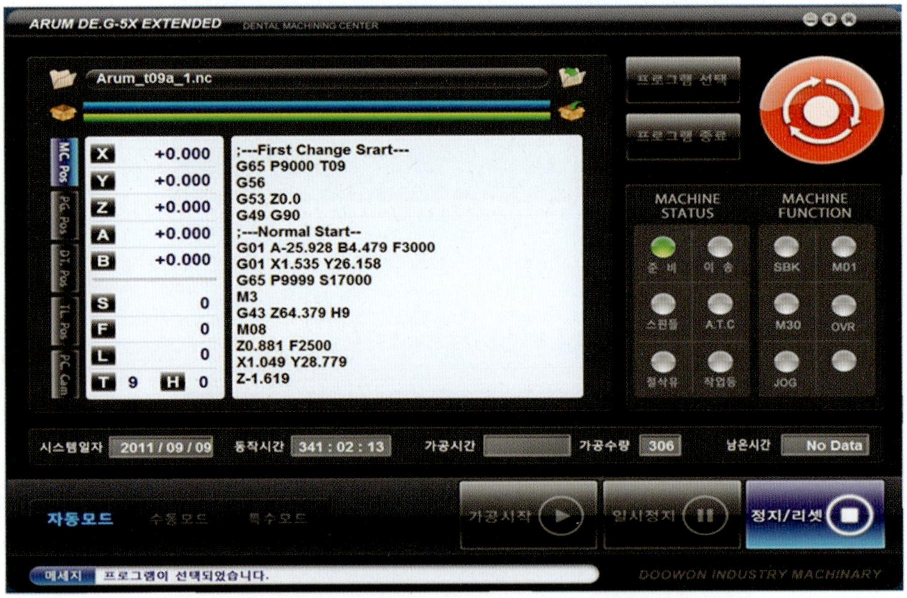

(6) Customized abutment를 가공

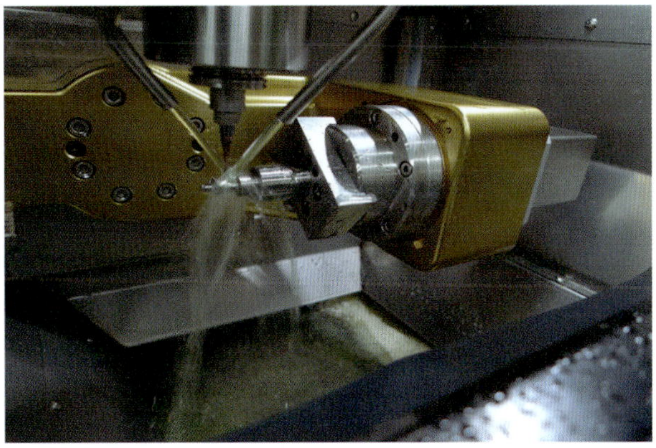

(7) 완성된 abutment를 지그(zig)에서 분리한 모습

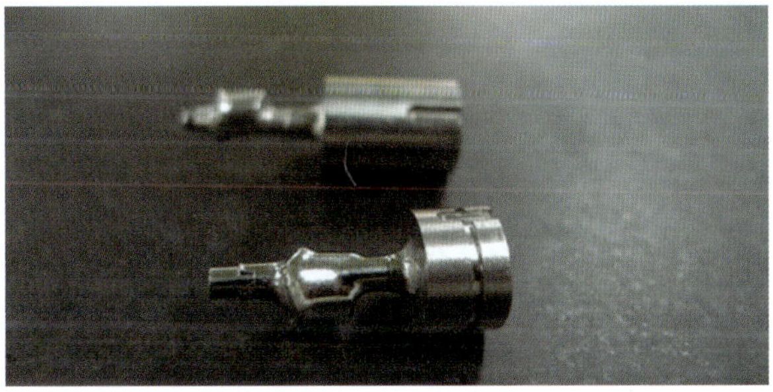

(8) 가공된 abutment에 milling한 titanium crown을 set up(가공된 abutment의 margin line이 자연스러운 emergency profile을 형성한 것을 볼 수 있다)

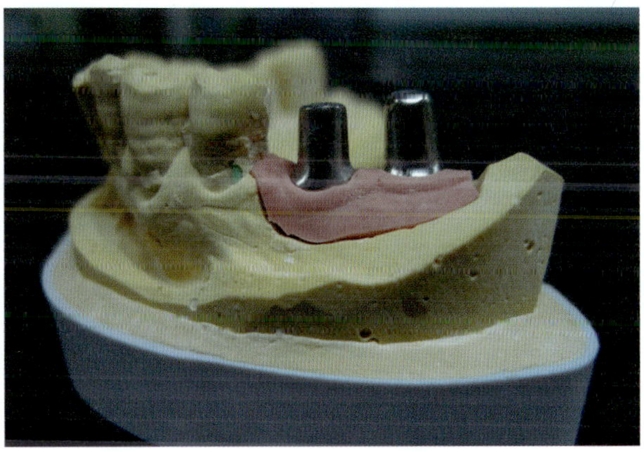

21-5 RP system

1. RP(rapid prototyping)를 이용한 보철제작

치과보철제작은 사람의 기술과 감각에 의존하는 방식으로 치과보철기공이 시작된 시점부터 지금까지 수작업(manual)에 의존했다. manual은 체계화되지 못하여 기술습득에 상당한 경험과 시간이 필요하다. 하지만 21세기 디지털 CAD/CAM/RP/DMLS(computer aided design/ computer aided manufacturing/ rapid prototyping/direct metal laser-sintering) 제작방법이 현실화되면서 다양한 증례에 활용되어지고 품질 균일화로 인하여 안정적인 표준화제작이 가능하게 되었다. 3D CAD기술의 도입으로 적층법을 이용한 3D modelling과 시제품을 제작하는 기술인 RP장비의 도입으로 computer로 얻어진 data를 형상화작업도 가능해졌다. CAD/CAM/RP/DMLS는 치아형태에 대한 일관성을 유지할 수 있고, 형태연구 및 예비 상태를 사전에 확인하는 측면에서 문제점 검토를 통한 확인 작업도 가능하며 추가적으로 수정, 보완할 수 있어 고품질 치아형태 제작이 현실화되고 있다.

- 3D CAD modeling data로부터 동일 형상의 시제품을 조형해내는 장비
- 최대 제작 사이즈는 127 mm×178 mm×50 mm
- Layer thickness는 0.03 mm로 적층
- Cartridges는 작업 중에도 교체 가능
- Crowns, bridges, frameworks, surgical guides 등
- 3D CAD modeling data로 추출되는 모든 STL file은 모두 재현

1) 사용재료 및 장비

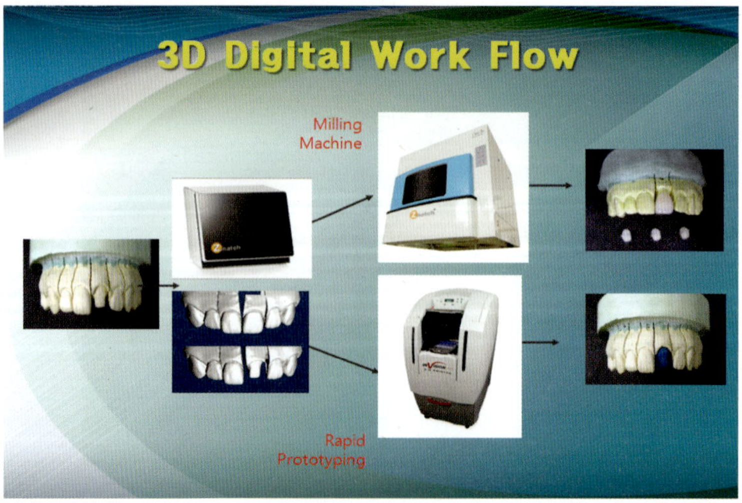

3D digital work flow

2) 제작방법

절삭방식은 디자인 완료된 데이터(data)를 공구의 이동과 절삭량을 수치화하여 삭제하는 방식이다.

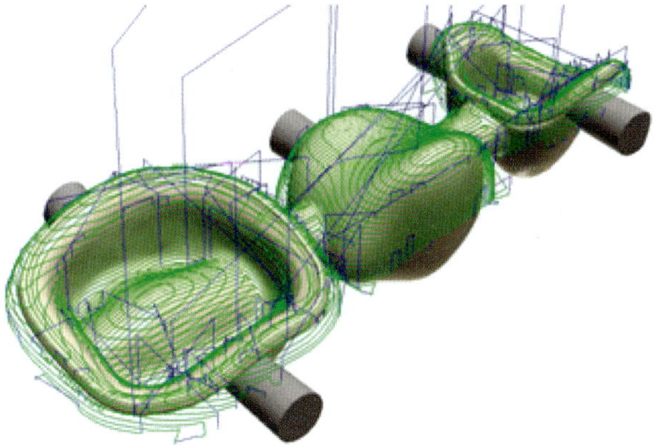

3D 입체 프린팅 방식은 디자인 완료된 데이터(data)를 금속(metal), 수지(resin) 소재를 이용하여 3D 입체 프린팅 방식으로 적층으로 쌓아올리거나 laser로 조사하는 방식이다.

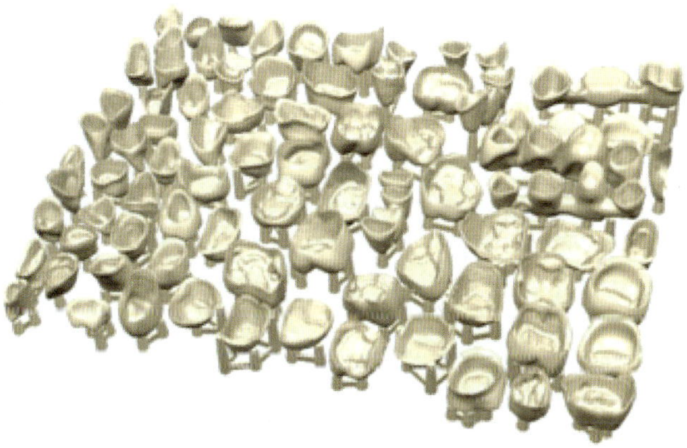

(1) 3D scanning

일대일(1:1) 3D data로 재득하고 10 μm의 정밀한 형태를 인식한다. one line laser 선형의 laser로 조사하여 물체의 형상을 2대의 camera가 data로 저장한다. scan table의 작동은 tilting, rotation의 기능과 laser축이 평행으로 이동하여 입체적으로 치아형태를 스캔(scan)한다.

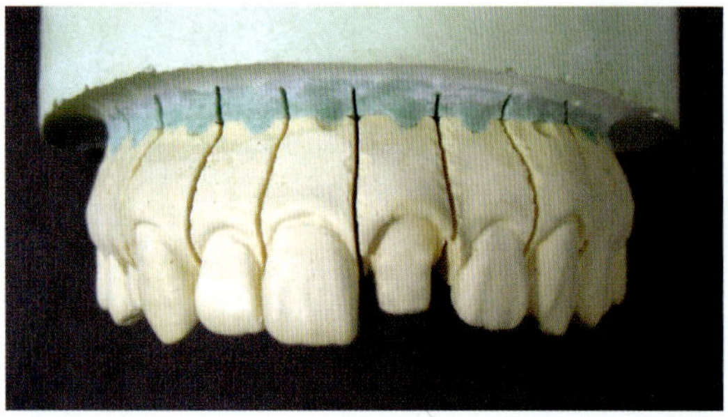

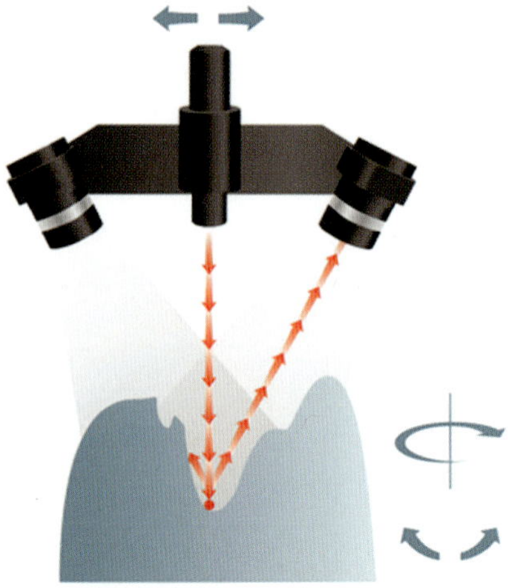

2-Cameras + 3-Axis

1차로 전체 악궁(arch)을 스캔하고 2차로 분리된 동명치아, 지대치를 세부적으로 스캔하여 데이터로 생성하였다.

Scan data가 display에 표시될 때까지 필요한 시간은 모형이 약 1분, 치형 1개를 최종 해상도로 표시할 때까지 시간은 20초 정도 소요되었다.

실험모형의 동명치아와 작업모형의 지대치 스캔은 저해상도 스캔부터 시작하여 전체화상을 고해상도로 스캔하였으며, 지대치를 실험모형에서 분리하여 고해상도로 최종 스캔하여 오차범위를 최소화하였다.

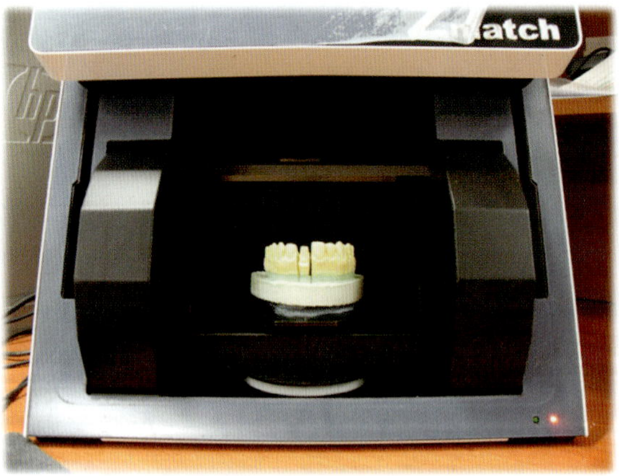

Scanner에 장착한 작업모형

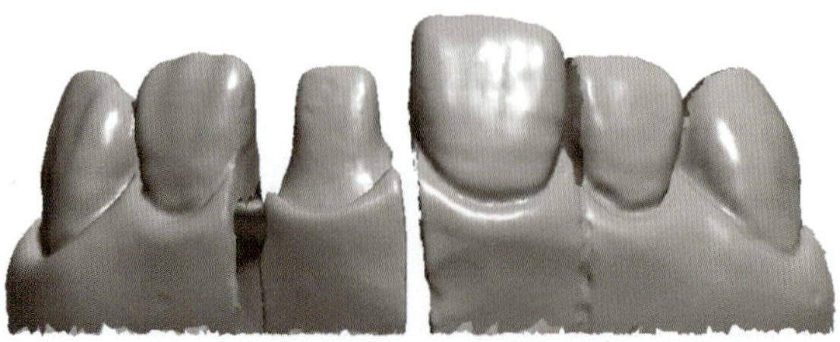

작업모형을 data처리

(2) 지대치 삽입방향 및 margin 설정

정확한 적합상태를 위하여 삽입방향 및 함몰부위(undercut area)를 세밀하게 측정하고 변경하여 RP 조형물의 변연(margin) 적합도를 향상시켰다.

변연(margin) 설정은 실험모형의 변연조정(margin trimming)을 정확히 설정하여 자동인식으로 설정하였고 over margin area는 모형(cast)을 참조로 하여 조절하였다.

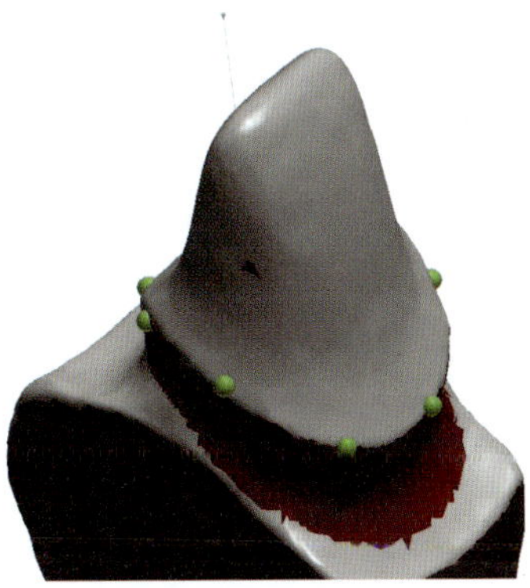

삽입로 및 margin 설징

(3) 밀러기능을 이용한 형태복원

저장된 동명치아 데이터(data)를 abutment에 적용하여 치아형태가 대칭되도록 조절하였다. 접촉(contact) 부위와 outline size를 기공사의 시각과 감각으로 동명치아의 형태와 근접하도록 제작하였다.

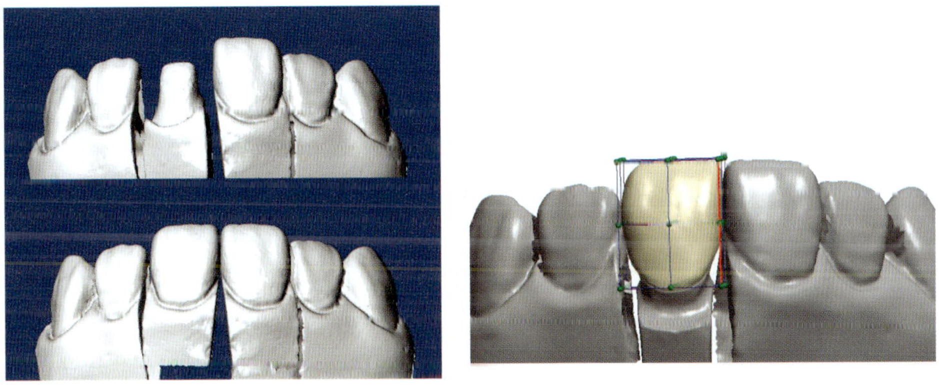

동명치아 형태를 참조하여 형태수정

(4) 3D Printer로 조형물 출력

3D printer layer thickness는 0.03 mm로 적층되어졌다. model 및 support 재료가 동시에 적층가능하며 crowns, bridges, frameworks, surgical guides 등 3D CAD modeling data로 추출되는 모든 STL file은 재현가능하다.

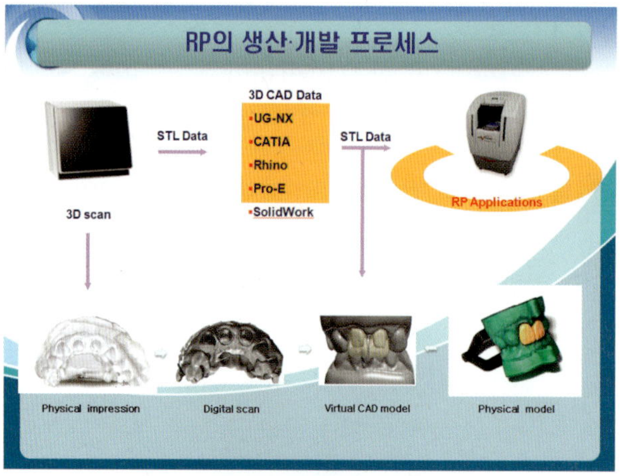

3D scanner를 활용한 출력과정

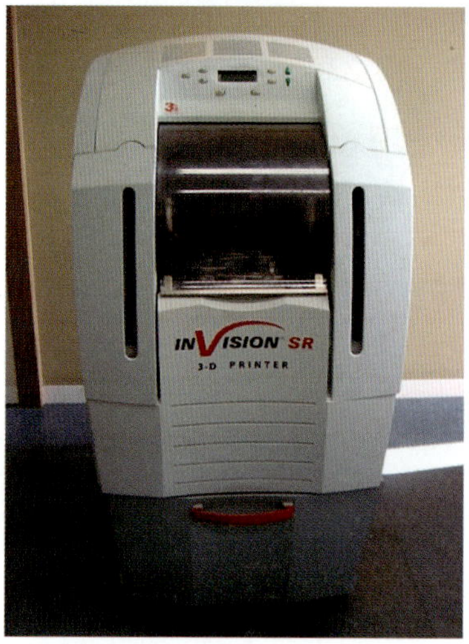

Resin을 이용한 3-D printer

3-D printer(InVision HR, 3D system, USA)를 활용하여 컴퓨터상에서 작업한 3차원 CAD modeling Data를 RP system으로 출력하였다. 출력된 결과물이 얼마나 정확하게 실현되었는지 모델에 시적해보고 확인해본다. 수작업방식의 제작과정은 내면공간을 확보하기 위하여 치형 스페이서(die spacer)를 도포하지만 CAD/CAM/RP/ DMLS 방식에서는 가공방식에서 내면수치를 설정하기 때문에 인위적인 치형 스페이서를 도포하지 않는다.

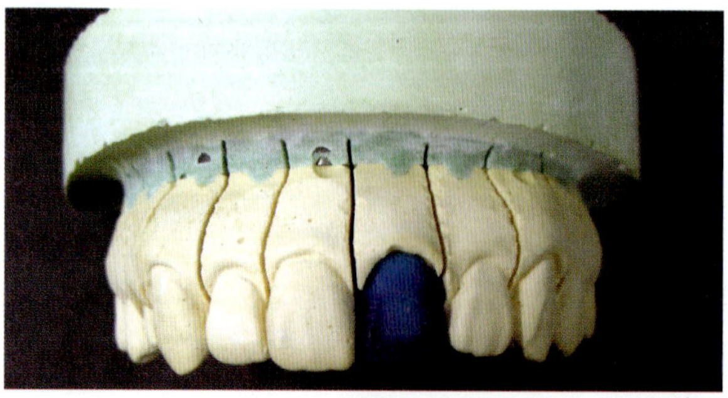
RP장비로 출력한 결과물

(5) 3D CAD/CAM/RP/DMLS system을 활용한 결과물

자동화 시스템을 활용하여 동명형태를 참조로 보철물을 재현하였다. 초보자들에게는 형태를 파악하고 내것으로 만드는 과정이 상당한 시간과 노력이 필요했다. 하지만 CAD/CAM보철제작은 표준화시키고 치아형태에 대한 균일한 제작이 자동화 시스템은 가능하다.

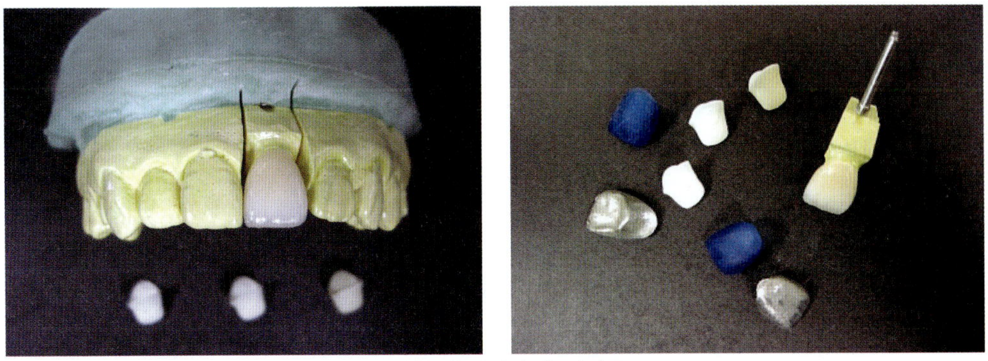

다양한 출력방식의 결과물

밀러기능을 통한 형태복원으로 제작되어진 file은 다양한 방식으로 다음과 같이 resin printing, zirconia milling, direct metal laser-sintering, resin casting 방식으로 제작되었다.

21-6 CAD/CAM을 활용한 보철제작

1. 맞춤형 지대주의 구분과 선택

1) 기성 지대주 readymade abutment

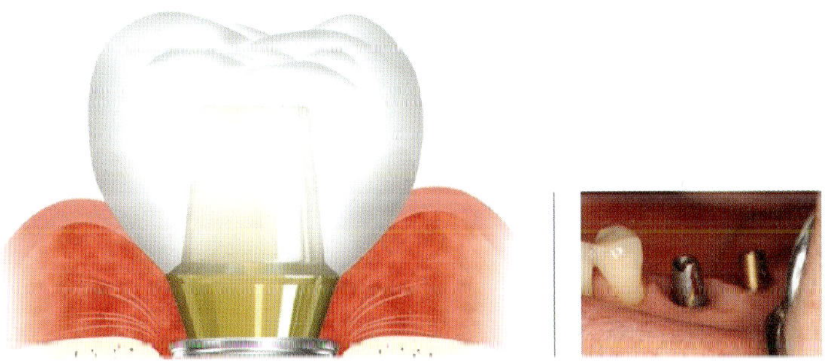

(1) 장점

- 보편적으로 사용하는 지대주로 대량생산이 가능하여 가격이 저렴하다.

(2) 단점

- 보철물은 균일한 두께로 지지하지 못하면 파절의 위험이 있다.
  넓이가 정해진 기성 지대주로는 균일한 지지를 얻을 수 없다.
- 아래 그림과 같이 잇몸이 두꺼운 경우, 접착제 제거가 힘들어 임플란트의 수명에 영향을 준다.
- 보철물과 지대주의 만나는 부분이 정해져 있어 보철물의 모양이 심미적이지 못한다.
- 지대주보다 보철물이 커진 경우, 하중이 집중되어 임플란트가 부러지는 경우도 있다.

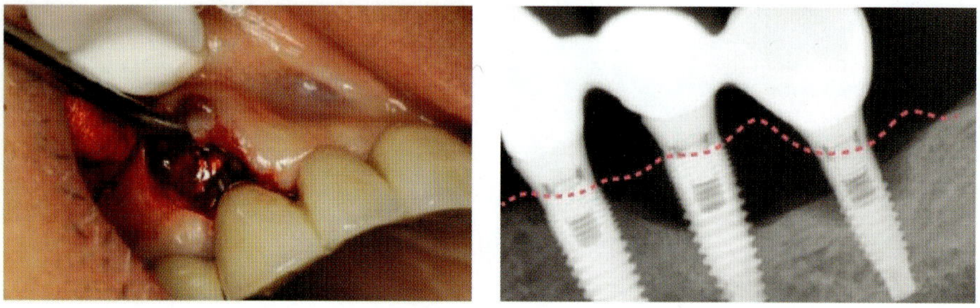

기성 지대주 사용 후 접착제 제거가 원활하지 않아 염증이 생기고 잇몸뼈가 내려간 상태

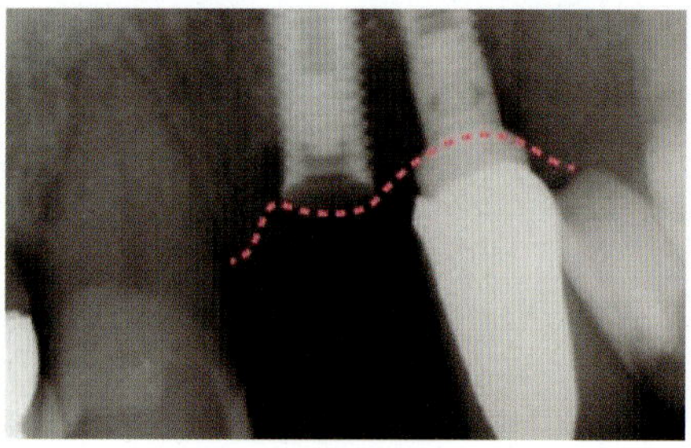

잇몸뼈가 내려가면서 하중의 분산이 원활하지 않아 임플란트가 부러진 상태

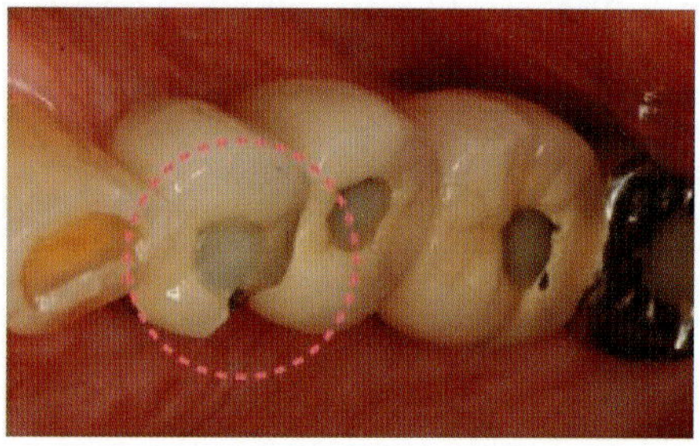

연결기둥이 가늘어 균일한 지지를 얻지 못해 최종 치아가 깨진 상태

2) 맞춤형 지대주 customized abutment

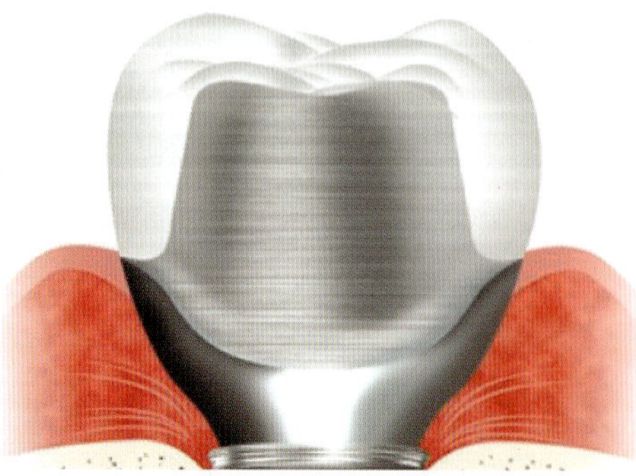

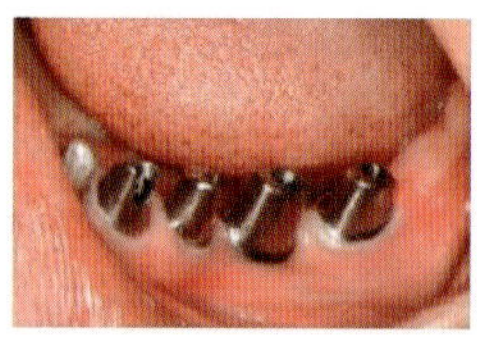

(1) 장점

- 3D CAD/CAM기술을 바탕으로 원래 내 치아의 모양을 재현한다.
- 지대주의 두께를 자유롭게 조절할 수 있어 최종 보철물의 파절의 위험이 적다.
- 환자의 잇몸의 모양에 딱 맞게 설계함으로 잇몸이 두꺼운 경우에도 접착제 제거가 용이하다.
- 원래의 자연치 모양과 가장 비슷한 형태로 제작할 수 있다.

(2) 단점

- 대량생산이 아닌 주문제작으로 보철비용이 증가된다.

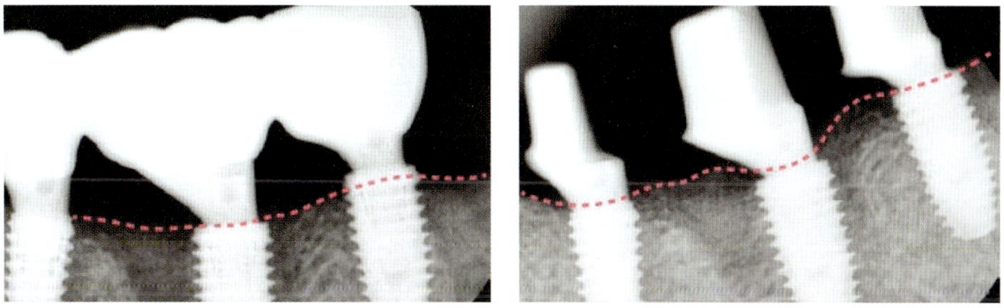

맞춤형 지대주 사용으로 잇몸뼈가 잘 보존되어 있는 상태

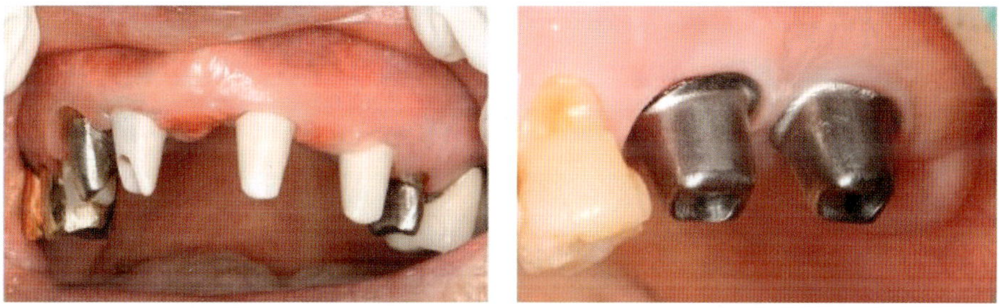

맞춤형 지대주를 구강 내 적용한 사례

Titan & hybrid custom abutment

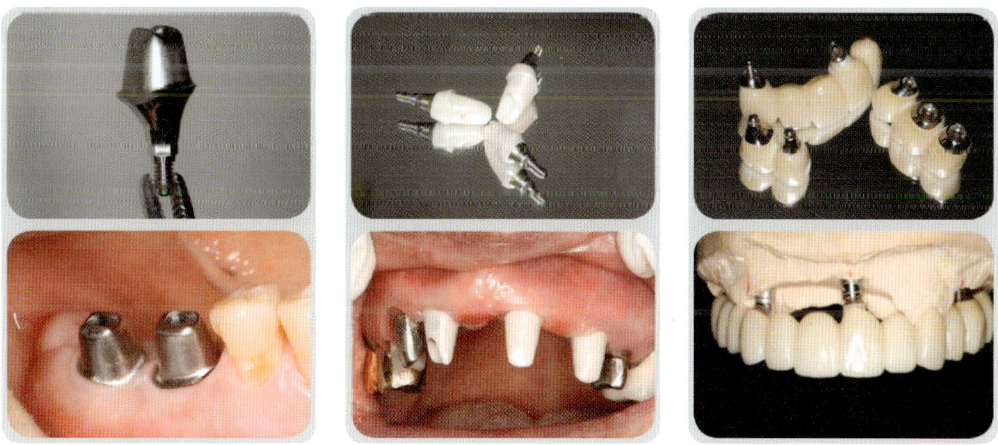

2. 다양한 보철의 특징

1) 보철의 종류

(1) Gold crown

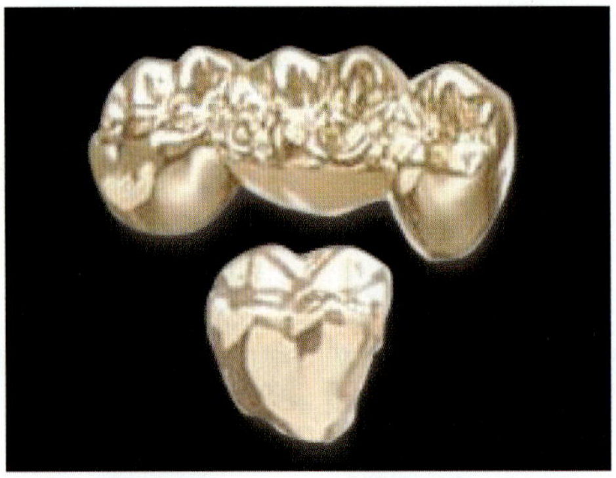

ㅁ장점

- 인체와의 친화도가 우수함

ㅁ단점

- 심미성이 현저하게 떨어짐.
- 높은 보철비용

(2) P.F.M. crown

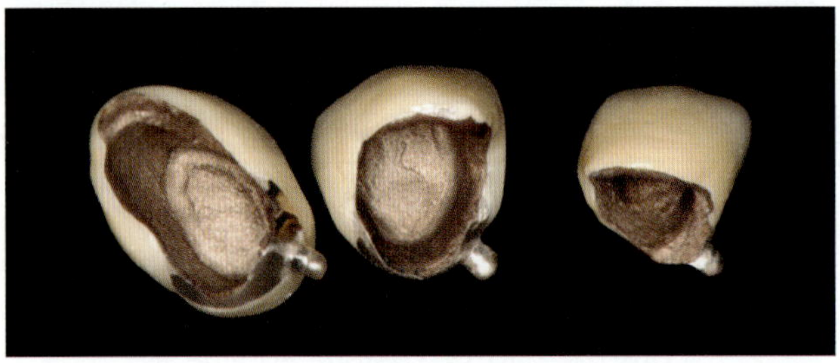

ㅁ장점

- 강도가 우수함.
- 보철비용이 저렴함.

ㅁ단점

- 잇몸이 퇴축되면 잇몸라인이 검게 보이는 단점이 있음.
- 균일한 두께를 부여해주지 않으면 도재가 깨질 우려가 있음.
- 알러지나 트러블로 인한 염증이 생길 수 있음.
- 빛 투과성이 좋지 않아 자연스럽지 못함.

(3) All ceramic(zirconia)

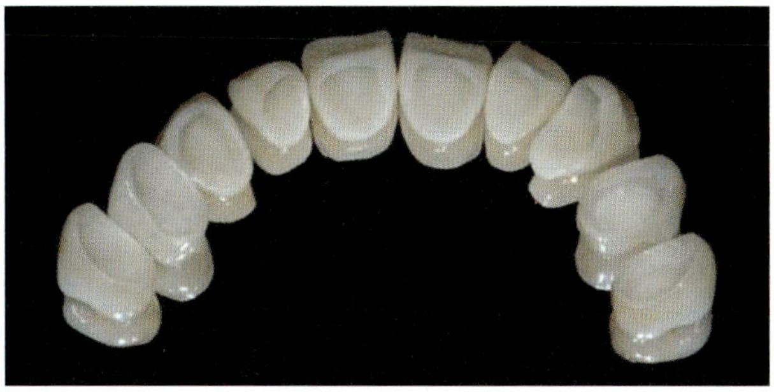

ㅁ장점

- All ceramic 재료 중 강도가 가장 강함.
- 사용 중 잇몸이 퇴축되더라도 검게 보이지 않음.
- 인제 친화적 소재
- 자연치아 빛 투과성이 비슷하여 심미적임.
- 도재의 파절이 줄어듬.

시술 사례

금관(gold crown)과 통지르코니아(prettau)의 비교

(통지르코니아가 자연치아에 더 가깝다.)

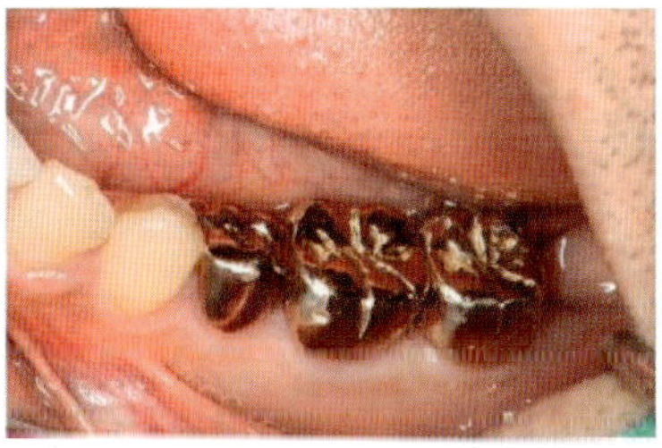

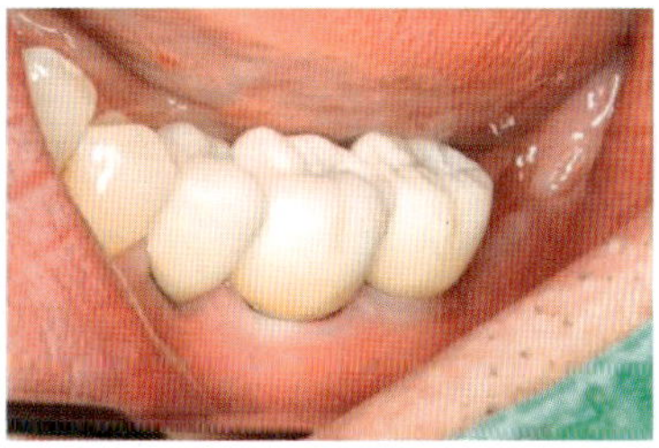

금속 + 도자기와 지르코니아 + 도자기의 빛 투과성 비교

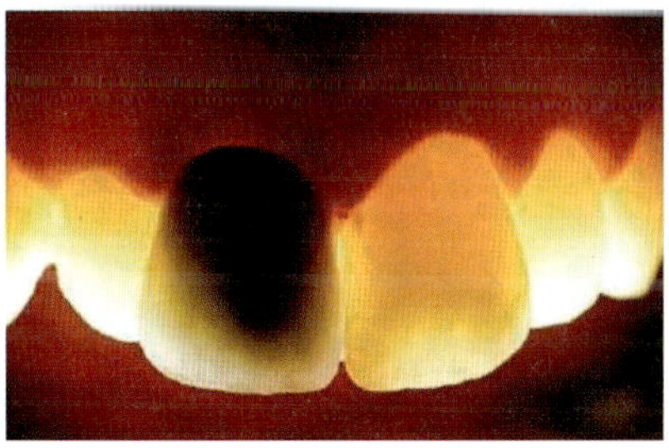

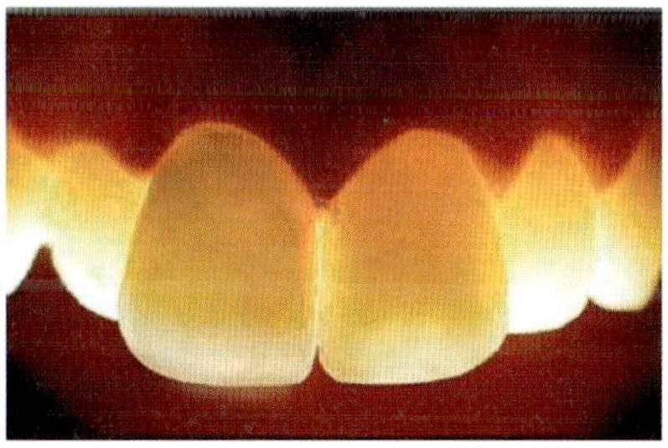

〈출처 - neobiotech〉

시술 전후 비교

〈시술 전〉 〈시술 후〉

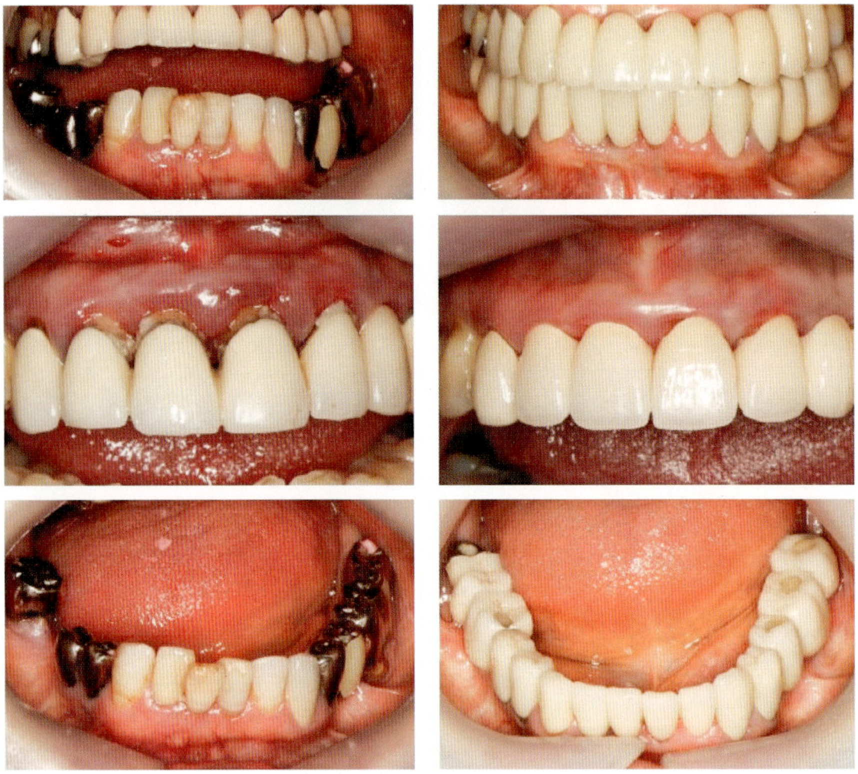

〈출처 - neobiotech〉

Clinical case

Zirconia coping & crown bridge

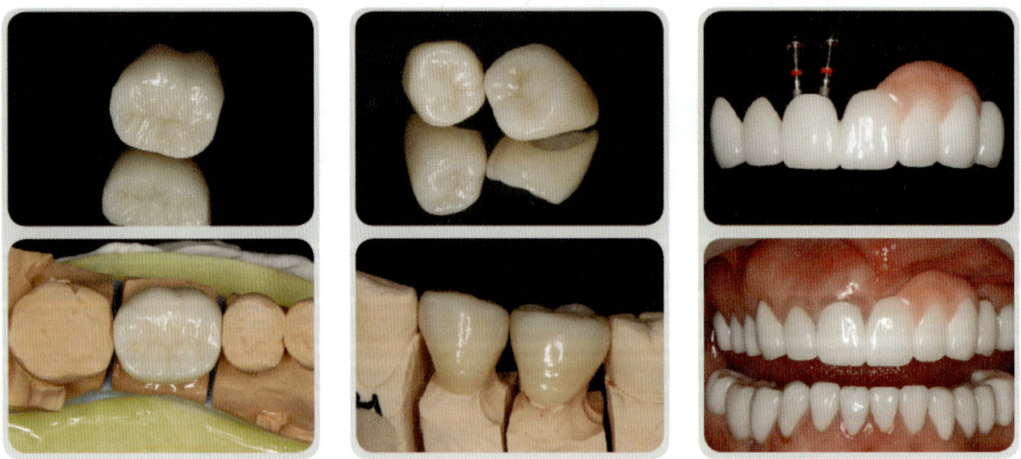

참고 웹 페이지(cad/cam 관련)

http://www.3shape.com(3D Scan)
http://meditcompany.com(3D Scan)
http://doowonid.com(Milling)
http://www.stratasys.co.kr(3D printer)
http://www.3dsystems.com(3D printer)
http://www.zirkonzahn.com(full zirconia 제작관련)
http://www.sirona.co.kr(chair side cad/cam system)
http://midiomavi.co.kr(surgical guide 제작)
http://www.invisalign.co.kr(인비절라인 투명교정)

22 치과용 3D 프린팅 기술 (Dental 3-Dimensional Printing Technique)

22-1 3D 프린팅 총론

1. 삭제법(subtractive method)과 축성법(additive method)

치과용 캐드캠을 이용한 보철물 제작 시 첫 번째 작업은 치과용 스캐너를 이용하여 환자의 구강 데이터를 습득하는 과정이다. 습득된 데이터를 기반으로 디지털 모형을 제작한 후 환자에게 적합한 보철물을 CAD 프로그램을 이용하여 디자인 하게 된다. 디자인이 끝난 정보는 파일로 저장이 되는데, 디자인 파일을 이용하여 두 가지 가공방식(삭제법과 축성법) 중에 선택하여 가공할 수 있다(그림 22-1).

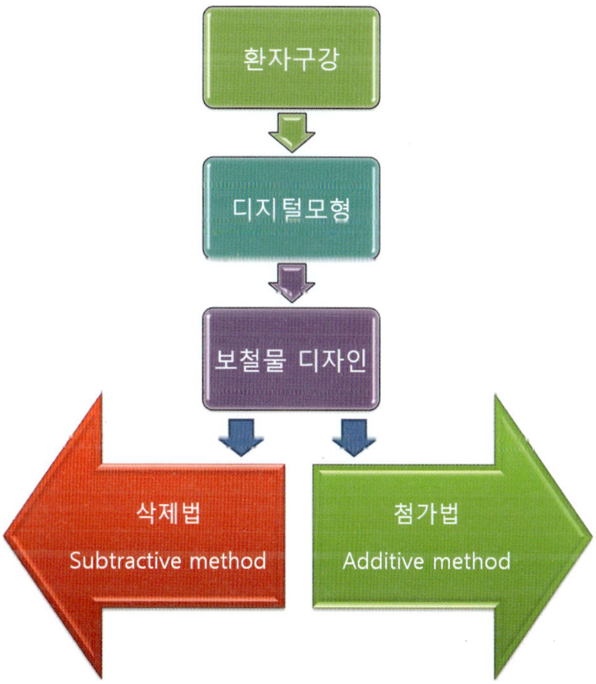

그림 22-1 치과용 캐드캠을 이용한 보철물 제작 과정

1) 삭제법(subtractive method)

현재 치과용 캐드캠으로 시판되어 있는 대부분의 장비들은 가공 방식으로 삭제법을 채택하고 있다. 이 기술은 보철물의 디자인이 완료된 파일의 데이터를 기초로 블록 형태의 재료를 절삭, 가공

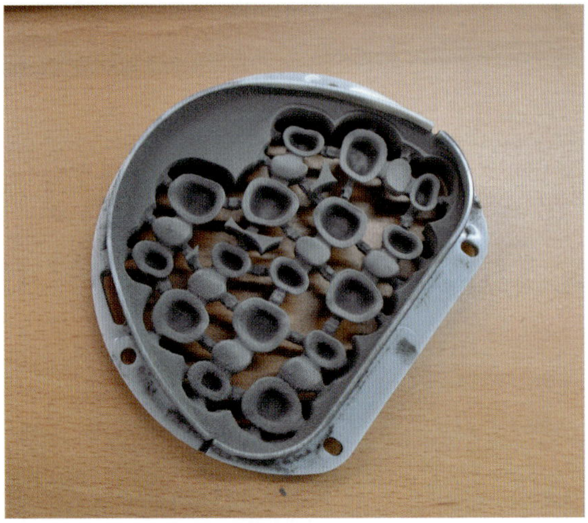

그림 22-2 삭제법에 의한 보철물 제작

하여 최종 결과물을 완성하는 방법이다(그림 22-2).

이 방식은 지르코니아를 포함한 여러 가지 도재 재료의 가공이 가능하므로 재료선택의 폭이 넓은 장점이 있는 반면 원하는 결과물을 얻기 위해 버려지는 재료가 많은 단점이 있다. 앞서 발표된 자료에 의하면 블록을 삭제하여 보철물을 제작할 경우 블록의 90% 정도가 버려진다고 조사되었으며, 절삭되는 재료의 물성이 단단할수록 가공장비 또한 고성능 장비가 요구된다. 고성능 장비일수록 경제적으로도 부담이 될 수 있다. 뿐 만 아니라 블록 절삭 시 사용되는 전용 버 등은 소모품이므로 교체 시 추가 비용이 발생될 수 있으며, 함몰부위가 심한 증례일 경우 재현 능력에 한계가 있을 수 있고, 외형 재현 능력도 다소 부족한 편이다. 가령 '공'의 형상을 재현한다고 할 때 블록 가공하는 본 방식의 경우 속이 비어있는 형태의 외형은 제작이 불가능하다.

2) 축성법(additive method)

축성법은 삭제법의 재료의 낭비가 심한 점과 미세부위 재현 능력이 부족한 단점 등을 보완하기 위해 도입된 가공방식이다. 소위 쾌속조형기술(rapid prototyping; RP)이라 정의되는데, 현재에는 대중적인 용어로서 '3D 프린팅'의 용어가 사용된다. 이 방식은 재료가 블록 형태로 공급되었던 삭제법과는 달리 주로 가루, 액상의 형태로 재료가 공급되며, 보철물의 디자인이 기록된 파일을 토대로 필요한 부위에 선택적으로 레이저가 조사하여 용융시키는 방법이다. 레이저가 조사된 부분은 용융이 되어 하나의 층이 완성된다. 이와 같은 과정을 반복하여 여러 개의 층을 적층시킴으로써 최종 결과물이 완성된다(그림 22-3).

삭제법 대비 재료 선택의 폭이 다소 적은 단점이 있지만, 재료의 낭비가 적고, 미세부위 재현능력이 뛰어나므로 추후 재료 선택의 폭이 증가하면 활용범위가 지속적으로 증가할 것이다.

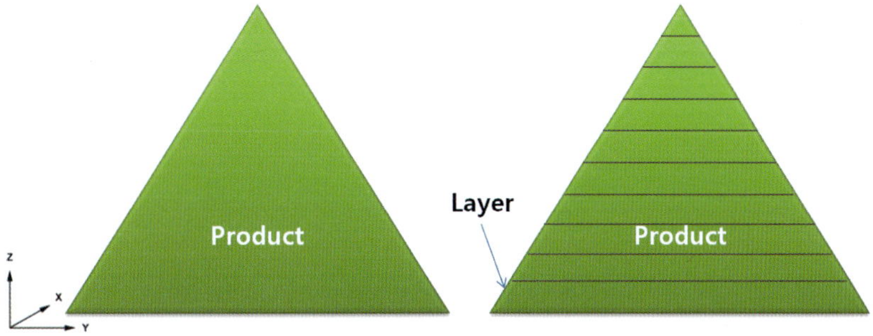

그림 22-3 첨가법에 의한 3차원 형상 제조방식

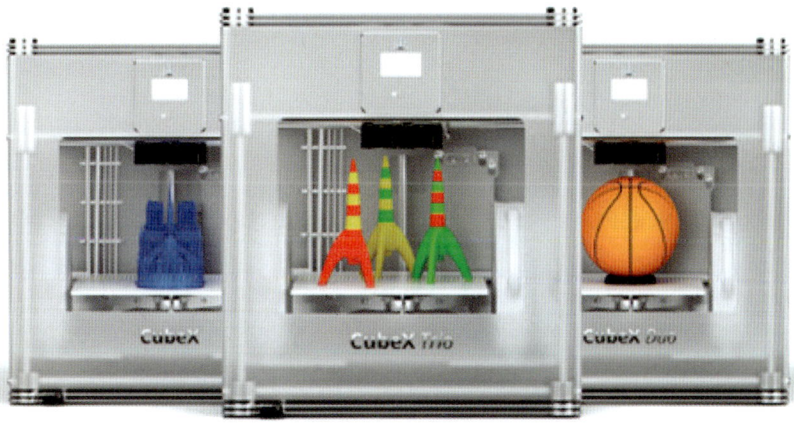

그림 22-4 시판되어 있는 3D 프린터(다양한 컬러로 인쇄가 가능)

2. 축성법(additive method)의 배경 및 개념

보철물을 설계하고 가공하는 데 있어 해당 기술들끼리의 경쟁우위 획득과 유지를 위한 노력은 기술발전을 지속적으로 가능케 하였다. 여기에는 쾌속조형기술(rapid prototyping; RP) 또는 축성가공법(additive manufacturing; AM) 기술의 발전도 포함된다. 축성가공법은 제품의 3D 데이터의 단면이 서로 겹쳐지는 것을 근간으로 하여, 그것에 수지, 금속 등의 재료를 적층하여 제품을 완성하는 제조기술이다.

축성가공법은 다소 학문적인 용어로서 보편적으로 3D 프린팅의 단어가 사용된다. 이 기술은 최근 다양한 분야에서 가장 주목받고 있는 기술 중에 하나다. 3D 프린터는 전통적인 레이저 혹은 잉크젯 프린터와 유사한 방식으로 작동을 하게 되는데, 기존의 2D 프린터처럼 종이에 인쇄하는 것이 아닌 분말 혹은 액상의 기본 재료를 이용하여 반복 축성하는 방식으로 3D 결과물을 출력하는 프린터이다(그림 22-4).

일반적인 2D 프린터는 2차원 구조의 좌표인 X, Y축만 존재하지만, 3D 프린터는 Z축이 하나가 더 추가되어 3차원 구조로의 출력이 가능하며, 이는 기존의 컴퓨터수치제어(computer numerical control; CNC) 가공법과 유사하다고 할 수 있다.

구체적으로 컴퓨터 디자인 프로그램으로 필요한 보철물의 외형을 3차원적으로 형성한다. 형성된 외형을 횡단면 방향으로 수 만개로 잘게 나눈다. 잘려진 각각의 횡단면 형태에 따라 3D 프린터가 고온의 레이저를 이용하여 해당 소재를 중합 또는 소결시키게 되는데, 층당 두께는 약 20~50 μm으로 종이 한 장보다 얇으며, 이 같은 과정을 층별로 반복하여 진행함으로써 최종 형태를 완성한다. 시간 당 약 2.8 cm 내외의 높이를 적층하여 축성하는 것이 가능하며, 적층기법을 이용하므로 완성된 외형의 표면은 다소 거친 편이다. 때문에 하나의 층 두께가 얇을수록 해당 결과물의 표면이 부드러우며, 더 정교하게 만들 수 있다.

3. 3D 프린팅의 대량 맞춤형(mass customization) 제작

3D 프린팅은 앞서 CAD 프로그램에 의해 습득된 3D data에 기초하여 결과물을 출력하기 때문에 소비자의 니즈에 적합한 맞춤형 제작이 가능하다. 이러한 패러다임은 그동안 여의치 않았던 맞춤형 상품의 소량 생산을 가능케 하고 있다. 기존에는 맞춤형 결과물의 소량 생산을 위한 금형(일종의 틀) 등을 제작하기에는 비용적인 문제 등으로 인해 다소 어려웠으나 3D 프린팅 기술로 인해 디자인 파일, 원하는 재료만 구비되면 언제 어디서든 바로 맞춤형 제작이 가능해졌다(그림 22-5).

즉 소비자 입장에서는 비슷비슷한 제품을 사용하기 보다는 개인의 개성을 강조한 특별한 제품을 사용할 수 있게 되었다. 때문에 다양한 분야에서 전반적인 소비문화가 변화될 것으로 생각되며, 특히 의학 분야에서는 환자 개개인의 구조물이 다른 형태를 가졌으므로, 적용시키기에 매우 적합한 기술로 여겨지고 있다. 치의학 분야에서는 보철물 제작 시 각 환자들의 치아 형태가 모두 다르므로 매몰과 소환 등을 통해서 환자의 맞춤형 틀을 그동안 제작해왔다. 3D 프린팅 기술을 이용하면 위 작업이 생략 가능하며, 제작 도중 파손 등 어떤 문제가 발생하였을 때 동일한 형태의 보철물로 재제작이 용이하며, 제작 횟수 또한 한정되어 있지 않다. 이 외에도 여러 장점이 있으므로 치과보철물 제작 분야는 3D 프린팅 기술의 적용이 매우 적합한 분야 중에 하나다.

4. 다양한 형태의 3D 프린팅 기술

3D 프린팅 기술은 사용되는 광원, 재료 등에 의해 사용되는 용어가 다양하지만 레이저를 이용하여 재료를 중합, 소결 시키는 것은 공통적인 부분이다. 여기에서는 치과 보철물 제작과 관련된 몇 가지 3D 프린팅

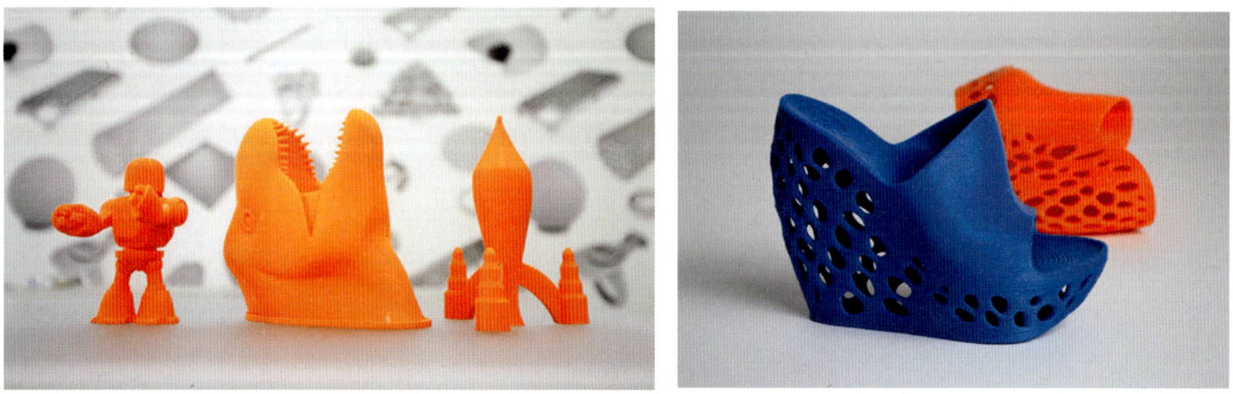

그림 22-5 다양한 소비자들의 맞춤형 개인 제작품들

기술들의 용어에 대하여 정리하고자 한다.

1) 선택적 레이저 소결 기술(selective laser melting; SLM, selective laser sintering; SLS)

선택적 레이저 소결 기술은 고온의 레이저를 이용하여 해당 재료를 용융시켜 적층 축성하는 기법으로 레진계열의 재료는 물론 금속 재료도 인쇄가 가능하다. 가루 형태의 기본 재료를 미리 준비된 보철물의 3D data를 기반으로 필요한 부분만 레이저가 조사하게 되면 조사된 부분만 소결이 완료되어 하나의 층이 완성된다. 이와 같은 작업을 반복함으로써 한층한층 적층하는 기술이며, 디자인이 완료된 보철물의 외형을 횡단면으로 얇게 절단하여 각 부분을 인쇄, 결합하는 원리로서 미적분의 개념이 적용된 기술이다(그림 22-6).

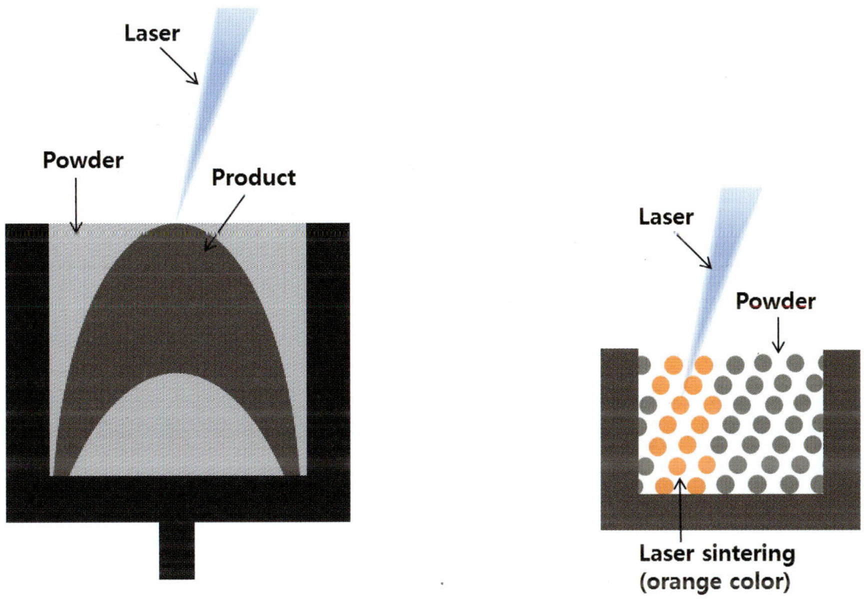

그림 22-6 선택적 레이저 소결 기술의 원리

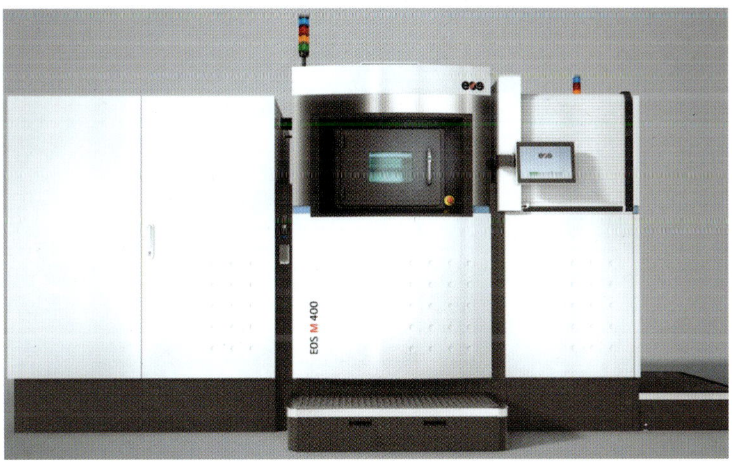

그림 22-7 치과용 SLS 장비(EOS사의 M400)

사용되는 용어는 다소 복잡할 수가 있는데, 그 이유는 용어가 여전히 진화하고 있으며, 여러 가지 용어들을 어떻게 명백하게 구분을 지을 것인지에 대해 공통적인 합의점을 찾지 못하고 있기 때문이다. 일반적으로 산업분야에서는 사용되는 기본 재료가 폴리머 혹은 세라믹 계열일 경우 SLS(selective laser sintering) 라는 용어를 선호하는데 반해 금속을 기본재료로 사용할 경우 SLM(selective laser melting), DMLS(direct metal laser sintering)이라는 용어를 주로 사용한다. 다만 약간의 용어가 차이가 있을 뿐 기술의 적용 원리에는 큰 차이가 없다.

EOS M400 spec

Technical data	
Layer 두께	20 µm(0.001 in)
순제작 용적	400 × 400 × 400 mm
Laser type	Yb-fibre laser; 1,000 W
Scan 속도	Up to 7.0 m/s
Dimensions(W×D×H)	
제품 크기	4,181×1,613×2,355 mm
제품 중량	Approx. 4,635 kg
Data Preparation	
Software	EOS RP tools, CAMbridge
지원되는 입력 데이터 파일 포맷	lSTL, DCM [3Shape]

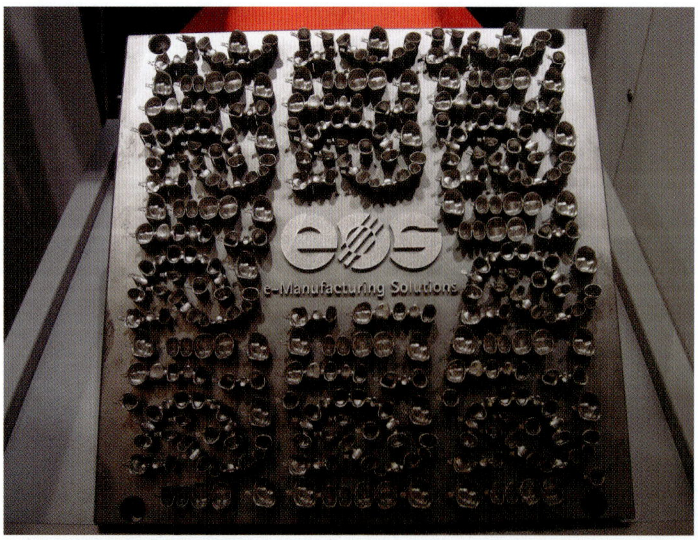

그림 22-8 SLS 기술을 이용해 제작된 보철물(트레이의 용적이 허용하는 한 많은 양의 보철물을 한 번의 작업으로 생산할 수 있음)

SLS/SLM 기술은 다양한 재료의 사용이 가능한데, 폴리머 계열의 경우 폴리아미드와 같은 악안면 보철재료에서부터 다양한 인체조직을 대신할 수 있는 폴리머 계열의 재료가 사용된다. 치과 보철물 제작에 사용되는 금속 분말의 경우 티타늄, 티타늄합금, Co−Cr 합금 등이 주로 사용된다. Ni−Cr 합금의 경우 Ni의 생물학적인 문제로 인해 사용 빈도가 줄어들고 있는 추세이다. 작업 공정은 완전 소결부터 부분 소결 혹은 액상 소결까지 모두 포함된다. 현재 고성성 보철물, 가철성 보철물을 가리지 않고, 다양한 보철물로의 적용이 가능하며, 그 범위는 점차 확대되고 있는 추세이다(그림 22−7, 8).

위에 언급한 폴리머, 금속 계열의 재료와는 달리 순수 세라믹 분말을 위 기술에 적용을 고려하는 것은 아직 많은 문제점이 존재한다. 그럼에도 불구하고 다양한 방향으로의 세라믹 분말 적용에 대한 연구가 진행 중에 있으며, 특히 독일의 Fraunhofer 연구소에서는 위 기술과 지르코니아 분말을 결합시킨 연구가 활발히 진행 중인 것으로 알려져 있다.

2) 스테레오리소그라피(stereolithography; SLA)

스테레오리소그라피라는 용어는 1986년 Charles W. Hull이라는 사람에 의해 처음 소개되었다. 그는 자외선을 이용하여 경화되는 재료를 소사하면 얇은 층이 성공적으로 형성되는 것을 발견하였고, 이와 같은 방식을 반복함으로써 하나의 고체 사물이 성공적으로 제작되는 기술을 도입하였다.

현재 스테레오리소그라피 기술은 액상의 광중합체가 채워진 용기의 최상층을 자외선 빛의 빔을 이용하여 초점을 맞추면 빛을 받은 부분은 선택적으로 광중합체가 하나의 층으로 중합이 된다. 층 두께만큼 용기가 하강하게 되고, 다시 빔을 이용하면 중합된 층 위에 다른 층이 중합되는데, 위 과정이 반복되면 결과물이 완성된다(그림 22−9, 10).

제작 공정의 순서는 아래와 같다

CAD program에 의해 앞서 제작된 3D data를 토대로 여러 개의 얇은 층을 얻는다. 분할된 층의 두께는

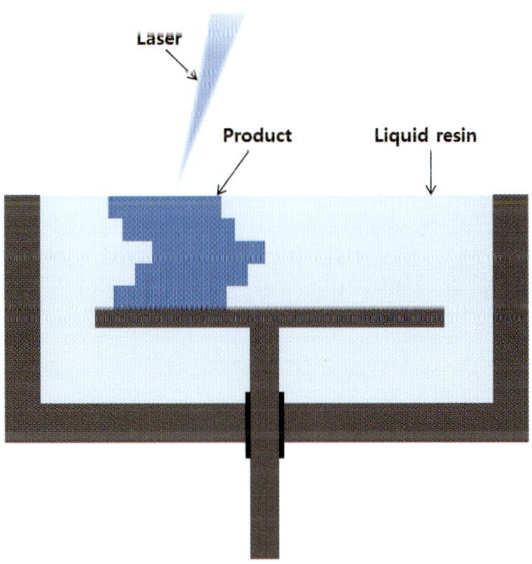

그림 22-9 스테레오리소그라피 원리

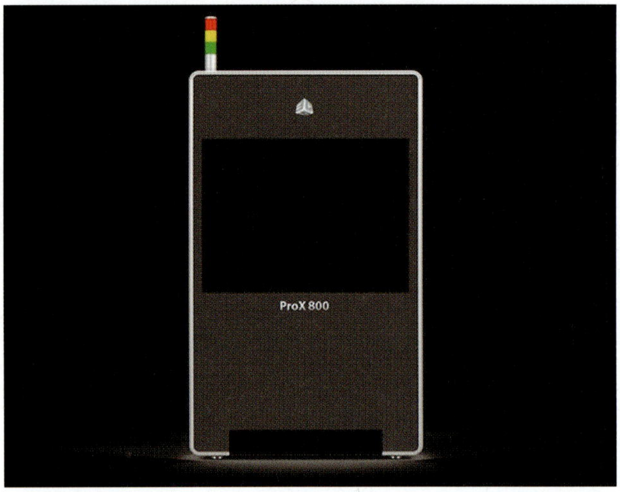

그림 22-10 치과용 SLA 장비(3D systems사의 ProX 800)

3D systems ProX 800 spec

최대 제작 치수 용량(xyz)	650 × 750 × 550 mm
최대 부품 중량	75 kg
최대 해상도	4000 DPI
정확도	부품 치수의 25.4 mm당 0.025~0.05 mm (인치당 0.001~0.002인치)
제품 크기(W x D x H)	1370 × 1600 × 2260 mm
제품 중량	907 kg
부속품	수동식 오프로드 카트 ProCure™ 750 UV 피니셔
클라이언트	Windows 10
3D Sprint 소프트웨어 및 하드웨어 요구사항	Windows 10(64비트), U Intel® 또는 AMD® 프로세서, 2.0GHz, 4GB RAM, 하드 디스크 공간 7GB 이상, OpenGL 2.1 및 GLSL 1.20 지원 그래픽 카드, 1280x960 화면 해상도, 그래픽 카드: Intel HD 또는 Iris(HD 4000 이상), Nvidia GeForce GTX 285, Quadro 1000 이상, AMD Radeon HD 6450 이상 Internet Explorer 9 이상 Microsoft .NET Framework 4.6.1(애플리케이션 장착 상태)
지원되는 입력 데이터 파일 포맷	STL, CTL, OBJ, PLY, ZPR, ZBD, AMF, WRL, 3DS, FBX, MJPDDD, 3DPRINT, BFF, IGES, IGS, STEP, STP, SLI

밀리미터 단위부터 더 정밀한 해상도까지 구현이 가능하다. 레이저 스캔에 의해 첫 번째 얇은 층이 구축이 되면 그 위에 다음 층이 구축이 되고, 이 작업은 결과물이 완성될 때까지 반복된다. 결과물이 완성되면 용제(solvent)에 담그게 되는데 이 작업의 목적은 중합이 덜된 레진을 제거하는 것이다. 그 후 결과물을 자외선 오븐에 넣어 레진을 완전히 중합시키는 작업을 통해 최종 결과물이 완성된다. 작업의 속도는 특별히 빠

르지는 않으며, 제작하고자 하는 결과물의 크기와 수에 따라 결정된다. 그리고 결과물의 크기가 작은 경우 주어진 트레이 내에 공간이 허용된다면 동시에 동일한 결과물을 여러 개 제작할 수 있으며, 큰 보철물의 경우 다소 시간이 오래 소요될 수 있다.

이 기술의 응용은 앞서 습득된 CT data에 기초하여 해부학적 모형을 만드는 것에서 시작하여 현재에는 악안면 보철물로의 응용, 맞춤형 임플란트의 치료계획 수립, 다양한 치과보철물 제작 등에 이용되고 있다. 관교의치와 같은 고정성 보철물의 경우 인쇄된 결과물을 최종 보철물로 이용하기 위해서는 인쇄된 재료가 광중합제이므로 매몰과 소환, 주조 과정을 거쳐야 하는 불편한 점이 있지만, 국소의치 금속구조물의 경우 복제와 같은 여러 작업이 생략되는 장점이 있다.

3) 폴리젯 적층 조형(polyjet)

2001년에 발표된 기술로 기존의 잉크젯 방식과 광중합 방식을 혼합한 형태의 기술이다. 프린터의 헤드에 있는 수백 개의 미세 노즐에서 재료가 분사되는 동시에 자외선으로 해당 재료를 중합시켜 조형하는 기술이다. 조금 더 구체적으로 보면 외형을 이루는 부분과 서포터 역할을 해주는 광중합 수지를 기존의 잉크젯 프린터처럼 분사한 뒤 UV light를 이용하여 중합시킨다. 이 과정을 반복하여 최종 결과물을 완성한다. 잉크젯 프린팅이 종이에 잉크방울을 분사했다면 폴리젯은 액상 포토폴리머 레이어를 조형 트레이에 분사하여 경화시키게 된다.

매우 얇은 층으로 중합되어 출력물의 질이 우수하며, 결과물인 외형을 지탱해주는 서포터는 워터젯이라는 기술을 이용하여 녹여 제거하게 된다. 신축성을 조절할 수 있어 다양한 결과물을 얻을 수 있다. 현재 비용이 많이 필요한 것이 단점으로 지적된다. 치의학으로의 응용은 외상이나 사고에 의해 악안면 부가 소실된 경우 겉 피부색 까지도 재현이 가능한 악안면 보철물을 제작할 수 있다. 현재 기공용으로는 주로 치과용 모형제작에 이용되고 있다(그림 22-11).

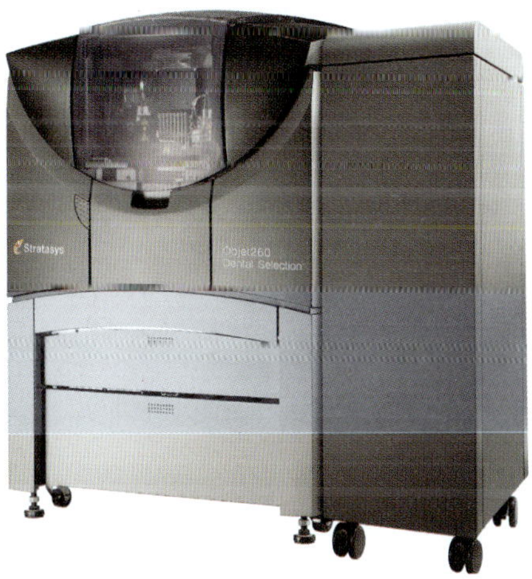

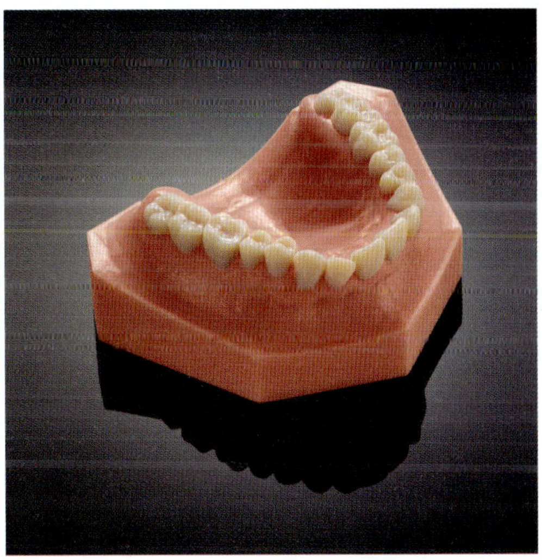

그림 22-11 치과용 폴리젯 장비(좌: Stratasys의 Objet260)와 제작된 모형(우: 치아와 치은의 컬러를 한 번의 프린팅으로 표현 및 제작 가능)

Stratasys Objet 260 spec

순제작 용적(xyz)	255 × 252 × 200 mm
Layer 두께	16 μm
제작재료	Clear Bio-compatible(MED610) VeroGlaze(MED620) VeroDent(MED670) VeroDentPlus(MED690) VeroWhite™ VeroMagenta™ TangoPlus™ TangoBlackPlus™ Range of gum-like Digital Materials Digital Materials in a range of natural tooth shades
서포트 재료	SUP705
제품 크기(W × D × H)	870 × 735 × 1200 mm
제품 중량	264 Kg
클라이언트	Window 7, 8

22-2 3D 프린팅 기술의 활용분야

1. 3D 프린팅의 활용분야

3D 프린팅 기술은 현재 치의학/의학 뿐만 아니라 다양한 용도로 산업 전반적으로 이용되고 있다. 홀러스 어소시에이츠(Wohlers Associates)의 자료에 의하면 소비재(consumer products)와 전자 장비와 관련된 부품(electronic) 제작에 가장 많이 사용된다고 조사되었고, 자동차 산업, 치의학/의학분야, 산업, 항공부품 등의 순으로 조사되었다. 산업체에서의 3D 프린팅의 용도는 주로 시제품 제작이다. 특히 자동차 산업의 경우 엔진 등 시제품 제작을 하려면 별도 금형 제작 등을 이용하여야 하므로 시간이 오래 걸렸다. 그러나 3D 프린팅을 이용해 시제품을 제작하면 기존의 방식보다 시간을 대폭 줄일 수 있다. 시제품의 제작을 통해 본 제품 제작 시 발생될 수 있는 다양한 오차를 줄일 수 있는 등 여러 가지 이점이 있다.

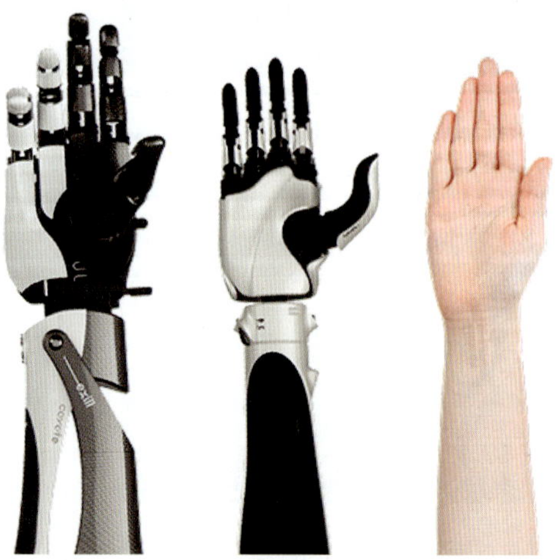

그림 22-12 3D 프린팅으로 제작된 의수

2. 의료분야에서의 3D 프린팅

의료분야에서 3D 프린팅 기술의 활용 범위는 매우 넓다. 활용 범위의 증가 속도가 빠른 이유는 컴퓨터단층촬영(CT),

각 분야별 3D 프린터 활용 현황

분야	활용 용도
소비재/전자제품	- 개인 맞춤형 제품 제작으로 인한 소비자의 구매욕구 향상 - 절삭 방법이 아닌 적층방식으로 정밀한 제작 가능 및 비용절감
자동차 산업	- 시제품 제작 기간과 비용 대폭 감소 - 빠른 최종 시작품 생산 - 단종 부품 제작
의학/치의학	- MRI/CT 등으로 스캔한 데이터로 환자 모형 제작을 통한 모의수술 가능, 본 수술 시 긍정적인 영향 - 인공혈관, 인공 장기, 환자의 맞춤형 의지 제작 가능 - 치과 보철물 및 환자의 악안면 모형 등 제작 가능
산업기계/사무기기	- 복잡한 형상 및 매우 작은 부품도 제작 가능 - 주변 환경 맞춤형 용품 등의 자체 제작 가능
항공 산업	- 복잡한 형태의 부품 제작을 통한 조립기간 및 비용절감 - 우주식품 개발 및 우주부품 생산 등
교육/연구	- 수업 시 사용될 교육 도구 자체 제작 - 가정 내 교구 생산 가능
정부/국방	- 각종 군수 물품 제작 가능, 재고비용과 생산비용 감소 - 무기생산
건축	- 디자인의 한계를 뛰어넘는 건축물 구현 - 공사기간 단축
기타	- 엔터테인먼트, 예술 등

핵자기공명장치(MRI) 등 다양한 방면으로 3D 프린팅이 가능한 데이터 생성이 가능하기 때문이다. 외과적으로는 신체기관을 대체하는 의지(의족, 의수) 제작에 주로 사용되고 있다. 스캐닝을 통하여 환자에게 적합한 형태의 의지의 제작이 가능해졌다(그림 22-12).

내과적 수술 시에도 3D 프린팅 기술이 응용된다. 특히 예비 수술에 많이 활용되는데, CT 등을 이용하여 정밀 촬영한 환자의 데이터를 토대로 환자 개개인의 신체적 특성을 반영한 맞춤형 모형을 3D 프린팅 기술로 제작 가능하다. 최근 이렇게 제작된 모형을 이용한 모의수술을 진행하는 사례가 증가하고 있다. 모의수술을 통하여 본 수술 시 발생될 수 있는 여러 변수를 사전에 예방이 가능하며, 환자가 누릴 수 있는 전반적인 의료의 질이 향상되고 있다.

3. 치과분야에서의 3D 프린팅

치의학 분야에서는 치과보철물 제작, 인공 하악골 재건, 악안면 보철물 제작 등 다양한 분야로 응용이 확대되면서 치과 기공분야에도 직접적인 영향을 미치고 있다. 또한 삭제법보다 형태 재현능력이 뛰어나 적용 범위가 넓으므로 관교의치는 물론 국소의치, 총의치, 교정 장치물 제작까지 응용이 가능하다.

22-3 치과용 3D 프린팅 기술을 활용한 치과 보철물 제작 사례

여기에서는 치과 기공분야에서 3D 프린팅이 적용된 사례를 살펴봄으로써 앞으로의 활용 범위를 가늠하여 보고자 한다.

1. 치과용 모형 제작

간접법에 의한 치과 보철물의 제작은 환자의 구강 환경이 정밀하게 재현된 모형이 반드시 필요하다. 그 동안의 모형 제작은 여러 인상재를 활용한 환자의 구강 음형 채득 뒤 음형의 공간에 치과용 석고를 붓는 방식으로 제작하였다. 특히 치관 피개량이 많은 보철물의 경우 모형 제작 후에도 별도로 핀작업 등의 술식을 해야 하는 번거로움이 있었다.

3D printing 기술을 이용하면 해당 소재를 활용하여 다양한 형태의 모형의 제작이 가능하며, 프로그램을 이용해 핀작업까지 완료된 모형의 제작이 가능하다. 작업 술식은 그림 22-13과 같다.

제작 과정

1) 환자의 구강 데이터 습득(스캐닝)

환자의 구강 데이터의 습득은 두 가지 방식으로 습득이 가능하다. 첫째는 환자의 구강으로부터 직접 데이터를 얻는 방법으로써 치료실 내에 비치된 구강 내 스캐너를 활용하는 방법이다. 두번째는 환자의 구강이 복제된 대상으로부터 간접적으로 데이터를 얻는 방법인데, 흔히 환자를 대상으로 채득된 인상 혹은 인상에서 제작된 모형을 치과용 스캐너로 스캐닝하여 데이터를 습득하게 된다,

2) 3D data 습득

앞서 1번 과정에 의해 얻어진 모형 데이터들은 x, y, z축으로 재배열 하는 과정을 통해 디지털 모형으로 변환된다. 제작된 디지털 모형은 컴퓨터 모니터 상에서 확인이 가능하며, 확인 과정에서 부족한 부분 등이 있을 경우 추가 스캔을 통하여 보강할 수 있다. 환자의 구강이 디지털 모형으로 완벽히 변환되었다면 파일로 저장하게 된다.

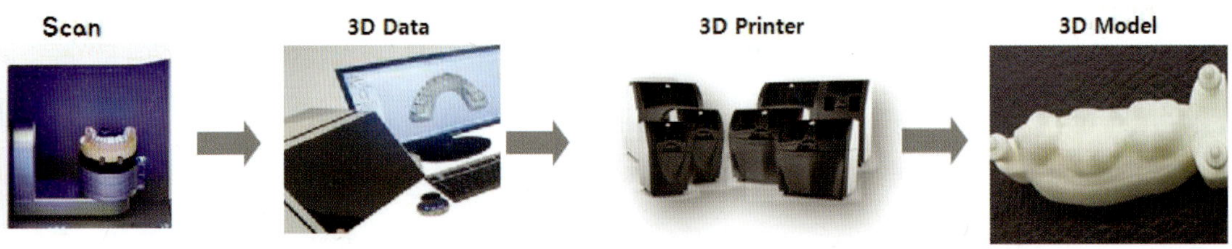

그림 22-13 치과용 3D 프린터를 활용한 치과용 모형 제작과정

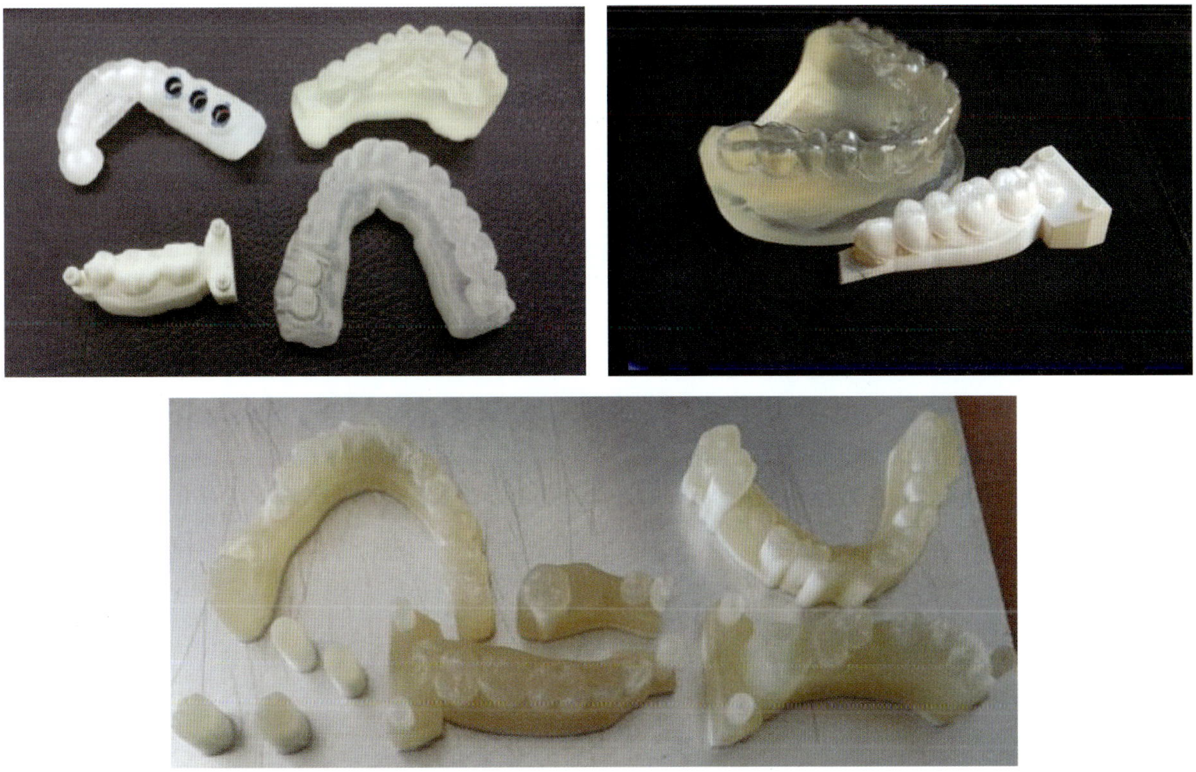

그림 22-14 치과용 3D 프린터를 이용하여 제작된 다양한 치과용 모형

3) 3D 프린터를 활용한 모형제작

앞서 준비된 환자의 디지털 모형 파일을 기반으로 필요한 부분에 한해 해당재료를 선택적으로 레이저가 조사하게 되면 중합이 되는데, 적층 방식에 의해 결과물이 완성된다(그림 22-14).

3D 프린터기의 tray가 허용하는 한 많은 수의 모형을 채득할 수 있는데, 3D systems의 ProJet 3500의 경우 편측 모형을 기준으로 한번에 57개 이상을 출력할 수 있다(그림 22-15, 16). 이럴 경우 양이 많은 만큼 시간이 다소 오래 소요될 수 있겠으나 핀작업의 생략과 석고 가루가 발생되지 않으므로 작업의 질이 개선될 수 있다.

출력이 끝난 모형들은 tray 위에서 서포터들에 의해 고정되어 있다(그림 22-17). 따라서 서포터의 제거 작업이 필요한데, 서포터의 제거는 oven 등에 넣고 일정의 온도 이상을 가하면 제거된다.

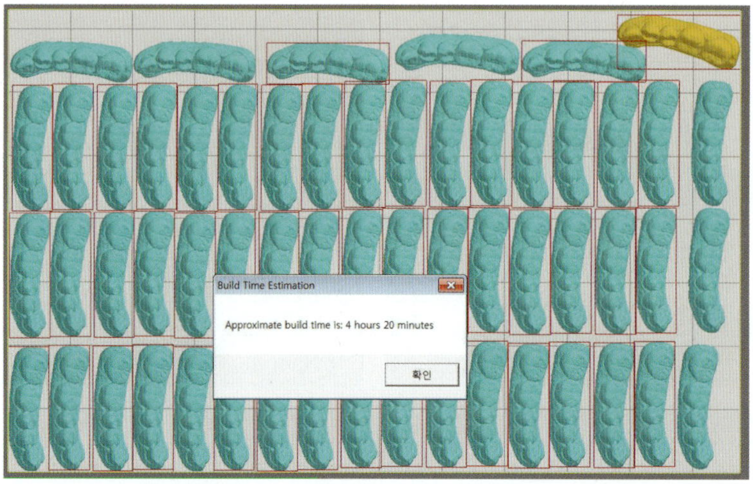

그림 22-15 CAD 프로그램을 활용하여 3D 프린터기의 tray 위에 출력될 편측 모형을 위치(57개일 경우 대략적인 출력시간은 4시간 20분이 소요될 것으로 예상)

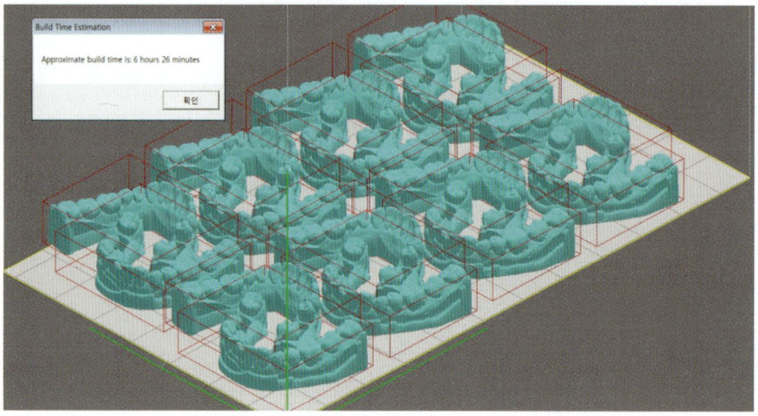

그림 22-16 CAD 프로그램을 활용하여 3D 프린터기의 tray 위에 출력될 전악 모형을 위치(16개일 경우 대략적인 출력시간은 6시간 26분이 소요될 것으로 예상)

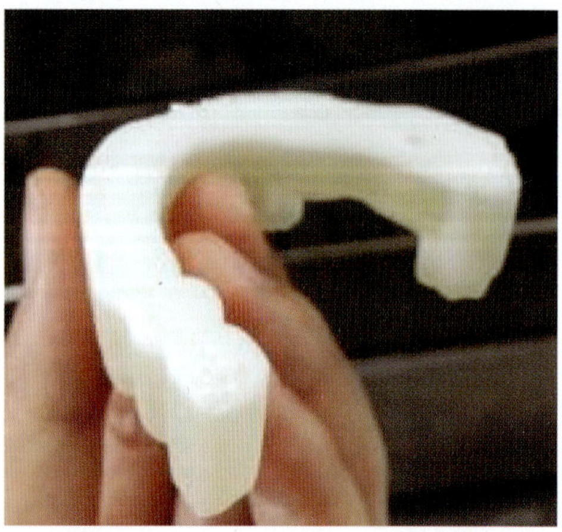

그림 22-17 모형의 기저면에서 볼 때 불투명한 흰색 재료가 있는 부분이 서포터

2. 관교의치 제작

최근에는 3D 프린터기를 활용한 관교의치의 제작 사례도 증가하고 있다. 3D 프린팅을 활용하여 관교의치를 제작할 경우 금속과 레진계열 재료 중 선택하는 재료에 따라 생략되는 정도가 차이가 있긴 하지만 기존의 방식에 비교하였을 때 많은 과정이 생략된다. 우선 금속과 레진계열의 재료 모두 납형 제작 과정이 생략된다. 다음 단계부터는 약간의 차이가 있는데, 금속 재료를 이용하면 주입선 부착, 매몰, 소환, 주조 과정이 모두 생략되는 반면 레진 재료를 이용하면 위 과정을 수행하여야 한다. 작업 술식은 그림 22-18과 같다.

제작 과정(3 unit PFM 제작을 위한 metal core 제작)

1) 환자의 구강 데이터 습득을 통한 디지털 모형 제작(스캐닝)

전통적인 방식에 의한 관교의치 제작 시에도 그러하듯 환자의 모형을 준비하는 것이 첫 번째 과정이다. 환자의 구강 정보 습득은 치과용 스캐너를 활용한 스캐닝 작업에 의해 수행이 되며, 습득된 정보는 최종적으로 3차원 디지털 모형으로 변환된다(그림 22-19).

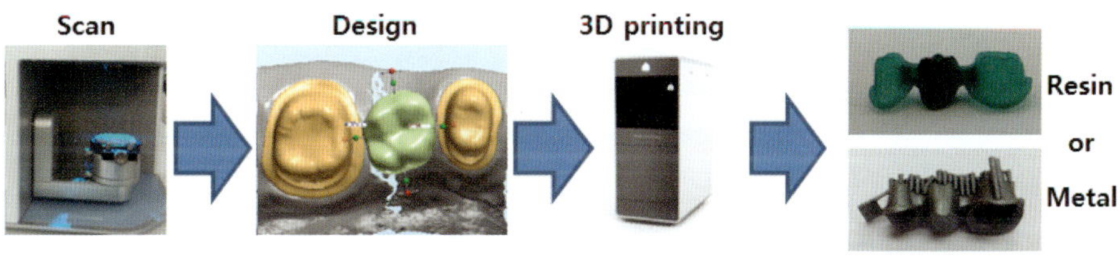

그림 22-18 치과용 3D 프린터를 활용한 관교의치 제작과정

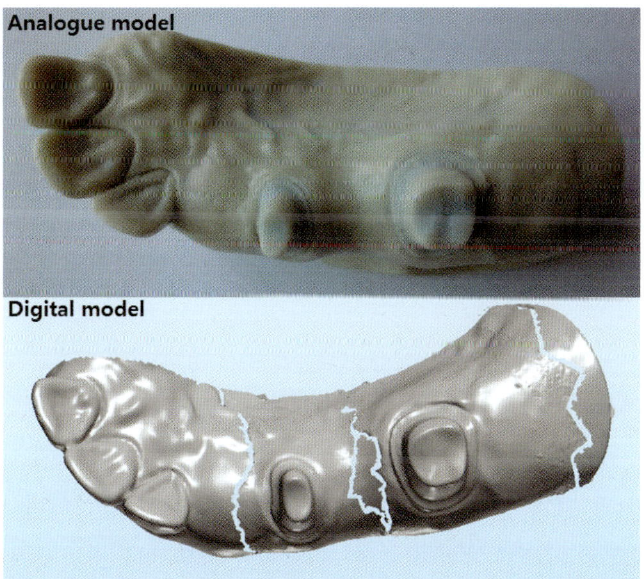

그림 22-19 전통적인 방식으로 제작된 모형과 스캐닝 후 변환된 디지털 모형

2) 보철물의 디자인(그림 22-20)

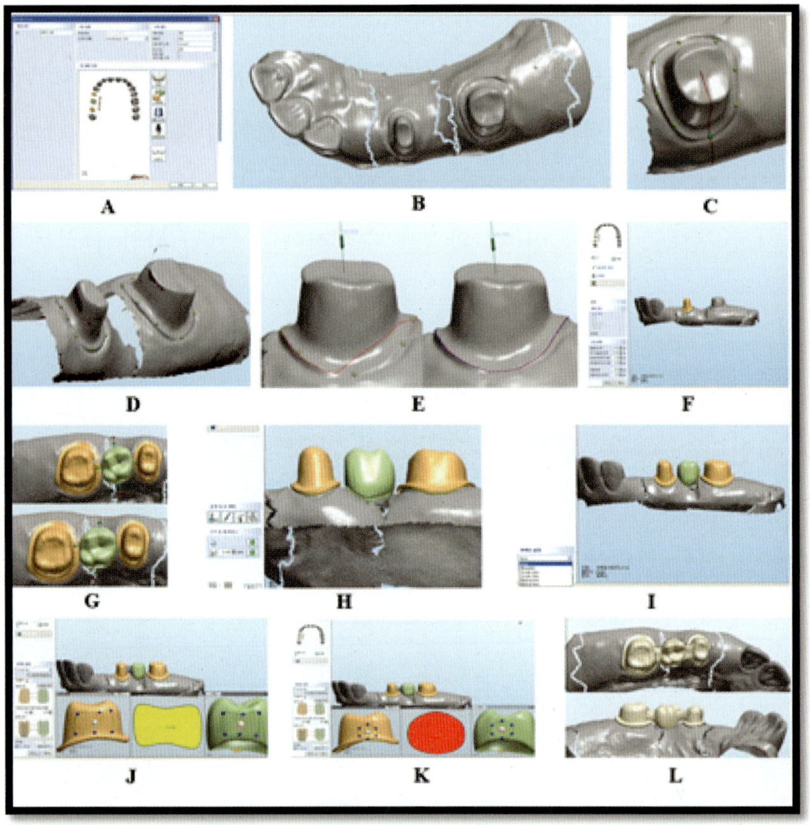

그림 22-20 CAD 프로그램을 이용한 보철물 디자인 과정
A. 지대치 라이브러리 지정(지대장치, 가공치, 연결부위)
B. 변환된 디지털 모형
C. 개략적인 변연부 조정
D. 제작될 보철물의 삽입로 설정
E. 세부적인 변연부 조정
F. 보철물의 시멘트 필름 두께 설정
G. 가공치의 방향 및 크기 조정
H. 치은조직과 가공치 기저면과의 거리 설정
I. 연결부의 단면 형태 설정
J, K. 연결부위의 면적(충분하지 못할 경우 K와 같이 면적 부위가 붉은색으로 표시됨)
L. 보철물의 디자인 완료 및 최종 점검

3) 3D 프린터를 활용한 보철물 제작

현재 3D 프린팅 기술을 활용하여 관교의치를 출력하는 방법은 SLS 방식과 SLA 방식이 이용된다. 앞서 기술한 바와 같이 SLS 방식과 SLA 방식 모두 기존의 보철물 디자인 방식이던 납형 제작 과정을 생략하여 준다. 그러나 SLS 방식이 금속 가루를 부분적으로 레이저를 이용하여 소결시키는 방법이라면 SLA는 레이저를 이용하여 액상의 레진을 중합시키는 방법이므로 출력된 결과물의 처리 과정에서 약간의 차이점을 갖

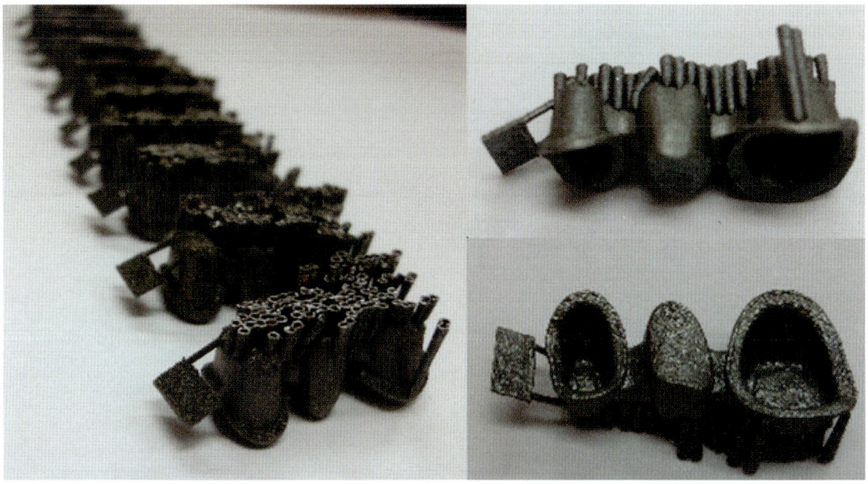

그림 22-21 SLS 방식을 이용해 완성된 보철물

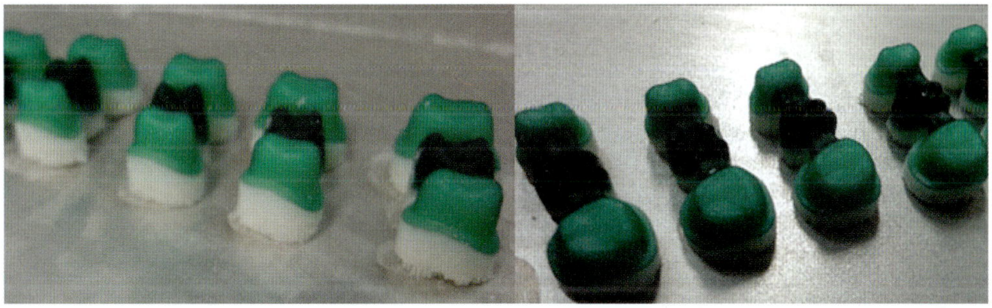

그림 22-22 SLA 방식을 이용해 완성된 보철물

는다.

SLS 방식에 의해 출력된 결과물은 금속 보철물이기 때문에 별도의 주입선 부착, 매몰, 소환, 주조 과정이 필요가 없는 반면 SLA 방식은 레진 보철물이므로 최종적인 보철물로 이용하기에는 무리가 있다. 때문에 출력 후 주입선 부착, 매몰, 소환, 주조 과정을 통해 최종 보철물을 완성하게 된다.

SLS 방식의 경우 금속 가루를 용융시켜 하나의 층을 형성하고 그 위에 다른 층을 반복적으로 적층시키는 방법에 의해 제작되므로, 그의 영향으로 인해 주조 방식에 의해 제작된 보철물보다 표면이 다소 거칠다. 그러나 이는 상부 도재와의 결합 면적 증가로 작용할 수 있어 결합력에 도움을 줄 수 있을 것이다(그림 22-21).

출력된 보철물의 표면에서 관찰되는 수 개의 금속 기둥들은 출력 과정에서 트레이에 보철물을 위치시켜 주는 일종의 서포터이다. 보철물과의 결합은 강하게 체결되지 않으므로, 커팅 시 손의 힘 혹은 핸드피스를 이용하면 간단히 제거가 가능하다.

SLA 방식은 SLS 방식과 유사하지만 사용되는 재료에 차이가 있다. 금속 가루를 소결시키던 SLS와는 달리 SLA는 액상 레진을 중합, 적층시키는 과정에 의해 보철물이 제작된다(그림 22-22). 출력된 보철물의 내면에

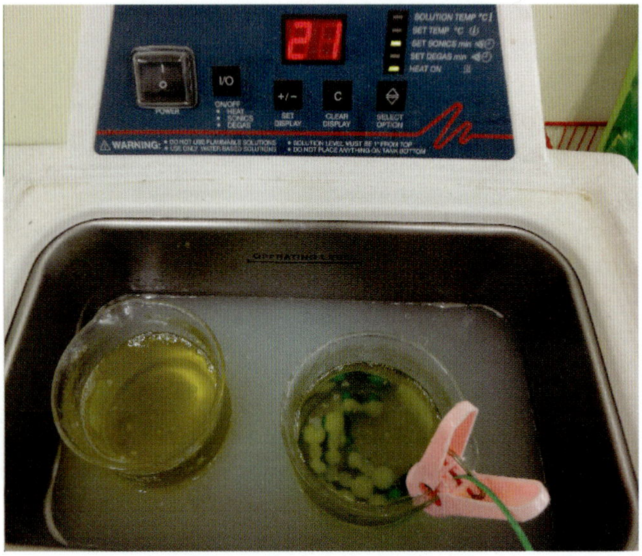

그림 22-23 용액을 이용한 서포터 제거 과정

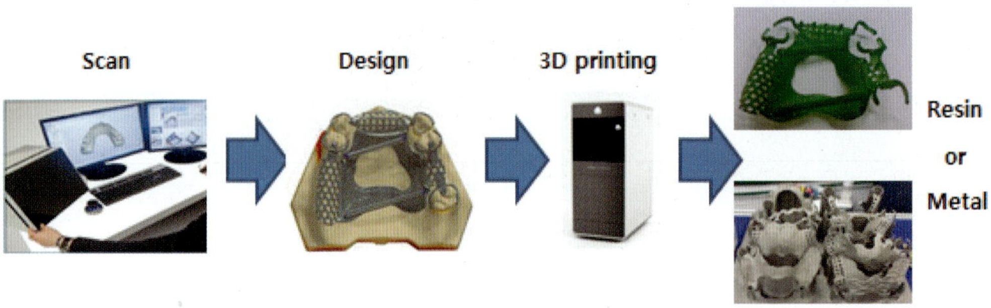

그림 22-24 치과용 3D 프린터를 활용한 국소의치 금속구조물 제작과정

서부터 장비의 트레이(tray)까지 이어지는 흰색 부분은 보철물의 서포터로서 출력 동안 보철물을 트레이(tray) 위에서 위치시켜주는 역할을 한다. 제거하는 방법은 앞서 기술한 바와 같이 일정 이상의 온도로 가열하여 주면 용해되어 쉽게 제거 된다. 오븐 속에 보철물을 넣고 가열하는 방법도 있으나 준비된 특수 용액에 담그는 방법도 있다(그림 22-23).

SLS 방식과 비교했을 때 작업상의 단점은 사용되는 재료가 레진이므로 출력 후 별도의 작업이 필요한 점과 출력 시 중합이 완벽히 이루어지지 않아 후 작업이 지체될 경우 변형이 야기될 수 있다.

3. 국소의치의 금속 구조물 제작

3D 프린팅 기술을 이용한 국소의치의 금속 구조물 제작은 관교의치 제작과 마찬가지로 전통적인 제작 방식에서 많은 과정이 생략된다. 프로그램을 통한 서베잉, 릴리프, 블록아웃 등이 가능하므로 복제 과정도 생략 가능하다. 그 외에 전반적인 제작 과정은 관교의치와 흡사하다(그림 22-24).

제작 과정

1) 환자의 구강 데이터 습득을 통한 디지털 모형 제작(스캐닝)

환자의 구강 정보를 디지털 모형으로 변환시키는 과정으로 관교의치의 디지털 모형 변환 과정과 세부적인 내용은 동일하다.

2) 국소의치 금속구조물 디자인

기존의 서베이어를 이용하여 실시하던 삽입로 설정 및 블록아웃 과정 등을 프로그램을 통해 손쉽게 작업이 가능하다(그림 22-25). 실제 서베이어를 이용한 서베잉 작업과 유사하며, 본 과정을 통해 삽입로 설정까지 마무리가 된다.

결손된 부위의 따라 Kennedy 분류법으로 국소의치의 증례를 구분하는 것도 가능하며, 여러 회사의 디자인 프로그램마다 약간의 차이는 있으나 기본적으로 와이어 툴을 이용하여 점만 찍어주면 자동으로 올가미 툴이 생성되며, 금속구조물의 디자인이 완료된다(그림 22-26~28).

클라스프 디자인 시 앞서 블록아웃 처리된 부분을 일부 삭제 후 그 자리에 클라스프가 위치하게 되며, 위

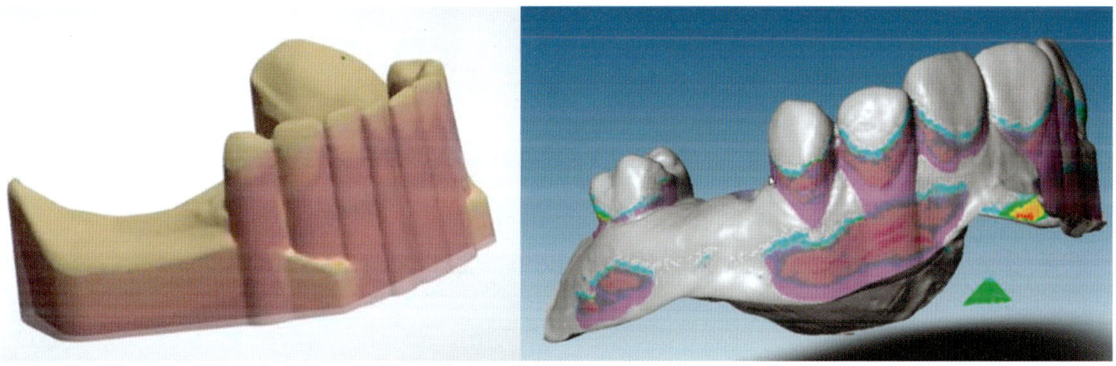

그림 22-25 국소의치 금속구조물 제작을 위한 모형의 서베이어 및 블록아웃 작업

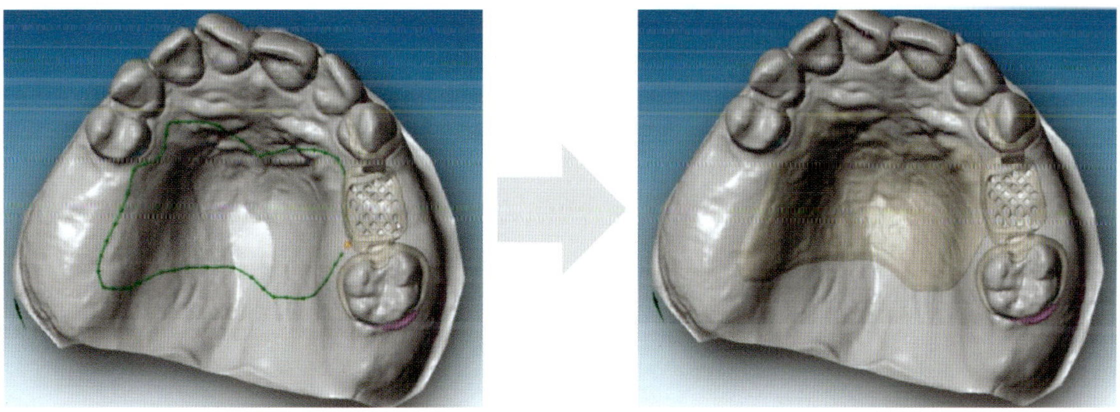

그림 22-26 상악주연결장치 디자인 과정(범위를 점을 찍으면 자동적으로 녹색 선으로 인해 올가미 툴이 생성(왼쪽 그림)된 후 작업이 마무리되면 금속 구조물(오른쪽 그림)이 그려짐)

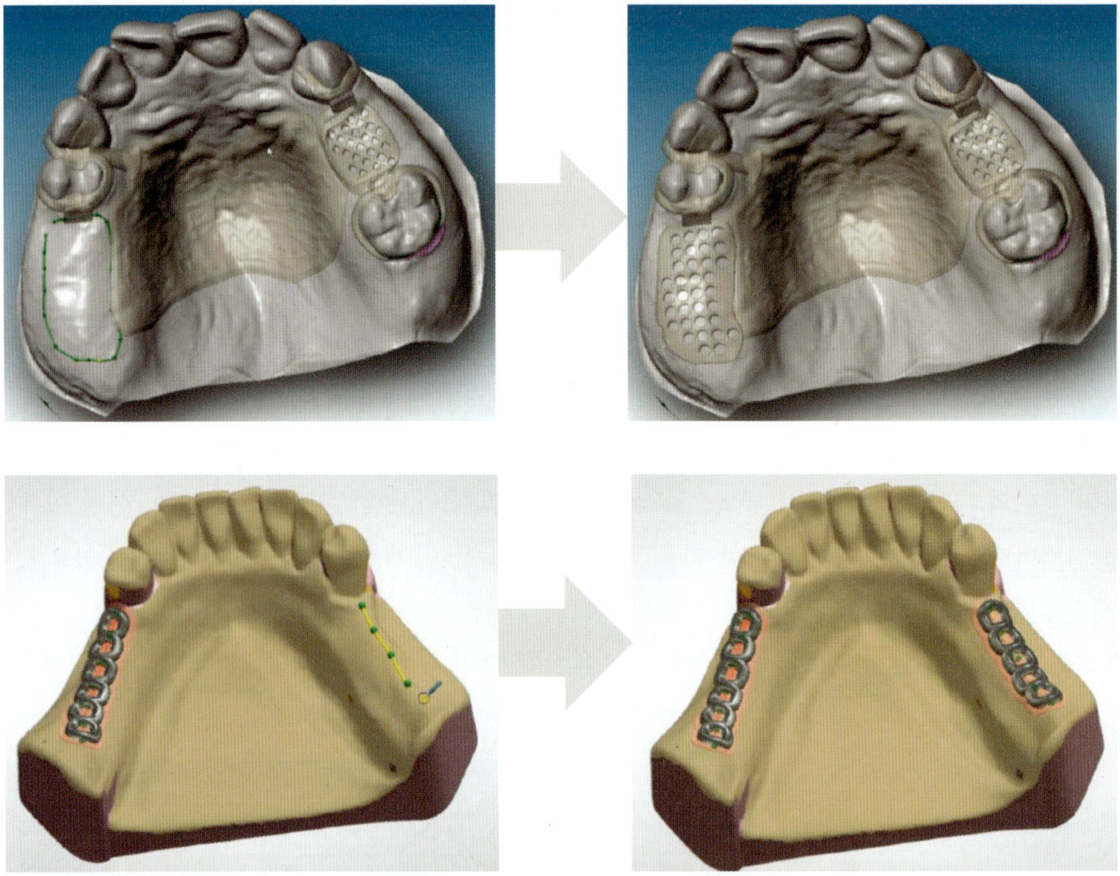

그림 22-27 상악 및 하악 금속구조물의 retention form 범위 설정 과정

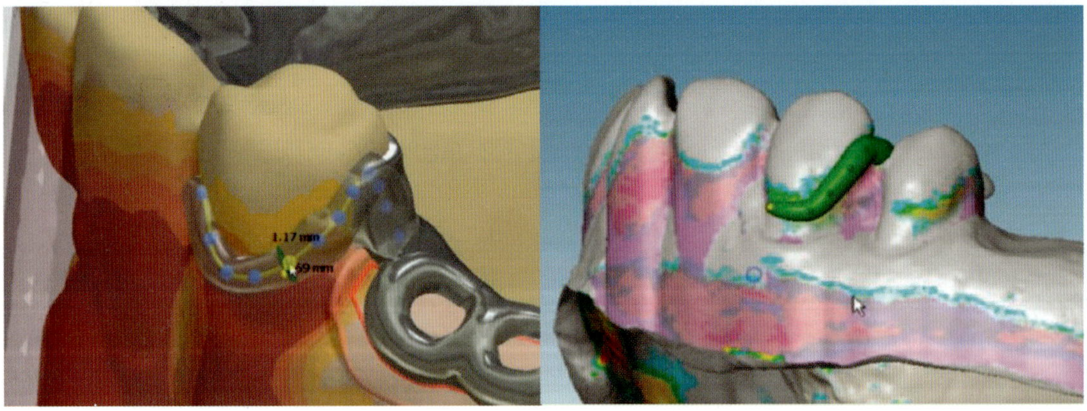

그림 22-28 클라스프 디자인 과정(부위별 만곡도 조절 및 두께 조절 모두 가능)

치는 앞서 금속 구조물들의 올가미 형성하는 법과 동일하게 점을 찍어주면 쉽게 형성된다. 클라스프의 끝부분의 taper 정도도 모두 조절이 가능하다.

3) 3D 프린터를 활용한 국소의치 금속구조물 출력

관교의치 보철물 출력과 마찬가지로 SLS, SLA 방식으로 모두 출력 가능하다. 두 방식 모두 기존의 서베잉, 블록아웃, 릴리프, 복제 과정이 생략된다는 점에서 작업의 효율이 우수한 장점이 있다. 그러나 SLS와는 달리 SLA 방식에 의해 제작된 구조물의 경우 추가적으로 주입선 설치, 매몰, 소환, 주조 과정을 수행하여야 하는 단점이 있다(그림 22-29). 반면 SLS 방식을 통해 제작된 금속구조물은 별도의 작업이 생략되므로 연마 후 국소의치를 완성하면 된다(그림 22-30).

4. 교정용 모형 제작

교정치료 시 치료의 계획이나 치료 결과, 예측 가능한 상황 등을 미리 살펴보기 위한 모형의 제작은 무엇보다 중요하다. 그 동안 치과 교정 분야에서 부정교합을 갖고 있는 환자의 치아 배열 상태를 모형 상에서 일일이 분리한 후 왁스를 이용하여 부착시키는 과정을 통해 정상교합으로 재배열하는 것은 다소 번거로운

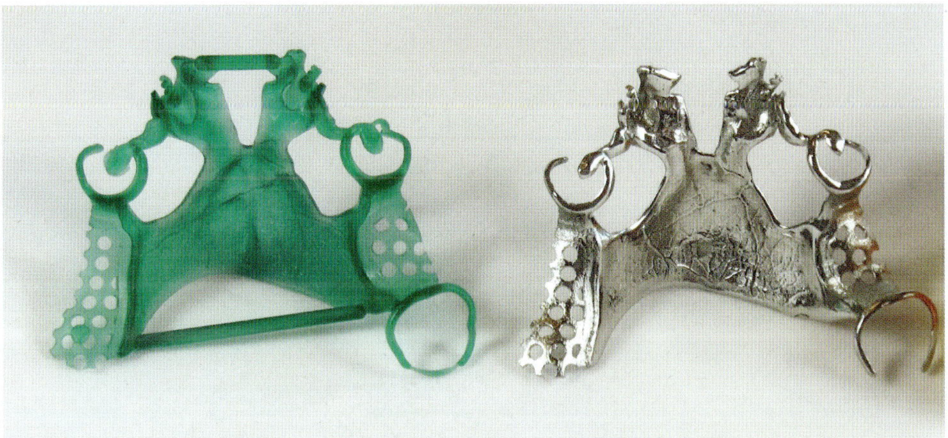

그림 22-29 SLA 방식에 의해 출력된 구조물(왼쪽)과 주입선 설치, 매몰, 소환, 주조 과정에 의해 최종 완성된 금속 구조물(오른쪽)

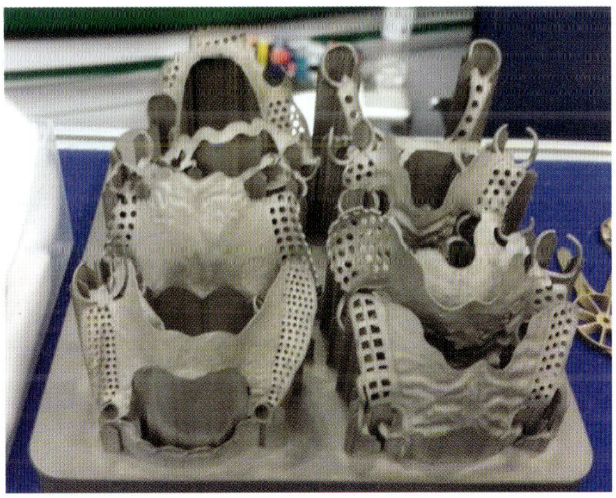

그림 22-30 SLS 방식에 의해 출력된 국소의치의 금속구조물

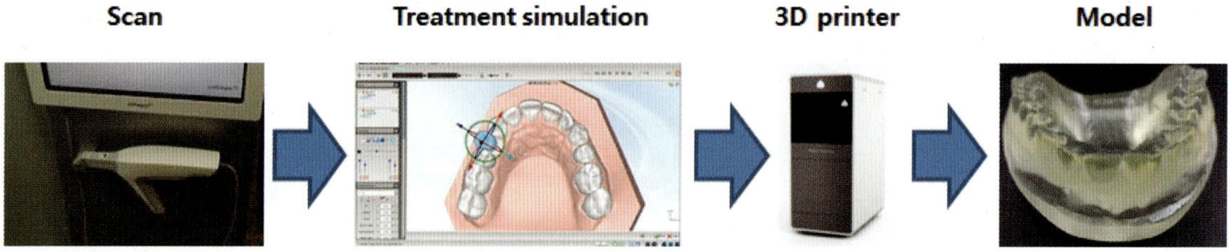

그림 22-31 3D 프린터를 활용한 교정용 모형 제작 과정

작업이었다. 그러나 3D 프린팅의 활용 범위가 증가함에 따라 교정용 프로그램과 3D 프린터만 구비된다면 교정용 모형을 손쉽게 제작이 가능하다(그림 22-31).

제작 과정

1) 환자의 구강 데이터 습득을 통한 디지털 모형 제작(스캐닝)

앞서 설명한 보철물 제작과정들과 마찬가지로 구강 내 스캐너를 활용하는 방법과 환자의 구강 환경이 재현된 모형을 이용하여 정보를 습득한 후 습득된 정보를 디지털 모형으로 변환하게 된다.

2) 모의 교정 치료(CEP tech의 Mastro Ortho Studio)

교정용 프로그램을 활용하면 치료 진행에 따른 치아의 움직임, 배열 등을 예측할 수 있다. 이에 따라 치료 진행 기간에 따른 단계별 환자의 구강 상태의 확인이 가능하다(그림 22-32~41).

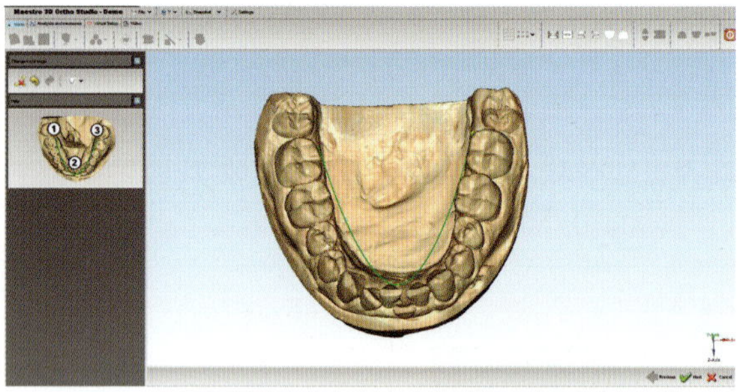

그림 22-32 환자의 악궁을 3점을 기점으로 기준을 잡아줌

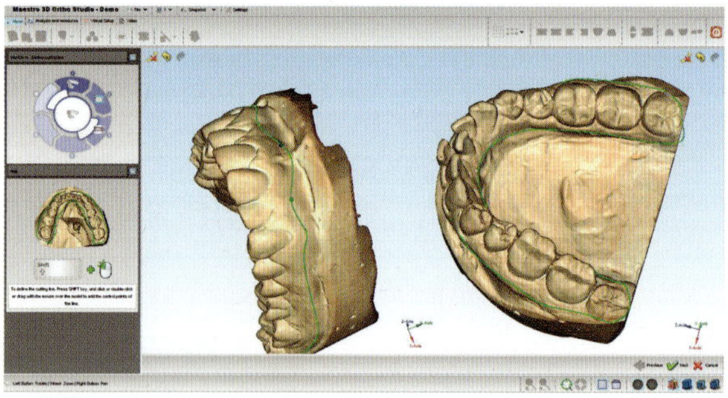

그림 22-33 불필요한 부분을 삭제하기 위한 베이스 영역 설정

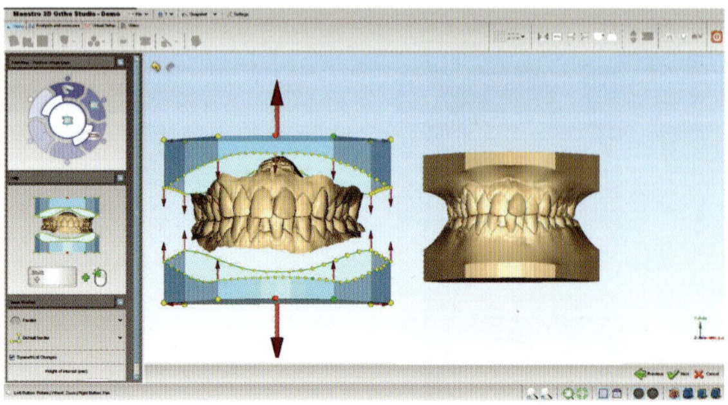

그림 22-34 환자 구강모형의 교합평면 검토

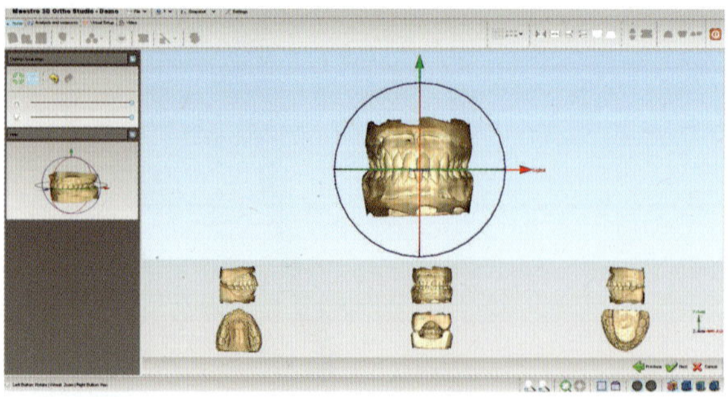

그림 22-35 개개 치아별 근원심 길이 검토

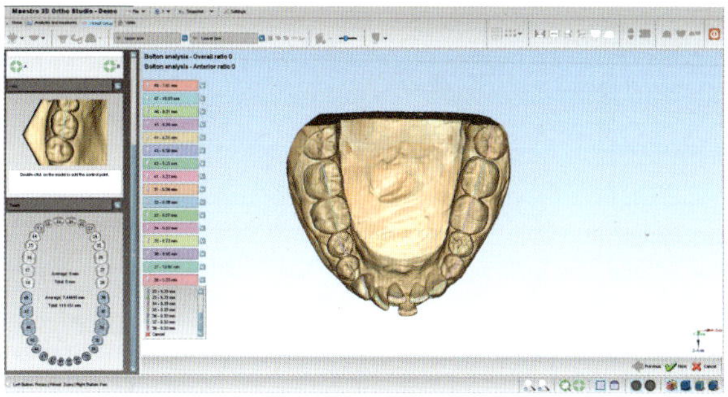

그림 22-36 개개 치아별 근원심 길이 검토

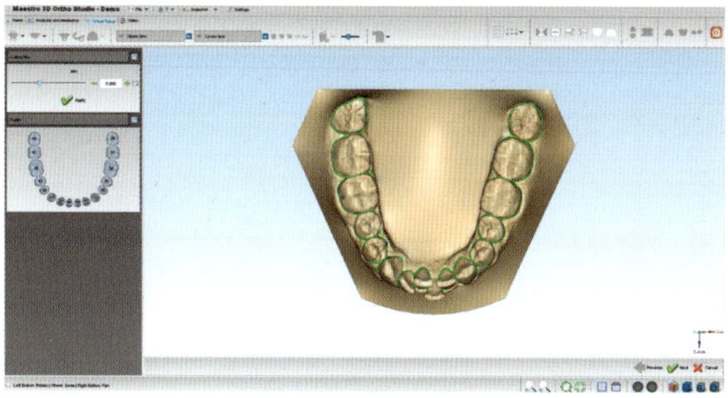

그림 22-37 개개 치아별 치경선 영역 지정

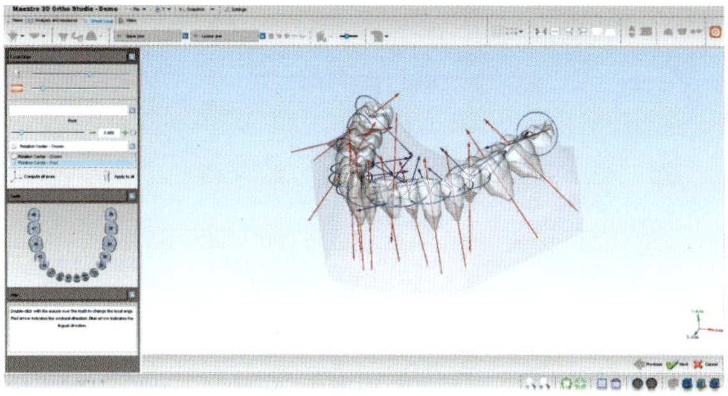

그림 22-38 개개 치아의 회전축과 경사 정도 조절

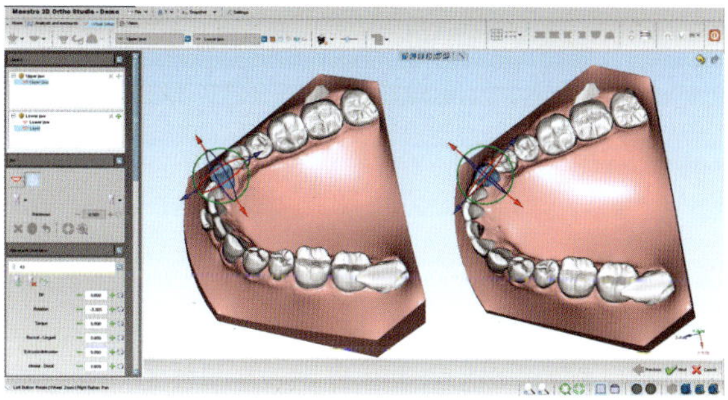

그림 22-39 치아의 정상 배열

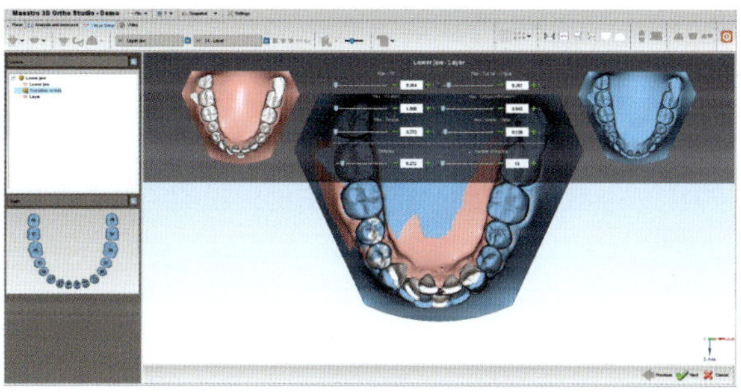

그림 22-40 치아의 이동량 확인 및 단계별 모형 출력 준비 작업

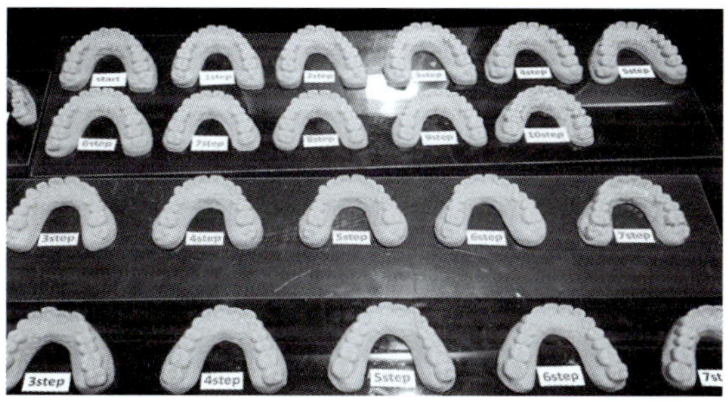

그림 22-41 단계별로 출력된 교정용 모형

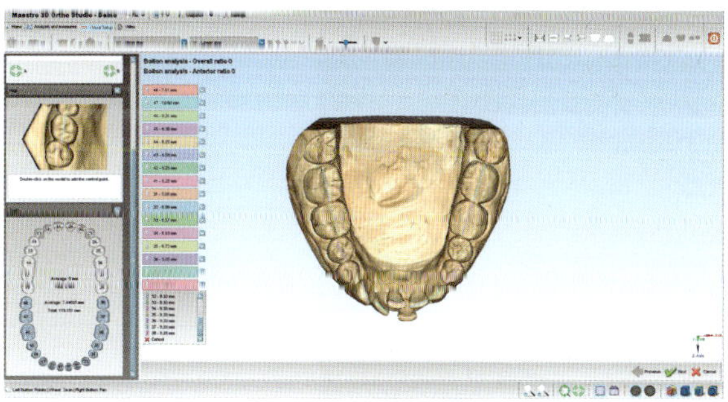

그림 22-36 개개 치아별 근원심 길이 검토

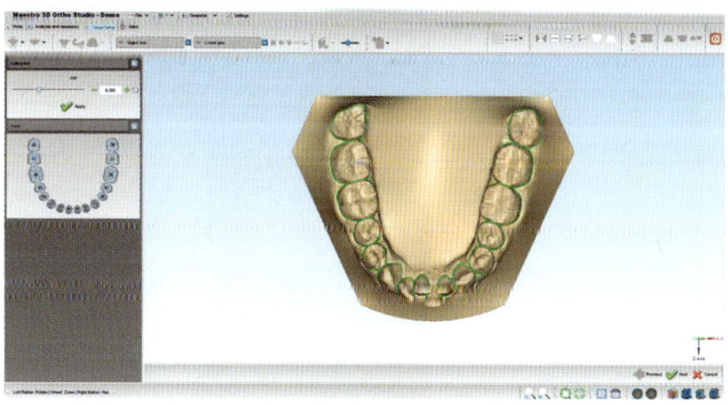

그림 22-37 개개 치아별 치경선 영역 지정

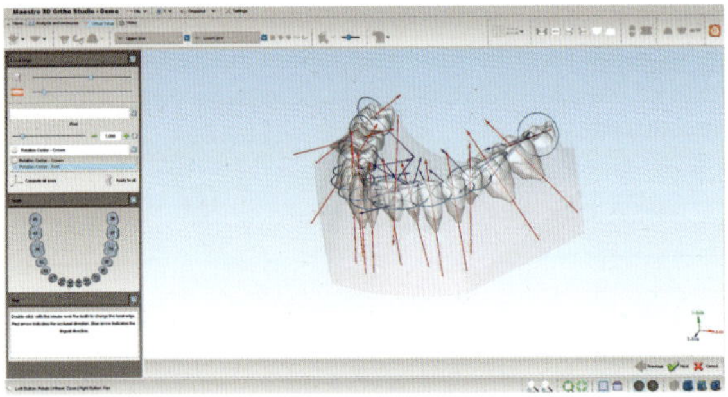

그림 22-38 개개 치아의 회전축과 경사 정도 조절

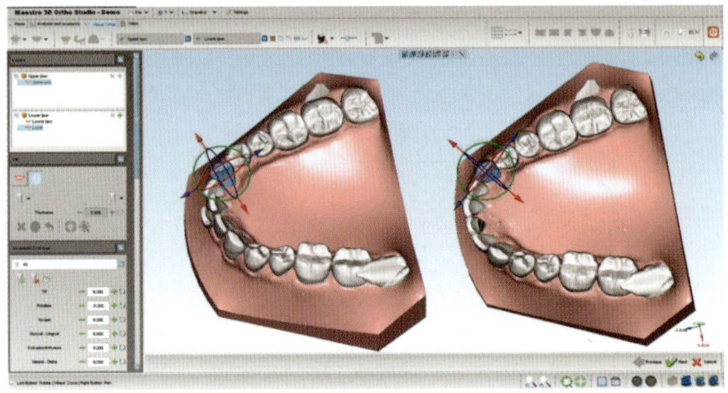

그림 22-39 치아의 정상 배열

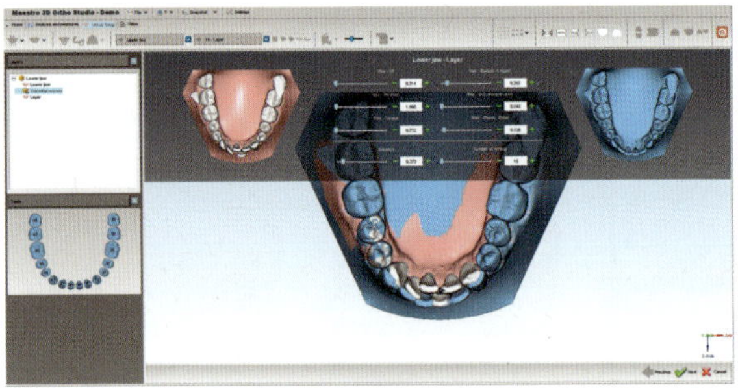

그림 22-40 치아의 이동량 확인 및 단계별 모형 출력 준비 작업

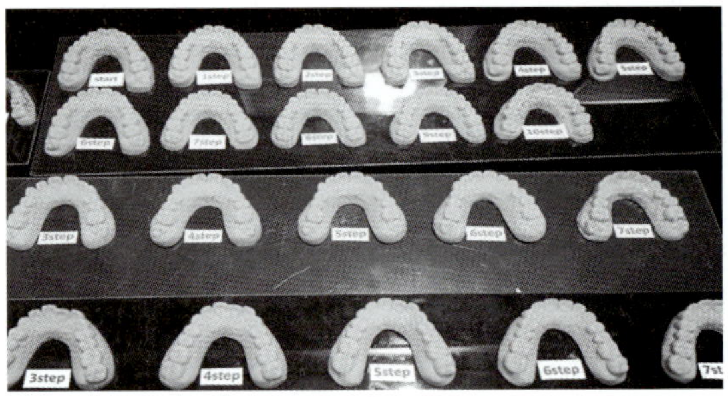

그림 22-41 단계별로 출력된 교정용 모형

제작 과정에서 살펴본 바와 같이 3D 프린팅 기술을 이용하여 교정용 모형 제작 시 부정배열 상태의 모형을 일일이 분할하지 않아도 되는 장점이 있다. 기존의 분할 후 왁스로 정상배열하는 과정은 왁스 수축 등의 문제로 인해 정밀성이 부족할 수 있으나 3D 프린팅 기술은 그런 문제점을 해결하여 준다. 제작된 단계별 교정용 모형은 투명 교정 장치 등 환자의 상태에 맞게 이용이 가능하다. 그밖에도 다양한 교정 장치물의 제작이 3D 프린터로 시도됨에 따라 앞으로 많은 변화가 있을 것으로 보인다(그림 22-42).

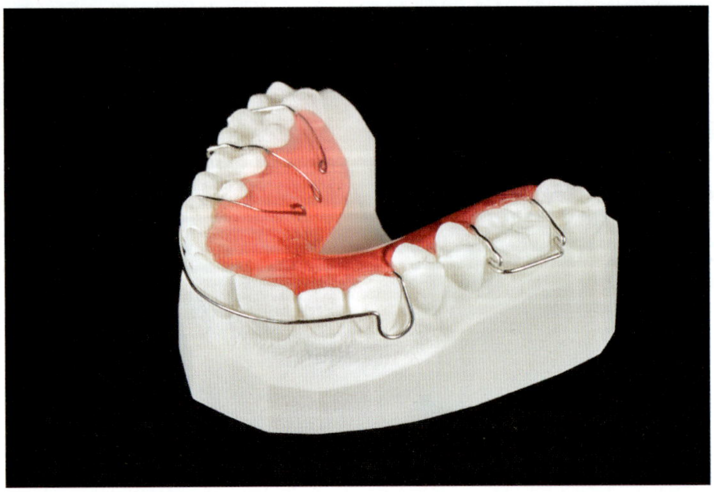

그림 22-42 3D 프린터로 제작된 교정용 retainer

5. 치과용 임플란트의 응용

현재 3D 프린팅 기술은 임플란트 보철물에도 응용이 되고 있는데, 외과적 수술 시 이용되는 surgical guide와 custom abutment제작 분야에 이용되고 있다. 치과용 cone-beam CT(CBCT)의 발달로 인해 CBCT로부터 얻어진 데이터를 3D 프린터에 적용하는 사례가 증가하고 있다. 특히 CBCT 데이터를 기반으로 환자의 악골 모형 제작이 가능해졌으며, 이를 통하여 해당 환자를 위한 surgical guide의 제작이 가능하다(그림 22-43).

이를 이용하면 정확한 위치에 절개 없이 임플란트 식립이 가능하며, 미리 만들어진 임시 또는 최종 보철물의 시적까지도 당일 처리가 가능해졌다. 종전의 발치, 치유, 매식체 식립, 보철물 시적 과정에서 소요되는 시간을 최소화하는 것이 가능해졌으며, 무엇보다 정확한 위치에 매식체 식립으로 인한 상부 보철물의 적절한 위치 설정까지 기대할 수 있게 되었다(그림 22-44).

또한 미리 준비된 3D 디자인 데이터만 있다면 3D 프린팅 기술을 이용하여 custom abutment 제작도

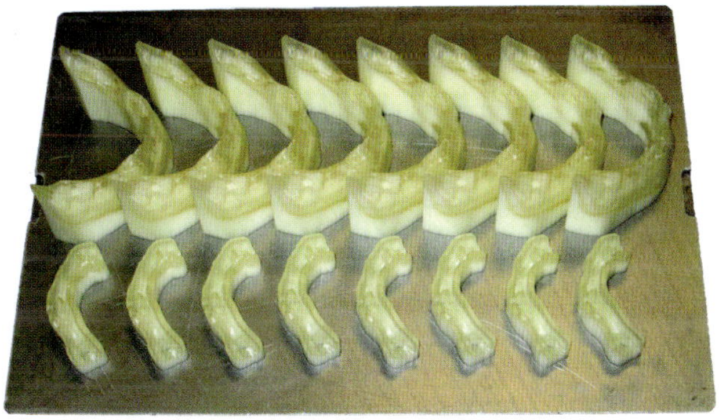

그림 22-43 CBCT 데이터를 기반으로 3D 프린터로 제작한 환자의 악골 모형과 surgical guide

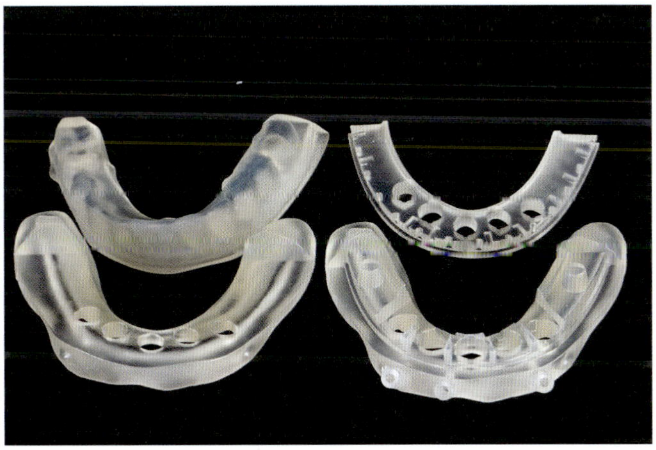

그림 22-44 3D 프린터를 이용하여 제작된 치과용 임플란트 수술을 위한 surgical guide

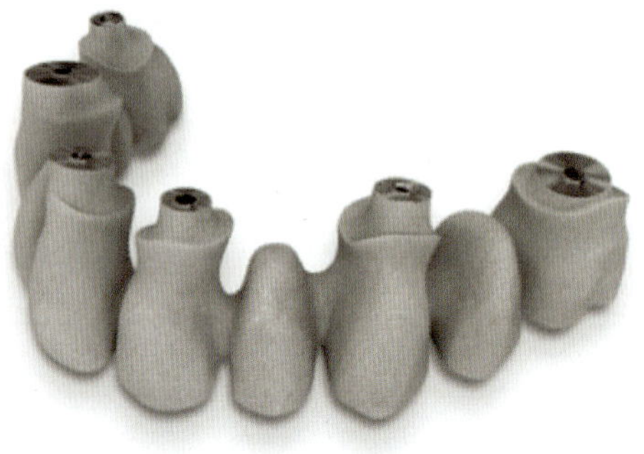

그림 22-45 3D 프린팅 기술에 의해 제작된 치과용 임플란트의 custom abutment

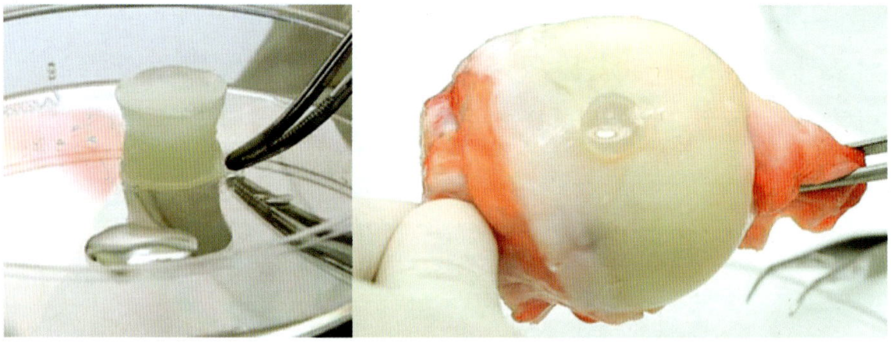

그림 22-46 3D 프린팅을 활용하여 제작된 연골(좌)과 손상된 부분에 채워진 연골(우)

가능하다(그림 22-45). 이는 앞서 기술한 관교의치 및 국소의치 금속구조물과 동일한 제작과정에 의해 제작이 되는데, 환자의 구강 정보가 입력된 디지털 모형을 기반으로 CAD 프로그램으로 보철물을 디자인 한 후 저장된 파일로부터 3D 프린터를 이용하여 제작이 가능하다.

22-4 3D 프린팅 기술의 한계점과 향후 방향

앞서 살펴본 바와 같이 현재 치의학 분야에서의 3D 프린팅 기술의 적용 범위는 빠르게 증가하고 있다. 모형제작은 물론이며, 간단한 고정성 보철물부터 가철식 보철물, 교정 장치물, 임플란트 모두 3D 프린팅 기술을 이용하여 제작이 가능하다. 그러나 현재 지르코니아를 비롯한 다양한 세라믹 계열의 재료를 해당 기술을 이용하여 제작할 수 없다는 것은 한계점으로 지적된다. 심미 보철의 수요가 증가하는 만큼 이는 해결되어야 할 부분이며, 다양한 연구와 시도가 계속적으로 진행되고 있는 점에서 긍정적이다.

의학 분야로 확대하여 보았을 때 바이오 프린팅 기술에 관한 연구 개발이 활발히 이루어지고 있다. 특허청 자료에 따르면 바이오 프린팅 관련 특허 신청이 급증하고 있는 것으로 확인된다. 바이오 프린팅은 골격용, 피부/연골용, 장기용 등으로 구분되는데, 각 부위에 따라 채택되는 재료 등에 차이가 있다. 미국의 한 대학에서는 이미 연골을 3D 프린팅 기술을 이용하여 재현하는 것을 성공했다. 동물과 사람으로부터 추출된 콜라겐과 줄기세포 등 치료에 적합한 바이오 물질을 배양한 후 3D 프린팅 방법으로 각 환자의 손상된 부분에 알맞은 모양으로 연골을 제작하게 된다. 만들어진 연골로 부분에 채워넣는 방법으로 질병을 치료하는 방법을 연구 중이다(그림 22-46).

산업적인 부분 전반적으로 볼 때 3D 프린터는 기술적인 측면에서는 매우 훌륭하며, 집 짓는 3D 프린터부터 아주 간단한 집안 용품에서 우주 부속품까지 3D 프린터 기술을 활용한 분야가 증가하고 있다. 혁신적이므로 가정 내 제작할 수 있는 제품들이 무한해질 것이고, 이미 많은 가정집에서 중소 규모의 3D 프린터를 구비하여 활용하고 있다. 그러나 무분별한 제품에 대한 자가 제작 등은 저작권 등의 문제도 야기될 수 있으므로 이에 따른 시회문화, 법률 측면이 많이 개선되어야 할 것으로 보인다. 또한 제도적으로 규제를 통한 불법적인 제품(총기류 등) 제작 등은 방지되어야 할 것으로 생각된다.

참고문헌

강효웅, 곽동주, 김부섭, 김재도, 민병국, 송재상, 윤봉기, 임동천, 조희량, 차성수, 한창식, 허성윤, 현종구 : 이중구조 보철기공학, 지성출판사, 1999.

고석훈, 권소란, 김명진, 김종화, 박진선, 조종만, 최원석, 황성욱 역 : 심미치과학, 지성출판사, 서울, 2001.

고여준, 김대현 역 : 전치부의 심미와 기능, 신흥인터내셔날, 서울, 2000.

고영무, 김광만, 김경만 역 : 치과재료학, 지성출판사, 1998.

곽동주, 노재경, 문희경, 박명자, 선금주, 신무학, 임시덕, 최석순, 최용석 : 치과도재기공학, 정문각, 1996.

국제치과보철학회(ICP)총회 포스터 발표, 2009.

권은자, 김연수, 김장주, 문희경, 박종희, 성환경, 임시덕, 정지선, 황경숙, 황성식: 청구문화사, 2005.

기창덕, 지제근 : 치의학용어사전, 아카데미아, 1999.

김경진 원장, 부산덴타피아치과, 부산대학교 의학전무대학원 의료전문대학원 의료경영학실 부교수 조덕영 임상보고시, 2010. 3.

김부섭, 박익민 : 치과정밀주조학, 대학서림, 1996.

김석균 : 임상심미치과, 지성출판사, 1992.

김석균 : 치과심미개론, 지성출판사, 1993.

김성욱 : 전치의 심미보철, 미형치과학회, 서울, 1991.

김영수 : 교합학 용어 및 도해, 신흥인터내셔날, 서울. 2000.

김영수 감수 ; Oral rehabilitation, 유림사, 1983.

김웅철 : 치과재료학, 대학서림, 서울, 1986.

김웅철 외 22명: 최신 치과 캐드캠, 지성출판사, 서울, 2010.

김웅철, 이병기, 이태정, 김치영 : 치과도재기공학, 신흥인터내셔날, 1997.

김원태, 김사학, 김의남, 남상용, 노재경, 박효병, 성환경, 정경풍, 차성수 : 치기공재료학, 고문사, 2000.

김진완 역 : Golden-Gate-System, 지성출판사, 2001.
김진우, 양재호, 이양진 역 : 심미치과학과 세라믹 수복물, 서울, 지성출판사, 2001.
남상국 역 : Metal Ceramics의 이론과 실제, 지성출판사, 1997.
남상국 역 : Porcelain Laminate Veneer 임상, 지성출판사, 1996.
내한치과보철 학회 학회지(영문), 2009. 7.
노재경 : The MILLING, 지성출판사, 서울, 1998.
대한 악기능교합학회 이성복 외, 교합학 용어 및 도해, 신흥인터내셔날, pp.70~71, 2000.
대한심미치과학회 춘계학술대회 포스터 발표, 2007.
대한심미치과학회 춘계학술대회 포스터 발표, 2007.
대한의학협회 : 의학용어집, 도서출판아카데미편집, 서울, 1992.
대한치과보철학회 춘계학술대회 포스터 발표, 2009.
덴타임, Zmatch CAD/CAM data, 2011.
동진근, 진태호, 조혜원, 오상천 : 치과보철학 용어집, 군자출판사, 1997.
두원산기, Arum CAD/CAM data, 2011.
디오 인플런트, I-tero oral scanner data, 2011.
문희경 : 관교의치기공학, 청구문화사, 1998.
문희경, 단순교합기에 의한 하악운동의 오차에 대한 실험적 연구, 대한치과기공학회지, 제25권 제1호, 2003.7.
박현식 : 텔레스코프시스템, 국제치의학출판사, 1998.
백승진 역 : IMZ 임플란트, 지성출판사, 1997.
부산덴타피아치과 김경진 원장, 부산대학교 의학전문대학원 의료전문대학원 의료경영학실 부교수 조덕영 임상보고서, 2010. 3.
북경대학교 치과대학 보철과 임상보고서, 2009. 9.
석사학위논문, 1997.
손향옥, 이태정, 송상섭 : 교합과 교합면 형성, 지성출판사, 2001.
스트라타시스(http://www.stratasys.co.kr)
신기철, 신용철 : 새우리말 큰사전, 삼성출판사, 1980.
신종우 : 치과기공기자재학, 신흥인터내셔날, 1996.
양재호 역 : 고정성 치과보철학(3판), 신흥인터내셔날, 1998.
연세대학교 세브란스병원 치과대학 임상보고서, 2010. 1.
廉熙澤, 李啓完 : 最新 鑄造工學, 文運堂, 1991.
오성교합기(osung articulator) : 오성교합기 사용설명서, 서울, 1994.
오세윤, 신상완 : 교합면 형성법, 명문출판사, 1999.
우이형 역 : 원추관, 신흥인터내셔날, 1998.
우이형, 김경선, 윤영희, 정승미, 박현식 역 : 최신 고정성 보철학, 국제치의학출판사, 1997.
우이형, 김사학, 윤영희 역 : 밀링테크닉, 신흥인터내셔날, 1998.
윤인택 역 : 치과접착성 Resin의 기초와 임상, 새로출판사, 1984.
윤창근, 강동완 편저 : 고정성보철학, 청해사, 1994.
윤창근, 오세윤, 이인규, 이병기, 성환경, 정인성, 박효병 : 관교의치기공학, 대학서림, 1993.

의사협회지 - 25, 1987.
이근우 : 치과도재-금속학 문제와 해법, 신흥인터내셔날, 1996.
이근우 역 : Art Oral, 신흥인터내셔날, 1999.
이병기 : 치기공기자재학, 지성출판사, 2001.
이병기, 김사학, 김정숙, 박종희, 박효병, 문희경, 성환경, 오세윤, 임시덕, 최석순, 최용석, 황경숙 : 임상크라운 제작법, 신흥인터내셔날, 1998.
이병기, 정인성, 김정숙, 임주환, 이근우, 강동완 : 고급고정성보철학(Ⅱ), 신흥인터내셔날, 2000.
이병기, 조희량, 박명호, 현송수, 박종희, 성종현, 김원태, 성환경, 정인성, 김부섭, 이대정 : 치과보철기공학사전, 대학서림, 1994.
이선형, 정헌영 공역 : 고정치과보철학, 지성출판사, 서울, 1995.
이영수, 유광희, 총의치 제작을 위한 두부계측상의 교합평면 설정에 관한 연구, 대한치과.
이인규, 성환경, 이병기, 정인성, 박효병, 박종희, 황성식, 황경숙, 최용석, 김정숙, 임시덕, 김태석, 권은자, 김장주, 이정환: 관교의치기공학, 대학서림, 2008.
李鍾南 : 鑄造工學, 普成文化社, 1986.
이종엽 : 레진전장관의 기법, 지성출판사, 1999.
이종엽 역 : Ceramo-metal bridgc, 지성출판사, 1996.
이종엽 역 : Ceramo-metal crown, 상아출판사, 1995.
이종엽 역 : 작업용모형의 제작과 교합기장착, 지성출판사, 서울, 1996.
이종엽 역 : 치과도재학Ⅰ, 상아출판사, 1995.
이종엽, 작업용모형의 제작과 교합기 장착, 지성출판사, 1996.
이태정, 김진완 역 : 치과 도재의 이론과 임상, 지성출판사, 1998.
이태정, 이주헌 : NAT Cone Technique, 국제치의학출판사, 서울, 1998.
임석원, 최정철 편역 : 정밀주조법, 반도출판사, 1991.
정 청 : 교합기의 이론과 실제, 아남출판, 1993.
정인성, 김정숙, 노재경, 문희경, 박종희, 박효병, 성환경, 이병기, 이인규, 임시덕, 최석순, 최용석, 황경숙 : 관교의치기공학(1)(2), 고문사, 1996.
정창모 역 : 최신 임플랜트 보철학, 신흥출판사, 1999.
조광헌 : CROWN & BRIDGE의 임상, 지성출판사, 1997.
조광헌 역 : Crown Bridge의 임상, 서울, 지성출판사, 1997.
조광현 택 : 齒科補綴 ATLAS, 한림각, 1984.
㈜ 씨이피 테크(http://www.ceptech.co.kr)
최대균, 이성복 역 : 보철수복을 위한 인상채득, 1996.
최부병, 우이형 역 : 최신고정성보철학, 2판, 지성출판사, 서울, 1995.
최성미, 한국인의 수평기준면과 교합평면의 기울기에 관한 연구, 조선대학교 대학원.
최영훈 : 색채학개론, 미진사, 1985.
최해명 역 : 치과금속도재학의 기법(1)(2), 지성출판사, 1995.
Korber, 치과보철학 제1권, 유림사, 1992.
하이덴탈, Zirkozhan CAD/CAM data, 2011.

한국과학기술한림원 : 영한·한영과학기술용어집, 도서출판 아카데미아, 1998.
한국기계연구원(www.kimm.re.kr)
한국기술, 3D system data, 2011.
한창식, 민병국, 윤봉기 : 치과기공학용어, 정문각, 1996.
한창식, 허남기, 김연미 : 최신 치과임플란트, 지성출판사, 2001.

Makoto Yamamoto : Metal-ceramics(Principles and methods), Quintessence Publishing Co., Inc., Chicago, 1985.
Masahiro Kuwata : Color atlas of ceramo-meal technology(Ⅰ), Ishiyaku Euro-America Inc., St. Louis, 1988.
Masahiro Kuwata : Color atlas of ceramo-meal technology(Ⅱ), Ishiyaku Euro-America Inc., St. Louis, 1988.
Masahiro Kuwata : Theory and practice for ceramo-metal restorations, Quintes-sence Publiching Co., Inc., Chicago, 1980.
DAWSON PE. : Evaluation, Diagnosis, and Treatment of Occlusal Problems Mosby co. pp.108-110, 1974.
Ash, Major M. : Wheeler's dental anatomy, physiology and occlusion. 7th ed. W.B. Saunders Co., 1993.
Bauer A. and Gutowski, A. : Gnathology : Introduction to theory and practice. Buch-und Zeitschriften-Verlag. Die Quintessenz, 1980.
Black, G.V. ; Descriptive anatomy of the juman teeth. 3rd ed. The wilmington Dental Manufact. Co., Philadelphia, 1894.
C. A. Sherill, W. J. O'Brein : Ten transverse strength of aluminous and feldspatic porcelains, J. Dent. Res., 53, 683, 1974.
CovoLM, et al. : Accuracy and comparative stability of three removable die system, J Prosthet Dent., 59:31, 1988.
Craig, R.G., editor ; Restorative dental materials, ed. 6, st. Louis, The C.V. Mosby Co. 1980.
Crown and bridge construction, Jelenko, 1974.
David A. Garber, D.M.D., Ronald E. Goldstein. D.D.S. Ronald A. Feinman, D.M.D. ; Porcelain laminate veneers, Qunitessence books, 1988.
Dawson PE : Evaluation, diagnosis and treatment of occlusal problems, 2nd ed., St. Louis, CV Mosby Co., p.274, 1989.
Dawson PE : Evaluation, Diagnosis and treatment of occlusal Problems, ed 2. St Louis, CV Mosby Co, 1989, pp.410-433.
Del Castillo, E., and Thompson, V.P. ; Electrolytically etched nonprecious alloys ; Resin bond and laboratory. Variables. J. Dent. Res., 61(Special issue A):186, 1982.
American dental association : Dentist's desk reference : materials, instruments, and equipment, 2nd ed., American dental association, Chicago, 100-110, 1983.
E. A. McLean, J. A. Sorensen : Fabrication of conservative ceramic restorations using copy-milling tech-

nigue, Quintessence of dental technology, 17, 19-25, 1994.
E. A. McLean, J. A. Sorensen : High-strength alumina crowns and fixed partial dentures generated by copy-milling technolgy, Quintessence of dental technolgy, 31-38, 1995.
Eissmann, Rudd, Morrow ; Dental laboratory proceduress, Mosby Co., 1980.
EOS GmbH (http://www.eos.info)
exiii (http://exiii.jp)
Gerard Chiche and Alain Picault : Esthetics of Anterior Fixed Prosthodonics, Quintessence Publishing Co., Inc., 1994.
H. F. Eissmann, K. D. Rudd, and R. M. Morrow : Dental laboratory procedure(Fixed Partial dentures), The C. V. Mosby Co., St. Louis. 1980.
Hammad IA, Stein RS : A qualitative study for the bond and color of ceramometals Ⅱ. J Prosthet Dent. 65:169, 1991.
Hobo S. Ichida E. Garcia LT : Osseointegration and occlusal rehabilitaton. Chicago, quintessence. 1989.
Hubertus Spiekerman : Color Atlas of Dental Medicine : Implantology, Thieme Medical Publishers, Inc., New York, 1995.
J. D. Santos Jr. : Occlusion(Principles and concepts) Ishiyaku Euro America Inc., pp.76, 170-174, 1985.
J. F. Johnston, G. Mumford, and R. W. Dykema : Modern practice in dental ceramics, W. B. Saunders Co., Philadelphia, 1-34, 4-13, 157-215, 1970.
J. M. Meyer, W. J. O'Brien, R. Yu : Sintering of dental porcelain enamels, J. Dent. Res., 55, 696, 1976.
J. Prosthodontic. Dent. 81:38-110, 1999.
J. W. McLean : Dental ceramics(Proceedings of the first international symposium on ceramics), Quitenssence Publishing Co., Inc., Chicago, 1983.
J. W. McLean : Dental ceramics, Proceeding of first international symposium of ceramics, Quintessence Publishing Co., Inc., Chicago, 1980.
J. W. McLean : The science and art of dental ceramics(Vol Ⅰ), Quintessence Publishing Co., Inc., Chicago, 1979.
J. W. McLean : The science and art of dental ceramics(Vol Ⅱ), Quintessence Publishing Co., Inc., Chicago, 1980.
J. W. McLean and I. R. Sced : The bonded alumina crown I, The bonding of platinum to aluminous dental porcelain using tin-oxide coatings. Austr. Dent. J. 21, 119, 1976.
Jo, Y.H., Hobo, S., Tkayama ; Occlusion 295-299, 1996.
Johnston : Modern Practice in Crown and Bridge Prosthodontics, W.B. Saunders Co. 4ed. 1986.
Katsumi Tamura : Ceramo-metal crown, Ishiyaku publishing Inc., Tokyo, 1995.
Katsumi Tamura : Essentials of dental technology, Quintessence Publishing Co., Inc., Chicago, 345-392, 1897.
Laser Focus World (http://www.laserfocusworld.com)
Max Kornfeld ; Mouth Rehabilitation, clincal and laboratory procedures, 2nd. edi. The C.V. Mosby Co., pp.318-331, 853-855, 1974.

McCormick JT, et al. : Wettability of elastomeric impression materials effect to selected surfactants, Int J. Prosthod., 2:413, 1989.

Melvin L.Moss : Symposium on an alterable DR in Dentistry. Dental Clinics of North America Vol. 19, No. 3, July 1975.

Michael W. Parker, DMD : The significance of occlusion in restorative dentistry. Dental Clinics of North America Vol. 37, No. 3, July 1993.

Monday JJL, Blais D : Marginal adaptation of provisional acrylic resin crown, J. Prosthet Dent., 54:194, 1985.

O. W. Vanblarcom : The glossang of prosthodontic terms 7th edi. Mosby co., pp.57–74 1998.

Okeson JP : Fundamentals of Occlusion and Temporomandibular Disorders. ed 2. ST. Louis, Mosby. 1989.

Phillips R. W. : Skinner's Science of dental materials, 8 ed, WB Saunders, Philadelphia, 221, 376, 1982.

Preston JD(ed) : Glossary of Prosthodontic Terms. J Prosthet Dent 58 : pp.713–762. 1987.

R. W. Huffman & J. W. Regenos : Principles of Occlusion : Laboratory and Clinical manual H & R Press 4th edi., pp.A–26, 1980.

R. W. Phillips : Skinner's science of dental materials, 8th ed., W. B. Saunders Co., Philadelphia, 1973.

Ring, Malvin E. : Dentistry : An illustrated history, Mosby–Year Book, Inc.

Robert DR : Flexible casts used in making indirect interrim restoration, J. prosthet Dent., 68:37, 1992.

Robert, J., and Jack, D. : Effect of oxidataion on ceramometal bond strength J. Prothet. Dent., 47:59, 1982.

Robinson FB, Hovijitra S : Marginal fit of direct temporary crown, J. Prosthet Dent., 47:390, 1982.

Roland Dykema, Charls. J. Goodacre, Ralph W. Phllips : Moden practice in fixed prosthodontics, fourth edition, Saunders, Philadelphia, 1986.

Roland W. Dykema, Charls J. Goodare, and Rolph W. Phillips : Johnston's Modern practice in fixed prosthodontics(Dental ceramic materials, The all ceramic crown), Igaku–shoin, Saunders International Ed., Philadelphia, 1986.

Ronald E. Goldstein : Change your smile, Quintessence Publishing Co., Inc., 1988.

Ronald E. Goldstein : Estheics in dentistry, J. B. Lippincott Co., Philadelphia, 1976.

S. D. Tylman, W. F. P. Malone : Tylman's theory and practice of fixed prosthodontics, 7th ed., The C. V. Mosby Co., Saint Louis, 1978.

S. F. Rosenstiel, M. F. Land, and J. Jujimoto : Contemporary fixed prosthodontics, 2nd ed., The C. V. Mosby Co., St. Louis, 1995.

SchelbE, et al : Compatibility of Type 4 dental stone with polysulfide impression materials, J. Prosthod., 1:32, 1992.

Schütz–Dental corporation, LCV system manual, 1990.

Schuyler, C.H. ; Evaluation of incisal guidance and its influence in restorative dentistry.

Shell, J. S. & Nielisen, J. P. : Study of the bond between gold alloys and porcelain, J. D. Res, 41(6), 1424–1437, 1962.

Shillingburg, Hobo., Whitsett : Fundermentals of Fixed Prosthodontics, Quintes-sence Pub. Co. 2ed. 1981.

Sproull RC : Color matching in dentistry Ⅱ. practical applications of the organization of color, J. Prosthet Dent. 29:556, 1973.

Stephen F. Rosenstiel, Martin F. Land, Junhei Fjimoto : Contemporary Fixed Prosthodontics, second edition, Mosby, Philadelphia, 1990.

Stephen M. Parel, Daniel Y. Sullivan : Esthetics and osseointegrantion, Taylor Publishing Co., Dallas, 1989.

Thampon. V.P. and Linaditis. G.J. ; Etched casting acid etch composite bonded posterior bridges. Pediatric Dent., 4(1):38-43, 1982.

Thompon, V.P. ; Etched casting rbsin borded retainers ; The Maryland bridge, Dental Lab. Product. Nov.-Des, 1981.

Thompson, V. P. ; Etched casting resin bonded retainers ; The maryland bridge. Dental Lab. Product, Nov-Dec, 1981.

University of Pittsburgh (http://www.mgdb.pitt.edu/node/311)

Von Fraunhofer JA, Spiers RR : Accelerated setting of dental stone, J. Prosthet Dent., 49:859, 1983.

W. J. O'Brien : Recent developments in materials and processes for ceramic crowns, J. A. D. Assoc., 110, 547, 1985.

Weaver RE, Goebel WM : Reactions to acrylic resin dental prosthesis, J. Prosthet Dent., 43:98, 1980.

Wohlers Associates (https://www.wohlersassociates.com)

Wood DP, Elliot RW : Reproducibiliy of the centric relation bite registration technique. The Angle Orthodontist 1994;64(3):211-221.

Yamamoto, M. : Metal Ceramics, Quintessence Co., 110, 1985.

坪井貴志男 ; Personal communication. Aug. 20, 1981.

山下 敦, 山見俟明 ; 架工義歯における接着性レジソの應用, 歯科用非貴金屬合金の種類と金屬被着面處理が接着力に及ほすたついて. 補綴誌, 26:3, 584~591, 1982.

田中卓男, 熱田 充 ; 第1回接着歯學研究會·發足記念講演會, 東京, 1983.

山下 敦, 山見梭明, 石井雅之, 山國 威, 浦本利生 ; 架工義歯における接着性レジソの研究. その3, 接着性レシン用二シケルクロム合金とその接着强さならびに接着耐久性たついて. 補綴誌, 26:1118~1127, 1982.

近藤康弘, 浦本利生, 伊藤植樹, 立野義雄, 山下 敦 ; 歯科用接着材パナピアに對する貴金屬合金被着面處理たついて. 昭和58年度, 日本補綴歯科學會中國四國支部學會, 9月18日 1983.

田種卓男, 熱田 充 ; 4-META係接着材による金合金の接着 -理論と臨床への應用-. 日本歯科評論(479):50~61, 1982.

增原英一 ; 歯科接着レシンの基礎と臨床(上卷), クインテシセンス, 東京, 1983.

增原英一 ; 接着性レシンの進步と歯科技術. 第67回 日本歯科補綴歯科學會學術大會特別講演, 1980.

山下敦 ; 歯と歯科用合金接着する 4-METAレジンによる新しいワラウン·プリッヅ法 第2回 岡山歯學會總會特別講

演, 1981.

山下敦, 山見梭明；架工義歯における接着性レジンの應用, その1, 非貴金屬合金の種類と金屬被着面處理が接着力に及ぽす影響について. 補綴誌, 26:584~591, 1982.

山下敦, 山見梭明；架工義歯における接着性レジンの應用, その2, Adhesion Bridge(Adhesion Splint)のデザイならぴに臨床術式についつ. 補綴誌, 26:592~598, 1982.

山下敦, 山見梭明, 石井雅之, 山國 威, 浦本利生；架工義歯における接着性レジンの應用, その3, 接着性レジン用二ツケルクロム合金とその接着强さならぴに接着耐久性について. 補綴誌, 26:1118~1127, 1982.

山下敦著；歯科接着性レジノの, 基礎と臨床, Quintessence books, Tokyo, 1983.

可知和之, 長畑英一, 保母 須 也；咬合學 事典, 株式會社書林, 第1版8刷, p.106, 1983.

青木英夫, 崔大均 外 73人 共著；圖解咬合の 基礎知識(月刊 歯科技工別册) 醫歯藥 出版株式會社, 1(1):89-97, 1984.

全國歯科技工士教育協議會 編集： 歯冠修復技工學, 医歯學出版株式會社, 1994.

講座 歯科技工 Atlas, 医歯學出版株式會社, 8ed, pp.137-150, 1982.

講座 歯科技工 Atlas, 医歯學出版株式會社, 9ed, pp.51-70, 1982.

長谷川二郎： 歯科鑄造學, 醫歯藥出版株式會社, 1990.

井田一夫： 歯科鑄造 の話, Quintessence books, 1987.

歯科技工, 特集 /歯科鑄造, Vol. 2, No. 5, 醫歯藥出版株式會社, 1974.

찾아보기

INDEX

관교의치기공학 및 실습
(冠橋義齒技工學 및 實習)

1993년 8월 20일 초판 발행
2002년 3월 1일 개정 2판 발행
2008년 8월 23일 개정 3판 발행
2012년 8월 6일 개정 4판 발행
2016년 3월 1일 개정 5판 발행
2022년 3월 1일 개정 6판 발행

감 수 윤창근
공동저자 이병기·정인성·김태석·황성식·황경숙·권은자·이정환
최재우·박남규·조미향·김기백·정인호·심정석·이완선
박원욱·김병식·오선미·김민정·김성환

발 행 인 윤진영
발 행 소 도서출판 대학서림
주 소 (03076) 서울시 종로구 혜화로 2길 8
전 화 02)744-2811, 763-1220
팩 스 02)744-1210
등록 번호 제1-88호

ISBN 978-89-6940-272-1 93510

가 격 55,000 원